U0397047

壮瑶药化学成分
提取分离手册

ZHUANG–YAOYAO
HUAXUE CHENGFEN
TIQU FENLI SHOUCE

组织编写　广西壮族自治区中医药研究院

总主编　钟　鸣

本书主编　卢文杰　陆国寿

广西科学技术出版社
·南宁·

图书在版编目（CIP）数据

壮瑶药化学成分提取分离手册 / 卢文杰，陆国寿主
编. —南宁：广西科学技术出版社，2020.6（2024.1重印）
（壮瑶药现代研究丛书）
ISBN 978-7-5551-1304-1

Ⅰ. ①壮… Ⅱ. ①卢… ②陆… Ⅲ. ①壮医—中药化
学成分—提取—手册②壮医—中药化学成分—分离—手册
③瑶医—中药化学成分—提取—手册④瑶医—中药化学成
分—分离—手册 Ⅳ. ①R291.8-62②R295.1-62
③R284.2-62

中国版本图书馆 CIP 数据核字（2020）第 105936 号

壮瑶药化学成分提取分离手册

卢文杰　陆国寿　主编

策划组稿：罗煜涛	责任编辑：李　媛　程　思
装帧设计：韦娇林	责任印制：韦文印
责任校对：阁世景	

出　版　人：卢培钊　　　　　　　　　　出版发行：广西科学技术出版社
社　　　址：广西南宁市东葛路 66 号　　邮政编码：530023
网　　　址：http://www.gxkjs.com

印　　　刷：北京虎彩文化传播有限公司
开　　　本：787 mm×1092 mm　1/16
字　　　数：971 千字　　　　　　　　　　印　　张：55.75
版　　　次：2020 年 6 月第 1 版　　　　　印　　次：2024 年 1 月第 2 次印刷
书　　　号：ISBN 978-7-5551-1304-1
定　　　价：296.00 元

版权所有　侵权必究

质量服务承诺：如发现缺页、错页、倒装等印装质量问题，可直接向本社调换。

服务电话：0771－5851474

"壮瑶药现代研究丛书"
编纂专家委员会

主任委员：邓家刚

委　　员：（按姓氏笔画排序）

王立升　韦松基　邓家刚　龙春林

卢文杰　朱　华　朱晓新　刘布鸣

刘华钢　苏薇薇　李　力　李　彤

李　慧　李典鹏　庞宇舟　赵金华

钟　鸣　钟国跃　侯小涛　姜志宏

黄汉儒　黄瑞松　赖茂祥

总 主 编：钟　鸣

《壮瑶药化学成分提取分离手册》
编委会

主　审：王立升　李典鹏　侯小涛
主　编：卢文杰　陆国寿
副主编：黄周锋　黄建猷　胡筱希　张赟赟
　　　　张　颖　叶　勇　陈　锋
编　委：曾宪彪　韦　洁　吕纪华　刘　瑛
　　　　杨海船　何春欢　苏　华　章　波
　　　　麦琬婷　谭　晓

本书获"广西壮瑶医药与医养结合人才小高地"专项资助

前 言

  广西壮族自治区是以壮族为主体的少数民族自治区，也是全国少数民族人口最多的省（区）。广西境内居住着壮、汉、瑶、苗、侗、仫佬、毛南、回、京、彝、水、仡佬等12个世居民族，是全国壮族、瑶族人口最多的地区。广西地处云贵高原东南边缘，两广丘陵西部，南临北部湾海面，地势西北高、东南低，呈西北向东南倾斜状。山岭连绵、山体庞大、岭谷相间，四周多被山地、高原环绕，中部和南部多丘陵平地，呈盆地状，有"广西盆地"之称。广西地处低纬度，北回归线横贯中部，南临热带海洋，北接南岭山地，西延云贵高原，属亚热带季风气候和热带季风气候。广西的地理气候特点，造就了生物资源的多样化及丰富性。第四次全国中药资源普查表明，广西中药民族药资源总数达到7088种，暂居全国第一位，其中包括药用植物5996种、药用动物798种、海洋药用生物294种，壮药2210种，瑶药958种。

  为了传承发展传统医药事业，促进壮瑶医药的研究与开发利用，广西壮族自治区中医药研究院组织有关科技人员，以《广西壮族自治区壮药质量标准》（第一、第二、第三卷）和《广西壮族自治区瑶药材质量标准》（第一、第二卷）所收载的药材为编写对象，在查阅大量药材化学成分提取分离文献的基础上编写本书。本书获得了"广西壮瑶医药与医养结合人才小高地"的专项资助，并被列入"壮瑶药现代研究丛书"。

  本书共收录426味常用壮瑶植物药材，分别介绍了每种药材的来源、药名、分布、功能与主治、主要化学成分与药理作用、代表性化学成分的结构与性质，以工艺流程图的形式，重点介绍各药材中主要化学成分的提取分离方法。采用了大量的现代提取分离技术方法，如大孔树脂层析法、聚酰胺柱色谱法、硅胶柱色谱法、氧化铝柱色谱法、葡聚糖凝胶柱色谱法，运用半制备型高效液相色谱仪、制备型高效液相色谱仪、高速逆流色谱仪等先进仪器设备进行分离，极大地降低了药材中化学成分分离的难度，提高了分离效率。在每味药材后列出各提取方法来源的参考文献。书后附有药材中文名、原植物拉丁学名等索引。

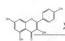

　　本书所介绍的化学成分提取分离内容，对从事中草药研究、开发、生产的人员具有较高的参考价值，也可供高等医药院校相关专业教师、学生阅读参考。

　　由于我们的编写经验不足，水平有限，加之编写时间仓促，疏漏和不妥之处在所难免，恳请广大读者批评指正，以利于今后的改进和提高。

编　者

2020年2月2日

于广西壮族自治区中医药研究院

目　录

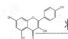

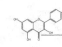

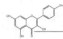壮瑶药化学成分提取分离手册

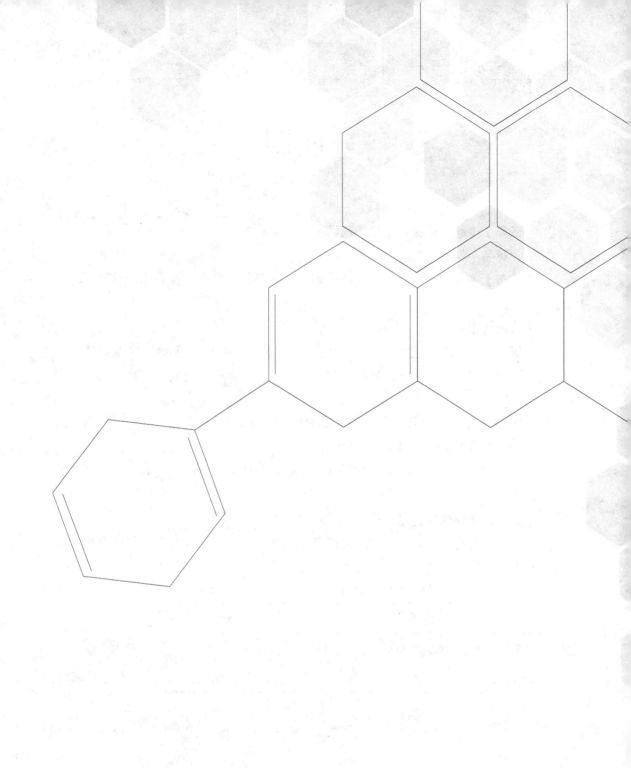

一匹绸

【来源】本品为旋花科植物白鹤藤 *Argyreia acuta* Lour.的地上部分。

【壮药名】勾答豪 Gaeudahau。

【分布】主要分布于广东、广西等地，广西分布于桂东、桂东南至桂西南等地区。

【功能与主治】

中医 祛风除湿，化痰止咳，散瘀止血，解毒消痈。用于治疗风湿痹痛，水肿，臌胀，咳喘痰多，带下，崩漏，内伤吐血，跌打积瘀，乳痈，疮疖，烂脚，湿疹。

壮医 通水道、气道，调龙路，除湿毒。用于治疗笨浮（水肿），水蛊（臌胀），埃病（咳嗽），比耐来（咳痰），隆白呆（带下），兵淋勒（崩漏），渗裂（血症），发旺（风湿痹痛），林得叮相（跌打损伤），北嘻（乳痈），呗叮（疔疮），能啥能累（湿疹）。

【主要化学成分与药理作用】

一匹绸中含有生物碱、黄酮、有机酸、酚类、三萜皂苷和香豆素等化合物。现代研究表明，一匹绸具有抗炎、止血等药理活性。

【代表性化学成分的结构与性质】

名称	分子式	相对分子质量	熔点/℃	性状
白鹤藤碱	$C_{30}H_{32}NO_8$	534	—	白色粉末
高车前苷	$C_{22}H_{22}O_{11}$	462	256~258	淡黄色粉末

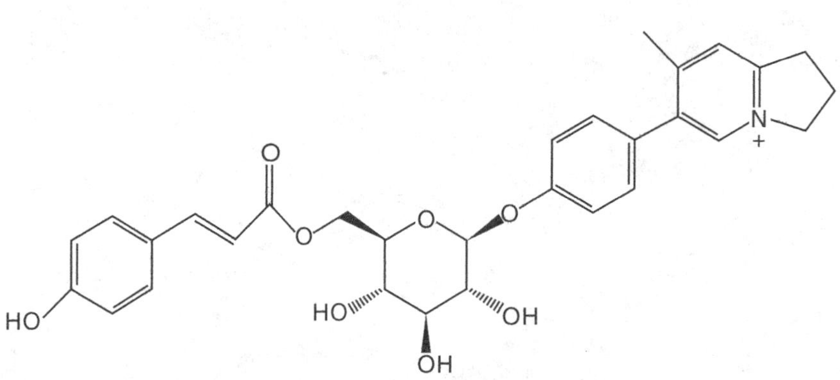

白鹤藤碱化学结构式

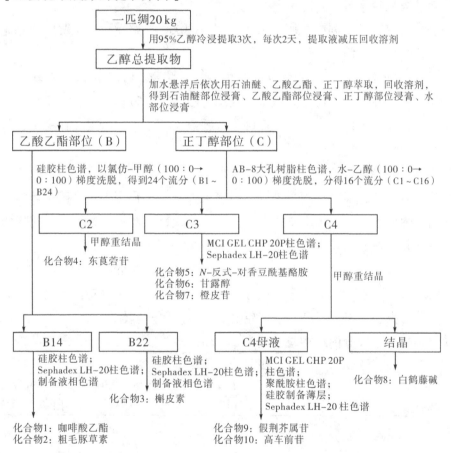

高车前苷化学结构式

【主要化学成分的提取分离】

一匹绸20kg

用95%乙醇冷浸提取3次，每次2天，提取液减压回收溶剂

乙醇总提取物

加水悬浮后依次用石油醚、乙酸乙酯、正丁醇萃取，回收溶剂，得到石油醚部位浸膏、乙酸乙酯部位浸膏、正丁醇部位浸膏、水部位浸膏

乙酸乙酯部位（B）　　　正丁醇部位（C）

硅胶柱色谱，以氯仿-甲醇（100:0→0:100）梯度洗脱，得到24个流分（B1～B24）

AB-8大孔树脂柱色谱，水-乙醇（100:0→0:100）梯度洗脱，分得16个流分（C1～C16）

C2　　　C3　　　C4

甲醇重结晶

化合物4：东莨菪苷

MCI GEL CHP 20P柱色谱；Sephadex LH-20柱色谱

化合物5：N-反式-对香豆酰基酪胺
化合物6：甘露醇
化合物7：橙皮苷

甲醇重结晶

B14　　　B22　　　C4母液　　　结晶

硅胶柱色谱；Sephadex LH-20柱色谱；制备液相色谱

硅胶柱色谱；Sephadex LH-20柱色谱；制备液相色谱

化合物3：槲皮素

MCI GEL CHP 20P柱色谱；聚酰胺柱色谱；硅胶制备薄层；Sephadex LH-20柱色谱

化合物8：白鹤藤碱

化合物1：咖啡酸乙酯
化合物2：粗毛豚草素

化合物9：假荆芥属苷
化合物10：高车前苷

【参考文献】

［1］广西壮族自治区食品药品监督管理局.广西壮族自治区壮药质量标准：第一卷（2008年版）［S］.南宁：广西科学技术出版社，2008.

［2］覃迅云，罗金裕，高志刚.中国瑶药学［M］.北京：民族出版社，2002.

［3］卢汝梅，王肖，蒙秋艳，等.白鹤藤中的1个新生物碱［J］.中草药，2018，49（15）：3572-3575.

一点红

【来源】本品为菊科植物一点红Emilia sonchifolia（L.）DC.的干燥全草。

【壮、瑶药名】壮药名：棵立龙 Golizlungz。瑶药名：木各虎咪 Muh nqorngh huv miev。

【分布】主要分布于我国南方各省，广西各地均有分布。

【功能与主治】

中医 清热解毒，利尿。用于治疗泄泻，痢疾，尿路感染，上呼吸道感染，结膜炎，口腔溃疡，疮痈。

壮医 通龙路、火路，清热毒，祛风毒，除湿毒，杀虫。用于发旺（风湿骨痛），笨浮（水肿），能蚌（黄疸），埃病（咳嗽），贫痧（感冒），火眼，货烟妈（咽痛），呗叮（疔），呗脓（痈肿），呗奴（瘰疬），幽嘞（血淋），隆白呆（带下），额哈（毒蛇咬伤）。

瑶医 清热解毒，消肿止痛，活血散瘀，杀虫止痒。用于崩闭闷（风湿骨痛、类风湿性关节炎），锥碰江闷（坐骨神经痛），泵闷（胃痛），牙闷（牙痛），更喉闷（咽喉肿痛），桨蛾（扁桃体炎），播冲（跌打损伤），囊暗（毒蛇咬伤）。

【主要化学成分与药理作用】

一点红含有黄酮类、多酚类、生物碱、三萜类、氨基酸等成分，其中黄酮类主要含有槲皮素、芦丁、木犀草素等成分，生物碱类成分有尿嘧啶。现代研究表明，一点红具有抗炎、镇痛、保肝、增强免疫力、抗菌等药理作用。

【代表性化学成分的结构与性质】

名称	分子式	相对分子质量	熔点/℃	性状
木犀草素	$C_{15}H_{10}O_6$	286	328～330	黄色针状结晶
尿嘧啶	$C_4H_4N_2O_2$	112	338	白色针状结晶

木犀草素化学结构式

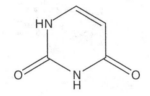

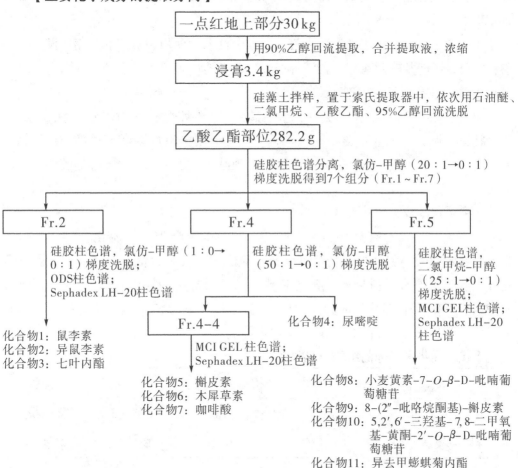

尿嘧啶化学结构式

【主要化学成分的提取分离】

一点红地上部分30 kg

用90%乙醇回流提取，合并提取液，浓缩

浸膏3.4 kg

硅藻土拌样，置于索氏提取器中，依次用石油醚、
二氯甲烷、乙酸乙酯、95%乙醇回流洗脱

乙酸乙酯部位282.2 g

硅胶柱色谱分离，氯仿–甲醇（20：1→0：1）
梯度洗脱得到7个组分（Fr.1～Fr.7）

Fr.2

硅胶柱色谱，氯仿–甲醇（1：0→
0：1）梯度洗脱；
ODS柱色谱；
Sephadex LH–20柱色谱

化合物1：鼠李素
化合物2：异鼠李素
化合物3：七叶内酯

Fr.4

硅胶柱色谱，氯仿–甲醇
（50：1→0：1）梯度洗脱

Fr.4–4

化合物4：尿嘧啶

MCI GEL柱色谱；
Sephadex LH–20柱色谱

化合物5：槲皮素
化合物6：木犀草素
化合物7：咖啡酸

Fr.5

硅胶柱色谱，
二氯甲烷–甲醇
（25：1→0：1）
梯度洗脱；
MCI GEL柱色谱；
Sephadex LH–20
柱色谱

化合物8：小麦黄素–7–O–β–D–吡喃葡
萄糖苷
化合物9：8–(2″–吡咯烷酮基)–槲皮素
化合物10：5,2′,6′–三羟基–7,8–二甲氧
基–黄酮–2′–O–β–D–吡喃葡
萄糖苷
化合物11：异去甲蟛蜞菊内酯

【参考文献】

[1] 广西壮族自治区食品药品监督管理局.广西壮族自治区壮药质量标准：第一卷
（2008年版）[S].南宁：广西科学技术出版社，2008.

[2] 覃迅云，罗金裕，高志刚.中国瑶药学 [M].北京：民族出版社，2002.

[3] 侯恩太，刘波，倪士峰，等.一点红的药学研究概况 [J].西北药学杂志，
2009，24（5）：432–433.

[4] 沈寿茂，沈连钢，雷崎方，等.一点红地上部分的化学成分研究 [J].中国中药
杂志，2012，37（21）：3249–3251.

一枝黄花

【来源】本品为菊科植物一枝黄花 *Solidago decurrens* Lour.的干燥全草。

【壮、瑶药名】壮药名：棵共现Goguthenj。瑶药名：歇条黄旁Yetc diuh wiangh biangh。

【分布】主要分布于江苏、浙江、安徽、江西、四川、贵州、湖南、湖北、广东、广西、云南及陕西南部、台湾等地，广西各地均有分布。

【功能与主治】

中医 疏风清热，消肿解毒。用于治疗感冒，急性咽喉炎，扁桃体炎，疮疖肿毒。

壮医 调火路，通水道，祛风毒，清热毒。用于治疗贫痧（感冒），货烟妈（咽痛），能蚌（黄疸），笨浮（水肿），呗脓（痈疮），额哈（毒蛇咬伤），痂（癣）。

【主要化学成分与药理作用】

一枝黄花主要含有皂苷类、黄酮类、苯甲酸苄酯类、炔属化合物、当归酸桂皮酯、苯丙酸类和其他一些微量元素。黄酮类主要有山柰酚、槲皮素、芦丁等成分，苷类主要有平滑果一枝黄花糖苷、菠菜甾醇-3-*O*-β-D-葡萄糖苷、山柰酚-3-*O*-β-D-芸香糖苷等成分。现代研究表明，一枝黄花具有抗炎、抗菌、降血压、祛痰平喘、利尿、保护胃黏膜等药理作用。

【代表性化学成分的结构与性质】

名称	分子式	相对分子质量	熔点/℃	性状
山柰酚	$C_{15}H_{10}O_6$	286	276～278	黄色粉末
平滑果一枝黄花糖苷	$C_{27}H_{34}O_{16}$	614	130.5～131.5	无色粉末

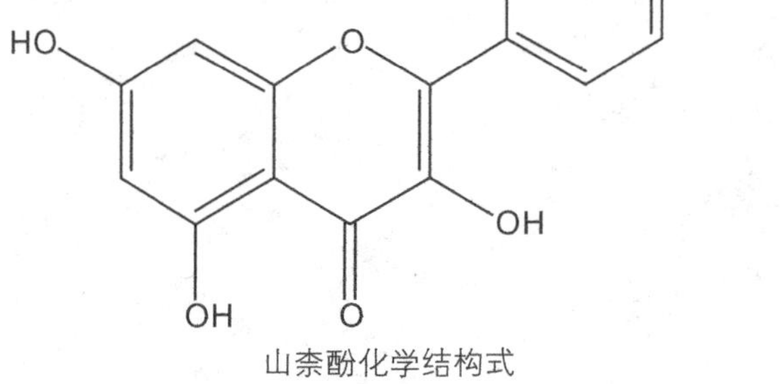

山柰酚化学结构式

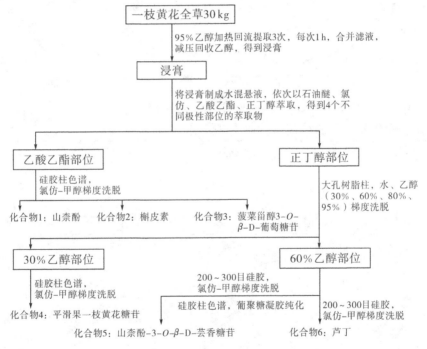

平滑果一枝黄花糖苷化学结构式

【主要化学成分的提取分离】

一枝黄花全草30 kg

95%乙醇加热回流提取3次，每次1 h，合并滤液，减压回收乙醇，得到浸膏

浸膏

将浸膏制成水混悬液，依次以石油醚、氯仿、乙酸乙酯、正丁醇萃取，得到4个不同极性部位的萃取物

乙酸乙酯部位

硅胶柱色谱，氯仿-甲醇梯度洗脱

正丁醇部位

大孔树脂柱，水、乙醇（30%、60%、80%、95%）梯度洗脱

化合物1：山柰酚　　化合物2：槲皮素　　化合物3：菠菜甾醇3-O-β-D-葡萄糖苷

30%乙醇部位

硅胶柱色谱，氯仿-甲醇梯度洗脱

60%乙醇部位

200～300目硅胶，氯仿-甲醇梯度洗脱

硅胶柱色谱，葡聚糖凝胶纯化

200～300目硅胶，氯仿-甲醇梯度洗脱

化合物4：平滑果一枝黄花糖苷

化合物5：山柰酚-3-O-β-D-芸香糖苷

化合物6：芦丁

【参考文献】

［1］广西壮族自治区食品药品监督管理局.广西壮族自治区壮药质量标准：第一卷（2008年版）［S］.南宁：广西科学技术出版社，2008.

［2］覃迅云，罗金裕，高志刚.中国瑶药学［M］.北京：民族出版社，2002.

［3］陈娟红.探析中药一枝黄花的化学成分及药理作用［J］.医药前沿，2013（19）：349.

［4］薛晓霞.一枝黄花化学成分的研究［D］.济南：山东省医学科学院，2007.

丁公藤

【来源】本品为旋花科植物丁公藤*Erycibe obtusifolia* Benth.或光叶丁公藤*Erycibe schmidtii* Craib的干燥藤茎。

【壮、瑶药名】壮药名：勾来 Gaeulaiz。瑶药名：廷翁美 Diangc muerngz hmei。

【分布】主要分布于广西、广东等沿海地区，广西分布于上思、钦州等地。

【功能与主治】

中医 祛风除湿，消肿止痛。用于治疗风湿痹痛，半身不遂，跌扑肿痛。

壮医 通龙路、火路，利水道，祛风毒，除湿毒，消肿止痛。用于治疗发旺（风湿痹痛），麻邦（半身不遂），林得叮相（跌打肿痛）。

【主要化学成分与药理作用】

丁公藤中含有香豆素类、绿原酸类、生物碱类等成分。其中内酯类成分主要为东莨菪素、东莨菪苷等。现代研究表明，丁公藤具有缩瞳、降眼压、镇痛、抗炎等作用，对呼吸道免疫功能亦有影响。

【代表性化学成分的结构与性质】

名称	分子式	相对分子质量	熔点/℃	性状
东莨菪素	$C_{10}H_8O_4$	192	203～205	浅黄色针晶
东莨菪苷	$C_{16}H_{18}O_9$	354	221～223	白色针晶

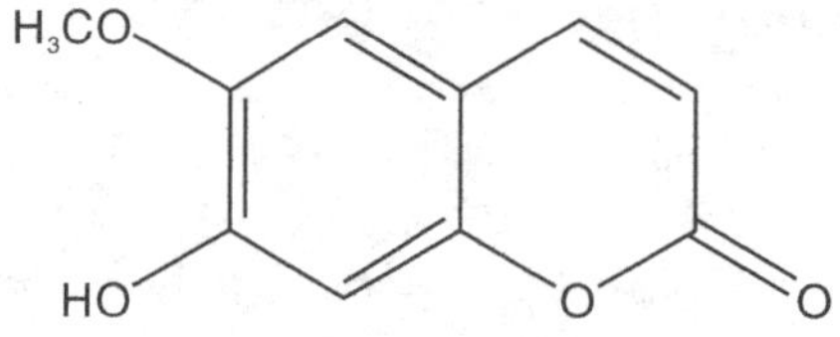

东莨菪素化学结构式

【主要化学成分的提取分离】

丁公藤根8.9 kg

↓ 95%乙醇回流提取，过滤，减压浓缩得到浸膏

醇提浸膏

↓ 加入适量水使之分散，然后依次用石油醚、乙酸乙酯和正丁醇萃取，减压浓缩得到4个部位

乙酸乙酯部位及水部位

↓ 大孔树脂柱色谱；
正反相硅胶柱色谱；
Sephadex LH–20柱色谱

化合物1：7,7'–二羟基–6,6'二甲氧基–3,3'–双香豆素

化合物2：7,7'–二羟基–6,6'二甲氧基–8,8'–双香豆素

化合物3：7–O–[4'–O–(3'',4''–二羟基桂皮酰基)–β–D–吡喃葡萄糖基]–6–甲氧基香豆素

化合物4：cleomiscosin A

化合物5：cleomiscosin B

化合物6：东莨菪素

化合物7：东莨菪苷

化合物8：3–O–4''–羟基–3'',5''–二甲氧基苯甲酰基绿原酸甲酯

化合物9：4–O–4''–羟基–3'',5''–二甲氧基苯甲酰基绿原酸甲酯

化合物10：灰毡毛忍冬素G

化合物11：灰毡毛忍冬素F

化合物12：绿原酸

【参考文献】

［1］广西壮族自治区食品药品监督管理局.广西壮族自治区壮药质量标准：第一卷（2008年版）［S］.南宁：广西科学技术出版社，2008.

［2］覃迅云，罗金裕，高志刚.中国瑶药学［M］.北京：民族出版社，2002.

［3］谭建宁，高振霞.丁公藤的研究进展［J］.广西科学院学报，2008，24（1）：49–52.

［4］刘健.丁公藤的化学成分及生物活性研究［D］.北京：中国协和医科大学，2007.

丁茄根

【来源】本品为茄科植物刺天茄*Solanum violaceum* Ortega、牛茄子*Solanum capsicoides* All.、水茄*Solanum torvum* Swartz.或黄果茄*Solanum virginianum* L.的干燥根及老茎。

【壮药名】难涌Namjnyungz。

【分布】主要分布于四川、贵州、云南、广西、广东、福建、台湾等地,广西各地均有分布。

【功能与主治】

中医 活血散瘀,消肿止痛。用于治疗跌打损伤,腰肌劳损,胃痛,牙痛,风湿痛,疮毒。

壮医 通调龙路、火路,调气道,散瘀止痛。用于治疗埃病(咳嗽),墨病(哮喘),胴尹(腹痛),发旺(风湿痹痛),呗脓(痈疽),呗叮(疗),扭像(扭挫伤)。

【主要化学成分与药理作用】

刺天茄属植物中主要成分有氨基酸、脂肪酸、黄酮、甾体等,具有抗肿瘤活性。

【代表性化学成分的结构与性质】

名称	分子式	相对分子质量	熔点/℃	性状
solafuranone	$C_{15}H_{20}O_2$	232	132～133	无色片状

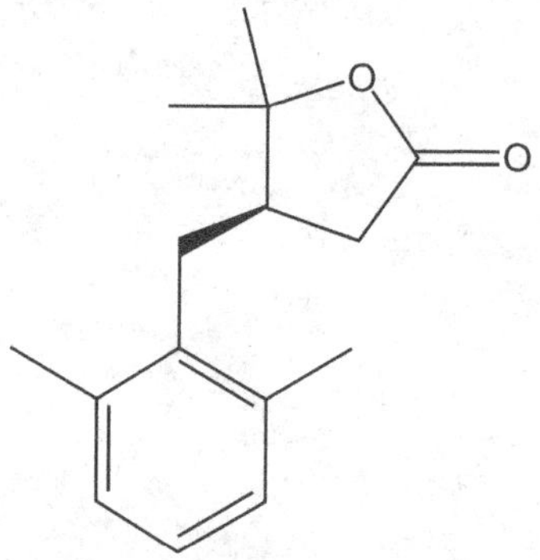

solafuranone化学结构式

【主要化学成分的提取分离】

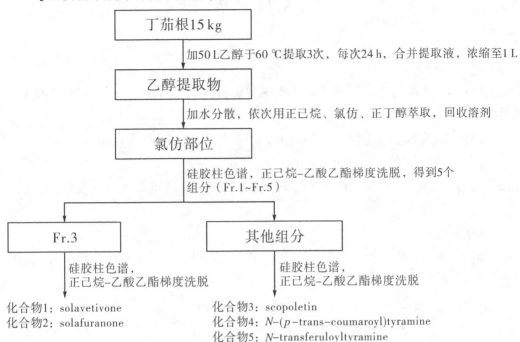

丁茄根15 kg

加50 L乙醇于60 ℃提取3次，每次24 h，合并提取液，浓缩至1 L

乙醇提取物

加水分散，依次用正己烷、氯仿、正丁醇萃取，回收溶剂

氯仿部位

硅胶柱色谱，正己烷-乙酸乙酯梯度洗脱，得到5个
组分（Fr.1~Fr.5）

Fr.3 ——— 其他组分

Fr.3：硅胶柱色谱，正己烷-乙酸乙酯梯度洗脱

其他组分：硅胶柱色谱，正己烷-乙酸乙酯梯度洗脱

化合物1：solavetivone
化合物2：solafuranone

化合物3：scopoletin
化合物4：N-(p-trans-coumaroyl)tyramine
化合物5：N-transferuloyltyramine

【参考文献】

[1] 广西壮族自治区食品药品监督管理局.广西壮族自治区壮药质量标准：第一卷
（2008年版）[S].南宁：广西科学技术出版社，2008.

[2] 覃迅云，罗金裕，高志刚.中国瑶药学 [M].北京：民族出版社，2002.

[3] 汪云松，李祖强，杨靖华.刺天茄化学成分研究 [J].云南大学学报（自然科学
版），1998，20（化学专辑）：396-398.

[4] Syu W J, Don M J, Lee G H, et al.Cytotoxic and Novel Compounds from
Solanum indicum [J].Journal of Natural Products, 2001, 64（9）：1232-
1233.

八角枫

【来源】本品为八角枫科植物八角枫*Alangium chinense*（Lour.）Harms的干燥细根及须根。

【壮、瑶药名】壮药名：棵景 Gogingz。瑶药名：卞可风 Betv gov buerng。

【分布】主要分布于河南、陕西、甘肃、江苏、浙江、安徽、福建、台湾、江西、湖北、湖南、四川、贵州、云南、广东、广西和西藏等地，广西各地均有分布。

【功能与主治】

中医　祛风除湿，舒筋活络，散瘀止痛。用于治疗风湿痹痛，四肢麻木，跌扑损伤。

壮医　通龙路、火路，祛风毒，散瘀止痛。用于治疗发旺（风湿骨痛），麻抹（肢体麻木），邦巴尹（肩周炎），活邀尹（颈椎病），林得叮相（跌打损伤），核尹（腰痛）。

瑶医　祛风活络，散瘀止痛，镇痉。用于崩闭闷（风湿骨痛、类风湿性关节炎），播冲（跌打损伤），布浪（癫痫、癫狂症、精神分裂症），囊暗（毒蛇咬伤）及古岸闷（犬咬外伤）。

【主要化学成分与药理作用】

八角枫中含有生物碱类、苷类、有机酸、氨基酸等成分。生物碱类有八角枫碱，苷类有八角枫苷A、八角枫酮苷A、八角枫苷B、鄂西香茶菜苷、6′-*O*-β-D-吡喃葡萄糖鄂西香茶菜苷等成分。现代研究表明，八角枫具有镇痛、消炎、抗风湿、肌肉松弛等药理作用。

【代表性化学成分的结构与性质】

名称	分子式	相对分子质量	熔点/℃	性状
八角枫碱	$C_{10}H_{14}N_2$	162	—	无色油状物
八角枫苷A	$C_{19}H_{26}O_{13}$	462	—	白色无定形粉末

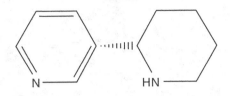

八角枫碱化学结构式

【主要化学成分的提取分离】

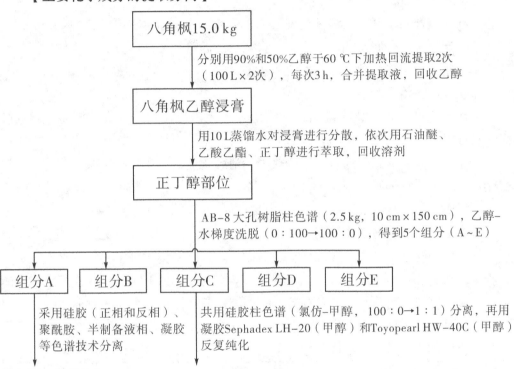

八角枫15.0 kg

↓ 分别用90%和50%乙醇于60 ℃下加热回流提取2次（100 L×2次），每次3 h，合并提取液，回收乙醇

八角枫乙醇浸膏

↓ 用10 L蒸馏水对浸膏进行分散，依次用石油醚、乙酸乙酯、正丁醇进行萃取，回收溶剂

正丁醇部位

↓ AB-8大孔树脂柱色谱（2.5 kg，10 cm×150 cm），乙醇-水梯度洗脱（0：100→100：0），得到5个组分（A～E）

组分A　组分B　组分C　组分D　组分E

组分A：采用硅胶（正相和反相）、聚酰胺、半制备液相、凝胶等色谱技术分离

组分C：共用硅胶柱色谱（氯仿-甲醇，100：0→1：1）分离，再用凝胶Sephadex LH-20（甲醇）和Toyopearl HW-40C（甲醇）反复纯化

化合物1：八角枫苷 A
化合物2：八角枫酮苷 A
化合物3：八角枫苷 B
化合物4：鄂西香茶菜苷
化合物5：6′-O-β-D-吡喃葡萄糖鄂西香茶菜苷

化合物6：八角枫碱

【参考文献】

［1］广西壮族自治区食品药品监督管理局.广西壮族自治区壮药质量标准：第一卷（2008年版）［S］.南宁：广西科学技术出版社，2008.

［2］覃迅云，罗金裕，高志刚.中国瑶药学［M］.北京：民族出版社，2002.

［3］徐佳佳，翟科峰，董璇，等.八角枫的研究进展［J］.黑龙江农业科学，2016（2）：143-146.

［4］岳跃栋.双斑獐牙菜和八角枫的化学成分与生物活性研究［D］.武汉：华中科技大学，2016.

八角莲

【**来源**】本品为小檗科植物八角莲 *Dysosma versipellis*（Hance）M.Cheng ex Ying的干燥根状茎。

【**壮、瑶药名**】壮药名：莲边抗 Lienzbetgak。瑶药名：卞可林 Betv gov linh。

【**分布**】主要分布于四川、云南、贵州、广西等地，广西分布于桂林、梧州、凌云、乐业、金秀等县市。

【**功能与主治**】

中医 清热解毒，化痰散结，祛瘀消肿。用于治疗痈肿疔疮，瘰疬，咽喉肿痛，跌打损伤。

壮医 调龙路火路，通谷道，清热毒，消肿止痛。用于治疗呗奴（瘰疬），航靠谋（疳腮），货烟妈（咽痛），疱疹，胴尹（腹痛），呗脓（痈疮），林得叮相（跌打损伤），额哈（毒蛇咬伤）。

【**主要化学成分与药理作用**】

八角莲中含有木脂素、黄酮、苷类等成分。木脂素类成分主要为芳香四氢萘类木脂素，如鬼臼毒素、去氧鬼臼毒素、4′,5′-二去甲基鬼臼毒素、4′-去甲基鬼臼毒素。现代研究表明，八角莲具有较好的抗疱疹病毒作用，另外还对离体蛙心有兴奋作用、对兔耳血管有扩张作用、对兔及豚鼠的离体子宫有兴奋作用。

【**代表性化学成分的结构与性质**】

名称	分子式	相对分子质量	熔点/℃	性状
鬼臼毒素	$C_{22}H_{22}O_8$	414	183～184	白色晶体

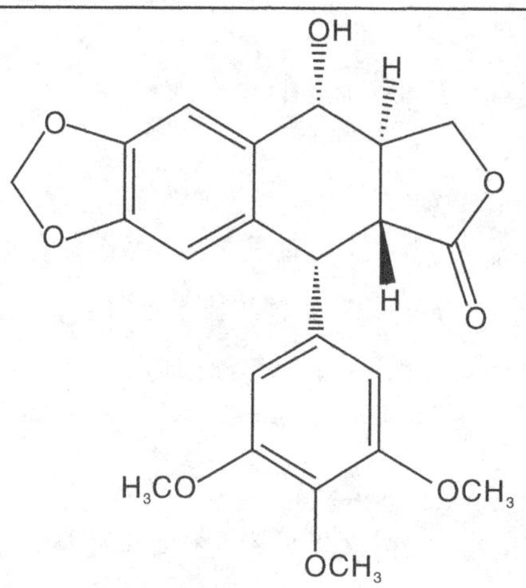

鬼臼毒素化学结构式

【主要化学成分的提取分离】

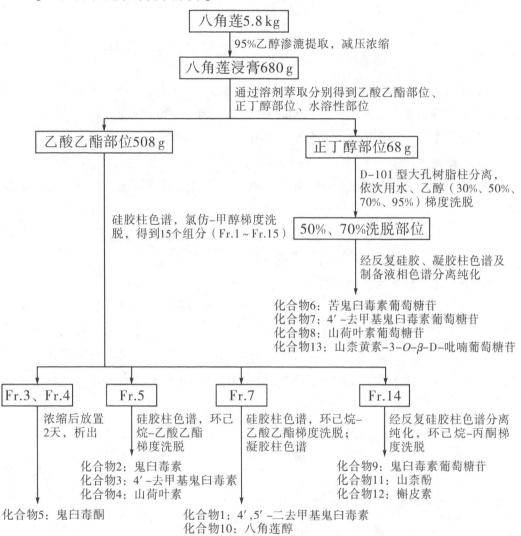

八角莲5.8 kg

↓ 95%乙醇渗漉提取，减压浓缩

八角莲浸膏680 g

↓ 通过溶剂萃取分别得到乙酸乙酯部位、正丁醇部位、水溶性部位

乙酸乙酯部位508 g ｜ 正丁醇部位68 g

正丁醇部位：D-101型大孔树脂柱分离，依次用水、乙醇（30%、50%、70%、95%）梯度洗脱

50%、70%洗脱部位

经反复硅胶、凝胶柱色谱及制备液相色谱分离纯化

化合物6：苦鬼臼毒素葡萄糖苷
化合物7：4′-去甲基鬼臼毒素葡萄糖苷
化合物8：山荷叶素葡萄糖苷
化合物13：山柰黄素-3-O-β-D-吡喃葡萄糖苷

乙酸乙酯部位：硅胶柱色谱，氯仿-甲醇梯度洗脱，得到15个组分（Fr.1～Fr.15）

Fr.3、Fr.4 ｜ Fr.5 ｜ Fr.7 ｜ Fr.14

Fr.3、Fr.4：浓缩后放置2天，析出

Fr.5：硅胶柱色谱，环己烷-乙酸乙酯梯度洗脱

Fr.7：硅胶柱色谱，环己烷-乙酸乙酯梯度洗脱；凝胶柱色谱

Fr.14：经反复硅胶柱色谱分离纯化，环己烷-丙酮梯度洗脱

化合物2：鬼臼毒素
化合物3：4′-去甲基鬼臼毒素
化合物4：山荷叶素

化合物9：鬼臼毒素葡萄糖苷
化合物11：山柰酚
化合物12：槲皮素

化合物5：鬼臼毒酮

化合物1：4′,5′-二去甲基鬼臼毒素
化合物10：八角莲醇

【参考文献】

［1］广西壮族自治区食品药品监督管理局.广西壮族自治区壮药质量标准：第一卷（2008年版）［S］.南宁：广西科学技术出版社，2008.

［2］覃迅云，罗金裕，高志刚.中国瑶药学［M］.北京：民族出版社，2002.

［3］冯艳.八角莲的研究进展［J］.中药材，2006，29（3）：308-309.

［4］姜飞，田海妍，张建龙，等.八角莲的化学成分研究［J］.中草药，2011，42（4）：634-639.

八角茴香

【来源】本品为木兰科植物八角 *Illicium verum* Hook.f.的干燥成熟果实。

【壮、瑶药名】壮药名：芒抗 Makgak。瑶药名：卞可 Betv gov。

【分布】主要分布于广西、云南、广东等地，广西各地均有分布。

【功能与主治】

中医　温阳散寒，理气止痛。用于治疗寒疝腹痛，肾虚腰痛，胃寒呕吐，脘腹冷痛。

壮医　祛寒毒，调火路，通谷道，止痛。用于治疗鹿（呕吐），疝气，胴尹（腹痛），核尹（腰痛），额哈（毒蛇咬伤）。

【主要化学成分与药理作用】

八角茴香主要含有挥发油、有机酸、黄酮、木脂素、倍半萜内酯、多糖等化学成分。其中的化学成分莽草酸是具有多种生物活性的莽草酸衍生物的合成原料，目前是国际卫生组织推荐的唯一一个合成的抗 H5N1 亚型高致病性禽流感的特效药磷酸奥司他韦（达菲）的关键成分。现代研究表明，八角茴香具有抑菌、抗氧化、抗疲劳、抗癌等药理作用。

【代表性化学成分的结构与性质】

名称	分子式	相对分子质量	熔点/℃	性状
莽草酸	$C_7H_{10}O_5$	174	185～187	白色粉末

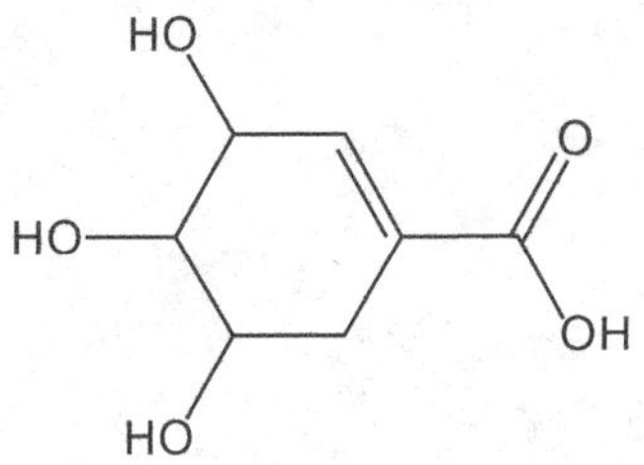

莽草酸化学结构式

【主要化学成分的提取分离】

```
         ┌──────────────┐
         │   八角茴香    │
         └──────────────┘
              │ 水作为提取溶剂，提取温度80 ℃，固液比1：15，
              │ 提取100 min，滤过，滤液浓缩
              ▼
         ┌──────────────┐
         │   水提浸膏    │
         └──────────────┘
              │ 加干硅胶拌样，自然风干
              ▼
         ┌──────────────┐
         │   拌样样品    │
         └──────────────┘
              │ 乙酸乙酯洗脱，回收洗脱液，浓缩
              ▼
         ┌──────────────┐
         │  莽草酸粗品   │
         └──────────────┘
              │ 甲醇-水系统重结晶
              ▼
    ┌────────────────────────┐
    │  莽草酸纯品（≥98%）    │
    └────────────────────────┘
```

【参考文献】

［1］广西壮族自治区食品药品监督管理局.广西壮族自治区壮药质量标准：第一卷（2008年版）［S］.南宁：广西科学技术出版社，2008.

［2］覃迅云，罗金裕，高志刚.中国瑶药学［M］.北京：民族出版社，2002.

［3］赵秀玲.八角茴香天然活性成分最新研究进展［J］.食品工业科技，2012，33（19）：370-376.

［4］何新华，刘玲，刘兴国，等.八角茴香中莽草酸提取和纯化工艺的研究［J］.天然产物研究与开发，2008，20（5）：914-917.

九节木

【来源】本品为茜草科植物九节 *Psychotria asiatica* Wall. 的干燥地上部分。

【壮药名】棵安沙 Goanhcah。

【分布】主要分布于浙江、福建、台湾、湖南、广东、广西、海南、贵州、云南等地，广西分布于钦州、南宁、河池、柳州、玉林、梧州等地。

【功能与主治】

中医　解热毒，祛风除湿，活血止痛。用于治疗感冒发热，咽喉肿痛，白喉，痢疾，疮疡肿毒，风湿痹痛，跌打损伤，毒蛇咬伤。

壮医　除湿毒，祛风毒，清热毒，通龙路。用于唪痧，货咽妈（咽炎），阿意咪（痢疾），呗脓（痈疽），发旺（痹病），林得叮相（跌打损伤）。

【主要化学成分与药理作用】

九节木主要含有黄酮类、苯并呋喃类、环烯醚萜苷类、鞘糖脂类成分，如香荚兰酸、延胡索酸、asperulosidic acid、6-methoxygeniposidic acid、deacetylasperulosidic acid、asperuloside、psyrubrin A、6-hydroxy-luteolin-7-*O*-rutinoside、luteolin-7-*O*-rutinoside、6α-hydroxygeniposide等。现代研究表明，九节木具有抗炎、止痛、抗氧化、抗菌、抗抑郁的作用。

【代表性化学成分的结构与性质】

名称	分子式	相对分子质量	熔点/℃	性状
psyrubrin A	$C_{19}H_{28}O_{11}$	432	—	白色无定形粉末

psyrubrin A化学结构式

【主要化学成分的提取分离】

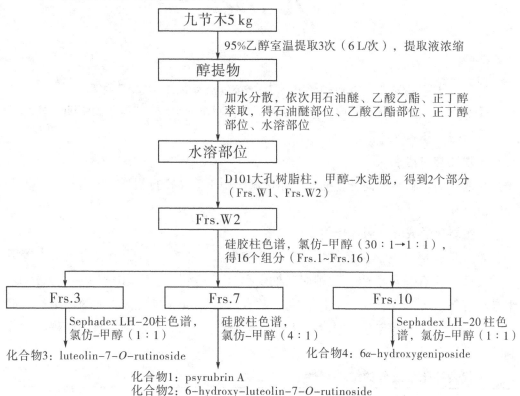

```
          九节木5 kg
              │  95%乙醇室温提取3次（6 L/次），提取液浓缩
              ▼
           醇提物
              │  加水分散，依次用石油醚、乙酸乙酯、正丁醇
              │  萃取，得石油醚部位、乙酸乙酯部位、正丁醇
              │  部位、水溶部位
              ▼
          水溶部位
              │  D101大孔树脂柱，甲醇–水洗脱，得到2个部分
              │  （Frs.W1、Frs.W2）
              ▼
           Frs.W2
              │  硅胶柱色谱，氯仿–甲醇（30∶1→1∶1），
              │  得16个组分（Frs.1~Frs.16）
    ┌─────────┼──────────────┐
    ▼         ▼              ▼
  Frs.3      Frs.7         Frs.10
```

Frs.3
Sephadex LH–20柱色谱，
氯仿–甲醇（1∶1）

化合物3：luteolin–7–*O*–rutinoside

Frs.7
硅胶柱色谱，
氯仿–甲醇（4∶1）

化合物1：psyrubrin A
化合物2：6–hydroxy–luteolin–7–*O*–rutinoside

Frs.10
Sephadex LH–20柱色
谱，氯仿–甲醇（1∶1）

化合物4：6α–hydroxygeniposide

【参考文献】

［1］王雪芬，韦荣芳，李德勤，等.九节木化学成分［J］.中草药，1986，17
　　（4）：44.

［2］Lu H X, Liu L Y, Li D P, et al. A new iridoid glycoside from the root of
　　Psychotria rubra［J］.Biochemical Systematics and Ecology, 2014, 57: 133–
　　136.

［3］卢海啸，黄晓霞，苏爱秋，等.九节根的化学成分研究［J］.中药材，2017，40
　　（4）：858–860.

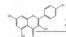

九节龙

【来源】本品为紫金牛科植物九节龙Ardisia pusilla A. DC. 的全株。

【分布】 主要分布于我国南方各省，广西分布于融安、融水、阳朔、桂林、兴安、恭城、苍梧等县市。

【功能与主治】

中医 清热解毒，消肿止痛，生血逐瘀。用于治疗跌打损伤，筋骨疼痛。生捣外敷治疮肿症。

【主要化学成分与药理作用】

紫金牛属植物主要含有苯酚类、皂苷类、香豆素类、黄酮类、有机酸类等成分。九节龙含有没食子酸、琥珀酸、柚皮素-6-碳葡萄糖苷、山柰酚-3-O-β-D-半乳糖苷等成分。现代研究表明，九节龙有明显增强巨噬细胞的吞噬作用和增加SPFC数目、提高免疫功能的作用，对S180、ESC、B16黑色素瘤均有不同程度的抑制肿瘤生长作用。

【代表性化学成分的结构与性质】

名称	分子式	相对分子质量	熔点/℃	性状
琥珀酸	$C_4H_6O_4$	118	187～188	无色结晶
没食子酸	$C_7H_6O_5$	170	234～236	淡黄色结晶

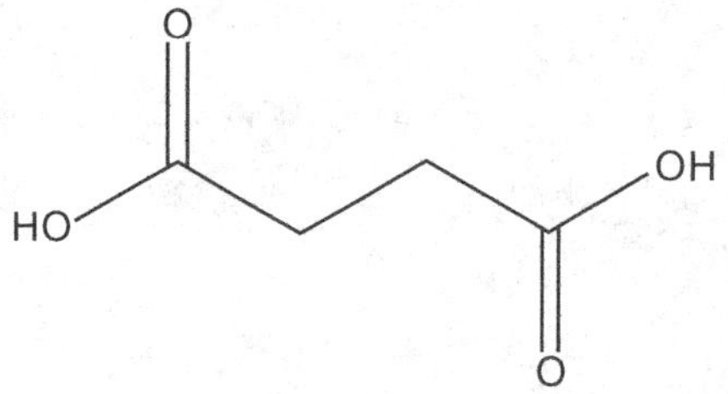

琥珀酸化学结构式

【主要化学成分的提取分离】

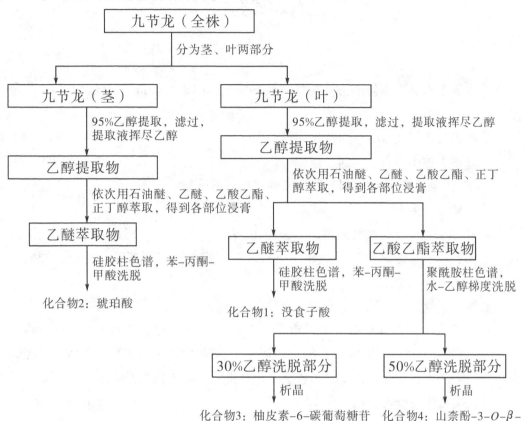

【参考文献】

［1］孙立炜.九节龙化学成分和组织培养研究［D］.西安：西北大学，2008.

［2］王晓娟，张清华.毛茎紫金牛（九节龙）化学成分的研究［J］.中国中药杂志，
　　　1990，15（8）：38-39.

九龙盘

【来源】本品为蓼科植物金线草*Antenoron filiforme*（Thunb.）Rob. et Vaut.的全草。

【壮药名】棵社慢Goseqmanh。

【分布】主要分布于山西、陕西、山东、安徽、江苏、浙江、江西、河南、湖北、广东、广西、四川、贵州等地，广西各地均有分布。

【功能与主治】

中医　凉血止血，散瘀止痛，清热解毒。用于治疗咳嗽，咯血，吐血，崩漏，月经不调，痛经，脘腹疼痛，泄泻，痢疾，跌打损伤，风湿痹痛，瘰疬，痈疽肿毒，烧烫伤，毒蛇咬伤。

壮医　通气道、谷道，调龙路，清热毒，散瘀止痛。用于治疗埃病（咳嗽），阿意咪（痢疾），白冻（泄泻），渗裂（血症），兵淋勒（崩漏），月经不调，经尹（痛经），呗奴（瘰疬），呗脓（痈疮），呗（无名肿毒），渗裆相（烧烫伤），额哈（毒蛇咬伤），发旺（痹病），林得叮相（跌打损伤）。

【主要化学成分与药理作用】

九龙盘主要含有挥发油、黄酮与黄酮苷、萜类、蒽醌、甾体等多种化学成分，其中黄酮类化合物具有抗炎、抗氧化、调节免疫等作用。

【代表性化学成分的结构与性质】

名称	分子式	相对分子质量	熔点/℃	性状
阿福豆苷	$C_{21}H_{20}O_{10}$	432	—	黄色颗粒
圣草酚	$C_{15}H_{12}O_6$	288	—	红棕色胶状物

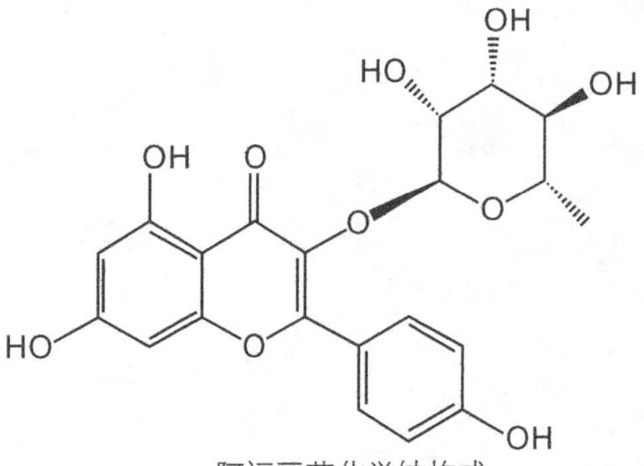

阿福豆苷化学结构式

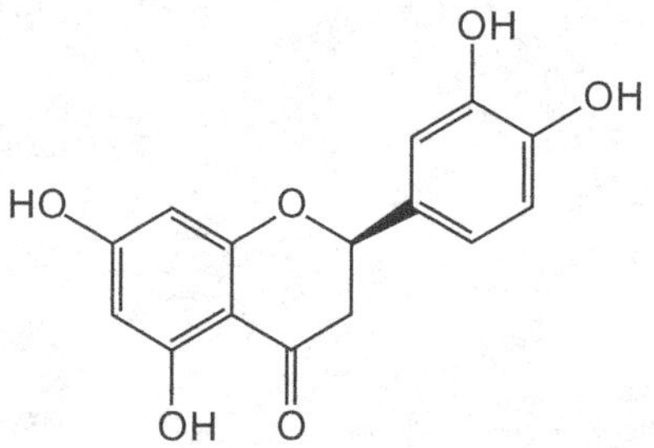

圣草酚化学结构式

【主要化学成分的提取分离】

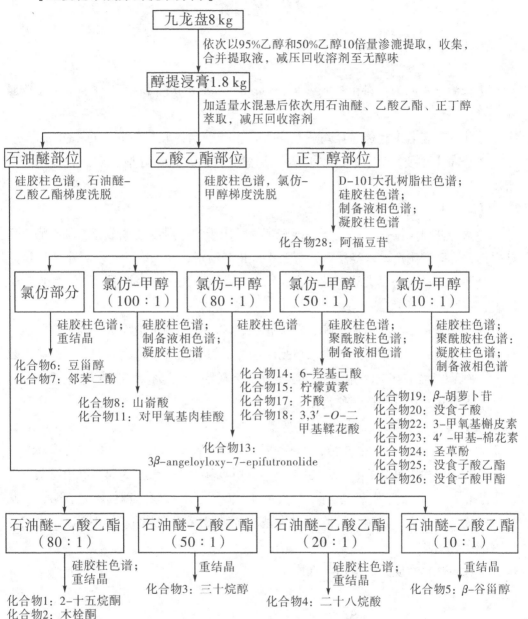

【参考文献】

[1] 广西壮族自治区食品药品监督管理局.广西壮族自治区壮药质量标准:第一卷（2008年版）[S].南宁:广西科学技术出版社,2008.

[2] 覃迅云,罗金裕,高志刚.中国瑶药学[M].北京:民族出版社,2002.

[3] 黄业玲.壮药九龙盘的化学成分及其抗炎活性研究[D].南宁:广西中医药大学,2016.

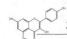

九龙藤

【来源】本品为豆科植物龙须藤*Bauhinia championii*（Benth.）Benth.的干燥藤茎。

【壮、瑶药名】壮药名：勾燕 Gaeu'enq。瑶药名：九龙钻 Juov luerngh nzunx。

【分布】主要分布在广东、广西、福建、台湾、贵州等地，广西各地均有分布。

【功能与主治】

中医　祛风除湿，活血止痛，健脾理气。用于治疗风湿性关节炎，腰腿痛，跌打损伤，胃痛，痢疾，月经不调，胃及十二指肠溃疡，老人病后虚弱，小儿疳积。

壮医　通调龙路、火路，祛风毒，除湿毒。用于发旺（风湿骨痛），夺扼（骨折），胴尹（腹痛）。

瑶医　舒筋活络，活血散瘀，祛风止痛，健脾胃。用于治疗卡西闷（胃脘痛、胃寒痛、胃热痛），布病闷（十二指肠溃疡），辣给味对（月经不调），撸藏（吐血），囊暗（毒蛇咬伤），崩闭闷（风湿骨痛、类风湿性关节炎），播冲（跌打损伤）。

【主要化学成分与药理作用】

九龙藤含有黄酮类、萜类、甾醇类、芳香酸类、糖类等成分。黄酮类成分主要为多甲氧基黄酮类化合物，如5,6,7,5′-四甲氧基-3′,4′-亚甲二氧基黄酮、5,6,7,3′,4′,5′-六甲氧基黄酮、5,7,3′,4′,5′-五甲氧基黄酮、5,6,7,3′,4′-五甲氧基黄酮（甜橙素）、5,7,4′-三甲氧基黄酮、5,7,3′,4′-四甲氧基黄酮。现代研究表明，九龙藤具有抗炎、镇痛、抗菌、清除氧自由基、抗肿瘤等药理作用，其主要有效成分是黄酮类化合物。

【代表性化学成分的结构与性质】

（1）R$_1$=R$_4$=OCH$_3$，R$_2$=R$_3$=OCH$_2$O

（2）R$_1$=R$_2$=R$_3$=R$_4$=OCH$_3$

（3）R$_2$=R$_3$=R$_4$=OCH$_3$，R$_1$=H

（4）R$_1$=R$_2$=R$_3$=OCH$_3$，R$_4$=H

（5）R$_3$=OCH$_3$，R$_1$=R$_2$=R$_4$=H

（6）R$_2$=R$_3$=OCH$_3$，R$_1$=R$_4$=H

【主要化学成分的提取分离】

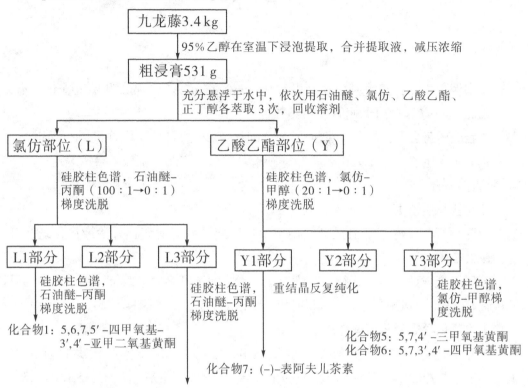

九龙藤3.4kg

↓ 95%乙醇在室温下浸泡提取，合并提取液，减压浓缩

粗浸膏531g

↓ 充分悬浮于水中，依次用石油醚、氯仿、乙酸乙酯、正丁醇各萃取3次，回收溶剂

氯仿部位（L）　　乙酸乙酯部位（Y）

氯仿部位（L）：硅胶柱色谱，石油醚-丙酮（100:1→0:1）梯度洗脱

乙酸乙酯部位（Y）：硅胶柱色谱，氯仿-甲醇（20:1→0:1）梯度洗脱

L1部分　L2部分　L3部分　Y1部分　Y2部分　Y3部分

L1部分：硅胶柱色谱，石油醚-丙酮梯度洗脱

L3部分：硅胶柱色谱，石油醚-丙酮梯度洗脱

Y2部分：重结晶反复纯化

Y3部分：硅胶柱色谱，氯仿-甲醇梯度洗脱

化合物1：5,6,7,5′-四甲氧基-3′,4′-亚甲二氧基黄酮

化合物5：5,7,4′-三甲氧基黄酮
化合物6：5,7,3′,4′-四甲氧基黄酮

化合物7：(-)-表阿夫儿茶素

化合物2：5,6,7,3′,4′,5′-六甲氧基黄酮
化合物3：5,7,3′,4′,5′-五甲氧基黄酮
化合物4：5,6,7,3′,4′-五甲氧基黄酮（甜橙素）

【参考文献】

[1]广西壮族自治区食品药品监督管理局.广西壮族自治区壮药质量标准：第一卷（2008年版）[S].南宁：广西科学技术出版社，2008.

[2]覃迅云，罗金裕，高志刚.中国瑶药学[M].北京：民族出版社，2002.

[3]杨彩霞，范津铭，杨军辉，等.九龙藤中黄酮类化合物的研究[J].西北师范大学学报，2016，52（1）：75-78.

[4]高杰.九龙藤总黄酮的药理作用研究[D].桂林：桂林医学院，2013.

[5]林丽微.龙须藤总黄酮分散片的处方优化及质量标准研究[D].广州：广东药学院，2015.

九里香

【来源】本品为芸香科植物九里香*Murraya exotica* L. Mant. 和千里香*Murraya paniculata*（L.）Jack.的干燥叶和带叶嫩枝。

【壮、瑶药名】壮药名：棵弄马 Go'ndukmax。瑶药名：罗雷朗 Juov leiz iaang。

【分布】主要分布于云南、贵州、湖南、广东、广西、福建、台湾等地，广西各地均有分布。

【功能与主治】

中医 行气止痛，活血散瘀。用于治疗胃痛，风湿痹痛；外治牙痛，跌扑肿痛，蛇虫咬伤。

壮医 通龙路、火路，行气止痛，祛风毒，除湿毒，软坚散结。用于治疗胴尹（腹痛），发旺（风湿骨痛），林得叮相（跌打损伤），能啥能累（湿疹），癌症。

【主要化学成分与药理作用】

九里香含有生物碱、萜类、香豆素和黄酮类等成分。黄酮类化合物有sinensetin、5,7,8,3′,4′–五甲氧基二氢黄酮、5,7,3′,4′–四甲氧基黄酮、5,7,3′,4′,5′–五甲氧基黄酮、5-羟基–6,7,8,3′,4′–五甲氧基黄酮、3′,5–二羟基–7,4′–二甲氧基黄酮、7-羟基–5,3′,4′–三甲氧基黄酮。现代研究表明，九里香具有抗生育、抗甲状腺、增强免疫、解痉、镇静、局部麻醉等作用。

【代表性化学成分的结构与性质】

名称	分子式	相对分子质量	熔点/℃	性状
sinensetin	$C_{20}H_{20}O_7$	372	—	白色粉末
5,7,8,3′,4′–五甲氧基二氢黄酮	$C_{20}H_{22}O_7$	374	167～168	淡黄色粉末

sinensetin化学结构式

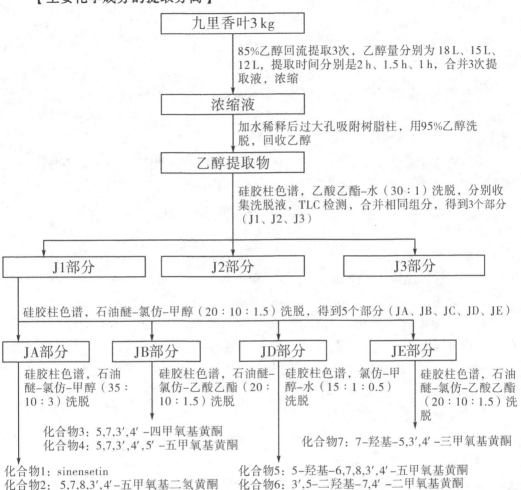

【主要化学成分的提取分离】

九里香叶3 kg

↓ 85%乙醇回流提取3次，乙醇量分别为18 L、15 L、12 L，提取时间分别是2 h、1.5 h、1 h，合并3次提取液，浓缩

浓缩液

↓ 加水稀释后过大孔吸附树脂柱，用95%乙醇洗脱，回收乙醇

乙醇提取物

↓ 硅胶柱色谱，乙酸乙酯–水（30∶1）洗脱，分别收集洗脱液，TLC检测，合并相同组分，得到3个部分（J1、J2、J3）

| J1部分 | J2部分 | J3部分 |

↓ 硅胶柱色谱，石油醚–氯仿–甲醇（20∶10∶1.5）洗脱，得到5个部分（JA、JB、JC、JD、JE）

| JA部分 | JB部分 | JD部分 | JE部分 |

JA部分：硅胶柱色谱，石油醚–氯仿–甲醇（35∶10∶3）洗脱

JB部分：硅胶柱色谱，石油醚–氯仿–乙酸乙酯（20∶10∶1.5）洗脱

JD部分：硅胶柱色谱，氯仿–甲醇–水（15∶1∶0.5）洗脱

JE部分：硅胶柱色谱，石油醚–氯仿–乙酸乙酯（20∶10∶1.5）洗脱

化合物3：5,7,3′,4′–四甲氧基黄酮
化合物4：5,7,3′,4′,5′–五甲氧基黄酮

化合物7：7–羟基–5,3′,4′–三甲氧基黄酮

化合物1：sinensetin
化合物2：5,7,8,3′,4′–五甲氧基二氢黄酮

化合物5：5–羟基–6,7,8,3′,4′–五甲氧基黄酮
化合物6：3′,5–二羟基–7,4′–二甲氧基黄酮

【参考文献】

［1］广西壮族自治区食品药品监督管理局.广西壮族自治区壮药质量标准：第一卷（2008年版）［S］.南宁：广西科学技术出版社，2008.

［2］覃迅云，罗金裕，高志刚.中国瑶药学［M］.北京：民族出版社，2002.

［3］马彦冬.九里香叶化学成分的研究［D］.长春：吉林大学，2008.

了刁竹

【来源】本品为萝藦科植物徐长卿 *Cynanchum paniculatum* （Bunge）Kitag.的干燥全草。

【壮药名】邦浪唤。

【分布】主要分布于黑龙江、吉林、辽宁、河北、河南、山东、内蒙古、江苏、浙江、江西、福建、湖北、湖南、广东、广西、陕西、甘肃、四川、贵州、云南等省区，广西分布于融水、三江、桂林、全州、资源、玉林、容县、隆林、金秀等县市。

【功能与主治】

中医 祛风止痛，活血通络，止痒，解蛇毒。用于治疗风湿痹痛，脘腹疼痛，牙痛，术后痛，癌痛，跌打肿痛，风疹，湿疹，顽癣，毒蛇咬伤。

壮医 通龙路、火路，祛风毒，除湿毒，止痛，止痒。用于治疗胴尹（腹痛），白冻（泄泻），阿意咪（痢疾），小便不利，牙痛，发旺（痹病），核尹（腰痛），经尹（痛经），能啥能累（湿疹），麦蛮（风疹），林得叮相（跌打损伤），夺扼（骨折），额哈（毒蛇咬伤）。

【主要化学成分与药理作用】

了刁竹主要含有挥发油类、多糖类、黄酮苷类、氨基酸类等成分。其中有丹皮酚、异丹皮酚、桂皮酸、硬脂酸癸酯、蜂花烷、十六烯、D-赤丝草醇、glaucogenin A、glaucogenin D、neocynapanogenin F等。现代研究表明，了刁竹具有抗炎镇痛、抗病毒、抗肿瘤、改善心血管、调节免疫等作用。

【代表性化学成分的结构与性质】

名称	分子式	相对分子质量	熔点/℃	性状
丹皮酚	$C_9H_{10}O_3$	166	48～50	白色结晶粉末

丹皮酚化学结构式

【主要化学成分的提取分离】

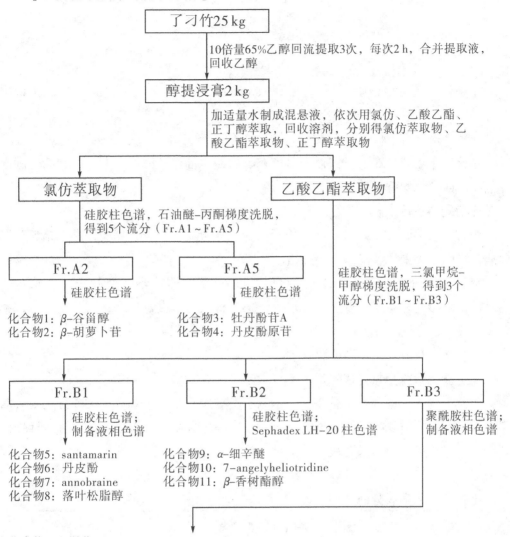

了刁竹25 kg

10倍量65%乙醇回流提取3次，每次2 h，合并提取液，回收乙醇

醇提浸膏2 kg

加适量水制成混悬液，依次用氯仿、乙酸乙酯、正丁醇萃取，回收溶剂，分别得氯仿萃取物、乙酸乙酯萃取物、正丁醇萃取物

氯仿萃取物 ——— 乙酸乙酯萃取物

硅胶柱色谱，石油醚–丙酮梯度洗脱，得到5个流分（Fr.A1～Fr.A5）

硅胶柱色谱，三氯甲烷–甲醇梯度洗脱，得到3个流分（Fr.B1～Fr.B3）

Fr.A2 —— Fr.A5

硅胶柱色谱

硅胶柱色谱

化合物1：β–谷甾醇
化合物2：β–胡萝卜苷

化合物3：牡丹酚苷A
化合物4：丹皮酚原苷

Fr.B1 —— Fr.B2 —— Fr.B3

硅胶柱色谱；制备液相色谱

硅胶柱色谱；Sephadex LH–20柱色谱

聚酰胺柱色谱；制备液相色谱

化合物5：santamarin
化合物6：丹皮酚
化合物7：annobraine
化合物8：落叶松脂醇

化合物9：α–细辛醚
化合物10：7–angelyheliotridine
化合物11：β–香树酯醇

化合物12：尿苷
化合物13：山柰酚–3–O–β–D–吡喃葡萄糖(1→2)–α– L–吡喃阿拉伯糖苷
化合物14：山柰酚–7–O–(4″,6″–二对羟基肉桂酰基–2″,3″–二乙酰基)–β–D–吡喃葡萄糖苷
化合物15：(2S,E)–N–[2–羟基–2–(4–羟基苯)乙酯]阿魏酰胺

【参考文献】

[1] 曾粤.徐长卿的研究进展 [J].内蒙古中医药，2012，31（11）：125–126.

[2] 赵丽萍.徐长卿研究进展 [J].中国药业，2011，20（2）：79–80.

[3] 付明，王登宇，胡兴，等.徐长卿化学成分研究 [J].中药材，2015，38（1）：97–100.

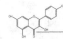

了哥王

【来源】瑞香科植物了哥王 *Wikstroemia indica*（L.）C. A. Mey 的干燥根或根皮。

【壮、瑶药名】壮药名：棵约罗 Go'nyozlox。瑶药名：果非亮 gov feih ndiangx。

【分布】主要分布于长江以南，广东、广西、福建、海南、浙江、台湾、湖南等地，广西各地均有分布。

【功能与主治】

中医 清热解毒，散瘀逐水。用于治疗支气管炎，肺炎，痄腮，淋巴结炎，风湿痛，晚期血吸虫病腹水，疮疖痈疽。

壮医 通气道、谷道、水道，调龙路、火路，清热毒，消肿止痛，软坚散结。用于治疗发旺（风湿骨痛），埃百银（百日咳），虫蛇咬伤，呗叮（疔），狠尹（疖肿），北嘻（乳痈），呗奴（瘰疬），林得叮相（跌打损伤），笨浮（水肿），埃病（咳嗽），贫痧（感冒）。

【主要化学成分与药理作用】

了哥王含有香豆素类、黄酮类、木脂素类等成分，其中香豆素类成分主要有西瑞香素、伞花内脂及相应的衍生物，木脂素类成分有罗汉松脂酚、松脂醇、杜仲树脂醇、牛蒡酚等。现代研究表明，了哥王具有抑菌、抗病毒、抗炎、镇痛、抗癌等作用。

【代表性化学成分的结构与性质】

名称	分子式	相对分子质量	熔点/℃	性状
西瑞香素	$C_{19}H_{12}O_7$	352	250～252	淡黄色细针晶
荛花酚	$C_{20}H_{22}O_7$	374	—	黄色粉末

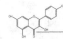

西瑞香素化学结构式

【主要化学成分的提取分离】

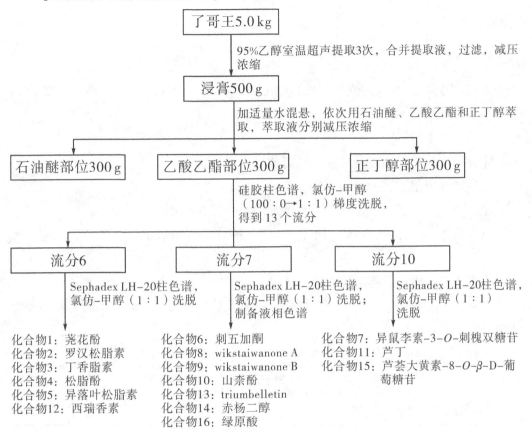

了哥王5.0 kg

⟶ 95%乙醇室温超声提取3次，合并提取液，过滤，减压浓缩

浸膏500 g

⟶ 加适量水混悬，依次用石油醚、乙酸乙酯和正丁醇萃取，萃取液分别减压浓缩

石油醚部位300 g ｜ 乙酸乙酯部位300 g ｜ 正丁醇部位300 g

⟶ 硅胶柱色谱，氯仿–甲醇（100：0→1：1）梯度洗脱，得到13个流分

流分6 ｜ 流分7 ｜ 流分10

流分6：Sephadex LH-20柱色谱，氯仿–甲醇（1：1）洗脱
流分7：Sephadex LH-20柱色谱，氯仿–甲醇（1：1）洗脱；制备液相色谱
流分10：Sephadex LH-20柱色谱，氯仿–甲醇（1：1）洗脱

化合物1：尧花酚
化合物2：罗汉松脂素
化合物3：丁香脂素
化合物4：松脂酚
化合物5：异落叶松脂素
化合物12：西瑞香素

化合物6：刺五加酮
化合物8：wikstaiwanone A
化合物9：wikstaiwanone B
化合物10：山奈酚
化合物13：triumbelletin
化合物14：赤杨二醇
化合物16：绿原酸

化合物7：异鼠李素-3-*O*-刺槐双糖苷
化合物11：芦丁
化合物15：芦荟大黄素-8-*O*-*β*-D-葡萄糖苷

【参考文献】

［1］广西壮族自治区食品药品监督管理局.广西壮族自治区壮药质量标准：第一卷（2008年版）［S］.南宁：广西科学技术出版社，2008.

［2］覃迅云，罗金裕，高志刚.中国瑶药学［M］.北京：民族出版社，2002.

［3］杨振宇，郭薇，吴东媛，等.了哥王中西瑞香素的提取分离及抗肿瘤作用研究［J］.天然产物研究与开发，2008，20（3）：522–526.

［4］陈扬，孙立新.中药了哥王研究进展［J］.沈阳药科大学学报，2009，26（7）：587–590.

［5］邵萌，黄晓君，孙学刚，等.了哥王根茎中的酚性成分及其抗肿瘤活性研究［J］.天然产物研究与开发，2014，26（6）：851–855.

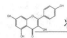

刀豆

【来源】本品为豆科植物刀豆*Canavalia gladiata*（Jacq.）DC.的干燥成熟种子。

【壮药名】督样Duhyangj。

【分布】我国长江以南各省区均有栽培。

【功能与主治】

中医　温中，下气，止呃。用于治疗虚寒呃逆，呕吐。

壮医　散寒毒，调谷道。用于治疗鹿（呕吐），东郎（食滞），打嗝（呃逆）。

【主要化学成分与药理作用】

刀豆的主要有效成分为刀豆球蛋白、脲酶及黄酮类成分，具有保肝、抑制肿瘤细胞增殖等药理作用。

【代表性化学成分的结构与性质】

名称	分子式	相对分子质量	熔点/℃	性状
δ-生育酚	$C_{29}H_{50}O_2$	430	—	淡黄色油状液体

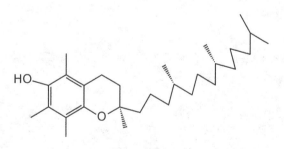

δ-生育酚化学结构式

【主要化学成分的提取分离】

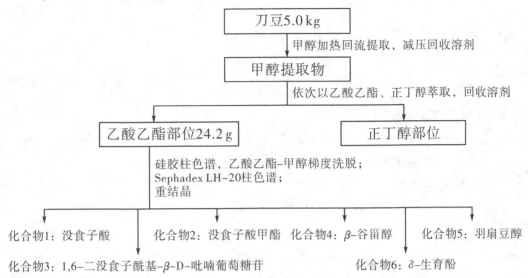

【参考文献】

[1] 广西壮族自治区食品药品监督管理局.广西壮族自治区壮药质量标准:第一卷（2008年版）[S].南宁:广西科学技术出版社,2008.

[2] 覃迅云,罗金裕,高志刚.中国瑶药学[M].北京:民族出版社,2002.

[3] 李宁,李铣,冯志国,等.刀豆的化学成分[J].沈阳药科大学学报,2007,24（11）:676-678.

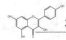

三七

【来源】本品为五加科植物三七 *Panax notoginseng*（Burki.）F.H.Chen ex C.Chow & W.G.Huang 的干燥根和根茎。

【壮、瑶药名】壮药名：棵点镇 Godienzcaet。瑶药名：庭切 Dienh cietc。

【分布】主要分布于云南、广西、四川等地，广西分布于桂西、桂西北地区。

【功能与主治】

中医　散瘀止血，消肿止痛。用于治疗咳血，吐血，衄血，便血，崩漏，外伤出血，胸腹刺痛，跌扑肿痛。

壮医　调龙路、火路，补血，止血，散瘀止痛。用于治疗产后血虚，陆裂（咳血），渗裂（吐血、衄血），阿意嘞（便血），兵淋勒（崩漏），胸痛，胴尹（腹痛），林得叮相（跌打损伤），经尹（痛经），产后腹痛。

【主要化学成分与药理作用】

皂苷类成分是三七的主要有效成分，主要为达玛烷型皂苷，其中包括人参皂苷Rg_2、人参皂苷Rh_2、人参皂苷Rb_1、人参皂苷Rb_3等。现代研究表明，三七具有止血、补血、活血、降低血液黏度、抗血栓、抗心律失常、降血脂、保护脑组织、改善脑血循环、镇静、镇痛、提高记忆力、增强免疫等作用。

【代表性化学成分的结构与性质】

名称	分子式	相对分子质量	熔点/℃	性状
人参皂苷Rg_1	$C_{42}H_{72}O_{14}$	801	194～196	白色粉末
三七皂苷R_1	$C_{47}H_{80}O_{18}$	933	211～214	白色粉末

人参皂苷Rg_1化学结构式

【主要化学成分的提取分离】

```
┌─────────────────────┐
│   三七根茎48 kg      │
└─────────────────────┘
      │ 用6倍量80%乙醇回流提取3次，40%乙醇回流提取3次，合并乙
      │ 醇提取液，浓缩
┌─────────────────────┐
│  乙醇提取物18.6 kg   │
└─────────────────────┘
      │ 加少量水溶解，过D101大孔吸附树脂柱，先用水洗脱至无色，再
      │ 用80%乙醇洗脱
┌─────────────────────┐
│  三七总皂苷8.6 kg    │
└─────────────────────┘
      │ 硅胶柱色谱，氯仿-甲醇-水梯度洗脱，根据TLC合并得5个组分，
      │ 各组分再经反复硅胶、ODS柱色谱分离
```

化合物1：人参皂苷Rg_2
化合物2：三七皂苷R_2
化合物3：20-O-葡萄糖人参皂苷Rf
化合物4：韩国人参皂苷R_1
化合物5：20(S)-人参皂苷Rg_3
化合物6：人参皂苷Rg_1
化合物7：20(R)-人参皂苷Rg_3
化合物8：三七皂苷Fa

【参考文献】

［1］广西壮族自治区食品药品监督管理局.广西壮族自治区壮药质量标准：第一卷

（2008年版）［S］.南宁：广西科学技术出版社，2008.

［2］覃迅云，罗金裕，高志刚.中国瑶药学［M］.北京：民族出版社，2002.

［3］龙朝明.三七研究综述［J］.实用中医药杂志，2013，29（6）：502-503.

［4］周家明，曾江，崔秀明.三七根茎的化学成分研究I［J］.中国中药杂志，

2007，32（4）：349-350.

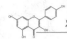

三加

【来源】本品为五加科植物白簕*Eleutherococcus trifoliatus*（L.）S.Y.Hu的干燥根及茎。

【壮药名】蹦乐 Baeklaeg。

【分布】主要分布于我国中部和南部，广西分布于隆安、横县、融水、桂林、阳朔、兴安、苍梧、蒙山、岑溪、北海、上思、钦州、灵山、贵港、平南、玉林、博白、北流、平果、德保、靖西、凌云、田林、隆林、贺州、钟山、南丹、都安、金秀、宁明、龙州、天等、大新等县市。

【功能与主治】

中医 清热解毒，祛风利湿，舒筋活血。用于治疗感冒发热，咳痰带血，风湿性关节炎，黄疸，白带过多，月经不调，百日咳，尿路结石，跌打损伤，疖肿疮疡。

壮医 通龙路，调气道，祛风毒，清热毒，消肿止痛，用于治疗麻抹（肢体麻木），核尹（腰痛），墨病（哮喘），埃病（咳嗽），隆白呆（带下），月经失调，林得叮相（跌打损伤），呗叮（疔）。

【主要化学成分与药理作用】

三加中含有酚类、多糖类、萜类、苷类化合物及其他挥发性成分。其中苷类化合物有紫丁香苷、刺五加苷E、槲皮苷等。现代研究表明，三加具有抗炎、抗氧化、抗菌、改善认知缺陷、抗前列腺癌等作用。

【代表性化学成分的结构与性质】

名称	分子式	相对分子质量	熔点/℃	性状
紫丁香苷	$C_{17}H_{24}O_9$	372	190～192	白色粉末
刺五加苷E	$C_{34}H_{46}O_{18}$	742	267～269	白色针晶

紫丁香苷化学结构式

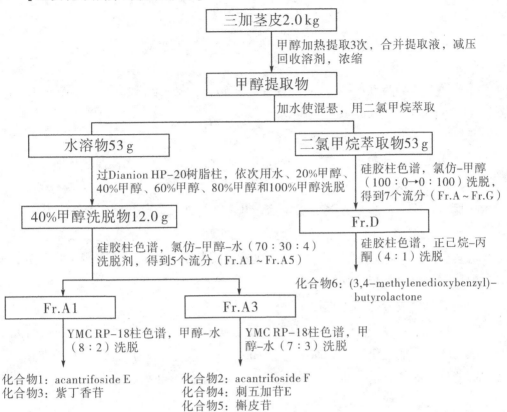

【主要化学成分的提取分离】

三加茎皮2.0kg
↓ 甲醇加热提取3次，合并提取液，减压回收溶剂，浓缩

甲醇提取物
↓ 加水使混悬，用二氯甲烷萃取

水溶物53g ‖ 二氯甲烷萃取物53g

水溶物53g
↓ 过Dianion HP-20树脂柱，依次用水、20%甲醇、40%甲醇、60%甲醇、80%甲醇和100%甲醇洗脱

二氯甲烷萃取物53g
↓ 硅胶柱色谱，氯仿-甲醇（100：0→0：100）洗脱，得到7个流分（Fr.A～Fr.G）

40%甲醇洗脱物12.0g
↓ 硅胶柱色谱，氯仿-甲醇-水（70：30：4）洗脱剂，得到5个流分（Fr.A1～Fr.A5）

Fr.D
↓ 硅胶柱色谱，正己烷-丙酮（4：1）洗脱

化合物6: (3,4-methylenedioxybenzyl)-butyrolactone

Fr.A1
↓ YMC RP-18柱色谱，甲醇-水（8：2）洗脱

Fr.A3
↓ YMC RP-18柱色谱，甲醇-水（7：3）洗脱

化合物1: acantrifoside E
化合物3: 紫丁香苷

化合物2: acantrifoside F
化合物4: 刺五加苷E
化合物5: 槲皮苷

【参考文献】

[1] 广西壮族自治区食品药品监督管理局.广西壮族自治区壮药质量标准：第一卷（2008年版）[S].南宁：广西科学技术出版社，2008.

[2] 修程蕾，胡心怡，屠宇帆，等.五加属植物白藜活性成分及其应用研究进展[J].亚热带植物科学，2016，45（1）：90-94.

[3] Kiem P V, Minh C V, Dat N T, et al.Two new phenylpropanoid glycosides from the stem bark of Acanthopanax trifoliatus[J].Archives of Pharmacal Research, 2003, 26（12）：1014-1017.

三七叶

【来源】本品为五加科植物三七*Panax notoginseng*（Burki.）F.H.Chen ex C.Chow & W.G.Huang 的干燥茎叶。

【壮药名】盟三镇 Mbawsamcaet。

【分布】主要分布于云南、广西、四川等地，广西分布于桂西、桂西北地区。

【功能与主治】

中医 止血，消肿，止痛。用于治疗吐血，衄血，外伤出血，痈肿毒疮。

壮医 通龙路、火路，活血止血，散瘀止痛。用于治疗陆裂（咳血），鹿裂（吐血），渗裂（衄血），阿意嘞（便血），兵淋勒（崩漏），阿闷（胸痛），胴尹（腹痛），林得叮相（跌打损伤），经尹（痛经），产后腹痛。

【主要化学成分与药理作用】

三七叶中含有黄酮苷类、多糖类及微量元素和三七叶苷等成分。现代研究表明，三七叶具有活血化瘀、镇痛消炎、消肿生肌、降血脂、抗疲劳、滋补强壮，以及促进消化、促神经元分化、改善微循环、提高免疫力和抗肿瘤等药理作用。

【代表性化学成分的结构与性质】

名称	分子式	相对分子质量	熔点/℃	性状
三七皂苷R$_1$	C$_{47}$H$_{80}$O$_{18}$	933	211～214	白色粉末

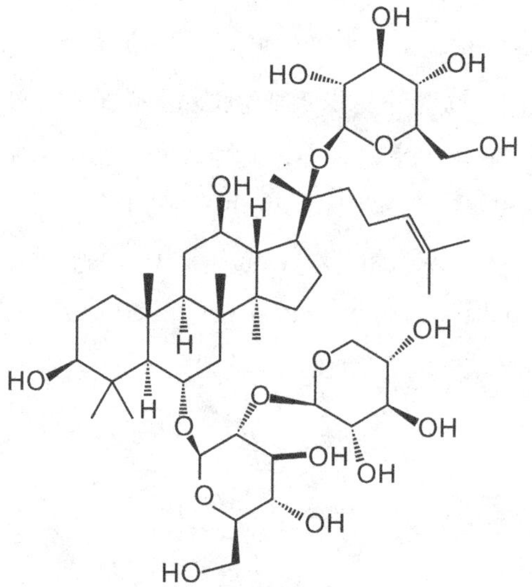

三七皂苷R$_1$化学结构式

【主要化学成分的提取分离】

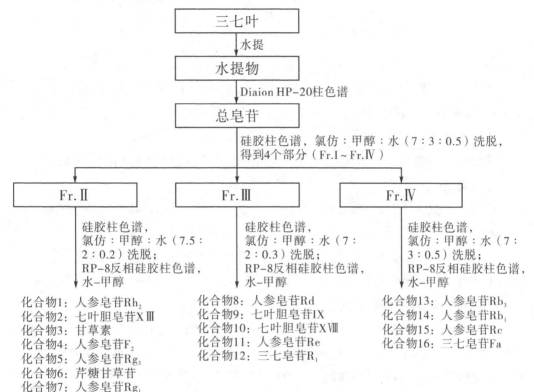

三七叶
↓ 水提
水提物
↓ Diaion HP-20柱色谱
总皂苷
↓ 硅胶柱色谱,氯仿:甲醇:水（7:3:0.5）洗脱,得到4个部分（Fr.I～Fr.IV）

Fr.II
硅胶柱色谱,氯仿:甲醇:水（7.5:2:0.2）洗脱;RP-8反相硅胶柱色谱,水–甲醇

化合物1：人参皂苷Rh$_2$
化合物2：七叶胆皂苷XIII
化合物3：甘草素
化合物4：人参皂苷F$_2$
化合物5：人参皂苷Rg$_3$
化合物6：芹糖甘草苷
化合物7：人参皂苷Rg$_1$

Fr.III
硅胶柱色谱,氯仿:甲醇:水（7:2:0.3）洗脱;RP-8反相硅胶柱色谱,水–甲醇

化合物8：人参皂苷Rd
化合物9：七叶胆皂苷IX
化合物10：七叶胆皂苷XVIII
化合物11：人参皂苷Re
化合物12：三七皂苷R$_1$

Fr.IV
硅胶柱色谱,氯仿:甲醇:水（7:3:0.5）洗脱;RP-8反相硅胶柱色谱,水–甲醇

化合物13：人参皂苷Rb$_3$
化合物14：人参皂苷Rb$_1$
化合物15：人参皂苷Rc
化合物16：三七皂苷Fa

【参考文献】

[1] 黄凤,向飞军,伍杰雄.三七叶皂苷成分及其单体提取分离研究进展 [J].中药材,2009,32（06）：999–1005.

[2] 李平华,赵汉臣,闫荟.三七茎叶的主要活性成分与药理研究进展 [J].贵阳中医学院学报,2006（6）：49–52.

[3] 李海舟,张颖君,杨崇仁.三七叶化学成分的进一步研究 [J].天然产物研究与开发,2006,18（4）：549–554.

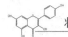

三七花

【来源】本品为五加科植物三七*Panax notoginseng*（Burki.）F.H.Chen ex C.Chow & W.G.Huang的干燥花序。

【壮药名】华三镇 Vasamcaet。

【分布】主要分布于云南、广西、四川等地，广西分布于桂西、桂西北地区。

【功能与主治】

中医　清热，平肝，降血压。用于高血压，头昏，目眩，耳鸣，急性咽喉炎。

壮医　通龙路、火路，补血虚，止血，消肿止痛。用于治疗产呱耐（产后血虚），陆裂（咳血），渗裂（吐血、衄血），阿意嘞（便血），兵淋勒（崩漏），阿闷（胸痛），腩尹（腹痛），林得叮相（跌打损伤），经尹（痛经），产后腹痛。

【主要化学成分与药理作用】

三七花的化学成分有烃类、萜类、醇、醛、酸、酯、皂苷类、黄酮类等。现代研究表明，三七花具有镇静安神、抗炎镇痛、活血化瘀、降血压、治心律失常、清热解毒、清咽润喉、护肝等药理作用，以及抗癌、养生抗衰、增强人体免疫力等功效。

【代表性化学成分的结构与性质】

名称	分子式	相对分子质量	熔点/℃	性状
三七皂苷Q	$C_{63}H_{106}O_{30}$	1343	194～196	无色针状晶体
三七皂苷-Fe	$C_{47}H_{80}O_{17}$	917	—	白色粉末

三七皂苷Q化学结构式　　　　　　三七皂苷-Fe化学结构式

【主要化学成分的提取分离】

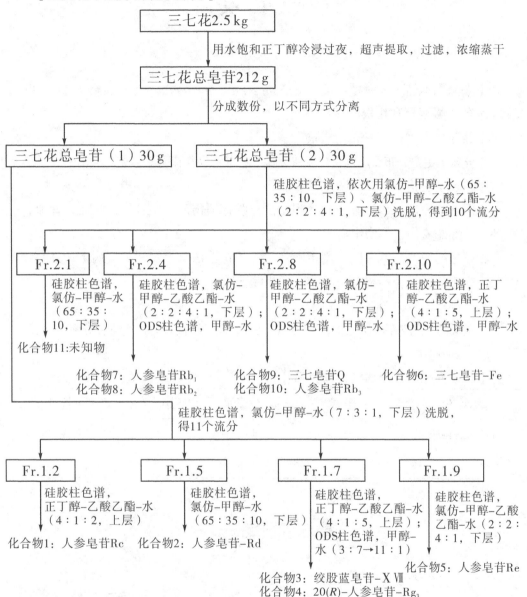

【参考文献】

[1] 王相如, 朱福龙. 三七花药理作用及主治功效研究 [J]. 求医问药 (下半月), 2012, 10 (8): 594.

[2] 高明菊, 崔秀明, 曾江, 等. 三七花的研究进展 [J]. 人参研究, 2009, 21 (2): 5-7.

[3] 李先. 三七花皂苷的化学成分研究 [D]. 长春: 吉林大学, 2009.

三七姜

【来源】本品为姜科植物姜三七*Stahlianthus involucratus*（King ex Baker）Craib ex Loes.的干燥根茎和块根。

【壮药名】兴三镇 Hingsamcaet。

【分布】主要分布于广西、广东、云南、福建以及东南亚地区，广西分布于那坡。

【功能与主治】

中医　活血散瘀，消肿止痛。用于治疗跌打损伤，风湿骨痛，吐血，衄血，月经过多，毒蛇咬伤，外伤出血。

壮医　通龙路，调火路。用于治疗扭像（扭挫伤），发旺（痹病），渗裂（血症），约京乱（月经不调），额哈（毒蛇咬伤）。

【主要化学成分与药理作用】

三七姜含有茨烯和姜三七醌等化学成分，具有活血散瘀、消肿止痛，以及抗子宫肌瘤的作用。

【代表性化学成分的结构与性质】

名称	分子式	相对分子质量	熔点/℃	性状
involucratusin A	$C_{30}H_{38}O_5$	478	—	白色柱状晶体
involucratusin C	$C_{30}H_{38}O_5$	478	—	—

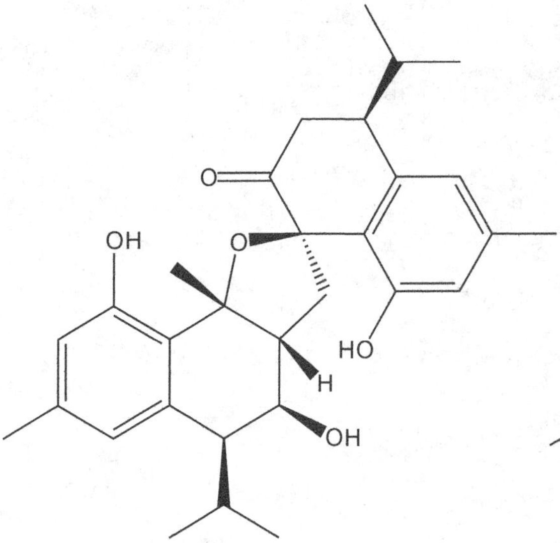

involucratusin A化学结构式

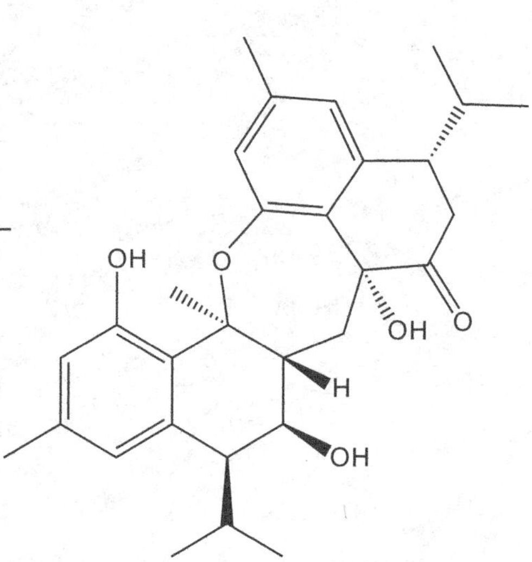

involucratusin C化学结构式

【主要化学成分的提取分离】

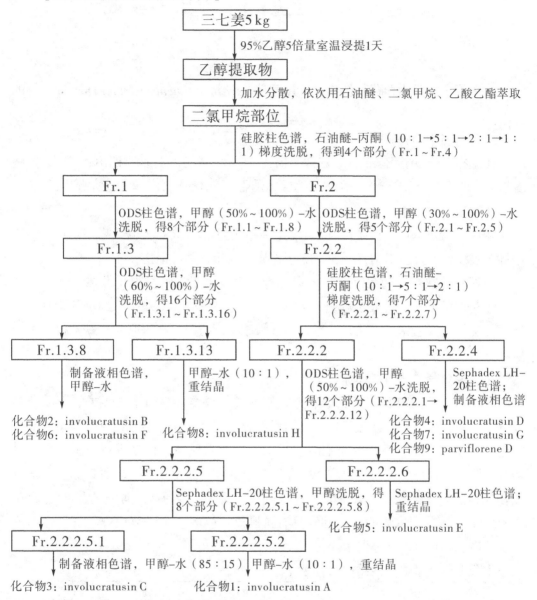

【参考文献】

［1］于政，郑雪绒，赵亚宁，等.姜三七对子宫肌瘤大鼠子宫组织细胞凋亡及Bcl-2、Bax蛋白表达的影响［J］.现代生物医学进展，2017，17（35）：6921-6924，6991.

［2］焦爱军，冯洁，罗燕妹，等.不同产地姜三七挥发性化学成分的气相色谱-质谱分析［J］.时珍国医国药，2014，25（2）：472-474.

［3］Li Q M, Luo J G, Wang R Z, et al.Involucratusins A-H: Unusual Cadinane Dimers from Stahlianthus involucratus with Multidrug Resistance Reversal Activity［J］.Scientific Reports, 2016（6）: 1-11.

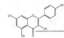

三叶青

【来源】本品为葡萄科植物三叶崖爬藤*Tetrastigma hemsleyanum* Diels et Gilg的干燥全草。

【壮药名】勾胳碎Gaeundoksoiq。

【分布】分布于我国浙江、江西、福建、湖北、广东、广西、四川、贵州、云南等地，广西主要分布于全州、上思、德保、乐业、隆林、钟山、南丹、龙州等县。

【功能与主治】

中医 清热解毒，活血祛风，舒筋活络。用于治疗高热惊厥，哮喘，黄疸，风湿性关节疼痛，月经不调，咽痛，瘰疬，痈疔疮疖，跌打损伤，痄腮。

壮医 清热毒，通龙路，祛风毒，舒筋络。用于治疗发得（发热），勒爷狠风（小儿惊风），唉墨（哮病），能蚌（黄疸），发旺（痹病），约京乱（月经不调），货烟妈（咽痛），呗奴（瘰疬），呗脓（痈疽），林得叮相（跌打损伤），航靠谋（痄腮）。

【主要化学成分与药理作用】

三叶青主要含有黄酮类、酚酸类、三萜类、甾类、二丙苯乙烯类、鞣质类等成分，其中有荭草素、异荭草素、牡荆素、异牡荆素、儿茶素、1-咖啡酰奎尼酸、3-咖啡酰奎尼酸、5-咖啡酰奎尼酸、5-对香豆酰奎尼酸、1-对香豆酰奎尼酸、对羟基苯甲酸、新绿原酸、绿原酸、隐绿原酸、二咖啡酰奎尼酸、α-香树脂醇、蒲公英萜酮、蒲公英萜醇、齐墩果酸、麦角甾醇、氧化白藜芦醇、原花青素B1、原花青素B2等。现代研究表明，三叶青具有抗肿瘤、抗氧化、调节免疫、抗病毒、抗炎、镇痛、解热、保肝等作用。

【代表性化学成分的结构与性质】

名称	分子式	相对分子质量	熔点/℃	性状
原花青素B1	$C_{30}H_{26}O_{12}$	578	231～232	棕红色粉末

原花青素B1化学结构式

【主要化学成分的提取分离】

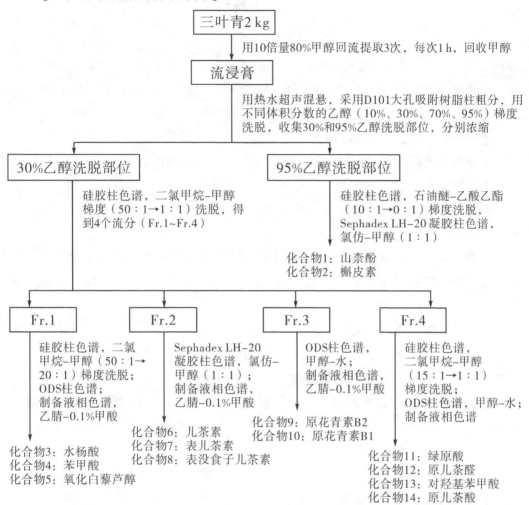

三叶青2 kg

用10倍量80%甲醇回流提取3次，每次1 h，回收甲醇

流浸膏

用热水超声混悬，采用D101大孔吸附树脂柱粗分，用不同体积分数的乙醇（10%、30%、70%、95%）梯度洗脱，收集30%和95%乙醇洗脱部位，分别浓缩

30%乙醇洗脱部位

硅胶柱色谱，二氯甲烷–甲醇梯度（50:1→1:1）洗脱，得到4个流分（Fr.1~Fr.4）

95%乙醇洗脱部位

硅胶柱色谱，石油醚–乙酸乙酯（10:1→0:1）梯度洗脱，Sephadex LH-20凝胶柱色谱，氯仿–甲醇（1:1）

化合物1：山柰酚
化合物2：槲皮素

Fr.1

硅胶柱色谱，二氯甲烷–甲醇（50:1→20:1）梯度洗脱；ODS柱色谱；制备液相色谱，乙腈–0.1%甲酸

化合物3：水杨酸
化合物4：苯甲酸
化合物5：氧化白藜芦醇

Fr.2

Sephadex LH-20凝胶柱色谱，氯仿–甲醇（1:1）；制备液相色谱，乙腈–0.1%甲酸

化合物6：儿茶素
化合物7：表儿茶素
化合物8：表没食子儿茶素

Fr.3

ODS柱色谱，甲醇–水；制备液相色谱，乙腈–0.1%甲酸

化合物9：原花青素B2
化合物10：原花青素B1

Fr.4

硅胶柱色谱，二氯甲烷–甲醇（15:1→1:1）梯度洗脱；ODS柱色谱，甲醇–水；制备液相色谱

化合物11：绿原酸
化合物12：原儿茶醛
化合物13：对羟基苯甲酸
化合物14：原儿茶酸

【参考文献】

[1] 徐硕，金鹏飞，徐文峰，等.民间中药三叶青的研究进展［J］.中南药学，2016，14（12）：1336-1341.

[2] 傅志勤，黄泽豪，林婧，等.蛇附子化学成分及抗氧化活性研究［J］.中草药，2015，46（11）：1583-1588.

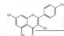

三白草

【来源】本品为三白草科植物三白草 *Saururus chinensis*（Lour.）Baill. 的干燥地上部分。

【壮药名】棵三旁 Gosambak。

【分布】主要分布于我国中南、西南地区，广西各地均有分布。

【功能与主治】

中医　利尿消肿，清热解毒。用于治疗水肿，小便不利，淋沥涩痛，带下；外治疮疡肿痛，湿疹。

壮医　除湿毒，清热毒，消肿。用于治疗笨浮（水肿），能蚌（黄疸），肉扭（淋证），隆白呆（带下），阿意咪（痢疾），呗脓（痈疽），能啥能累（湿疹），下肢溃疡，蛇虫咬伤。

【主要化学成分与药理作用】

三白草主要含有挥发油类、黄酮类、木脂素类、生物碱类、鞣质类等成分。其中有肉豆蔻醚、*N*–反式阿魏酸酪酰胺、原儿茶酸、金丝桃苷、瑞诺苷、阿芙苷、芦丁、扁蓄苷、奥斯楚拜素–5、三白脂素、三白草素、三白草酮、三白草酮A、红楠素、三白草醇A、三白草醇B、三白草醇C、三白草醇D、三白草醇E、三白脂酮、三白脂酮A、里卡灵B、里卡灵A、马兜铃内酰胺AⅡ等。现代研究表明，三白草具有抗炎、降血糖、保肝、抗肿瘤、抗氧化的作用。

【代表性化学成分的结构与性质】

名称	分子式	相对分子质量	熔点/℃	性状
里卡灵A	$C_{20}H_{22}O_4$	326	—	白色针晶

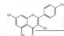

里卡灵A化学结构式

【主要化学成分的提取分离】

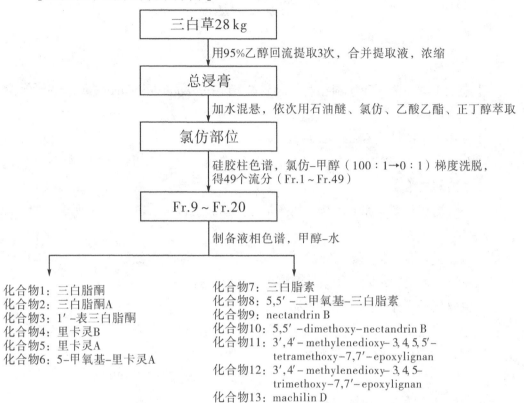

化合物1：三白脂酮
化合物2：三白脂酮A
化合物3：1′-表三白脂酮
化合物4：里卡灵B
化合物5：里卡灵A
化合物6：5-甲氧基-里卡灵A

化合物7：三白脂素
化合物8：5,5′-二甲氧基-三白脂素
化合物9：nectandrin B
化合物10：5,5′-dimethoxy-nectandrin B
化合物11：3′,4′-methylenedioxy-3,4,5,5′-
　　　　　tetramethoxy-7,7′-epoxylignan
化合物12：3′,4′-methylenedioxy-3,4,5-
　　　　　trimethoxy-7,7′-epoxylignan
化合物13：machilin D

【参考文献】

［1］左月明，张忠立，吴华强，等.三白草木脂素类化学成分的研究［J］.中国实验
　　　方剂学杂志，2013，19（21）：61-64.

［2］李泽友，陈峰，任守忠，等.三白草的化学成分和药理作用研究进展［J］.中国
　　　药房，2007，18（6）：473-474.

［3］彭冰，何春年，许利嘉，等.三白草的化学成分研究［J］.中草药，2010，41
　　　（12）：1950-1952.

［4］陈宏降，陈建伟，李祥，等.三白草根的化学成分研究［J］.中国药学杂志，
　　　2018，53（5）：340-345.

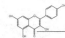

三角泡

【来源】本品为无患子科植物倒地铃*Cardiospermum halicacabum* L. 的干燥全草。

【壮药名】棵灯笼 Godaengloengz。

【分布】主要分布在广东、广西、福建、台湾等地，广西各地均有分布。

【功能与主治】

中医　清热利湿，凉血解毒。用于治疗黄疸，淋证，湿疹，疔疮肿毒，毒蛇咬伤，跌打损伤。

壮医　清热毒，除湿毒，通气道。用于治疗货烟妈（咽炎），埃百银（百日咳），能蚌（黄疸），能啥能累（湿疹），呗叮（疔）。

【主要化学成分与药理作用】

三角泡中主要含有黄酮类、萜类等成分。现代药理研究表明，三角泡具有抗炎、抗氧化、镇痛、解热、抗疟疾、止泻、利尿、降血糖、抗惊厥、抗焦虑等作用。

【代表性化学成分的结构与性质】

名称	分子式	相对分子质量	熔点/℃	性状
金圣草黄素	$C_{16}H_{12}O_6$	300	—	黄色粉末
芹菜素-7-*O*-β-D-葡萄糖苷	$C_{21}H_{20}O_{10}$	432	—	淡黄色粉末

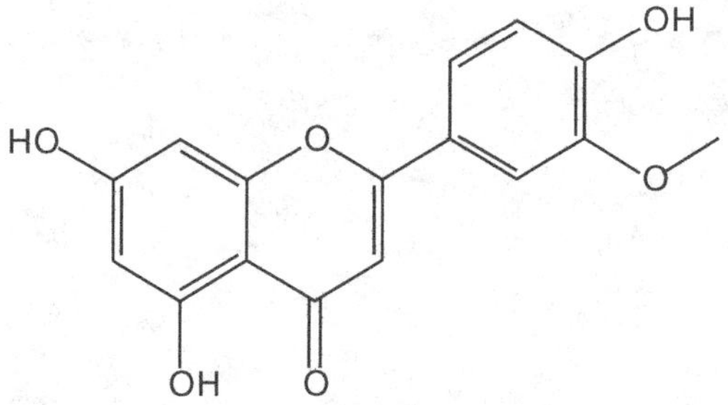

金圣草黄素化学结构式

【主要化学成分的提取分离】

三角泡15.0 kg
依次用95%乙醇和60%乙醇渗漉提取，收集，合并提取液，
减压回收溶剂至无醇味

醇提物
加适量水混悬，依次用石油醚、乙酸乙酯、正丁醇
萃取，减压回收溶剂，分别得到不同极性部位

正丁醇部位
聚酰胺柱色谱，以水–乙醇（水→30%乙醇→50%乙醇→80%乙醇→
95%乙醇）梯度洗脱，回收溶剂，得到5个组分（A1～A5）

A3
聚酰胺柱色谱，以水–甲醇（100:0→
100:20→100:40→100:60→100:
80→0:100）进行梯度洗脱，回收溶剂，
得到6个组分（B1～B6）

A4
硅胶柱色谱，氯仿–甲醇（30:1→20:1→
15:1→10:1→5:1→3:1→1:1→甲醇）
梯度洗脱

B4
水–甲醇（100:20→100:
40→100:60→100%）梯度
洗脱，回收溶剂，得4个流
分（C1～C4）

15:1组分
聚酰胺柱色谱；
葡聚糖凝胶柱色谱

化合物4：金圣草黄素
化合物9：芹菜素

3:1合并1:1组分
聚酰胺柱色谱；
葡聚糖凝胶柱色谱

化合物10：木犀草素–7–O–β–D–
葡萄糖醛酸苷甲酯
化合物13：槲皮素

C1
MCI柱色谱；
葡聚糖凝胶柱色谱
化合物8：芹菜素–7–O–β–D–
葡萄糖苷
化合物9：芹菜素

C2
硅胶柱色谱；
葡聚糖凝胶柱色谱
化合物1：金圣草黄素–7–O–β–D–
葡萄糖醛酸苷丁酯
化合物2：金圣草黄素–7–O–β–D–
葡萄糖醛酸苷乙酯
化合物3：金圣草黄素–7–O–β–D–
葡萄糖醛酸苷甲酯

C3
硅胶柱色谱；
葡聚糖凝胶柱色谱
化合物5：芹菜素–7–O–β–D–葡萄糖醛酸苷丁酯
化合物6：芹菜素–7–O–β–D–葡萄糖醛酸苷乙酯
化合物7：芹菜素–7–O–β–D–葡萄糖醛酸苷甲酯

C4
MCI柱色谱；
葡聚糖凝胶柱色谱
化合物11：木犀草素–7–O–β–D–
葡萄糖醛酸苷
化合物12：木犀草素

【参考文献】

[1] 韦建华，西庆男，曾艳婷，等.壮药三角泡黄酮类化学成分研究[J].中草药，
2018，49（11）：2502-2507.

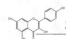

三叉苦木

【来源】本品为芸香科植物三叉苦*Evodia lepta*（Spreng.）Merr.的干燥茎。

【壮、瑶药名】壮药名：棵三咖 Gosamnga。瑶药名：昌亮 Caamh ndiangx。

【分布】主要分布于广西、广东、海南、福建、江西、浙江、贵州、云南南部、四川和重庆等地，广西各地均有分布。

【功能与主治】

中医　清热解毒，祛风除湿，消肿止痛。用于治疗风热感冒，咽喉肿痛，风湿痹痛，跌打损伤，疮疡，皮肤瘙痒。

壮医　清热毒，除湿毒，通龙路火路，消肿止痛。用于治疗贫痧（感冒），林得叮相（跌打损伤），发旺（风湿骨痛），能啥能累（湿疹），皮炎，狠尹（疖肿），黄蜂蜇伤。

瑶医　清热解毒，散瘀消肿，祛风止痒，利湿止痛。用于治疗哈轮（感冒发热），更喉闷（咽喉炎），桨蛾（扁桃体炎），泵虾怒哈（肺炎），篮虾（肝炎），崩闭闷（风湿骨痛、类风湿性关节炎），板岛闷（肩周炎），播冲（跌打损伤），卡西闷（胃脘痛），身谢（湿疹、皮炎）和痱子。

【主要化学成分与药理作用】

三叉苦中含有黄酮类、生物碱类、苷类、色烯类、香豆素类等成分，香豆素类成分有三叉苦甲素、补骨脂素、伞花内脂、三桠苦素D等。现代研究表明，三叉苦具有抗炎、镇痛、抑菌、调节血糖和血脂等作用。

【代表性化学成分的结构与性质】

名称	分子式	相对分子质量	熔点/℃	性状
三叉苦甲素	$C_{14}H_{16}O_6$	280	208～210	黄白色柱状结晶
三桠苦素D	$C_{14}H_{16}O_5$	264	242～244	淡黄色结晶

三叉苦甲素化学结构式

【主要化学成分的提取分离】

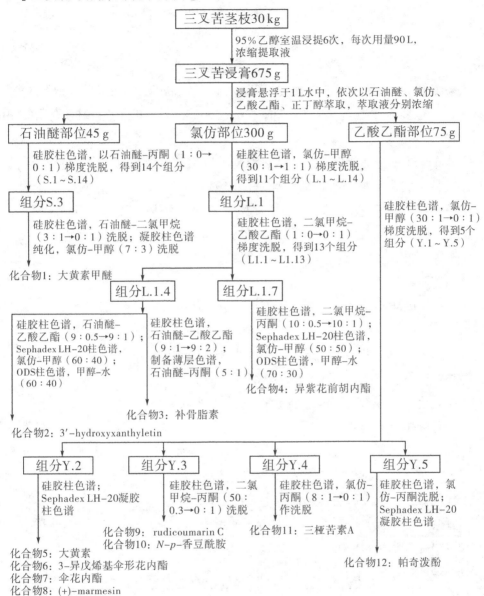

【参考文献】

[1]广西壮族自治区食品药品监督管理局.广西壮族自治区壮药质量标准：第一卷（2008年版）[S].南宁：广西科学技术出版社，2008.

[2]覃迅云，罗金裕，高志刚.中国瑶药学[M].北京：民族出版社，2002.

[3]高幼衡，朱盛华，魏志雄，等.三叉苦中一个新的香豆素类化合物[J].中草药，2009，40（12）：1860-1862

[4]刘同祥，王绍辉，王勇，等.三叉苦的研究进展[J].中草药，2016，47（22）：4103-4110.

[5]李斯达.三桠苦化学成分研究[D].广州：广州中医药大学，2017.

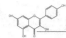
三叶青藤

【来源】本品为莲叶桐科植物红花青藤*Illigera rhodantha* Hance的干燥地上部分。

【壮、瑶药名】壮药名：勾三伯 Gaeusammbaw。瑶药名：真美旁使 Cingh hmegh siv。

【分布】主要分布于广东、广西、海南、贵州、云南等地，广西分布于南宁、隆安、上林、宾阳、柳州、柳城、鹿寨、阳朔、藤县、岑溪、防城港、上思、东兴、桂平、容县、博白、田阳、平果、德保、靖西、那坡、凌云、田林、西林、贺州、昭平、南丹、凤山、东兰、环江、巴马、都安、宜州、金秀、崇左、扶绥、宁明、龙州等县市。

【功能与主治】

中医 祛风散瘀，消肿止痛。用于治疗风湿性关节炎，跌打肿痛，小儿麻痹后遗症。

壮医 通火路、龙路，祛风毒，消肿止痛。用于治疗发旺（风湿骨痛），林得叮相（跌打损伤），勒爷顽瓦（小儿麻痹后遗症）。

【主要化学成分与药理作用】

三叶青藤中含有有机酸、苷类等成分，苷类成分有黑风藤苷A、黑风藤苷、阿江榄仁树葡糖苷Ⅱ等。现代研究表明，三叶青藤具有抗炎作用，能显著抑制小鼠腹腔毛细血管通透性增高及大鼠棉球肉芽肿的形成。

【代表性化学成分的结构与性质】

名称	分子式	相对分子质量	熔点/℃	性状
黑风藤苷A	$C_{16}H_{22}O_5$	294	—	白色粉末
黑风藤苷	$C_{17}H_{24}O_{10}$	388	—	白色粉末

黑风藤苷化学结构式

【主要化学成分的提取分离】

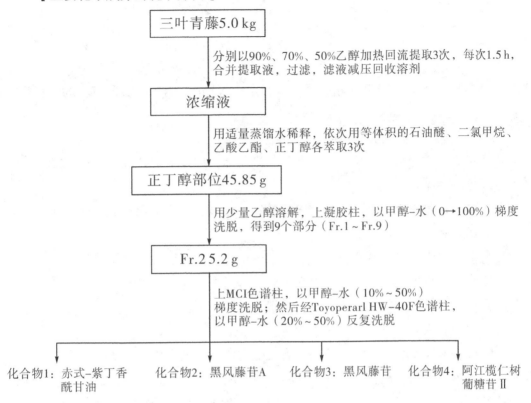

三叶青藤5.0 kg

分别以90%、70%、50%乙醇加热回流提取3次，每次1.5 h，合并提取液，过滤，滤液减压回收溶剂

浓缩液

用适量蒸馏水稀释，依次用等体积的石油醚、二氯甲烷、乙酸乙酯、正丁醇各萃取3次

正丁醇部位45.85 g

用少量乙醇溶解，上凝胶柱，以甲醇-水（0→100%）梯度洗脱，得到9个部分（Fr.1～Fr.9）

Fr.2 5.2 g

上MCI色谱柱，以甲醇-水（10%～50%）梯度洗脱；然后经Toyoperarl HW–40F色谱柱，以甲醇-水（20%～50%）反复洗脱

化合物1：赤式-紫丁香酰甘油　　化合物2：黑风藤苷A　　化合物3：黑风藤苷　　化合物4：阿江榄仁树葡糖苷Ⅱ

【参考文献】

［1］广西壮族自治区食品药品监督管理局.广西壮族自治区壮药质量标准：第一卷（2008年版）［S］.南宁：广西科学技术出版社，2008.

［2］覃迅云，罗金裕，高志刚.中国瑶药学［M］.北京：民族出版社，2002.

［3］李江，蔡小玲，罗昱澜，等.三叶青藤抗炎活性部位研究［J］.时珍国医国药，2013，24（11）：2623-2624.

［4］李江，蔡小玲.民族药三叶青藤的研究现状［J］.华夏医学，2009，22（5）：992-994.

［5］李江，王亚凤，何瑞杰，等.三叶青藤正丁醇部位化学成分的研究［J］.中成药，2018，40（7）：1539-1542.

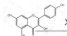

三叶香茶菜

【**来源**】本品为唇形科植物牛尾草*Isodon ternifolius*（D.Don）Kudo的干燥全草。

【**壮药名**】哈良怀Hazrieng'vaiz。

【**分布**】主要分布于广西、广东、云南等地，广西大部分地区均有分布。

【**功能与主治**】

中医　清热解毒，利湿。用于治疗感冒，咳嗽，牙痛，咽喉炎，急性肾炎，膀胱炎，风湿肿痛，刀伤出血。

壮医　通水道，清热毒，除湿毒。用于治疗贫痧（感冒），能蚌（黄疸），笨浮（水肿），货烟妈（咽痛），发旺（风湿骨痛），肉扭（淋证），外伤出血，呗脓（痈疮），能啥能累（湿疹），渗裆相（烧烫伤）。

【**主要化学成分与药理作用**】

三叶香茶菜中含有萜类、苷类、有机酸类成分，萜类成分有细叶香茶菜甲素、细叶香茶菜乙素，有机酸类有齐墩果酸、熊果酸。现代研究表明，三叶香茶菜具有抗肝纤维化、抗肝损伤等作用，齐墩果酸、熊果酸为其抗肝炎的有效成分。

【**代表性化学成分的结构与性质**】

名称	分子式	相对分子质量	熔点/℃	性状
齐墩果酸	$C_{30}H_{48}O_3$	456	308～310	白色针状结晶
熊果酸	$C_{30}H_{48}O_3$	456	283～288	白色针状结晶

齐墩果酸化学结构式

【主要化学成分的提取分离】

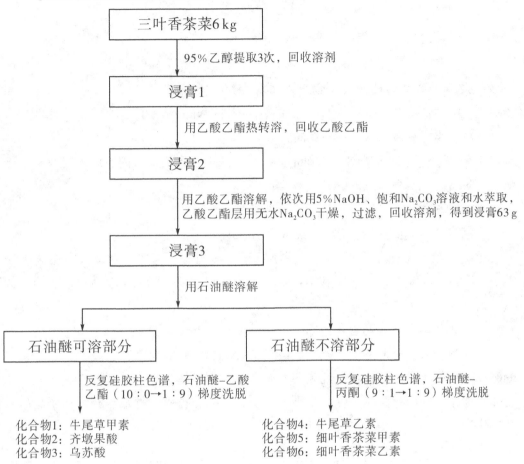

三叶香茶菜6 kg
↓ 95％乙醇提取3次，回收溶剂
浸膏1
↓ 用乙酸乙酯热转溶，回收乙酸乙酯
浸膏2
↓ 用乙酸乙酯溶解，依次用5％NaOH、饱和Na₂CO₃溶液和水萃取，乙酸乙酯层用无水Na₂CO₃干燥，过滤，回收溶剂，得到浸膏63 g
浸膏3
↓ 用石油醚溶解

石油醚可溶部分
↓ 反复硅胶柱色谱，石油醚-乙酸乙酯（10：0→1：9）梯度洗脱
化合物1：牛尾草甲素
化合物2：齐墩果酸
化合物3：乌苏酸

石油醚不溶部分
↓ 反复硅胶柱色谱，石油醚-丙酮（9：1→1：9）梯度洗脱
化合物4：牛尾草乙素
化合物5：细叶香茶菜甲素
化合物6：细叶香茶菜乙素

【参考文献】

[1] 广西壮族自治区食品药品监督管理局.广西壮族自治区壮药质量标准：第一卷（2008年版）[S].南宁：广西科学技术出版社，2008.

[2] 庾延和，魏江存，张昕，等.三叶香茶菜研究进展[J].亚太传统医药，2017，13（3）：57-59.

[3] 王智民，冯浩，梁晓天，等.虫牙药的化学成分研究[J].药学学报，1996，31（10）：764-769.

土太片

【来源】本品为菝葜科植物合丝肖菝葜*Heterosmilax gaudichaudiana* Kunth Maxim.或短柱肖菝葜*Heterosmilax septemnervia* F.T.Wang & T.Tang的干燥根状茎。

【壮药名】门底麻 Maenzdaezmaz。

【分布】主要分布于湖南、湖北、广西、四川、贵州、云南等地，广西分布于南宁、防城港、博白、北流、扶绥等县市。

【功能与主治】

中医 清热利湿。用于治疗风湿痹痛，淋证。

壮医 解热毒，除湿毒。用于治疗发旺（痹病），肉扭（淋证），墨病（哮喘），渗裂（吐血），钵农（肺结核），埃病（咳嗽），漏精（遗精），能蚌（黄疸），林得叮相（跌打损伤）。

【主要化学成分与药理作用】

土太片中含有脂肪酸及其酯类、醇、醛、酮和烃类、黄酮类、蒽醌及其苷类、酚酸及其苷类等成分。现代研究表明，土太片具有清热、除湿、解毒、通利关节之功效，临床用于治疗湿热淋浊、带下、痈肿、瘰疬、疥癣、梅毒、筋骨挛痛及钩端螺旋体病。

【代表性化学成分的结构与性质】

名称	分子式	相对分子质量	熔点/℃	性状
芒果苷	$C_{19}H_{18}O_{11}$	422	269～270	橙黄色粉末
丁香酸葡萄糖苷	$C_{15}H_{20}O_{10}$	360	—	白色颗粒状结晶

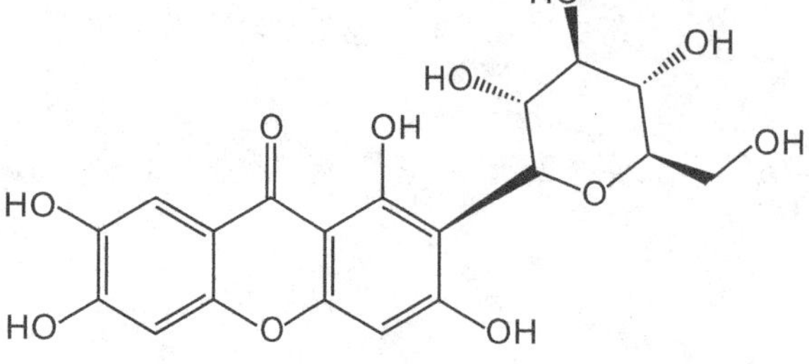

芒果苷化学结构式

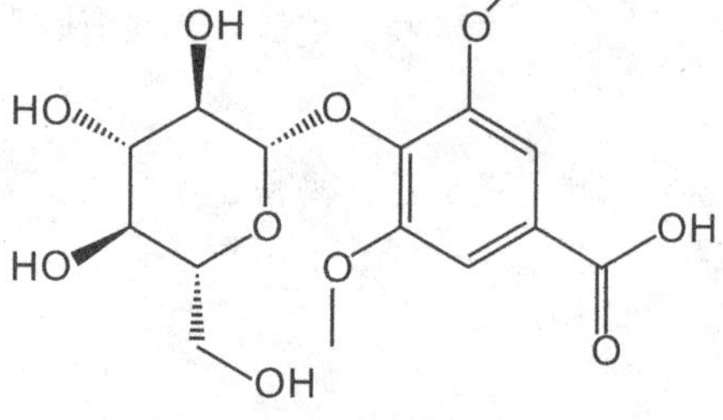

丁香酸葡萄糖苷化学结构式

【主要化学成分的提取分离】

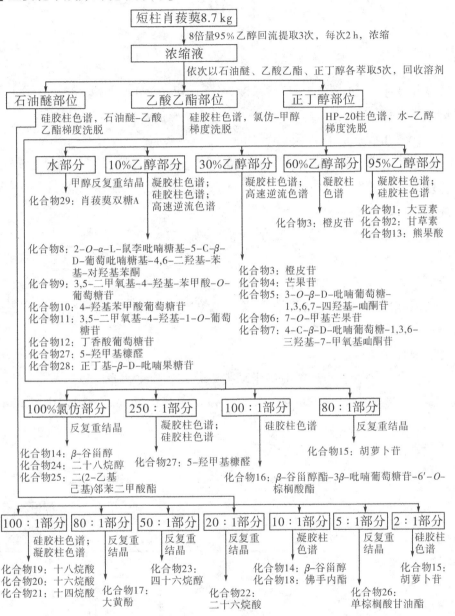

短柱肖菝葜8.7 kg

→ 8倍量95%乙醇回流提取3次，每次2 h，浓缩

浓缩液

→ 依次以石油醚、乙酸乙酯、正丁醇各萃取5次，回收溶剂

石油醚部位 / 乙酸乙酯部位 / 正丁醇部位

石油醚部位：硅胶柱色谱，石油醚-乙酸乙酯梯度洗脱

乙酸乙酯部位：硅胶柱色谱，氯仿-甲醇梯度洗脱

正丁醇部位：HP-20柱色谱，水-乙醇梯度洗脱

水部分 | 10%乙醇部分 | 30%乙醇部分 | 60%乙醇部分 | 95%乙醇部分

水部分：甲醇反复重结晶
化合物29：肖菝葜双糖A

10%乙醇部分：凝胶柱色谱；硅胶柱色谱；高速逆流色谱

30%乙醇部分：凝胶柱色谱；高速逆流色谱
化合物3：橙皮苷

60%乙醇部分：凝胶柱色谱

95%乙醇部分：凝胶柱色谱；硅胶柱色谱
化合物1：大豆素
化合物2：甘草素
化合物13：熊果酸

化合物8：2-O-α-L-鼠李吡喃糖基-5-C-β-D-葡萄吡喃糖基-4,6-二羟基-苯基-对羟基苯酮
化合物9：3,5-二甲氧基-4-羟基-苯甲酸-O-葡萄糖苷
化合物10：4-羟基苯甲酸葡萄糖苷
化合物11：3,5-二甲氧基-4-羟基-1-O-葡萄糖苷
化合物12：丁香酸葡萄糖苷
化合物27：5-羟甲基糠醛
化合物28：正丁基-β-D-吡喃果糖苷

化合物3：橙皮苷
化合物4：芒果苷
化合物5：3-O-β-D-吡喃葡萄糖-1,3,6,7-四羟基-𠮨酮苷
化合物6：7-O-甲基芒果苷
化合物7：4-C-β-D-吡喃葡萄糖-1,3,6-三羟基-7-甲氧基𠮨酮苷

100%氯仿部分 | 250:1部分 | 100:1部分 | 80:1部分

100%氯仿部分：反复重结晶
化合物14：β-谷甾醇
化合物24：二十八烷醇
化合物25：二(2-乙基己基)邻苯二甲酸酯

250:1部分：凝胶柱色谱；硅胶柱色谱
化合物27：5-羟甲基糠醛

100:1部分：硅胶柱色谱
化合物16：β-谷甾醇酯-3β-吡喃葡萄糖苷-6'-O-棕榈酸酯

80:1部分：反复重结晶
化合物15：胡萝卜苷

100:1部分 | 80:1部分 | 50:1部分 | 20:1部分 | 10:1部分 | 5:1部分 | 2:1部分

100:1部分：硅胶柱色谱；凝胶柱色谱
化合物19：十八烷酸
化合物20：十六烷酸
化合物21：十四烷酸

80:1部分：反复重结晶
化合物17：大黄酚

50:1部分：反复重结晶
化合物23：四十六烷醇

20:1部分：反复重结晶
化合物22：二十六烷酸

10:1部分：凝胶柱色谱
化合物14：β-谷甾醇
化合物18：佛手内酯

5:1部分：反复重结晶

2:1部分：硅胶柱色谱
化合物15：胡萝卜苷
化合物26：单棕榈酸甘油酯

【参考文献】

[1] 关扎根, 吴尚英, 李安平, 等.短柱肖菝葜的资源调查及品质分析 [J].中国现代中药, 2014, 16 (6): 444-446.

[2] 蒯玉花, 海丽娜, 菅晓勇, 等.肖菝葜属药用植物的研究进展 [J].中国实验方剂学杂志, 2010, 16 (11): 207-209.

[3] 秦文杰.短柱肖菝葜化学成分及质量控制研究 [D].北京：北京中医药大学, 2007.

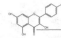

土细辛

【来源】本品为金粟兰科植物丝穗金粟兰 *Chloranthus fortunei*（A.Gray）Solms-Laub的干燥全株。

【瑶药名】肥桂崩 Feix gueix buerng。

【分布】主要分布于山东、江苏、安徽、浙江、台湾、江西、湖北、湖南、广东、广西、四川等地，广西分布于南宁、马山、柳州、桂林等县市。

【功能与主治】

中医　祛风散寒，解毒消肿。用于治疗风湿性关节炎，慢性肠胃炎，菌痢，风寒咳嗽，跌打肿痛，疮疖肿毒。

瑶医　散寒止咳，解毒消肿，活血止痛，祛风除湿。用于治疗崩闭闷（风湿骨痛、类风湿性关节炎），谷阿惊崩（小儿惊风），播冲（跌打损伤），眸名肿毒（痈疮肿毒），囊暗（毒蛇咬伤）。

【主要化学成分】

丝穗金粟兰中含有内酯类、倍半萜类成分，如长尾粗木叶内酯A、党参内酯、类没要素A、异秦皮啶、chloranthatone、atractylenolactam、chloranthalactone C、atractylenolid Ⅲ、shizuka-acoradienol等。

【代表性化学成分的结构与性质】

名称	分子式	相对分子质量	熔点/℃	性状
chloranthatone	$C_{15}H_{20}O_3$	248	—	黄色粉末
atractylenolactam	$C_{15}H_{19}NO$	229	—	白色粉末

chloranthatone化学结构式　　　atractylenolactam化学结构式

【主要化学成分的提取分离】

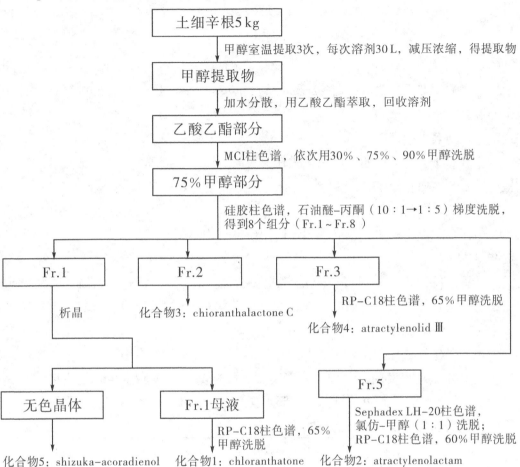

【参考文献】

[1] 马兴霞, 罗刚, 尹小英. 丝穗金粟兰化学成分分离 [J]. 时珍国医国药, 2014, 25 (2): 272-273.

[2] 王吓长, 吴伟群, 马世平, 等. 丝穗金粟兰根中的一个新倍半萜 [J]. 中国天然药物, 2008, 6 (6): 404-407.

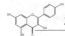

土荆芥

【来源】本品为藜科土荆芥*Dysphania ambrosioides*（L.）Mosyakin & Clemants的干燥地上部分。

【壮药名】招就Caebceuj。

【分布】分布于广西、海南、福建、台湾、浙江、江苏、江西、湖南、四川等地，广西各地均有分布。

【功能与主治】

中医 杀虫，祛风，止痛。用于治疗蛔虫，钩虫病，风湿痹痛，痛经，闭经，皮肤湿疹。

壮医 除湿毒，祛风毒，通龙路，杀虫，止痒。用于治疗肠道寄生虫病，头虱，能啥能累（湿疹），喯冉（疥疮），痂（癣），发旺（痹病），林得叮相（跌打损伤），蛇虫咬伤。

【主要化学成分与药理作用】

土荆芥富含挥发油，其中有万寿菊素、蚱蜢酮、丁香脂素、α-松油烯、冰片烯、山道年等，具有杀虫、抗菌、抗肠胃炎、止痒、止泻、解毒消肿等作用。

【代表性化学成分的结构与性质】

名称	分子式	相对分子质量	熔点/℃	性状
万寿菊素	$C_{16}H_{12}O_8$	332	—	黄色粉末

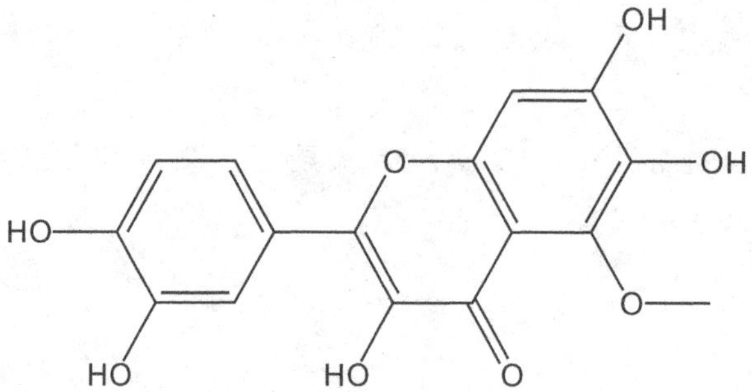

万寿菊素化学结构式

【主要化学成分的提取分离】

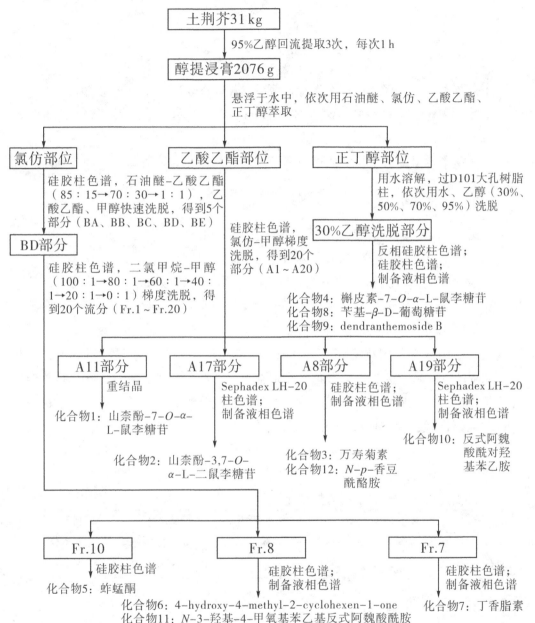

土荆芥31 kg

↓ 95%乙醇回流提取3次，每次1 h

醇提浸膏2076 g

↓ 悬浮于水中，依次用石油醚、氯仿、乙酸乙酯、正丁醇萃取

氯仿部位 / **乙酸乙酯部位** / **正丁醇部位**

氯仿部位
硅胶柱色谱，石油醚-乙酸乙酯（85∶15→70∶30→1∶1），乙酸乙酯、甲醇快速洗脱，得到5个部分（BA、BB、BC、BD、BE）

BD部分
硅胶柱色谱，二氯甲烷-甲醇（100∶1→80∶1→60∶1→40∶1→20∶1→0∶1）梯度洗脱，得到20个流分（Fr.1～Fr.20）

乙酸乙酯部位
硅胶柱色谱，氯仿-甲醇梯度洗脱，得到20个部分（A1～A20）

正丁醇部位
用水溶解，过D101大孔树脂柱，依次用水、乙醇（30%、50%、70%、95%）洗脱

30%乙醇洗脱部分
反相硅胶柱色谱；硅胶柱色谱；制备液相色谱

化合物4：槲皮素-7-O-α-L-鼠李糖苷
化合物8：苄基-β-D-葡萄糖苷
化合物9：dendranthemoside B

A11部分
↓ 重结晶
化合物1：山奈酚-7-O-α-L-鼠李糖苷

A17部分
Sephadex LH-20柱色谱；制备液相色谱
化合物2：山奈酚-3,7-O-α-L-二鼠李糖苷

A8部分
硅胶柱色谱；制备液相色谱
化合物3：万寿菊素
化合物12：N-p-香豆酰酪胺

A19部分
Sephadex LH-20柱色谱；制备液相色谱
化合物10：反式阿魏酸酰对羟基苯乙胺

Fr.10
↓ 硅胶柱色谱
化合物5：蚱蜢酮

Fr.8
硅胶柱色谱；制备液相色谱
化合物6：4-hydroxy-4-methyl-2-cyclohexen-1-one
化合物11：N-3-羟基-4-甲氧基苯乙基反式阿魏酸酰胺

Fr.7
硅胶柱色谱；制备液相色谱
化合物7：丁香脂素

【参考文献】

[1] 潘馨，梁鸣，陈森鸿，等.土荆芥中挥发油的气相色谱-质谱分析 [J].药物分析杂志，2007，27（6）：909-911.

[2] 宋坤，王洪庆，刘超，等.土荆芥化学成分的研究 [J].中国中药杂志，2014，39（2）：254-257.

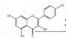

土茯苓

【来源】本品为百合科植物光叶菝葜*Smilax glabra* Roxb.的干燥根茎。

【壮、瑶药名】壮药名：勾浪蒿 Gaeulanghauh。瑶药名：叶别拿台 Hieh baec hnoi ndoih。

【分布】主要分布于长江流域以南及广西、海南、云南等地，广西各地均有分布。

【功能与主治】

中医 除湿，解毒，通利关节。用于治疗湿热淋浊，带下，痈肿，瘰疬，疥癣，梅毒及汞中毒所致的肢体拘挛，筋骨疼痛。

壮医 通龙路、火脬，祛风毒，除湿毒。用于治疗发旺（风湿骨痛），笨浮（水肿），幽嘞（血淋），肉扭（淋证），呗脓（痈疮），呗奴（瘰疬），梅毒。

【主要化学成分与药理作用】

土茯苓中含有黄酮及黄酮苷类、糖类、有机酸类、苯丙素类、甾醇类、皂苷类及挥发油等，其中黄酮类化合物最为丰富，包括花旗松素、落新妇苷、新落新妇苷、异落新妇苷、新异落新妇苷、黄杞苷、异黄杞苷等。现代研究表明，土茯苓具有抗动脉粥样硬化及抗血栓作用、降血压作用、β-受体阻滞样作用、对脑缺血及心脏缺血再灌注损伤的保护作用、抗肿瘤及抗癌作用、抗炎抑菌及免疫作用、抗病毒作用、降尿酸与保护肾功能作用、抗氧化作用。

【代表性化学成分的结构与性质】

名称	分子式	相对分子质量	熔点/℃	性状
落新妇苷	$C_{21}H_{22}O_{11}$	450	180～181	白色粉末
花旗松素	$C_{15}H_{12}O_7$	304	230～233	白色粉末

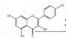

落新妇苷化学结构式

【主要化学成分的提取分离】

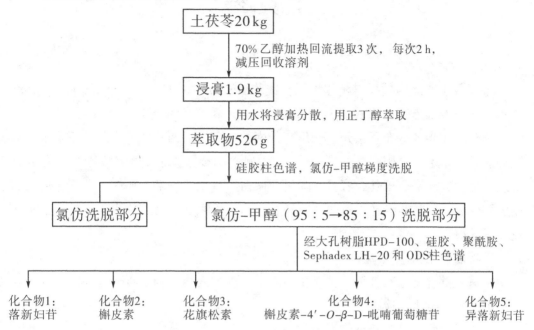

土茯苓20 kg

↓ 70%乙醇加热回流提取3次，每次2 h，减压回收溶剂

浸膏1.9 kg

↓ 用水将浸膏分散，用正丁醇萃取

萃取物526 g

↓ 硅胶柱色谱，氯仿-甲醇梯度洗脱

氯仿洗脱部分　　　氯仿-甲醇（95∶5→85∶15）洗脱部分

经大孔树脂HPD-100、硅胶、聚酰胺、Sephadex LH-20和ODS柱色谱

化合物1：落新妇苷　　化合物2：槲皮素　　化合物3：花旗松素　　化合物4：槲皮素-4′-O-β-D-吡喃葡萄糖苷　　化合物5：异落新妇苷

【参考文献】

［1］广西壮族自治区食品药品监督管理局.广西壮族自治区壮药质量标准：第一卷（2008年版）［S］.南宁：广西科学技术出版社，2008.

［2］覃迅云，罗金裕，高志刚.中国瑶药学［M］.北京：民族出版社，2002.

［3］胡梦梅.土茯苓化学成分分离及抗炎活性研究［D］.广州：广州中医药大学，2014.

［4］吴博，马跃平，袁久志，等.土茯苓化学成分的分离与鉴定［J］.沈阳药科大学学报，2010，27（2）：116-119.

土党参

【来源】本品为桔梗科植物小花金钱豹*Campanumoea javanica* subsp. *japonica*（Makino）Hong与金钱豹 *Campanumoea javanica* Bl.的干燥根。

【分布】主要分布于贵州、四川、云南、广东、广西等地，广西分布于南宁、隆安、马山、上林、阳朔、桂林、灵川、全州、兴安、龙胜、资源、恭城、藤县、岑溪、平南、桂平、玉林、容县、陆川、博白、百色、平果、德保、靖西、那坡、凌云、乐业、田林、隆林、贺州、昭平、钟山、天峨、巴马、象州、金秀、宁明、龙州等县市。

【功能与主治】

中医 健脾胃，补肺气，祛痰止咳。主治虚劳内伤，肺虚咳嗽，脾虚泄泻，乳汁不足，小儿疳积，遗尿等症。

【主要化学成分与药理作用】

土党参含有苯丙素苷类、黄酮类、三萜类和甾体类等化学成分，如金钱豹苷、(Z)-3-己烯-*O*-α-L-吡喃阿拉伯糖基-(1→6)-β-D-吡喃葡萄糖苷、党参苷Ⅱ、蛇葡萄素、贝壳杉双芹素、β-脱皮甾酮、α-托可醌等。研究表明，土党参具有调节免疫、抗衰老、抗氧化、抗病毒、抑制真菌生长等作用。

【代表性化学成分的结构与性质】

名称	分子式	相对分子质量	熔点/℃	性状
金钱豹苷	$C_{20}H_{28}O_7$	380	—	无色油状液体
贝壳杉双芹素	$C_{30}H_{18}O_{10}$	538	—	淡黄色粉末

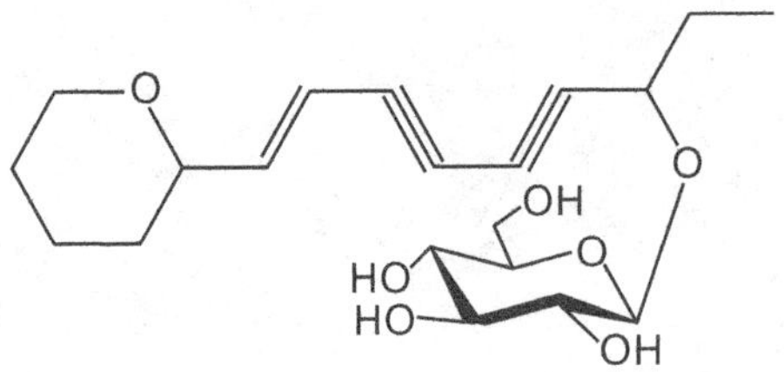

金钱豹苷化学结构式

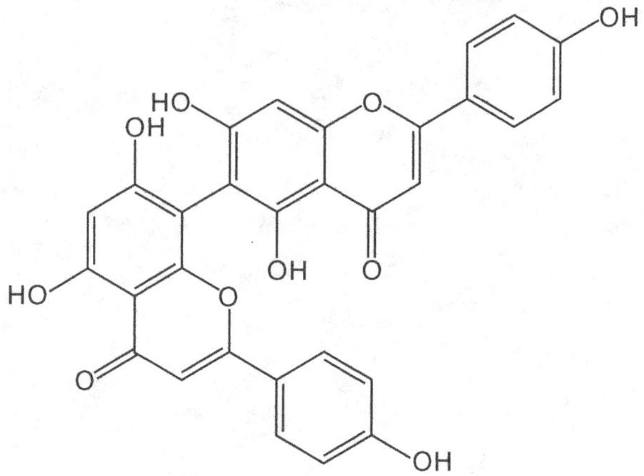

贝壳杉双芹素化学结构式

【主要化学成分的提取分离】

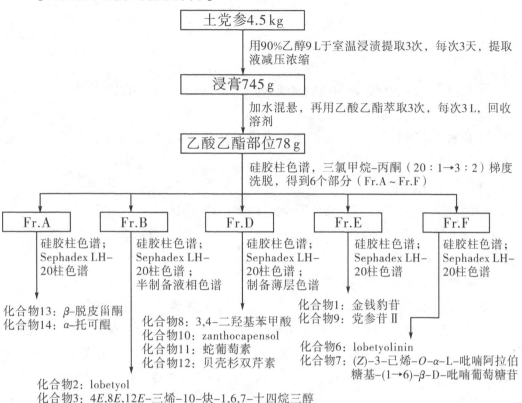

土党参4.5kg

用90%乙醇9L于室温浸渍提取3次，每次3天，提取液减压浓缩

浸膏745g

加水混悬，再用乙酸乙酯萃取3次，每次3L，回收溶剂

乙酸乙酯部位78g

硅胶柱色谱，三氯甲烷-丙酮（20:1→3:2）梯度洗脱，得到6个部分（Fr.A～Fr.F）

Fr.A	Fr.B	Fr.D	Fr.E	Fr.F
硅胶柱色谱；Sephadex LH-20柱色谱	硅胶柱色谱；Sephadex LH-20柱色谱；半制备液相色谱	硅胶柱色谱；Sephadex LH-20柱色谱；制备薄层色谱	硅胶柱色谱；Sephadex LH-20柱色谱	硅胶柱色谱；Sephadex LH-20柱色谱

化合物13：β-脱皮甾酮
化合物14：α-托可醌

化合物8：3,4-二羟基苯甲酸
化合物10：zanthocapensol
化合物11：蛇葡萄素
化合物12：贝壳杉双芹素

化合物1：金钱豹苷
化合物9：党参苷Ⅱ

化合物6：lobetyolinin
化合物7：(Z)-3-己烯-O-α-L-吡喃阿拉伯糖基-(1→6)-β-D-吡喃葡萄糖苷

化合物2：lobetyol
化合物3：4E,8E,12E-三烯-10-炔-1,6,7-十四烷三醇
化合物4：9-(2-四氢吡喃)-8E-烯-4,6-二炔-3-壬醇
化合物5：9-(2-四氢吡喃)-2E,8E-二烯-4,6-二炔-1-壬醇

【参考文献】

[1] 沈熠.白云参的生药及质量标准研究 [D].昆明：云南中医学院，2013.

[2] 杨大松，李资磊，王雪，等.土党参的化学成分及其抗血管生成活性研究 [J].中草药，2015，46（4）：470-475.

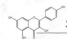

土槿皮

【来源】本品为桃金娘科植物水翁*Syzygium nervosum* Candolle的干燥树皮。

【壮药名】美拉喃Maexra'ndaem。

【分布】主要分布于广东、广西、云南、海南等地，广西分布于桂南至桂西地区。

【功能与主治】

中医　杀虫，止痒。用于治疗癣癫，烂脚，肾囊风。

壮医　清热毒，除湿毒，杀虫。用于治疗能哈能累（湿疹），嘀冉（疥疮），痂（癣），渗裆相（烧烫伤）。

【主要化学成分与药理作用】

土槿皮主要含有挥发油类、黄酮类、酚类、氨基酸类、有机酸类等成分。其中有没食子酸乙酯、没食子酸、熊果酸、桂皮酸、小茴香烯、水杨酸甲酯、乙酸香叶酯、乙酸松油酯、丁香烯环氧化物、2,4-二羟基-3,5-二甲基-6-甲氧基查耳酮（DMC）、2-甲氧基-5-异亚丙基环庚三烯酚酮、2,3-二氢-5,7-二氢基-6,8-二甲基-2-苯基-4H-1-苯并吡喃-4-酮、十六烷酸、9,12-十八碳二烯酸甲酯等。研究表明，土槿皮具有抗炎、护肝、抗肿瘤、抗氧化、降血糖等作用。

【代表性化学成分的结构与性质】

名称	分子式	相对分子质量	熔点/℃	性状
3,3′-*O*-二甲基鞣花酸	$C_{16}H_{10}O_8$	330	—	浅黄色针晶

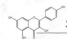

3,3′-*O*-二甲基鞣花酸化学结构式

【主要化学成分的提取分离】

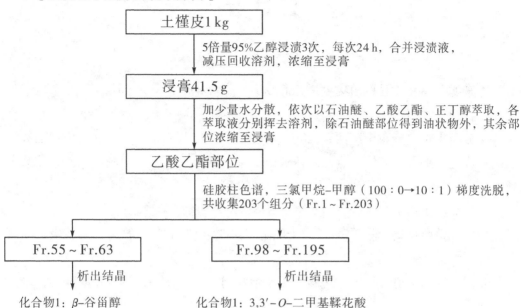

土槿皮1 kg

↓ 5倍量95%乙醇浸渍3次，每次24 h，合并浸渍液，减压回收溶剂，浓缩至浸膏

浸膏41.5 g

↓ 加少量水分散，依次以石油醚、乙酸乙酯、正丁醇萃取，各萃取液分别挥去溶剂，除石油醚部位得到油状物外，其余部位浓缩至浸膏

乙酸乙酯部位

↓ 硅胶柱色谱，三氯甲烷–甲醇（100∶0→10∶1）梯度洗脱，共收集203个组分（Fr.1～Fr.203）

Fr.55～Fr.63

↓ 析出结晶

化合物1：β-谷甾醇

Fr.98～Fr.195

↓ 析出结晶

化合物1：3,3′-O-二甲基鞣花酸

【参考文献】

［1］向灿辉，张新庚，王文君.水翁花蕾中齐墩果酸类成分的分离和结构鉴定［J］.食品工业，2018，39（5）：187-191.

［2］甄惠娉，韩秀奇，郝虹，等.水翁皮化学成分研究（Ⅰ）［J］.中国医药指南，2014，12（27）：33-34.

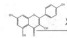

土甘草

【来源】本品为豆科植物毛果鱼藤*Derris eriocarpa* How的干燥藤茎。

【壮药名】勾来Gaeurai。

【分布】主要分布于广西、云南、贵州等地，广西分布于南宁、马山、上林、陆川、百色、平果、德保、凌云、乐业、田林、隆林、凤山、罗城、都安、龙州等县市。

【功能与主治】

中医 镇咳化痰，除湿利尿。用于治疗咳嗽，咽喉肿痛，肾炎，膀胱炎，尿道炎，脚气水肿。

壮医 通调水道、气道，止咳。用于治疗肉扭（淋证），哮唉（咳嗽），笨浮（水肿）。

【主要化学成分】

土甘草主要含有三萜类、鱼藤酮类、黄酮类、甾体类、脂肪酸类等成分。其中有高丽槐素、美迪紫檀素、香叶木素、阿弗洛莫生、飞机草素、大黄素、松脂醇、β-香树脂醇、白桦脂酸、丁香酸、β-谷甾醇、2-methoxygliricidol、soyasapogenol B、alpinunisoflavone等。

【代表性化学成分的结构与性质】

名称	分子式	相对分子质量	熔点/℃	性状
香叶木素	$C_{16}H_{12}O_6$	300	—	黄色粉末

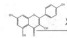

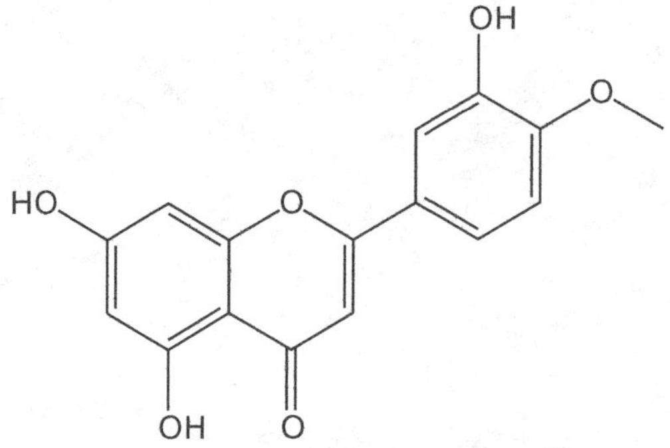

香叶木素化学结构式

【主要化学成分的提取分离】

```
                    毛果鱼藤40 kg
                         │  分别用95%乙醇充分浸泡并回流提取1次，75%乙醇
                         │  回流提取3次，合并提取液，减压蒸馏回收乙醇
                    乙醇提取物
                         │  加水分散，依次用石油醚、乙酸乙酯和正丁醇各萃取
                         │  3次，得到各部位浸膏
                    乙酸乙酯部位
                         │  硅胶柱色谱，石油醚-丙酮（50：1→0：1）梯度洗脱，
                         │  得到6个组分（Fr.1～Fr.6）
                       Fr.4
                         │  硅胶柱色谱，石油醚-乙酸乙酯（20：1→0：1）梯度
                         │  洗脱，得到8个组分（Fr.4-1～Fr.4-8）
          ┌──────────────┴──────────────┐
       Fr.4-2                         Fr.4-4
```

Fr.4-2
硅胶梯度洗脱，
石油醚-丙酮（20：1→0：1）梯度洗脱；
聚酰胺柱色谱，40%～95%乙醇梯度洗脱；
Sephadex LH-20柱色谱，氯仿-甲醇（1：1）
洗脱；丙酮重结晶

化合物1：香叶木素
化合物2：3,3′-二甲醚-槲皮素
化合物3：阿弗洛莫生

Fr.4-4
硅胶柱色谱，石油醚-丙酮（4：1）；
Sephadex LH-20柱色谱，氯仿-甲醇
（1：1）洗脱；
半制备液相色谱，甲醇-水（51：49）

化合物4：6,3′-dihydroxy-7,4′-dimethoxyisoflavone
化合物5：飞机草素
化合物6：7,3′-dihydroxy-8,4′-dimethoxyisoflavone
化合物7：6,4′-dihydroxy-7,3′-dimethoxyisoflavone
化合物8：5,7,4′-trihydroxy-3,3′,5′-trimethoxyflavone
化合物9：alpinumisoflavone

【参考文献】

[1] 王伦兴，吴红果，张华，等.毛果鱼藤中黄酮类化学成分研究，中国中药杂志，
    2015，40（15）：3009-3012.

[2] 蓝俊杰，张华，娄华勇，等.毛果鱼藤化学成分及生物活性研究［J］.热带亚热
    带植物学报，2016，24（4）：471-476.

[3] 吴红果，娄华勇，梁光义，等.毛果鱼藤化学成分研究［J］.中成药，2014，36
    （4）：785-788.

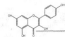

土生地

【来源】本品为紫金牛科植物块根紫金牛*Ardisia corymbifera* var. *tuberifera* C.Chen的干燥根块。

【壮药名】生敌榧Swnghdifaex。

【分布】主要分布于广西，广西分布于融水、上思、那坡、凌云、宁明、龙州、大新等县市。

【功能与主治】

中医 消肿止痛，活血散瘀，祛风除湿。用于治疗咽喉肿痛，胃脘痛，月经不调，贫血，骨折，跌打损伤，风湿痹痛。

壮医 调龙路、火路，清热毒，祛风毒，除湿毒。用于治疗货烟妈（咽痛），胴尹（腹痛），月经不调，勒内（贫血），夺扼（骨折），林得叮相（跌打损伤），发旺（风湿骨痛）。

【主要化学成分与药理作用】

土生地主要含有有机酸类、苷类、醇类等成分，其中有油酸、棕榈酸、豆甾醇、α-菠甾醇、射干醌F、百两金皂苷A、百两金皂苷B、三十烷醇、ardisin E等，具有消肿止痛、活血化瘀、祛风除湿的作用。

【代表性化学成分的结构与性质】

名称	分子式	相对分子质量	熔点/℃	性状
百两金皂苷 A	$C_{52}H_{84}O_{22}$	1060	235～236	白色粉末
百两金皂苷 B	$C_{53}H_{86}O_{22}$	1074	242～243	白色粉末

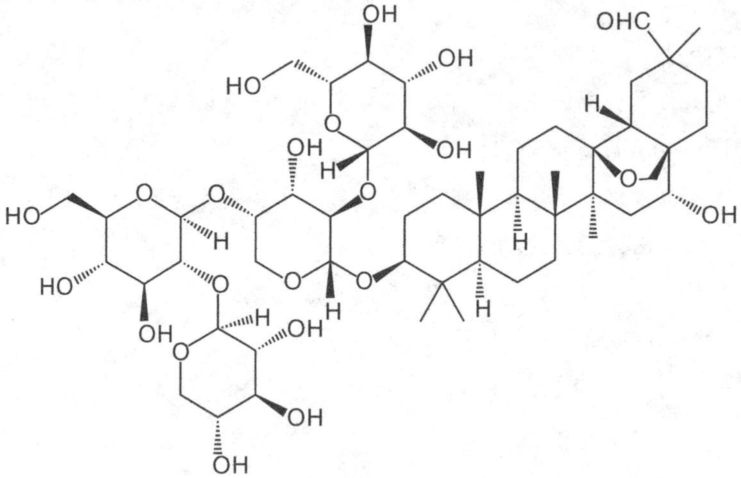

百两金皂苷A化学结构式

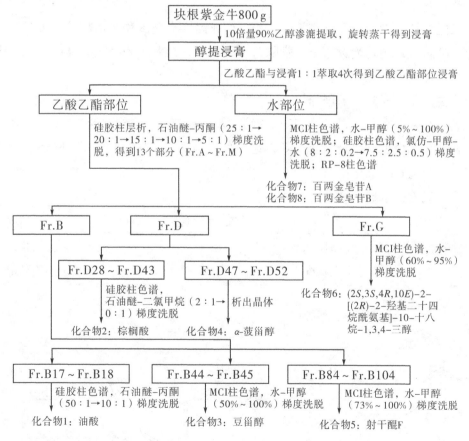

百两金皂苷B化学结构式

【主要化学成分的提取分离】

块根紫金牛800 g

↓ 10倍量90%乙醇渗漉提取，旋转蒸干得到浸膏

醇提浸膏

↓ 乙酸乙酯与浸膏1：1萃取4次得到乙酸乙酯部位浸膏

乙酸乙酯部位

硅胶柱层析，石油醚-丙酮（25：1→20：1→15：1→10：1→5：1）梯度洗脱，得到13个部分（Fr.A～Fr.M）

水部位

MCI柱色谱，水-甲醇（5%～100%）梯度洗脱；硅胶柱色谱，氯仿-甲醇-水（8：2：0.2→7.5：2.5：0.5）梯度洗脱；RP-8柱色谱

化合物7：百两金皂苷A
化合物8：百两金皂苷B

Fr.B

Fr.D

Fr.G

↓ MCI柱色谱，水-甲醇（60%～95%）梯度洗脱

Fr.D28～Fr.D43

硅胶柱色谱，石油醚-二氯甲烷（2：1→0：1）梯度洗脱

Fr.D47～Fr.D52

↓ 析出晶体

化合物6：(2S,3S,4R,10E)-2-[(2R)-2-羟基二十四烷酰氨基]-10-十八烷-1,3,4-三醇

化合物2：棕榈酸

化合物4：α-菠甾醇

Fr.B17～Fr.B18

硅胶柱色谱，石油醚-丙酮（50：1→10：1）梯度洗脱

Fr.B44～Fr.B45

MCI柱色谱，水-甲醇（50%～100%）梯度洗脱

Fr.B84～Fr.B104

MCI柱色谱，水-甲醇（73%～100%）梯度洗脱

化合物1：油酸

化合物3：豆甾醇

化合物5：射干醌F

【参考文献】

［1］毛艳苹，邓赟，陈红梅，等.民间药块根紫金牛的化学成分研究［J］.中药与临床，2013，4（2）：4-5，28.

［2］王泽宇，陈红梅，胡佳，等.块根紫金牛化学成分研究［J］.时珍国医国药，2016，27（5）：1061-1063.

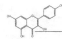

大钻

【来源】本品为木兰科植物厚叶五味子*Kadsura coccinea*（Lem.）A.C.Smith的干燥根。

【壮药名】勾钻洪 Gaeucuenqhung。

【分布】主要分布于湖南、广东、广西、四川、云南、贵州等地，广西各地均有分布。

【功能与主治】

中医 行气活血，祛风止痛。用于治疗胃痛，腹痛，风湿痹痛，跌打损伤，痛经，产后瘀血腹痛，疝气痛。

壮医 祛风毒，除湿毒，消肿止痛，通龙路、火路。用于治疗发旺（痹病），兵吟（筋病），胴尹（腹痛），腊胴尹（腹痛），经尹（痛经），林得叮相（跌打损伤），骨折（夺扼），麻邦（中风），兵嘿细勒（疝气）。

【主要化学成分与药理作用】

大钻主要含有木脂素类、五味子素类、联苯环辛二烯类和酚类等成分。大钻具有抗肿瘤、抗病毒、抗炎、抗人获得性免疫缺陷病毒（HIV）等广泛的药理活性，并有较好的抗肝纤维化作用。

【代表性化学成分的结构与性质】

名称	分子式	相对分子质量	熔点/℃	性状
五味子甲素	$C_{24}H_{32}O_6$	416	—	无色簇晶
去氢二异丁香酚	$C_{20}H_{22}O_4$	326	—	无色针晶

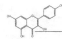

五味子甲素化学结构式

去氢二异丁香酚化学结构式

【主要化学成分的提取分离】

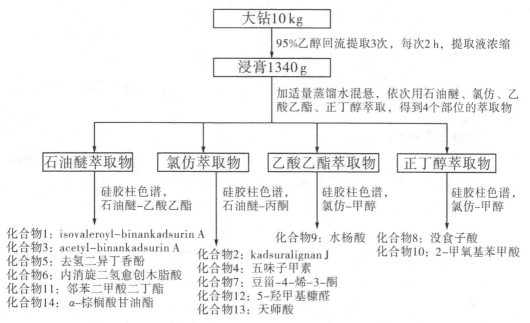

大钻10 kg
95%乙醇回流提取3次，每次2 h，提取液浓缩
浸膏1340 g
加适量蒸馏水混悬，依次用石油醚、氯仿、乙酸乙酯、正丁醇萃取，得到4个部位的萃取物
石油醚萃取物
氯仿萃取物
乙酸乙酯萃取物
正丁醇萃取物
硅胶柱色谱，石油醚-乙酸乙酯
硅胶柱色谱，石油醚-丙酮
硅胶柱色谱，氯仿-甲醇
硅胶柱色谱，氯仿-甲醇
化合物1：isovaleroyl-binankadsurin A
化合物3：acetyl-binankadsurin A
化合物5：去氢二异丁香酚
化合物6：内消旋二氢愈创木脂酸
化合物11：邻苯二甲酸二丁酯
化合物14：α-棕榈酸甘油酯
化合物2：kadsuralignan J
化合物4：五味子甲素
化合物7：豆甾-4-烯-3-酮
化合物12：5-羟甲基糠醛
化合物13：天师酸
化合物9：水杨酸
化合物8：没食子酸
化合物10：2-甲氧基苯甲酸

【参考文献】

[1] 黄小春，蒋掬月. 不同产地黑老虎根薄层色谱研究 [J]. 中国民间医药，2014，23（4）：14-20.

[2] 徐卫权，李艳. 冷饭团对肝纤维化大鼠肝组织Bcl-2和Bax及PCNA表达的影响 [J]. 医药导报，2019，38（2）：163-166.

[3] 王楠，李占林，刘晓秋，等. 黑老虎根化学成分的研究（Ⅱ）[J]. 中国药物化学杂志，2012，22（4）：305-309.

大风艾

【来源】本品为菊科植物艾纳香 *Blumea balsamifera*（L.）DC.的干燥地上部分。

【壮药名】棵艿逢 Godaizfung。

【分布】主要分布于广西、广东、贵州、云南、台湾等省区，广西分布于南宁、马山、横县、苍梧、百色、平果、德保、那坡、凌云、田林、河池、天峨、巴马、龙州等县市。

【功能与主治】

中医 温中活血，调经，祛风除湿，杀虫。用于治疗外感风寒，泻痢，腹痛肠鸣，肿胀，月经不调，痛经，筋骨疼痛，跌打损伤，湿疹，皮炎，癣疮。

壮医 调龙路，通谷道，祛风毒，除湿毒，调经，杀虫。用于治疗唭瘀，阿意咪（痢疾），白冻（泄泻），月经不调，经尹（痛经），诺吟尹（筋骨疼痛），林得叮相（跌打损伤），能啥能累（湿疹），痂（癣）。

【主要化学成分与药理作用】

大风艾主要含有挥发油、黄酮类成分，其中有L-龙脑、桉叶素、柠檬烯、软脂酸、肉豆蔻酸、肉豆蔻脂酸、L-樟脑、倍半萜醇、乙酰间苯三酚二甲醚、槲皮素、木犀草素、花椒油素、胡萝卜苷、帕德马亭等。现代研究表明，大风艾具有抗炎、镇痛、抗菌、促进创面愈合、治疗湿疹等药理作用。

【代表性化学成分的结构与性质】

名称	分子式	相对分子质量	熔点/℃	性状
艾纳香素	$C_{16}H_{14}O_6$	302	218～220	白色粉末

艾纳香素化学结构式

【主要化学成分的提取分离】

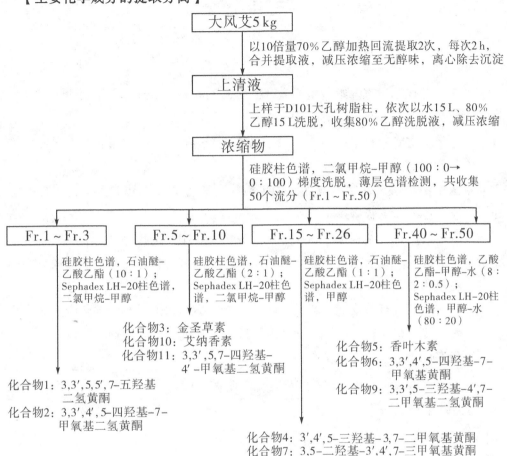

大风艾5 kg

以10倍量70%乙醇加热回流提取2次，每次2 h，合并提取液，减压浓缩至无醇味，离心除去沉淀

上清液

上样于D101大孔树脂柱，依次以水15 L、80%乙醇15 L洗脱，收集80%乙醇洗脱液，减压浓缩

浓缩物

硅胶柱色谱，二氯甲烷-甲醇（100：0→0：100）梯度洗脱，薄层色谱检测，共收集50个流分（Fr.1～Fr.50）

Fr.1～Fr.3

硅胶柱色谱，石油醚-乙酸乙酯（10：1）；Sephadex LH-20柱色谱，二氯甲烷-甲醇

化合物1：3,3',5,5',7-五羟基二氢黄酮
化合物2：3,3',4',5-四羟基-7-甲氧基二氢黄酮

Fr.5～Fr.10

硅胶柱色谱，石油醚-乙酸乙酯（2：1）；Sephadex LH-20柱色谱，二氯甲烷-甲醇

化合物3：金圣草素
化合物10：艾纳香素
化合物11：3,3',5,7-四羟基-4'-甲氧基二氢黄酮

Fr.15～Fr.26

硅胶柱色谱，石油醚-乙酸乙酯（1：1）；Sephadex LH-20柱色谱，甲醇

化合物4：3',4',5-三羟基-3,7-二甲氧基黄酮
化合物7：3,5-二羟基-3',4',7-三甲氧基黄酮
化合物8：chrysosplenol C
化合物12：3',5,5',7-四羟基二氢黄酮

Fr.40～Fr.50

硅胶柱色谱，乙酸乙酯-甲醇-水（8：2：0.5）；Sephadex LH-20柱色谱，甲醇-水（80：20）

化合物5：香叶木素
化合物6：3,3',4',5-四羟基-7-甲氧基黄酮
化合物9：3,3',5-三羟基-4',7-二甲氧基二氢黄酮

【参考文献】

[1]韦玥吟，谢晓琴，刘思彤，等.壮药滇桂艾纳香与中药艾纳香的化学成分及药理作用研究概况 [J].中国民族民间医药，2018，27（18）：55-57.

[2]严启新，谭道鹏，康晖，等.艾纳香中的黄酮类化学成分 [J].中国实验方剂学杂志，2012，18（5）：86-89.

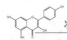

大叶桉

【来源】本品为桃金娘科植物大叶桉*Eucalyptus robusta* Smith的干燥叶。

【壮药名】盟安盛 Mbawanhsawj。

【分布】主要分布于广东、广西、福建、湖南等地，广西各地均有分布。

【功能与主治】

中医　清热泻火，燥湿解毒。用于治疗咽喉肿痛，温病高热，神昏，痈疮疔肿，湿疹，丹毒，皮肤瘙痒。

壮医　清热毒，通谷道，祛风毒，杀虫止痒。用于治疗痧病，埃病（咳嗽），阿意咪（痢疾），能啥能累（湿疹），呗脓（痈疮），呗叮（疔），疟疾。

【主要化学成分与药理作用】

大叶桉主要含有挥发油、萜类、萜醇、醚、酚、黄酮类和酯等化学成分。研究表明，大叶桉具有抗炎、抗菌、抗肿瘤、抗氧化、抗虫等多种药理活性。

【代表性化学成分的结构与性质】

名称	分子式	相对分子质量	熔点/℃	性状
(-)-2*S*-8-甲基-5,7,4′-三羟基二氢黄酮-7-*O*-β-D-吡喃葡萄糖苷	$C_{22}H_{24}O_{10}$	448	—	淡黄色油状物
番石榴苷	$C_{20}H_{18}O_{11}$	434	227～231	黄色无定形粉末

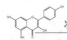

(-)-2*S*-8-甲基-5,7,4′-三羟基二氢黄酮-7-*O*-β-D-吡喃葡萄糖苷化学结构式

番石榴苷化学结构式

【主要化学成分的提取分离】

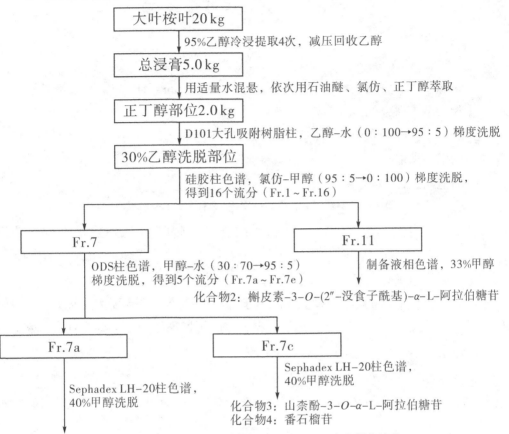

大叶桉叶20 kg

↓ 95%乙醇冷浸提取4次，减压回收乙醇

总浸膏5.0 kg

↓ 用适量水混悬，依次用石油醚、氯仿、正丁醇萃取

正丁醇部位2.0 kg

↓ D101大孔吸附树脂柱，乙醇-水（0：100→95：5）梯度洗脱

30%乙醇洗脱部位

↓ 硅胶柱色谱，氯仿-甲醇（95：5→0：100）梯度洗脱，得到16个流分（Fr.1～Fr.16）

Fr.7

ODS柱色谱，甲醇-水（30：70→95：5）梯度洗脱，得到5个流分（Fr.7a～Fr.7e）

Fr.11

制备液相色谱，33%甲醇

化合物2：槲皮素-3-O-(2″-没食子酰基)-α-L-阿拉伯糖苷

Fr.7a

Sephadex LH-20柱色谱，40%甲醇洗脱

Fr.7c

Sephadex LH-20柱色谱，40%甲醇洗脱

化合物3：山奈酚-3-O-α-L-阿拉伯糖苷
化合物4：番石榴苷

化合物1：(-)-2S-8-甲基-5,7,4′-三羟基二氢黄酮-7-O-β-D-吡喃葡萄糖苷
化合物5：三叶豆苷
化合物6：金丝桃苷

【参考文献】

［1］闫琴琴，蒋明廉，王玉.ICP-MS法测定广西不同地区大叶桉中重金属含量［J］.
广西中医药大学学报，2013，16（3）：43-45.

［2］陈锋，李嘉，柴玲.岗松、大叶桉及其药对中挥发油透皮成分的气相色谱-质谱
联用分析［J］.药物分析杂志，2018，38（11）：1939-1944.

［3］管希锋，郭倩仪，黄晓君，等.大叶桉叶中一个新的黄酮苷［J］.中国中药杂
志，2015，40（24）：4868-4872.

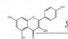

大叶蒟

【来源】本品为胡椒科植物大叶蒟*Piper laetispicum* C.DC.的干燥根及根茎。

【壮药名】棵遂冗 Gosaejrumz。

【分布】主要分布于广东、广西、云南、海南等地，广西分布于东兴、天峨、金秀、龙州等县市。

【功能与主治】

中医　活血，消肿，止痛。用于治疗跌打损伤，瘀血肿痛。

壮医　通龙路、火路，消肿止痛。用于治疗林得叮相（跌打损伤），瘀血肿痛。

【主要化学成分与药理作用】

大叶蒟含有生物碱类、苷类等成分，其中生物碱类成分主要为酰胺类生物碱，如大叶蒟素。现代研究表明，大叶蒟具有较好的抗抑郁作用，另外还具有较好的抗炎镇痛作用。

【代表性化学成分的结构与性质】

名称	分子式	相对分子质量	熔点/℃	性状
大叶蒟素	$C_{22}H_{29}NO_3$	355	93～94	白色针晶
墙草碱	$C_{14}H_{25}NO$	223	78～80	白色粉末
d–芝麻素	$C_{20}H_{18}O_6$	354	121～123	白色针晶

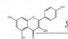

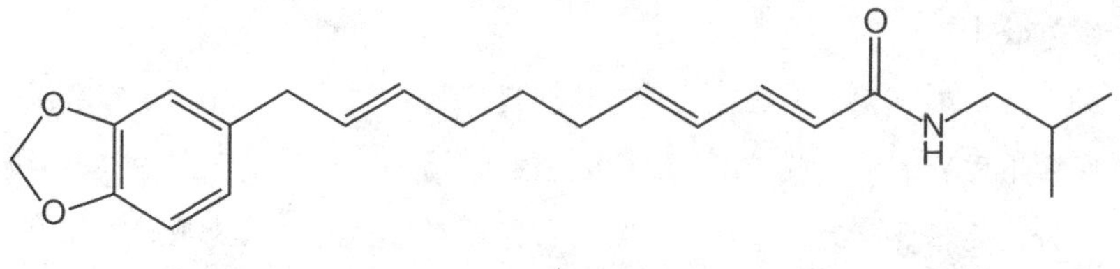

大叶蒟素化学结构式

【主要化学成分的提取分离】

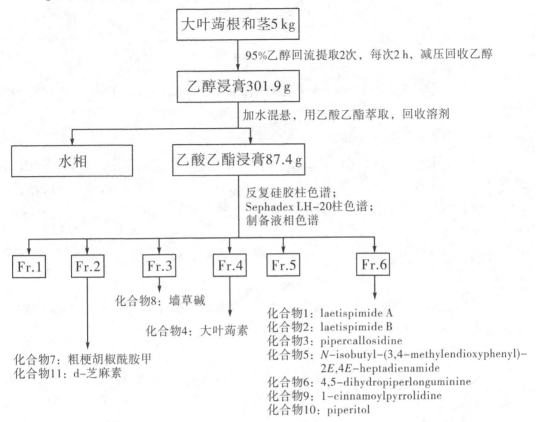

大叶蒟根和茎5 kg

↓ 95%乙醇回流提取2次，每次2 h，减压回收乙醇

乙醇浸膏301.9 g

↓ 加水混悬，用乙酸乙酯萃取，回收溶剂

水相 | 乙酸乙酯浸膏87.4 g

↓ 反复硅胶柱色谱；
Sephadex LH-20柱色谱；
制备液相色谱

Fr.1　Fr.2　Fr.3　Fr.4　Fr.5　Fr.6

化合物8：墙草碱

化合物4：大叶蒟素

化合物7：粗梗胡椒酰胺甲
化合物11：d-芝麻素

化合物1：laetispimide A
化合物2：laetispimide B
化合物3：pipercallosidine
化合物5：N-isobutyl-(3,4-methylendioxyphenyl)-2E,4E-heptadienamide
化合物6：4,5-dihydropiperlonguminine
化合物9：1-cinnamoylpyrrolidine
化合物10：piperitol

【参考文献】

[1] 广西壮族自治区食品药品监督管理局.广西壮族自治区壮药质量标准：第一卷
（2008年版）[S].南宁：广西科学技术出版社，2008.

[2] 覃迅云，罗金裕，高志刚.中国瑶药学[M].北京：民族出版社，2002.

[3] 方军.大叶蒟根和茎的化学成分研究[D].上海：上海医药工业研究院，2006.

[4] 罗学军.大叶蒟抗抑郁物质基础及分析方法研究[D].天津：天津医科大学，
2011.

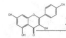

大头陈

【**来源**】本品为玄参科植物球花毛麝香*Adenosma indianum*（Lour.）Merr.的干燥全草。

【**壮药名**】野样夺 Yeyangjdoq。

【**分布**】主要分布于广东、广西、云南等地，广西分布于南宁、柳州、鹿寨、桂林、灵川、全州、兴安、恭城、藤县、防城港、钦州、贵港、玉林、博白、北流、百色、田东、贺州、昭平、钟山、东兰、金秀等县市。

【**功能与主治**】

中医 疏风解表，化湿消滞。用于治疗风寒感冒，咳嗽，头痛，消化不良，腹胀泄泻。

壮医 祛寒毒，除湿毒，通谷道。用于治疗贫痧（感冒），呗叮（疔），货烟妈（咽痛），嗬疳（疳积），白冻（泄泻）。

【**主要化学成分与药理作用**】

大头陈含有三萜类成分及挥发油，三萜类成分包括桦木醇、白桦脂酸。现代研究表明，大头陈具有抗菌、消炎、镇静等作用。

【**代表性化学成分的结构与性质**】

名称	分子式	相对分子质量	熔点/℃	性状
白桦脂酸	$C_{30}H_{48}O_3$	456	295~298	白色针状结晶
桦木醇	$C_{30}H_{50}O_2$	442	236~238	白色针状结晶

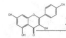

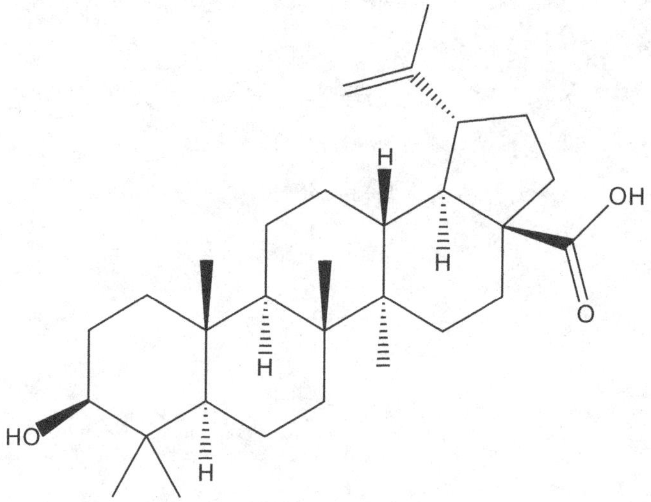

白桦脂酸化学结构式

【主要化学成分的提取分离】

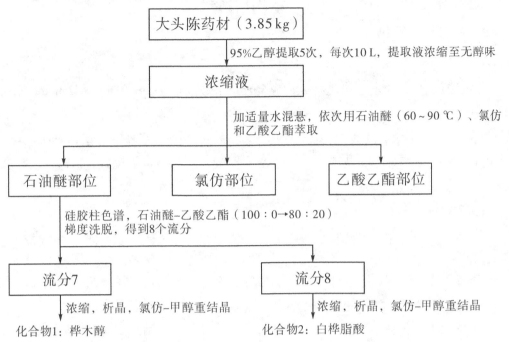

【参考文献】

［1］广西壮族自治区食品药品监督管理局.广西壮族自治区壮药质量标准：第一卷
（2008年版）［S］.南宁：广西科学技术出版社，2008.

［2］牙启康，卢文杰，陈家源，等.大头陈的化学成分研究［J］.华西药学杂志，
2011，26（6）：519-521.

［3］叶雪宁.中药大头陈、千里光和鸡骨草挥发性化学成分的研究［D］.广州：华南
师范大学，2012.

大血藤

【来源】本品为木通科植物大血藤 *Sargentodoxa cuneata*（Oliv.）Rehd.et Wils. 的干燥藤茎。

【壮、瑶药名】壮药名：勾柄喇 Gaeubengzlaz。瑶药名：槟榔钻 Borngh lorngh nzunx。

【分布】主要分布于我国华北、华南等地区，广西分布于桂西、桂西北、桂北地区。

【功能与主治】

中医 清热解毒，活血，祛风。用于治疗肠痈腹痛，闭经，痛经，风湿痹痛，跌扑肿痛。

壮医 调龙路、火路，通谷道，祛风毒，除湿毒，活血。用于治疗发旺（风湿骨痛），林得叮相（跌打肿痛），胴尹（腹痛），经尹（痛经）。

瑶医 活血祛瘀，消肿止痛，通经活络，杀虫。用于治疗崩闭闷（风湿骨痛、类风湿性关节炎），播冲（跌打损伤），港叉闷（阑尾炎），勉八崩（风疹），囊中病（蛔虫病），碰累（痢疾），辣给昧对（月经不调），谷阿强拱（小儿疳积），泵卡西众（消化不良）。

【主要化学成分与药理作用】

大血藤含有蒽醌类、三萜类、甾体类、木脂素类、酚类及酚苷类成分，其中酚类及酚苷类成分有香荚兰酸、原儿茶酸、毛柳苷等。现代研究表明，大血藤可以作用于心血管系统、胃肠道平滑肌，也可改变血浆中环核苷酸的变化，还具有提高耐缺氧能力、抗菌消炎等作用。

【代表性化学成分的结构与性质】

名称	分子式	相对分子质量	熔点/℃	性状
毛柳苷	$C_{14}H_{20}O_7$	300	163～165	白色粉末
红景天苷	$C_{14}H_{20}O_8$	316	—	白色粉末

毛柳苷化学结构式

【主要化学成分的提取分离】

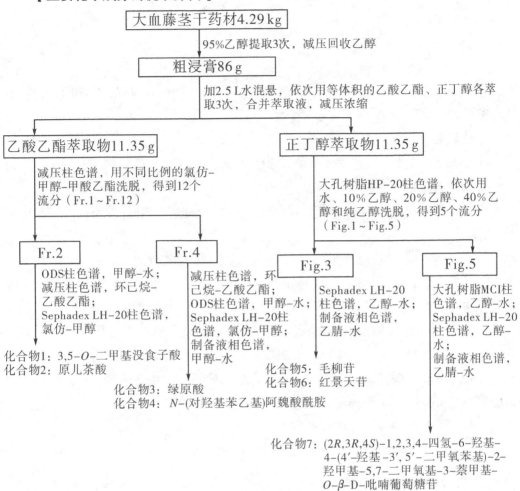

大血藤茎干药材4.29 kg

↓ 95%乙醇提取3次，减压回收乙醇

粗浸膏86 g

↓ 加2.5 L水混悬，依次用等体积的乙酸乙酯、正丁醇各萃取3次，合并萃取液，减压浓缩

乙酸乙酯萃取物11.35 g

↓ 减压柱色谱，用不同比例的氯仿-甲醇-甲酸乙酯洗脱，得到12个流分（Fr.1~Fr.12）

正丁醇萃取物11.35 g

↓ 大孔树脂HP-20柱色谱，依次用水、10%乙醇、20%乙醇、40%乙醇和纯乙醇洗脱，得到5个流分（Fig.1~Fig.5）

Fr.2

ODS柱色谱，甲醇-水；减压柱色谱，环己烷-乙酸乙酯；Sephadex LH-20柱色谱，氯仿-甲醇

化合物1：3,5-O-二甲基没食子酸
化合物2：原儿茶酸

Fr.4

减压柱色谱，环己烷-乙酸乙酯；ODS柱色谱，甲醇-水；Sephadex LH-20柱色谱，氯仿-甲醇；制备液相色谱，甲醇-水

化合物3：绿原酸
化合物4：N-(对羟基苯乙基)阿魏酸酰胺

Fig.3

Sephadex LH-20柱色谱，乙醇-水；制备液相色谱，乙腈-水

化合物5：毛柳苷
化合物6：红景天苷

Fig.5

大孔树脂MCI柱色谱，乙醇-水；Sephadex LH-20柱色谱，乙醇-水；制备液相色谱，乙腈-水

化合物7：(2R,3R,4S)-1,2,3,4-四氢-6-羟基-4-(4′-羟基-3′,5′-二甲氧苯基)-2-羟甲基-5,7-二甲氧基-3-萘甲基-O-β-D-吡喃葡萄糖苷
化合物8：(−)-表儿茶素
化合物9：缩合鞣质B2

【参考文献】

［1］广西壮族自治区食品药品监督管理局.广西壮族自治区壮药质量标准：第一卷（2008年版）［S］.南宁：广西科学技术出版社，2008.

［2］覃迅云，罗金裕，高志刚.中国瑶药学［M］.北京：民族出版社，2002.

［3］毛水春.中药大血藤Sargentodoxa cuneata抗癌活性成分的分离与鉴定［D］.青岛：中国海洋大学，2003.

大叶紫珠

【来源】本品为马鞭草科植物大叶紫珠*Callicarpa macrophylla* Vahl的干燥叶或带叶嫩枝。

【壮药名】美苏苏 Maexculaux。

【分布】主要分布于广东、广西、贵州、云南等地，广西各地均有分布。

【功能与主治】

中医 散瘀止血，消肿止痛。用于治疗衄血，咯血，吐血，便血，外伤出血，跌扑肿痛。

壮医 调龙路，化瘀血，消肿痛，止血。用于治疗各种血证，白冻（泄泻），阿意咪（痢疾），发旺（痹病），林得叮相（跌打损伤）。

【主要化学成分与药理作用】

大叶紫珠含有黄酮类、萜类、苯丙素类、酚酸类及甾体类等化学成分，如槲皮素–7–*O*–芸香糖苷、木犀草苷、木犀草素–7–*O*–新橙皮糖苷、异槲皮苷、草木樨苷、类叶升麻苷。现代研究表明，大叶紫珠具有抑菌、抗炎、镇痛、抗氧化、抑制鱼藤酮诱导SH–SY5Y细胞损伤等药理作用。

【代表性化学成分的结构与性质】

名称	分子式	相对分子质量	熔点/℃	性状
草木樨苷	$C_{15}H_{18}O_8$	326	—	浅黄色针状结晶

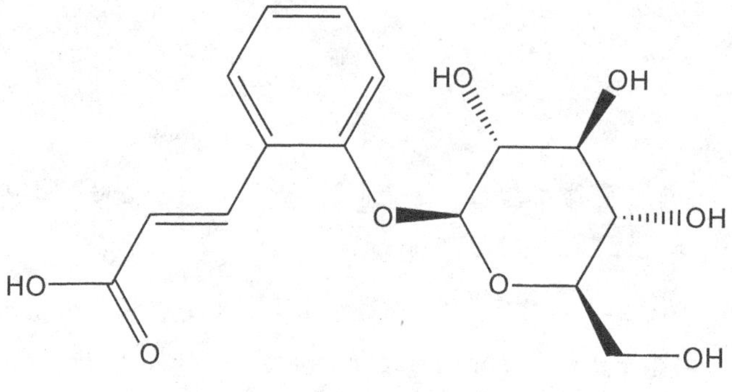

草木樨苷化学结构式

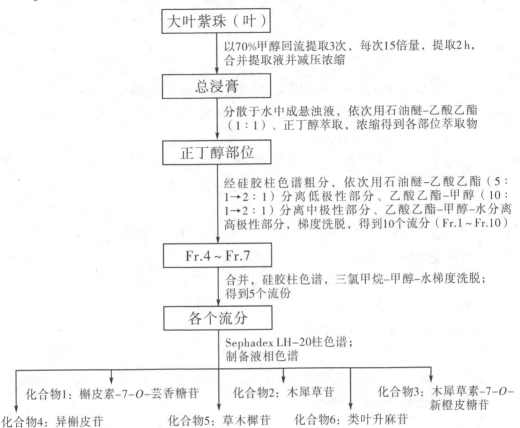
【主要化学成分的提取分离】

```
            大叶紫珠（叶）
                │  以70%甲醇回流提取3次，每次15倍量，提取2h，
                │  合并提取液并减压浓缩
                ▼
              总浸膏
                │  分散于水中成悬浊液，依次用石油醚-乙酸乙酯
                │  （1:1）、正丁醇萃取，浓缩得到各部位萃取物
                ▼
            正丁醇部位
                │  经硅胶柱色谱粗分，依次用石油醚-乙酸乙酯（5:
                │  1→2:1）分离低极性部分、乙酸乙酯-甲醇（10:
                │  1→2:1）分离中极性部分、乙酸乙酯-甲醇-水分离
                │  高极性部分，梯度洗脱，得到10个流分（Fr.1~Fr.10）
                ▼
            Fr.4 ~ Fr.7
                │  合并，硅胶柱色谱，三氯甲烷-甲醇-水梯度洗脱；
                │  得到5个流份
                ▼
             各个流分
                │  Sephadex LH-20柱色谱；
                │  制备液相色谱
```

化合物1：槲皮素-7-*O*-芸香糖苷   化合物2：木犀草苷   化合物3：木犀草素-7-*O*-新橙皮糖苷

化合物4：异槲皮苷   化合物5：草木樨苷   化合物6：类叶升麻苷

【参考文献】

［1］许慧.广东紫珠苯乙醇苷提取富集工艺及大叶紫珠化学成分研究［D］.上海：上海医药工业研究院，2016.

［2］金晓东，张杰，顾正兵.大叶紫珠醇溶性成分的研究［J］.中成药，2014，36（6）：1234-1236.

大半边莲

【来源】本品为秋海棠科植物粗喙秋海棠*Begonia longifolia* Blume. 裂叶秋海棠*Begonia palmata* D.Don或掌裂叶秋海棠*Begonia pedatifida* lev.的干燥根状茎。

【壮药名】棵莲因 Golienzrin。

【分布】主要分布于我国南部的福建、湖南、广东、广西及云南等地，广西各地均有分布。

【功能与主治】

中医 清热解毒，消肿止痛。用于治疗咽喉肿痛，风湿骨痛，跌打肿痛，牙痛，毒蛇咬伤，烫火伤。

壮医 清热毒，止痛。用于治疗货烟妈（咽痛），发旺（痹病），林得叮相（跌打损伤），渗裆相（烧烫伤），额哈（毒蛇咬伤）。

【主要化学成分与药理作用】

秋海棠科植物根茎中的次数代谢产物主要有强心苷、黄酮、鞣质、有机酸、三萜、皂苷、甾醇、多糖等。研究表明，大半边莲有凉血解毒、消肿止痛的功效。

【代表性化学成分的结构与性质】

名称	分子式	相对分子质量	熔点/℃	性状
绿原酸	$C_{16}H_{18}O_9$	354	206～208	白色无定形粉末
没食子酸	$C_7H_6O_5$	170	235～238	白色晶体

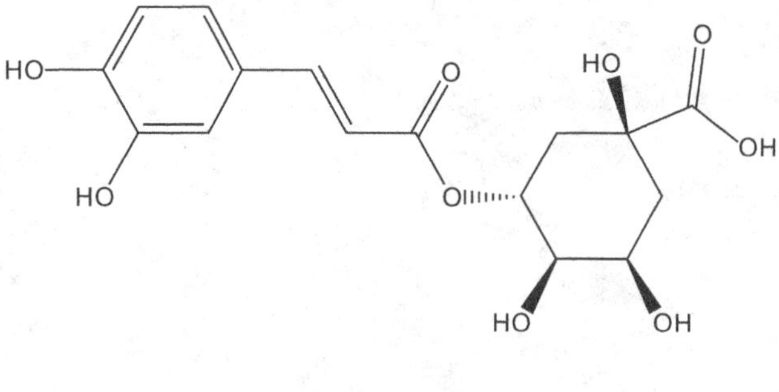

绿原酸化学结构式

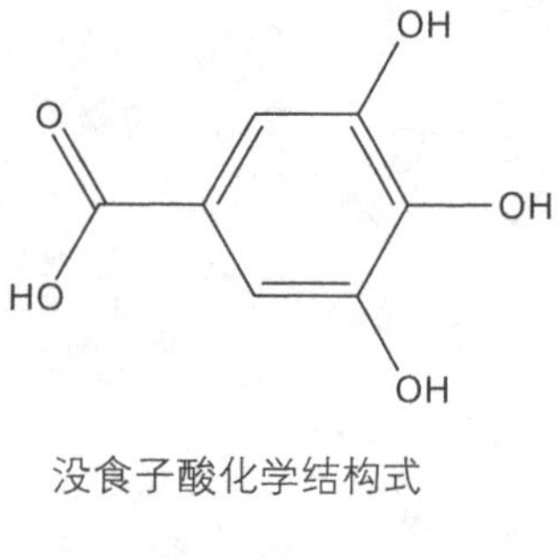

没食子酸化学结构式

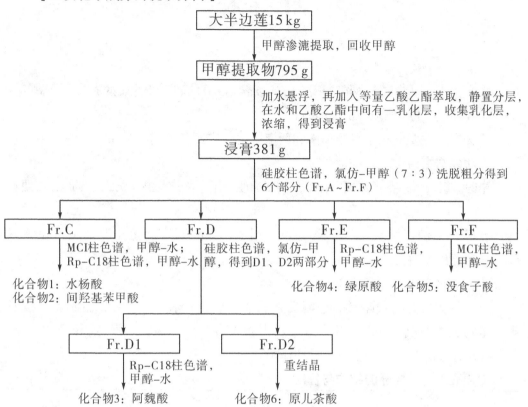

【主要化学成分的提取分离】

大半边莲15kg

↓ 甲醇渗漉提取，回收甲醇

甲醇提取物795g

↓ 加水悬浮，再加入等量乙酸乙酯萃取，静置分层，
在水和乙酸乙酯中间有一乳化层，收集乳化层，
浓缩，得到浸膏

浸膏381g

↓ 硅胶柱色谱，氯仿–甲醇（7∶3）洗脱粗分得到
6个部分（Fr.A～Fr.F）

| Fr.C | Fr.D | Fr.E | Fr.F |

Fr.C
MCI柱色谱，甲醇–水；
Rp–C18柱色谱，甲醇–水

化合物1：水杨酸
化合物2：间羟基苯甲酸

Fr.D
硅胶柱色谱，氯仿–甲醇，得到D1、D2两部分

Fr.E
Rp–C18柱色谱，甲醇–水

化合物4：绿原酸

Fr.F
MCI柱色谱，甲醇–水

化合物5：没食子酸

Fr.D1
↓ Rp–C18柱色谱，甲醇–水

化合物3：阿魏酸

Fr.D2
↓ 重结晶

化合物6：原儿茶酸

【参考文献】

[1]袁胜浩，卞金辉，叶方，等.大半边莲多糖的提取与含量测定［J］.中国药师，
2012，15（4）：466-468.

[2]袁胜浩，卞金辉，谢珍，等.大半边莲中酚酸类成分与抑菌活性研究［J］.中成
药，2013，35（1）：170-172.

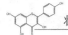

万寿果

【来源】本品为鼠李科植物枳椇子*Hovenia acerba* Lindl.带果序轴的成熟干燥果实。

【壮药名】冷要给 Lwgnyaujgaeq。

【分布】主要分布于我国华南和西南等地，广西各地均有分布。

【功能与主治】

中医 解酒毒，止渴除烦，止呕，利尿通便。用于治疗醉酒，烦渴，呕吐，二便不利。

壮医 解酒毒，通水道，调谷道。用于治疗醉酒，肉扭（淋证），鹿（呕吐），阿意囊（便秘）。

【主要化学成分与药理作用】

万寿果主要含有黄酮类、蒽醌类、三萜皂苷类、苯丙素类、二蒽酮类、萘酚类、生物碱类等成分。现代研究表明，万寿果有抗菌、保肝、解酒、抗肿瘤、抗炎、抗氧化、降血糖、抗疲劳等药理作用。

【代表性化学成分的结构与性质】

名称	分子式	相对分子质量	熔点/℃	性状
杨梅素–3–*O*–β–D–葡萄糖苷	$C_{21}H_{20}O_{13}$	480	—	黄色粉末
五倍子酸	$C_7H_8O_6$	188	—	白色粉末

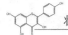

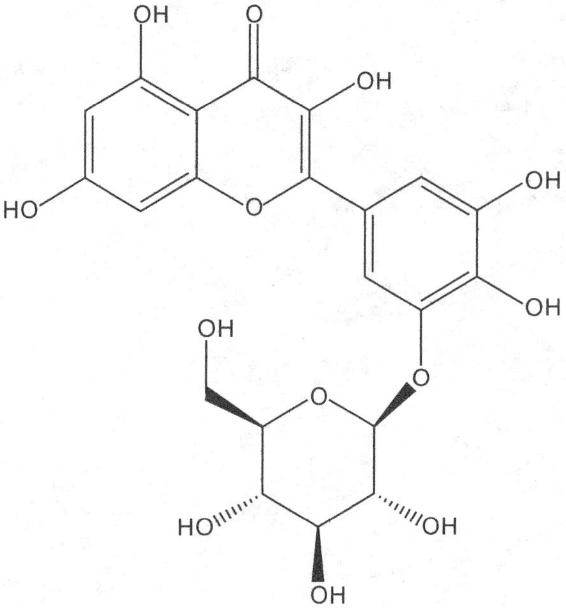

杨梅素–3–*O*–β–D–葡萄糖苷化学结构式

【主要化学成分的提取分离】

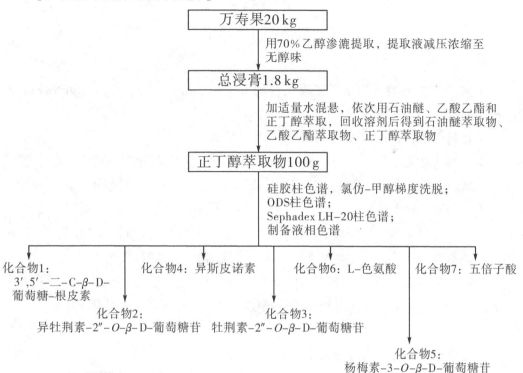

万寿果20kg

用70%乙醇渗漉提取，提取液减压浓缩至无醇味

总浸膏1.8kg

加适量水混悬，依次用石油醚、乙酸乙酯和正丁醇萃取，回收溶剂后得到石油醚萃取物、乙酸乙酯萃取物、正丁醇萃取物

正丁醇萃取物100g

硅胶柱色谱，氯仿–甲醇梯度洗脱；
ODS柱色谱；
Sephadex LH–20柱色谱；
制备液相色谱

化合物1：
3′,5′–二–C–β–D–葡萄糖–根皮素

化合物4：异斯皮诺素

化合物6：L–色氨酸

化合物7：五倍子酸

化合物2：
异牡荆素–2″–O–β–D–葡萄糖苷

化合物3：
牡荆素–2″–O–β–D–葡萄糖苷

化合物5：
杨梅素–3–O–β–D–葡萄糖苷

【参考文献】

［1］杨雪艳，张楠，闫丽晔，等.枳椇子药材HPLC指纹图谱及4种黄酮类成分的含量测定方法研究［J］.沈阳药科大学学报，2019，36（2）：130–136.

［2］郑晓晗，钟宇萧，覃兰妹，等.枳椇子水提液对急性酒精中毒小鼠的影响［J］.中国民族民间医药，2018，27（22）：25–28.

［3］徐方方，范春林，王磊，等.枳椇子的化学成分［J］.暨南大学学报：自然科学版，2011，32（3）：304–306.

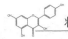

小钻

【来源】本品为五味子科植物长梗南五味子*Kadsura longipedunculata* Fin. et Gagnep.的干燥根及根茎。

【壮药名】勾钻依 Gaeucuenqiq。

【分布】主要分布于我国南部和西南部各省区，广西分布于融安、融水、桂林、全州、兴安、龙胜、资源、钦州、平南、博白、金秀、宁明等县市。

【功能与主治】

中医 理气止痛，祛风通络，活血消肿。用于治疗胃痛，腹痛，风湿痹痛，痛经，月经不调，产后腹痛，咽喉肿痛，痔疮，无名肿毒，跌打损伤。

壮医 通龙路、火路，调气道，止疼痛。用于治疗发旺（痹病），胴尹（腹痛），经尹（痛经），林得叮相（跌打损伤），核尹（腰痛），麻邦（中风），埃病（咳嗽）。

【主要化学成分与药理作用】

小钻的化学成分有木质素类和萜类等，具有抗炎、保肝、抗肿瘤、抗HIV、抗氧化等药理作用。

【代表性化学成分的结构与性质】

名称	分子式	相对分子质量	熔点/℃	性状
长梗南五味子甲素	$C_{31}H_{32}O_8$	532	176～178	白色棱柱状晶体
长梗南五味子乙素	$C_{25}H_{30}O_8$	458	—	白色无定形粉末

长梗南五味子甲素化学结构式

长梗南五味子乙素化学结构式

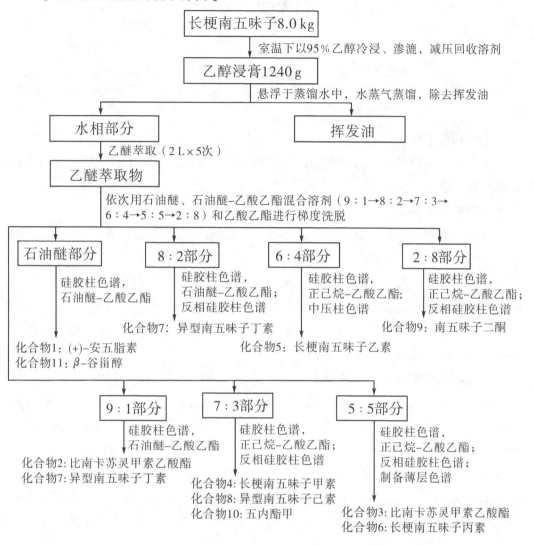

【主要化学成分的提取分离】

长梗南五味子8.0 kg

↓ 室温下以95%乙醇冷浸、渗漉，减压回收溶剂

乙醇浸膏1240 g

↓ 悬浮于蒸馏水中，水蒸气蒸馏，除去挥发油

水相部分　　　　　　　　　　　　　　挥发油

↓ 乙醚萃取（2 L×5次）

乙醚萃取物

↓ 依次用石油醚、石油醚-乙酸乙酯混合溶剂（9：1→8：2→7：3→6：4→5：5→2：8）和乙酸乙酯进行梯度洗脱

石油醚部分　　　　8：2部分　　　　6：4部分　　　　2：8部分

石油醚部分
↓ 硅胶柱色谱，
石油醚-乙酸乙酯

8：2部分
↓ 硅胶柱色谱，
石油醚-乙酸乙酯；
反相硅胶柱色谱
化合物7：异型南五味子丁素

6：4部分
↓ 硅胶柱色谱，
正己烷-乙酸乙酯；
中压柱色谱
化合物5：长梗南五味子乙素

2：8部分
↓ 硅胶柱色谱，
正己烷-乙酸乙酯；
反相硅胶柱色谱
化合物9：南五味子二酮

化合物1：(+)-安五脂素
化合物11：β-谷甾醇

9：1部分　　　　7：3部分　　　　5：5部分

9：1部分
↓ 硅胶柱色谱，
石油醚-乙酸乙酯
化合物2：比南卡苏灵甲素乙酸酯
化合物7：异型南五味子丁素

7：3部分
↓ 硅胶柱色谱，
正己烷-乙酸乙酯；
反相硅胶柱色谱
化合物4：长梗南五味子甲素
化合物8：异型南五味子己素
化合物10：五内酯甲

5：5部分
↓ 硅胶柱色谱，
正己烷-乙酸乙酯；
反相硅胶柱色谱；
制备薄层色谱
化合物3：比南卡苏灵甲素乙酸酯
化合物6：长梗南五味子丙素

【参考文献】

［1］郭耀杰，高石曼，张本刚，等.长梗南五味子藤茎的化学成分研究［J］.中药材，2016，39（6）：1287-1290.

［2］亓新柱.长梗南五味子根的化学成分研究［A］//中国化学会.中国化学会第十一届全国天然有机化学学术会议论文集：第三册[C].中国化学会，2016.

［3］孙全忠.长梗南五味子的抗艾滋病毒活性成分研究［D］.上海：复旦大学，2001.

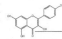

小发散

【来源】本品为清风藤科植物簇花清风藤*Sabia fasciculata* Lecomte ex L.Chen的干燥藤茎。

【瑶药名】小暂进崩Fiuv nzaanx mbungv buerng。

【分布】主要分布于云南东南部、广西、广东北部、福建南部，广西分布于融水、平南、凌云、乐业、象州、金秀等县市。

【功能与主治】

中医 祛风除湿，散瘀消肿。用于治疗风湿骨痛，肾炎水肿，甲状腺肿，跌打损伤。

瑶医 祛风除湿，消肿，清肺化痰，降血压。用于治疗泵虾怒哈（肺炎、肺热咳嗽），样琅病（高血压病），布醒蕹（肾炎水肿），布标（甲状腺肿大），崩闭闷（风湿骨痛、类风湿性关节炎），荣古瓦别带病（产后恶露不尽），播冲（跌打损伤）及碰脑（骨折）。

【主要化学成分与药理作用】

小发散含有五环三萜类、黄酮类、甾体类化合物，如3-氧代-12-烯-28-齐墩果酸甲酯、白桦脂醇、3-氧-$\Delta^{11,13(18)}$-齐墩果二烯、齐墩果酸、imberic acid、拟人参皂苷RP$_1$、竹节参苷Ⅳa、槲皮素、芦丁、mutabiloside、5-氧阿朴啡碱、*N-p*-阿魏酰酪胺、*N*-反式香豆酰酪胺等。药理研究表明，小发散水提物可抑制二甲苯引起小鼠耳郭肿胀、抑制醋酸引起的小鼠扭体反应、提高小鼠热板痛阈，提示小发散具有良好的消炎止痛作用。

【代表性化学成分的结构与性质】

名称	分子式	相对分子质量	熔点/℃	性状
竹节参苷Ⅳa	$C_{42}H_{66}O_{14}$	794	—	白色粉末

竹节参皂苷Ⅳa化学结构式

【主要化学成分的提取分离】

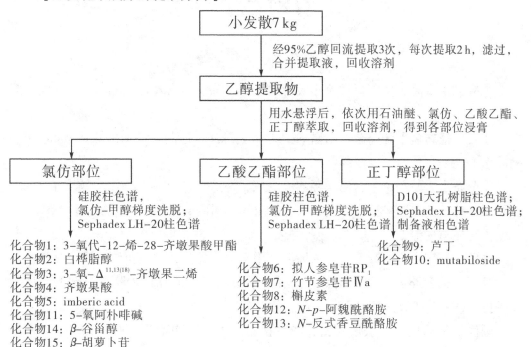

【参考文献】

[1] 黄艳，李齐修，刘元，等.簇花清风藤的化学成分研究 [J].中草药，2014，25（6）：765-769.

[2] 潘照斌，李棐朝，廖月娥，等.簇花清风藤醇提物镇痛抗炎作用研究 [J].云南中医中药杂志，2012，33（1）：61-62.

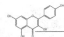

小驳骨

【来源】本品为爵床科植物小驳骨 *Justicia gendarussa* N.L.Burman 的干燥地上部分。

【壮、瑶药名】壮药名：哈昌僧 Hahcangswngh。瑶药名：细接骨风 Muanc zipv mbungv buerng。

【分布】主要分布于台湾、福建、广东、香港、海南、广西、云南等地，广西分布于藤县、贵港、来宾、忻城、东兰、西林、那坡、宁明。

【功能与主治】

中医 祛瘀止痛，续筋骨，祛风湿。用于治疗骨折，跌扑扭伤，风湿痹痛。

壮医 通龙路、火路，接骨，消肿。用于治疗林得叮相（跌打损伤），夺扼（骨折），发旺（风湿痹痛），火眼，软骨病。

瑶医 续筋接骨，祛瘀生新，消肿止痛。用于播冲（跌打损伤），碰脑（骨折），崩闭闷（风湿痛、类风湿性关节炎），眸名肿毒（无名肿痛）。

【主要化学成分与药理作用】

小驳骨含有生物碱、挥发油、黄酮、苷类、香豆素类、三萜类、甾醇类、无机元素等成分。生物碱类成分有13-hydroxyl gusanlung A、gusanlung A、gusanlung B等，黄酮类成分有芹菜素、牡荆黄素、华良姜素、芫花素等。现代研究表明，小驳骨具有抗肿瘤、抗炎止痛、保肝、抗氧化、免疫抑制、抗血管生成、抗人获得性免疫缺陷病毒等药理作用，生物碱类成分为抗肿瘤有效成分。

【代表性化学成分的结构与性质】

名称	分子式	相对分子质量	熔点/℃	性状
13-hydroxyl gusanlung A	$C_{19}H_{17}NO_6$	355	208.8～210.7	无色针晶

13-hydroxyl gusanlung A化学结构式

【主要化学成分的提取分离】

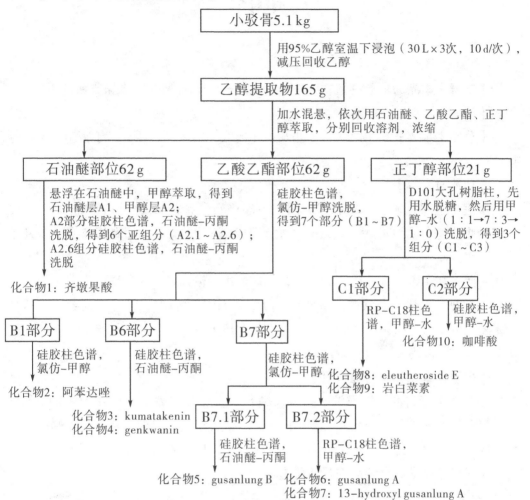

【参考文献】

[1] 广西壮族自治区食品药品监督管理局编.广西壮族自治区壮药质量标准:第一卷
（2008年版）[S].南宁:广西科学技术出版社,2008.

[2] 唐闻闻,曾佳,王艺纯,等.小驳骨的化学成分与药理作用研究进展[J].医药
导报,2014,33（4）:477-480.

[3] Lu S M, Zhang G L.Alkaloids from Gendarussa vulgaris Nees[J].Natural
Product Research,2018,22（18）:1610-1613.

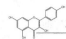

小茴香

【来源】本品为伞形科植物茴香*Foeniculum vulgare* Mill.的干燥成熟果实。

【壮药名】碰函Byaekhom。

【分布】主要分布于西北、华北及东北地区等地区，广西分布于富川、三江等县市。

【功能与主治】

中医 散寒止痛，理气和胃。用于治疗寒疝腹痛，睾丸偏坠，痛经，小腹冷痛，脘腹胀痛，食少吐泻。盐小茴香暖肾散寒止痛。用于治疗寒疝腹痛，睾丸偏坠，经寒腹痛。

壮医 祛寒毒，调谷道，补肾虚，止痛。用于治疗核尹（腰痛），腊胴尹（腹痛），胴尹（腹痛），兵嘿细勒（疝气），邦印（肋痛），经尹（痛经），京瑟（闭经），濑幽（遗尿），勒爷发得（小儿发热），卟哏（小儿厌食症），鹿（呕吐），白冻（泄泻）。

【主要化学成分与药理作用】

小茴香含脂肪油、挥发油、甾醇及糖苷、生物碱、黄酮、皂苷、萜类、香豆素、蒽醌等化学成分。研究表明，小茴香具有抗炎镇痛、抗菌、增加胃肠蠕动、保肝、抗肝纤维化等药理作用，临床上小茴香常用于理气和胃、散寒止痛等。

【代表性化学成分的结构与性质】

名称	分子式	相对分子质量	熔点/℃	性状
异鼠李素	$C_{16}H_{12}O_7$	316	307	黄色针晶
肉豆蔻醚	$C_{11}H_{12}O_3$	192	—	黄色油状物

异鼠李素化学结构式 肉豆蔻醚化学结构式

【主要化学成分的提取分离】

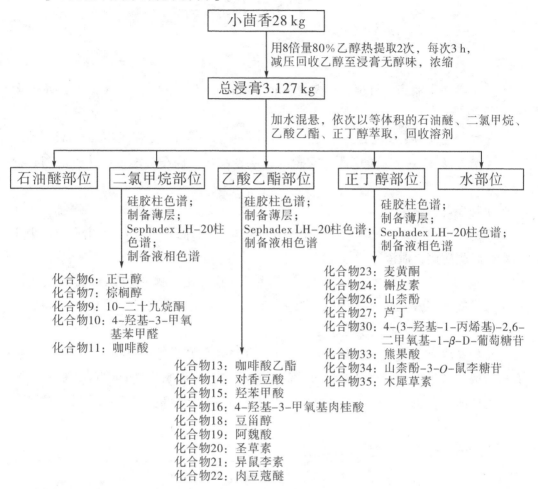

小茴香28 kg

用8倍量80%乙醇热提取2次，每次3 h，
减压回收乙醇至浸膏无醇味，浓缩

总浸膏3.127 kg

加水混悬，依次以等体积的石油醚、二氯甲烷、
乙酸乙酯、正丁醇萃取，回收溶剂

石油醚部位　二氯甲烷部位　乙酸乙酯部位　正丁醇部位　水部位

二氯甲烷部位：硅胶柱色谱；制备薄层；Sephadex LH-20柱色谱；制备液相色谱

乙酸乙酯部位：硅胶柱色谱；制备薄层；Sephadex LH-20柱色谱；制备液相色谱

正丁醇部位：硅胶柱色谱；制备薄层；Sephadex LH-20柱色谱；制备液相色谱

化合物6：正己醇
化合物7：棕榈醇
化合物9：10-二十九烷酮
化合物10：4-羟基-3-甲氧基苯甲醛
化合物11：咖啡酸

化合物13：咖啡酸乙酯
化合物14：对香豆酸
化合物15：羟苯甲酸
化合物16：4-羟基-3-甲氧基肉桂酸
化合物18：豆甾醇
化合物19：阿魏酸
化合物20：圣草素
化合物21：异鼠李素
化合物22：肉豆蔻醚

化合物23：麦黄酮
化合物24：槲皮素
化合物26：山奈酚
化合物27：芦丁
化合物30：4-(3-羟基-1-丙烯基)-2,6-二甲氧基-1-β-D-葡萄糖苷
化合物33：熊果酸
化合物34：山奈酚-3-O-鼠李糖苷
化合物35：木犀草素

【参考文献】

[1] 王婷，苗明三，苗艳艳.小茴香的化学、药理及临床应用 [J].中国学报，2015，30（6）：856-858.

[2] 贺伟平.中药小茴香的化学成分和生物活性研究 [D].福州:福建中医药大学，2012.

小槐花

【来源】本品为豆科植物小槐花*Ohwia caudata*（Thunberg）H.Ohashi的干燥全株。

【壮、瑶药名】壮药名：楝文沾 Govwnzcanh。瑶药名：握麻红 Ngoh mah hungh。

【分布】主要分布于广西、安徽、浙江、江西、广东等地，广西各地均有分布。

【功能与主治】

中医 清热解毒，祛风透疹，消积止痛。用于治疗感冒发热，疹出不透，小儿疳积，脘腹疼痛，泄泻。

壮医 调龙路，通气道、谷道，清热毒，止血。用于胴尹（腹痛），白冻（泄泻），月经不调，唉疳（疳积），贫痧（感冒），北嘻（乳痈），狠尹（疖肿）。

【主要化学成分与药理作用】

小槐花含有黄酮类、萜类、生物碱类、甾体类、苷类等化合物。黄酮类化合物有柠檬酚、异柠檬酚、当药黄素等，萜类化合物有黄檀酮A、黄檀酮D、古柯三醇等。现代研究表明，小槐花具有解热、镇痛、抗炎、抗氧化、抗真菌、肿瘤抑制等药理作用。

【代表性化学成分的结构与性质】

名称	分子式	相对分子质量	熔点/℃	性状
柠檬酚	$C_{20}H_{16}O_6$	352	—	黄色针状结晶
异柠檬酚	$C_{20}H_{18}O_6$	354	—	黄色针状结晶

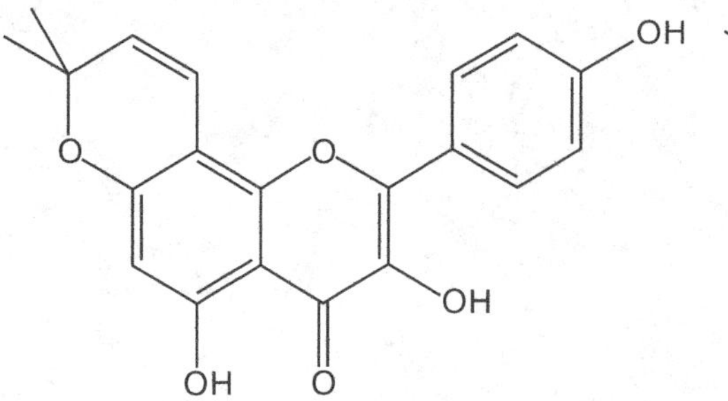

柠檬酚化学结构式

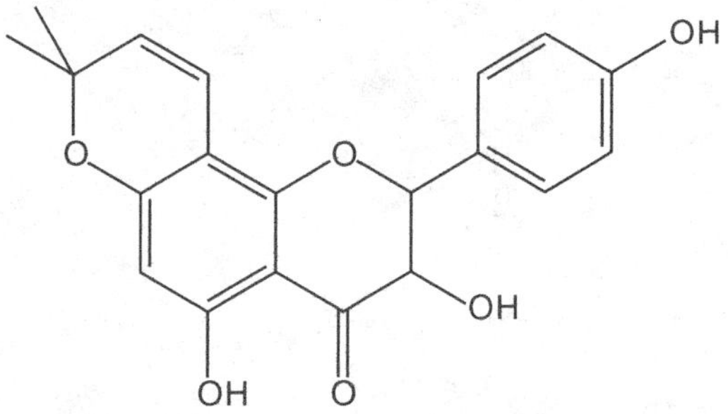

异柠檬酚化学结构式

【主要化学成分的提取分离】

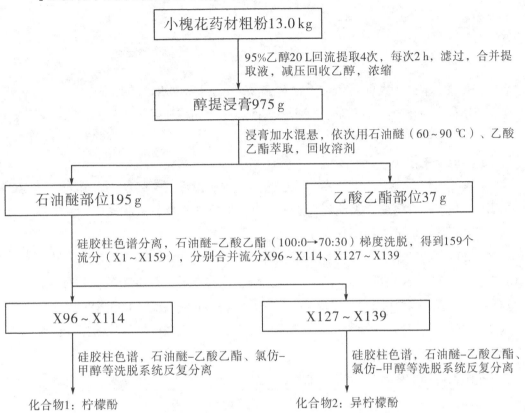

小槐花药材粗粉13.0 kg

↓ 95%乙醇20 L回流提取4次，每次2 h，滤过，合并提取液，减压回收乙醇，浓缩

醇提浸膏975 g

↓ 浸膏加水混悬，依次用石油醚（60～90 ℃）、乙酸乙酯萃取，回收溶剂

石油醚部位195 g　　　　乙酸乙酯部位37 g

↓ 硅胶柱色谱分离，石油醚–乙酸乙酯（100:0→70:30）梯度洗脱，得到159个流分（X1～X159），分别合并流分X96～X114、X127～X139

X96～X114　　　　X127～X139

↓ 硅胶柱色谱，石油醚–乙酸乙酯、氯仿–甲醇等洗脱系统反复分离　　　　↓ 硅胶柱色谱，石油醚–乙酸乙酯、氯仿–甲醇等洗脱系统反复分离

化合物1：柠檬酚　　　　化合物2：异柠檬酚

【参考文献】

［1］广西壮族自治区食品药品监督管理局.广西壮族自治区壮药质量标准：第一卷（2008年版）［S］.南宁：广西科学技术出版社，2008.

［2］朱丹.小槐花大极性部位抗肿瘤活性物质研究［D］.厦门：厦门大学，2014.

［3］卢文杰，陆国寿，谭晓，等.壮瑶药小槐花化学成分研究［J］.中药材，2013，36（12）：1953-1956.

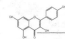

小飞扬草

【来源】本品为大戟科植物千根草 *Euphorbia thymifolia* L.的全草。

【分布】主要分布于广东、广西、云南、江西和福建等地，广西分布于南宁、桂林、梧州、钦州、天峨等县市。

【功能与主治】

中医 清热利湿，消肿解毒，收敛止痒。内服治疗疟疾，泄泻，乳痈，痔疮；外用治疗湿疹，飞疡疮，天疱疮，烂头胎毒，过敏性皮炎，皮肤瘙痒。

【主要化学成分与药理作用】

千根草含有黄酮类、甾体、三萜、苯丙素等类化合物，如木犀草素、芹菜素、槲皮素、山奈酚、没食子酸乙酯、对香豆酸、原儿茶酸、没食子酸、咖啡酸、3,4-开环-8βH-羊齿-4(23),9(11)-二烯-3-羧酸、3,4-开环-齐墩果-4(23),18(19)-二烯-3-羧酸等成分。现代研究表明，千根草具有抑菌、抗病毒、抗炎、降血糖、保肝、肿瘤细胞抑制等药理作用。

【代表性化学成分的结构与性质】

名称	分子式	相对分子质量	熔点/℃	性状
对香豆酸	$C_9H_8O_3$	164	214	白色针晶

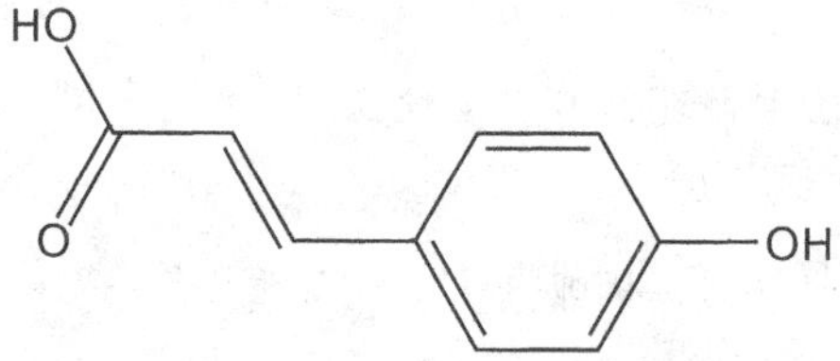

对香豆酸化学结构式

【主要化学成分的提取分离】

```
        ┌─────────────────────┐
        │    小飞扬草20 kg      │
        └─────────────────────┘
                  │  用70%乙醇回流提取3次，第1次用8倍量加热回流2 h，第2、第3次分
                  │  别用6倍量加热回流1.5 h，合并提取液，减压回收乙醇，浓缩
        ┌─────────────────────┐
        │     浸膏8.89 kg       │
        └─────────────────────┘
                  │  加少量水分散，依次用等体积的石油醚、乙酸乙酯、正丁醇分别萃
                  │  取4次，萃取液浓缩
        ┌─────────────────────┐
        │  乙酸乙酯部位492 g    │
        └─────────────────────┘
                  │  硅胶柱色谱，二氯甲烷-甲醇（100∶1→1∶1）梯度洗脱；
                  │  再经反复硅胶柱色谱、Sephadex LH-20凝胶柱色谱
```

化合物1：木犀草素　　　　　　　　化合物5：对香豆酸
化合物2：芹菜素　　　　　　　　　化合物6：原儿茶酸
化合物3：槲皮素　　　　　　　　　化合物7：没食子酸
化合物4：山柰酚　　　　　　　　　化合物8：咖啡酸

【参考文献】

[1] 雷翔.冬凌草和千根草化学成分研究及抗肿瘤活性筛选 [D].广州：广东药科大学，2018.

[2] 王红刚，盛亚丽，黄巧玲，等.千根草化学成分研究 [J].中草药，2014，45（19）：2766-2769.

小紫金牛

【来源】本品为紫金牛科植物小紫金牛*Ardisia chinensis* Benth.的全株。

【分布】分布于浙江、福建、江西、广西、广东和台湾等地。

【功能与主治】

中医 活血散瘀，解毒止血。用于治疗肺结核，咯血，呕血，跌打损伤，黄疸，睾丸炎，尿路感染，闭经。

【主要化学成分与药理作用】

紫金牛属植物含有苯醌类、苯酚类、香豆素类、皂苷类、黄酮类、甾醇类、脂肪醇类、有机酸类、烷烃类等成分。小紫金牛中含有豆甾-5,22-二烯-3β-醇、豆甾醇-3-β-D-吡喃葡萄糖苷等成分。

【代表性化学成分的结构与性质】

名称	分子式	相对分子质量	熔点/℃	性状
豆甾-5,22-二烯-3β-醇	$C_{29}H_{48}O$	412	162～164	白色针状结晶
豆甾醇-3-β-D-吡喃葡萄糖苷	$C_{35}H_{58}O_6$	574	276～280	白色固体

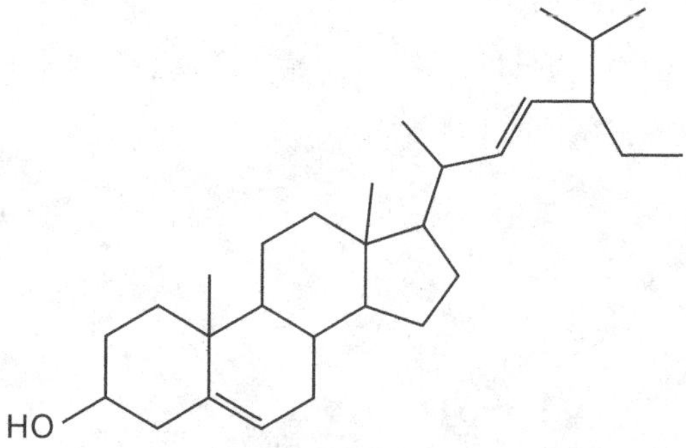

豆甾-5,22-二烯-3β-醇化学结构式

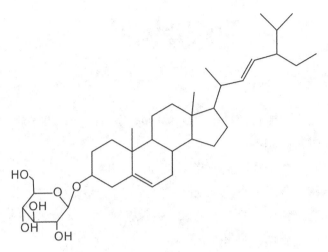

豆甾醇-3-β-D-吡喃葡萄糖苷化学结构式

【主要化学成分的提取分离】

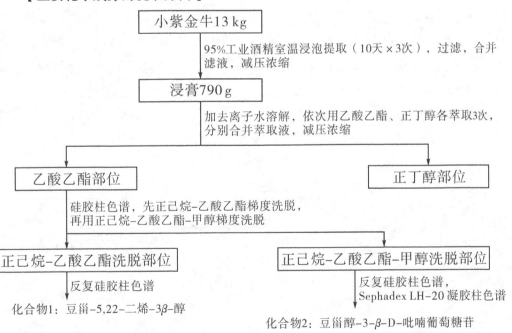

【参考文献】

[1] 李药兰, 苏妙贤, 岑颖洲, 等. 小紫金牛的化学成分研究 [J]. 中药材, 2006, 29 (4): 331-333.

[2] 林秋凤. 小紫金牛化学成分及部分生物活性研究 [D]. 广州: 暨南大学, 2004.

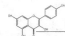
小蜡树叶

【来源】本品为木犀科植物小蜡*Ligustrum sinense* Lour.的干燥叶。

【壮药名】盟甘课Mbawgaemhgaet。

【分布】主要分布于江苏、湖北、湖南、广西等地，广西分布于南宁、横县、融水、三江、桂林、全州、兴安、龙胜、资源、平乐、恭城、梧州、苍梧、蒙山、浦北、贵港、平南、容县、博白、平果、德保、靖西、那坡、田林、隆林、贺州、罗城、环江、巴马、金秀、龙州等县市。

【功能与主治】

中医 清热利湿，解毒消肿。用于治疗感冒发热，肺热咳嗽，咽喉肿痛，口舌生疮，湿热黄疸，痢疾，痈肿疮毒，湿疹，皮炎，跌打损伤，烫伤。

壮医 清热毒，除湿毒，通龙路。用于治疗痧病（感冒），发得（发热），埃病（咳嗽），货烟妈（咽炎），口疮（口腔溃疡），能蚌（黄疸），阿意咪（痢疾），呗脓（痈疮），能啥能累（湿疹），林得叮相（跌打损伤），渗裆相（烧烫伤）。

【主要化学成分与药理作用】

小蜡树叶的化学成分有皂苷类、黄酮类、木脂素类等。现代研究表明，小蜡树叶有抑菌杀菌、增强免疫功能、止咳平喘的药理作用。

【代表性化学成分的结构与性质】

名称	分子式	相对分子质量	熔点/℃	性状
小蜡苷	$C_{26}H_{34}O_{12}$	538	—	白色晶体

小蜡苷化学结构式

【主要化学成分的提取分离】

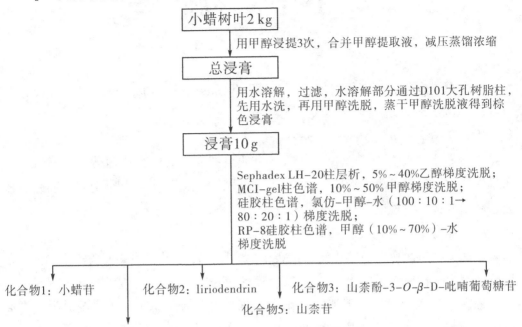

小蜡树叶2 kg

用甲醇浸提3次，合并甲醇提取液，减压蒸馏浓缩

总浸膏

用水溶解，过滤，水溶解部分通过D101大孔树脂柱，先用水洗，再用甲醇洗脱，蒸干甲醇洗脱液得到棕色浸膏

浸膏10 g

Sephadex LH-20柱层析，5%~40%乙醇梯度洗脱；
MCI-gel柱色谱，10%~50%甲醇梯度洗脱；
硅胶柱色谱，氯仿-甲醇-水（100:10:1→80:20:1）梯度洗脱；
RP-8硅胶柱色谱，甲醇（10%~70%）-水梯度洗脱

化合物1：小蜡苷　　化合物2：liriodendrin　　化合物3：山奈酚-3-*O*-β-D-吡喃葡萄糖苷

化合物5：山奈苷

化合物4：7-*O*-α-L-吡喃鼠李糖基-山奈酚-3-*O*-β-D-吡喃葡萄糖苷

【参考文献】

［1］唐腾，郑经红，程超.小腊树枝叶皂甙的提取工艺优化及抗氧化作用研究［J］.食品科技，2010，35（5）：230-233.

［2］欧阳明安.女贞小蜡树的木脂素及黄酮类配糖体成分研究［J］.中草药，2003，34（3）：196-198.

小叶买麻藤

【来源】本品为买麻藤科植物小叶买麻藤*Gnetum parvifolium*（Warb.）C. Y. Cheng ex Chun的干燥藤茎。

【瑶药名】麻迸崩 Mah mbungv buerng。

【分布】主要分布于福建、广东、广西及湖南等省区，广西分布于横县、融水、桂林、兴安、永福、平乐、梧州、浦北、平南、玉林、陆川、北流、百色、凌云、钟山、金秀等县市。

【功能与主治】

中医 祛风活血，消肿止痛，化痰止咳。用于治疗风湿性关节炎，腰肌劳损，筋骨酸软，跌打损伤，骨折，支气管炎，溃疡病出血，小便不利，蜂窝组织炎。

瑶医 祛风除湿，散毒消肿，化痰止咳。用于治疗崩闭闷（风湿骨痛、类风湿性关节炎），改闷（腰痛、腰肌劳损），扁免崩（中风偏瘫），哈紧（支气管炎），布醒蕹（肾炎水肿），播冲（跌打损伤），蜂窝组织炎及术后感染。

【主要化学成分】

小叶买麻藤中含有丁香脂素、lehmbachol D、高北美圣草素、香草酸、gnetuhainin E、射干乙素、异丹叶大黄素、白藜芦醇、买麻藤醇、异丹叶大黄素-3-*O*-D-葡萄糖苷等成分。

【代表性化学成分的结构与性质】

名称	分子式	相对分子质量	熔点/℃	性状
买麻藤醇	$C_{14}H_{12}O_4$	244	87～90	黄色粉末
异丹叶大黄素	$C_{15}H_{14}O_4$	258	188～191	白色粉末

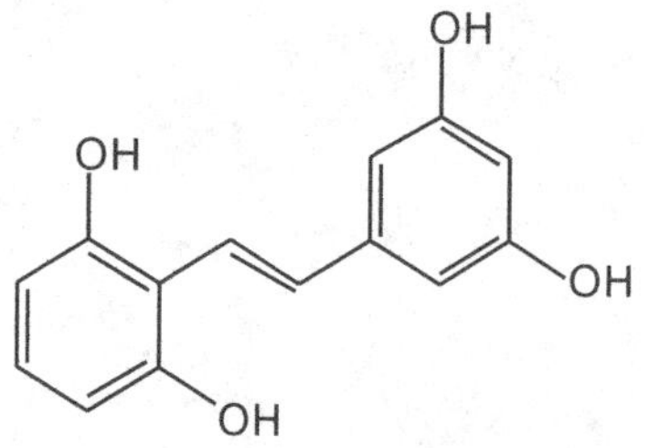

买麻藤醇化学结构式

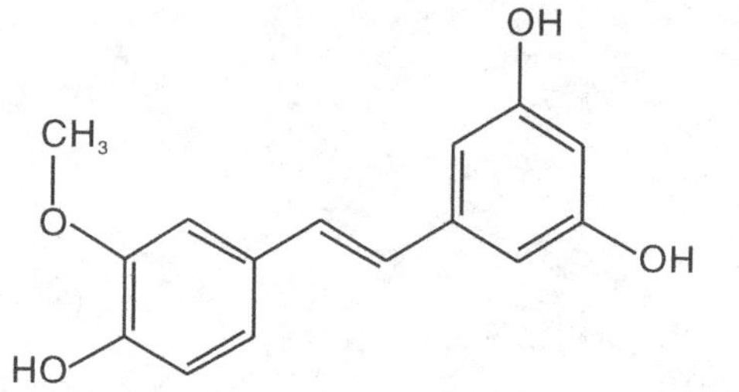

异丹叶大黄素化学结构式

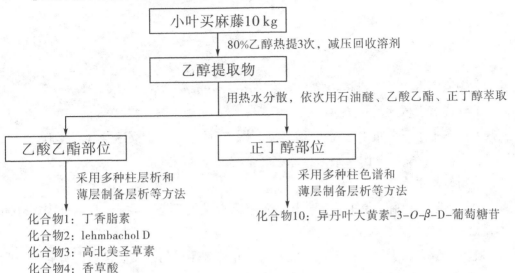

【主要化学成分的提取分离】

小叶买麻藤10 kg

↓ 80%乙醇热提3次，减压回收溶剂

乙醇提取物

↓ 用热水分散，依次用石油醚、乙酸乙酯、正丁醇萃取

乙酸乙酯部位 　　　　　　　　正丁醇部位

采用多种柱层析和　　　　　　　采用多种柱色谱和
薄层制备层析等方法　　　　　　薄层制备层析等方法

化合物1：丁香脂素　　　　　　化合物10：异丹叶大黄素-3-*O*-β-D-葡萄糖苷
化合物2：lehmbachol D
化合物3：高北美圣草素
化合物4：香草酸
化合物5：gnetuhainin E
化合物6：射干乙素
化合物7：异丹叶大黄素
化合物8：白藜芦醇
化合物9：买麻藤醇

【参考文献】

[1]李先宽，李赫宇，李帅，等.白藜芦醇研究进展 [J].中草药，2016，47
　　（14）：2568-2578.

[2]王健伟，梁敬钰，李丽.小叶买麻藤的化学成分 [J].中国天然药物，2006，4
　　（6）：432-434.

山风

【**来源**】本品为菊科植物馥芳艾纳香*Blumea aromatica* DC.的干燥全草。

【**壮药名**】棵矮瓤 Go'ngaixrang。

【**分布**】主要分布于云南、四川、贵州、广西、广东、福建及台湾等地，广西分布于上林、兴安、蒙山、平南、那坡、金秀、龙州等县市。

【**功能与主治**】

中医　祛风消肿，活血止痒。用于治疗风湿性关节炎，湿疹，皮肤瘙痒，外伤出血。

壮医　调龙路火路，祛风毒，除湿毒，止痒。用于治疗发旺（风湿骨痛），能啥能累（湿疹），外伤出血。

【**主要化学成分与药理作用**】

山风的化学成分主要有黄酮类、挥发油、萜类、甾体类、有机酸类等。其中，黄酮类成分有艾纳香素、山奈酚、木犀草素、芹菜素、5,7-二羟基-4′,6-二甲氧基黄酮醇、3,5,7,4′-四羟基-6-甲氧基黄酮醇、3,5,3′,4′-O-四甲基槲皮素、3′,4′,7-三甲氧基槲皮素等。现代研究表明，山风具有抗氧化、镇痛、抗炎、抗菌、抑菌、抗肿瘤和保肝等药理作用。

【**代表性化学成分的结构与性质**】

名称	分子式	相对分子质量	熔点/℃	性状
艾纳香素	$C_{16}H_{14}O_6$	302	220～221	淡黄色粉末
木犀草素	$C_{15}H_{10}O_6$	286	328～330	黄色针晶

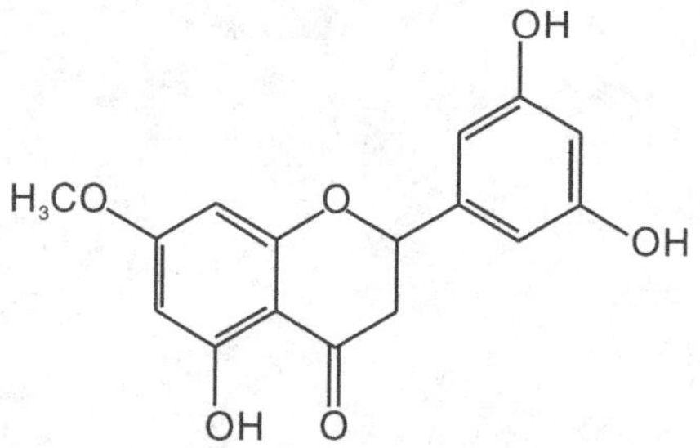

艾纳香素化学结构式

【主要化学成分的提取分离】

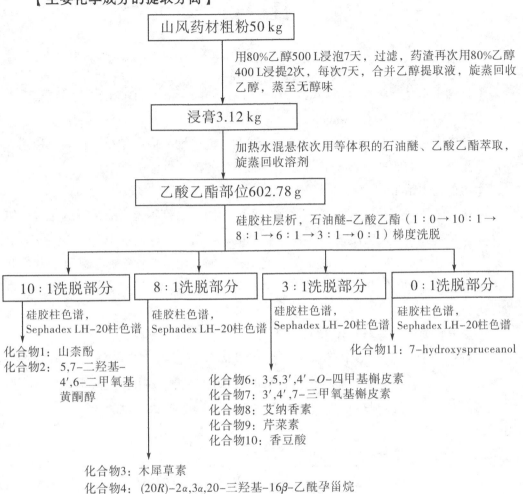

山风药材粗粉50 kg

用80%乙醇500 L浸泡7天，过滤，药渣再次用80%乙醇400 L浸提2次，每次7天，合并乙醇提取液，旋蒸回收乙醇，蒸至无醇味

浸膏3.12 kg

加热水混悬依次用等体积的石油醚、乙酸乙酯萃取，旋蒸回收溶剂

乙酸乙酯部位602.78 g

硅胶柱层析，石油醚-乙酸乙酯（1∶0→10∶1→8∶1→6∶1→3∶1→0∶1）梯度洗脱

10∶1洗脱部分 ｜ 8∶1洗脱部分 ｜ 3∶1洗脱部分 ｜ 0∶1洗脱部分

10∶1洗脱部分
硅胶柱色谱，Sephadex LH-20柱色谱
化合物1：山柰酚
化合物2：5,7-二羟基-4′,6-二甲氧基黄酮醇

8∶1洗脱部分
硅胶柱色谱，Sephadex LH-20柱色谱
化合物3：木犀草素
化合物4：(20R)-2α,3α,20-三羟基-16β-乙酰孕甾烷
化合物5：3,5,7,4′-四羟基-6-甲氧基黄酮醇

3∶1洗脱部分
硅胶柱色谱，Sephadex LH-20柱色谱
化合物6：3,5,3′,4′-O-四甲基槲皮素
化合物7：3′,4′,7-三甲氧基槲皮素
化合物8：艾纳香素
化合物9：芹菜素
化合物10：香豆酸

0∶1洗脱部分
硅胶柱色谱，Sephadex LH-20柱色谱
化合物11：7-hydroxyspruceanol

【参考文献】

［1］广西壮族自治区食品药品监督管理局.广西壮族自治区壮药质量标准：第一卷（2008年版）［S］.南宁：广西科学技术出版社，2008.

［2］欧春丽.壮药裸矮瓢乙酸乙酯部位化学成分研究及抗肝癌活性初探［D］.南宁：广西医科大学，2017.

山香

【来源】本品为唇形科植物山香 *Hyptis suaveolens*（L.）Poit.的干燥全草。

【壮药名】棵盆共 Gobwnguk。

【分布】主要分布于广西、广东、福建及台湾等地，广西分布于桂林、梧州、苍梧、北海、贵港、平南、桂平、玉林、陆川、北流、百色等县市。

【功能与主治】

中医 疏风散瘀，行气利湿，解毒，止痛。用于治疗感冒头痛，胃肠胀气，风湿骨痛，跌打肿痛，创伤出血，痈肿疮毒，虫蛇咬伤，湿疹，皮炎。

壮医 祛风毒，除湿毒，调龙路、火路，止痛。用于治疗贫痧（感冒），发旺（风湿骨痛），林得叮相（跌打损伤），刀伤出血，能晗能累（湿疹），额哈（毒蛇咬伤）。

【主要化学成分与药理作用】

山香中含有萜类、多酚类、有机酸、类固醇、黄酮类等成分，黄酮类成分有槲皮素–3–*O*–*β*–D–吡喃葡萄糖苷、槲皮素、芹菜素、7–*O*–甲基黄芩素、山奈酚、芫花素等。研究表明，山香具有镇痛、抗炎、抗疟原虫、抗溃疡、降血糖等作用。

【代表性化学成分的结构与性质】

名称	分子式	相对分子质量	熔点/℃	性状
芹菜素	$C_{15}H_{10}O_5$	270	347～348	黄色粉末
山奈酚	$C_{15}H_{10}O_6$	286	276～278	黄色粉末

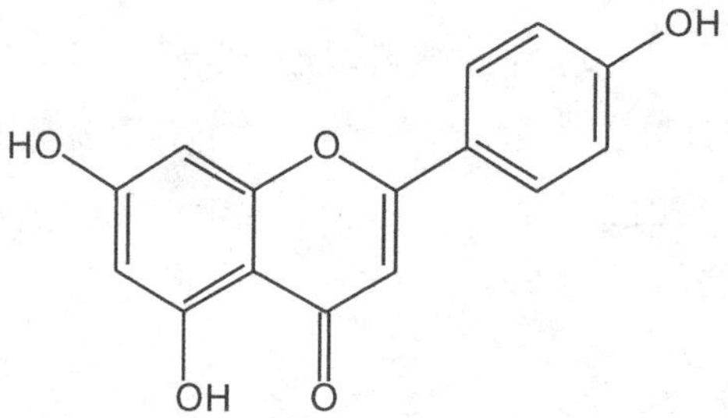

芹菜素化学结构式

【主要化学成分的提取分离】

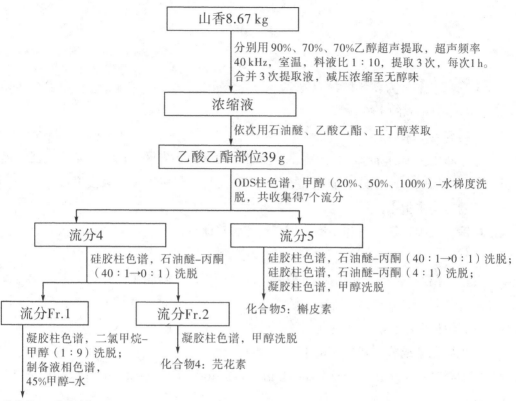

山香8.67 kg

分别用90%、70%、70%乙醇超声提取，超声频率40 kHz，室温，料液比1：10，提取3次，每次1 h。合并3次提取液，减压浓缩至无醇味

浓缩液

依次用石油醚、乙酸乙酯、正丁醇萃取

乙酸乙酯部位39 g

ODS柱色谱，甲醇（20%、50%、100%）-水梯度洗脱，共收集得7个流分

流分4

硅胶柱色谱，石油醚-丙酮（40：1→0：1）洗脱

流分5

硅胶柱色谱，石油醚-丙酮（40：1→0：1）洗脱；
硅胶柱色谱，石油醚-丙酮（4：1）洗脱；
凝胶柱色谱，甲醇洗脱

化合物5：槲皮素

流分Fr.1

凝胶柱色谱，二氯甲烷-甲醇（1：9）洗脱；
制备液相色谱，45%甲醇-水

流分Fr.2

凝胶柱色谱，甲醇洗脱

化合物4：芫花素

化合物1：芹菜素
化合物2：7-O-甲基黄芩素
化合物3：山奈酚

【参考文献】

［1］广西壮族自治区食品药品监督管理局.广西壮族自治区壮药质量标准：第一卷（2008年版）［S］.南宁：广西科学技术出版社，2008.

［2］刘喜乐.山香化学成分研究［D］.广州：广东药科大学，2017.

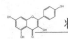

山姜

【来源】本品为姜科植物山姜*Alpinia japonica*（Thunb.）Miq.和华山姜*Alpinia oblongifolia* Hayata的干燥根茎。

【瑶药名】来各崩。

【分布】主要分布于我国东南部、南部至西南部各省区，广西分布于三江、灵川、容县、德保、那坡、乐业、隆林、富川、南丹、天峨、金秀等县市。

【功能与主治】

中医 温中行气，消肿止痛。用于治疗腹痛泄泻，胃脘痛，食滞腹胀，风湿痹痛，跌打损伤。

瑶医 温经健脾，祛风散寒，消肿止痛。用于治疗哈轮（感冒），卡西闷（胃脘痛、胃寒痛、胃热痛），撸藏（劳伤吐血），辣给昧对（月经不调），面黑布神薤（营养不良性浮肿），荣古瓦崩（产后风），播冲（跌打损伤）。

【主要化学成分与药理作用】

华山姜含有14ξ,15-epoxylabda-8(17),12-dien-16-al[*E*]、Labda-8(17),12-diene-15,16-dial[*E*]、coronarin E、coronarin C等成分。现代研究表明，山姜水煎剂对幽门结扎型、应激型及利血平型大鼠实验性胃溃疡均有不同程度的抑制作用，它能增加胃液及胃蛋白酶活性，降低总胃酸与游离盐酸；对离体胃肌条有短暂收缩兴奋，随即转入抑制，降低胃张力和拮抗乙酰胆碱引起的胃收缩。

【代表性化学成分的结构与性质】

名称	分子式	相对分子质量	熔点/℃	性状
coronarin E	$C_{20}H_{28}O$	284	—	无色油状固体

coronarin E化学结构式

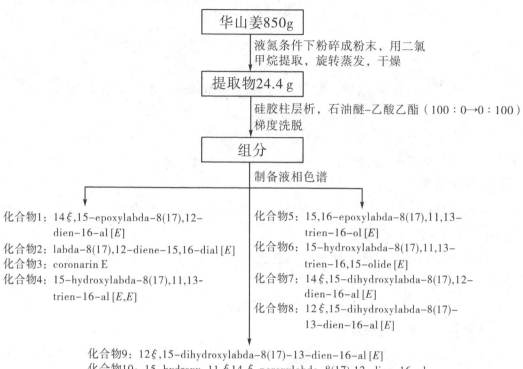

【主要化学成分的提取分离】

华山姜850g

液氮条件下粉碎成粉末，用二氯
甲烷提取，旋转蒸发，干燥

提取物24.4 g

硅胶柱层析，石油醚-乙酸乙酯（100∶0→0∶100）
梯度洗脱

组分

制备液相色谱

化合物1：14ξ,15-epoxylabda-8(17),12-dien-16-al [E]

化合物2：labda-8(17),12-diene-15,16-dial [E]

化合物3：coronarin E

化合物4：15-hydroxylabda-8(17),11,13-trien-16-al [E,E]

化合物5：15,16-epoxylabda-8(17),11,13-trien-16-ol [E]

化合物6：15-hydroxylabda-8(17),11,13-trien-16,15-olide [E]

化合物7：14ξ,15-dihydroxylabda-8(17),12-dien-16-al [E]

化合物8：12ξ,15-dihydroxylabda-8(17)-13-dien-16-al [E]

化合物9：12ξ,15-dihydroxylabda-8(17)-13-dien-16-al [E]

化合物10：15-hydroxy-11ξ,14ξ-peroxylabda-8(17),12-dien-16-al

化合物11：15-hydroxy-11ξ,14ξ-peroxylabda-8(17),12-dien-16-al

化合物12：coronarin C

【参考文献】

［1］倪峰，郑兴中.山姜抗溃疡的实验研究［J］.中药药理与临床，1995（4）：29-31.

［2］Sy L K, Brown G.Labdane Diterpenoids from Alpinia chinensis［J］.Journal of Natural Products, 1997, 60（9）：904-908.

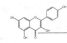

山蒟

【来源】本品为胡椒科植物山蒟*Piper hancei* Maxim.的干燥全草。

【瑶药名】小港崩Fiuv gaangh buerng。

【分布】主要分布于浙江、福建、江西南部、湖南南部、广东、广西、贵州南部及云南东南部等地，广西分布于桂林、容县、博白、昭平等县市。

【功能与主治】

中医 祛风除湿，活血消肿，行气止痛。用于治疗风寒湿痹，胃痛，痛经，跌打损伤，风寒咳喘，疝气痛。

瑶医 祛风散寒，舒筋活络，消肿止痛，镇痉。用于治疗哈轮怒哈（感冒咳嗽），卡西闷（胃脘痛、胃寒痛、胃热痛），望胆篮虷（黄疸型肝炎），崩闭闷（风湿骨痛、类风湿性关节炎），播冲（跌打损伤）。

【主要化学成分与药理作用】

山蒟主要成分为木脂素类、酰胺类、生物碱类、挥发油等，其乙醇提取物的石油醚萃取部位中主要有4-烯丙基儿茶酚、荜菝明宁碱、d-芝麻素、墙草碱、胡椒内酰胺A和胡椒内酰胺D。现代研究表明，山蒟醇提物具有抑制血小板聚集作用。

【代表性化学成分的结构与性质】

名称	分子式	相对分子质量	熔点/℃	性状
胡椒内酰胺 A	$C_{16}H_{11}NO_3$	265	303～306	黄色结晶

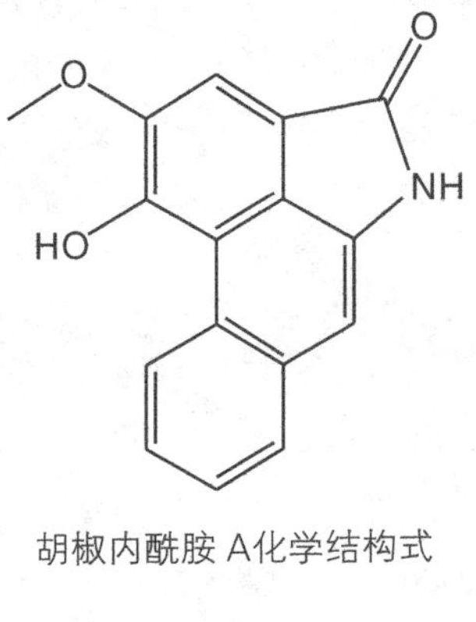

胡椒内酰胺 A化学结构式

【主要化学成分的提取分离】

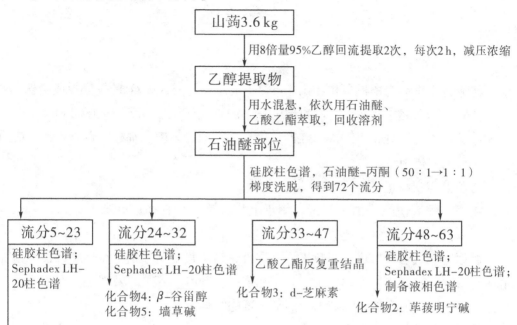

山蒟3.6 kg

用8倍量95%乙醇回流提取2次，每次2 h，减压浓缩

乙醇提取物

用水混悬，依次用石油醚、
乙酸乙酯萃取，回收溶剂

石油醚部位

硅胶柱色谱，石油醚-丙酮（50：1→1：1）
梯度洗脱，得到72个流分

流分5~23

硅胶柱色谱；
Sephadex LH-20柱色谱

流分24~32

硅胶柱色谱；
Sephadex LH-20柱色谱

化合物4：β-谷甾醇
化合物5：墙草碱

流分33~47

乙酸乙酯反复重结晶

化合物3：d-芝麻素

流分48~63

硅胶柱色谱；
Sephadex LH-20柱色谱；
制备液相色谱

化合物2：荜菝明宁碱

化合物1：4-烯丙基儿茶酚
化合物6：胡椒内酰胺A
化合物7：胡椒内酰胺D

【参考文献】

［1］赵淑芬，张建华，韩桂秋.山蒟醇提取物的抗血小板聚集作用［J］.首都医科大学学报，1996，17（1）：28-31.

［2］雷海鹏，陈显强，乔春峰，等.山蒟藤茎化学成分研究［J］.中药材，2014，37（1）：69-71.

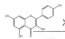

山芝麻

【来源】本品为梧桐科植物山芝麻*Helicteres angustifolia* L.的干燥根或全株。

【壮、瑶药名】壮药名：冷喇邑 Lwgrazbya。瑶药名：叶撒 Hieh sakv。

【分布】主要分布于湖南、江西、广东、广西、云南、福建、台湾等地，广西分布于桂南、桂中地区。

【功能与主治】

中医 解表清热，消肿解毒。用于治疗感冒高热，痈疮肿毒，瘰疬，扁桃体炎，咽喉炎，疔腮，皮肤湿疹。

壮医 调气道、谷道，清热毒，除湿毒，祛风毒。用于治疗贫痧（感冒），笃麻（麻疹），航靠谋（疔腮），呗脓（痈疮），呗叮（疔），发旺（风湿骨痛），白冻（泄泻），阿意咪（痢疾），额哈（毒蛇咬伤）。

【主要化学成分与药理作用】

山芝麻含有三萜类、香豆素类、苷类、有机酸类等成分，如山芝麻内酯、山芝麻酸甲酯、葫芦素B、葫芦素D、葫芦素E、迷迭香酸、乌苏酸等。现代研究表明，山芝麻具有抗病毒、抗乙肝病毒、抗炎镇痛、抗脂质过氧化及护肝作用、抗HBV病毒、抗肝纤维化等药理作用。

【代表性化学成分的结构与性质】

名称	分子式	相对分子质量	熔点/℃	性状
葫芦素E	$C_{32}H_{44}O_8$	556	235～237	无色立方晶体

葫芦素E化学结构式

【主要化学成分的提取分离】

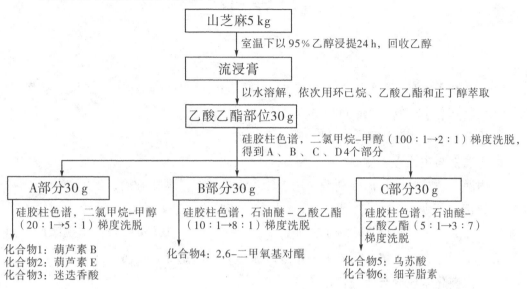

【参考文献】

[1]广西壮族自治区食品药品监督管理局.广西壮族自治区壮药质量标准:第一卷（2008年版）［S］.南宁:广西科学技术出版社,2008.

[2]覃迅云,罗金裕,高志刚.中国瑶药学［M］.北京:民族出版社,2002.

[3]黄必奎.山芝麻化学成分与药理作用研究概况究［J］.广西中医药大学学报,2013,16（2）:129-131.

[4]金孝勤,庞素秋.山芝麻中化学成分与抗肿瘤活性研究［J］.安徽医药,2016,20（1）:34-37.

[5]郭新东,安林坤,徐迪,等.中药山芝麻的化学成分研究（Ⅰ）［J］.中山大学学报（自然科学版）,2003,42（2）:52-55.

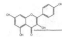

山豆根

【来源】本品为豆科植物越南槐*Sophora tonkinensis* Gagnep.的干燥根及根茎。

【壮药名】壤笃邑 Lagdujbyaj。

【分布】分布于广西、贵州、云南、广东、江西等地。

【功能与主治】

中医 清热解毒，消肿利咽。用于治疗火毒蕴结，咽喉肿痛，齿龈肿痛。

壮医 调龙路、火路，通气道、水道，清热毒，止痛。用于治疗货烟妈（咽痛）、牙龈肿痛，埃病（咳嗽），能蚌（黄疸），阿意咪（痢疾），宫颈糜烂，仲嘿唉尹（痔疮），呗脓（痈疮），痤疮，痂（癣），蛇虫犬咬伤。

【主要化学成分与药理作用】

山豆根中主要含有生物碱、黄酮、木脂素等化学成分。生物碱类成分是山豆根发挥主要药效的物质基础，如苦参碱、氧化苦参碱、氧化槐果碱、金雀花碱等。现代研究表明，山豆根具有抗病毒、抗炎、抗氧化等药理活性。

【代表性化学成分的结构与性质】

名称	分子式	相对分子质量	熔点/℃	性状
苦参碱	$C_{15}H_{24}N_2O$	248	76~77	白色粉末
氧化苦参碱	$C_{15}H_{24}N_2O_2$	264	207~208	白色粉末

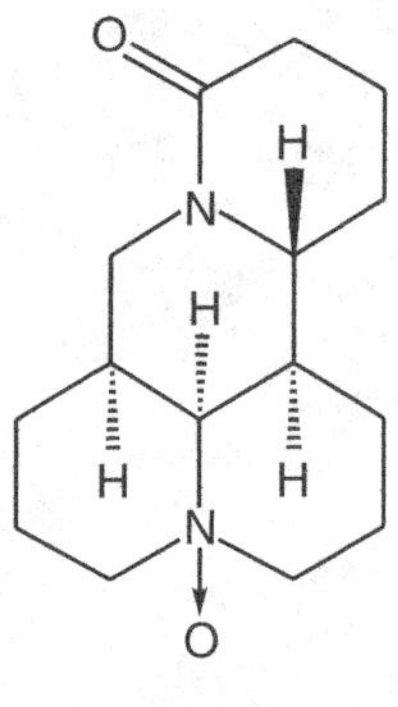

氧化苦参碱化学结构式

【主要化学成分的提取分离】

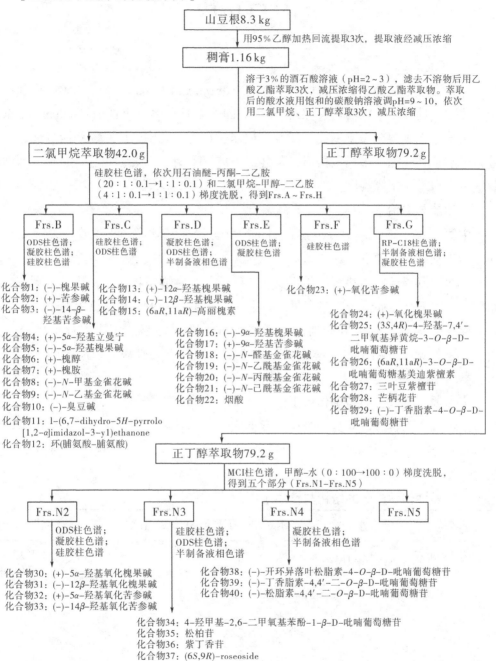

山豆根8.3 kg

用95%乙醇加热回流提取3次，提取液经减压浓缩

稠膏1.16 kg

溶于3%的酒石酸溶液（pH=2～3），滤去不溶物后用乙酸乙酯萃取3次，减压浓缩得乙酸乙酯萃取物。萃取后的酸水液用饱和的碳酸钠溶液调pH=9～10，依次二氯甲烷、正丁醇萃取3次，减压浓缩

二氯甲烷萃取物42.0 g　　　　正丁醇萃取物79.2 g

硅胶柱色谱，依次用石油醚–丙酮–二乙胺（20：1：0.1→1：1：0.1）和二氯甲烷–甲醇–二乙胺（4：1：0.1→1：1：0.1）梯度洗脱，得到Frs.A～Frs.H

Frs.B　**Frs.C**　**Frs.D**　**Frs.E**　**Frs.F**　**Frs.G**

Frs.B: ODS柱色谱；凝胶柱色谱；硅胶柱色谱

Frs.C: 硅胶柱色谱；ODS柱色谱

Frs.D: 凝胶柱色谱；ODS柱色谱；半制备液相色谱

Frs.E: ODS柱色谱；凝胶柱色谱

Frs.F: 硅胶柱色谱

Frs.G: RP-C18柱色谱；半制备液相色谱；凝胶柱色谱

化合物1: (–)-槐果碱
化合物2: (+)-苦参碱
化合物3: (–)-14-β-羟基苦参碱

化合物13: (+)-12α-羟基槐果碱
化合物14: (–)-12β-羟基槐果碱
化合物15: (6aR,11aR)-高丽槐素

化合物4: (+)-5α-羟基立曼宁
化合物5: (–)-5α-羟基槐果碱
化合物6: (+)-槐醇
化合物7: (+)-槐胺
化合物8: (–)-N-甲基金雀花碱
化合物9: (–)-N-乙基金雀花碱
化合物10: (–)-臭豆碱
化合物11: 1-(6,7-dihydro-5H-pyrrolo [1,2-α]imidazol-3-y1)ethanone
化合物12: 环(脯氨酸-脯氨酸)

化合物16: (–)-9α-羟基槐果碱
化合物17: (+)-9α-羟基苦参碱
化合物18: (–)-N-醛基金雀花碱
化合物19: (–)-N-乙酰基金雀花碱
化合物20: (–)-N-丙酰基金雀花碱
化合物21: (–)-N-己酰基金雀花碱
化合物22: 烟酸

化合物23: (+)-氧化苦参碱

化合物24: (+)-氧化槐果碱
化合物25: (3S,4R)-4-羟基-7,4'-二甲氧基异黄烷-3-O-β-D-吡喃葡萄糖苷
化合物26: (6aR,11aR)-3-O-β-D-吡喃葡萄糖基美迪紫檀素
化合物27: 三叶豆紫檀苷
化合物28: 芒柄花苷
化合物29: (–)-丁香脂素-4-O-β-D-吡喃葡萄糖苷

正丁醇萃取物79.2 g

MCI柱色谱，甲醇–水（0：100→100：0）梯度洗脱，得到五个部分（Frs.N1-Frs.N5）

Frs.N2　**Frs.N3**　**Frs.N4**　**Frs.N5**

Frs.N2: ODS柱色谱；凝胶柱色谱；硅胶柱色谱

Frs.N3: 硅胶柱色谱；ODS柱色谱；半制备液相色谱

Frs.N4: 凝胶柱色谱；半制备液相色谱

化合物30: (+)-5α-羟基氧化槐果碱
化合物31: (–)-12β-羟基氧化槐果碱
化合物32: (+)-5α-羟基氧化苦参碱
化合物33: (–)-14β-羟基氧化苦参碱

化合物38: (–)-开环异落叶松脂素-4-O-β-D-吡喃葡萄糖苷
化合物39: (–)-丁香脂素-4,4'-二-O-β-D-吡喃葡萄糖苷
化合物40: (–)-松脂素-4,4'-二-O-β-D-吡喃葡萄糖苷

化合物34: 4-羟甲基-2,6-二甲氧基苯酚-1-β-D-吡喃葡萄糖苷
化合物35: 松柏苷
化合物36: 紫丁香苷
化合物37: (6S,9R)-roseoside

【参考文献】

［1］广西壮族自治区食品药品监督管理局编.广西壮族自治区壮药质量标准：第一卷（2008年版）［S］.南宁：广西科学技术出版社，2008.

［2］潘其明.山豆根化学成分及生物活性的研究［D］.桂林：广西师范大学，2016.

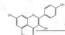

山牡荆

【来源】本品为马鞭草科植物山牡荆*Vitex quinata*（Lour.）Will.的干燥根和茎。

【壮、瑶药名】壮药名：棵劲芭 Gogingjbya。瑶药名：更牡荆 Gemh muh ging。

【分布】主要分布于浙江、江西、福建、台湾、湖南、广东、广西等地，广西分布于南宁、桂林、永福、梧州、藤县、贵港、平南、容县、北流、昭平、河池、罗城、金秀、龙州等县市。

【功能与主治】

中医　止咳定喘，镇静退热。用于治疗急慢性气管炎，支气管炎，咳喘，气促，小儿发热，烦躁不安。

壮医　调气道，清热毒。用于埃病（咳嗽），痨墨（哮病），痨瘴，胴尹（腹痛），兵嘿细勒（疝气），隆白呆（带下），勒爷发得（小儿发热）。

瑶医　清热解毒，利尿通淋，活血消肿，疏风通络。用于治疗尼椎虾（肾炎），泵烈竞（尿路感染、淋浊），崩毕扭（风湿性心脏病），崩闭闷（风湿骨痛、类风湿性关节炎）。

【主要化学成分与药理作用】

山牡荆主要含有黄酮类及蜕皮激素类成分，具有多种药理作用，可促进RNA和蛋白质的合成、影响糖代谢、促进脂类代谢、调节免疫、影响中枢神经系统、促进动物蜕皮、驱虫等。

【代表性化学成分的结构与性质】

名称	分子式	相对分子质量	熔点/℃	性状
紫花牡荆素	$C_{19}H_{18}O_8$	374	183～185	黄色无定形粉末

紫花牡荆素化学结构式

【主要化学成分的提取分离】

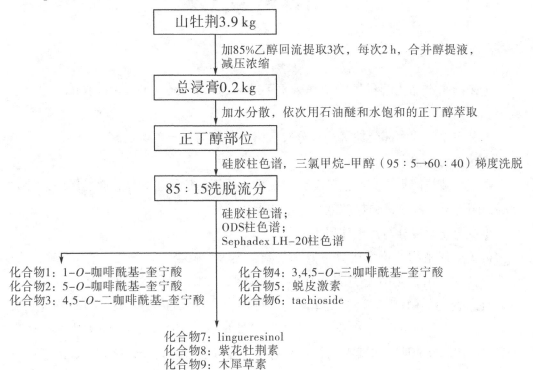

山牡荆3.9 kg

↓ 加85%乙醇回流提取3次，每次2 h，合并醇提液，减压浓缩

总浸膏0.2 kg

↓ 加水分散，依次用石油醚和水饱和的正丁醇萃取

正丁醇部位

↓ 硅胶柱色谱，三氯甲烷-甲醇（95：5→60：40）梯度洗脱

85：15洗脱流分

↓ 硅胶柱色谱；
ODS柱色谱；
Sephadex LH-20柱色谱

化合物1：1-O-咖啡酰基-奎宁酸　　化合物4：3,4,5-O-三咖啡酰基-奎宁酸
化合物2：5-O-咖啡酰基-奎宁酸　　化合物5：蜕皮激素
化合物3：4,5-O-二咖啡酰基-奎宁酸　　化合物6：tachioside

化合物7：lingueresinol
化合物8：紫花牡荆素
化合物9：木犀草素

【参考文献】

[1] 卢张伟，郑军，汪豪，等.山牡荆树干心材的化学成分 [J].药学与临床研究，2009，17（4）：287-289.

[2] 程伟贤，陈鸿雁，张义平，等.山牡荆的化学成分研究 [J].天然产物研究与开发，2007（2）：244-246.

[3] 竺勇，黄瑞松，李耀华.HPLC测定山牡荆中蜕皮甾酮含量的方法研究 [J].广西医科大学学报，2014，31（3）：377-379.

[4] 徐楠杰，郭月英，李铣.蜕皮甾酮的药理作用研究进展 [J].沈阳药科大学学报，1997（4）：69-71.

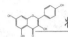

山苦荬

【来源】本品为菊科植物中华苦荬菜*Ixeris chinensis*（Thunb.）Nakai.的全草或根。

【分布】我国大部分地区均有分布，广西各地均有分布。

【功能与主治】

中医 清热解毒，凉血消肿，镇痛抗炎。用于治疗无名肿痛，腹腔脓肿，乳痈疖肿，阑尾炎，肝炎，肺热咳嗽，肺结核等。

【主要化学成分与药理作用】

苦荬菜属植物的化学成分主要有倍半萜类、三萜类、黄酮类、香豆素类、核苷等。其中，山苦荬中萜类成分有β-香树脂素、3β-羟基-20(30)-蒲公英甾烯、熊果-12-烯-3β-醇、10-羟基艾里莫芬-7(11)-烯-12,8α-内酯、乌苏-12,20(30)-二烯-3β,28-二醇、3β,8α-二羟基-6β-当归酰基艾里莫芬-7(11)-烯-12,8β-内酯、乌苏酸等。现代研究表明，苦荬菜属植物具有抗炎保肝、镇静镇痛、抗烟碱、治疗冠心病、抗氧化、抗病毒、抗白血病等药理作用。

【代表性化学成分的结构与性质】

名称	分子式	相对分子质量	熔点/℃	性状
β-香树脂素	$C_{30}H_{50}O$	426	195~197	白色粉末
乌苏酸	$C_{30}H_{48}O_3$	456	240~242	白色粉末

β-香树脂素化学结构式

【主要化学成分的提取分离】

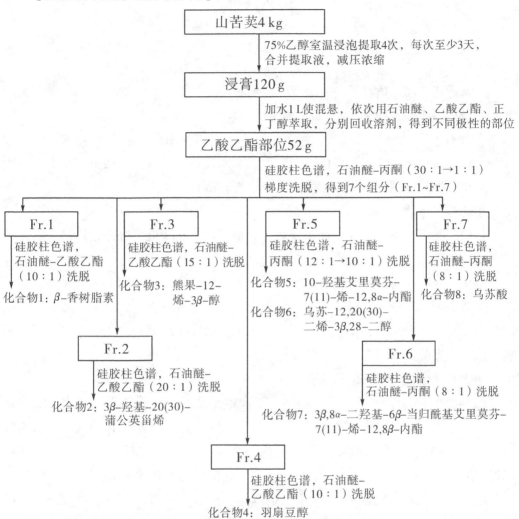

【参考文献】

［1］王晓飞.中华苦荬菜化学成分及药理作用研究［D］.济南：山东省医学科学院，2007.

［2］马雪梅，马文兵.中华小苦荬萜类化学成分的研究［J］.天然产物研究与开发，2011，23：440-442，457.

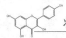

山胡椒

【来源】本品为樟科植物山胡椒*Lindera glauca*（Sieb. et Zucc.）Bl.的干燥全株。

【瑶药名】假逮崩 Jav daic buerng。

【分布】主要分布于山东、河南、陕西、甘肃、山西、江苏、安徽、浙江、江西、福建、台湾、广东、广西、湖北、湖南、四川等省区，广西分布于融水、桂林、全州、兴安、龙胜、资源、南丹、罗城等县市。

【功能与主治】

中医 解毒消疮，祛风止痛，止痒，止血。用于治疗疮疡肿毒，风湿痹痛，跌打损伤，外伤出血，皮肤瘙痒，蛇虫咬伤。

瑶医 祛风活络，解毒消肿，止血，止痛。用于治疗崩闭闷（风湿骨痛、类风湿性关节炎），篮榜垂翁撸（肝脾肿大），哈轮（感冒发热），怒哈（咳嗽），锥碰江闷（坐骨神经痛），布醒蕹（肾炎水肿），播冲（跌打损伤），眸名肿毒（无名肿毒、痈疮肿毒），囊暗（毒蛇咬伤），卡西闷（胃寒痛）。

【主要化学成分与药理作用】

山胡椒中含有生物碱类、黄酮类、丁内酯类及倍半萜内酯类化合物，如樟苍碱、N-甲基樟苍碱、瑞枯灵、紫堇碱、N-反式阿魏酸酪酰胺、N-顺式阿魏酸酪酰胺、芒籽香碱、降异紫堇定碱、波尔定碱、对烷-反式-3,8-二醇、对烷-顺式-3,8-二醇、eudesm-4(15)-ene-7,11-diol、$4\beta,6\beta$-dihydroxy-$1\alpha,5\beta$(H)-guai-9-ene。药理研究表明，山胡椒在抗炎镇痛、抑菌、抗病毒、抗溃疡等多方面有显著效果，可用于治疗消化系统或泌尿系统疾病及风湿性关节炎等，其中的生物碱类和内酯类生物活性成分具有显著抗肿瘤活性，能强烈地抑制肿瘤细胞，特别是抑制结肠癌细胞HT-29、胃癌细胞 SGC-7901 增殖，高浓度给药情况下，甚至优于同浓度的阳性对照药依托泊苷 VP-16。

【代表性化学成分的结构与性质】

名称	分子式	相对分子质量	熔点/℃	性状
樟苍碱	$C_{19}H_{21}NO_4$	327	—	棕黄色固体
波尔定碱	$C_{19}H_{21}NO_4$	327	159～164	棕黄色固体

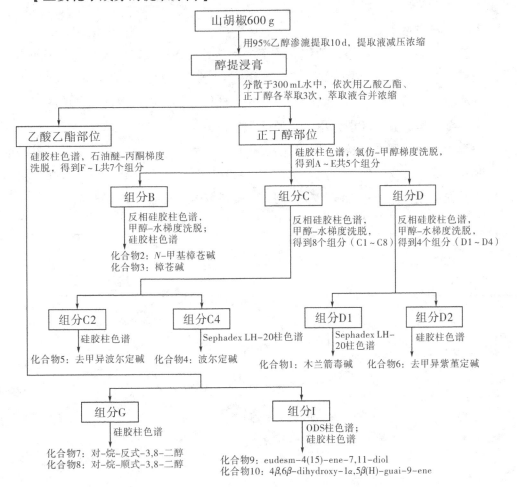

樟苍碱化学结构式   波尔定碱化学结构式

【主要化学成分的提取分离】

山胡椒600 g

用95%乙醇渗漉提取10 d，提取液减压浓缩

醇提浸膏

分散于300 mL水中，依次用乙酸乙酯、
正丁醇各萃取3次，萃取液合并浓缩

乙酸乙酯部位

硅胶柱色谱，石油醚-丙酮梯度
洗脱，得到F～L共7个组分

正丁醇部位

硅胶柱色谱，氯仿-甲醇梯度洗脱，
得到A～E共5个组分

组分B

反相硅胶柱色谱，
甲醇-水梯度洗脱；
硅胶柱色谱

化合物2：N-甲基樟苍碱
化合物3：樟苍碱

组分C

反相硅胶柱色谱，
甲醇-水梯度洗脱，
得到8个组分（C1～C8）

组分D

反相硅胶柱色谱，
甲醇-水梯度洗脱，
得到4个组分（D1～D4）

组分C2

硅胶柱色谱

化合物5：去甲异波尔定碱

组分C4

Sephadex LH-20柱色谱

化合物4：波尔定碱

组分D1

Sephadex LH-
20柱色谱

化合物1：木兰箭毒碱

组分D2

硅胶柱色谱

化合物6：去甲异紫堇定碱

组分G

硅胶柱色谱

化合物7：对-烷-反式-3,8-二醇
化合物8：对-烷-顺式-3,8-二醇

组分I

ODS柱色谱；
硅胶柱色谱

化合物9：eudesm-4(15)-ene-7,11-diol
化合物10：4β,6β-dihydroxy-1α,5β(H)-guai-9-ene

【参考文献】

[1] 刘婷，李文艺，刘小文，等.山胡椒根化学成分及其生物碱抑制肿瘤细胞增殖研究 [J].中药材，2016，39（8）：1789-1792.

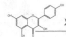

山桔叶

【**来源**】本品为芸香科植物小花山小橘*Glycosmis parviflora*（Sims）Kurz的干燥叶。

【**壮药名**】棵勒挪 Golwg'ndo。

【**分布**】主要分布于广西、广东、台湾、云南等地，广西分布于南宁、柳城、上思、百色、龙州等县市。

【**功能与主治**】

中医　散瘀消肿，化痰，消积。用于治疗跌打损伤，感冒咳嗽，食积胀痛。

壮医　通龙路、火路，调气道、谷道。用于治疗东郎（食滞），胴尹（腹痛），贫痧（感冒），埃病（咳嗽），鼻衄，林得叮相（跌打损伤），遗尿。

【**主要化学成分与药理作用**】

山香含有生物碱类、黄酮类、萜类、甾体类、香豆素类、木脂素类、氨基磺酸类、挥发油等化合物。现代研究表明，山桔叶具有散瘀消肿、止痛、抗氧化、抗微生物和细胞毒性、保肝、抗癌、愈合伤口、促进泌乳等药理作用。

【**代表性化学成分的结构与性质**】

名称	分子式	相对分子质量	熔点/℃	性状
牡荆素	$C_{21}H_{20}O_{10}$	432	256～257	黄色粉末

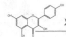

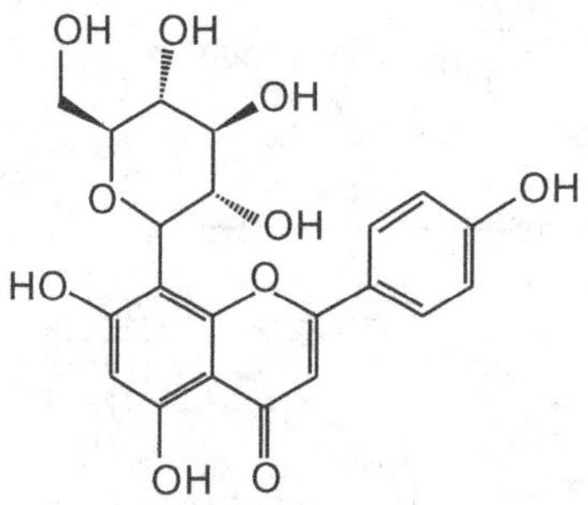

牡荆素化学结构式

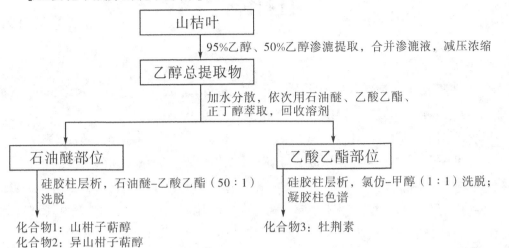

【主要化学成分的提取分离】

山桔叶
↓ 95%乙醇、50%乙醇渗漉提取，合并渗漉液，减压浓缩
乙醇总提取物
↓ 加水分散，依次用石油醚、乙酸乙酯、
　正丁醇萃取，回收溶剂

石油醚部位
硅胶柱层析，石油醚-乙酸乙酯（50∶1）
洗脱

化合物1：山柑子萜醇
化合物2：异山柑子萜醇

乙酸乙酯部位
硅胶柱层析，氯仿-甲醇（1∶1）洗脱；
凝胶柱色谱

化合物3：牡荆素

【参考文献】

［1］广西壮族自治区食品药品监督管理局.广西壮族自治区壮药质量标准：第一卷
　　（2008年版）［S］.南宁：广西科学技术出版社，2008.

［2］侯宁宁.山桔叶化学成分及质量标准研究［D］.南宁：广西中医药大学，2016.

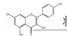

山银花

【来源】 本品为忍冬科植物大花忍冬*Lonicera macrantha*（D.Don）Spreng.或菰腺忍冬*Lonicera hypoglauca* Miq.的干燥花蕾或带初开的花。

【壮药名】银华岜 Mgaenzva'bya。

【分布】菰腺忍冬主要分布于河南、广西、山东、云南、安徽、浙江、江西、福建、湖南、湖北、广东和四川等省区；大花忍冬主要分布于湖南、四川、广东、贵州、广西、江西、福建和湖北等省区，在广西分布于融水、灵川、全州、兴安、灌阳、龙胜、资源、乐业、富川、罗城等县市。

【功能与主治】

中医 清热解毒，凉散风热。用于治疗痈肿疔疮，喉痹，丹毒，热毒血痢，风热感冒，温病发热。

壮医 清热毒，除湿毒，通谷道，利水道。用于治疗贫痧（感冒），阿意咪（痢疾），白冻（泄泻），货烟妈（咽痛），肺痨，墨病（哮喘），火眼，急性阑尾炎，鹿勒（吐血），陆裂（咳血），兵淋勒（血崩），阿意勒（便血），笨浮（水肿），北嘻（乳痈），外伤感染，呗脓（痈疮）。

【主要化学成分与药理作用】

山银花含有环烯醚萜类、黄酮类、有机酸类、苷类、挥发油类等成分。黄酮类成分有木犀草素、槲皮素、苜蓿素等，有机酸类有绿原酸、异绿原酸、新绿原酸和咖啡酸等。现代研究表明，山银花具有抗菌、抗病毒、抗氧化、解热、保肝等药理作用。

【代表性化学成分的结构与性质】

名称	分子式	相对分子质量	熔点/℃	性状
木犀草素	$C_{15}H_{10}O_6$	286	328～330	黄色针状结晶
绿原酸	$C_{16}H_{18}O_9$	354	205～209	淡黄色状结晶

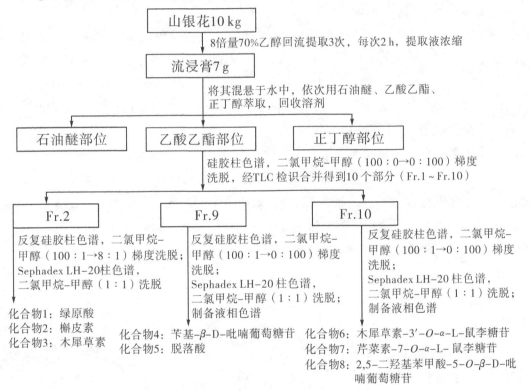

绿原酸化学结构式

【主要化学成分的提取分离】

山银花10 kg

→ 8倍量70%乙醇回流提取3次，每次2 h，提取液浓缩

流浸膏7 g

→ 将其混悬于水中，依次用石油醚、乙酸乙酯、正丁醇萃取，回收溶剂

石油醚部位　　乙酸乙酯部位　　正丁醇部位

→ 硅胶柱色谱，二氯甲烷-甲醇（100∶0→0∶100）梯度洗脱，经TLC检识合并得到10个部分（Fr.1～Fr.10）

Fr.2
反复硅胶柱色谱，二氯甲烷-甲醇（100∶1→8∶1）梯度洗脱；Sephadex LH-20柱色谱，二氯甲烷-甲醇（1∶1）洗脱

化合物1：绿原酸
化合物2：槲皮素
化合物3：木犀草素

Fr.9
反复硅胶柱色谱，二氯甲烷-甲醇（100∶1→0∶100）梯度洗脱；Sephadex LH-20柱色谱，二氯甲烷-甲醇（1∶1）洗脱；制备液相色谱

化合物4：苄基-β-D-吡喃葡萄糖苷
化合物5：脱落酸

Fr.10
反复硅胶柱色谱，二氯甲烷-甲醇（100∶1→0∶100）梯度洗脱；Sephadex LH-20柱色谱，二氯甲烷-甲醇（1∶1）洗脱；制备液相色谱

化合物6：木犀草素-3'-O-α-L-鼠李糖苷
化合物7：芹菜素-7-O-α-L-鼠李糖苷
化合物8：2,5-二羟基苯甲酸-5-O-β-D-吡喃葡萄糖苷

【参考文献】

[1] 广西壮族自治区食品药品监督管理局.广西壮族自治区壮药质量标准：第一卷（2008年版）[S].南宁：广西科学技术出版社，2008.

[2] 粟时颖，郑兴，廖端芳.山银花研究进展 [J].南华大学学报（医学版），2009，37（6）：744-746.

[3] 温建辉，倪付勇，赵祎武，等.山银花化学成分研究 [J].中草药，2015，46（13）：1883-1886.

山绿茶

【来源】本品为冬青科植物海南冬青 *Ilex hainanensis* Merr.的干燥叶。

【壮药名】棵傻岜 Gocazbya。

【分布】主要分布于广西、广东、海南和云南等地，广西分布于桂东南、桂西、桂北、桂东北地区。

【功能与主治】

中医　清热平肝，消肿止痛，活血通脉。用于治疗眩晕头痛，高血压病，高血脂症，冠心病，脑血管意外所致的偏瘫，风热感冒，肺热咳嗽，喉头水肿，扁桃体炎，痢疾。

壮医　调龙路、火路，通气道，清热毒。用于治疗兰喯（眩晕），货烟妈（咽痛），林得叮相（跌打损伤），狠尹（疖肿）。

【主要化学成分与药理作用】

山绿茶的化学成分主要为黄酮类、三萜类、三萜皂苷类和奎宁酸类等，如芦丁、海南冬青苷、乌索酸、冬青素A、冬青皂苷A_1。现代研究表明，山绿茶具有降血压、保护心脏、降血脂等药理作用。

【代表性化学成分的结构与性质】

名称	分子式	相对分子质量	熔点/℃	性状
$3\beta,19\alpha$-二羟基齐敦果-12-烯-24,28-二羧酸-28-O-β-D-吡喃葡萄糖苷	$C_{35}H_{54}O_{11}$	650	—	浅黄色胶状物

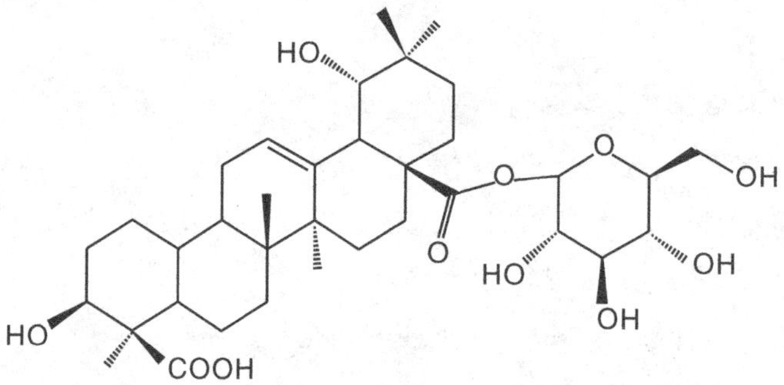

$3\beta,19\alpha$-二羟基齐敦果-12-烯-24,28-二羧酸-28-O-β-D-吡喃葡萄糖苷化学结构式

【主要化学成分的提取分离】

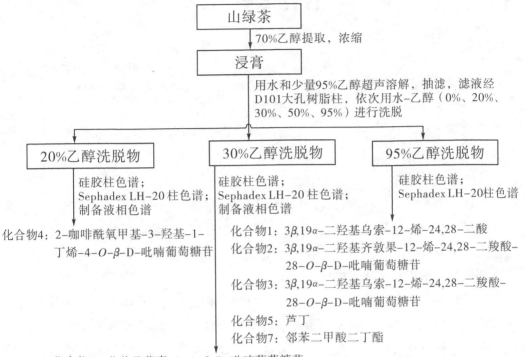

化合物6：北美圣草素–7–*O*–*β*–D–吡喃葡萄糖苷

化合物8：丁香脂素–4–*O*–*β*–D–吡喃葡萄糖苷

化合物9：(2*E*)–2–甲基–2–丁烯–1,4–二醇–4–*O*–*β*–D–(6″–*O*–咖啡酰基)–吡喃葡萄糖苷

化合物10：1–*O*–咖啡酰基–(2*E*)–2–甲基–2–丁烯–1,4–二醇–4–*O*–*β*–D–吡喃葡萄糖苷

【参考文献】

［1］广西壮族自治区食品药品监督管理局.广西壮族自治区壮药质量标准：第一卷（2008年版）［S］.南宁：广西科学技术出版社，2008.

［2］周思祥.山绿茶的化学成分和生物活性研究［D］.北京：中国协和医科大学，2007.

［3］彭博，黄卫华，赵静，等.山绿茶化学成分研究［J］.中药材，2012，35（8）：1251–1254.

山菠萝根

【来源】本品为露兜树科植物露兜树*Pandanus tectorius* Sol.的干燥根。

【壮药名】棵割 Gogawq。

【分布】主要分布于广西、广东、福建、台湾、海南、贵州和云南等省区，广西分布于桂南地区。

【功能与主治】

中医 清热利湿，利水行气。用于治疗下焦湿热，疝气，感冒，咳嗽。

壮医 祛风毒，清热毒，通水道。用于治疗得凉（感冒），笨浮（水肿），肉扭（淋证），能蚌（黄疸），能啥能累（湿疹），林得叮相（跌打损伤）。

【主要化学成分与药理作用】

山菠萝根中含有三萜类、黄酮类、甾醇类、木脂素类、有机酸类等成分，如环露兜酮、3-酮-24(31)-烯-环木菠萝烷、3-酮-24(31)-烯-28-去甲基环木菠萝烷、棕榈酸等。现代研究表明，从露兜树分离得到的角鲨烯混合物、植物甾醇混合物均具有抗菌作用，能抑制结核分枝杆菌$H_{37}Rv$的生长。

【代表性化学成分的结构与性质】

名称	分子式	相对分子质量	熔点/℃	性状
环露兜酮	$C_{29}H_{46}O$	410	67～69	无色针状结晶

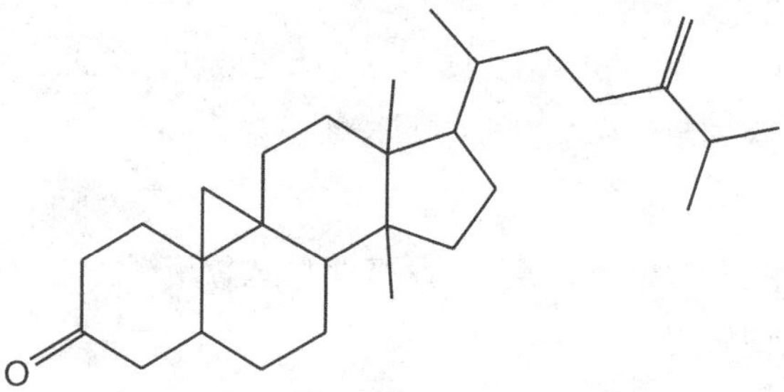

环露兜酮化学结构式

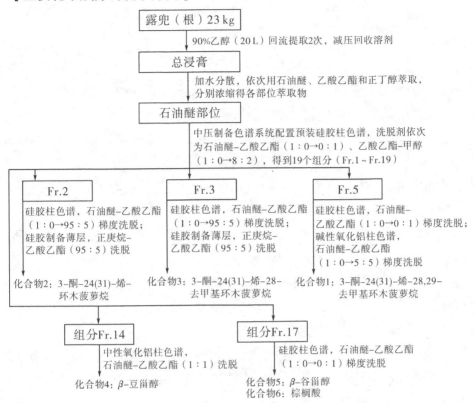
【主要化学成分的提取分离】

露兜（根）23 kg
↓ 90%乙醇（20 L）回流提取2次，减压回收溶剂

总浸膏
↓ 加水分散，依次用石油醚、乙酸乙酯和正丁醇萃取，分别浓缩得各部位萃取物

石油醚部位
↓ 中压制备色谱系统配置预装硅胶柱色谱，洗脱剂依次为石油醚-乙酸乙酯（1:0→0:1）、乙酸乙酯-甲醇（1:0→8:2），得到19个组分（Fr.1~Fr.19）

Fr.2
硅胶柱色谱，石油醚-乙酸乙酯（1:0→95:5）梯度洗脱；硅胶制备薄层，正庚烷-乙酸乙酯（95:5）洗脱
↓
化合物2：3-酮-24(31)-烯-环木菠萝烷

Fr.3
硅胶柱色谱，石油醚-乙酸乙酯（1:0→95:5）梯度洗脱；硅胶制备薄层，正庚烷-乙酸乙酯（95:5）洗脱
↓
化合物3：3-酮-24(31)-烯-28-去甲基环木菠萝烷

Fr.5
硅胶柱色谱，石油醚-乙酸乙酯（1:0→0:1）梯度洗脱；碱性氧化铝柱色谱，石油醚-乙酸乙酯（1:0→5:5）梯度洗脱
↓
化合物1：3-酮-24(31)-烯-28,29-去甲基环木菠萝烷

组分Fr.14
中性氧化铝柱色谱，石油醚-乙酸乙酯（1:1）洗脱
↓
化合物4：β-豆甾醇

组分Fr.17
硅胶柱色谱，石油醚-乙酸乙酯（1:0→0:1）梯度洗脱
↓
化合物5：β-谷甾醇
化合物6：棕榈酸

【参考文献】

［1］彭丽华.露兜树属药用植物露兜簕化学成分研究［D］.广州：广州中医药大学，2011.

［2］冯献起.红树林植物露兜树和海洋真菌ZT6-11次生代谢产物化学成分研究［D］.青岛科技大学，2010.

［3］彭丽华，刘嘉炜，郑家概，等.露兜簕氨基酸及无机微量元素分析［J］.中国民族民间医药，2012，21（5）：24-25.

［4］刘嘉炜，彭丽华，冼美廷，等.露兜簕根化学成分研究［J］.中草药，2012，43（4）：636-639.

［5］曲文浩，王玉珏，王明时.山菠萝化学成分的研究［J］.中国药科大学学报，1990（1）：51-52.

［6］Tan M A, Takayama H, Aimi N, et al. Antitubercular triterpenes and phytosterols from Pandanus tectorius Soland.var.laevis［J］.Journal of Natural Medicines, 2008, 62（2）：232-235.

千斤拔

【来源】本品为豆科植物千斤拔 *Flemingia prostrata* C.Y.Wu 或大叶千斤拔 *Flemingia macrophylla*（Willd.）Prain 的干燥根。

【壮、瑶药名】壮药名：棵壤丁 Goragdingh。瑶药名：得丁龙 Deh dingx luengh。

【分布】主要分布于西南、中南和东南地区，广西各地均有分布。

【功能与主治】

中医 祛风利湿，强筋壮骨，消瘀解毒。用于治疗风湿痹痛，腰腿痛，腰肌劳损，白带异常，慢性肾炎，痈肿，喉蛾，跌打损伤。

壮医 通调龙路，祛风毒，除湿毒，补虚强筋骨。用于治疗核尹（腰痛），麻邦（偏瘫），委约（阳痿），发旺（风湿骨痛），优平（自汗）。

【主要化学成分与药理作用】

千斤拔中的化学成分以黄酮类为主，此外还含有香豆素类、萜类、挥发油、脂肪酸类等成分。现代研究表明，千斤拔具有提高免疫力、抗氧化、抑菌、保护神经、抗疲劳、调节一氧化氮代谢、保护脑组织和血脑组织、抗炎镇痛、抑制回肠收缩、抗肿瘤、预防血栓、类雌激素作用、调节免疫内分泌功能、抗肝损伤等作用。

【代表性化学成分的结构与性质】

名称	分子式	相对分子质量	熔点/℃	性状
染料木苷	$C_{21}H_{20}O_{10}$	432	254	白色粉末
大黄素	$C_{15}H_{10}O_5$	270	256～257	橙色针晶

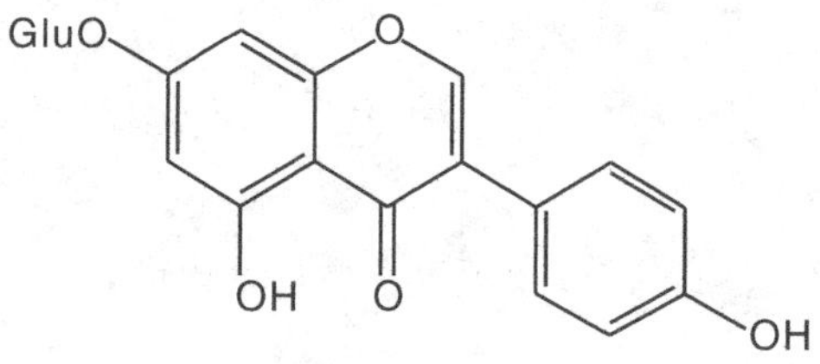

染料木苷化学结构式

【主要化学成分的提取分离】

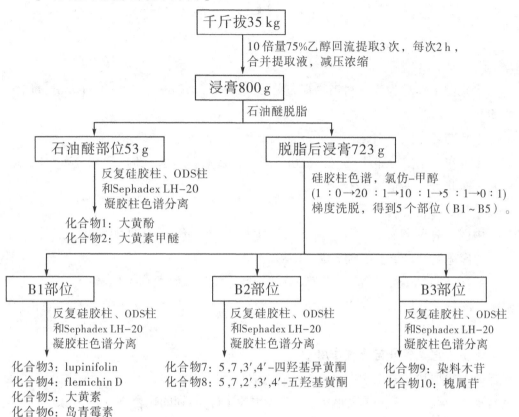

【参考文献】

［1］广西壮族自治区食品药品监督管理局.广西壮族自治区壮药质量标准：第一卷
（2008年版）［S］.南宁：广西科学技术出版社，2008.

［2］覃迅云，罗金裕，高志刚.中国瑶药学［M］.北京：民族出版社，2002.

［3］李华，杨美华，斯建勇，等.千斤拔化学成分研究［J］.中草药，2009，40
（4）：512-516.

［4］周舟.大叶千斤拔化学成分及抗炎作用的研究［D］.南宁：广西中医药大学，
2015.

［5］蒙蒙.蔓性千斤拔化学成分研究［D］.咸阳：陕西中医学院，2011.

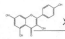

广山药

【来源】本品为薯蓣科植物褐苞薯蓣*Dioscorea persimilis* Prain et Burk.的干燥块茎。

【壮药名】扪岜 Maenbya。

【分布】主要分布于湖南、贵州、广西、云南、广东等地，广西分布于桂南、桂西、桂北、桂东北、桂中地区。

【功能与主治】

中医 补脾养胃，生津益肺，补肾涩精。用于治疗脾虚食少，久泻，肺虚喘咳，肾虚遗精，带下，尿频，虚热消渴。

壮医 调谷道、气道、水道，补肺肾。用于治疗埃病（咳嗽），墨病（哮喘），漏精（遗精），白冻（泄泻），喯疳（疳积），隆白呆（带下），肉扭（淋证），屙幽脘（消渴）。

【主要化学成分与药理作用】

薯蓣属根状茎的化学成分有甾体皂苷及苷元类、苯丙素类、二芳基庚酮类、有机酸及其苷类、氨基酸及其肽类。广山药中目前分离到的化合物有β-谷甾醇、豆甾醇、β-谷甾醇棕榈酸酯、6′-*O*-棕榈酰-β-胡萝卜苷、十七烷酸甲酯、单棕榈酸甘油酯、香草酸、丁香酸、环苯丙-酪肽。现代研究表明，广山药具有健脾养胃、补肾涩精、降血糖等药理作用。

【代表性化学成分的结构与性质】

名称	分子式	相对分子质量	熔点/℃	性状
香草酸	$C_8H_8O_4$	168	208～210	白色针状结晶
丁香酸	$C_9H_{10}O_5$	198	204～207	白色针状结晶

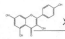

香草酸化学结构式

【主要化学成分的提取分离】

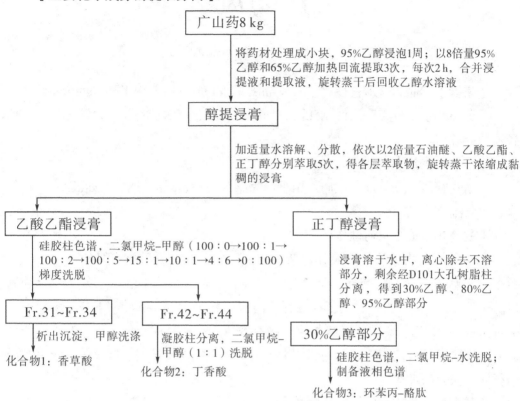

广山药8 kg

将药材处理成小块，95%乙醇浸泡1周；以8倍量95%乙醇和65%乙醇加热回流提取3次，每次2 h，合并浸提液和提取液，旋转蒸干后回收乙醇水溶液

醇提浸膏

加适量水溶解、分散，依次以2倍量石油醚、乙酸乙酯、正丁醇分别萃取5次，得各层萃取物，旋转蒸干浓缩成黏稠的浸膏

乙酸乙酯浸膏

硅胶柱色谱，二氯甲烷-甲醇（100：0→100：1→100：2→100：5→15：1→10：1→4：6→0：100）梯度洗脱

正丁醇浸膏

浸膏溶于水中，离心除去不溶部分，剩余经D101大孔树脂柱分离，得到30%乙醇、80%乙醇、95%乙醇部分

Fr.31~Fr.34

析出沉淀，甲醇洗涤

化合物1：香草酸

Fr.42~Fr.44

凝胶柱分离，二氯甲烷-甲醇（1：1）洗脱

化合物2：丁香酸

30%乙醇部分

硅胶柱色谱，二氯甲烷-水洗脱；制备液相色谱

化合物3：环苯丙-酪肽

【参考文献】

[1] 广西壮族自治区食品药品监督管理局.广西壮族自治区壮药质量标准：第一卷（2008年版）[S].南宁：广西科学技术出版社，2008.

[2] 覃迅云，罗金裕，高志刚.中国瑶药学 [M].北京：民族出版社，2002.

[3] 高慧新，周敏，田慧，等.广山药的现代研究概况 [J].解放军药学学报，2017，33（1）：72-74.

[4] 周彬.褐苞薯蓣化学成分、药理活性及与薯蓣对比研究 [D].天津：天津大学，2015.

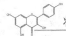

广防风

【来源】本品为唇形科植物广防风Anisomeles indica（L.）Kuntze的全草。

【分布】主要分布于浙江、江西、湖南、广东、广西、福建、台湾等地，广西各地均有分布。

【功能与主治】

中医 祛风解表，理气止痛。用于治疗感冒发热，风湿骨痛，呕吐腹痛，胃气痛，皮肤湿疹。

【主要化学成分与药理作用】

广防风属植物中的化学成分包括挥发油、脂肪酸、酚酸类、鞣质、生物碱、黄酮、二萜、三萜及黄酮苷、苯乙醇苷类等。广防风全草中的苯乙醇类化合物有广防风苷A、圆齿列当苷、毛蕊花糖苷、肉苁蓉苷D、3′-O-methyl isocrenatoside、isocrenatoside、山橘脂酸，酚酸类化合物有香草酸、咖啡酸、阿魏酸等。现代研究表明，广防风具有抗 HIV、抗癌、抗炎、抗菌、抗癫痫、镇痛、抗过敏、防治神经退行性疾病等药理作用。

【代表性化学成分的结构与性质】

名称	分子式	相对分子质量	熔点/℃	性状
广防风苷A	$C_{31}H_{40}O_{15}$	652	140～141	淡黄色无定形粉末
毛蕊花糖苷	$C_{29}H_{36}O_{15}$	624	—	淡黄色无定形粉末

广防风苷A化学结构式

【主要化学成分的提取分离】

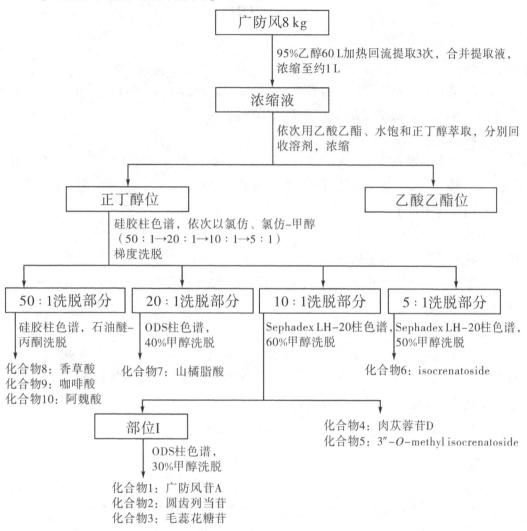

【参考文献】

[1] 陈彩华. 广防风地上部分的化学成分研究 [D]. 烟台: 鲁东大学, 2016.

[2] 陈一, 叶彩云, 赵勇. 广防风中苯乙醇类化学成分研究 [J]. 中草药, 2017, 48 (19): 3941-3944.

[3] 王玉兰, 栾欣. 广防风中的苯乙醇苷类化合物 [J]. 中草药, 2004, 35 (12): 1325-1327.

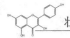

广钩藤

【来源】本品为茜草科植物攀茎钩藤*Uncaria scandens*（Smith） Hutchins.或侯钩藤*Uncaria rhynchophylloides* How的干燥带钩茎枝。

【壮药名】扣温钩Gaeuoenngaeu。

【分布】主要分布于广东、海南、广西、云南、四川及西藏等地，广西分布于横州、上思、平南、桂平、靖西、田林、西林、隆林、凤山、宁明、龙州等县市。

【功能与主治】

中医　息风定惊，清热平肝。用于治疗肝风内动，惊痫抽搐，感冒夹惊，小儿惊啼，妊娠子痫，头痛，眩晕。

壮医　调火路，清热毒，祛风毒。用于治疗血压噪（高血压病），贫痧头痛，胴尹（腹痛），勒爷狠风（小儿惊风），扭像（扭挫伤），发旺（痹病）。

【主要化学成分与药理作用】

广钩藤的化学成分有生物碱类、黄酮类、萜类、挥发油等。研究表明，广钩藤具有降血压、抗氧化、保护神经、抗肿瘤、抗炎、抑菌、抗焦虑等药理作用。

【代表性化学成分的结构与性质】

名称	分子式	相对分子质量	熔点/℃	性状
钩藤碱E	$C_{21}H_{24}N_2O_4$	368	209~~211	—
喜果苷	$C_{26}H_{30}N_2O_8$	498	—	—

钩藤碱E化学结构式　　　　　　　　　　喜果苷化学结构式

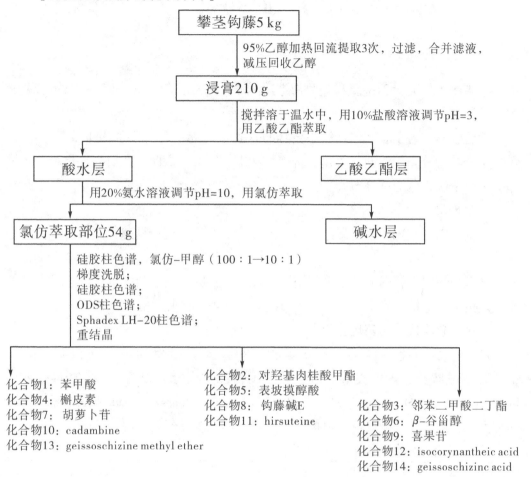

【主要化学成分的提取分离】

攀茎钩藤5 kg

95%乙醇加热回流提取3次，过滤，合并滤液，减压回收乙醇

浸膏210 g

搅拌溶于温水中，用10%盐酸溶液调节pH=3，用乙酸乙酯萃取

酸水层   乙酸乙酯层

用20%氨水溶液调节pH=10，用氯仿萃取

氯仿萃取部位54 g   碱水层

硅胶柱色谱，氯仿-甲醇（100∶1→10∶1）梯度洗脱；
硅胶柱色谱；
ODS柱色谱；
Sphadex LH-20柱色谱；
重结晶

化合物1：苯甲酸
化合物4：槲皮素
化合物7：胡萝卜苷
化合物10：cadambine
化合物13：geissoschizine methyl ether

化合物2：对羟基肉桂酸甲酯
化合物5：表坡摸醇酸
化合物8：钩藤碱E
化合物11：hirsuteine

化合物3：邻苯二甲酸二丁酯
化合物6：β-谷甾醇
化合物9：喜果苷
化合物12：isocorynantheic acid
化合物14：geissoschizinc acid

【参考文献】

［1］史晓龙.藏药攀茎钩藤化学成分及生物活性研究［D］.兰州：兰州理工大学，2015.

［2］马大勇.攀茎钩藤化学成分的研究［D］.贵阳：贵阳中医学院，2008.

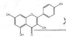

广狼毒

【来源】本品为天南星科植物海芋 *Alocasia odora* （Roxburgh）K.Koch的干燥根块茎。

【壮、瑶药名】壮药名：棵法亮 Gofangzlengj。瑶药名：叶喉 Hieh houc。

【分布】分布于江西、福建、台湾、湖南、广东、广西、四川、贵州、云南等地，广西全区各地均有分布。

【功能与主治】

中医　清热解毒，消肿散结。用于治疗热病高热，流行性感冒，肠伤寒，疔疮肿毒。

壮医　清热毒，通龙路，调气道，驱瘴毒，消肿。用于治疗贫痧（感冒），发得（发热），瘴毒（疟疾），能蚌（黄疸），肺痨，呗叮（疔）。

【主要化学成分与药理作用】

广狼毒含有生物碱类、维生素类、甾体及其衍生物类、脑苷类、挥发油、神经酰胺类、多糖类等成分，其中生物碱类成分有尿嘧啶、hyrtiosin B、hyrtiosulawesine、alocasin A、alocasin B、alocasin C、alocasin D、alocasin E等。现代研究表明，广狼毒具有抗炎、镇痛、抗肿瘤、抑真菌等药理作用。

【代表性化学成分的结构与性质】

名称	分子式	相对分子质量	熔点/℃	性状
尿嘧啶	$C_4H_4N_2O_2$	112	335～336	白色无定形粉末

尿嘧啶化学结构式

【主要化学成分的提取分离】

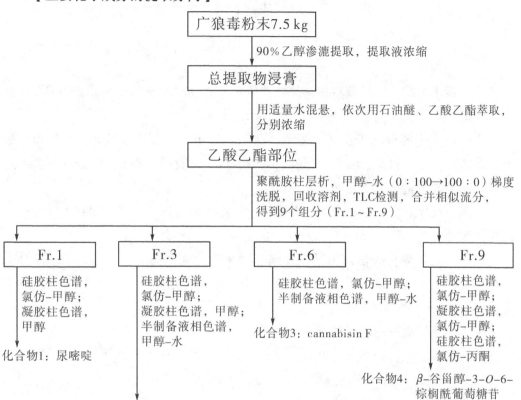

广狼毒粉末7.5 kg

↓ 90%乙醇渗漉提取，提取液浓缩

总提取物浸膏

↓ 用适量水混悬，依次用石油醚、乙酸乙酯萃取，分别浓缩

乙酸乙酯部位

↓ 聚酰胺柱层析，甲醇-水（0：100→100：0）梯度洗脱，回收溶剂，TLC检测，合并相似流分，得到9个组分（Fr.1～Fr.9）

| Fr.1 | Fr.3 | Fr.6 | Fr.9 |

Fr.1：硅胶柱色谱，氯仿-甲醇；凝胶柱色谱，甲醇

化合物1：尿嘧啶

Fr.3：硅胶柱色谱，氯仿-甲醇；凝胶柱色谱，甲醇；半制备液相色谱，甲醇-水

化合物2：1,2-dihydro-6,8-dimethoxy-7-hydroxy-1-(3,5-dimethoxy-4-hydroxyphenyl)-N1,N2-bis-[2-(4-hydroxypheny1)ethy1]-2,3-naphthalene dicarboxamide

Fr.6：硅胶柱色谱，氯仿-甲醇；半制备液相色谱，甲醇-水

化合物3：cannabisin F

Fr.9：硅胶柱色谱，氯仿-甲醇；凝胶柱色谱，氯仿-甲醇；硅胶柱色谱，氯仿-丙酮

化合物4：β-谷甾醇-3-O-6-棕榈酰葡萄糖苷

【参考文献】

［1］广西壮族自治区食品药品监督管理局.广西壮族自治区壮药质量标准：第一卷（2008年版）［S］.南宁：广西科学技术出版社，2008.

［2］Zhu L H, Chen C, Wang H, et al.Indole Alkaloids from Alocasia macrorrhiza［J］.Chem Pharm Bull, 2012, 60（5）：670－673.

［3］朱玲花，孟令杰，叶文才，等.海芋化学成分研究［J］.时珍国医国药，2013，24（12）：2859-2860.

［4］陈美婉，陈文荣，李书渊，等.广东狼毒的化学成分及药理作用的研究进展［J］.中药药理与临床，2011，27（3）：128-131.

广藤根

【来源】本品为清风藤科植物灰背清风藤*Sabia discolor* Dunn的干燥藤茎。

【瑶药名】懂暂进崩。

【分布】主要分布于浙江、福建、江西、广东、广西等省区，广西分布于融水、桂林、全州、兴安、灌阳、龙胜、平南、桂平、贺州、昭平、金秀等县市。

【功能与主治】

中医 祛风除湿，活血止痛，散毒消肿。用于治疗风湿骨痛，甲状腺肿，跌打损伤，肝炎。

瑶医 祛风除湿，散毒消肿，止痛。用于治疗崩闭闷（风湿痛、类风湿性关节炎），碰辘（骨质增生），布醒蒌（肾炎水肿），布标（甲状腺肿大），播冲（跌打损伤）。

【主要化学成分与药理作用】

广藤根含有生物碱类、有机酸类、黄酮类、醇类、苷类等成分，如白桦脂醇、齐墩果酸、imberic acid、槲皮素、芦丁、5-氧阿朴菲碱等。

【代表性化学成分的结构与性质】

名称	分子式	相对分子质量	熔点/℃	性状
白桦脂醇	$C_{30}H_{50}O_2$	442	256～257	白色羽状结晶
5-氧阿朴菲碱	$C_{17}H_{13}NO_3$	279	299～300	黄色针状结晶

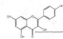

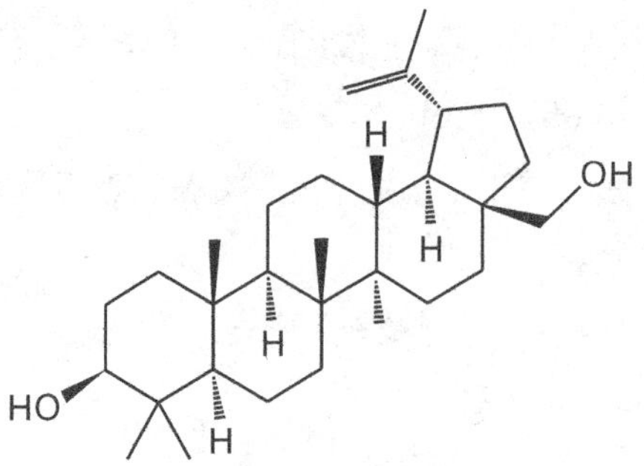

白桦脂醇化学结构式 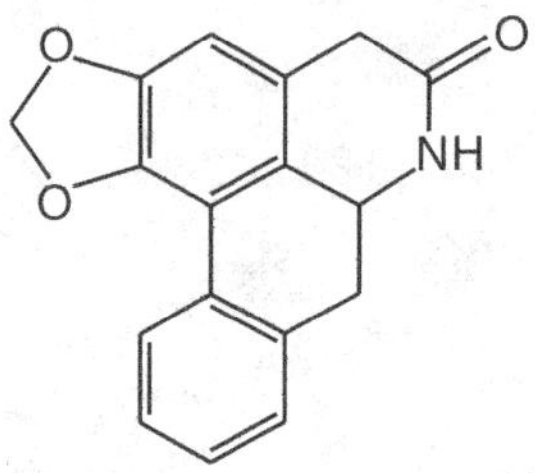　　　　　　　　5-氧阿朴菲碱化学结构式

【主要化学成分的提取分离】

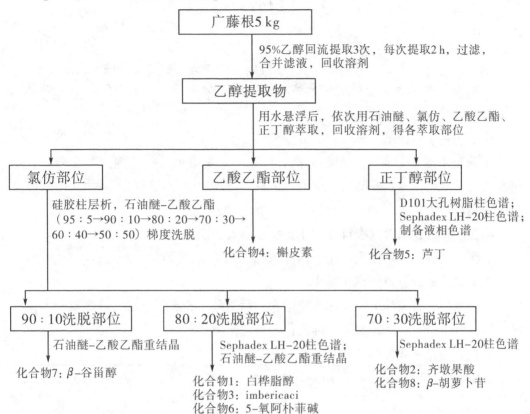

广藤根5 kg

↓ 95%乙醇回流提取3次，每次提取2 h，过滤，合并滤液，回收溶剂

乙醇提取物

↓ 用水悬浮后，依次用石油醚、氯仿、乙酸乙酯、正丁醇萃取，回收溶剂，得各萃取部位

| 氯仿部位 | 乙酸乙酯部位 | 正丁醇部位 |

氯仿部位：硅胶柱层析，石油醚–乙酸乙酯（95∶5→90∶10→80∶20→70∶30→60∶40→50∶50）梯度洗脱

乙酸乙酯部位：化合物4：槲皮素

正丁醇部位：D101大孔树脂柱色谱；Sephadex LH–20柱色谱；制备液相色谱
化合物5：芦丁

90∶10洗脱部位
↓ 石油醚–乙酸乙酯重结晶
化合物7：β-谷甾醇

80∶20洗脱部位
↓ Sephadex LH–20柱色谱；石油醚–乙酸乙酯重结晶
化合物1：白桦脂醇
化合物3：imbericaci
化合物6：5–氧阿朴菲碱

70∶30洗脱部位
↓ Sephadex LH–20柱色谱
化合物2：齐墩果酸
化合物8：β-胡萝卜苷

【参考文献】

[1] 刘布鸣，黄艳，李齐修，等.瑶药白背清风藤的化学成分研究[J].广西科学，2014，21（3）：257-259.

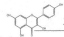

广山楂叶

【来源】本品为蔷薇科植物台湾林檎*Malus doumeri*（Bois）Chev或光萼林檎*Malus leiocalyca* S. Z. Huang的干燥叶。

【壮药名】盟山楂 Mbawsanhcah。

【分布】主要分布于广西、湖南、广东、云南等省区，广西分布于融水、全州、兴安、平乐、容县、陆川、靖西、田林、贺州、金秀、宁明等县市。

【功能与主治】

中医　开胃，消滞，去湿。用于治疗积食，暑湿厌食。

壮医　调谷道，除湿毒。用于治疗东郎（食滞），厌食。

【主要化学成分与药理作用】

广山楂叶含有黄酮类、单体有机酸类、熊果酸、苷类、萜类等化学成分，具有降血压、降血脂、保肝、抑菌、抗氧化等药理作用。

【代表性化学成分的结构与性质】

名称	分子式	相对分子质量	熔点/℃	性状
根皮素	$C_{15}H_{14}O_5$	274	—	类白色结晶粉末
根皮苷	$C_{21}H_{24}O_{10}$	436	113～114	白色结晶粉末

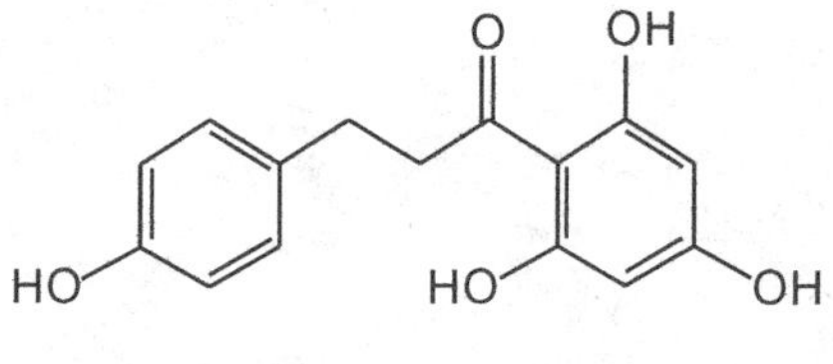

根皮素化学结构式 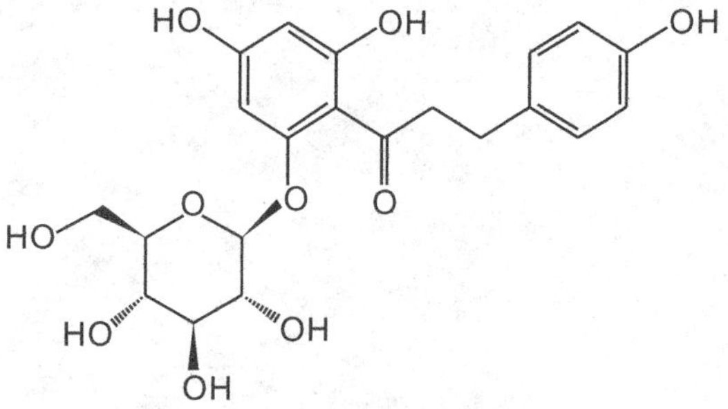　　　　　　　　根皮苷化学结构式

【主要化学成分的提取分离】

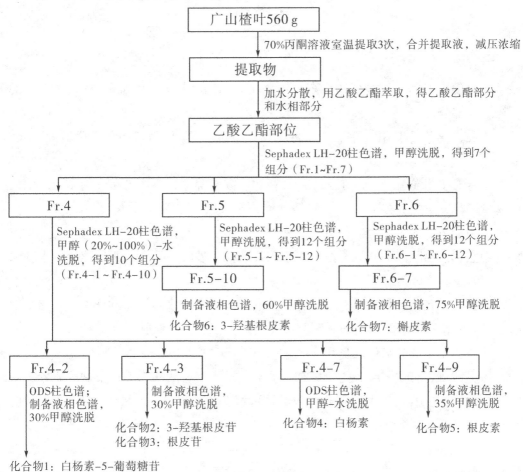

【参考文献】

[1] 潘莹, 张林丽. 大果山楂的研究进展 [J]. 时珍国医国药, 2007 (12): 2972-2973.

[2] 尹利君, 陈路, 刘钰, 等. 广西大果山楂叶提取物对大鼠的长期毒性初步研究 [J]. 中国民族民间医药, 2017, 26 (15): 62-65.

[3] Sy J L, Yi P L, Rong D L, et al. Phenolic Constituents of Malus doumeri var.formosana in the Field of Skin Care [J]. Biological and Pharmaceutical Bulletin, 2006, 29 (4): 740-745.

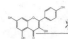

广金钱草

【来源】本品为豆科植物广东金钱草*Desmodium styracifolium*（Osb.）Merr.的干燥地上部分。

【壮、瑶药名】壮药名：旷金浅 Gvangjgimcienz。瑶药名：勤成咪 Jiemh zinh miev。

【分布】主要分布于广东、广西、福建、湖南等地，广西分布于南宁、宾阳、岑溪、玉林、龙州等县市。

【功能与主治】

中医 清热除湿，利尿通淋。用于治疗热淋，砂淋，石淋，小便涩痛，水肿尿少，黄疸尿赤，尿路结石。

壮医 通龙路，利水道，清热毒，除湿毒。用于治疗肉扭（淋证），笨浮（水肿），胆囊结石，能蚌（黄疸），唪疳（疳积），呗脓（痈肿）。

【主要化学成分与药理作用】

广金钱草含有黄酮类、生物碱类、萜类、甾醇类、酚酸类、挥发油等成分。其中黄酮类成分主要包括木犀草素、金圣草黄素、芹菜素-6-C-葡萄糖-8-C-阿拉伯苷、木犀草素-6-C-葡萄糖苷、芹菜素-6-C-葡萄糖-8-C-木糖苷、芹菜素-6-C-葡萄糖-8-C-葡萄糖苷、芹菜素、文赛宁Ⅰ、文赛宁Ⅱ、文赛宁Ⅲ、刺苞菊苷、夏佛塔苷、异牡荆素、异荭草素、洋芹菜苷Ⅰ、洋芹菜苷Ⅱ、异夏佛塔苷等。现代研究表明，广金钱草具有抑制泌尿系统结石形成、抑制胆结石形成和促进胆结石排出、利尿、保肝利胆、抗炎、抗氧化、对心脑血管系统的影响、改善记忆、免疫调节等药理作用。

【代表性化学成分的结构与性质】

名称	分子式	相对分子质量	熔点/℃	性状
夏佛塔苷	$C_{26}H_{28}O_{14}$	564	226～228	橙黄色结晶
异夏佛塔苷	$C_{26}H_{28}O_{14}$	564	—	白色结晶粉末

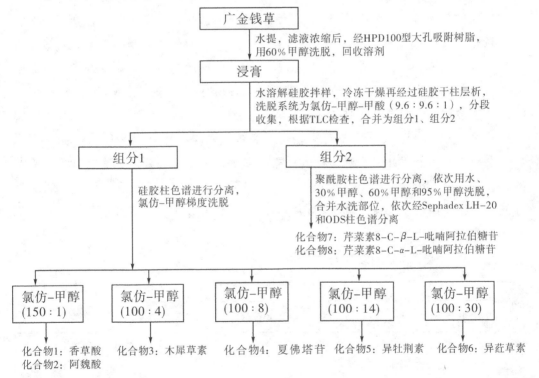

夏佛塔苷化学结构式

【主要化学成分的提取分离】

```
              ┌──────────────┐
              │   广金钱草    │
              └──────────────┘
                     │  水提，滤液浓缩后，经HPD100型大孔吸附树脂，
                     │  用60％甲醇洗脱，回收溶剂
              ┌──────────────┐
              │    浸膏       │
              └──────────────┘
                     │  水溶解硅胶拌样，冷冻干燥再经过硅胶干柱层析，
                     │  洗脱系统为氯仿–甲醇–甲酸（9.6：9.6：1），分段
                     │  收集，根据TLC检查，合并为组分1、组分2
        ┌────────────┴─────────────────────────┐
   ┌─────────┐                          ┌─────────────┐
   │  组分1   │                          │    组分2     │
   └─────────┘                          └─────────────┘
```

组分1：硅胶柱色谱进行分离，氯仿–甲醇梯度洗脱

组分2：聚酰胺柱色谱进行分离，依次用水、30％甲醇、60％甲醇和95％甲醇洗脱，合并水洗部位，依次经Sephadex LH–20和ODS柱色谱分离

化合物7：芹菜素8–C–β–L–吡喃阿拉伯糖苷
化合物8：芹菜素8–C–α–L–吡喃阿拉伯糖苷

氯仿–甲醇 (150：1)	氯仿–甲醇 (100：4)	氯仿–甲醇 (100：8)	氯仿–甲醇 (100：14)	氯仿–甲醇 (100：30)
化合物1：香草酸 化合物2：阿魏酸	化合物3：木犀草素	化合物4：夏佛塔苷	化合物5：异牡荆素	化合物6：异荭草素

【参考文献】

[1] 广西壮族自治区食品药品监督管理局.广西壮族自治区壮药质量标准：第一卷（2008年版）[S].南宁：广西科学技术出版社，2008.

[2] 钟鸣，柴玲.广金钱草化学成分及药理作用研究进展[J].广西医学，2018，40（1）：80-82，91.

[3] 刘苗.广金钱草的生物活性成分研究[D].沈阳：沈阳药科大学，2005.

广西九里香

【来源】本品为芸香科植物广西九里香*Murraya kwangsiensis*（Huang）Huang的干燥地上部分。

【壮药名】棵抢芭Gocengzbya。

【分布】主要分布于广西、云南等省区，广西分布于南宁、百色、宁明、龙州等县市。

【功能与主治】

中医　疏风解表，活血消肿。用于治疗感冒，麻疹，火眼，跌打损伤，风湿痹痛，胸痛。

壮医　祛风毒，通龙路，消肿痛。用于治疗得凉（感冒），麻疹，腹胀，腊胴尹（腹痛），发旺（痹病），夺扼（骨折），林得叮相（跌打损伤）。

【主要化学成分与药理作用】

广西九里香化学成分主要有生物碱类和挥发油类，生物碱主要有广西九里香碱、九里香叶甲碱、九里香碱、柯九里香酚碱等；挥发油主要成分有香叶醛、橙花醛、乙酸香叶酯、香茅醛和γ-松油烯等。广西九里香具有的止痛、治支气管炎、止咳及驱蚊作用与这些化合物密切相关。药理学研究表明，广西九里香根的水煎剂有明显的抗着床作用和中期引产的效果。

【代表性化学成分的结构与性质】

名称	分子式	相对分子质量	熔点/℃	性状
广西九里香碱	$C_{36}H_{32}O_4N_2$	556	263～273	淡黄色结晶

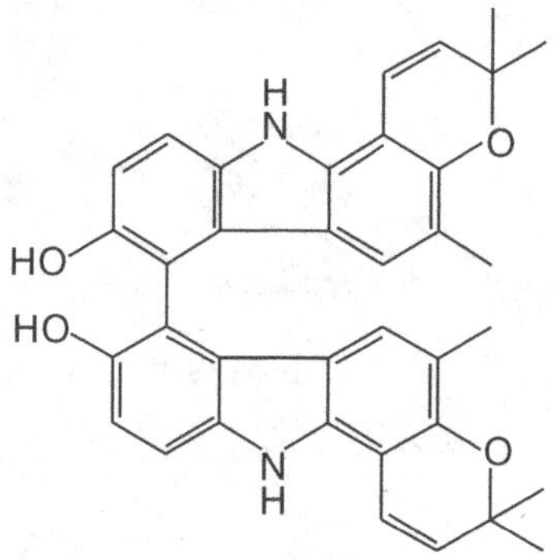

广西九里香碱化学结构式

【主要化学成分的提取分离】

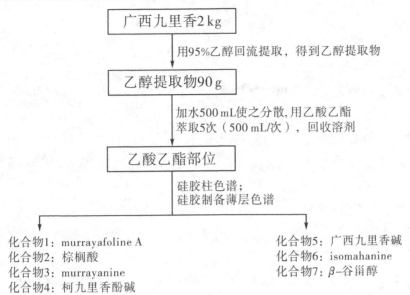

广西九里香2 kg

↓ 用95%乙醇回流提取，得到乙醇提取物

乙醇提取物90 g

↓ 加水500 mL使之分散,用乙酸乙酯
萃取5次（500 mL/次），回收溶剂

乙酸乙酯部位

↓ 硅胶柱色谱；
硅胶制备薄层色谱

化合物1：murrayafoline A
化合物2：棕榈酸
化合物3：murrayanine
化合物4：柯九里香酚碱

化合物5：广西九里香碱
化合物6：isomahanine
化合物7：β-谷甾醇

【参考文献】

[1] 李钳.广西九里香根部的化学成分 [J].广西植物，1990（3）：241-243.

[2] 谢凤指，明东升，陈若云，等.广西九里香化学成分研究 [J].药学学报，2000
（11）：826-828.

[3] 李钳，张宏达，朱亮峰.广西九里香精油的化学成分 [J].云南植物研究，1988
（3）：359-361.

[4] 刘偲翔，董晓敏，刘布鸣，等.广西九里香挥发油GC-MS研究 [J].中国实验方
剂学杂志，2010，16（3）：26-28.

广西海风藤

【**来源**】本品为木兰科植物异型南五味子*Kadsura heteroclita*（Roxb.）Craib的干燥藤茎。

【**壮、瑶药名**】壮药名：勾断 Gaeudonj。瑶药名：大红钻 Dormh hongh nzunx。

【**分布**】主要分布于广东、广西、海南、贵州、云南等地，广西各地均有分布。

【**功能与主治**】

中医 祛风散寒，行气止痛，舒筋活络。用于治疗风湿痹痛，腰肌劳损，感冒，产后风瘫。

壮医 通调龙路、火路，祛风毒，活血止痛，消肿。用于治疗发旺（风湿骨痛），胴尹（腹痛），腊胴尹（腹痛），经尹（痛经），林得叮相（跌打损伤），麻邦（偏瘫）。

瑶医 祛风除湿，理气止痛，活血消肿。用于治疗崩闭闷（风湿痛、类风湿性关节炎），改闷（腰痛、腰肌劳损），卡西闷（胃脘痛、胃寒痛、胃热痛），扁免崩（中风偏瘫），荣古瓦崩（产后风），辣给闷（痛经），播冲（跌打损伤），碰脑（骨折）。

【**主要化学成分与药理作用**】

海风藤中含有木脂素、三萜、甾体、黄酮等类成分，其中主要为木脂素及三萜类化合物。现代研究表明，海风藤具有抗肿瘤、抗病毒、抗氧化、抗血小板聚集、保肝、抗炎、镇痛等药理作用。

【**代表性化学成分的结构与性质**】

名称	分子式	相对分子质量	熔点/℃	性状
长南酸	$C_{30}H_{44}O_4$	468	—	白色针状晶体
nigranoic acid	$C_{30}H_{46}O_4$	470	—	白色针状晶体

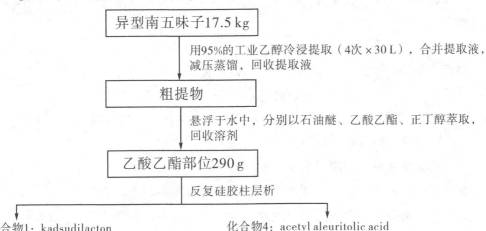

长南酸化学结构式

【主要化学成分的提取分离】

```
┌─────────────────────┐
│  异型南五味子17.5 kg  │
└─────────────────────┘
          │ 用95%的工业乙醇冷浸提取（4次×30 L），合并提取液，
          │ 减压蒸馏，回收提取液
          ▼
┌─────────────────────┐
│       粗提物         │
└─────────────────────┘
          │ 悬浮于水中，分别以石油醚、乙酸乙酯、正丁醇萃取，
          │ 回收溶剂
          ▼
┌─────────────────────┐
│    乙酸乙酯部位290 g  │
└─────────────────────┘
          │ 反复硅胶柱层析
   ┌──────┴──────────────────┐
   ▼                         ▼
```

化合物1：kadsudilacton 化合物4：acetyl aleuritolic acid
化合物2：长南酸 化合物6：isolariciresinol-9-*O*-β-D-xylopyranoside
化合物3：nigranoic acid 化合物5：(+)-dihydrodehydrodiconiferyl alcohol-9-
  O-β-D-glucopyranoside

【参考文献】

［1］广西壮族自治区食品药品监督管理局.广西壮族自治区壮药质量标准：第一卷
  （2008年版）［S］.南宁：广西科学技术出版社，2008.

［2］覃迅云，罗金裕，高志刚.中国瑶药学［M］.北京：民族出版社，2002.

［3］郭耀杰，郭豪杰，刘久石，等.异形南五味子化学成分和药理活性研究进展
  ［J］.中国现代中药，2017，19（3）：446-454.

［4］罗艺萍，王素娟，赵静峰，等.异型南五味子的化学成分研究［J］.云南大学学
  报（自然科学版）：2009，31（4）：406-409.

女贞子

【来源】本品为木犀科植物女贞*Ligustrum lucidum* Ait. 的干燥成熟果实。

【壮药名】美贞 Maexcaenh。

【分布】主要分布于长江以南至华南、西南各省区，向西北分布至陕西、甘肃，广西分布于上林、融水、桂林、全州、兴安、永福、龙胜、资源、恭城、蒙山、那坡、凌云、乐业、田林、隆林、贺州、富川、南丹、东兰、罗城、环江、金秀等县市。

【功能与主治】

中医 滋补肝肾，明目乌发。用于治疗肝肾阴虚，眩晕耳鸣，腰膝酸软，须发早白，目暗不明，内热消渴，骨蒸潮热。

壮医 补虚强筋，黑发明目。用于治疗手足发热，兰喏（眩晕），叻哄（耳鸣），腰膝酸软，头发早白，阿意囊（便秘）。

【主要化学成分与药理作用】

女贞子主要含有三萜类、裂环环烯醚萜类、黄酮类、苯乙醇类、多糖类、挥发油、脂肪酸、氨基酸和微量元素等成分。现代研究表明，女贞子具有降血糖、降血脂、抗炎、提高免疫力、抗衰老等作用。

【代表性化学成分的结构与性质】

名称	分子式	相对分子质量	熔点/℃	性状
委陵菜酸	$C_{30}H_{48}O_5$	488	—	白色粉末

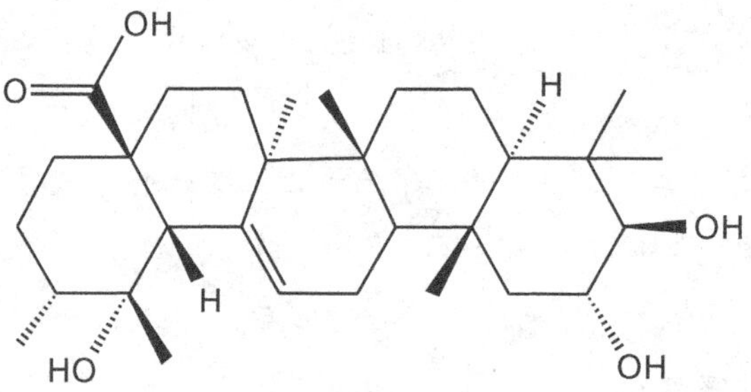

委陵菜酸化学结构式

【主要化学成分的提取分离】

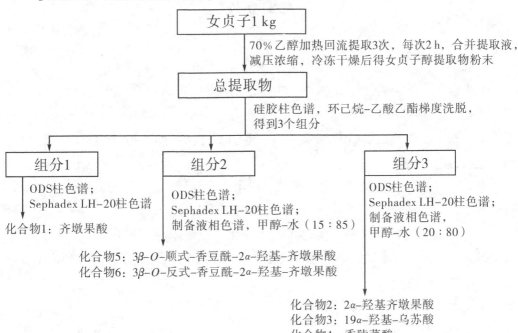

女贞子1 kg

70%乙醇加热回流提取3次，每次2 h，合并提取液，减压浓缩，冷冻干燥后得女贞子醇提取物粉末

总提取物

硅胶柱色谱，环己烷-乙酸乙酯梯度洗脱，得到3个组分

组分1

ODS柱色谱；
Sephadex LH-20柱色谱

化合物1：齐墩果酸

组分2

ODS柱色谱；
Sephadex LH-20柱色谱；
制备液相色谱，甲醇-水（15：85）

化合物5：3β-O-顺式-香豆酰-2α-羟基-齐墩果酸
化合物6：3β-O-反式-香豆酰-2α-羟基-齐墩果酸

组分3

ODS柱色谱；
Sephadex LH-20柱色谱；
制备液相色谱，
甲醇-水（20：80）

化合物2：2α-羟基齐墩果酸
化合物3：19α-羟基-乌苏酸
化合物4：委陵菜酸
化合物7：3-O-顺式-香豆酰-委陵菜酸
化合物8：3-O-反式-香豆酰-委陵菜酸

【参考文献】

［1］中国植物志编辑委员会.中国植物志［M］.北京：科学出版社，1992.

［2］高赛，周欣，陈华国.女贞子化学成分及质量控制研究进展［J］.中国中医药信息杂志，2018，25（12）：133-136.

［3］冯静，冯志毅，王君明，等.女贞子中三萜类化合物研究［J］.中药材，2011，34（10）：1540-1544.

［4］江洪波，董小萍，田仁君，等.女贞子三萜类化学成分及其体外抗氧化活性的研究［J］.华西药学杂志，2015，30（2）：163-164.

［5］聂映，姚卫峰.女贞子的化学成分研究［J］.南京中医药大学学报，2014，30（5）：475-477.

［6］宋志远.小叶女贞果实的化学成分及其活性研究［D］.哈尔滨：哈尔滨工业大学，2013.

［7］张廷芳，戴毅，屠凤娟，等.女贞子化学成分研究［J］.中国药房，2011，22（31）：2931-2933.

飞扬草

【来源】本品为大戟科植物飞扬草 *Euphorbia hirta* L.的干燥全草。

【壮药名】棵降Go gyak。

【分布】主要分布于福建、广西、广东等地，广西各地均有分布。

【功能与主治】

中医　清热解毒，利湿止痒，通乳。用于治疗肺痈，乳痈，疔疮肿毒，牙疳，痢疾，泄泻，热淋，血尿，湿疹，脚癣，皮肤瘙痒，产后少乳。

壮医　通乳汁，调水道，清热毒。用于治疗产呱嘻馁（产后缺乳），诺嚎哒（牙周炎），笨浮（水肿），阿意咪（痢疾），能啥能累（湿疹），渗裆相（烧烫伤），呗脓（痈疮）。

【主要化学成分与药理作用】

飞扬草化学成分有三萜、二萜、甾体、香豆素、木脂素、黄酮和酚类等。现代研究表明，飞扬草具有抗过敏、抗焦虑、抗炎、镇静止痛、抗疟、抗氧化和抗癌等药理作用。

【代表性化学成分的结构与性质】

名称	分子式	相对分子质量	熔点/℃	性状
3′−甲氧基杨梅黄酮	$C_{16}H_{12}O_8$	332	—	黄色固体
橙黄胡椒酰胺	$C_{25}H_{26}N_2O_3$	402	—	白色固体

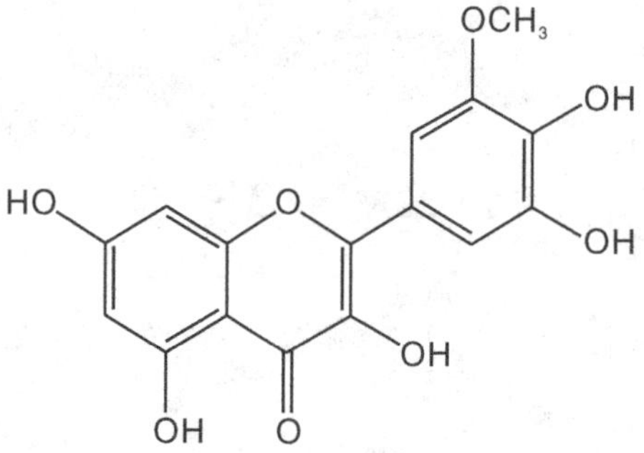

3′−甲氧基杨梅黄酮化学结构式

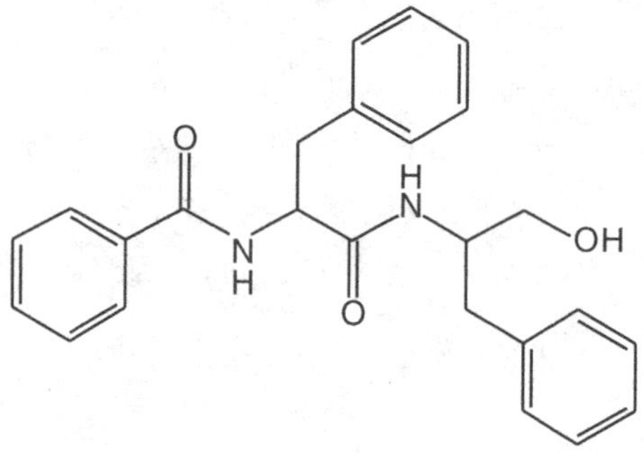

橙黄胡椒酰胺化学结构式

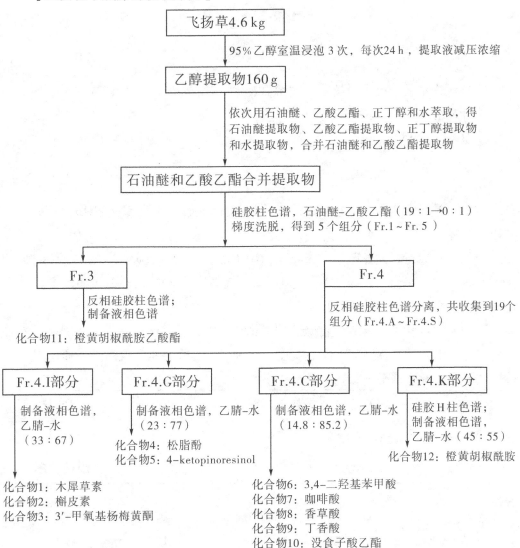

【主要化学成分的提取分离】

飞扬草4.6 kg

↓ 95%乙醇室温浸泡3次，每次24 h，提取液减压浓缩

乙醇提取物160 g

↓ 依次用石油醚、乙酸乙酯、正丁醇和水萃取，得
石油醚提取物、乙酸乙酯提取物、正丁醇提取物
和水提取物，合并石油醚和乙酸乙酯提取物

石油醚和乙酸乙酯合并提取物

↓ 硅胶柱色谱，石油醚-乙酸乙酯（19∶1→0∶1）
梯度洗脱，得到5个组分（Fr.1~Fr.5）

Fr.3

↓ 反相硅胶柱色谱；
制备液相色谱

化合物11：橙黄胡椒酰胺乙酸酯

Fr.4

↓ 反相硅胶柱色谱分离，共收集到19个
组分（Fr.4.A~Fr.4.S）

Fr.4.I部分

↓ 制备液相色谱，
乙腈-水
（33∶67）

化合物1：木犀草素
化合物2：槲皮素
化合物3：3′-甲氧基杨梅黄酮

Fr.4.G部分

↓ 制备液相色谱，乙腈-水
（23∶77）

化合物4：松脂酚
化合物5：4-ketopinoresinol

Fr.4.C部分

↓ 制备液相色谱，乙腈-水
（14.8∶85.2）

化合物6：3,4-二羟基苯甲酸
化合物7：咖啡酸
化合物8：香草酸
化合物9：丁香酸
化合物10：没食子酸乙酯

Fr.4.K部分

↓ 硅胶H柱色谱；
制备液相色谱，
乙腈-水（45∶55）

化合物12：橙黄胡椒酰胺

【参考文献】

［1］舒佳为，石宽，杨光忠.飞扬草化学成分的研究［J］.华中师范大学学报（自然
科学版），2018，52（1）：48-52，57.

［2］杨光忠，石宽，甘飞，等.飞扬草中酚类成分的分离与鉴定［J］.中南民族大学
学报（自然科学版），2017，36（1）：43-46.

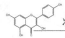

飞龙掌血

【来源】本品为芸香科植物飞龙掌血*Toddalia asiatica*（L.）Lam.的干燥根。

【壮药名】温肖Oenceu。

【分布】主要分布于云南、贵州、广西、四川、陕西等地，广西各地均有分布。

【功能与主治】

中医　祛风止痛，散瘀止血。用于治疗风湿痹痛，胃痛，跌打损伤，吐血，刀伤出血，痛经，闭经，痢疾，牙痛，疟疾。

壮医　祛风毒，通龙路，散瘀止血。用于治疗发旺（痹病），核尹（腰痛），胴尹（腹痛），扭像（扭挫伤），各种血证，京瑟（闭经），经尹（痛经）。

【主要化学成分与药理作用】

飞龙掌血的化学成分有生物碱、香豆精类内酯、挥发油、树脂等。现代研究表明，飞龙掌血具有抗炎镇痛、止血凝血、抗肿瘤、治疗心血管疾病等药理作用。

【代表性化学成分的结构与性质】

名称	分子式	相对分子质量	熔点/℃	性状
原阿片碱	$C_{20}H_{19}NO_5$	353	208	颗粒状晶体
花椒碱	$C_{13}H_{11}NO_3$	229	142	浅黄色粉末

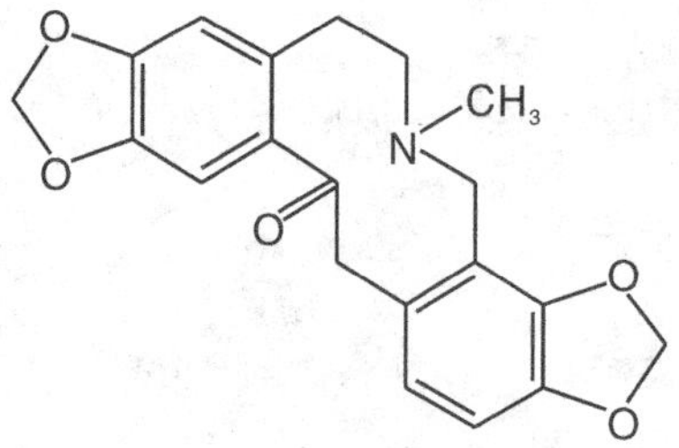

原阿片碱化学结构式 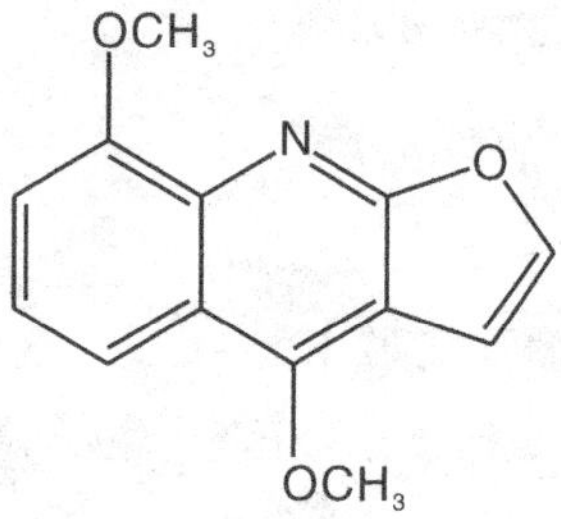　　　　　　　花椒碱化学结构式

【主要化学成分的提取分离】

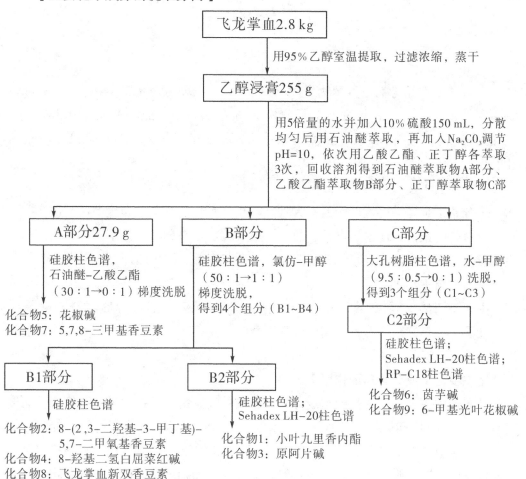

飞龙掌血2.8 kg

↓ 用95%乙醇室温提取，过滤浓缩，蒸干

乙醇浸膏255 g

↓ 用5倍量的水并加入10%硫酸150 mL，分散均匀后用石油醚萃取，再加入Na₂CO₃调节pH=10，依次用乙酸乙酯、正丁醇各萃取3次，回收溶剂得到石油醚萃取物A部分、乙酸乙酯萃取物B部分、正丁醇萃取物C部

A部分27.9 g

硅胶柱色谱，
石油醚-乙酸乙酯
（30：1→0：1）梯度洗脱

化合物5：花椒碱
化合物7：5,7,8-三甲基香豆素

B部分

硅胶柱色谱，氯仿-甲醇
（50：1→1：1）
梯度洗脱，
得到4个组分（B1~B4）

C部分

大孔树脂柱色谱，水-甲醇
（9.5：0.5→0：1）洗脱，
得到3个组分（C1~C3）

C2部分

硅胶柱色谱；
Sehadex LH-20柱色谱；
RP-C18柱色谱

化合物6：茵芋碱
化合物9：6-甲基光叶花椒碱

B1部分

硅胶柱色谱

化合物2：8-(2,3-二羟基-3-甲丁基)-
5,7-二甲氧基香豆素
化合物4：8-羟基二氢白屈菜红碱
化合物8：飞龙掌血新双香豆素

B2部分

硅胶柱色谱；
Sehadex LH-20柱色谱

化合物1：小叶九里香内酯
化合物3：原阿片碱

【参考文献】

［1］周威，孙文博，曾庆芳，等.飞龙掌血的药学研究进展［J］.中华中医药杂志，2018，33（8）：3515-3522.

［2］楚冬海.飞龙掌血化学成分的研究［D］.杨凌：西北农林科技大学，2008.

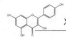

马尾连

【来源】本品为毛茛科植物金丝马尾连*Thalictrum glandulosissimum*（Finet et Gagn.）W.T.Wang et S.H.Wang、高原唐松草*Thalictrum cultratum* Wall.、多叶唐松草*Thalictrum foliolosum* DC.或唐松草*Thalictrum aquilegiifolium* var *sibiricum* L.的干燥根及根茎。

【壮药名】连亮马 Lienzr iengmax。

【分布】金丝马尾连产于云南大理、宾川一带；唐松草分布于浙江、山东、河北、山西、内蒙古、辽宁、吉林、黑龙江；多叶唐松草分布于云南、四川西南部、西藏南部；高原唐松草分布于云南西北部、西藏南部、四川西部、甘肃南部。

【功能与主治】

中医 清热燥湿，解毒。用于治疗痢疾，腹泻，黄疸，感冒，麻疹，痈疮，火眼。

壮医 清热毒，除湿毒。用于治疗阿意咪（痢疾），白冻（泄泻），能蚌（黄疸），目赤肿痛。

【主要化学成分与药理作用】

马尾连中主要含有生物碱类成分，具有抗肿瘤、抗炎、抗菌等药理作用。研究表明，马尾连对P388 白血病小鼠、腹水型S180及C26 结肠癌小鼠有一定的治疗作用，能明显地抑制小鼠白血病L1210细胞及人口腔癌KB 细胞的生长。马尾连对金黄色葡萄球菌、铜绿假单胞菌、福氏志贺菌、柠檬色葡萄球菌和白色念珠菌均有不同程度的抑制作用。

【代表性化学成分的结构与性质】

名称	分子式	相对分子质量	熔点/℃	性状
木兰花碱	$C_{20}H_{24}NO_4^+$	342	219～221	针状结晶

木兰花碱化学结构式

【主要化学成分的提取分离】

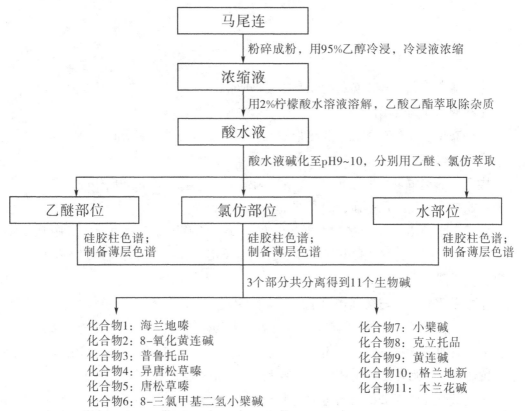

马尾连

↓ 粉碎成粉，用95%乙醇冷浸，冷浸液浓缩

浓缩液

↓ 用2%柠檬酸水溶液溶解，乙酸乙酯萃取除杂质

酸水液

↓ 酸水液碱化至pH9~10，分别用乙醚、氯仿萃取

乙醚部位 | 氯仿部位 | 水部位

硅胶柱色谱；制备薄层色谱 | 硅胶柱色谱；制备薄层色谱 | 硅胶柱色谱；制备薄层色谱

3个部分共分离得到11个生物碱

化合物1：海兰地嗪
化合物2：8-氧化黄连碱
化合物3：普鲁托品
化合物4：异唐松草嗪
化合物5：唐松草嗪
化合物6：8-三氯甲基二氢小檗碱

化合物7：小檗碱
化合物8：克立托品
化合物9：黄连碱
化合物10：格兰地新
化合物11：木兰花碱

【参考文献】

［1］朱敏，肖培根.8-氧化黄连碱在金丝马尾连中的存在［J］.植物学通报，1992，9（2）：55-56.

［2］徐承熊，林琳，孙润华，等.金丝马尾连碱甲等成分的抗肿瘤作用［J］.药学学报，1990，25（5）：330-335.

［3］林逢春，路则宝，李燕琼，等.3种特色中药材体外抑菌作用研究［J］.安徽农业科学，2013，41（34）：13192-13193.

［4］符玉荣.马尾连乙醇提取物消炎作用的研究［J］.中国医药指南，2011，9（29）：221.

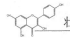

马齿苋

【来源】本品为马齿苋科植物马齿苋*Portulaca oleracea* L.的干燥地上部分。

【壮药名】碰北 Byaekbeiz。

【分布】主要分布于温带和热带地区，广西全区各地均有分布。

【功能与主治】

中医 清热解毒，凉血止血，止痢。用于治疗热毒血痢，痈疮疔肿，湿疹，丹毒，毒蛇咬伤，便血，痔血，崩漏下血。

壮医 清热毒，调龙路，止血，止痢。用于治疗阿意咪（痢疾），呗脓（痈疮），呗叮（疔），能啥能累（湿疹），额哈（毒蛇咬伤），仲嘿喯尹（痔疮），兵淋勒（崩漏）。

【主要化学成分与药理作用】

马齿苋的化学成分包括有机酸、萜类、生物碱、黄酮类等。现代研究表明，马齿苋具有明显的抗炎作用，还有降血糖、抗氧化、镇痛、降血脂、抗肿瘤、抗衰老、抗疲劳、增强免疫、抗惊厥、止咳平喘、止血等药理作用。

【代表性化学成分的结构与性质】

名称	分子式	相对分子质量	熔点/℃	性状
马齿苋酰胺A	$C_{24}H_{25}NO_{11}$	503	—	黄色粉末
马齿苋酰胺B	$C_{25}H_{27}NO_{12}$	533	—	黄色粉末

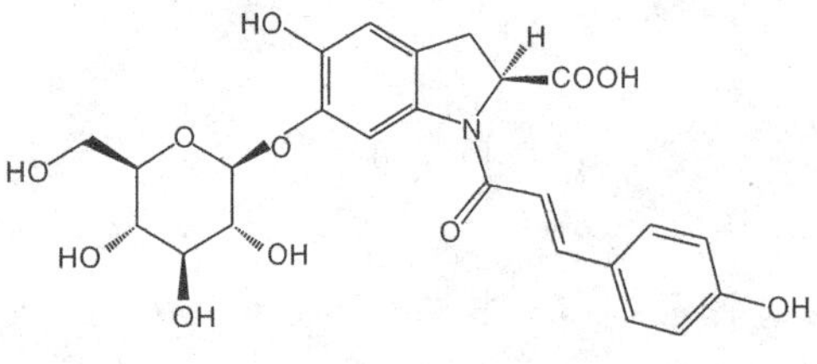

马齿苋酰胺A化学结构式 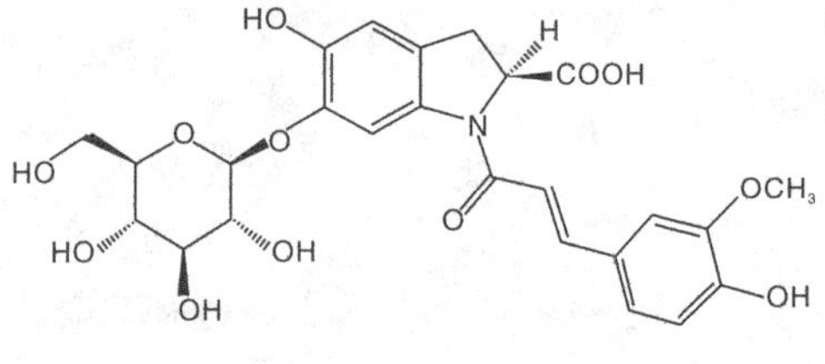　　　　　　　　马齿苋酰胺B化学结构式

【主要化学成分的提取分离】

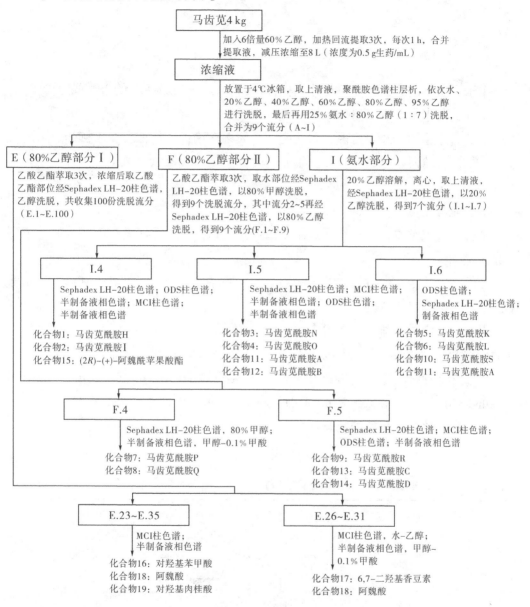

马齿苋4 kg

加入6倍量60%乙醇，加热回流提取3次，每次1 h，合并
提取液，减压浓缩至8 L（浓度为0.5 g生药/mL）

浓缩液

放置于4℃冰箱，取上清液，聚酰胺色谱柱层析，依次水、
20%乙醇、40%乙醇、60%乙醇、80%乙醇、95%乙醇
进行洗脱，最后再用25%氨水：80%乙醇（1：7）洗脱，
合并为9个流分（A~I）

E（80%乙醇部分Ⅰ）

乙酸乙酯萃取3次，浓缩后取乙酸
乙酯部位经Sephadex LH-20柱色谱，
乙醇洗脱，共收集100份洗脱流分
（E.1~E.100）

F（80%乙醇部分Ⅱ）

乙酸乙酯萃取3次，取水部位经Sephadex
LH-20柱色谱，以80%甲醇洗脱，
得到9个洗脱流分，其中流分2~5再经
Sephadex LH-20柱色谱，以80%乙醇
洗脱，得到9个流分(F.1~F.9)

I（氨水部分）

20%乙醇溶解，离心，取上清液，
经Sephadex LH-20柱色谱，以20%
乙醇洗脱，得到7个流分（I.1~I.7）

I.4

Sephadex LH-20柱色谱；ODS柱色谱；
半制备液相色谱；MCI柱色谱；
半制备液相色谱

化合物1：马齿苋酰胺H
化合物2：马齿苋酰胺I
化合物15：(2R)-(+)-阿魏酰苹果酸酯

I.5

Sephadex LH-20柱色谱；MCI柱色谱；
半制备液相色谱；ODS柱色谱；
半制备液相色谱

化合物3：马齿苋酰胺N
化合物4：马齿苋酰胺O
化合物11：马齿苋酰胺A
化合物12：马齿苋酰胺B

I.6

ODS柱色谱；
Sephadex LH-20柱色谱；
制备液相色谱

化合物5：马齿苋酰胺K
化合物6：马齿苋酰胺L
化合物10：马齿苋酰胺S
化合物11：马齿苋酰胺A

F.4

Sephadex LH-20柱色谱，80%甲醇；
半制备液相色谱，甲醇-0.1%甲酸

化合物7：马齿苋酰胺P
化合物8：马齿苋酰胺Q

F.5

Sephadex LH-20柱色谱；MCI柱色谱；
ODS柱色谱；半制备液相色谱

化合物9：马齿苋酰胺R
化合物13：马齿苋酰胺C
化合物14：马齿苋酰胺D

E.23~E.35

MCI柱色谱；
半制备液相色谱

化合物16：对羟基苯甲酸
化合物18：阿魏酸
化合物19：对羟基肉桂酸

E.26~E.31

MCI柱色谱，水-乙醇；
半制备液相色谱，甲醇-
0.1%甲酸

化合物17：6,7-二羟基香豆素
化合物18：阿魏酸

【参考文献】

［1］冯津津.马齿苋的化学成分及药理作用研究进展［J］.云南中医中药杂志，
2013，34（7）：66-68.

［2］李香，高玉梅，汪巍，等.马齿苋止血作用的药效学活性部位研究及炮制方
法筛选［J］.中药材，2019，42（3）：550-552.

［3］焦泽沼.马齿苋中水溶性吲哚啉类酰胺生物碱的化学成分研究［D］.济南：山东
大学，2015.

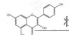

马槟榔

【来源】本品为白花菜科植物马槟榔*Capparis masaikai* Lev.的干燥成熟种子。

【壮药名】兵郎忍 Binhlangzraemx。

【分布】主要分布于广西、贵州南部、云南东南部，广西分布于柳州、平乐、容县、德保、靖西、那坡、凌云、乐业、隆林、南丹、天峨、凤山、都安、龙州等县市。

【功能与主治】

中医 清热解毒，生津止渴。用于治疗热病口渴，食滞胀满，咽喉肿痛，疮疡肿毒。

壮医 解热毒，通谷道，补阴。用于治疗呗脓（痈疽），笃麻（麻疹），东郎（食滞），货烟妈（咽炎）。

【主要化学成分与药理作用】

马槟榔中含有萜类、生物碱类、甾醇类、大环内酯类、酚类、有机酸、木脂素类及环肽类成分，其中萜类成分主要有oxazolidine-2-thione、methyl 2-methylsulfinyl-6-methoxy- 3-indolecarbonate、indole-3-carboxaldehyde等。

【代表性化学成分的结构与性质】

名称	分子式	相对分子质量	熔点/℃	性状
1-β-D-psicofuranosyluracil	$C_{10}H_{14}N_2O_7$	274	—	白色粉末

1-β-D-psicofuranosyluracil化学结构式

【主要化学成分的提取分离】

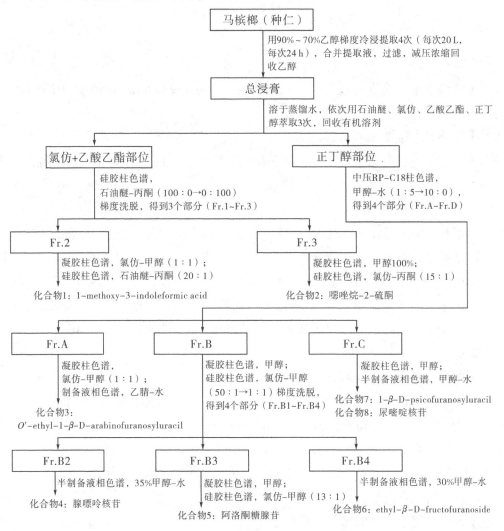

马槟榔（种仁）

用90%～70%乙醇梯度冷浸提取4次（每次20 L，每次24 h），合并提取液，过滤，减压浓缩回收乙醇

总浸膏

溶于蒸馏水，依次用石油醚、氯仿、乙酸乙酯、正丁醇萃取3次，回收有机溶剂

氯仿+乙酸乙酯部位

硅胶柱色谱，
石油醚-丙酮（100：0→0：100）
梯度洗脱，得到3个部分（Fr.1～Fr.3）

正丁醇部位

中压RP-C18柱色谱，
甲醇-水（1：5→10：0），
得到4个部分（Fr.A～Fr.D）

Fr.2

凝胶柱色谱，氯仿-甲醇（1：1）；
硅胶柱色谱，石油醚-丙酮（20：1）

化合物1：1-methoxy-3-indoleformic acid

Fr.3

凝胶柱色谱，甲醇100%；
硅胶柱色谱，氯仿-丙酮（15：1）

化合物2：噁唑烷-2-硫酮

Fr.A

凝胶柱色谱，
氯仿-甲醇（1：1）；
制备液相色谱，乙腈-水

化合物3：
O'-ethyl-1-β-D-arabinofuranosyluracil

Fr.B

凝胶柱色谱，甲醇；
硅胶柱色谱，氯仿-甲醇
（50：1→1：1）梯度洗脱，
得到4个部分（Fr.B1～Fr.B4）

Fr.C

凝胶柱色谱，甲醇；
半制备液相色谱，甲醇-水

化合物7：1-β-D-psicofuranosyluracil
化合物8：尿嘧啶核苷

Fr.B2

半制备液相色谱，35%甲醇-水

化合物4：腺嘌呤核苷

Fr.B3

凝胶柱色谱，甲醇；
硅胶柱色谱，氯仿-甲醇（13：1）

化合物5：阿洛酮糖腺苷

Fr.B4

半制备液相色谱，30%甲醇-水

化合物6：ethyl-β-D-fructofuranoside

【参考文献】

[1] 吴征镒，庄璇，苏志云，等.中国植物志：32卷［M］.北京：科学出版社，1999：484-527.

[2] 廖金华.马槟榔"甜水效应"的物质基础研究［D］.昆明：昆明理工大学，2014.

[3] 廖金华，胡旭佳，苑春茂，等.马槟榔果实的化学成分研究［J］.天然产物研究与开发，2014，26（11）：1780-1784.

[4] 孙国太，胡旭佳.马槟榔种仁的化学成分研究［J］.昆明理工大学学报（自然科学版），2017，42（5）：85-89.

[5] 刘永芹，邸迎彤，王跃虎，等.马槟榔种仁化学成分研究［J］.天然产物研究与开发，2017，29（3）：415-418.

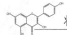

马蹄蕨

【来源】本品为观音座莲科植物福建观音座莲*Angiopteris fokiensis* Hieron.的干燥根茎。

【壮药名】棍蹄马 Gutdaezmax。

【分布】主要分布于福建、湖北、贵州、广东、广西、香港等地，广西各地均有分布。

【功能与主治】

中医　清热凉血，化瘀止血，镇痛安神。用于治疗疟腮，痈肿疮毒，毒蛇咬伤，跌打肿痛，外伤出血，崩漏，乳痈，风湿痹痛，产后腹痛，心烦失眠。

壮医　解热毒，祛风毒，调龙路，调经止血。用于治疗唪唉（咳嗽），发旺（痹病），月经不调，产呱腊胴尹（产后腹痛），兵淋勒（崩漏），北嘻（奶疮），航靠谋（疟腮），呗奴（瘰疬），林得叮相（跌打损伤），外伤出血，额哈（毒蛇咬伤）。

【主要化学成分与药理作用】

马蹄蕨含有醇类、酸类、苷类、黄酮类等成分，如二十烷酸、7β–hydroxysitosterol–3–*O*–β–D–glucoside、sitosteryl–6′–*O*–undecanoate–D–glucoside、紫萁内酯苷和金色酰胺醇乙酸酯等。药理研究表明，马蹄蕨能减少小鼠自发活动，明显延长戊巴比妥钠制睡时间；轻度增加豚鼠离体心脏的冠脉流量，并能增加小鼠耐氧能力。此外，马蹄蕨总黄酮具有良好的抗氧化活性。

【代表性化学成分的结构与性质】

名称	分子式	相对分子质量	熔点/℃	性状
紫萁内酯苷	$C_{12}H_{18}O_8$	290	88～90	无色透明针晶

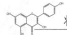

紫萁内酯苷化学结构式

【主要化学成分的提取分离】

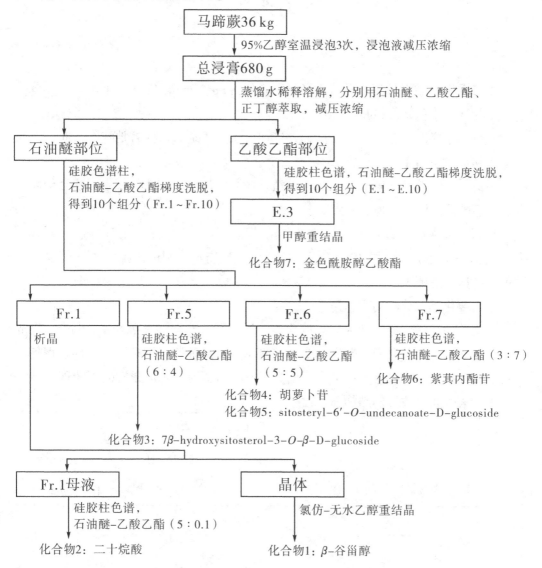

马蹄蕨36 kg

↓ 95%乙醇室温浸泡3次，浸泡液减压浓缩

总浸膏680 g

↓ 蒸馏水稀释溶解，分别用石油醚、乙酸乙酯、正丁醇萃取，减压浓缩

石油醚部位 ── 硅胶色谱柱，石油醚-乙酸乙酯梯度洗脱，得到10个组分（Fr.1～Fr.10）

乙酸乙酯部位 ── 硅胶柱色谱，石油醚-乙酸乙酯梯度洗脱，得到10个组分（E.1～E.10）

E.3 ── 甲醇重结晶 ── 化合物7：金色酰胺醇乙酸酯

Fr.1 ── 析晶

Fr.5 ── 硅胶柱色谱，石油醚-乙酸乙酯（6:4）── 化合物3：7β-hydroxysitosterol-3-O-β-D-glucoside

Fr.6 ── 硅胶柱色谱，石油醚-乙酸乙酯（5:5）── 化合物4：胡萝卜苷；化合物5：sitosteryl-6′-O-undecanoate-D-glucoside

Fr.7 ── 硅胶柱色谱，石油醚-乙酸乙酯（3:7）── 化合物6：紫萁内酯苷

Fr.1母液 ── 硅胶柱色谱，石油醚-乙酸乙酯（5:0.1）── 化合物2：二十烷酸

晶体 ── 氯仿-无水乙醇重结晶 ── 化合物1：β-谷甾醇

【参考文献】

［1］文晓琼，胡颖，曾晓君，等.福建观音座莲的化学成分研究［J］.时珍国医国药，2012，23（1）：1-2.

［3］戴斌.中国现代瑶药［M］.广西：广西科学技术出版社，2009.

［4］吴增镒.新华本草纲：第3册［M］.上海：上海科学技术出版社，1990.

［5］江明珠，颜辉，闻燕.马蹄蕨黄酮的纯化及抗氧化活性研究［J］.安徽农业科学，2011，39（26）：15922-15923，15926.

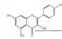

马鞭草

【来源】本品为马鞭草科植物马鞭草*Verbena officinalis* Linn.的干燥地上部分。

【壮药名】棵鞭马Gobienmax。

【分布】主要分布于湖北、江苏、广西、贵州等地，广西各地均有分布。

【功能与主治】

中医　活血散瘀，解毒，利水，退黄，截疟。用于治疗癥瘕积聚，痛经经闭，喉痹，痈肿，水肿，黄疸，疟疾。

壮医　通龙路，调水道，解瘴毒，清热毒，除湿毒。用于治疗瘴病，肝胆肿大，京瑟（闭经），经尹（痛经），货烟妈（咽痛），呗脓（痈疮），笨浮（水肿），肉扭（淋证）。

【主要化学成分与药理作用】

马鞭草的化学成分有环烯醚萜糖苷类、苯丙素糖苷类、三萜类、黄酮类、甾醇类、挥发油、有机酸类等。研究表明，马鞭草具有抗肿瘤、抗炎镇痛、神经保护、抗真菌、抗病毒、抗氧化、抗早孕、调节免疫、防辐射、防治尿石症等药理作用。

【代表性化学成分的结构与性质】

名称	分子式	相对分子质量	熔点/℃	性状
马鞭草苷	$C_{17}H_{24}O_{10}$	388	209～211	白色结晶粉末
3,4-二氢马鞭草苷	$C_{17}H_{26}O_{10}$	390	209～211	白色粉末

马鞭草苷化学结构式　　　　　　　　　3,4-二氢马鞭草苷化学结构式

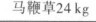

【主要化学成分的提取分离】

马鞭草24 kg

↓ 95%乙醇回流提取3次，提取液减压浓缩

醇提浸膏

↓ 加水稀释，依次用石油醚、二氯甲烷、乙酸乙酯、正丁醇萃取，减压回收溶剂

石油醚部位	二氯甲烷部位	乙酸乙酯部位
反复硅胶柱色谱，石油醚-乙酸乙酯（100∶1→5∶1）梯度洗脱	反复硅胶柱色谱，二氯甲烷-甲醇（100∶1→5∶1）梯度洗脱；Sephadex LH-20柱色谱	反复硅胶柱色谱，二氯甲烷-甲醇（100∶1→5∶1）梯度洗脱；Sephadex LH-20柱色谱

石油醚部位：
化合物1：正十三烷
化合物2：5α, 8α-过氧麦角甾-6, 22-二烯-3β-醇
化合物3：β-谷甾醇
化合物4：齐墩果酸
化合物5a：3-表齐墩果酸
化合物5b：3-表熊果酸
化合物6：3α, 24-二羟基熊果酸
化合物7：芹菜素

二氯甲烷部位：
化合物8：正四十烷醇
化合物9：熊果酸
化合物10：胡萝卜苷
化合物11：马尾柴酸
化合物12：木犀草素
化合物13：4′-羟基汉黄芩
化合物14：马鞭草苷
化合物15：3-ethoxy-6-carbonyl-phlomurin
化合物16：3, 4-二氢马鞭草苷
化合物17：马替诺皂苷
化合物18：槲皮素
化合物19：verbean A

乙酸乙酯部位：
化合物20：3α, 24-二羟基齐墩果酸
化合物21：4-dodecyl-1, 2-benzenediol
化合物22：木犀草素-7-O-β-D-葡萄糖苷
化合物23：戟叶马鞭草苷
化合物24：saussureoside B
化合物25：3, 4-二羟基-苯乙醇
化合物26：cistanoside E
化合物27：栗苷
化合物28：异毛蕊花糖苷
化合物29：毛瑞花糖苷

【参考文献】

［1］杨海光，方莲花，杜冠华.马鞭草药理作用及临床应用研究进展［J］.中国药学杂志，2013，48（12）：949-952.

［2］郭琳，苗明三.马鞭草化学、药理及临床应用探讨［J］.中医学报，2014，29（9）：1345-1347.

［3］孙玉明，王月月，蔡蕊，等.高效液相色谱-光电二极管阵列-高分辨质谱联用鉴定马鞭草提取物中的化学成分［J］.色谱，2017，35（9）：987-994.

［4］张玉雪.马鞭草的活性成分研究［D］.上海：上海交通大学，2010.

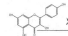

开口箭

【来源】本品为百合科植物开口箭*Campylandra chinensis*（Baker）M.N.Tamura et al.的根茎。

【瑶药名】过牙崩guiex nyaatv buerng。

【分布】主要分布于湖北、湖南、江西、福建、台湾、浙江、安徽、河南、陕西（秦岭以南）、四川、云南、广西、广东等地，广西分布于融水、桂林、兴安、资源、荔浦、那坡、贺州等县市。

【功能与主治】

中医 清热解毒，祛风除湿，散瘀止痛。用于治疗白喉，咽喉肿痛，风湿痹痛，跌打损伤，胃痛，痈肿疮毒，毒蛇、狂犬咬伤。

瑶医 清热解毒，祛风除湿，拔毒散结，散瘀止痛。用于治疗崩闭闷（风湿痛、类风湿性关节炎），辣给昧对（月经不调），卡西闷（胃脘痛、胃寒痛、胃热痛），哈路怒哈（肺痨咳嗽），更喉闷（咽喉肿痛、咽炎），牙闷（牙痛），囊中病（蛔虫病、蛲虫病、钩虫病），改布闷（腰腿痛），播冲（跌打损伤），囊暗（毒蛇咬伤），眸名肿毒（痈疮肿毒），古岸闷（犬咬外伤）。

【主要化学成分与药理作用】

开口箭含甾体化合物，如1β,2β,3β,4β,5β-五羟基-螺甾-$\Delta^{25(27)}$-烯-5-O-β-D-吡喃葡萄糖苷、1β,3β-二羟基-5β-孕甾-$\Delta^{16(17)}$-烯-20-酮-3-O-β-D-吡喃葡萄糖苷等成分。药理研究表明，开口箭具有抗炎镇痛作用和抗肿瘤作用，能抑制肝癌（HepG2）、宫颈癌（HeLa，CaSKi）、神经胶质瘤（U251）和黑色素瘤（B16-BL6）细胞增殖。

【代表性化学成分的结构与性质】

名称	分子式	相对分子质量	熔点/℃	性状
1β,2β,3β,4β,5β-五羟基-螺甾-$\Delta^{25(27)}$-烯-5-O-β-D-吡喃葡萄糖苷	$C_{33}H_{52}O_{12}$	640	—	白色无定形粉末
1β,3β-二羟基-5β-孕甾-$\Delta^{16(17)}$-烯-20-酮-3-O-β-D-吡喃葡萄糖苷	$C_{28}H_{44}O_7$	492	—	白色无定形粉末

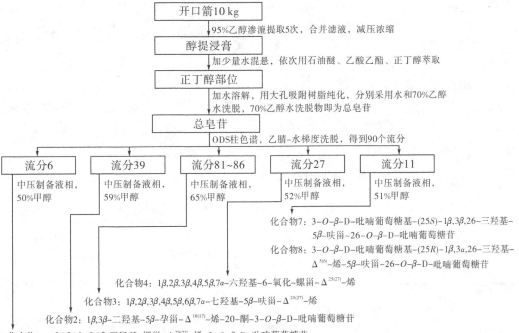

$1\beta,2\beta,3\beta,4\beta,5\beta$-五羟基-螺甾-$\Delta^{25(27)}$-烯-5-$O$-$\beta$-D-吡喃葡萄糖苷化学结构式

$1\beta,3\beta$-二羟基-5β-孕甾-$\Delta^{16(17)}$-烯-20-酮-3-O-β-D-吡喃葡萄糖苷化学结构式

【主要化学成分的提取分离】

```
开口箭10 kg
  │ 95%乙醇渗漉提取5次，合并滤液，减压浓缩
醇提浸膏
  │ 加少量水混悬，依次用石油醚、乙酸乙酯、正丁醇萃取
正丁醇部位
  │ 加水溶解，用大孔吸附树脂纯化，分别采用水和70%乙醇
  │ 水洗脱，70%乙醇水洗脱物即为总皂苷
总皂苷
  │ ODS柱色谱，乙腈-水梯度洗脱，得到90个流分
```

流分6	流分39	流分81~86	流分27	流分11
中压制备液相，50%甲醇	中压制备液相，59%甲醇	中压制备液相，65%甲醇	中压制备液相，52%甲醇	中压制备液相，51%甲醇

化合物7：3-O-β-D-吡喃葡萄糖基-(25S)-1β,3β,26-三羟基-5β-呋甾-26-O-β-D-吡喃葡萄糖苷

化合物8：3-O-β-D-吡喃葡萄糖基-(25R)-1β,3α,26-三羟基-$\Delta^{5(6)}$-烯-5β-呋甾-26-O-β-D-吡喃葡萄糖苷

化合物4：1β,2β,3β,4β,5β,7α-六羟基-6-氧化-螺甾-$\Delta^{25(27)}$-烯

化合物3：1β,2β,3β,4β,5β,6β,7α-七羟基-5β-呋甾-$\Delta^{25(27)}$-烯

化合物2：1β,3β-二羟基-5β-孕甾-$\Delta^{16(17)}$-烯-20-酮-3-O-β-D-吡喃葡萄糖苷

化合物1：1β,2β,3β,4β,5β-五羟基-螺甾-$\Delta^{25(27)}$-烯-5-O-β-D-吡喃葡萄糖苷

化合物5：3-O-β-D-吡喃葡萄糖基-(25S)-1β,3β,5β,26-四羟基-5β-呋甾-$\Delta^{20(22)}$-烯-26-O-β-D-吡喃葡萄糖苷

化合物6：3-O-β-D-吡喃葡萄糖基-(25S)-1β,3β,5β,22α,26-五羟基-5β-呋甾-26-O-β-D-吡喃葡萄糖苷

【参考文献】

[1] 邬昊洋，王倩，刘呈雄.开口箭根茎中甾体类化合物的研究［J］.三峡大学学报（自然科学版），2012，34（1）：85-88.

[2] 谭刚，杨业玉，李建军.开口箭抗炎镇痛作用实验研究［J］.实用中医药杂志，2013，29（7）：513-515.

[3] 周珍，柯浩亮，张莹雯.开口箭抗肿瘤作用研究进展［J］.山东中医药杂志，2018，37（8）：706-708.

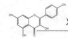

天花粉

【来源】本品为葫芦科植物栝楼*Trichosanthes kirilowii* Maxim. 或中华栝楼 *Trichosanthes rosthornii* Harms的干燥根。

【壮药名】壤补龙 Ragbujlungz。

【分布】我国大部分地区均有分布。

【功能与主治】

中医 清热泻火，生津止渴，消肿排脓。用于治疗热病烦渴，肺热燥咳，内热消渴，疮疡肿毒。

壮医 解热毒，消脓肿，补阴虚。用于治疗屙幽脘（糖尿病），埃病（咳嗽），陆裂（咳血），发得（发热），呗脓（痈疮）。

【主要化学成分与药理作用】

天花粉的化学成分有蛋白质、多糖类、皂苷类、黄酮类、氨基酸等。现代研究表明，天花粉具有抗病毒、抗肿瘤、抗真菌、终止妊娠、降血糖、调节免疫等药理活性。

【代表性化学成分的结构与性质】

名称	分子式	相对分子质量	熔点/℃	性状
雪胆素甲	$C_{32}H_{50}O_8$	562	—	—
葫芦素B	$C_{32}H_{46}O_8$	558	—	—

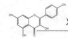

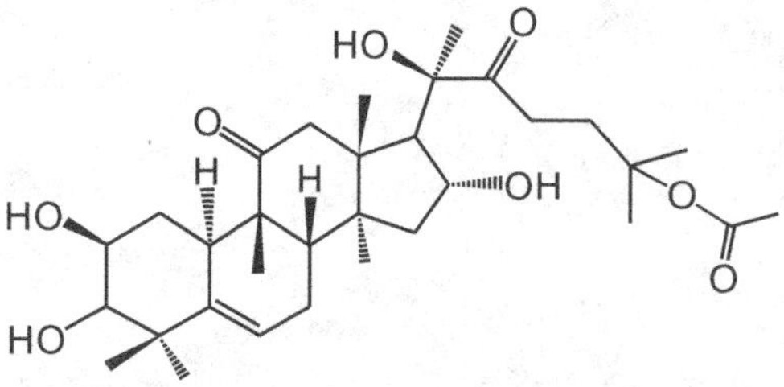

雪胆素甲化学结构式 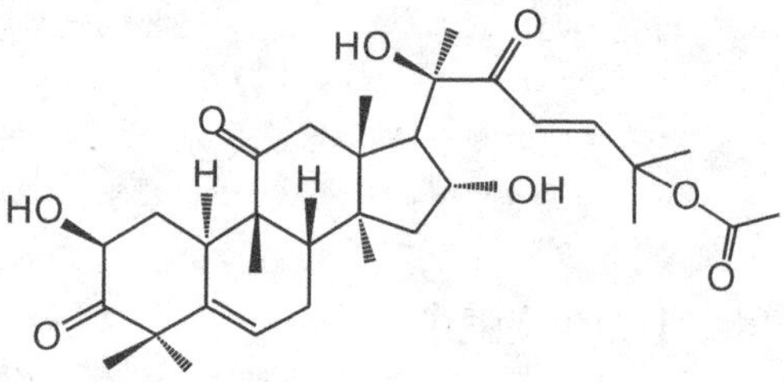　　　　　　　　葫芦素B化学结构式

【主要化学成分的提取分离】

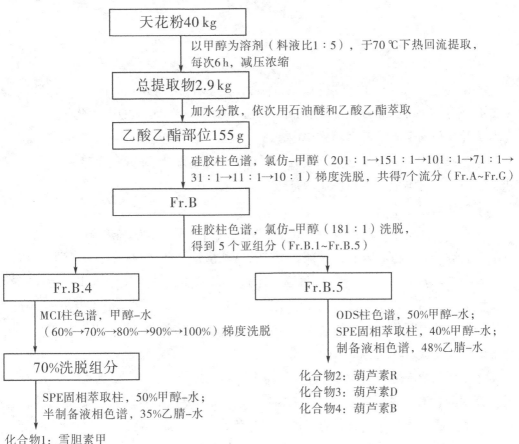

天花粉40 kg

↓ 以甲醇为溶剂（料液比1∶5），于70 ℃下热回流提取，每次6 h，减压浓缩

总提取物2.9 kg

↓ 加水分散，依次用石油醚和乙酸乙酯萃取

乙酸乙酯部位155 g

↓ 硅胶柱色谱，氯仿-甲醇（201∶1→151∶1→101∶1→71∶1→31∶1→11∶1→10∶1）梯度洗脱，共得7个流分（Fr.A~Fr.G）

Fr.B

↓ 硅胶柱色谱，氯仿-甲醇（181∶1）洗脱，得到5个亚组分（Fr.B.1~Fr.B.5）

Fr.B.4

↓ MCI柱色谱，甲醇-水（60%→70%→80%→90%→100%）梯度洗脱

70%洗脱组分

↓ SPE固相萃取柱，50%甲醇-水；半制备液相色谱，35%乙腈-水

化合物1：雪胆素甲

Fr.B.5

↓ ODS柱色谱，50%甲醇-水；SPE固相萃取柱，40%甲醇-水；制备液相色谱，48%乙腈-水

化合物2：葫芦素R
化合物3：葫芦素D
化合物4：葫芦素B

【参考文献】

［1］曹春歌.天花粉的药理特点及临床应用研究［J］.智慧健康，2017，3（21）：19-21.

［2］丁建营，刘春娟，郭建军，等.天花粉化学成分的药理活性及其提取与检测方法研究进展［J］.中国药房，2018，29（13）：1859-1864.

［3］叶淼，黄庆勇，许文，等.中药天花粉中葫芦素类三萜的分离及其结构鉴定［J］.临床合理用药，2018，11（2A）：114-115.

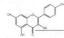

天胡荽

【来源】本品为伞形科植物天胡荽*Hydrocotyle sibthorpioides* Lam.或破铜钱*Hydrocotyle sibthorpioides* var.*batrachium*（Hance）Hand.-Mazz.的干燥全草。

【壮、瑶药名】壮药名：雅挠内 Nya'ndauhndeih。瑶药名：刹端 Fatav dorn。

【分布】主要分布于江苏、安徽、浙江、江西、湖北、陕西、广东、广西、贵州、四川、云南等地，广西各地均有分布。

【功能与主治】

中医 清热解毒，利湿退黄，止咳，消肿散结。用于治疗湿热黄疸，咳嗽，百日咳，咽喉肿痛，目赤云翳，淋证，湿疹，带状疱疹，疮疡肿毒，跌打瘀肿。

壮医 清热毒，除湿毒，通气道、水道，调龙路，消肿散结。用于治疗能蚌（黄疸），墨病（哮喘），埃病（咳嗽），货烟妈（咽痛），喯疳（疳积），呗脓（痈疮），林得叮相（跌打损伤），笨浮（水肿），勒爷发得（小儿发热），肉扭（淋证），北嘻（乳痈），火眼，呗奴（瘰疬），痂（癣）。

【主要化学成分与药理作用】

天胡荽含有三萜类、苷类、黄酮类、酚类、氨基酸、挥发油、香豆素等化合物，其中黄酮及黄酮苷类成分有槲皮素、芹菜素、山柰酚、牡荆苷、异牡荆苷等。现代研究表明，天胡荽具有抗肿瘤、抗HBsAg、抗菌、免疫调节等药理作用，黄酮类成分为其抗肿瘤活性成分之一。

【代表性化学成分的结构与性质】

名称	分子式	相对分子质量	熔点/℃	性状
牡荆苷	$C_{21}H_{10}O_{10}$	432	256～257	黄色粉末
异牡荆苷	$C_{21}H_{10}O_{10}$	432	228	黄色粉末

牡荆苷：$R_1=\beta-D-Glc$, $R_2=H$　异牡荆苷：$R_1=H$, $R_2=\beta-D-Glc$

牡荆苷、异牡荆苷化学结构式

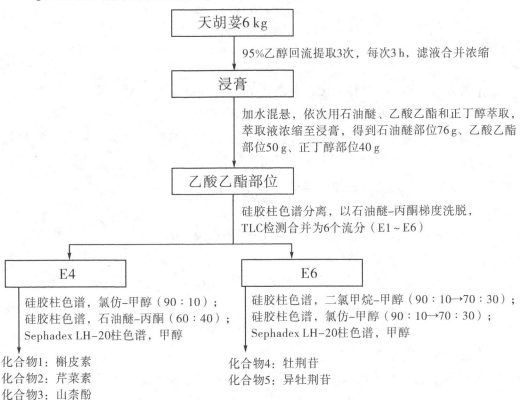

【主要化学成分的提取分离】

天胡荽6 kg

↓ 95%乙醇回流提取3次，每次3 h，滤液合并浓缩

浸膏

↓ 加水混悬，依次用石油醚、乙酸乙酯和正丁醇萃取，萃取液浓缩至浸膏，得到石油醚部位76 g、乙酸乙酯部位50 g、正丁醇部位40 g

乙酸乙酯部位

↓ 硅胶柱色谱分离，以石油醚-丙酮梯度洗脱，TLC检测合并为6个流分（E1～E6）

E4

硅胶柱色谱，氯仿-甲醇（90∶10）；
硅胶柱色谱，石油醚-丙酮（60∶40）；
Sephadex LH-20柱色谱，甲醇

化合物1：槲皮素
化合物2：芹菜素
化合物3：山柰酚

E6

硅胶柱色谱，二氯甲烷-甲醇（90∶10→70∶30）；
硅胶柱色谱，氯仿-甲醇（90∶10→70∶30）；
Sephadex LH-20柱色谱，甲醇

化合物4：牡荆苷
化合物5：异牡荆苷

【参考文献】

［1］广西壮族自治区食品药品监督管理局.广西壮族自治区壮药质量标准：第一卷（2008年版）［S］.南宁：广西科学技术出版社，2008.

［2］蒲首丞.中药鹅不食草和天胡荽的化学成分及其抗肿瘤活性研究［D］.天津：天津大学，2009.

［3］张嫩玲，叶道坤，田璧榕，等.天胡荽的化学成分研究［J］.贵州医科大学学报，2017，42（10）：1145-1148.

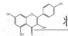

无根藤

【来源】本品为樟科植物无根藤 *Cassytha filiformis* L.的干燥全草。

【壮、瑶药名】壮药名：法夹 Fazgyaz。瑶药名：无根本 Mouh gorm buonv。

【分布】主要分布于云南、贵州、广西、广东、湖南、江西、浙江、福建及台湾等地，广西分布于南宁、上林、梧州、藤县、岑溪、防城港、上思、贵港、平南、玉林、容县、北流、贺州、崇左、龙州等县市。

【功能与主治】

中医 清热利湿，凉血解毒。用于治疗结膜炎，黄疸型肝炎，小儿疳积，水肿，咯血，咳嗽，疮痈，烫伤。

壮医 调龙路，通水道，清热毒，利湿毒。用于治疗能蚌（黄疸），笨浮（水肿），阿意咪（痢疾），白癜风，幽嘞（血淋），鼻衄，发旺（风湿骨痛），疮疡溃烂，皮肤瘙痒，渗裆相（烧烫伤），呗脓（痈疮），疥疮。

【主要化学成分与药理作用】

无根藤主要含有生物碱类、氨基酸、木脂素类、黄酮类、芳香族醛类、甘油酯类、甾醇类等成分。现代研究表明，无根藤具有抗肿瘤、抗血小板凝集、抗寄生虫、抑制血管收缩等药理作用。

【代表性化学成分的结构与性质】

名称	分子式	相对分子质量	熔点/℃	性状
isofiliformine	$C_{19}H_{13}O_6N$	352	>300	红色无定形粉末

isofiliformine 化学结构式

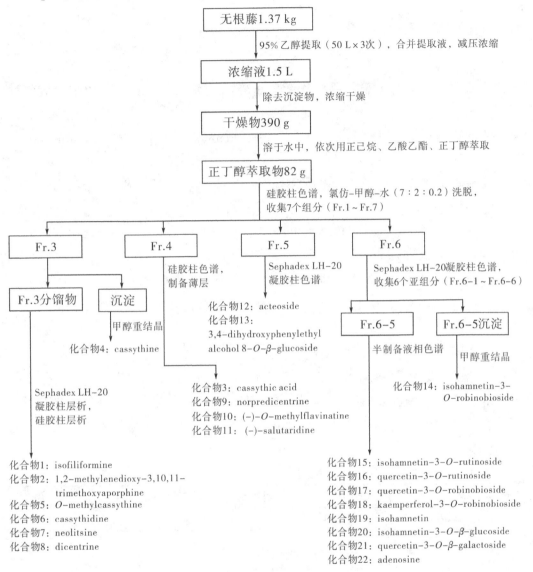

【主要化学成分的提取分离】

无根藤1.37 kg

↓ 95%乙醇提取（50 L×3次），合并提取液，减压浓缩

浓缩液1.5 L

↓ 除去沉淀物，浓缩干燥

干燥物390 g

↓ 溶于水中，依次用正己烷、乙酸乙酯、正丁醇萃取

正丁醇萃取物82 g

↓ 硅胶柱色谱，氯仿–甲醇–水（7∶2∶0.2）洗脱，收集7个组分（Fr.1～Fr.7）

Fr.3

Fr.4 — 硅胶柱色谱，制备薄层

Fr.5 — Sephadex LH–20凝胶柱色谱

Fr.6 — Sephadex LH–20凝胶柱色谱，收集6个亚组分（Fr.6-1～Fr.6-6）

Fr.3分馏物

沉淀 ↓甲醇重结晶 → 化合物4：cassythine

化合物12：acteoside
化合物13：3,4-dihydroxyphenylethyl alcohol 8–*O*–*β*–glucoside

Fr.6-5 — 半制备液相色谱

Fr.6-5沉淀 ↓甲醇重结晶 → 化合物14：isohamnetin–3–*O*–robinobioside

Fr.3分馏物 ↓ Sephadex LH–20凝胶柱层析，硅胶柱层析

化合物3：cassythic acid
化合物9：norpredicentrine
化合物10：(–)–*O*–methylflavinatine
化合物11：(–)–salutaridine

化合物1：isofiliformine
化合物2：1,2-methylenedioxy–3,10,11–trimethoxyaporphine
化合物5：*O*–methylcassythine
化合物6：cassythidine
化合物7：neolitsine
化合物8：dicentrine

化合物15：isohamnetin–3–*O*–rutinoside
化合物16：quercetin–3–*O*–rutinoside
化合物17：quercetin–3–*O*–robinobioside
化合物18：kaemperferol–3–*O*–robinobioside
化合物19：isohamnetin
化合物20：isohamnetin–3–*O*–*β*–glucoside
化合物21：quercetin–3–*O*–*β*–galactoside
化合物22：adenosine

【参考文献】

［1］广西壮族自治区食品药品监督管理局.广西壮族自治区壮药质量标准：第一卷（2008年版）［S］.南宁：广西科学技术出版社，2008.

［2］程涛，张福华，何珊.无根藤的药学研究概况［J］.海峡药学，2011，23（5）：36-38.

［3］Tsai T H，Wang G J，Lin L C.Vasorelaxing Alkaloids and Flavonoids from Cassytha filiformis［J］.Journal of Natural Products，2008，71（2）：289-291.

无患子

【**来源**】本品为无患子科植物无患子*Sapindus saponaria* L.的干燥成熟种子。

【**壮、瑶药名**】壮药名：此芒苍 Cehmakcang。瑶药名：木元表 Muh nquec biouv。

【**分布**】主要分布于我国东部、南部至西南部等地区，广西各地均有分布。

【**功能与主治**】

中医 清热，祛痰，消积，杀虫。用于治疗喉痹肿痛，咳喘，食滞，白带过多，疳积，疮癣，肿毒。

壮医 调气道，通谷道，清热毒，杀虫。用于治疗埃病（咳嗽），唥疳（疳积），墨病（哮喘），货烟妈（咽痛），额哈（毒蛇咬伤），贫痧（感冒），唉百银（百日咳）。

【**主要化学成分与药理作用**】

无患子主要含有皂苷类成分，包括五环三萜类齐墩果烷型皂苷、四环三萜类大戟烷型皂苷、达玛烷型皂苷、倍半萜皂苷，其中以三萜皂苷为主。现代研究表明，无患子具有抗菌、抗真菌、抗肿瘤、杀精、保肝、促进抗生素吸收和提高药效、抗血小板聚集、镇痛、胰脂肪酶抑制等药理作用。

【**代表性化学成分的结构与性质**】

名称	分子式	相对分子质量	熔点/℃	性状
sapinmusaponins A	$C_{42}H_{72}O_{13}$	784	—	—

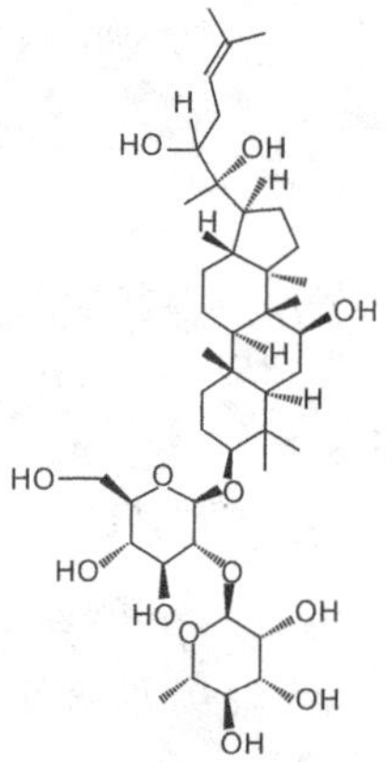

sapinmusaponins A 化学结构式

【主要化学成分的提取分离】

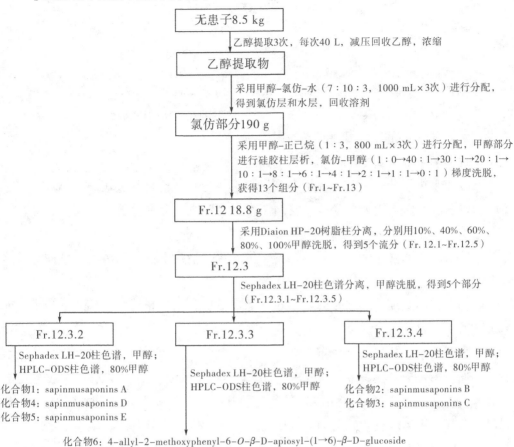

无患子8.5 kg
　↓ 乙醇提取3次，每次40 L，减压回收乙醇，浓缩
乙醇提取物
　↓ 采用甲醇-氯仿-水（7：10：3，1000 mL×3次）进行分配，得到氯仿层和水层，回收溶剂
氯仿部分190 g
　↓ 采用甲醇-正己烷（1：3，800 mL×3次）进行分配，甲醇部分进行硅胶柱层析，氯仿-甲醇（1：0→40：1→30：1→20：1→10：1→8：1→6：1→4：1→2：1→1：1→0：1）梯度洗脱，获得13个组分（Fr.1~Fr.13）
Fr.12 18.8 g
　↓ 采用Diaion HP-20树脂柱分离，分别用10%、40%、60%、80%、100%甲醇洗脱，得到5个流分（Fr.12.1~Fr.12.5）
Fr.12.3
　↓ Sephadex LH-20柱色谱分离，甲醇洗脱，得到5个部分（Fr.12.3.1~Fr.12.3.5）

Fr.12.3.2
Sephadex LH-20柱色谱，甲醇；
HPLC-ODS柱色谱，80%甲醇
化合物1：sapinmusaponins A
化合物4：sapinmusaponins D
化合物5：sapinmusaponins E

Fr.12.3.3
Sephadex LH-20柱色谱，甲醇；
HPLC-ODS柱色谱，80%甲醇

Fr.12.3.4
Sephadex LH-20柱色谱，甲醇；
HPLC-ODS柱色谱，80%甲醇
化合物2：sapinmusaponins B
化合物3：sapinmusaponins C

化合物6：4-allyl-2-methoxyphenyl-6-O-β-D-apiosyl-(1→6)-β-D-glucoside
化合物7：4-allyl-2-methoxyphenyl-3-O-α-L-rhamnopyranosyl-(1→6)-β-D-glucopyranoside
化合物8：4-allyl-2-methoxyphenyl-6-O-α-L-arabinopyranosyl-(1→6)-β-D-glucopyranoside

【参考文献】

[1] 广西壮族自治区食品药品监督管理局.广西壮族自治区壮药质量标准 第一卷（2008年版）[S].南宁：广西科学技术出版社，2008.

[2] 黄素梅，王敬文，杜孟浩，等.无患子的研究现状及其开发利用[J].林业科技开式，2009，23（6）：1-5.

[3] 徐凯节，次旦扎西，丁立生.无患子属植物的化学成分及生物活性研究进展[J].天然产物研究与开发，2013，25（2）：267-273，257.

[4] KUO Y H, HUANG H C, YANG L M, et al.New Dammarane-Type Saponins from the Galls of Sapindus mukorossi[J].J Agric Food Chem, 2005, 53（12）：4722-4727.

木通

【来源】本品为木通科植物木通*Akebia quinata*（Houttuyn）Decaisne、三叶木通*Akebia trifoliata*（Thunb.）Koidz.或白木通*Akebia trifoliata* subsp. *australis*（Diels）T.Shimizu的干燥藤茎。

【瑶药名】泯坐翁 Mbuov juov ngungh。

【分布】主要分布于长江流域各省区，广西分布于桂林、灵川、全州、兴安、龙胜、资源、德保、凌云、隆林、富川、南丹、罗城、金秀等县市。

【功能与主治】

中医 利尿通淋，清心除烦，通经下乳。用于治疗淋证，水肿，心烦尿赤，口舌生疮、闭经乳少、湿热痹痛。

瑶医 宁心除烦，生津止渴，退热，通经活络。用于布梗（性病、淋浊），面黑布神蘸（营养性下肢浮肿），疟没通（乳汁不通）。

【主要化学成分与药理作用】

木通含有酚苷类、木脂素苷类、糖苷类、苯乙醇苷类、三萜皂苷类成分，如L-苏式-愈创木基甘油-8-*O*-D-吡喃葡萄糖苷、愈创木基甘油-9-*O*-D-吡喃葡萄糖苷、3-甲氧基-4-羟基苯酚-1-*O*-D-吡喃葡萄糖苷、2-甲氧基-4-羟基苯酚-1-*O*-D-吡喃葡萄糖苷、2,6-二甲氧基-4-羟基苯酚-1-*O*-D-吡喃葡萄糖苷、4-羟甲基-2,6-二甲氧基苯基-D-吡喃葡萄糖苷、松柏苷、马兜铃酸。药理研究表明，木通具有利尿、抗菌、抗肿瘤作用，其中的酚苷类化合物具有较强的抗氧化活性及清除自由基的能力，并具有预防、治疗心血管疾病及延缓衰老等生物活性。

【代表性化学成分的结构与性质】

名称	分子式	相对分子质量	熔点/℃	性状
松柏苷	$C_{16}H_{22}O_8$	342	—	白色粉末

松柏苷的化学结构式

【主要化学成分的提取分离】

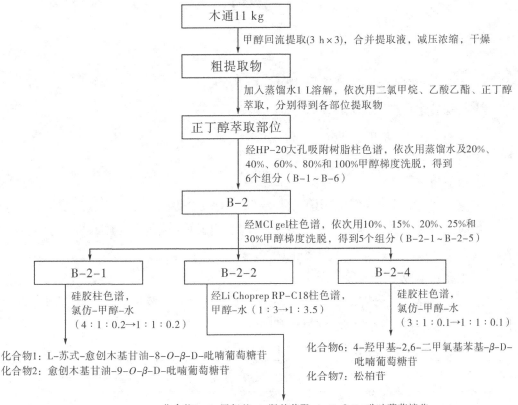

木通11 kg

甲醇回流提取(3 h×3)，合并提取液，减压浓缩，干燥

粗提取物

加入蒸馏水1 L溶解，依次用二氯甲烷、乙酸乙酯、正丁醇萃取，分别得到各部位提取物

正丁醇萃取部位

经HP-20大孔吸附树脂柱色谱，依次用蒸馏水及20%、40%、60%、80%和100%甲醇梯度洗脱，得到6个组分（B-1～B-6）

B-2

经MCI gel柱色谱，依次用10%、15%、20%、25%和30%甲醇梯度洗脱，得到5个组分（B-2-1～B-2-5）

B-2-1

硅胶柱色谱，氯仿-甲醇-水（4：1：0.2→1：1：0.2）

B-2-2

经Li Choprep RP-C18柱色谱，甲醇-水（1：3→1：3.5）

B-2-4

硅胶柱色谱，氯仿-甲醇-水（3：1：0.1→1：1：0.1）

化合物1：L-苏式-愈创木基甘油-8-*O*-β-D-吡喃葡萄糖苷
化合物2：愈创木基甘油-9-*O*-β-D-吡喃葡萄糖苷

化合物6：4-羟甲基-2,6-二甲氧基苯基-β-D-吡喃葡萄糖苷
化合物7：松柏苷

化合物3：3-甲氧基-4-羟基苯酚-1-*O*-β-D-吡喃葡萄糖苷
化合物4：2-甲氧基-4-羟基苯酚-1-*O*-β-D-吡喃葡萄糖苷
化合物5：2,6-二甲氧基-4-羟基苯酚-1-*O*-β-D-吡喃葡萄糖苷

【参考文献】

［1］金洪光，徐玲玲，江慎华，等.木通藤茎中亲水性化学成分的分离与鉴定［J］.中国医药工业杂志，2016，47（1）：31-34.

［2］楼凤昌，彭国平，王颖，等.木通马兜铃化学成分研究［J］.药学学报，1995，30（8）：588-593.

［3］刘桂艳，王晔，马双成，等.木通属植物木通化学成分及药理活性研究概况［J］.中国药学杂志，2004，39（5）：330-332，352.

［4］曾斌，郑锡松，林翠凤.木通的应用和肾毒性概述［J］.中药材，2001，24（6）：463-464.

木棉花

【来源】本品为木棉科植物木棉*Bombax ceiba* L.的干燥花。

【壮药名】华棵民 Vagominz。

【分布】主要分布于云南、广东、福建、台湾等亚热带地区，广西分布于靖西、龙州、大新等县市。

【功能与主治】

中医　清热利湿，解毒。用于治疗泄泻，痢疾，痔疮出血。

壮医　调谷道，清热毒，除湿毒。用于治疗白冻（泄泻），阿意咪（痢疾），仲嘿唭尹（痔疮），约京乱（月经不调）。

【主要化学成分与药理作用】

木棉花的化学成分有黄酮、倍半萜烯和苯丙酸类化合物等。现代研究表明，木棉花具有抗炎、抗血管生成、抗氧化和降血压等药理作用。

【代表性化学成分的结构与性质】

名称	分子式	相对分子质量	熔点/℃	性状
芒果苷	$C_{19}H_{18}O_{11}$	422	—	黄色粉末
柽柳苷	$C_{22}H_{22}O_{12}$	478	—	黄色粉末

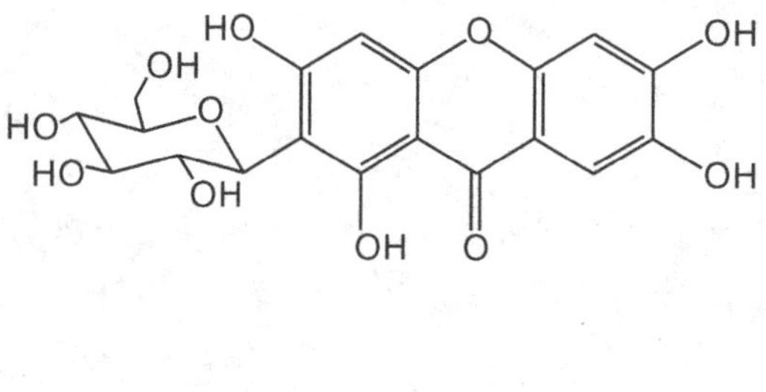

芒果苷化学结构式

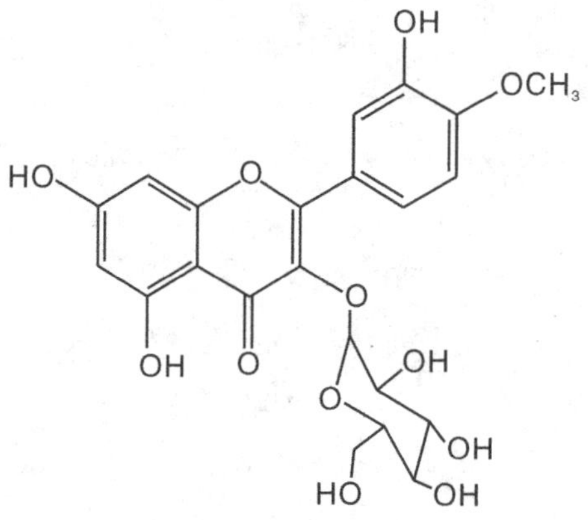

柽柳苷化学结构式

【主要化学成分的提取分离】

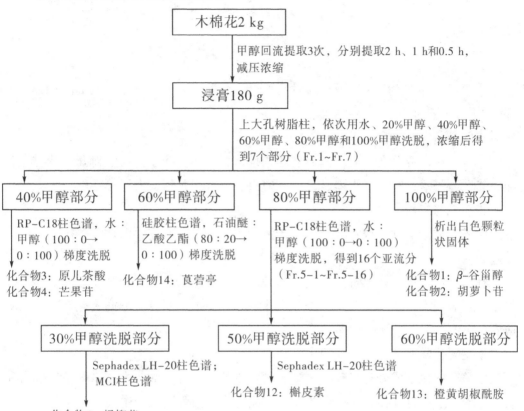

木棉花2 kg

　甲醇回流提取3次，分别提取2 h、1 h和0.5 h，减压浓缩

浸膏180 g

　上大孔树脂柱，依次用水、20%甲醇、40%甲醇、60%甲醇、80%甲醇和100%甲醇洗脱，浓缩后得到7个部分（Fr.1~Fr.7）

40%甲醇部分

RP-C18柱色谱，水：甲醇（100：0→0：100）梯度洗脱

化合物3：原儿茶酸
化合物4：芒果苷

60%甲醇部分

硅胶柱色谱，石油醚：乙酸乙酯（80：20→0：100）梯度洗脱

化合物14：莨菪亭

80%甲醇部分

RP-C18柱色谱，水：甲醇（100：0→0：100）梯度洗脱，得到16个亚流分（Fr.5-1~Fr.5-16）

100%甲醇部分

析出白色颗粒状固体

化合物1：β-谷甾醇
化合物2：胡萝卜苷

30%甲醇洗脱部分

Sephadex LH-20柱色谱；MCI柱色谱

化合物5：柽柳苷
化合物6：异槲皮素
化合物7：muraxanthone
化合物8：芦丁
化合物9：异牡荆素
化合物10：木犀草素-6-C-葡萄糖苷
化合物11a：N-顺式对香豆酰酪氨酸
化合物11b：N-反式对香豆酰酪氨酸

50%甲醇洗脱部分

Sephadex LH-20柱色谱

化合物12：槲皮素

60%甲醇洗脱部分

化合物13：橙黄胡椒酰胺

【参考文献】

［1］罗福康，陈芳，廖国超，等.木棉花中的1个新的三萜苷元［J］.中草药，2019，50（7）：1532-1534.

［2］马琼.木棉花化学成分研究及活性部位的抗糖尿病作用［D］.呼和浩特：内蒙古大学，2016.

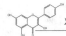

木鳖子

【来源】本品为葫芦科苦瓜属植物木鳖 *Momordica cochinchinensis*（Lour.）Spr.的干燥成熟种子。

【壮药名】些木变 Cehmoegbiet。

【分布】主要分布于我国南方和西南地区，广西分布于南宁、柳州、桂林、荔浦、恭城、苍梧、岑溪、贵港、容县、博白、金秀、龙州、大新等县市。

【功能与主治】

中医 散结消肿，攻毒疗疮。用于治疗疮疡肿毒，乳痈，瘰疬，痔瘘，干癣，秃疮。

壮医 清热毒，祛风毒，止痛，消肿散结。用于治疗牙痛，呗脓（痈疮），呗脓显（脓疱疮），仲嘿唅尹（痔疮），北嘻（乳痈），呗奴（瘰疬），发旺（风湿痹痛），痂（癣）。牙痛调醋外涂患处。

【主要化学成分与药理作用】

木鳖子的化学成分有皂苷、木鳖子素、脂肪酸、挥发油、生物碱等。现代研究表明，木鳖子具有抗肿瘤、抗炎镇痛、抗氧化、抗菌等药理作用。

【代表性化学成分的结构与性质】

名称	分子式	相对分子质量	熔点/℃	性状
齐墩果酸	$C_{30}H_{48}O_3$	456	308～310	白色针状结晶
熊果酸	$C_{30}H_{48}O_3$	456	283～288	白色针状结晶

齐墩果酸化学结构式　　　　　　　　　　熊果酸化学结构式

【主要化学成分的提取分离】

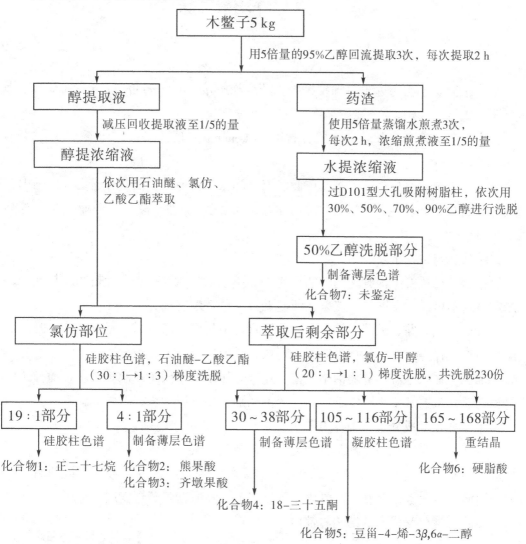

【参考文献】

［1］广西壮族自治区食品药品监督管理局.广西壮族自治区壮药质量标准 第一卷 （2008年版）［S］.南宁：广西科学技术出版社，2008.

［2］邢炎华，线昆蝶，侯少平.木鳖子生物碱部位提取物抗氧化活性研究［J］.陕西 农业科学，2017，63（12）：52-53，95.

［3］石军飞.蒙药木鳖子的化学成分研究［D］.呼和浩特：内蒙古医学院，2008.

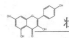

五味藤

【来源】本品为远志科蝉翼藤植物蝉翼藤*Securidaca inappendiculata* Hassk.的干燥全株。

【壮、瑶药名】壮药名：棵贡省 Gogukcaengx。瑶药名：黄九牛 Wiangh juov nqungh。

【分布】主要分布于广东、广西、海南和云南等地，广西分布于南宁、马山、上林、苍梧、防城港、上思、玉林、博白、北流、那坡、凌云、乐业、龙州等县市。

【功能与主治】

中医 祛风湿，消肿止痛，活血化瘀。用于治疗风湿骨痛，骨折，跌打损伤，产后恶露不尽，妇女体虚，咳嗽，消瘦无力，过敏性皮疹。

壮医 调龙路、火路，祛风毒，除湿毒，清热毒，通谷道。用于治疗发旺（风湿骨痛），林得叮相（跌打损伤），阿意咪（痢疾）。

瑶医 祛风除湿，舒筋活络，消肿止痛。用于崩闭闷（风湿骨痛），播冲（跌打损伤），就港虷（急性胃肠炎），荣古瓦别带病（产后恶露不尽）。

【主要化学成分与药理作用】

五味藤中含有𠮾酮、萜及其苷类、甾体及其苷类、二苯酮、木脂素及其苷类、糖酯、有机酸、生物碱、黄酮等化合物。现代研究表明，五味藤具有抗肿瘤、抗炎、镇痛、抗病毒、保肝、抗氧化、免疫调节、降血糖等药理作用。

【代表性化学成分的结构与性质】

名称	分子式	相对分子质量	熔点/℃	性状
8-羟基-1,3,4-三甲氧基𠮾酮	$C_{16}H_{14}O_6$	302	217～220	黄色针晶
芝麻素	$C_{20}H_{18}O_6$	354	124	白色晶体

8-羟基-1,3,4-三甲氧基𠮾酮化学结构式

【主要化学成分的提取分离】

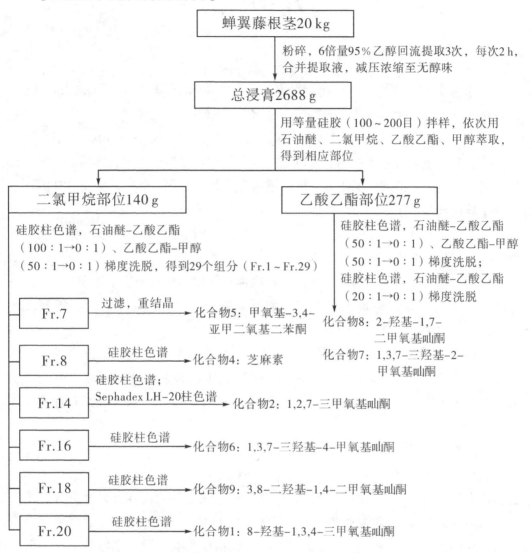

【参考文献】

［1］广西壮族自治区食品药品监督管理局.广西壮族自治区壮药质量标准：第一卷
（2008年版）［S］.南宁：广西科学技术出版社，2008.

［2］王起文，马赟，马程遥，等.蝉翼藤化学成分及药理活性研究进展［J］.中成
药，2016，38（9）：2013-2017.

［3］王起文，陈东东，马程遥，等.蝉翼藤化学成分的研究［J］.中成药，2017，39
（6）：1199-1203.

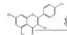

五指柑

【来源】本品为马鞭草科植物黄荆 *Vitex negundo* L. 或牡荆 *Vitex negundo* var. *cannabifolia*（Sieb.et Zucc.）Hand.-Mazz. 的干燥全株。

【壮、瑶药名】壮药名：棵劲 Gogingj。瑶药名：五指风 Ba ceiv buerng。

【分布】主要分布于中国长江以南各省区，广西分布于南宁、柳城、融安、桂林、全州、龙胜、恭城、梧州、平果、靖西、隆林、贺州、都安、龙州等县市。

【功能与主治】

中医　祛风解表，止咳化痰，理气止痛。用于治疗感冒，咳嗽，慢性支气管炎，哮喘，风湿痹痛，胃痛，泄痢。

壮医　通气道，利水道，调龙路，祛风毒，解瘴毒。用于治疗贫痧（感冒），发旺（风湿骨痛），瘴毒（疟疾），胴尹（腹痛），笨浮（水肿），埃病（咳嗽），痂（癣），兵淋勒（崩漏）。

瑶医　清热解毒，祛风解表，行气止血，消肿，镇咳。用于治疗标蛇痧（感冒发热），怒哈（咳嗽），哈鲁（哮喘），卡西闷（胃脘痛、胃寒痛、胃热痛），泵卡西众（消化不良），月窖浆辣贝（尿路感染），身谢（湿疹、皮肤瘙痒）及皮炎。

【主要化学成分与药理作用】

五指柑含有苷类、二萜类、黄酮类、环烯醚萜类、甾体类、三萜类、木脂素类、挥发油等成分。黄酮及其苷类成分有异荭草素、黄荆诺苷、异牡荆苷、木犀草素-7-O-β-D-吡喃葡萄糖苷、木犀草素-3′-O-β-D-吡喃葡萄糖醛酸苷、芹菜素-7-O-β-D-葡萄糖苷等。现代研究表明，五指柑具有抑菌、细胞毒活性、调节激素水平、抗氧化、解热镇痛、抗炎、增强呼吸系统活性、杀虫等药理作用。

【代表性化学成分的结构与性质】

名称	分子式	相对分子质量	熔点/℃	性状
异荭草素	$C_{21}H_{20}O_{11}$	448	245～246	棕黄色粉末
异牡荆苷	$C_{21}H_{20}O_{10}$	432	220～221	黄色粉末

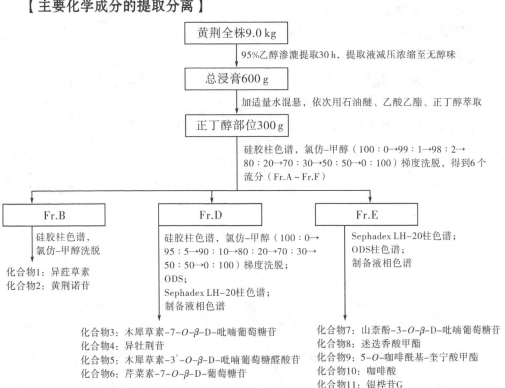

异荭草素化学结构式

【主要化学成分的提取分离】

黄荆全株9.0 kg

　　　95%乙醇渗漉提取30 h，提取液减压浓缩至无醇味

总浸膏600 g

　　　加适量水混悬，依次用石油醚、乙酸乙酯、正丁醇萃取

正丁醇部位300 g

　　　硅胶柱色谱，氯仿–甲醇（100：0→99：1→98：2→
　　　80：20→70：30→50：50→0：100）梯度洗脱，得到6个
　　　流分（Fr.A～Fr.F）

Fr.B

硅胶柱色谱，
氯仿–甲醇洗脱

化合物1：异荭草素
化合物2：黄荆诺苷

Fr.D

硅胶柱色谱，氯仿–甲醇（100：0→
95：5→90：10→80：20→70：30→
50：50→0：100）梯度洗脱；
ODS；
Sephadex LH–20柱色谱；
制备液相色谱

化合物3：木犀草素–7–O–β–D–吡喃葡萄糖苷
化合物4：异牡荆苷
化合物5：木犀草素–3′–O–β–D–吡喃葡萄糖醛酸苷
化合物6：芹菜素–7–O–β–D–葡萄糖苷

Fr.E

Sephadex LH–20柱色谱；
ODS柱色谱；
制备液相色谱

化合物7：山奈酚–3–O–β–D–吡喃葡萄糖苷
化合物8：迷迭香酸甲酯
化合物9：5–O–咖啡酰基–奎宁酸甲酯
化合物10：咖啡酸
化合物11：银桦苷G

【参考文献】

[1] 广西壮族自治区食品药品监督管理局.广西壮族自治区壮药质量标准：第一卷
　　（2008年版）［S］.南宁：广西科学技术出版社，2008.

[2] 凌玮玮.牡荆化学成分及其抑菌活性研究［D］.合肥：安徽农业大学，2010.

[3] 黄婕，王国才，李桃，等.黄荆的化学成分研究［J］.中草药，2013，44
　　（10）：1237–1240.

五爪金龙

【来源】本品为旋花科植物五爪金龙 *Ipomoea cairica*（L.）Sweet的全草。

【分布】主要分布于我国东南、华南、西南地区，广西分布于南宁、柳州、桂林、梧州、苍梧、合浦、防城港、贵港、桂平、玉林、容县、博白、北流、百色、宁明等县市。

【功能与主治】

中医　清热解毒。外敷治疗热毒疮。

【主要化学成分与药理作用】

五爪金龙含有树脂糖苷类、木脂素类、香豆素类、黄酮类等化学成分。现代研究表明，五爪金龙分具有抑制α-葡萄糖酶的活性。

【代表性化学成分的结构与性质】

名称	分子式	相对分子质量	熔点/℃	性状
牛蒡子苷	$C_{27}H_{34}O_{11}$	534	—	白色粉末

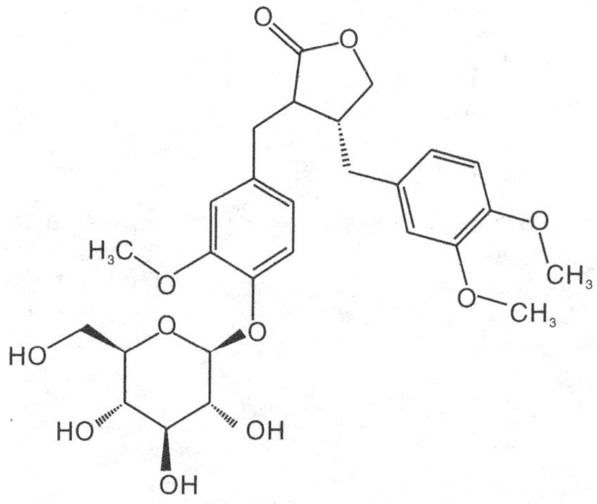

牛蒡子苷化学结构式

【主要化学成分的提取分离】

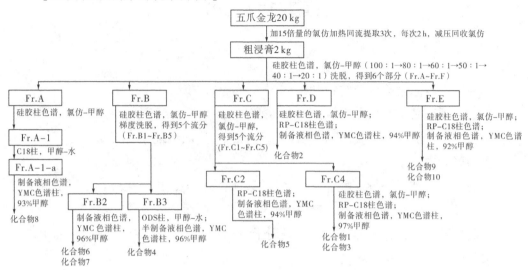

五爪金龙20 kg
加15倍量的氯仿加热回流提取3次，每次2 h，减压回收氯仿
粗浸膏2 kg
硅胶柱色谱，氯仿-甲醇（100：1→80：1→60：1→50：1→40：1→20：1）洗脱，得到6个部分（Fr.A~Fr.F）

Fr.A — 硅胶柱色谱，氯仿-甲醇
Fr.B — 硅胶柱色谱，氯仿-甲醇梯度洗脱，得到5个流分（Fr.B1~Fr.B5）
Fr.C — 硅胶柱色谱，氯仿-甲醇，得到5个流分（Fr.C1~Fr.C5）
Fr.D — 硅胶柱色谱，氯仿-甲醇；RP-C18柱色谱；制备液相色谱，YMC色谱柱，94%甲醇
Fr.E — 硅胶柱色谱，氯仿-甲醇；RP-C18柱色谱；制备液相色谱，YMC色谱柱，92%甲醇

Fr.A-1 — C18柱，甲醇-水
Fr.A-1-a — 制备液相色谱，YMC色谱柱，93%甲醇 — 化合物8

化合物2

Fr.C2 — RP-C18柱色谱；制备液相色谱，YMC色谱柱，94%甲醇 — 化合物5

Fr.C4 — 硅胶柱色谱，氯仿-甲醇；RP-C18柱色谱；制备液相色谱，YMC色谱柱，97%甲醇 — 化合物1、化合物3

化合物9、化合物10

Fr.B2 — 制备液相色谱，YMC色谱柱，96%甲醇 — 化合物6、化合物7
Fr.B3 — ODS柱，甲醇-水；半制备液相色谱，YMC色谱柱，96%甲醇 — 化合物4

备注：

化合物1：(S)-药喇叭脂酸-11-O-α-L-吡喃鼠李糖基-(1→3)-O-[3-O-桂皮酸基,4-O-2(S)-甲基丁酸基-α-L-吡喃鼠李糖基-(1→4)]-O-(2-O-正十烷酸基)-α-L-吡喃鼠李糖基-(1→4)-α-L-吡喃鼠李糖基-(1→2)-O-β-D-葡萄糖(1,2″-内酯)

化合物2：(S)-药喇叭脂酸-11-O-α-L-吡喃鼠李糖基-(1→3)-O-[3-O-桂皮酸基,4-O-2(S)-甲基异丁酸基-α-L-吡喃鼠李糖基-(1→4)]-O-[2-O-2(S)-甲基丁酸基]-α-L-吡喃鼠李糖基-(1→4)-α-L-吡喃鼠李糖基-(1→2)-O-β-D-葡萄糖(1,3″-内酯)

化合物3：(11S)-药喇叭脂酸-11-O-α-D-吡喃鼠李糖基-(1→3)-O-[3-O-桂皮酸基,4-O-2(S)-甲基异丁酸基-α-L-吡喃鼠李糖基-(1→4)]-O-[2-O-正十烷酸基]-α-L-吡喃鼠李糖基-(1→4)-α-L-吡喃鼠李糖基-(1→2)-O-β-D-吡喃岩藻糖酯苷(1,3″-内酯)

化合物4：(11S)-药喇叭脂酸-11-O-α-L-吡喃鼠李糖基-(1→3)-O-[3-O-桂皮酸基,4-O-异丁酸基-α-L-吡喃鼠李糖基-(1→4)]-O-[2-O-正十烷酸基]-α-L-吡喃鼠李糖基-(1→4) -α-L-吡喃鼠李糖基-(1→2)-O-β-D-吡喃岩藻糖酯苷(1,2″-内酯)

化合物5：(11S)-药喇叭脂酸-11-O-α-L-吡喃鼠李糖基-(1→3)-O-[3-O-桂皮酸基,4-O-正己酸基-α-L-吡喃鼠李糖基-(1→4)]-O-正十烷酸基-α-L-吡喃鼠李糖基-(1→4)-O-α-L-吡喃鼠李糖基-(1→2)-O-β-D-葡萄糖(1,2″-内酯)

化合物6：(11S)-药喇叭脂酸-11-O-α-L-吡喃鼠李糖基-(1→3)-O-[3-O-桂皮酸基,4-O-2(S)甲基丁酸基-α-L-吡喃鼠李糖基-(1→4)]-O-[2-O-2(S)-甲基异丁酸基]-α-L-吡喃鼠李糖基-(1→4)-O-α-L-吡喃鼠李糖基-(1→2)-O-β-D-葡萄糖(1,2″-内酯)

化合物7：(11S)-药喇叭脂酸-11-O-α-L-吡喃鼠李糖基-(1→3)-O-[3-O-桂皮酸基,4-O-丁酸-α-L-吡喃鼠李糖基-(1→4)]-O-[2-O-2(S)-甲基丁酸基]-α-L-吡喃鼠李糖基-(1→4) -α-L-吡喃鼠李糖基-(1→2)-O-β-D-葡萄糖(1,2″-内酯)

化合物8：(11S)-药喇叭脂酸-11-O-α-L-吡喃葡萄糖基-(1→3)-O-[3-O-桂皮酸基,4-O-正辛酸-α-L-吡喃鼠李糖基-(1→4)]-O-[2-O-2-(S)-甲基丁酸基]-α-L-吡喃鼠李糖基-(1→4) -α-L-吡喃鼠李糖基-(1→2)-O-β-D-葡萄糖(1,2″-内酯)

化合物9：牛蒡子苷

化合物10：牛蒡子苷元

【参考文献】

[1] 李洁洪.五爪金龙化学成分的研究 [D].广州：广东药科大学，2017.

[2] 潘洁桃，李洁洪，杨雄辉，等.五爪金龙化学成分研究 [J].广东化工，2016，43（7）：46-47.

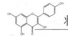

五指毛桃

【来源】本品为桑科植物粗叶榕*Ficus hirta* Vahl的干燥根。

【壮、瑶药名】壮药名：棵西思Gocijcwz。瑶药名：五爪风。

【分布】主要分布于我国南部及西南各省区，广西各地均有分布。

【功能与主治】

中医　益气补虚，行气解郁，壮筋活络，健脾化湿，止咳化痰。用于治疗支气管炎，气虚，食欲不振，贫血，胃痛，慢性胃炎及产后少乳。

壮医　除湿毒，补气虚，通水道。用于治疗发旺（痹病），核尹（腰痛），笨浮（水肿）。

瑶医　用于治疗免黑身翁（脾虚浮肿），哈路（肺结核），哈紧（慢性支气管炎），篮虷（慢性肝炎），篮硬种翁（肝硬化腹水），卡西闷（寒性胃腹痛），崩毕扭（风湿性心脏病、风心病），崩闭闷（风湿骨痛、类风湿性关节炎），疟没通（乳汁不通），荣古瓦崩（产后风），本藏（贫血），港脱（脱肛），病后及产后虚弱。

【主要化学成分与药理作用】

五指毛桃中含有补骨脂素、3β-羟基豆甾-5-烯-7-酮、芹菜素、α-香树素乙酸酯、佛手柑内酯、领苯二甲酸二丁酯、β-胡萝卜苷、木犀草素、牡荆苷、大黄素甲醚等。现代研究表明，补骨脂素具有抗菌、抗病毒、抗凝血、抑制肿瘤、免疫调节的作用。

【代表性化学成分的结构与性质】

名称	分子式	相对分子质量	熔点/℃	性状
补骨脂素	$C_{11}H_6O_3$	186	160～162	白色粉末

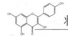

补骨脂素化学结构式

【主要化学成分的提取分离】

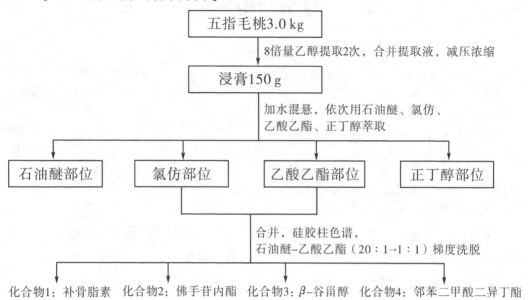

五指毛桃3.0 kg

↓ 8倍量乙醇提取2次，合并提取液，减压浓缩

浸膏150 g

↓ 加水混悬，依次用石油醚、氯仿、乙酸乙酯、正丁醇萃取

石油醚部位　　氯仿部位　　乙酸乙酯部位　　正丁醇部位

↓ 合并，硅胶柱色谱，石油醚-乙酸乙酯（20∶1→1∶1）梯度洗脱

化合物1：补骨脂素　　化合物2：佛手苷内酯　　化合物3：β-谷甾醇　　化合物4：邻苯二甲酸二异丁酯

【参考文献】

［1］广西壮族自治区食品药品监督管理局.广西壮族自治区壮药质量标准：第二卷（2011年版）［S］.南宁：广西科学技术出版社，2011.

［2］覃迅云，罗金裕，高志刚.中国瑶药学［M］.北京：民族出版社，2002.

［3］赵丽萍，狄斌，冯锋.五指毛桃的化学成分［J］.药学与临床研究，2008，16（1）：5-7.

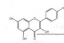

五指那藤

【来源】本品为木通科植物尾叶那藤*Stauntonia obovatifoliola* subsp.*urophylla*（Hand.–Mass.）H.N.Qin的干燥根茎。

【壮药名】勾拿 Gaeuna。

【分布】主要分布于广东、广西、湖南等地。广西隆安、上林、融水、桂林、全州、兴安、永福、龙胜、上思、博白、贺州、昭平、罗城、象州、金秀均有分布。

【功能与主治】

中医　祛风止痛，舒筋活络，消肿散毒，清热利尿。用于治疗风湿痹痛，腰腿痛，胃脘痛，跌打损伤，疔疮肿毒，乳痈，水肿，尿血。

壮医　清热毒，除湿毒，散瘀肿，通龙路、火路，通水道。用于治疗发旺（痹病），三叉神经痛，坐骨神经痛，胴尹（腹痛），林得叮相（跌打损伤），笨浮（水肿），急性肾炎，幽嘞（尿血），乳腺小叶增生。

瑶医　祛风止痛，舒筋活络，消肿散毒，清热利尿。用于治疗崩闭闷（风湿痛、类风湿性关节炎），锥碰江闷（坐骨神经痛），卡西闷（胃脘痛，胃寒痛，胃热痛），播冲（跌打损伤），尼椎虷（急性肾炎），月藏（尿血）及疟椎闷（乳腺增生）。

【主要化学成分与药理作用】

五指那藤已报道的化学成分有齐墩果酸、羽扇豆醇、白桦酮酸、白桦脂酸、3-表-白桦脂酸、木通种酸、24-O-乙酰木通种酸、3-O-α-L-阿拉伯糖基–30-去甲常春藤皂苷元-28-O-α-L-鼠李糖基(1→4)-β-D-葡萄糖基(1→6)-O-β-D-葡萄糖基酯、stauntoside A、刺楸皂苷 A、刺楸皂苷 J、kizuta saponin K_{10}、3-O-α-L-鼠李糖基(1→2)-O-α-L-阿拉伯糖基-常春藤皂苷元-28-β-D-木糖基(1→6)-O-β-D-葡萄糖基酯、刺楸皂苷B、3-O-α-L-鼠李糖基(1→2)-O-α-L-阿拉伯糖基-常春藤皂苷元-28-O-β-D-葡萄糖基(1→6)-O-β-D-葡萄糖基酯、sieboldianoside A、septemoside A、刺楸皂苷K、刺楸皂苷Ⅰ、3-O-α-L-阿拉伯糖基(1→2)-O-β-D-葡萄糖醛酸基-常春藤皂苷元等。现代研究表明，五指那藤具有消炎、利尿、增强机体免疫力等药理作用。

【代表性化学成分的结构与性质】

名称	分子式	相对分子质量	熔点/℃	性状
齐墩果酸	$C_{30}H_{48}O_3$	456	308～310	白色结晶

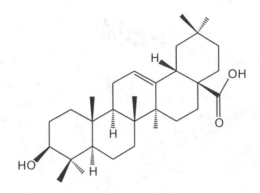

齐墩果酸化学结构式

【主要化学成分的提取分离】

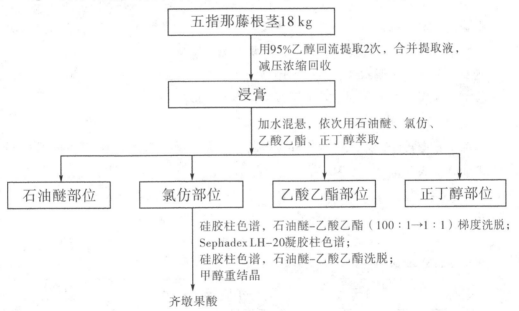

五指那藤根茎18 kg

用95%乙醇回流提取2次，合并提取液，减压浓缩回收

浸膏

加水混悬，依次用石油醚、氯仿、乙酸乙酯、正丁醇萃取

石油醚部位　　氯仿部位　　乙酸乙酯部位　　正丁醇部位

硅胶柱色谱，石油醚-乙酸乙酯（100∶1→1∶1）梯度洗脱；
Sephadex LH-20凝胶柱色谱；
硅胶柱色谱，石油醚-乙酸乙酯洗脱；
甲醇重结晶

齐墩果酸

【参考文献】

[1] 广西壮族自治区食品药品监督管理局.广西壮族自治区壮药质量标准：第二卷（2011年版）[S].南宁：广西科学技术出版社，2011.

[2] 覃迅云，罗金裕，高志刚.中国瑶药学[M].北京：民族出版社，2002.

[3] 卢旭然，刘烁，王满元，等.五指那藤三萜类化学成分研究[J].中国中药杂志，2014，39（12）：4630-4636.

[4] 周文杰，陈乾平，曾友保，等.RP-HPLC测定五指那藤中齐墩果酸含量[J].2015，22（11）：92-94.

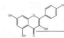

车前草

【**来源**】本品为车前科植物车前*Plantago asiatica* L.或平车前*Plantago depressa* Willd.的干燥全草。

【**壮、瑶药名**】壮药名：牙底马 Nyadaezmax。瑶药名：能秃咪 Hnangh zeih miev。

【**分布**】分布于全国各地，广西全区均有分布。

【**功能与主治**】

中医　清热利尿，渗湿止泻，明目，祛痰。用于治疗小便不利，淋浊带下，水肿胀满，暑湿泻痢，目赤障翳，痰热咳喘，慢性气管炎，小儿单纯性消化不良，急、慢性细菌性痢疾，高血压病，胎位异常，颞下颌扰乱症。

壮医　清热毒，调水道，凉血。用于治疗肉扭（淋证），肉卡（癃闭），白冻（泄泻），埃病（咳嗽），幽嘞（尿血），呗脓（痈疮）。

【**主要化学成分与药理作用**】

车前草含有黄酮、苯乙醇苷、环烯醚萜、三萜及甾醇等，主要含有的化学成分有大车前苷、大车前草苷、10-羟基大车前草苷、熊果酸、洋丁香酚苷、芹菜素、木犀草素、6-羟基木犀草素、木犀草苷、大波斯菊苷、车前黄酮苷、高车前素、高车前苷、黄芩素、黄芩苷、高山黄芩素、车前子苷等。现代研究表明，车前草具有抑制糖基终产物形成、抗氧化、抗炎、解痉等药理作用。

【**代表性化学成分的结构与性质**】

名称	分子式	相对分子质量	熔点/℃	性状
大车前苷	$C_{29}H_{36}O_{16}$	640.20	—	白色结晶

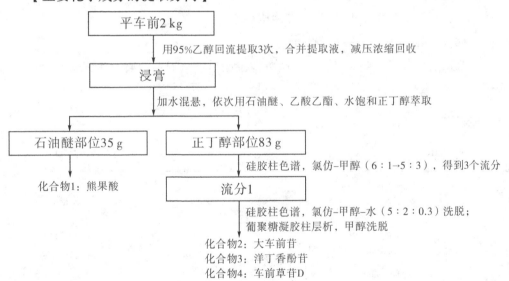

大车前苷化学结构式

【主要化学成分的提取分离】

```
┌─────────────────┐
│   平车前2 kg    │
└─────────────────┘
        │ 用95%乙醇回流提取3次，合并提取液，减压浓缩回收
┌─────────────────┐
│     浸膏        │
└─────────────────┘
        │ 加水混悬，依次用石油醚、乙酸乙酯、水饱和正丁醇萃取
   ┌────┴────────────────┐
┌──────────────┐   ┌──────────────────┐
│ 石油醚部位35 g │   │  正丁醇部位83 g   │
└──────────────┘   └──────────────────┘
                          │ 硅胶柱色谱，氯仿-甲醇（6∶1→5∶3），得到3个流分
化合物1：熊果酸        ┌──────────────┐
                       │    流分1      │
                       └──────────────┘
                          │ 硅胶柱色谱，氯仿-甲醇-水（5∶2∶0.3）洗脱；
                          │ 葡聚糖凝胶柱层析，甲醇洗脱
                       化合物2：大车前苷
                       化合物3：洋丁香酚苷
                       化合物4：车前草苷D
```

【参考文献】

［1］广西壮族自治区食品药品监督管理局.广西壮族自治区壮药质量标准：第二卷
（2011年版）［S］.南宁：广西科学技术出版社，2011.

［2］覃迅云，罗金裕，高志刚.中国瑶药学［M］.北京：民族出版社，2002.

［3］颜佩芳，刘桂英，赵士敏，等.平车前化学成分的研究［J］.中国药学杂志，
2009，44（1）：19-21.

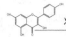

水石榴

【来源】本品为使君子科植物风车子*Combretum alfredii* Hance的根、茎、叶。

【瑶药名】温设留 Womh mbuerngh liouh。

【分布】主要分布于广东、广西、湖南、江西等地，广西分布于柳州、融安、三江、阳朔、桂林、兴安、龙胜、荔浦、岑溪、河池、金秀、龙州等县市。

【功能与主治】

中医　清热解毒，利湿，健胃、驱虫。用于治疗黄疸型肝炎，蛔虫病，烧烫伤等。

【主要化学成分与药理作用】

水石榴含有三萜类、二苯乙烯类、黄酮类，生物碱类等化合物，如齐墩果酸、熊果酸、槲皮素、常春藤皂苷元、白桦脂酸等。现代研究表明，水石榴具有明显的抗脂肪肝、利胆、护肝、抗菌等药理作用。

【代表性化学成分的结构与性质】

名称	分子式	相对分子质量	熔点/℃	性状
常春藤皂苷元	$C_{30}H_{48}O_4$	472	332～334	白色片状结晶
白桦脂酸	$C_{30}H_{48}O_3$	456	295～298	无色针状结晶

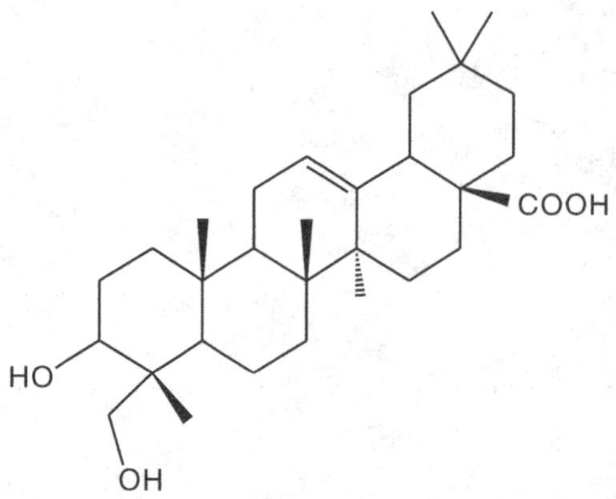

常春藤皂苷元化学结构式 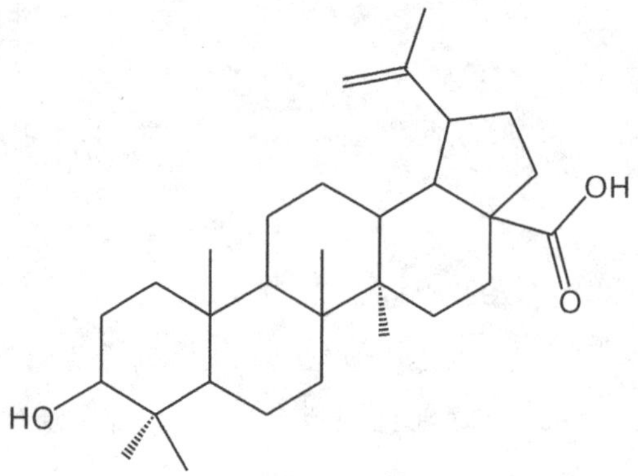　　　　白桦脂酸化学结构式

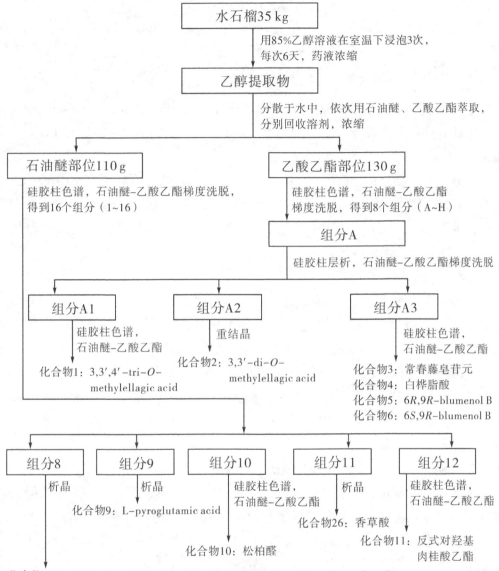

【主要化学成分的提取分离】

水石榴35 kg

用85%乙醇溶液在室温下浸泡3次，每次6天，药液浓缩

乙醇提取物

分散于水中，依次用石油醚、乙酸乙酯萃取，分别回收溶剂，浓缩

石油醚部位110 g

硅胶柱色谱，石油醚–乙酸乙酯梯度洗脱，得到16个组分（1~16）

乙酸乙酯部位130 g

硅胶柱色谱，石油醚–乙酸乙酯梯度洗脱，得到8个组分（A~H）

组分A

硅胶柱层析，石油醚–乙酸乙酯梯度洗脱

组分A1

硅胶柱色谱，石油醚–乙酸乙酯

化合物1：3,3',4'-tri-*O*-methylellagic acid

组分A2

重结晶

化合物2：3,3'-di-*O*-methylellagic acid

组分A3

硅胶柱色谱，石油醚–乙酸乙酯

化合物3：常春藤皂苷元
化合物4：白桦脂酸
化合物5：6*R*,9*R*-blumenol B
化合物6：6*S*,9*R*-blumenol B

组分8

析晶

组分9

析晶

化合物9：L-pyroglutamic acid

组分10

硅胶柱色谱，石油醚–乙酸乙酯

化合物10：松柏醛

组分11

析晶

化合物26：香草酸

组分12

硅胶柱色谱，石油醚–乙酸乙酯

化合物11：反式对羟基肉桂酸乙酯

化合物7：2-(4-Hydroxy-3-methoxyphenyl)-3-(2-hydroxy-5-methox yphenyl)-3-oxo-1-propanol

化合物8：咖啡酸

【参考文献】

［1］邓刚，蒋才武，黄健军，等.壮药风车子化学成分的研究［J］.时珍国医国药，2010, 21（10）：2518-2519.

［2］王洪石.崖县风车子的化学成分及药理活性研究［D］.海口：海南师范大学，2015.

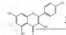

水田七

【来源】本品为蒟蒻薯科植物裂果薯 *Tacca plantaginea*（Hance）Drenth 的根茎。

【壮、瑶药名】壮药名：老朋忍 Lauxbaegraemx。瑶药名：温点切 Uomh dinh cietv。

【分布】主要分布于江西、湖南、广东、广西等地，广西分布于南宁、马山、上林、柳州、融水、桂林、全州、永福、灌阳、恭城、苍梧、岑溪、贵港、博白、百色、田阳、凌云、昭平、河池、南丹、天峨、凤山、巴马、宜州、来宾、金秀、扶绥、宁明、龙州等县市区。

【功能与主治】

中医 清热解毒，止咳祛痰，理气止痛，散瘀止血。用于治疗感冒发热，痰热咳嗽，百日咳，脘腹胀痛，泻痢腹痛，消化不良，小儿疳积，肝炎，咽喉肿痛，牙痛，痄腮，瘰疬，疮肿，烧烫伤，带状疱疹，跌打损伤，外伤出血。

壮医 清热毒，调气道、谷道，通龙路。用于治疗发得（感冒发热），埃病（咳嗽），唉百银（百日咳），胴尹（腹痛），阿意咪（痢疾），东郎（消化不良引起的食滞），喯疳（疳积），肝炎，货烟妈（咽炎），诺嚎哒（牙髓炎，牙周炎），航靠谋（痄腮），呗奴（瘰疬），呗脓（痈疮），渗裆相（烧烫伤），喯呗郎（带状疱疹），林得叮相（跌打损伤），外伤出血。

瑶医 清热解毒，消肿止痛，收敛止血，祛腐生肌，调经。用于卡西闷（胃脘痛，胃寒痛，胃热痛），港虷（急慢性肠胃炎），哈路（肺结核），篮虷（肝炎），更喉闷（咽喉肿痛，咽炎），虎累（癌肿），鼻咽癌，尼椎虷（肾炎），布方（疔疮），眸名肿毒（无名肿毒）及播冲（跌打损伤）。

【主要化学成分与药理作用】

水田七根茎含有甾体苦味成分箭根薯酮内酯 A、B、C、D、E、F，另外还含裂果薯皂苷 A、B 及豆甾醇 3-O-β-D-吡喃葡萄糖苷。现代研究表明，裂果薯醇提物和皂苷成分具有明显抑制人肝癌细胞和鼻咽癌细胞增殖的作用，对人肝癌裸鼠移植瘤与血管生成也有抑制作用。

【代表性化学成分的结构与性质】

名称	分子式	相对分子质量	熔点/℃	性状
plantagiolide I	$C_{38}H_{53}ClO_{16}$	801	—	无色针状结晶

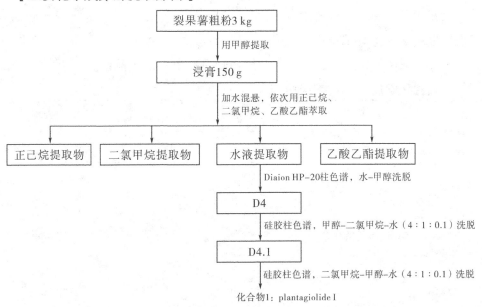

plantagiolide I化学结构式

【主要化学成分的提取分离】

```
┌──────────────────────┐
│   裂果薯粗粉3 kg       │
└──────────────────────┘
          │ 用甲醇提取
┌──────────────────────┐
│     浸膏150 g          │
└──────────────────────┘
          │ 加水混悬，依次用正己烷、
          │ 二氯甲烷、乙酸乙酯萃取
   ┌─────────┬─────────┬─────────┬─────────┐
┌────────┐┌────────┐┌────────┐┌────────┐
│正己烷提取物││二氯甲烷提取物││水液提取物││乙酸乙酯提取物│
└────────┘└────────┘└────────┘└────────┘
                        │ Diaion HP-20柱色谱，水–甲醇洗脱
                 ┌──────────┐
                 │    D4     │
                 └──────────┘
                        │ 硅胶柱色谱，甲醇–二氯甲烷–水（4：1：0.1）洗脱
                 ┌──────────┐
                 │   D4.1    │
                 └──────────┘
                        │ 硅胶柱色谱，二氯甲烷–甲醇–水（4：1：0.1）洗脱
              化合物1：plantagiolide I
```

【参考文献】

[1] 广西壮族自治区食品药品监督管理局.广西壮族自治区壮药质量标准：第二卷
    （2011年版）[S].南宁：广西科学技术出版社，2011.

[2] 覃迅云，罗金裕，高志刚.中国瑶药学 [M].北京：民族出版社，2002.

[3] 罗舜仁，邱汉琛，陈燕燕，等.裂果薯皂苷的特征图谱及总皂苷中有效成分组分
    的抗肿瘤活性研究 [J].天然产物研究与开发，2018，30（2）：294-298.

水半夏

【来源】本品为天南星科植物鞭檐犁头尖*Typhonium flagelliforme*（Lodd.）Blume的干燥块茎。

【壮药名】半夏忍 Bonyaraemx。

【分布】主要分布于广东、广西、云南等地，广西分布于南宁、隆安、马山、上林、贵港、宁明、龙州、天等等县市。

【功能与主治】

中医 燥湿化痰，解毒消肿，止血。用于治疗咳嗽痰多，痈疮，疖肿，无名肿毒，虫蜇伤，外伤出血等症。

壮医 调气道，祛寒毒，除湿毒。用于治疗埃病（咳嗽），比耐来（咳痰）。

【主要化学成分与药理作用】

水半夏块茎中含有木脂素类、酚酸类、脱镁叶绿酸及其衍生物等水溶性强、极性大的成分。现代药理学研究表明，该属植物具有抗肿瘤等活性。

【代表性化学成分的结构与性质】

名称	分子式	相对分子质量	熔点/℃	性状
coniferin	$C_{16}H_{22}O_8$	342	184～186	无色针状结晶

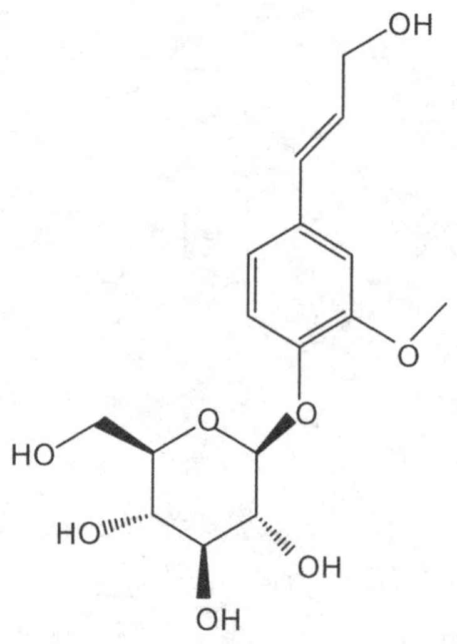

coniferin化学结构式

【主要化学成分的提取分离】

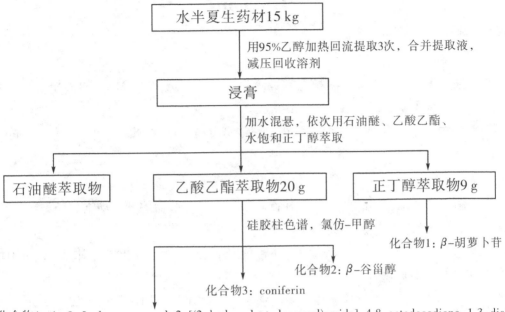

水半夏生药材15 kg

用95%乙醇加热回流提取3次，合并提取液，减压回收溶剂

浸膏

加水混悬，依次用石油醚、乙酸乙酯、水饱和正丁醇萃取

石油醚萃取物　　乙酸乙酯萃取物20 g　　正丁醇萃取物9 g

硅胶柱色谱，氯仿-甲醇

化合物1：β-胡萝卜苷

化合物2：β-谷甾醇

化合物3：coniferin

化合物4：1-*O*-β-glucopyranosyl-2-[(2-hydroxyloctadecanoyl)amido]-4,8-octadecadiene-1,3-diol

【参考文献】

[1] 广西壮族自治区食品药品监督管理局.广西壮族自治区壮药质量标准：第二卷（2011年版）[S].南宁：广西科学技术出版社，2011.

[2] 覃迅云，罗金裕，高志刚.中国瑶药学 [M].北京：民族出版社，2002.

[3] 吴余燕，邓超澄.水半夏研究进展 [J].亚太传统医药，2017，13（5）：85-87.

[4] 黄平，Karagianis G，Waterman P G.水半夏化学成分研究 [J].中药材，2004，10（3）：173-175.

水灯盏

【来源】本品为五味子科植物冷饭藤*Kadsura oblongifolia* Merr. 的根和茎。

【瑶药名】小红准 Fiuv hongh nzunx。

【分布】主要分布于广西、海南等地，广西分布于柳州、桂林、梧州、玉林等市。

【功能与主治】

中医 祛风除湿，壮骨强筋，补肾健脾，散寒，活血消肿，理气止痛，行气止痛。用于治疗感冒，风湿痹痛，跌打损伤，心胃气痛及痛经等。

瑶医 祛风除湿，壮骨强筋，补肾健脾，散寒，行气止痛。用于治疗崩闭闷（风湿痛、类风湿性关节炎），盖昧严（阳痿），哈轮（感冒），辣给闷（痛经），卡西闷（胃脘痛，胃寒痛，胃热痛），播冲（跌打损伤）和碰脑（骨折）。

【主要化学成分与药理作用】

水灯盏含heteroclitalignan A、heteroclitalignan C、kadsulignan F、kadsulignan O、kadsulignan P、kadoblongifolin C、schizanrin F、kadsurarin、eburicol、meso-dihydroguaiaretic acid、kadsufolin A、tiegusanin M、heteroclitin B、(7′ *S*)-parabenzlactone、angeloylbinankadsurin B、propinquain H、quercetin、schizanrin G、micrandilactone C、(−)-shikimic acid等成分。现代研究表明，水灯盏提取物能干扰斑马鱼胚胎心脏发育，有生殖毒性。

【代表性化学成分的结构与性质】

名称	分子式	相对分子质量	熔点/℃	性状
heteroclitalignan A	$C_{31}H_{32}O_{11}$	580	—	黄色结晶
heteroclitalignan C	$C_{30}H_{34}O_{11}$	570	—	白色粉末

heteroclitalignan A化学结构式

heteroclitalignan C化学结构式

【主要化学成分的提取分离】

冷饭藤6.5kg

用70%丙酮室温冷浸提取3次，合并提取液，减压浓缩

总提取物

加适量水混悬，依次用等体积的石油醚、乙酸乙酯、水饱和正丁醇萃取，减压回收溶剂后

石油醚部位

硅胶柱色谱，石油醚-乙酸乙酯（1：0→1：1）梯度洗脱；
硅胶柱色谱；
Sephadex LH-20柱色谱，甲醇-氯仿（3：2）

化合物1：heteroclitalignan A
化合物2：kadsulignan F
化合物3：kadoblongifolin C
化合物4：schizanrin F
化合物5：heteroclitalignan C
化合物6：kadsurarin
化合物7：kadsulignan O
化合物8：eburicol
化合物9：meso-dihydroguaiaretic acid
化合物10：kadsufolin A
化合物11：tiegusanin M

乙酸乙酯部位

MCI柱色谱，依次用50%、70%、90%、100%甲醇洗脱；
硅胶柱色谱，石油醚-乙酸乙酯、氯仿-丙酮梯度洗脱；
Sephadex LH-20柱色谱

化合物12：heteroclitin B
化合物13：(7'S)-parabenzlactone
化合物14：angeloylbinankadsurin B
化合物15：propinquain H
化合物16：quercetin
化合物17：kadsulignan P
化合物18：schizanrin G
化合物19：micrandilactone C
化合物20：(-)-shikimic acid

【参考文献】

［1］张进，王志明，刘可春，等.冷饭藤化学成分及其毒性评价的研究［J］.药学学报，2014，49（9）：1296-1303.

水罗伞

【**来源**】本品为豆科植物干花豆*Fordia cauliflora* Hemsl. 的干燥块根。

【**壮药名**】棵亮忍 Goliengjraemx。

【**分布**】分布于广西、广东等地，广西多分布于昭平、龙州、田东、田阳、百色、那坡等县市。

【**功能与主治**】

中医　活血化瘀，消肿止痛，化痰止咳。用于治疗风湿痹痛，跌打损伤，痈疮肿痛，咳嗽。

壮医　清热毒，除湿毒，通龙路，调气道。用于治疗发旺（痹病），林得叮相（跌打损伤），夺扼（骨折），埃病（咳嗽），呗叮（叮）。

【**主要化学成分与药理作用**】

水罗伞中含有生物碱、黄酮、酚类、甾醇类、氨基酸、有机酸、内酯、多肽、糖类及微量元素等多种成分。黄酮类化合物含量为1.14%～2.24%，其中水黄皮素为主要活性成分。现代研究表明，水罗伞具有抗炎、抗衰老、益智等药理作用。

【**代表性化学成分的结构与性质**】

名称	分子式	相对分子质量	熔点/℃	性状
水黄皮素	$C_{18}H_{12}O_4$	292	156～157	无色针状结晶

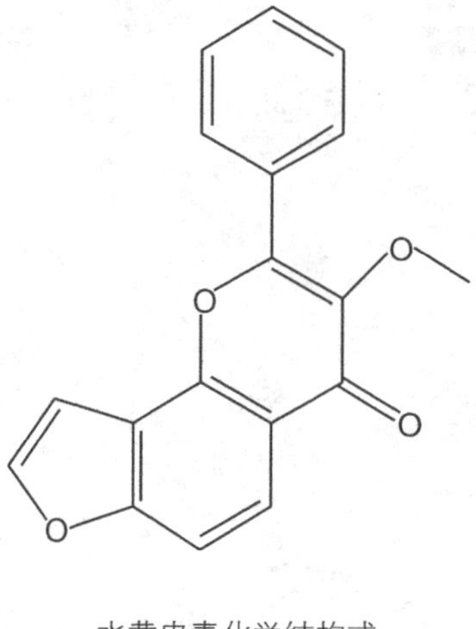

水黄皮素化学结构式

【主要化学成分的提取分离】

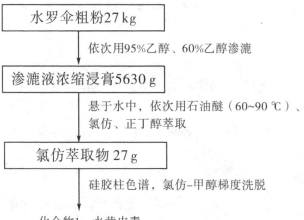

水罗伞粗粉27 kg

↓ 依次用95%乙醇、60%乙醇渗漉

渗漉液浓缩浸膏5630 g

↓ 悬于水中，依次用石油醚（60~90 ℃）、
氯仿、正丁醇萃取

氯仿萃取物 27 g

↓ 硅胶柱色谱，氯仿-甲醇梯度洗脱

化合物1：水黄皮素
化合物2：3,3′-二甲氧基呋喃[4″,5″-8″,7]黄酮
化合物3：5-甲氧基呋喃[4″,5″-8,7]黄酮

【参考文献】

［1］广西壮族自治区食品药品监督管理局.广西壮族自治区壮药质量标准：第二卷
（2011年版）［S］.南宁：广西科学技术出版社，2011.

［2］覃迅云，罗金裕，高志刚.中国瑶药学［M］.北京：民族出版社，2002.

［3］戴斌，丘翠嫦，戴向东，等.水罗伞的化学成分［J］.中草药，2003，34
（1）：21-22.

水菖蒲

【来源】本品为天南星科植物菖蒲*Acorus calamus* L. 的干燥根茎。

【壮药名】棵菖蒲。

【分布】主要分布于黄河以南各省区，广西分布于融水、兴安、资源、梧州、玉林、都安、金秀、龙州等县市。

【功能与主治】

中医 开窍化痰，辟秽杀虫。用于治疗痰涎壅闭，神志不清，慢性气管炎，痢疾，肠炎，腹胀腹痛，食欲不振，风寒湿痹，外用敷疮疥。

壮医 调巧坞，通谷道，除湿毒，杀虫止痒。用于治疗癫痫，中风，眩晕，惊悸，年闹诺（失眠），健忘，心头跳（心悸），嘡唉（咳嗽），阿意咪（痢疾），牙痛，腹胀，胴尹（腹痛），惹茸惹怒（耳鸣耳聋），发旺（痹病），唑冉（疥疮），能啥能累（湿疹）。

【主要化学成分与药理作用】

水菖蒲中含有倍半萜类、苯丙素类、生物碱类、黄酮类、脂肪酸、甾醇、挥发油类等成分。现代研究表明，水菖蒲具有降血糖、益智、抗氧化、抗菌、抗炎、解痉、抗真菌、降血脂和驱虫等药理作用。水菖蒲中1,2,4-三甲氧基-5-(1-丙烯基)苯对壳球孢菌、链格孢菌和弯孢菌等真菌有显著的抑制作用，而β-细辛醚对丝状真菌红色毛癣菌、石膏样小孢子菌和马尔尼菲青霉有较强的抑制作用。此外，水菖蒲在改善束缚应激小鼠的认知功能、促进伤口愈合等方面起到了较好的作用。

【代表性化学成分的结构与性质】

名称	分子式	相对分子质量	熔点/℃	性状
表水菖蒲酮	$C_{15}H_{24}O$	220	—	无色油状物

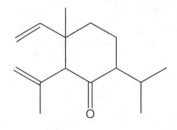

表水菖蒲酮化学结构式

【主要化学成分的提取分离】

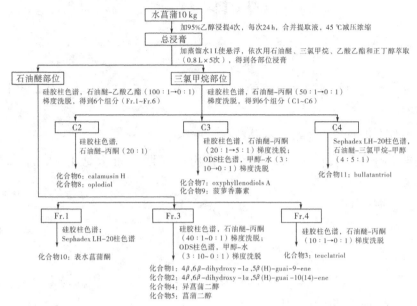

水菖蒲10 kg
加95%乙醇浸提4次，每次24 h，合并提取液，45 ℃减压浓缩

总浸膏
加蒸馏水1 L使悬浮，依次用石油醚、三氯甲烷、乙酸乙酯和正丁醇萃取
（0.8 L×5次），得到各部位浸膏

石油醚部位
硅胶柱色谱，石油醚-乙酸乙酯（100:1→0:1）
梯度洗脱，得到6个组分（Fr.1~Fr.6）

三氯甲烷部位
硅胶柱色谱，石油醚-丙酮（50:1→0:1）
梯度洗脱，得到6个组分（C1~C6）

C2
硅胶柱色谱，
石油醚-丙酮（20:1）
化合物6: calamusin H
化合物8: oplodiol

C3
硅胶柱色谱，石油醚-丙酮
（20:1→5:1）梯度洗脱；
ODS柱色谱，甲醇-水（3:
10→0:1）梯度洗脱
化合物7: oxyphyllenodiols A
化合物9: 菠萝香藤素

C4
Sephadex LH-20柱色谱，
石油醚-三氯甲烷-甲醇
（4:5:1）
化合物11: bullatantriol

Fr.1
硅胶柱色谱；
Sephadex LH-20柱色谱
化合物10: 表水菖蒲酮

Fr.3
硅胶柱色谱，石油醚-丙酮
（40:1~0:1）梯度洗脱；
ODS柱色谱，甲醇-水
（3:10~0:1）梯度洗脱
化合物1: 4β,6β-dihydroxy-1α,5β(H)-guai-9-ene
化合物2: 4β,6β-dihydroxy-1α,5β(H)-guai-10(14)-ene
化合物4: 异菖蒲二醇
化合物5: 菖蒲二醇

Fr.4
硅胶柱色谱，石油醚-丙酮
（10:1→0:1）梯度洗脱
化合物3: teuclatriol

【参考文献】

［1］李娟，徐博，赵小芳，等.水菖蒲倍半萜类成分的研究［J］.中国中药杂志，
　　2016，41（11）：2118-2123.

［2］李娟，刘清茹，赵建平，等.湖南产水菖蒲化学成分研究［J］.中药材，2014，37
　　（9）：1587-1590.

［3］郝志友.水菖蒲化学成分与生物活性研究［D］.北京：北京协和医学院，2012.

［4］肖昌钱，翁林佳，张相宜，等.水菖蒲的化学成分研究［J］.中草药，2008，39
　　（10）：1463-1465.

［5］李娟，李顺祥，麻晓雪，等.水菖蒲化学成分与药理作用的研究进展［J］.中成
　　药，2013，35（8）：1741-1745.

［6］李娟，刘清茹，肖兰，等.湖南产石菖蒲和水菖蒲挥发油成分分析和抑菌活性检
　　测［J］.中成药，2015，37（12）：2778-2782.

［7］翁林佳.水菖蒲抗糖尿病活性成分研究和水飞蓟黄酮木脂素类化合物的研究［D］.杭
　　州：浙江大学，2006.

［8］Esfandiary M A, Mahmoudi S, Zaini F, et al. In vitro antifungal activity of
　　Zataria multiflora essential oil, fluconazole and ciclopirox olamine against
　　nonalbicans Candida species isolated from recurrent vulvovaginal candidiasis
　　［J］. Journal of Mycology Research, 2015（2）：3-8.

［9］Souwalak P, Nongyao P, Vatcharin R, et al. Antimicrobial activities of the
　　crude methanol extract of Acorus calamus Linn.［J］. Songklanakarin Journal
　　of Science & Technology, 2005, 27（Suppl.2）：517-523.

水银花

【来源】本品为忍冬科植物华南忍冬 *Lonicera confusa*（Sweet）DC. 的干燥花蕾或初开的花。

【壮药名】银花忍 Ngaenzvaraemx。

【分布】分布于我国南部及西南各省份，广西分布于龙州、桂平、金秀等县市。

【功能与主治】

中医　清热解毒，疏散风热。用于治疗风热感冒，咽喉肿痛，痢疾，疮疡肿痛，丹毒。

壮医　清热毒，祛风毒。用于治疗发得（感冒发热），货烟妈（咽炎），阿意咪（痢疾），呗脓（痈疮），呗叮（疔）。

【主要化学成分与药理作用】

忍冬属植物多含有绿原酸、木犀草素、灰毡毛忍冬皂苷和川续断皂苷乙等成分。现代研究表明，绿原酸具有抗菌、消炎、解毒、利胆、降血压和升高白细胞等药理作用，可以作为水银花药材的有效成分。

【代表性化学成分的结构与性质】

名称	分子式	相对分子质量	熔点/℃	性状
绿原酸	$C_{16}H_{18}O_9$	354	207～209	白色粉末

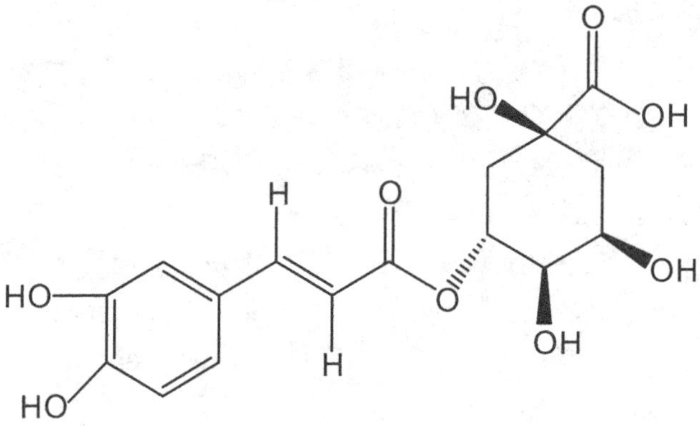

绿原酸化学结构式

【主要化学成分的提取分离】

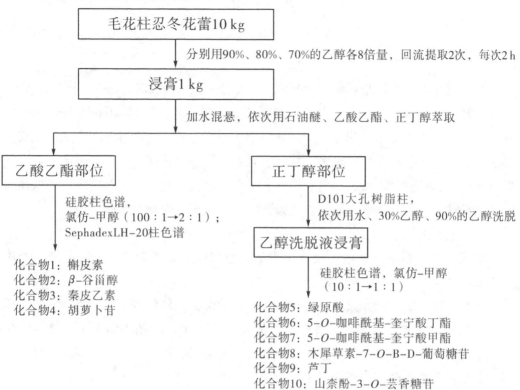

毛花柱忍冬花蕾10 kg

↓ 分别用90%、80%、70%的乙醇各8倍量，回流提取2次，每次2 h

浸膏1 kg

↓ 加水混悬，依次用石油醚、乙酸乙酯、正丁醇萃取

乙酸乙酯部位

↓ 硅胶柱色谱，
氯仿-甲醇（100：1→2：1）；
SephadexLH-20柱色谱

化合物1：槲皮素
化合物2：β-谷甾醇
化合物3：秦皮乙素
化合物4：胡萝卜苷

正丁醇部位

↓ D101大孔树脂柱，
依次用水、30%乙醇、90%的乙醇洗脱

乙醇洗脱液浸膏

↓ 硅胶柱色谱，氯仿-甲醇
（10：1→1：1）

化合物5：绿原酸
化合物6：5-O-咖啡酰基-奎宁酸丁酯
化合物7：5-O-咖啡酰基-奎宁酸甲酯
化合物8：木犀草素-7-O-B-D-葡萄糖苷
化合物9：芦丁
化合物10：山柰酚-3-O-芸香糖苷

【参考文献】

［1］广西壮族自治区食品药品监督管理局.广西壮族自治区壮药质量标准：第二卷
（2011年版）［S］.南宁：广西科学技术出版社，2011.

［2］覃迅云，罗金裕，高志刚.中国瑶药学［M］.北京：民族出版社，2002.

［3］罗世江，陆峥琳，黄瑞松，等.壮药水银花中绿原酸含量测定方法的建立
［J］.广西医学，2013，35（5）：541-544.

［4］罗永婧，李会军，李萍，等.毛花柱忍冬花蕾化学成分研究［J］.林产化学与工
业，2010，30（1）：73-76.

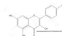

水蜈蚣

【来源】本品为莎草科植物短叶水蜈蚣*Kyllinga brevifolia* Rottb. 的干燥全草。

【壮、瑶药名】壮药名：棵三林Gosamlimj。瑶药名：温刹咪Womh sapc miev。

【分布】主要分布于华东、华中、华南、西南等地，广西分布于南宁、隆安、马山、上林、横县、柳州、融水、桂林、兴安、龙胜、梧州、苍梧、岑溪、上思、贵港、平南、容县、陆川、博白、百色、平果、那坡、凌云、田林、隆林、贺州、昭平、天峨、东兰、都安、象州、金秀、扶绥、龙州、大新等县市。

【功能与主治】

中医　祛风利湿，止咳化痰。用于治疗感冒咳嗽，关节酸痛，乳糜尿；外用治疗皮肤瘙痒。

壮医　通气道，调龙路、火路，祛风毒，除湿毒，解瘴毒。用于治疗贫痧（感冒），埃病（咳嗽），墨病（哮喘），能蚌（黄疸），呗脓（痈疮），林得叮相（跌打损伤），创伤出血，阿意咪（痢疾），瘴毒（疟疾）。

【主要化学成分与药理作用】

水蜈蚣含有黄酮类、苷类、挥发油类等成分。如牡荆苷、荭草苷、山奈酚–3–O–β–芹糖–(1-2)–β–葡萄糖苷、异鼠李素–3–O–β–芹糖–(1-2)–β–葡萄糖苷、槲皮素–3–O–β–红链霉素(1→2)–β–吡喃葡萄糖苷–7–O–α–吡喃鼠李糖苷。现代研究表明，水蜈蚣能显著降低家兔血清中Hcy水平，还能明显提高血清SOD活性，降低MDA产生量，减轻氧化应激作用与抗脂质过氧化反应，从而保护血管内皮细胞功能。水蜈蚣的多种成分有较强的抑菌、镇咳、祛痰作用。

【代表性化学成分的结构与性质】

名称	分子式	相对分子质量	熔点/℃	性状
牡荆苷	$C_{21}H_{20}O_{10}$	432	256～257	黄色针状结晶
荭草苷	$C_{21}H_{20}O_{11}$	448	255～257	黄色针状结晶

荭草苷化学结构式

【主要化学成分的提取分离】

```
┌─────────────────┐
│  水蛭蚴 500 g   │
└─────────────────┘
        │  用70%乙醇回流提取2次，每次1 h，合并提取液，静置后，弃去沉
        │  淀，滤液回收乙醇
┌─────────────────┐
│    水溶液       │
└─────────────────┘
        │  用乙酸乙酯萃取数次，至无黄酮反应，乙酸乙酯层合并后减压浓缩，
        │  黄棕色沉淀物析出完后，滤取沉淀，60 ℃以下烘干
┌─────────────────┐
│  黄棕色沉淀物   │
└─────────────────┘
        │  上50目聚酰胺柱，用30%乙醇洗脱，收集对氨蒸气显黄色变化的流出
        │  液部分
┌─────────────────┐
│  总黄酮粗提取物 │
└─────────────────┘
        │  加入适量活性炭，于50~70 ℃烘干，以苯–丙酮–甲醇（3∶1∶2）
        │  混合溶剂进行搅拌，使黄酮解吸，过滤，滤液于水浴上浓缩至膏
        │  状，在搅拌下加入丙酮至黄色沉淀物析出完全，抽滤
┌─────────────────┐
│   总黄酮沉淀    │
└─────────────────┘
        │  采用聚酰胺柱（100目）干法上样，对总黄酮进行分离。洗脱溶剂
        │  为苯–丙酮–甲醇（3∶1∶2）混合系统，分段收集，在聚酰胺薄层
        │  指导下，合并Rf值相同的部分，减压回收溶剂
```

化合物1：牡荆苷
化合物2：荭草苷

【参考文献】

[1]广西壮族自治区食品药品监督管理局.广西壮族自治区壮药质量标准：第一卷
（2008年版）[S].南宁：广西科学技术出版社，2008.

[2]巨军，李洪珠，刘慧，等.水蛭蚴药学研究进展[J].安徽农业科学，2014，42
（4）：983–984，1034.

[3]葛正华，胡忠勤，苏晓伟，等.水蛭蚴化学成分研究[J].中医药学报，1995
（5）：21–22.

牛大力

【来源】本品为豆科植物美丽鸡血藤 *Callerya speciosa*（Champion ex Bentham）Schot 的干燥块根。

【壮、瑶药名】壮药名：勾两抹 Garengxmox。瑶药名：钳林藕 Gemh baih ngauv。

【分布】主要分布于福建、湖南、广东、广西、海南、贵州等地，广西分布于南宁、梧州、钦州、玉林、百色、河池等市。

【功能与主治】

中医 舒筋活络，补虚润肺。用于治疗腰腿痛，风湿痛，慢性肝炎，肺结核。

壮医 调龙路、火路，通气道、水道，除热毒，补虚。用于治疗埃病（咳嗽），核尹（腰痛），慢性肝炎，漏精（遗精），隆白呆（带下），肺结核。

【主要化学成分与药理作用】

牛大力中含有苯丙素类、三萜化合物、植物甾醇、多糖类、香豆素、黄酮类、糖类、酚苷、紫檀烷类化合物等成分，如高丽槐素、芒柄花素、3,4,2',4'-四羟基查耳酮、2',4,4'-三羟基查耳酮、3',7-二羟基-2',4'-二甲氧基异黄酮、4,2',4'-三羟基查耳酮、4'-羟基-7-甲氧基二氢黄酮、异甘草素、紫檀素、美迪紫檀素、高紫檀素、圆齿火棘酸、(-)-丁香脂素等成分。现代研究表明，牛大力具有提高机体免疫力、抗疲劳、抗氧化、保肝、祛痰、镇咳、平喘、抗炎、抗肿瘤等药理作用。

【代表性化学成分的结构与性质】

名称	分子式	相对分子质量	熔点/℃	性状
高丽槐素	$C_{16}H_{12}O_5$	284	—	白色针状结晶
毛蕊异黄酮	$C_{16}H_{12}O_5$	284	226～228	黄色粉末

毛蕊异黄酮化学结构式

【主要化学成分的提取分离】

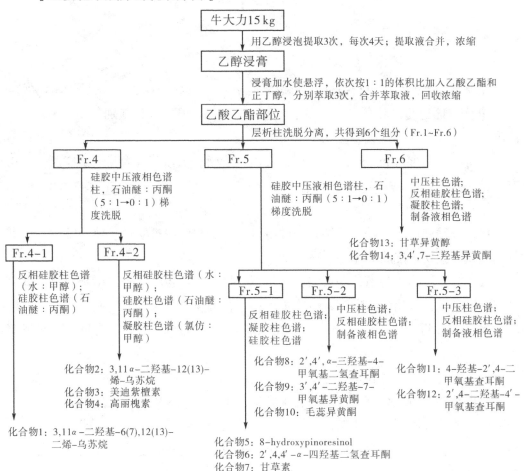

牛大力15 kg

用乙醇浸泡提取3次，每次4天；提取液合并，浓缩

乙醇浸膏

浸膏加水使悬浮，依次按1：1的体积比加入乙酸乙酯和正丁醇，分别萃取3次，合并萃取液，回收浓缩

乙酸乙酯部位

层析柱洗脱分离，共得到6个组分（Fr.1~Fr.6）

Fr.4

硅胶中压液相色谱柱，石油醚：丙酮（5：1→0：1）梯度洗脱

Fr.5

硅胶中压液相色谱柱，石油醚：丙酮（5：1→0：1）梯度洗脱

Fr.6

中压柱色谱；反相硅胶柱色谱；凝胶柱色谱；制备液相色谱

化合物13：甘草异黄醇
化合物14：3,4′,7-三羟基异黄酮

Fr.4-1

反相硅胶柱色谱（水：甲醇）；硅胶柱色谱（石油醚：丙酮）

Fr.4-2

反相硅胶柱色谱（水：甲醇）；硅胶柱色谱（石油醚：丙酮）；凝胶柱色谱（氯仿：甲醇）

化合物2：3,11α-二羟基-12(13)-烯-乌苏烷
化合物3：美迪紫檀素
化合物4：高丽槐素

化合物1：3,11α-二羟基-6(7),12(13)-二烯-乌苏烷

Fr.5-1

反相硅胶柱色谱；凝胶柱色谱；硅胶柱色谱

Fr.5-2

中压柱色谱；反相硅胶柱色谱；制备液相色谱

Fr.5-3

中压柱色谱；反相硅胶柱色谱；制备液相色谱

化合物8：2′,4′,α-三羟基-4-甲氧基二氢查耳酮
化合物9：3′,4′-二羟基-7-甲氧基异黄酮
化合物10：毛蕊异黄酮

化合物11：4-羟基-2′,4-二甲氧基查耳酮
化合物12：2′,4-二羟基-4′-甲氧基查耳酮

化合物5：8-hydroxypinoresinol
化合物6：2′,4,4′-α-四羟基二氢查耳酮
化合物7：甘草素

【参考文献】

[1] 广西壮族自治区食品药品监督管理局.广西壮族自治区壮药质量标准：第一卷（2008年版）[S].南宁：广西科学技术出版社，2008.

[2] 钟霞军，涂冬萍，王柳萍.牛大力的化学成分及药理作用研究进展[J].广西中医药大学学报，2015，18（3）：73-75.

[3] 沈茂杰.牛大力的化学成分研究[D].南宁：广西大学，2015.

牛白藤

【来源】本品为茜草科植物牛白藤*Hedyotis hedyotidea*（DC.）Merr. 的干燥全草。

【壮、瑶药名】壮药名：勾抹告Gaeumoxgauj。瑶药名：红别美 Ngungh baec hmei。

【分布】主要分布于广东、广西、云南、贵州、福建和台湾等地，广西各地均有分布。

【功能与主治】

中医　清热解暑，祛风活络，消肿解毒。用于治疗中暑发热，感冒咳嗽，风湿骨痛，跌打损伤，皮肤瘙痒。

壮医　通气道、谷道，调火路，清热毒，祛风毒，止咳化痰。用于治疗中暑，贫痧（感冒），埃病（咳嗽），白冻（泄泻），仲黑嘀尹（痔疮出血），发旺（风湿骨痛），林得叮相（跌打损伤），能啥能累（湿疹），北嘻（乳痈），嘀呗啷（带状疱疹）。

【主要化学成分与药理作用】

牛白藤中含有环烯醚萜、三萜、木脂素、生物碱、蒽醌、有机酸等成分，如去乙酰车叶草酸乙酯、牛白藤新苷、白桦脂酸、表白桦脂酸、乌苏酸、熊果酸、齐墩果酸、东莨菪苷、东莨菪内酯等。现代研究表明，牛白藤具有抗炎、镇痛、免疫抑制、抗肿瘤、保肝作用、抗胃溃疡、体外抗白血病等药理作用。

【代表性化学成分的结构与性质】

名称	分子式	相对分子质量	熔点/℃	性状
鹅掌楸苷	$C_{34}H_{46}O_{18}$	742	305～307	白色针晶
东莨菪内酯	$C_{10}H_8O_4$	192	200～201	无色针晶

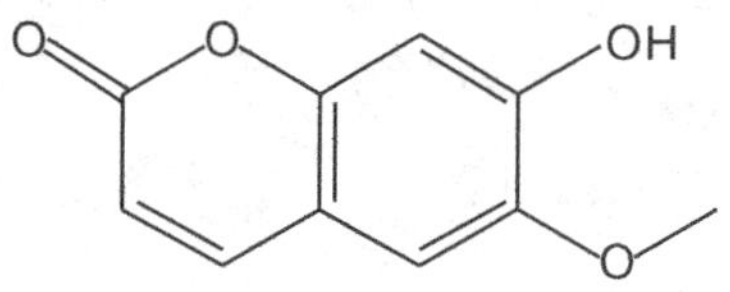

东莨菪内酯化学结构式

【主要化学成分的提取分离】

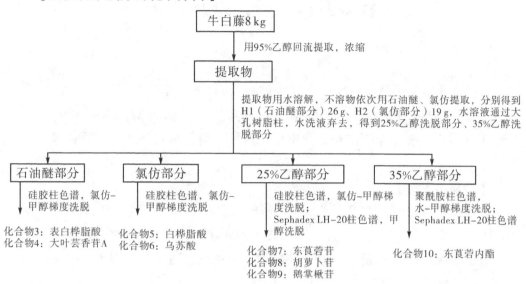

牛白藤8 kg

用95%乙醇回流提取，浓缩

提取物

提取物用水溶解，不溶物依次用石油醚、氯仿提取，分别得到H1（石油醚部分）26 g、H2（氯仿部分）19 g，水溶液通过大孔树脂柱，水洗液弃去，得到25%乙醇洗脱部分、35%乙醇洗脱部分

石油醚部分
硅胶柱色谱，氯仿-甲醇梯度洗脱
化合物3：表白桦脂酸
化合物4：大叶芸香苷A

氯仿部分
硅胶柱色谱，氯仿-甲醇梯度洗脱
化合物5：白桦脂酸
化合物6：乌苏酸

25%乙醇部分
硅胶柱色谱，氯仿-甲醇梯度洗脱；
Sephadex LH-20柱色谱，甲醇洗脱
化合物7：东莨菪苷
化合物8：胡萝卜苷
化合物9：鹅掌楸苷

35%乙醇部分
聚酰胺柱色谱，水-甲醇梯度洗脱；
Sephadex LH-20柱色谱
化合物10：东莨菪内酯

【参考文献】

［1］广西壮族自治区食品药品监督管理局.广西壮族自治区壮药质量标准：第一卷（2008年版）［S］.南宁：广西科学技术出版社，2008.

［2］高莎莎.牛白藤化学成分研究［D］.武汉：华中科技大学，2013.

［3］彭江南，冯孝章，梁晓天.耳草属植物化学成分的研究Ⅵ.牛白藤化学成分的研究［J］.中草药，1997（28）：45-46.

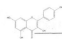

牛奶木（牛奶樟）

【来源】本品为桑科植物对叶榕*Ficus hispida* L.f. 的干燥根茎。

【壮、瑶药名】壮药名：美得Meizdw。瑶药名：红弱亮 Ngungh nyox ndiangx。

【分布】主要分布于广东、海南、广西、云南、贵州等地，广西各地均有分布。

【功能与主治】

中医 疏风清热，消积化痰，健脾除湿，行气散瘀。用于治疗感冒发热，结膜炎，支气管炎，消化不良，痢疾，脾虚带下，乳汁不通，跌打肿痛，风湿痹痛。

壮医 通气道、谷道、水道，祛风毒，清热毒，通龙路。用于治疗东郎（食滞），阿意咪（痢疾），鹿（呕吐），白冻（泄泻），林得叮相（跌打损伤），发旺（风湿骨痛），隆白呆（带下）。

【主要化学成分与药理作用】

牛奶木含有黄酮类、有机酸类、苷类、生物碱类、香豆素类等类成分。有机酸类有香草酸、乌苏酸、齐墩果酸、丁香酸、oleanonic acid等；黄酮类成分有槲皮素、芦丁；苷类成分有豆甾醇-3-*O*-β-D-葡萄糖苷、齐墩果酸-28-*O*-α-D-吡喃葡萄糖苷；生物碱类成分有异紫堇定碱、原阿片碱等。目前少见其药理研究内容报道。

【代表性化学成分的结构与性质】

名称	分子式	相对分子质量	熔点/℃	性状
异紫堇定碱	$C_{20}H_{23}NO_4$	341	182～183	白色粉末
原阿片碱	$C_{20}H_{19}O_5N$	353	208～211	白色粉末

异紫堇定碱化学结构式

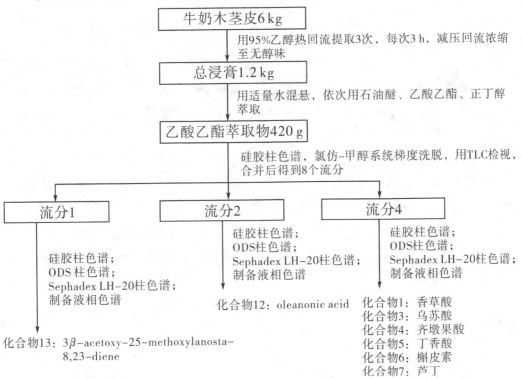

【主要化学成分的提取分离】

牛奶木茎皮6kg

↓ 用95%乙醇热回流提取3次，每次3h，减压回流浓缩至无醇味

总浸膏1.2kg

↓ 用适量水混悬，依次用石油醚、乙酸乙酯、正丁醇萃取

乙酸乙酯萃取物420g

↓ 硅胶柱色谱，氯仿-甲醇系统梯度洗脱，用TLC检视，合并后得到8个流分

流分1

↓ 硅胶柱色谱；
ODS柱色谱；
Sephadex LH-20柱色谱；
制备液相色谱

化合物13：3β-acetoxy-25-methoxylanosta-8,23-diene

流分2

↓ 硅胶柱色谱；
ODS柱色谱；
Sephadex LH-20柱色谱；
制备液相色谱

化合物12：oleanonic acid

流分4

↓ 硅胶柱色谱；
ODS柱色谱；
Sephadex LH-20柱色谱；
制备液相色谱

化合物1：香草酸
化合物3：乌苏酸
化合物4：齐墩果酸
化合物5：丁香酸
化合物6：槲皮素
化合物7：芦丁

【参考文献】

[1] 广西壮族自治区食品药品监督管理局.广西壮族自治区壮药质量标准：第一卷（2008年版）[S].南宁：广西科学技术出版社，2008.

[2] 龚苏晓.对叶榕叶和细枝中的成分[J].国外医学(中医中药分册)：2003，25（3）：169.

[3] 王绍军，郭思彤，吴闻，等.对叶榕茎皮的化学成分[J].中国实验方剂学杂志，2016，22（12）：88-91.

[4] 徐蔚，宋启示，王培，等.对叶榕叶和细枝的化学成分研究[J].天然产物研究与开发，2010，22（6）：1003-1005.

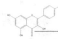

牛耳枫

【来源】本品为虎皮楠科植物牛耳枫*Daphniphyllum calycinum* Benth. 的干燥全株。

【壮、瑶药名】壮药名：美西咩 Meizcjhmbe。瑶药名：同盘亮 Dungh bienh ndiangx。

【分布】主要分布于云南、贵州、海南、广东、广西等地，广西主要分布于桂东南、桂南、桂东北地区。

【功能与主治】

中医 清热解毒，活血舒筋。用于治疗感冒发热，泄泻，扁桃体炎，风湿关节痛，跌打肿痛，骨折，毒蛇咬伤，疮疡肿毒，乳腺炎，皮炎，无名肿毒。

壮医 调龙路、火路，清热毒，活血止痛。用于治疗贫痧（感冒），货烟妈（咽痛），北嘻（乳痈），白冻（泄泻），阿意咪（痢疾），发旺（风湿骨痛），夺扼（骨折），林得叮相（跌打损伤），额哈（毒蛇咬伤）。

【主要化学成分与药理作用】

牛耳枫含有生物碱类、黄酮类、三萜类、甾醇类、苷类和酚酸类等类化合物。其富含生物碱类成分，如17-hydroxyhomodaphniphyllic acid、caldaphnidines D、caldaphnidines E、daphnilactone B、calycilactone A～M、daphcalycinosidines A、daphcalycinosidines B、secodaphniphylline等。现代研究表明，牛耳枫具有抑菌、抑制肿瘤细胞、抗炎、抗胆碱酯酶等药理作用。

【代表性化学成分的结构与性质】

名称	分子式	相对分子质量	熔点/℃	性状
secodaphniphylline	$C_{30}H_{47}O_3N$	469	129～130	无色晶体

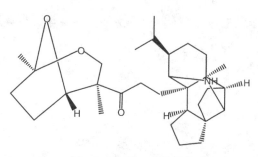

secodaphniphylline化学结构式

【主要化学成分的提取分离】

```
┌─────────────────────────────┐
│   牛耳枫提取物干浸膏5 kg      │
└─────────────────────────────┘
```
加水约55 L制成混悬溶液，依次用乙酸乙酯、正丁醇萃取，合并各部分萃取液，浓缩得到各部位浸膏

┌─────────────────┐   ┌─────────────────┐
│ 乙酸乙酯部位   │   │   正丁醇部位   │
└─────────────────┘   └─────────────────┘

用乙醇溶解，硅胶拌样，通过硅胶柱色谱（石油醚–乙酸乙酯系统洗脱）得到13个洗脱部位，每个部位通过反复硅胶柱色谱、Sephadex LH–20凝胶柱色谱、ODS柱色谱

氨水调pH 9~10，依次用二氯甲烷、正丁醇萃取，合并各部分萃取液，浓缩得各部位浸膏。将二氯甲烷部位首先经MCI柱色谱粗分为12个部位，然后经反复Sephadex LH–20凝胶柱色谱，制备薄层，ODS柱色谱

化合物1：5–oxymaltol
化合物2：secodaphniphylline
化合物3：2,6–dimethyl–3–hydroxychromone

化合物4：deoxycalyciphylline B
化合物5：calyciphylline A
化合物6：daphnezzomine M
化合物7：deoxyisocalyciphylline B

【参考文献】

[1] 广西壮族自治区食品药品监督管理局.广西壮族自治区壮药质量标准：第一卷（2008年版）[S].南宁：广西科学技术出版社，2008.

[2] 李晶晶.牛耳枫活性成分研究[D].南宁：广西大学，2009.

[3] 王永丽，刘伟，尉小慧，等.牛耳枫的化学成分及抗胆碱酯酶活性分析[J].中国实验方剂学杂志，2016，22（20）：53–57.

[4] Toda M, Hirata Y, Yamamura S. Daphniphyllum alkaloids–Ⅱ: secodaphniphylline and methyl homosecodaphniphyllate [J].Tetrahedron, 1972, 28（6）：1477–1484.

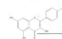

牛尾菜

【来源】本品为百合科植物牛尾菜*Smilax riparia* A. DC. 的干燥根及根茎。

【壮、瑶药名】 壮药名：枰当抹 Caekdakmox。瑶药名：麻堆蕨 Mah dueiv juotv。

【分布】除内蒙古、新疆、西藏、青海、宁夏、四川及云南高山地区外，全国其他地区均有分布，广西主要分布于柳州、融水、三江、桂林、全州、兴安、永福、龙胜、荔浦、梧州、玉林、容县、贺州、昭平、罗城、金秀等县市。

【功能与主治】

中医 舒筋通络，补气活血，祛痰止咳。用于治疗筋骨疼痛，气虚浮肿，跌打损伤，咳嗽吐血。

壮医 调龙路、火路，通气道、水道，调气补虚，祛痰止咳。用于治疗笨浮（水肿），发旺（风湿骨痛），埃病（咳嗽），陆裂（咳血）。

【主要化学成分与药理作用】

牛尾菜中含有有酚类、机酸类、醛类、黄酮类、香豆素类、苯丙素苷类、环烯醚萜苷类、木脂素及木脂素苷类等类化合物，如伞形花内酯、phlorigidoside B、丁香苷、5-甲氧基-[6]-姜酚、北美芹素、2-甲基苯基-1-*O*-β-D-吡喃葡萄苷、马钱子素、zansimuloside A、鸡屎藤苷酸等。现代研究表明，牛尾菜具有抗炎、抗肿瘤、抗氧化等药理作用。

【代表性化学成分的结构与性质】

名称	分子式	相对分子质量	熔点/℃	性状
北美芹素	$C_{21}H_{22}O_7$	386	—	浅黄色固体
马钱子素	$C_{17}H_{26}O_{10}$	390	—	白色粉末

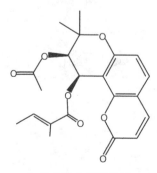

北美芹素化学结构式

【主要化学成分的提取分离】

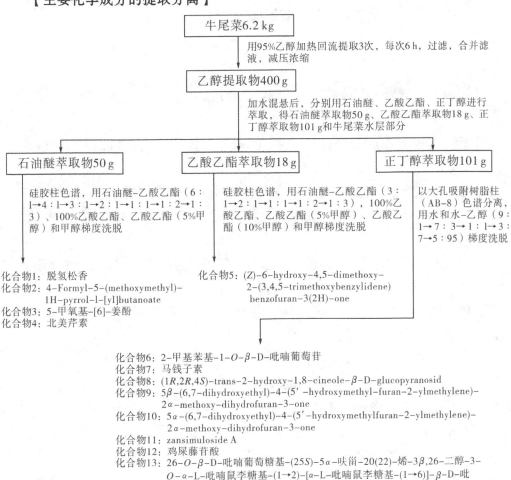

牛尾菜6.2 kg

用95%乙醇加热回流提取3次，每次6 h，过滤，合并滤液，减压浓缩

乙醇提取物400 g

加水混悬后，分别用石油醚、乙酸乙酯、正丁醇进行萃取，得石油醚萃取物50 g、乙酸乙酯萃取物18 g、正丁醇萃取物101 g和牛尾菜水层部分

石油醚萃取物50 g | 乙酸乙酯萃取物18 g | 正丁醇萃取物101 g

硅胶柱色谱，用石油醚-乙酸乙酯（6：1→4：1→3：1→2：1→1：1→1：2→1：3）、100%乙酸乙酯、乙酸乙酯（5%甲醇）和甲醇梯度洗脱

硅胶柱色谱，用石油醚-乙酸乙酯（3：1→2：1→1：1→1：2→1：3）、100%乙酸乙酯、乙酸乙酯（5%甲醇）、乙酸乙酯（10%甲醇）和甲醇梯度洗脱

以大孔吸附树脂柱（AB-8）色谱分离，用水和水-乙醇（9：1→7：3→1：1→3：7→5：95）梯度洗脱

化合物1：脱氢松香
化合物2：4–Formyl–5–(methoxymethyl)–1H–pyrrol–l–[yl]butanoate
化合物3：5–甲氧基–[6]–姜酚
化合物4：北美芹素

化合物5：(Z)–6–hydroxy–4,5–dimethoxy–2–(3,4,5–trimethoxybenzylidene)benzofuran–3(2H)–one

化合物6：2–甲基苯基–1–*O*–β–D–吡喃葡萄苷
化合物7：马钱子素
化合物8：(1*R*,2*R*,4*S*)–trans–2–hydroxy–1,8–cineole–β–D–glucopyranosid
化合物9：5β–(6,7–dihydroxyethyl)–4–(5′–hydroxymethyl–furan–2–ylmethylene)–2α–methoxy–dihydrofuran–3–one
化合物10：5α–(6,7–dihydroxyethyl)–4–(5′–hydroxymethylfuran–2–ylmethylene)–2α–methoxy–dihydrofuran–3–one
化合物11：zansimuloside A
化合物12：鸡屎藤苷酸
化合物13：26–*O*–β–D–吡喃葡萄糖基–(25*S*)–5α–呋甾–20(22)–烯–3β,26–二醇–3–*O*–α–L–吡喃鼠李糖基–(1→2)–[α–L–吡喃鼠李糖基–(1→6)]–β–D–吡喃葡萄糖苷

【参考文献】

［1］广西壮族自治区食品药品监督管理局.广西壮族自治区壮药质量标准：第一卷（2008年版）［S］.南宁：广西科学技术出版社，2008.

［2］邹大江.牛尾菜的化学成分研究［D］.武汉：中南民族大学，2014.

［3］陈雯.牛尾菜的化学成分及其生物活性研究［D］.天津：天津医科大学，2012.

毛冬青

【来源】本品为冬青科冬青属植物毛冬青*Ilex pubescens* Hook. et. Arn. 的干燥根。

【壮、瑶药名】壮药名：雅火冬 Ywhozdoeg。瑶药名：仇公亮Couh gong ndiangx。

【分布】主要分布于广东、广西、安徽、福建、浙江、江西、台湾等地，广西主要分布于融水、百色、平果、凌云、田林、东兰、都安、扶绥、龙州等县市。

【功能与主治】

中医　活血通脉。用于治疗血栓闭塞性脉管炎，冠心病，脑血管意外所致的偏瘫。

壮医　除痧毒，清热毒，通龙路。用于治疗痧病，货烟妈（咽痛），血压嗓（高血压病），脉管炎，冠心病，渗裆相（烧烫伤）。

【主要化学成分与药理作用】

毛冬青根中主要含有三萜皂苷类成分、酚性成分、糖类及氨基酸成分，三萜皂苷类成分有毛冬青酸、毛冬青皂苷甲、Ilexsaponin A1、Ilexpulblesnin A、Ilexpulblesnin B、毛冬青皂苷B、毛冬青皂苷B1、毛冬青皂苷B2、毛冬青皂苷B3、毛冬青皂苷A1、毛冬青皂苷O、具栖冬青苷、冬青素A、毛冬青甲素、毛冬青皂苷D等。现代研究表明，毛冬青皂苷具有降低血压、抗心律失常、抗血小板聚集、抗血栓等药理作用。

【代表性化学成分的结构与性质】

名称	分子式	相对分子质量	熔点/℃	性状
毛冬青皂苷A1	$C_{30}H_{46}O_6$	502	—	白色结晶

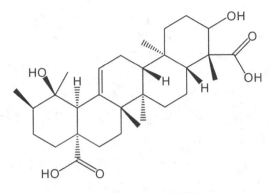

毛冬青皂苷A1化学结构式

【主要化学成分的提取分离】

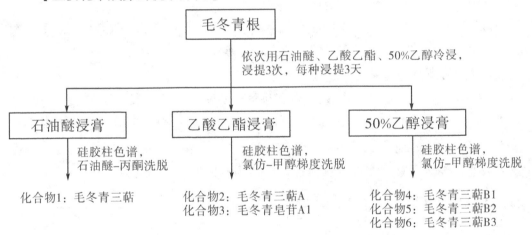

【参考文献】

[1] 广西壮族自治区食品药品监督管理局.广西壮族自治区壮药质量标准：第二卷 （2011年版）[S].南宁：广西科学技术出版社，2011.

[2] 覃迅云，罗金裕，高志刚.中国瑶药学[M].北京：民族出版社，2002.

[3] 赵文珠，居文政，谈恒山.毛冬青中三萜皂苷类成分的研究进展[J].中医学报，2015，30（8）：1181-1184.

[4] 尹文清，周中流，邹节明，等.毛冬青根中化学成分的研究[J].中草药，2007，38（7）：995-997.

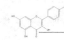

毛郁金

【来源】本品为姜科植物郁金 *Curcuma aromatica* Salisb. 的干燥根茎。

【壮药名】棵郁金 Goyiginh。

【分布】主要分布于广东、广西等地，广西主要分布于南宁、横县、鹿寨、贵港、百色、那坡、隆林、贺州、宁明、龙州等县市。

【功能与主治】

中医 行气解郁，凉血破瘀，利胆。用于治疗胸闷胁痛，胃腹胀痛，黄疸，吐血，尿血，月经不调，癫痫等病症。

壮医 通龙路、火路，止疼痛。用于治疗阿闷（心绞痛），京瑟（闭经），胴尹（腹痛），子宫唃呗（子宫肌瘤），发旺（痹病），林得叮相（跌打损伤）。

【主要化学成分与药理作用】

毛郁金化学成分有莪术二酮、β-谷甾醇、豆甾醇、三十烷酸、桂莪术内酯、莪术烯醇、原莪术烯醇、eudesmane-3,6-dione、羽扇豆醇、姜黄素、去甲氧基姜黄素、aerugidiol、蓬莪二醇、voleneol、尿嘧啶、莪术醇、莪术双环烯酮等。现代研究表明，姜黄素具有多种药理活性，如抗癌、抗炎、抗氧化等。

【代表性化学成分的结构与性质】

名称	分子式	相对分子质量	熔点/℃	性状
姜黄素	$C_{21}H_{20}O_6$	368	—	橙黄色结晶粉末

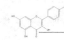

姜黄素化学结构式

【主要化学成分的提取分离】

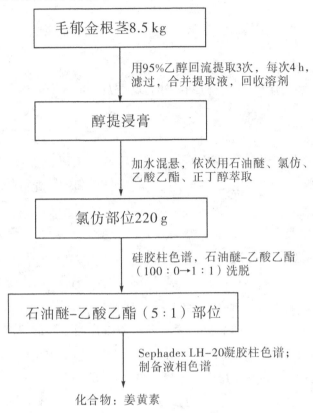

毛郁金根茎8.5 kg

用95%乙醇回流提取3次，每次4 h，
滤过，合并提取液，回收溶剂

醇提浸膏

加水混悬，依次用石油醚、氯仿、
乙酸乙酯、正丁醇萃取

氯仿部位220 g

硅胶柱色谱，石油醚-乙酸乙酯
（100∶0→1∶1）洗脱

石油醚-乙酸乙酯（5∶1）部位

Sephadex LH-20凝胶柱色谱；
制备液相色谱

化合物：姜黄素

【参考文献】

[1] 广西壮族自治区食品药品监督管理局.广西壮族自治区壮药质量标准：第二卷
　　（2011年版）[S].南宁：广西科学技术出版社，2011.

[2] 覃迅云，罗金裕，高志刚.中国瑶药学[M].北京：民族出版社，2002.

[3] 黄艳，柴玲，蒋秀珍，等.毛郁金的化学成分研究[J].中草药，2014，45
　　（16）：2307-2311.

毛瑞香

【来源】本品为瑞香科瑞香属植物毛瑞香*Daphne kiusiana* var. *atrocaulis*（Rehd.）F. Maekawa的全株。

【瑶药名】公迸崩 Gorm mbungv buerng。

【分布】主要分布于江苏、浙江、安徽、江西、福建、台湾、湖北、湖南、广东、广西、四川等地，广西主要分布于三江、桂林、阳朔、龙胜等县市。

【功能与主治】

中医　祛风除湿，调经止痛，解毒。用于治疗风湿骨痛，手足麻木，月经不调，闭经，产后风湿，跌打损伤，骨折、脱臼。

瑶医　温经散寒，祛风除湿，健脾化湿，养血补肝。用于治疗崩闭闷（风湿痛、类风湿性关节炎），锥碰江闷（坐骨神经痛），辣给昧对（月经不调、闭经），昧埋荣（不孕症），别带病（带下），荣古瓦崩（产后风湿），播冲（跌打损伤），碰脑（骨折）及碰作（脱臼）。

【主要化学成分与药理作用】

化学成分研究表明，毛瑞香含有反式-2-丙烯酸-3-(3,4-二羟基苯基)-二十二烷酯、芫花素、2,4-二羟基嘧啶、瑞香素、双白瑞香素、5,7,4′-三羟基黄酮-3-醇等成分。药理研究表明，瑞香素和双白瑞香素具有抗肿瘤作用。

【代表性化学成分的结构与性质】

名称	分子式	相对分子质量	熔点/℃	性状
瑞香素	$C_9H_6O_4$	178	262～264	灰色粉末
双白瑞香素	$C_{19}H_{12}O_7$	352	244～245	灰色粉末

瑞香素化学结构式

双白瑞香素化学结构式

【主要化学成分的提取分离】

```
          毛瑞香28 kg
              │ 用70%乙醇渗漉3次，渗漉液浓缩得乙醇浸膏
          乙醇浸膏
              │ 以水混悬，依次用氯仿、乙酸乙酯萃取
          各部位萃取浸膏
              │ 硅胶柱色谱，石油醚-乙酸乙酯度洗脱得到不同部位，
              │ 各部位经正相硅胶、Sephadex LH-20柱色谱反复纯化
```

化合物1：β-谷甾醇
化合物2：对羟基苯甲酸乙酯
化合物3：反式-2-丙烯酸-3(3,4-二
　　　　羟基苯基)-二十二烷酯
化合物4：芫花素
化合物5：2,4-二羟基嘧啶

化合物6：瑞香素
化合物7：双白瑞香素
化合物8：5,7,4′-三羟基黄酮-3-醇
化合物9：β-胡萝卜苷

【参考文献】

[1] 张薇，张卫东，李廷钊，等.毛瑞香化学成分研究 [J].中国中药杂志，2005，
　　30（7）：513-515.

毛鸡骨草

【来源】本品为豆科植物毛相思子*Abrus pulchellus* subsp. *mollis*（Hance）Verdc. 的干燥全株。

【壮药名】棵骼给Go'ndokgaeq。

【分布】主要分布于广西、广东、福建等地，广西主要分布于横县、苍梧、藤县、岑溪、防城港、钦州、贵港、平南、玉林、陆川、博白、北流等县市。

【功能与主治】

中医 清热解毒，舒肝止痛。用于治疗急性肝炎，慢性肝炎，胁肋不舒，胃脘胀痛，乳腺炎。

壮医 通水道、谷道，调龙路，清热毒，散瘀止痛。用于治疗急性肝炎，慢性肝炎，水蛊（肝硬化腹水），发旺（风湿骨痛），林得叮相（跌打损伤），额哈（毒蛇咬伤），北嘻（乳腺炎），胴尹（腹痛）。

【主要化学成分与药理作用】

毛鸡骨草含有黄酮类、生物碱类、甾醇类、皂苷类、胆碱类、氨基酸类、蒽醌类、糖类等类成分，以黄酮类及其苷类成分为主要活性成分。其黄酮类成分有汉黄芩素、芹菜素、芹菜素-6-C-葡萄糖-8-C-葡萄糖苷、芹菜素-6-C-阿拉伯糖-8-C-葡萄糖苷、芹菜素-6-C-葡萄糖-8-C-阿拉伯糖苷、芹菜素-6-C-葡萄糖-8-C-木糖苷、木犀草素-6-C-葡萄糖苷、木犀草素等。现代研究表明，毛鸡骨草具有护肝、抗菌、抗炎、增强机体免疫力、清除羟自由基等药理作用。

【代表性化学成分的结构与性质】

名称	分子式	相对分子质量	熔点/℃	性状
木犀草素	$C_{15}H_{10}O_6$	286	328～330	淡黄色粉末
异双花母草素	$C_{16}H_{18}O_9$	354	—	淡黄色粉末

木犀草素化学结构式

【主要化学成分的提取分离】

```
┌─────────────────────┐
│   毛鸡骨草11.5 kg    │
└─────────────────────┘
          │  用95%乙醇回流提取3次，每次2 h，合并醇提
          ↓  液，减压浓缩
┌─────────────────────┐
│     浸膏0.8 kg       │
└─────────────────────┘
          │  依次用石油醚（60~90 ℃）和水饱和的正丁
          ↓  醇萃取，取正丁醇部位浓缩
┌─────────────────────┐
│     正丁醇部位       │
└─────────────────────┘
          │  加硅胶拌样，上样于硅胶（200~300目）
          │  柱，以氯仿-甲醇（90：10→70：30）梯
          │  度洗脱，取其中（80：20）的流分上样于
          │  D101大孔树脂柱，以乙醇-水梯度洗脱，
          │  收集50%乙醇洗脱部位，通过硅胶、ODS、
          │  Sephadex LH-20、聚酰胺反复柱色谱分
          ↓  离，分离得到化合物1~8
```

化合物1：芹菜素-6-C-葡萄糖-8-C-葡萄糖苷 化合物5：异双花母草素

化合物2：芹菜素-6-C-葡萄糖-8-C-木糖苷   化合物6：芹菜素-6-C-葡萄糖-8-C-

化合物3：芹菜素-6-C-阿拉伯糖-8-C-葡萄糖苷   阿拉伯糖苷

化合物4：木犀草素   化合物7：木犀草素-6-C-葡萄糖苷

化合物8：(+)-异落叶松树脂醇

【参考文献】

［1］广西壮族自治区食品药品监督管理局.广西壮族自治区壮药质量标准：第一卷
  （2008年版）［S］.南宁：广西科学技术出版社，2008.

［2］温秀萍.毛鸡骨草化学成分及生物活性研究［D］.南宁：广西大学，2012.

［3］刘卓伟，阙兆麟，叶志文，等.毛鸡骨草地上部分的化学成分［J］.中国天然药
  物，2008，6（6）：415-417.

长蕊五味藤

【来源】本品为五味子科植物绿叶五味子*Schisandra arisanensis* subsp. *viridis*（A. C. Smith）R.M.K.Saunders的藤茎。

【瑶药名】别准 Baeqc nzunx。

【分布】主要分布于浙江、江西、贵州、安徽等地，广西分布于桂西北到桂中地区。

【功能与主治】

中医　用于治疗风湿骨痛，肾虚阳痿，感冒，痛经，腹痛，跌打损伤，骨折。

瑶医　祛风，利湿，消肿，舒筋活血，止痛生肌，强筋骨。用于治疗崩闭闷（风湿痛、类风湿性关节炎），播冲（跌打损伤），荣古瓦崩（产后风湿）及尼椎改闷（肾虚腰痛）。

【主要化学成分与药理作用】

长蕊五味子中含有pre-schisanartanin P、wuweizidilactone Q、schindilactone A、arisanlactone A、schicagenin F、wuweizidilactone B等化学成分。

【代表性化学成分的结构与性质】

名称	分子式	相对分子质量	熔点/℃	性状
pre-schisanartanin P	$C_{29}H_{34}O_8$	510	—	白色固体
wuweizidilactone Q	$C_{31}H_{42}O_{10}$	574	—	无色液状

pre-schisanartanin P 化学结构式　　　　wuweizidilactone Q 化学结构式

【主要化学成分的提取分离】

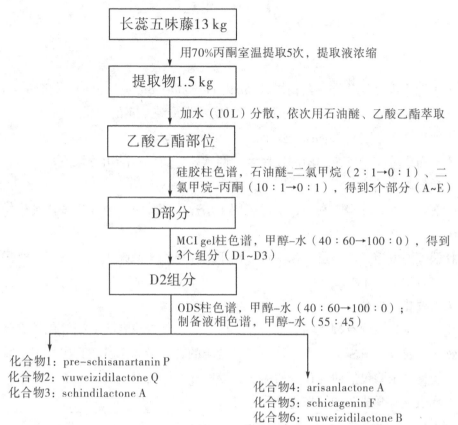

长蕊五味藤13 kg

↓ 用70%丙酮室温提取5次，提取液浓缩

提取物1.5 kg

↓ 加水（10 L）分散，依次用石油醚、乙酸乙酯萃取

乙酸乙酯部位

↓ 硅胶柱色谱，石油醚-二氯甲烷（2∶1→0∶1）、二氯甲烷-丙酮（10∶1→0∶1），得到5个部分（A~E）

D部分

↓ MCI gel柱色谱，甲醇-水（40∶60→100∶0），得到3个组分（D1~D3）

D2组分

↓ ODS柱色谱，甲醇-水（40∶60→100∶0）；制备液相色谱，甲醇-水（55∶45）

化合物1：pre-schisanartanin P
化合物2：wuweizidilactone Q
化合物3：schindilactone A

化合物4：arisanlactone A
化合物5：schicagenin F
化合物6：wuweizidilactone B

【参考文献】

［1］廖静妮，屈啸声，覃山丁，等.瑶药长蕊五味藤的质量标准研究［J］.中华中医药杂志，2017，32（6）：2765-2768.

［2］Liu Y, Tian T, Yu H Y, et al.Nortriterpenoids from the stems and leaves of Schisandra viridis［J］.Fitoterapia, 2017（118）：38-41.

化橘红

【**来源**】本品为芸香科植物橘红*Citrus maxima*（Burm.） Merr. cv. Tomentosa或柚*Citrus maxima*（Burm.）Merr. 的未成熟果实或近成熟果实的干燥外层果皮。

【**壮药名**】卜能盆 Bugnaengbwn。

【**分布**】分布于广东西南部地区及广西钦州、博白、陆川等地。

【**功能与主治**】

中医 散寒，燥湿，利气，消痰。用于治疗风寒咳嗽，喉痒痰多，食积伤酒，呕恶痞闷。

壮医 通气道，调谷道，除湿毒。用于治疗埃病（咳嗽），比耐来（痰多），东郎（食滞），鹿（呕吐）。

【**主要化学成分**】

化橘红外果皮含有挥发油、柚皮苷、橙皮苷、新橙皮苷黄酮柏等化学成分，主要有效活性成分为黄酮类物质，其中二氢黄酮的含量最为丰富，其次是多甲氧基黄酮，二氢黄酮主要包括柚皮苷、柚皮素、橙皮苷、橙皮素等。

【**代表性化学成分的结构与性质**】

名称	分子式	相对分子质量	熔点/℃	性状
柚皮苷	$C_{27}H_{32}O_{14}$	580.53	171	白色至浅黄色结晶状粉末

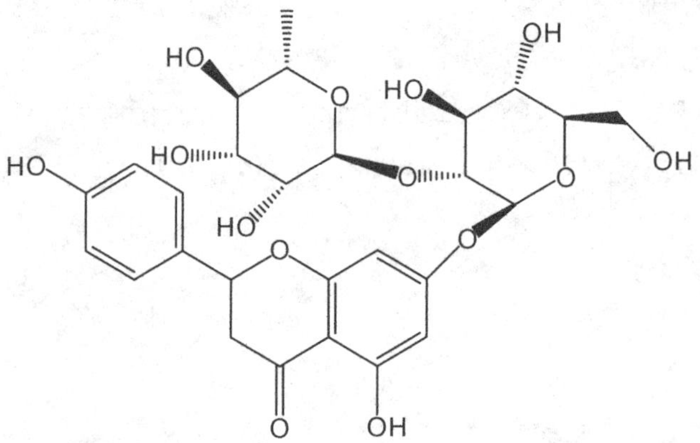

柚皮苷化学结构式

【主要化学成分的提取分离】

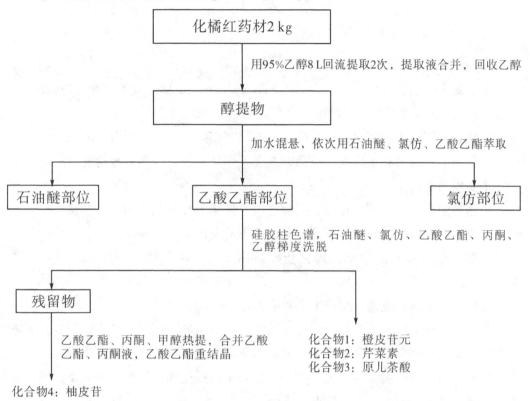

化橘红药材2 kg

用95%乙醇8 L回流提取2次，提取液合并，回收乙醇

醇提物

加水混悬，依次用石油醚、氯仿、乙酸乙酯萃取

石油醚部位　　　　乙酸乙酯部位　　　　氯仿部位

硅胶柱色谱，石油醚、氯仿、乙酸乙酯、丙酮、
乙醇梯度洗脱

残留物

乙酸乙酯、丙酮、甲醇热提，合并乙酸
乙酯、丙酮液，乙酸乙酯重结晶

化合物1：橙皮苷元
化合物2：芹菜素
化合物3：原儿茶酸

化合物4：柚皮苷

【参考文献】

[1] 广西壮族自治区食品药品监督管理局.广西壮族自治区壮药质量标准：第二卷
　　（2011年版）[S].南宁：广西科学技术出版社，2011.

[2] 覃迅云，罗金裕，高志刚.中国瑶药学 [M].北京：民族出版社，2002.

[3] 袁旭江，林励，陈志霞.化橘红中酚性成分的研究 [J].中草药，2004，35
　　（5）：498-500.

火炭母

【来源】本品为蓼科植物火炭母*Polygonum chinense* L. 或硬毛火炭母*Polygonum chinense* var. *hispidum* Hook. f. 的干燥全草。

【壮、瑶药名】壮药名：勾莓Gaeumei。瑶药名：独探咪 Douh taanx miev。

【分布】主要分布于广东、广西、湖北、西藏等地，广西各地均有分布。

【功能与主治】

中医 清热解毒，利湿止痒，明目退翳。用于治疗痢疾，肠炎，扁桃体炎，咽喉炎；外用治疗角膜云翳，宫颈炎，霉菌性阴道炎，皮炎湿疹。

壮医 清热毒，除湿毒，凉血止痛。用于治疗阿意咪（痢疾），白冻（泄泻），能蚌（黄疸），货烟妈（咽痛），歇含（霉菌性阴道炎），北嘻（乳痈），呗脓（痈疮），能啥能累（湿疹），额哈（毒蛇咬伤）。

瑶医 清热解毒，利湿止痒，消食除滞，明目退翳。用于港虷（肠炎），碰累（痢疾），泵卡西众（消化不良），更喉闷（咽喉炎），桨蛾（扁桃体炎），谷瓦哈扔虷（宫颈炎），别带病（带下病），播冲（跌打损伤），身谢（皮炎、湿疹、皮肤瘙痒）及眸名肿毒（无名肿毒）。

【主要化学成分与药理作用】

火炭母中含有酚酸类、黄酮类、甾体类、苷类以及挥发油等类化学成分。酚酸类成分有原儿茶酸、3,3′–二甲基鞣花酸、没食子酸、没食子酸甲酯、丁香酸、咖啡酸、鞣花酸等；黄酮类成分有异鼠李素、芹菜素、山奈酚、槲皮素、木犀草素、广寄生苷、异槲皮苷、槲皮苷、柚皮素、巴达薇甘菊素等。现代研究表明，火炭母具有抗病原微生物作用、抗氧化及清除自由基、抗炎镇痛、抗癌、保护肾脏、保护心血管、抗辐射、护肝等作用。火炭母临床上多用于流行性感冒、细菌性痢疾、小儿秋季腹泻、急性扁桃体炎、皮炎、风湿皮疹、慢性结肠炎等疾病的治疗，这应与其酚酸类、黄酮类成分的抗病原微生物作用有关。

【代表性化学成分的结构与性质】

名称	分子式	相对分子质量	熔点/℃	性状
原儿茶酸	$C_7H_6O_4$	154	197～200	白色粉末
3,3′–二甲基鞣花酸	$C_{16}H_{10}O_8$	330	—	黄色粉末

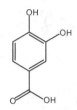

原儿茶酸化学结构式

【主要化学成分的提取分离】

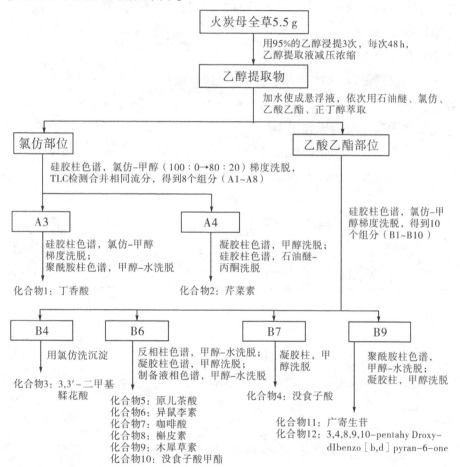

火炭母全草5.5 g
↓ 用95%的乙醇浸提3次，每次48 h，乙醇提取液减压浓缩
乙醇提取物
↓ 加水使成悬浮液，依次用石油醚、氯仿、乙酸乙酯、正丁醇萃取

氯仿部位 —— 乙酸乙酯部位

氯仿部位：硅胶柱色谱，氯仿–甲醇（100∶0→80∶20）梯度洗脱，TLC检测合并相同流分，得到8个组分（A1~A8）

乙酸乙酯部位：硅胶柱色谱，氯仿–甲醇梯度洗脱，得到10个组分（B1~B10）

A3：硅胶柱色谱，氯仿–甲醇梯度洗脱；聚酰胺柱色谱，甲醇–水洗脱
→ 化合物1：丁香酸

A4：凝胶柱色谱，甲醇洗脱；硅胶柱色谱，石油醚–丙酮洗脱
→ 化合物2：芹菜素

B4：用氯仿洗沉淀 → 化合物3：3,3′–二甲基鞣花酸

B6：反相柱色谱，甲醇–水洗脱；凝胶柱色谱，甲醇洗脱；制备液相色谱，甲醇–水洗脱 →
化合物5：原儿茶酸
化合物6：异鼠李素
化合物7：咖啡酸
化合物8：槲皮素
化合物9：木犀草素
化合物10：没食子酸甲酯

B7：凝胶柱，甲醇洗脱 → 化合物4：没食子酸

B9：聚酰胺柱色谱，甲醇–水洗脱；凝胶柱，甲醇洗脱 →
化合物11：广寄生苷
化合物12：3,4,8,9,10-pentahy Droxy-dIbenzo［b,d］pyran-6-one

【参考文献】

[1] 广西壮族自治区食品药品监督管理局.广西壮族自治区壮药质量标准：第一卷（2008年版）［S］.南宁：广西科学技术出版社，2008.

[2] 叶青美，江仁望，韩方璇，等.火炭母药材的研究进展［J］.海峡药学，2013，25（10）：3-7.

[3] 谢贤强，吴萍，林立东，等.火炭母化学成分的研究［J］.热带亚热带植物学报，2007，15（5）：450-454.

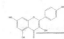

火麻仁

【来源】本品为桑科植物大麻 *Cannabis sativa* L. 的干燥成熟种子。

【壮药名】冷啦卖 Lwgrazmaij。

【分布】分布于黑龙江、辽宁、吉林、四川、甘肃、云南、广西、浙江等地，广西各地均有分布。

【功能与主治】

中医 润肠通便。用于治疗血虚津亏，肠燥便秘。

壮医 补血虚，通谷道。用于治疗勒内（血虚），阿意囊（便秘）。

【主要化学成分与药理作用】

火麻仁含有一系列木脂素酰胺类成分。现代研究表明，火麻仁提取物具有抗氧化、抗衰老、抗炎等作用，火麻仁中的木脂素酰胺类化合物具有较好的抗神经炎症潜力。

【代表性化学成分的结构与性质】

名称	分子式	相对分子质量	熔点/℃	性状
反式对羟基肉桂酸乙酯	$C_{11}H_{12}O_3$	192	—	白色粉末

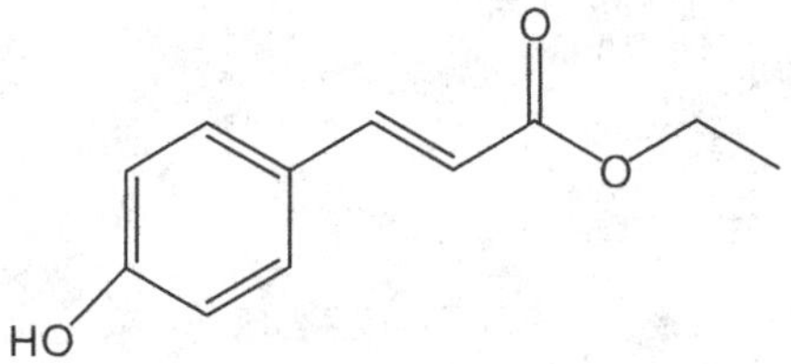

反式对羟基肉桂酸乙酯化学结构式

【主要化学成分的提取分离】

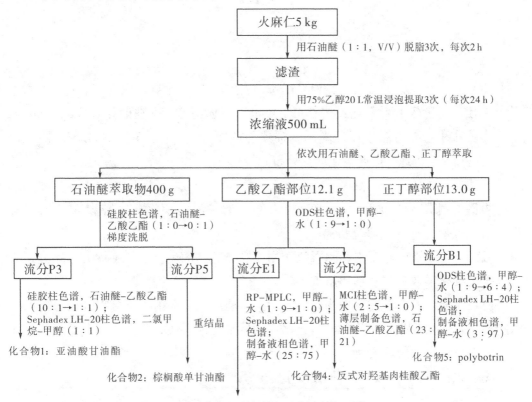

火麻仁5 kg
↓ 用石油醚（1：1，V/V）脱脂3次，每次2 h
滤渣
↓ 用75%乙醇20 L常温浸泡提取3次（每次24 h）
浓缩液500 mL
↓ 依次用石油醚、乙酸乙酯、正丁醇萃取

石油醚萃取物400 g ｜ 乙酸乙酯部位12.1 g ｜ 正丁醇部位13.0 g

石油醚萃取物400 g：硅胶柱色谱，石油醚-乙酸乙酯（1：0→0：1）梯度洗脱
→ 流分P3，流分P5

流分P3：硅胶柱色谱，石油醚-乙酸乙酯（10：1→1：1）；Sephadex LH-20柱色谱，二氯甲烷-甲醇（1：1）
→ 化合物1：亚油酸甘油酯

流分P5：重结晶
→ 化合物2：棕榈酸单甘油酯

乙酸乙酯部位12.1 g：ODS柱色谱，甲醇-水（1：9→1：0）
→ 流分E1，流分E2

流分E1：RP-MPLC，甲醇-水（1：9→1：0）；Sephadex LH-20柱色谱；制备液相色谱，甲醇-水（25：75）
→ 化合物3：4-甲氧基-3H-苯丙呋喃-2-酮

流分E2：MCI柱色谱，甲醇-水（2：5→1：0）；薄层制备色谱，石油醚-乙酸乙酯（23：21）
→ 化合物4：反式对羟基肉桂酸乙酯

正丁醇部位13.0 g：ODS柱色谱，甲醇-水（1：9→6：4）
→ 流分B1

流分B1：ODS柱色谱，甲醇-水（1：9→6：4）；Sephadex LH-20柱色谱；制备液相色谱，甲醇-水（3：97）
→ 化合物5：polybotrin

【参考文献】

［1］广西壮族自治区食品药品监督管理局.广西壮族自治区壮药质量标准：第二卷（2011年版）［S］.南宁：广西科学技术出版社，2011.

［2］覃迅云，罗金裕，高志刚.中国瑶药学［M］.北京：民族出版社，2002.

［3］张莉，周悦芳，王珊珊，等.火麻花和火麻仁化学成分研究［J］.山东大学学报（医学版），2018，56（9）：17-22.

巴豆

【来源】本品为大戟科植物巴豆*Croton tiglium* L. 的干燥成熟果实。

【壮、瑶药名】壮药名：边邦灵 Betbaklig。瑶药名：卞别雷 Betv baeqv leih。

【分布】主要分布于浙江南部、福建、江西、湖南、广东、海南、广西、贵州、四川和云南等地，广西各地均有分布。

【功能与主治】

中医 外用治疗蚀疮。用于治疗大便不通，泄泻痢疾，水肿腹大，痰饮喘满，喉风喉痹，痈疽，恶疮疥癣。

壮医 散寒毒，除湿毒，除毒疮。用于呗脓（痈疮），呗叮（疔），疣痣。

【主要化学成分与药理作用】

巴豆主要含有二萜类、生物碱、三萜类、肌醇类、多酚类化合物，还有少量的木脂素、香豆素等成分，其中二萜类化合物最常见。现代研究表明，巴豆具有抗肿瘤、抗溃疡等多种药理活性。

【代表性化学成分的结构与性质】

名称	分子式	相对分子质量	熔点/℃	性状
12-*O*-tiglylphorbol-13-decanoate	$C_{34}H_{52}O_8$	588	—	淡黄色油状物

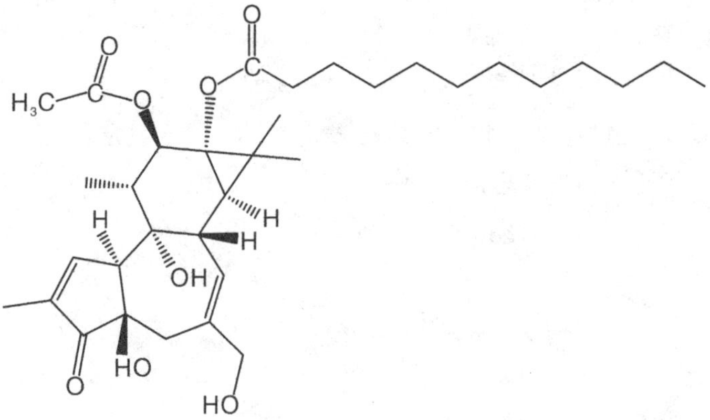

12-*O*-tiglylphorbol-13-decanoate化学结构式

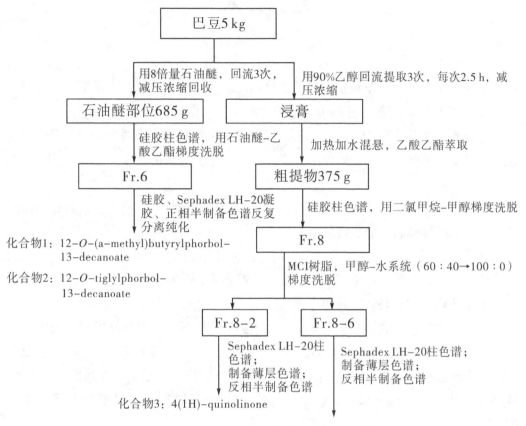

【主要化学成分的提取分离】

巴豆5 kg

用8倍量石油醚，回流3次，减压浓缩回收

用90%乙醇回流提取3次，每次2.5 h，减压浓缩

石油醚部位685 g

浸膏

硅胶柱色谱，用石油醚-乙酸乙酯梯度洗脱

加热加水混悬，乙酸乙酯萃取

Fr.6

粗提物375 g

硅胶、Sephadex LH-20凝胶、正相半制备色谱反复分离纯化

硅胶柱色谱，用二氯甲烷-甲醇梯度洗脱

化合物1：12-O-(a-methyl)butyrylphorbol-13-decanoate

化合物2：12-O-tiglylphorbol-13-decanoate

Fr.8

MCI树脂，甲醇-水系统（60：40→100：0）梯度洗脱

Fr.8-2

Fr.8-6

Sephadex LH-20柱色谱；制备薄层色谱；反相半制备色谱

Sephadex LH-20柱色谱；制备薄层色谱；反相半制备色谱

化合物3：4(1H)-quinolinone

化合物4：(9S,10R,11E,13R)-9,10,13-trihydroxyoctadec-11-enoic acid
化合物5：methyl(9S,10R,11E,13R)-9,10,13-trihydroxyoctadec-11-enoate

【参考文献】

［1］广西壮族自治区食品药品监督管理局.广西壮族自治区壮药质量标准：第二卷（2011年版）［S］.南宁：广西科学技术出版社，2011.

［2］覃迅云，罗金裕，高志刚.中国瑶药学［M］.北京：民族出版社，2002.

［3］夏梦雯，宁德生，黄思思，等.石山巴豆枝叶的化学成分研究［J］.广西植物，2016，36（10）：1186-1191.

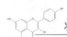

巴戟天

【来源】本品为茜草科植物巴戟天*Morinda officinalis* How 的干燥根。

【壮药名】勾遂给 Gaeusaejgaeq。

【分布】主要分布于广东、福建、广西等亚热带地区，广西主要分布于融水、桂林、兴安、龙胜、上思、德保、贺州、象州、宁明等县市。

【功能与主治】

中医 补肾阳，强筋骨，祛风湿。用于治疗阳痿遗精，宫冷不孕，月经不调，少腹冷痛，风湿痹痛，筋骨痿软。

壮医 祛风毒，补虚强筋。用于治疗漏精（遗精），委哟（阳痿），卟很裆（不孕症），约京乱（月经不调），发旺（痹病），兵哟（痿证）。

【主要化学成分与药理作用】

巴戟天含有蒽醌类、环烯醚萜类、多糖类等化学成分。目前从巴戟天根中已分离得到多种蒽醌类化合物，包括1,2-二氧乙烯蒽醌、1,3-二羟基-2-丁酰基蒽醌、1,2-二羟基蒽醌，另外还分离得到甾醇类及苷类成分，包括3β,20 (*R*),丁基-5-烯基-胆甾醇、3β,5-烯基螺旋甾、水晶兰苷等。现代研究表明，巴戟天具有抗菌、降压降脂、抗癌、抗病毒、凝血等药理作用。

【代表性化学成分的结构与性质】

名称	分子式	相对分子质量	熔点/℃	性状
1,2-二羟基蒽醌	$C_{14}H_8O_4$	240	—	红棕色粉末

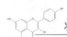

1,2-二羟基蒽醌化学结构式

【主要化学成分的提取分离】

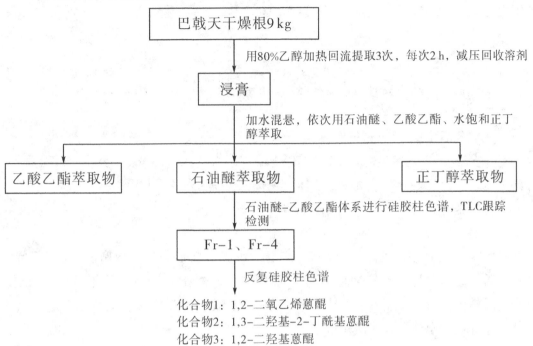

```
          巴戟天干燥根9 kg
                │
                │ 用80%乙醇加热回流提取3次，每次2 h，减压回收溶剂
                ▼
              浸膏
                │
                │ 加水混悬，依次用石油醚、乙酸乙酯、水饱和正丁
                │ 醇萃取
     ┌──────────┼──────────────────────┐
     ▼          ▼                      ▼
 乙酸乙酯萃取物   石油醚萃取物            正丁醇萃取物
                │
                │ 石油醚-乙酸乙酯体系进行硅胶柱色谱，TLC跟踪
                │ 检测
                ▼
            Fr-1、Fr-4
                │
                │ 反复硅胶柱色谱
                ▼
```

化合物1：1,2-二氧乙烯蒽醌
化合物2：1,3-二羟基-2-丁酰基蒽醌
化合物3：1,2-二羟基蒽醌

【参考文献】

［1］广西壮族自治区食品药品监督管理局.广西壮族自治区壮药质量标准：第二卷
　　（2011年版）［S］.南宁：广西科学技术出版社，2011.

［2］覃迅云，罗金裕，高志刚.中国瑶药学［M］.北京：民族出版社，2002.

［3］李竣，张华林，蒋林，等.南药巴戟天化学成分［J］.中南民族大学学报（自然
　　科学版），2010，29（4）：53-56.

玉郎伞

【来源】本品为豆科植物疏叶崖豆Millettia pulchra var. laxior（Dunn）Z. Wei的干燥块根。

【壮药名】捧吞Bangjdunh。

【分布】主要分布于广西、广东、海南、湖南、江西、福建、贵州、云南及台湾等地，广西主要分布于柳州、桂林、兴安、永福、东兰等县市。

【功能与主治】

中医 散瘀，消肿，止痛，宁神。用于治疗跌打肿痛。

壮医 调龙路、火路，通谷道、气道、水道，补脑益气，散瘀消肿。用于治疗病后体虚，发旺（风湿骨痛），核尹（腰痛），林得叮相（跌打损伤），慢性肝炎，漏精（遗精），隆白呆（带下），埃病（咳嗽），肺痨。

【主要化学成分与药理作用】

玉郎伞含有黄酮类、皂苷类、多糖类、氨基酸类、多肽类、生物碱类等化学成分。黄酮类成分有顺-2,6-二甲氧基查耳酮、顺-6′-甲氧基-β-羟基-苯骈呋喃查耳酮、水黄皮素等成分。现代研究表明，玉郎伞具有对心血管系统作用、益智、化疗增敏、清除氧自由基、保护肝损伤细胞、增强食欲、提高机体免疫力等药理作用。顺-2,6-二甲氧基查耳酮、顺-6′-甲氧基-β-羟基-苯骈呋喃查耳酮两个黄酮单体具有抗氧化、耐缺氧及抗凝血作用。

【代表性化学成分的结构与性质】

名称	分子式	相对分子质量	熔点/℃	性状
顺-2,6-二甲氧基查耳酮	$C_{17}H_{16}O_3$	268	120～121	淡黄色针晶
顺-6′-甲氧基-β-羟基-苯骈呋喃查耳酮	$C_{18}H_{14}O_4$	294	135～136	橘色方晶

cis（顺）-2,6-二甲氧基查耳酮化学结构式

【主要化学成分的提取分离】

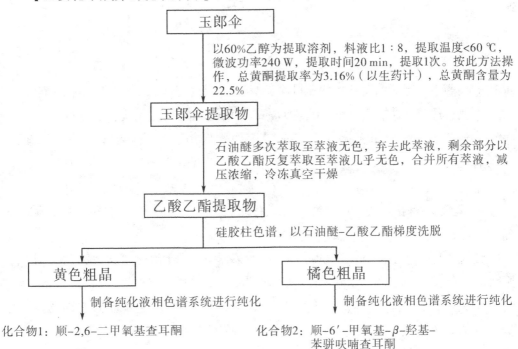

玉郎伞

以60%乙醇为提取溶剂，料液比1∶8，提取温度<60 ℃，微波功率240 W，提取时间20 min，提取1次。按此方法操作，总黄酮提取率为3.16%（以生药计），总黄酮含量为22.5%

玉郎伞提取物

石油醚多次萃取至萃液无色，弃去此萃液，剩余部分以乙酸乙酯反复萃取至萃液几乎无色，合并所有萃液，减压浓缩，冷冻真空干燥

乙酸乙酯提取物

硅胶柱色谱，以石油醚–乙酸乙酯梯度洗脱

黄色粗晶

制备纯化液相色谱系统进行纯化

化合物1：顺–2,6–二甲氧基查耳酮

橘色粗晶

制备纯化液相色谱系统进行纯化

化合物2：顺–6′–甲氧基–β–羟基–苯骈呋喃查耳酮

【参考文献】

［1］广西壮族自治区食品药品监督管理局.广西壮族自治区壮药质量标准：第一卷（2008年版）［S］.南宁：广西科学技术出版社，2008.

［2］李玲.民族药玉郎伞的研究概况［J］.中国现代中药，2011，13（12）：53-55.

［3］简洁.玉郎伞黄酮成分的单体分离与药效研究［D］.南宁：广西医科大学，2009.

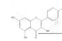

玉叶金花

【来源】本品为茜草科植物玉叶金花 *Mussaenda Pubescens* W.T.Aiton 的干燥根。

【壮、瑶药名】壮药名：勾北豪 Gaeubeizhau。瑶药名：茶敬 Zah gingx。

【分布】主要分布于湖北、广东、广西、四川、贵州、云南等地，广西各地均有分布。

【功能与主治】

中医　清热利湿，解毒消肿。用于治疗感冒，中暑，肠炎，肾炎水肿，咽喉肿痛，支气管炎。

壮医　调龙路，通水道、气道，清热毒，除湿毒。用于治疗贫痧（感冒），中暑，胴因鹿西（吐泻），笨浮（水肿），货烟妈（咽痛），埃病（咳嗽），隆白呆（带下）。

瑶医　清热解毒，生津，利湿消肿，化痰止咳，凉血解暑，拔异物。用于治疗绞肠痧（中暑），哈轮（感冒发热），哈紧（支气管炎），谷阿强拱（小儿疳积），篮虷（肝炎），月窖浆辣贝（尿路结石，膀胱结石，肾结石），布醒蒢（肾炎水肿），辣给闷（痛经），荣古瓦卡西闷（产后腹痛），谷瓦卜断（子宫脱垂），别带病（带下病），更喉闷（咽喉肿痛，咽炎），冲翠臟（外伤出血），播冲（跌打内伤）。

【主要化学成分与药理作用】

玉叶金花中含有机酸、皂苷类、单萜类、苯丙素类等化学成分。有机酸类成分有阿江榄仁酸、乌苏酸、咖啡酸、对羟基桂皮酸、阿魏酸，三萜皂苷类成分有 mussaenoside N、mussaendoside R、mussaendoside S、mussaendoside G、mussaendoside K、mussaendoside D、mussaendoside E、mussaendoside H、mussaendoside U、mussaendoside V、mussaendoside O、mussaendoside M、mussaendoside Q 等，单萜类成分有 mussaenins A、mussaenins B、mussaenins C、argyol 等。现代研究表明，玉叶金花具有终止妊娠、抗病毒、抗胆碱、解毒、抗炎、镇痛、抗菌等药理作用。

【代表性化学成分的结构与性质】

名称	分子式	相对分子质量	熔点/℃	性状
mussaendoside R	$C_{42}H_{68}O_{14}$	796	—	白色粉末
mussaendoside V	$C_{42}H_{66}O_{16}$	826	—	白色粉末

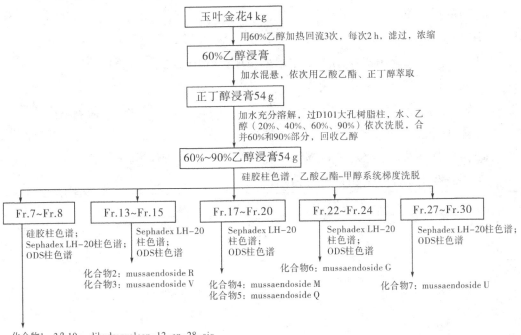

mussaendoside R化学结构式

【主要化学成分的提取分离】

```
玉叶金花4 kg
    │ 用60%乙醇加热回流3次，每次2 h，滤过，浓缩
60%乙醇浸膏
    │ 加水混悬，依次用乙酸乙酯、正丁醇萃取
正丁醇浸膏54 g
    │ 加水充分溶解，过D101大孔树脂柱，水、乙
    │ 醇（20%、40%、60%、90%）依次洗脱，合
    │ 并60%和90%部分，回收乙醇
60%~90%乙醇浸膏54 g
    │ 硅胶柱色谱，乙酸乙酯-甲醇系统梯度洗脱
```

| Fr.7~Fr.8 | Fr.13~Fr.15 | Fr.17~Fr.20 | Fr.22~Fr.24 | Fr.27~Fr.30 |

硅胶柱色谱；
Sephadex LH-20柱色谱；
ODS柱色谱

Sephadex LH-20柱色谱；
ODS柱色谱

Sephadex LH-20柱色谱；
ODS柱色谱

Sephadex LH-20柱色谱；
ODS柱色谱

Sephadex LH-20柱色谱；
ODS柱色谱

化合物2：mussaendoside R
化合物3：mussaendoside V

化合物4：mussaendoside M
化合物5：mussaendoside Q

化合物6：mussaendoside G

化合物7：mussaendoside U

化合物1：$3\beta,19\alpha$–dihydroxyolean–12–en–28–oic
acid(28→1)–β–D–glucopyranosylester

【参考文献】

[1] 广西壮族自治区食品药品监督管理局.广西壮族自治区壮药质量标准：第一卷
    （2008年版）[S].南宁：广西科学技术出版社，2008.

[2] 唐德智.玉叶金花研究进展[J].解放军药学学报，2016，32（2）：170-173.

[3] 张颖，李嘉，姜平川.玉叶金花化学成分研究[J].中药新药与临床药理，2013，24
    （3）：278-281.

打破碗花花

【来源】本品为毛茛科植物打破碗花花*Anemone hupehensis* Lem. 的新鲜全草。

【壮药名】棵柏夺Gobaidoq。

【分布】主要分布于四川、陕西南部、湖北西部、贵州、云南东部、广西北部、广东北部、江西、浙江等地，广西主要分布于灵川、全州、兴安、灌阳、龙胜、资源、靖西、那坡、凌云、乐业、田林、隆林、富川、南丹、凤山、宜州等县市。

【功能与主治】

中医 去湿，杀虫。用于治疗灭蛆，杀孑孓；外用治疗体癣，脚癣。

壮医 除湿毒，杀虫。用于治疗杀灭虫蛆；外用治疗痂（癣）。

【主要化学成分与药理作用】

打破碗花花中主要含有三萜皂苷、黄酮、香豆素、木脂素苷类及简单苯丙素类、酚类、有机酸等多种化学成分，具有抗氧化、抗菌、抗炎、镇痛的作用，其根部可用于脚气肿痛、风湿骨痛、跌打损伤、痈疽肿毒、蜈蚣咬伤等的治疗。

【代表性化学成分的结构与性质】

名称	分子式	相对分子质量	熔点/℃	性状
红毛七皂苷D	$C_{53}H_{86}O_{22}$	1074	—	白色无定形粉末
huzhangoside B	$C_{64}H_{104}O_{29}$	1336	—	白色无定形粉末

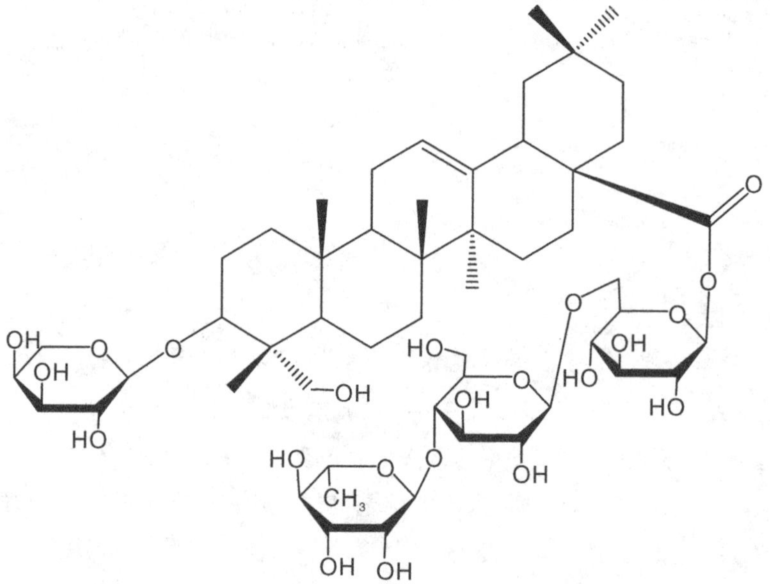

红毛七皂苷D化学结构式

【主要化学成分的提取分离】

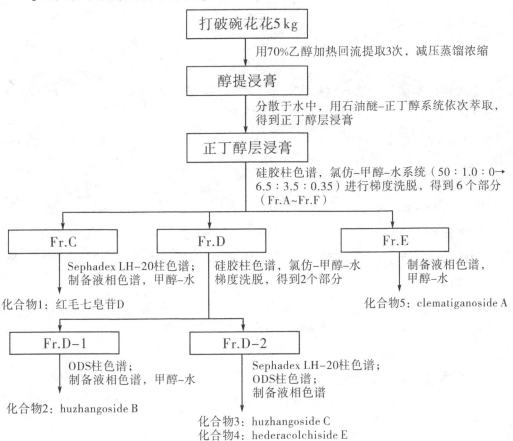

打破碗花花5 kg

↓ 用70%乙醇加热回流提取3次，减压蒸馏浓缩

醇提浸膏

↓ 分散于水中，用石油醚-正丁醇系统依次萃取，得到正丁醇层浸膏

正丁醇层浸膏

↓ 硅胶柱色谱，氯仿-甲醇-水系统（50∶1.0∶0→6.5∶3.5∶0.35）进行梯度洗脱，得到6个部分（Fr.A~Fr.F）

Fr.C

Sephadex LH-20柱色谱；制备液相色谱，甲醇-水

化合物1：红毛七皂苷D

Fr.D

硅胶柱色谱，氯仿-甲醇-水梯度洗脱，得到2个部分

Fr.E

制备液相色谱，甲醇-水

化合物5：clematiganoside A

Fr.D-1

ODS柱色谱；制备液相色谱，甲醇-水

化合物2：huzhangoside B

Fr.D-2

Sephadex LH-20柱色谱；ODS柱色谱；制备液相色谱

化合物3：huzhangoside C
化合物4：hederacolchiside E

【参考文献】

［1］王夏茵，汤海峰，涂宏海，等.打破碗花花根茎化学成分研究［J］.中南药学，2015，13（2）：128-132.

功劳木

【来源】本品为小檗科植物阔叶十大功劳*Mahonia bealei*（Fort.）Carr. 或十大功劳*Mahonia fortunei*（Lindl.）Fedde 的干燥茎。

【壮、瑶药名】壮药名：美黄连Maexvuengzlienz。瑶药名：元林亮Wiangh linh ndiangx。

【分布】主要分布于陕西、安徽、浙江、江西、福建等地，广西主要分布于宾阳、靖西、凤山等县市。

【功能与主治】

中医 清热燥湿，泻火解毒。用于治疗湿热泻痢，黄疸尿赤，目赤肿痛，胃火牙痛，疮疖痈肿。

壮医 清热毒，除湿毒，调气道。用于治疗埃病（咳嗽），墨病（哮喘），能蚌（黄疸），白冻（泄泻），屙幽脘（糖尿病），阿意咪（痢疾），能啥能累（湿疹），渗裆相（烧烫伤）。

【主要化学成分与药理作用】

功劳木的抗肿瘤作用与其含生物碱成分有关，功劳木中主要生物碱成分为小檗碱、巴马汀和药根碱。

【代表性化学成分的结构与性质】

名称	分子式	相对分子质量	熔点/℃	性状
小檗碱	$C_{18}H_{18}NO_4^+$	336	189～191	黄色结晶

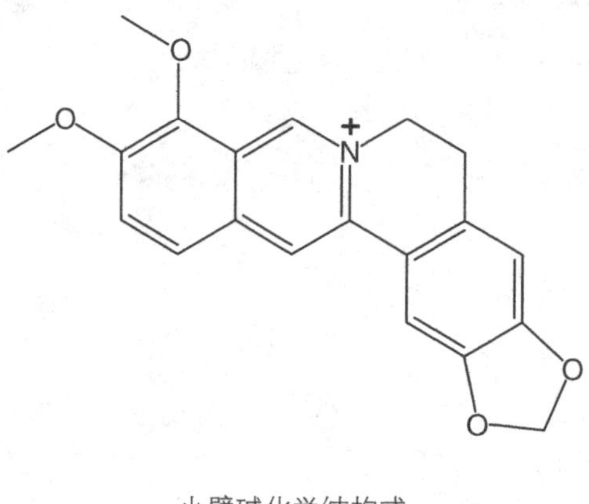

小檗碱化学结构式

【主要化学成分的提取分离】

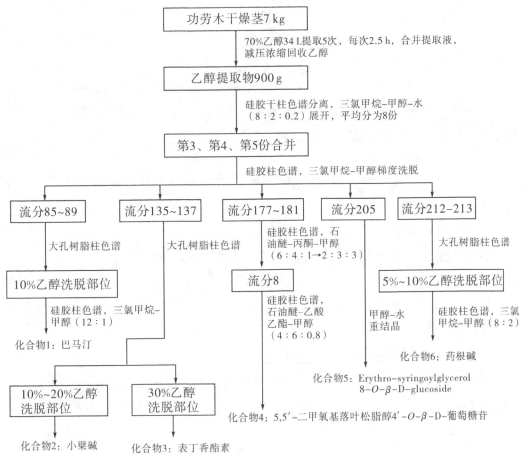

```
功劳木干燥茎7 kg
    │  70%乙醇34 L提取5次，每次2.5 h，合并提取液，
    │  减压浓缩回收乙醇
乙醇提取物900 g
    │  硅胶干柱色谱分离，三氯甲烷–甲醇–水
    │  （8：2：0.2）展开，平均分为8份
第3、第4、第5份合并
    │  硅胶柱色谱，三氯甲烷–甲醇梯度洗脱
```

流分85~89 — 大孔树脂柱色谱 → 10%乙醇洗脱部位 — 硅胶柱色谱，三氯甲烷–甲醇（12：1） → 化合物1：巴马汀

流分135~137 — 大孔树脂柱色谱

流分177~181 — 硅胶柱色谱，石油醚–丙酮–甲醇（6：4：1→2：3：3） → 流分8 — 硅胶柱色谱，石油醚–乙酸乙酯–甲醇（4：6：0.8）

流分205 — 甲醇–水重结晶 → 化合物5：Erythro-syringoylglycerol 8-O-β-D-glucoside

流分212–213 — 大孔树脂柱色谱 → 5%~10%乙醇洗脱部位 — 硅胶柱色谱，三氯甲烷–甲醇（8：2） → 化合物6：药根碱

10%~20%乙醇洗脱部位 → 化合物2：小檗碱

30%乙醇洗脱部位 → 化合物3：表丁香酯素

化合物4：5,5′–二甲氧基落叶松脂醇4′-O-β-D-葡萄糖苷

【参考文献】

[1] 广西壮族自治区食品药品监督管理局.广西壮族自治区壮药质量标准：第二卷（2011年版）[S].南宁：广西科学技术出版社，2011.

[2] 覃迅云，罗金裕，高志刚.中国瑶药学[M].北京：民族出版社，2002.

[3] 王天晓，李明，雷凯健，等.功劳木抗肿瘤作用研究进展[J].中国老年学杂志，2008，28（6）：1143-1144.

[4] 从悦，王艳，王天晓，等.功劳木的化学成分研究[J].中成药，2011，33（6）：1008-1010.

甘蔗叶

【来源】本品为禾本科植物竹蔗*Saccharum sinense* Roxb. 的叶。

【分布】我国广东、广西、福建、台湾、海南、四川、云南等热带和亚热带地区均广泛种植，广西各地均有分布。

【功能与主治】

中医 清热生津、润燥解酒。用于治疗热病津伤，心烦口渴，反胃呕吐，肺燥咳嗽，大便燥结等症。

【主要化学成分与药理作用】

甘蔗叶中主要含有黄酮类、有机酸类、木脂素类、萜类等化学成分，如丁香酸、去氢催吐萝芙叶醇、催吐萝芙叶醇、4′,5′-二甲氧基黄酮-7-*O*-葡萄糖基木糖苷、地芰普内酯等成分。现代研究表明，甘蔗叶具有抗炎、抗氧化、抗菌、抗肿瘤、降血糖等药理作用。

【代表性化学成分的结构与性质】

名称	分子式	相对分子质量	熔点/℃	性状
丁香酸	$C_9H_{10}O_5$	198	205～209	浅棕色粉末
催吐萝芙叶醇	$C_{13}H_{20}O_3$	224	—	白色粉末

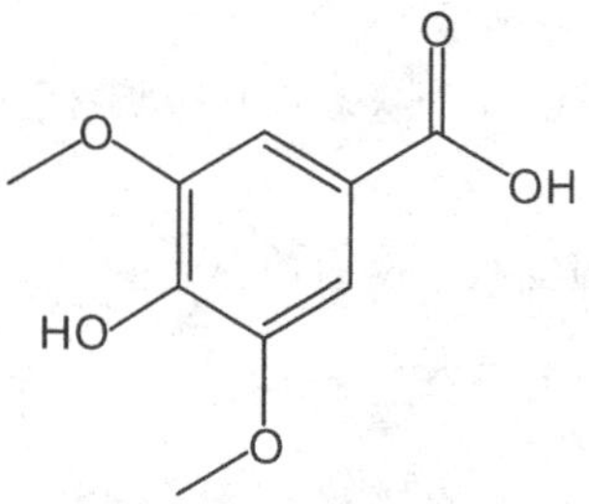

丁香酸化学结构式

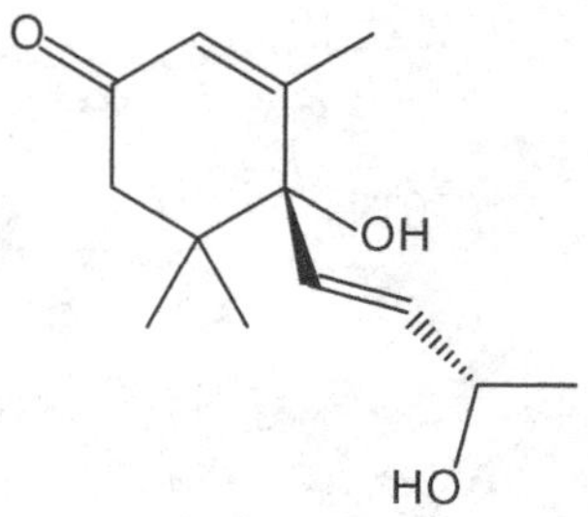

催吐萝芙叶醇化学结构式

【主要化学成分的提取分离】

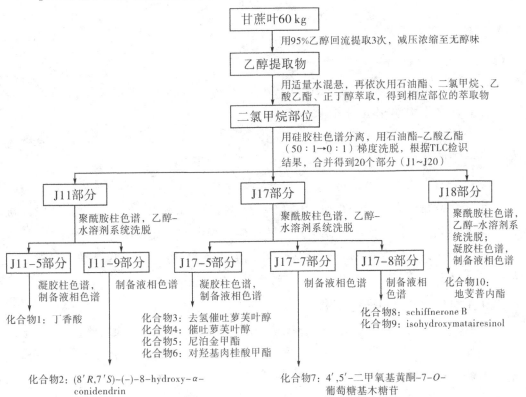

甘蔗叶60 kg

用95%乙醇回流提取3次，减压浓缩至无醇味

乙醇提取物

用适量水混悬，再依次用石油醚、二氯甲烷、乙酸乙酯、正丁醇萃取，得到相应部位的萃取物

二氯甲烷部位

用硅胶柱色谱分离，用石油醚-乙酸乙酯（50∶1→0∶1）梯度洗脱，根据TLC检识结果，合并得到20个部分（J1~J20）

J11部分 —— 聚酰胺柱色谱，乙醇-水溶剂系统洗脱

J17部分 —— 聚酰胺柱色谱，乙醇-水溶剂系统洗脱

J18部分 —— 聚酰胺柱色谱，乙醇-水溶剂系统洗脱；凝胶柱色谱，制备液相色谱

J11-5部分 —— 凝胶柱色谱，制备液相色谱

J11-9部分 —— 制备液相色谱

J17-5部分 —— 凝胶柱色谱，制备液相色谱

J17-7部分 —— 制备液相色谱

J17-8部分 —— 制备液相色谱

化合物10：地芝普内酯

化合物1：丁香酸

化合物3：去氢催吐萝芙叶醇
化合物4：催吐萝芙叶醇
化合物5：尼泊金甲酯
化合物6：对羟基肉桂酸甲酯

化合物8：schiffnerone B
化合物9：isohydroxymataresinol

化合物2：$(8'R,7'S)$-(-)-8-hydroxy-α-conidendrin

化合物7：4′,5′-二甲氧基黄酮-7-O-葡萄糖基木糖苷

【参考文献】

［1］廖泽勇.甘蔗叶黄酮类成分与生物活性研究［D］.南宁：广西中医学院，2011.

［2］何耀涛，邓家刚，赵超超，等.甘蔗叶化学成分及药理作用研究进展［J］.亚太传统医药，2016，12（8）：49-51.

［3］张金玲，黄艳，刘布鸣，等.甘蔗叶中化学成分的研究［J］.华西药学杂志，2015，30（5）：540-543.

艾叶

【来源】本品为菊科植物艾 *Artemisia argyi* lev. et Vant. 的干燥叶。

【壮药名】盟埃Mbawngai。

【分布】主要分布于我国东北、华北、华东、华南、西南地区及陕西、甘肃等地，广西主要分布于南宁、桂林、兴安、龙胜等县市。

【功能与主治】

中医 散寒止痛，温经止血。主治少腹冷痛，经寒不调，宫冷不孕，吐血，衄血，崩漏经多，妊娠下血；外用治疗皮肤瘙痒，脱皮。醋艾炭温经止血。

壮医 祛寒毒，除湿毒，调龙路。用于治疗渗裂（血症），兵淋勒（崩漏），经尹（痛经），卟很裆（不孕症）。

【主要化学成分与药理作用】

艾叶具有抗菌抗病毒、平喘镇咳祛痰、止血与抗凝血、抗过敏、镇静、免疫、护肝利胆及补体激活等功效。现代研究表明，艾叶的有效成分主要有黄酮、挥发油、多糖、鞣酸等。

【代表性化学成分的结构与性质】

名称	分子式	相对分子质量	熔点/℃	性状
瑞香素	$C_9H_6O_4$	178	260～262	无色针状结晶

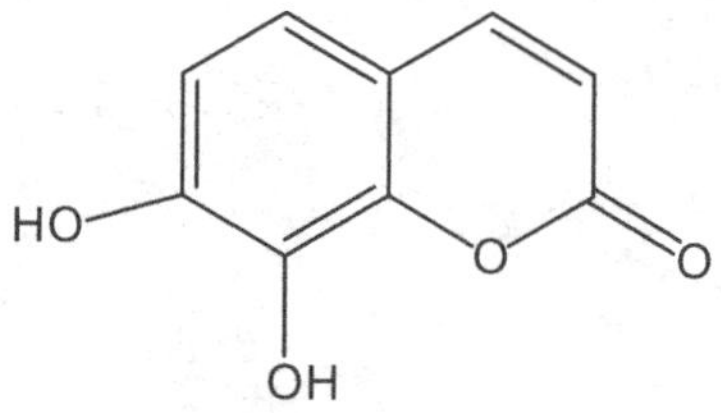

瑞香素化学结构式

【主要化学成分的提取分离】

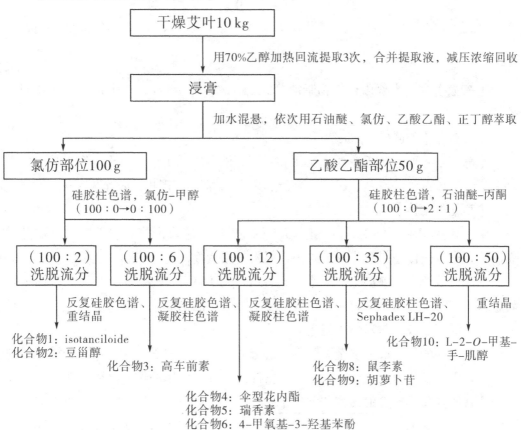

干燥艾叶10 kg

用70%乙醇加热回流提取3次，合并提取液，减压浓缩回收

浸膏

加水混悬，依次用石油醚、氯仿、乙酸乙酯、正丁醇萃取

氯仿部位100 g ／ 乙酸乙酯部位50 g

氯仿部位：硅胶柱色谱，氯仿–甲醇（100：0→0：100）

乙酸乙酯部位：硅胶柱色谱，石油醚–丙酮（100：0→2：1）

（100：2）洗脱流分 ／ （100：6）洗脱流分 ／ （100：12）洗脱流分 ／ （100：35）洗脱流分 ／ （100：50）洗脱流分

反复硅胶色谱、重结晶 → 化合物1: isotanciloide；化合物2: 豆甾醇

反复硅胶色谱、凝胶柱色谱 → 化合物3: 高车前素

反复硅胶柱色谱、凝胶柱色谱 → 化合物4: 伞型花内酯；化合物5: 瑞香素；化合物6: 4–甲氧基–3–羟基苯酚；化合物7: 圣草酚

反复硅胶柱色谱、Sephadex LH–20 → 化合物8: 鼠李素；化合物9: 胡萝卜苷

重结晶 → 化合物10: L–2–O–甲基–手–肌醇

【参考文献】

[1] 广西壮族自治区食品药品监督管理局.广西壮族自治区壮药质量标准：第二卷（2011年版）[S].南宁：广西科学技术出版社，2011.

[2] 覃迅云，罗金裕，高志刚.中国瑶药学 [M].北京：民族出版社，2002.

[3] 梅全喜，高玉桥.艾叶化学及药理研究进展 [J].中成药，2006，28（7）：1030–1032.

[4] 郑婷婷，田瑞昌，刘国辉，等.艾叶及其燃烧产物有效成分的研究 [J].中华中医药杂志，2019，34（1）：241–244.

[5] 吉双，卢桂荣，孟大利，等.艾叶的化学成分（Ⅱ）[J].沈阳药科大学学报，2010，27（7）：548–550.

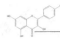

古羊藤

【来源】本品为萝藦科植物暗消藤 *Streptocaulon juventas*（Lour.）Merr. 的干燥根。

【壮药名】勾咩 Gaeumhe。

【分布】主要分布于广西、贵州和云南等地，广西主要分布于南宁、马山、横县、防城港、百色、靖西、那坡、凌云、凤山、都安、宁明、龙州等县市。

【功能与主治】

中医 用于治疗痢疾，湿热腹泻，心胃气痛，感冒发烧，慢性肾炎，跌打损伤。叶有毒，误食会引起头晕、腹泻，但可外用治疗毒蛇咬伤和烂疮等。

壮医 清热毒，除湿毒，通水道、谷道。用于贫痧（感冒），白冻（泄泻），阿意咪（痢疾），胴尹（腹痛），笨浮（水肿），能啥能累（湿疹）。

【主要化学成分与药理作用】

古羊藤根的化学成分复杂，含有强心苷、萜类、生物碱、木脂素和酚酸等多种成分。其主要成分为强心苷，是古羊藤发挥其抗肿瘤作用的重要物质基础。

【代表性化学成分的结构与性质】

名称	分子式	相对分子质量	熔点/℃	性状
digitoxigenin–3–*O*–β–D–glucoside	$C_{25}H_{36}O_6$	432	—	—
periplogenin	$C_{23}H_{34}O_5$	390	—	—

digitoxigenin–3–*O*–β–D–glucoside 化学结构式

periplogenin 化学结构式

【主要化学成分的提取分离】

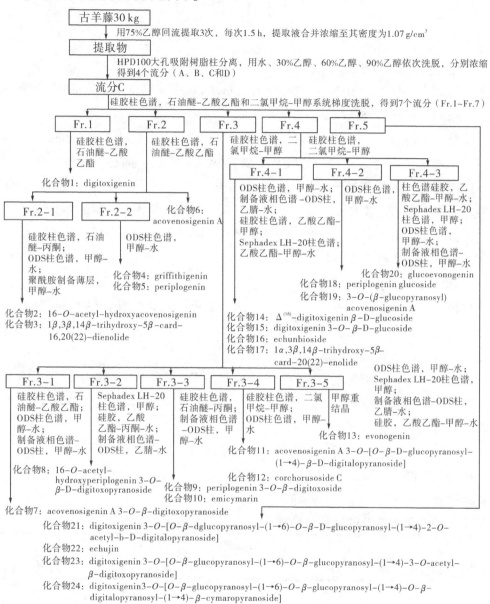

古羊藤30 kg
用75%乙醇回流提取3次，每次1.5 h，提取液合并浓缩至其密度为1.07 g/cm³

提取物
HPD100大孔吸附树脂柱分离，用水、30%乙醇、60%乙醇、90%乙醇依次洗脱，分别浓缩得到4个流分（A、B、C和D）

流分C
硅胶柱色谱，石油醚-乙酸乙酯和二氯甲烷-甲醇系统梯度洗脱，得到7个流分（Fr.1~Fr.7）

Fr.1 Fr.2 Fr.3 Fr.4 Fr.5

化合物1: digitoxigenin

化合物6: acovenosigenin A

化合物2: 16-O-acetyl-hydroxyacovenosigenin
化合物3: 1β,3β,14β-trihydroxy-5β-card-16,20(22)-dienolide

化合物4: griffithigenin
化合物5: periplogenin

化合物14: Δ(16)-digitoxigenin β-D-glucose
化合物15: digitoxigenin 3-O-β-D-glucoside
化合物16: echunbioside
化合物17: 1α,3β,14β-trihydroxy-5β-card-20(22)-enolide

化合物18: periplogenin glucoside
化合物19: 3-O-(β-glucopyranosyl) acovenosigenin A
化合物20: glucoevonogenin

化合物13: evonogenin
化合物11: acovenosigenin A 3-O-[O-β-D-glucopyranosyl-(1→4)-β-D-digitalopyranoside]
化合物12: corchorusoside C

化合物8: 16-O-acetyl-hydroxyperiplogenin 3-O-β-D-digitoxopyranoside
化合物9: periplogenin 3-O-β-D-digitoxoside
化合物10: emicymarin

化合物7: acovenosigenin A 3-O-β-digitoxopyranoside

化合物21: digitoxigenin 3-O-[O-β-dglucopyranosyl-(1→6)-O-β-D-glucopyranosyl-(1→4)-2-O-acetyl-b-D-digitalopyranoside]
化合物22: echujin
化合物23: digitoxigenin 3-O-[O-β-glucopyranosyl-(1→6)-O-β-glucopyranosyl-(1→4)-3-O-acetyl-β-digitoxopyranoside]
化合物24: digitoxigenin3-O-[O-β-glucopyranosyl-(1→6)-O-β-glucopyranosyl-(1→4)-O-β-digitalopyranosyl-(1→4)-β-cymaropyranoside]

【参考文献】

［1］广西壮族自治区食品药品监督管理局.广西壮族自治区壮药质量标准：第一卷（2008年版）［S］.南宁：广西科学技术出版社，2008.

［2］朱晓雨，白一丹，李思谦，等.藤苦参强心苷抗肿瘤作用研究进展［J］.药学进展，2018，42（6）：459-465.

［3］Xue Rui, Han Na, Ye Chun, et al.Cardenolide glycosides from root of Streptocaulon juventas［J］.Phytochemistry, 2013（88）：105-111.

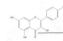

石上柏

【来源】本品为卷柏科植物深绿卷柏*Selaginella doederleinii* Hieron. 或江南卷柏*Selaginella moellendorffii* Hieron. 的干燥全草。

【壮、瑶药名】壮药名：否侬Fouxndoengz。瑶药名：工林咪Gong linh miev。

【分布】主要分布于西南地区及安徽、浙江、江西、福建、台湾、湖南、广东、广西等地，广西分布于南宁、隆安、马山、融安、三江、桂林、灵川、全州、龙胜、梧州、苍梧、藤县、蒙山、上思、东兴、平南、桂平、玉林、容县、博白、北流、百色、平果、那坡、田林、隆林、贺州、昭平、钟山、罗城、象州、金秀、扶绥、宁明、龙州等县市。

【功能与主治】

中医 疏风，清肺止咳，解毒止痛，清肿抗癌，利湿。用于治疗外感咳嗽，肺热咳嗽，咽喉肿痛，风湿痹痛，筋骨折伤，痈疮肿毒，湿热黄疸，绒毛膜上皮癌，肺癌、肝癌、咽喉癌及消化道癌等。

壮医 通龙路，调气道，解热毒，止血。用于治疗埃病（咳嗽），货烟妈（咽痛），癌症，隆芡（痛风），火眼（急性结膜炎），北嘻（乳腺炎），鼻炎。

【主要化学成分与药理作用】

石上柏主要含有黄酮类、生物碱类及木脂素类等化学成分。目前石上柏主要应用于抗肿瘤方向，其抗诱变、抗炎、抗病毒、镇咳、提高机体免疫力、降血压、细胞毒活性及祛风湿等药理作用同样显著。

【代表性化学成分的结构与性质】

名称	分子式	相对分子质量	熔点/℃	性状
穗花杉双黄酮	$C_{30}H_{18}O_{10}$	538	300	无色针晶

穗花双杉黄酮化学结构式

【主要化学成分的提取分离】

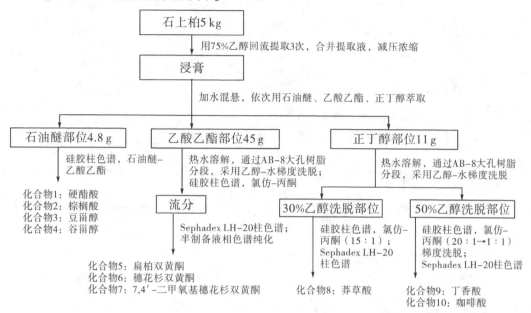

石上柏5 kg

用75%乙醇回流提取3次，合并提取液，减压浓缩

浸膏

加水混悬，依次用石油醚、乙酸乙酯、正丁醇萃取

石油醚部位4.8 g

硅胶柱色谱，石油醚-乙酸乙酯

化合物1：硬酯酸
化合物2：棕榈酸
化合物3：豆甾醇
化合物4：谷甾醇

乙酸乙酯部位45 g

热水溶解，通过AB-8大孔树脂分段，采用乙醇-水梯度洗脱；硅胶柱色谱，氯仿-丙酮

流分

Sephadex LH-20柱色谱；半制备液相色谱纯化

化合物5：扁柏双黄酮
化合物6：穗花杉双黄酮
化合物7：7,4′-二甲氧基穗花杉双黄酮

正丁醇部位11 g

热水溶解，通过AB-8大孔树脂分段，采用乙醇-水梯度洗脱

30%乙醇洗脱部位

硅胶柱色谱，氯仿-丙酮（15：1）；Sephadex LH-20柱色谱

化合物8：莽草酸

50%乙醇洗脱部位

硅胶柱色谱，氯仿-丙酮（20：1→1：1）梯度洗脱；Sephadex LH-20柱色谱

化合物9：丁香酸
化合物10：咖啡酸

【参考文献】

［1］广西壮族自治区食品药品监督管理局.广西壮族自治区壮药质量标准：第二卷（2011年版）［S］.南宁：广西科学技术出版社，2011.

［2］覃迅云，罗金裕，高志刚.中国瑶药学［M］.北京：民族出版社，2002.

［3］刘宗昆，张怀楠，张争强，等.石上柏的化学成分及药理作用的研究进展［J］.影像研究与医学应用，2017，1（8）：241-243.

［4］王刚，张茂生，黎丹，等.石上柏的化学成分研究［J］.辽宁中医杂志，2019，46（1）：124-126.

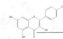

石上虾

【来源】本品为兰科植物麦斛*Bulbophyllum inconspicuum* Maxim. 的全草。

【瑶药名】表长腩Biouv gangx normh。

【分布】分布于安徽、浙江、江苏、湖南、江西、福建、广东、广西、贵州等地。

【功能与主治】

中医 养阴清肺，化痰止咳，清热除烦，活血散瘀。用于治疗肺燥咳嗽，肺结核咯血，扁桃体炎，食欲不振，月经不调，眩晕，慢性胃炎。

【主要化学成分与药理作用】

石上虾的挥发性成分有萜类化合物（单萜和倍半萜）、链状芳香族化合物（烷烃、醇、酯及羧酸）等，包括3,4,7-三羟基-2-甲氧基菲、2,5-二羟基-4-甲氧基-9,10-二氢菲、油酸、棕榈酸等。现代研究表明，石上虾具有镇咳、抗炎等生物活性。

【代表性化学成分的结构与性质】

名称	分子式	相对分子质量	熔点/℃	性状
3,4,7-三羟基-2-甲氧基菲	$C_{15}H_{12}O_4$	256	208.4～208.9	黄色片状结晶
2,5-二羟基-4-甲氧基-9,10-二氢菲	$C_{15}H_{14}O_3$	242	—	黄色砂状结晶

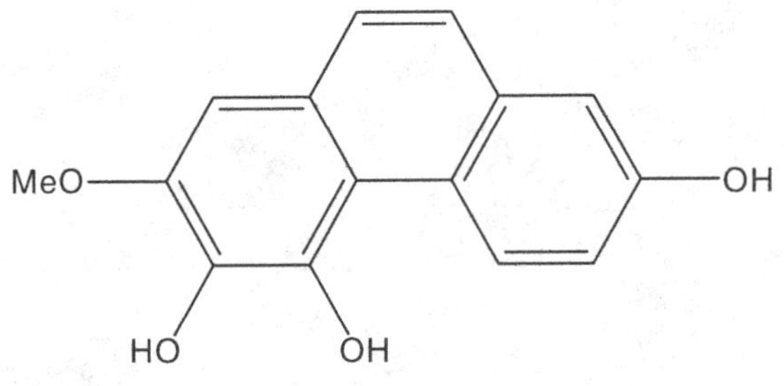

3,4,7-三羟基-2-甲氧基菲化学结构式

【主要化学成分的提取分离】

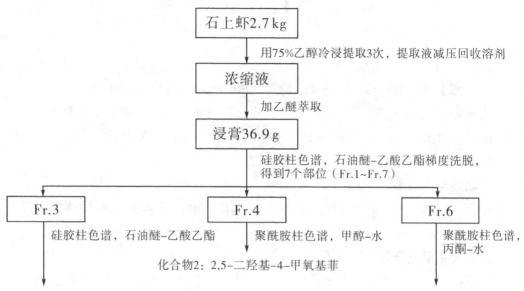

石上虾2.7 kg

　　↓ 用75%乙醇冷浸提取3次，提取液减压回收溶剂

浓缩液

　　↓ 加乙醚萃取

浸膏36.9 g

　　↓ 硅胶柱色谱，石油醚–乙酸乙酯梯度洗脱，
　　　得到7个部位（Fr.1~Fr.7）

Fr.3　　　　　　Fr.4　　　　　　Fr.6

Fr.3 ↓ 硅胶柱色谱，石油醚–乙酸乙酯

Fr.4 ↓ 聚酰胺柱色谱，甲醇–水

Fr.6 ↓ 聚酰胺柱色谱，丙酮–水

化合物2：2,5-二羟基-4-甲氧基菲

化合物3：eugenitin
化合物4：2,5-二羟基-4-甲氧基-9,10-二氢菲

化合物1：3,4,7-三羟基-2-甲氧基菲

【参考文献】

［1］盛世昌，王道平，刘建华，等.果上叶挥发性成分研究［J］.中国实验方剂学杂志，2011，17（3）：80-82.

［2］谭桂山，孙丽，曹建国，等.麦斛细胞毒活性成分研究［J］.有机化学，2006，26（3）：372-374.

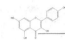

石油菜

【来源】本品为荨麻科植物波缘冷水花Pilea cavaleriei H. lév. 的全草。

【分布】主要分布于湖南、广东、广西、贵州等地，广西主要分布于马山、上林、柳城、融水、桂林、阳朔、灵川、兴安、龙胜、恭城、灵山、北流、钟山、富川、罗城等县市。

【功能与主治】

中医 清热解毒，润肺止咳，消肿止痛。用于治疗肺热咳嗽，肺结核，跌打损伤，烧烫伤，疮疖肿。

【主要化学成分与药理作用】

石油菜含有酚酸类、生物碱类、醇类、酸类、苷类等化学成分，如香豆酸、原儿茶酸、没食子酸、3-吲哚甲酸、尿嘧啶、菸酰胺、(2S,E)-N-[2-羟基-2-(4-羟基苯)乙酯]阿魏酰胺、(+)-去氢催吐萝芙醇、β-谷甾醇、棕榈酸、胡萝卜苷等成分。

【代表性化学成分的结构与性质】

名称	分子式	相对分子质量	熔点/℃	性状
尿嘧啶	$C_4H_4N_2O_2$	112	>300	白色固体
菸酰胺	$C_6H_6N_2O$	122	128～131	白色固体

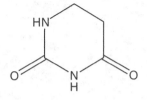

尿嘧啶化学结构式 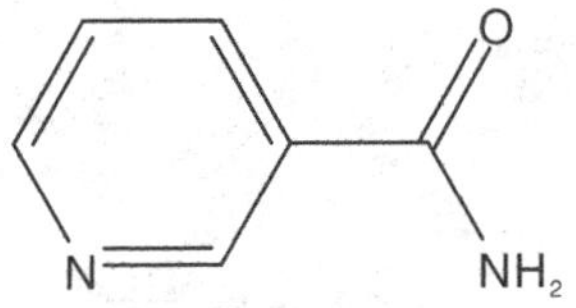　　　　菸酰胺化学结构式

【主要化学成分的提取分离】

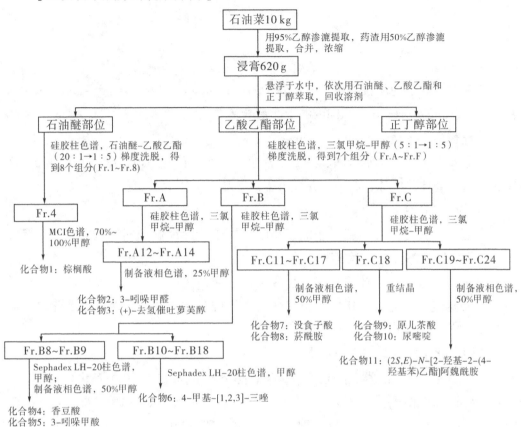

石油菜10 kg
用95%乙醇渗漉提取，药渣用50%乙醇渗漉提取，合并，浓缩

浸膏620 g
悬浮于水中，依次用石油醚、乙酸乙酯和正丁醇萃取，回收溶剂

石油醚部位
硅胶柱色谱，石油醚-乙酸乙酯（20∶1→1∶5）梯度洗脱，得到8个组分(Fr.1~Fr.8)

乙酸乙酯部位
硅胶柱色谱，三氯甲烷-甲醇（5∶1→1∶5）梯度洗脱，得到7个组分（Fr.A~Fr.F）

正丁醇部位

Fr.4
MCI色谱，70%~100%甲醇
化合物1：棕榈酸

Fr.A
硅胶柱色谱，三氯甲烷-甲醇

Fr.B
硅胶柱色谱，三氯甲烷-甲醇

Fr.C
硅胶柱色谱，三氯甲烷-甲醇

Fr.A12~Fr.A14
制备液相色谱，25%甲醇
化合物2：3-吲哚甲醛
化合物3：(+)-去氢催吐萝芙醇

Fr.C11~Fr.C17
制备液相色谱，50%甲醇
化合物7：没食子酸
化合物8：荭酰胺

Fr.C18
重结晶
化合物9：原儿茶酸
化合物10：尿嘧啶

Fr.C19~Fr.C24
制备液相色谱，50%甲醇
化合物11：(2S,E)-N-[2-羟基-2-(4-羟基苯)乙酯]阿魏酰胺

Fr.B8~Fr.B9
Sephadex LH-20柱色谱，甲醇；制备液相色谱，50%甲醇
化合物4：香豆酸
化合物5：3-吲哚甲酸

Fr.B10~Fr.B18
Sephadex LH-20柱色谱，甲醇
化合物6：4-甲基-[1,2,3]-三唑

【参考文献】

[1] 任恒春，覃日懂，张庆英，等.石油菜化学成分研究［J］.中国中药杂志，2012，37（17）：2581-2584.

石南藤

【来源】本品为胡椒科植物石南藤 *Piper wallichii*（Miq.）Hand. –Mazz. 或毛蒟 *Piper hongkongense* C. de Candolle 的干燥带叶茎枝。

【瑶药名】丢柄美 Diuh bingv hmei。

【分布】主要分布于云南、广西、福建、海南、台湾等地，广西主要分布于南宁、马山、上林、桂林、灵川、龙胜、德保等县市。

【功能与主治】

中医　祛风湿，强腰膝，止痛，止咳。用于治疗风湿痹痛，扭挫伤，腰膝无力，痛经，风寒感冒，咳嗽气喘。

瑶医　祛风通络，补肾壮阳，强腰膝，止痛，止咳。用于治疗崩闭闷（风湿痛、类风湿性关节炎），扭冲（扭挫伤），尼椎改闷（肾虚腰痛），盖昧严（阳痿），怒哈（咳嗽），辣给闷（痛经）。

【主要化学成分与药理作用】

石楠藤含有有机酸类、酰胺类、酮类、醇类、生物碱类、苷类等化合物，如香草酸、*N*-*p*-香豆酰酪胺、风藤酮、风藤奎醇、异风藤奎醇A、风藤酰胺、二氢荜茇明宁碱、荜茇明宁碱、哥纳香内酰胺、马兜铃内酰胺AIIIa、8-C-β-D-葡萄糖基山奈酚-3-*O*-β-D-葡萄糖苷等。现代研究表明，石楠藤中化学成分有一定的DPPH自由基清除活性。

【代表性化学成分的结构与性质】

名称	分子式	相对分子质量	熔点/℃	性状
风藤酮	$C_{20}H_{20}O_5$	340	197	白色针状结晶

风藤酮化学结构式

【主要化学成分的提取分离】

```
        ┌─────────────────┐
        │  石南藤18 kg     │
        └────────┬────────┘
                 │  加10倍量的水热提，提取3次，每次1 h，提取液浓缩
        ┌────────┴────────┐
        │  总浸膏          │
        └────────┬────────┘
                 │  加水溶解后，依次用石油醚、乙酸乙酯、正丁醇萃取，
                 │  得到石油醚萃取相、乙酸乙酯萃取相、正丁醇萃取相
        ┌────────┴────────┐
        │  乙酸乙酯部位     │
        └────────┬────────┘
                 │  硅胶柱色谱；
                 │  反相硅胶柱色谱；
                 │  Sephadex LH-20柱色谱；
                 │  重结晶
```

化合物1：3,4-亚甲二氧基-苯甲酸　　　　化合物6：风藤奎醇
化合物2：香草酸　　　　　　　　　　　　化合物7：异风藤奎醇A
化合物3：苯甲酸　　　　　　　　　　　　化合物8：4-羟基-3,5-二甲氧基-苯甲酸
化合物4：N-p-香豆酰酪胺　　　　　　　　化合物9：风藤酰胺
化合物5：风藤酮　　　　　　　　　　　　化合物10：二氢荜茇明宁碱

【参考文献】

［1］赵国伟，夏文，陈萍，等.石南藤化学成分研究［J］.中药材，2012，35
　　　（1）：53-36.

石柑子

【来源】本品为为天南星科植物石柑子*Pothos chinensis*（Raf.）Merr. 的干燥全草。

【壮、瑶药名】壮药名：葫芦因Huzlozrin。瑶药名：哈楼准Hah louh nzunx。

【分布】分布于四川、湖北、贵州、云南、广东、广西及台湾等地，在广西大部分地区均有分布。

【功能与主治】

中医 舒筋活络，散瘀消肿，导滞去积。用于治疗风湿痹痛，跌打损伤，骨折，小儿疳积。

壮医 调气道，清热毒，排脓毒，止血生肌。用于治疗胸痛，胴尹（腹痛），腹部痞块，货烟妈（咽炎），呗脓（痈疽），额哈（毒蛇咬伤），渗裆相（烧烫伤），钵脓（肺痈），北嘻（奶疮），各种血证。

瑶医 清热解毒，凉血止血，利尿消肿。用于治疗布浪（羊吊风，癫痫，癫狂症，精神分裂症），崩闭闷（风湿痛、类风湿性关节炎），篮硬种翁（肝硬化腹水），囊暗（毒蛇咬伤），怒哈（咳嗽），谷阿强拱（小儿疳积），荣古瓦身翁（产后浮肿），月藏（尿血），播冲（跌打损伤）及碰脑（骨折）。

【主要化学成分与药理作用】

石柑子主要含有生物碱、酚酸、甾体、香豆素、黄酮、木脂素等化学成分。现代研究表明，石柑子具有抗肿瘤、降血糖、抗炎镇痛、抗蛇毒等药理活性，石柑子植物乙酸乙酯提取物、氯仿提取物、石油醚提取物、乙醇提取物和石柑子植物总蒽醌具有较强的抗氧化活性。

【代表性化学成分的结构与性质】

名称	分子式	相对分子质量	熔点/℃	性状
欧前胡素	$C_{16}H_{14}O_4$	270	98～100	无色针晶

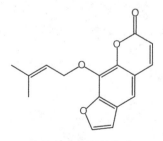

欧前胡素化学结构式

【主要化学成分的提取分离】

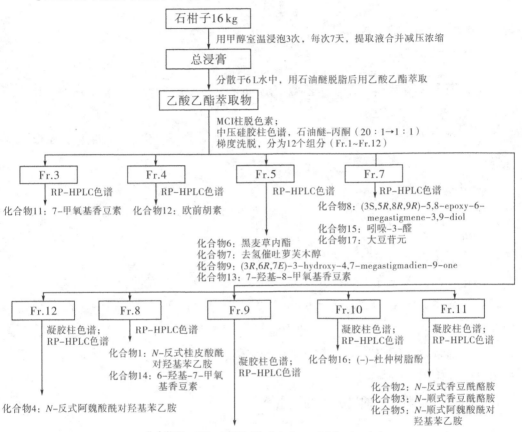

石柑子16 kg

用甲醇室温浸泡3次，每次7天，提取液合并减压浓缩

总浸膏

分散于6 L水中，用石油醚脱脂后用乙酸乙酯萃取

乙酸乙酯萃取物

MCI柱脱色素；
中压硅胶柱色谱，石油醚-丙酮（20：1→1：1）
梯度洗脱，分为12个组分（Fr.1~Fr.12）

Fr.3 — RP-HPLC色谱 — 化合物11：7-甲氧基香豆素

Fr.4 — RP-HPLC色谱 — 化合物12：欧前胡素

Fr.5 — RP-HPLC色谱
化合物6：黑麦草内酯
化合物7：去氢催吐萝芙木醇
化合物9：(3R,6R,7E)-3-hydroxy-4,7-megastigmadien-9-one
化合物13：7-羟基-8-甲氧基香豆素

Fr.7 — RP-HPLC色谱
化合物8：(3S,5R,8R,9R)-5,8-epoxy-6-megastigmene-3,9-diol
化合物15：吲哚-3-醛
化合物17：大豆苷元

Fr.12 — 凝胶柱色谱；RP-HPLC色谱 — 化合物4：N-反式阿魏酸酰对羟基苯乙胺

Fr.8 — RP-HPLC色谱
化合物1：N-反式桂皮酸酰对羟基苯乙胺
化合物14：6-羟基-7-甲氧基香豆素

Fr.9 — 凝胶柱色谱；RP-HPLC色谱 — 化合物10：(3R)-4-[(2R,4S)-2-hydroxy-2,6,6-trimethyl-cyclohexylidene]-3-buten-2-oneiol

Fr.10 — 凝胶柱色谱；RP-HPLC色谱 — 化合物16：(−)-杜仲树脂酚

Fr.11 — 凝胶柱色谱；RP-HPLC色谱
化合物2：N-反式香豆酰酪胺
化合物3：N-顺式香豆酰酪胺
化合物5：N-顺式阿魏酸酰对羟基苯乙胺

【参考文献】

[1] 魏江存，陈勇，张昕，等.瑶药石柑子植物研究进展［J］.亚太传统医药，2016，12（18）：13-15.

[2] 尹文清，张岩，曾立，等.石柑子不同溶剂提取物及其总蒽醌的抗氧化活性研究［J］.食品工业，2009（3）：7-8.

[3] 纪明昌，肖世基，蒋舜媛，等.石柑子的化学成分研究［J］.中草药，2015，46（1）：28-32.

石莽草

【来源】本品为蓼科植物头花蓼*Polygonum capitatum* Buch. –Ham. ex D. Don Prodr的全草。

【分布】主产于贵州、云南、四川、西藏和广西等省区，广西主要分布于贺州及桂西、桂北地区。

【功能与主治】

中医 清热解毒，利尿通淋，活血止痛。用于治疗痢疾，肾盂肾炎，膀胱炎，尿路结石，风湿痛，跌打损伤，疮疡，湿疹。

【主要化学成分与药理作用】

头花蓼的化学成分主要有黄酮类、酚酸类、苷类、挥发油类、有机酸类等，如丁香酸、儿茶酚、5,7-二羟基色原酮、3,5-二羟基-4-甲氧基苯甲酸、没食子酸、原儿茶酸、槲皮素、槲皮苷、陆地棉苷、槲皮素-3-*O*-(2′-没食子酰基)-鼠李糖苷、芦丁等。现代研究表明，头花蓼具有抗菌、抗炎、抗氧化、解热镇痛、酶抑制作用等药理作用。

【代表性化学成分的结构与性质】

名称	分子式	相对分子质量	熔点/℃	性状
没食子酸	$C_7H_6O_5$	170	232～234	白色针晶
儿茶酚	$C_{30}H_{48}O_5$	488	105	无色针晶

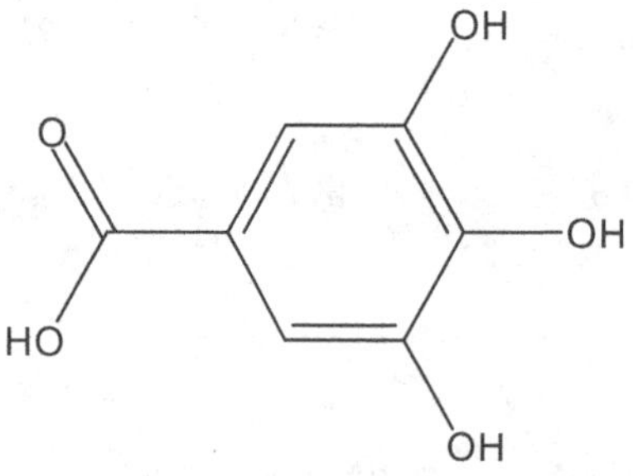

没食子酸化学结构式

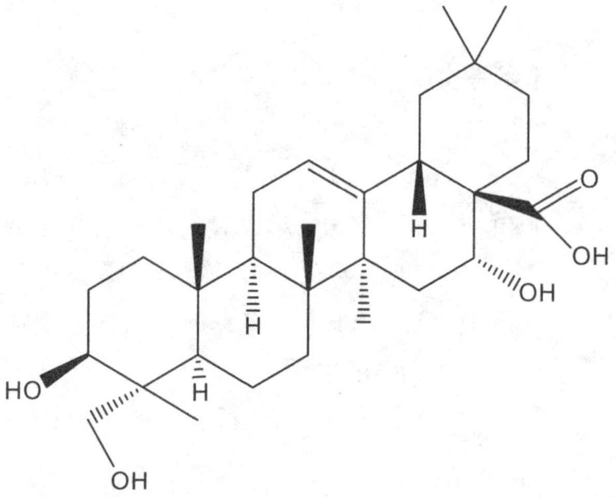

儿茶酚化学结构式

【主要化学成分的提取分离】

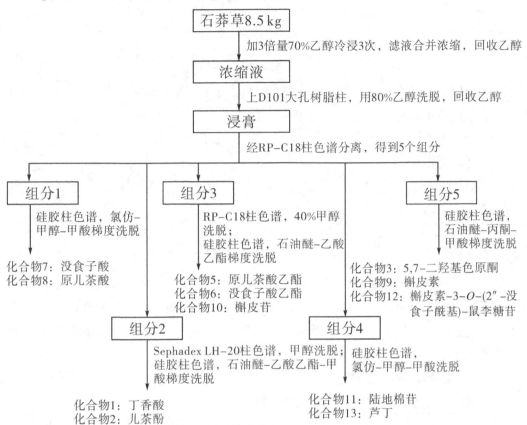

石莽草8.5kg

↓ 加3倍量70%乙醇冷浸3次，滤液合并浓缩，回收乙醇

浓缩液

↓ 上D101大孔树脂柱，用80%乙醇洗脱，回收乙醇

浸膏

↓ 经RP-C18柱色谱分离，得到5个组分

组分1

硅胶柱色谱，氯仿-甲醇-甲酸梯度洗脱

化合物7：没食子酸
化合物8：原儿茶酸

组分3

RP-C18柱色谱，40%甲醇洗脱；
硅胶柱色谱，石油醚-乙酸乙酯梯度洗脱

化合物5：原儿茶酸乙酯
化合物6：没食子酸乙酯
化合物10：槲皮苷

组分5

硅胶柱色谱，石油醚-丙酮-甲酸梯度洗脱

化合物3：5,7-二羟基色原酮
化合物9：槲皮素
化合物12：槲皮素-3-O-(2″-没食子酰基)-鼠李糖苷

组分2

Sephadex LH-20柱色谱，甲醇洗脱；硅胶柱色谱，石油醚-乙酸乙酯-甲酸梯度洗脱

化合物1：丁香酸
化合物2：儿茶酚
化合物4：3,5-二羟基-4-甲氧基苯甲酸

组分4

硅胶柱色谱，氯仿-甲醇-甲酸洗脱

化合物11：陆地棉苷
化合物13：芦丁

【参考文献】

[1] 曾芳，谭辉，邓先扩.头花蓼化学成分及其黄酮类化合物含量的研究进展 [J].黔南民族医专学报，2012，25（2）：121-125.

[2] 刘志军，戚进，朱丹妮，等.头花蓼化学成分及抗氧化活性研究 [J].中药材，2008，31（7）：995-998.

[3] 张丽娟，廖尚高，詹哲浩，等.头花蓼酚酸类化学成分研究 [J].时珍国医国药，2010，21（8）：1946-1947.

石菖蒲

【来源】本品为天南星科植物金钱蒲*Acorus gramineus* Soland. 的干燥根茎。

【壮药名】棵息忍Gosipraemx。

【分布】主要分布于我国长江以南各省区，在广西各地均有分布。

【功能与主治】

中医 开胃化湿，理气活血，醒神益智，化痰开窍。用于治疗健忘，中风失语，癫痫，老年痴呆症。

壮医 调巧坞，通火路，除湿毒。用于治疗神昏，健忘，耳聋，阿意咪（痢疾），笨浮（水肿），发旺（痹病）。

【主要化学成分与药理作用】

石菖蒲的化学成分主要包括挥发油（如细辛醚系列物）、非挥发性成分（如生物碱、醛和酸类）及多糖类、氨基酸等。现代研究表明，石菖蒲不仅能够改善中枢神经系统疾病和心血管疾病，还具有增强免疫力、抗肿瘤、降血脂、抗炎、抗菌、抗疲劳等广泛的药理活性。

【代表性化学成分的结构与性质】

名称	分子式	相对分子质量	熔点/℃	性状
水菖蒲酮	$C_{15}H_{24}O$	220	—	淡黄色油状物

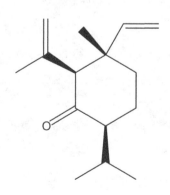

水菖蒲酮化学结构式

【主要化学成分的提取分离】

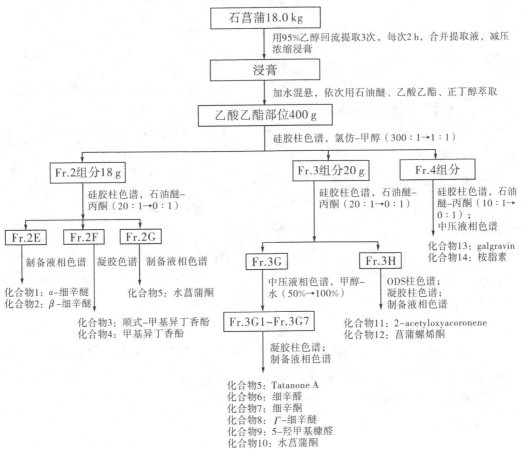

石菖蒲18.0 kg

↓ 用95%乙醇回流提取3次，每次2 h，合并提取液，减压浓缩浸膏

浸膏

↓ 加水混悬，依次用石油醚、乙酸乙酯、正丁醇萃取

乙酸乙酯部位400 g

↓ 硅胶柱色谱，氯仿-甲醇（300∶1→1∶1）

Fr.2组分18 g
↓ 硅胶柱色谱，石油醚-丙酮（20∶1→0∶1）

Fr.2E | Fr.2F | Fr.2G
- Fr.2E 制备液相色谱：化合物1: α-细辛醚；化合物2: β-细辛醚
- Fr.2F 凝胶色谱：化合物3: 顺式-甲基异丁香酚；化合物4: 甲基异丁香酚
- Fr.2G 制备液相色谱：化合物5: 水菖蒲酮

Fr.3组分20 g
↓ 硅胶柱色谱，石油醚-丙酮（20∶1→0∶1）

Fr.3G | Fr.3H
- Fr.3G 中压液相色谱，甲醇-水（50%→100%）→ Fr.3G1~Fr.3G7 凝胶柱色谱；制备液相色谱：
  - 化合物5: Tatanone A
  - 化合物6: 细辛醛
  - 化合物7: 细辛酮
  - 化合物8: Γ-细辛醚
  - 化合物9: 5-羟甲基糠醛
  - 化合物10: 水菖蒲酮
- Fr.3H ODS柱色谱；凝胶柱色谱；制备液相色谱：
  - 化合物11: 2-acetyloxyacoronene
  - 化合物12: 菖蒲螺烯酮

Fr.4组分
↓ 硅胶柱色谱，石油醚-丙酮（10∶1→0∶1）；中压液相色谱
- 化合物13: galgravin
- 化合物14: 桉脂素

【参考文献】

[1] 广西壮族自治区食品药品监督管理局.广西壮族自治区壮药质量标准：第二卷（2011年版）[S].南宁：广西科学技术出版社，2011.

[2] 覃迅云，罗金裕，高志刚.中国瑶药学[M].北京：民族出版社，2002.

[3] 李海峰，石若娜，韩文静，等.石菖蒲药理作用及其机制的研究进展[J].时珍国医国药，2016，27（1）：2728-2730.

[4] 倪刚，于德泉.石菖蒲的化学成分研究[J].2013，38（4）:569-573.

石崖茶

【来源】本品为山茶科植物亮叶杨桐*Adinandra nitida* Merr. ex H. L. Li的干燥叶。

【壮药名】茶盟熔Cazmbawrongh。

【分布】广西主要分布于平南、平乐、蒙山、桂平、昭平、金秀、环江等县市。

【功能与主治】

中医 清热解毒，护肝明目，健胃消食。用于治疗目赤肿痛，目暗干涩，视物昏花，风热头痛，痈疮肿毒，黄疸，纳呆食少。

壮医 清热毒，除湿毒，调龙路。用于治疗货烟妈（咽炎），肝炎，阿意咪（痢疾），血压嗓（高血压病），高脂血症。

【主要化学成分与药理作用】

石崖茶含有黄酮类、茶多酚、氨基酸及生物碱等化学成分。现代研究表明，石崖茶具有抗氧化、抗肿瘤、抑菌及提高免疫力等药理作用，可用于治疗咽喉炎、肥胖症、糖尿病、高血压和高血脂等。

【代表性化学成分的结构与性质】

名称	分子式	相对分子质量	熔点/℃	性状
乌索酸	$C_{30}H_{48}O_3$	456	—	白色粉末
18-羟基乌索酸	$C_{30}H_{48}O_4$	472	—	白色粉末

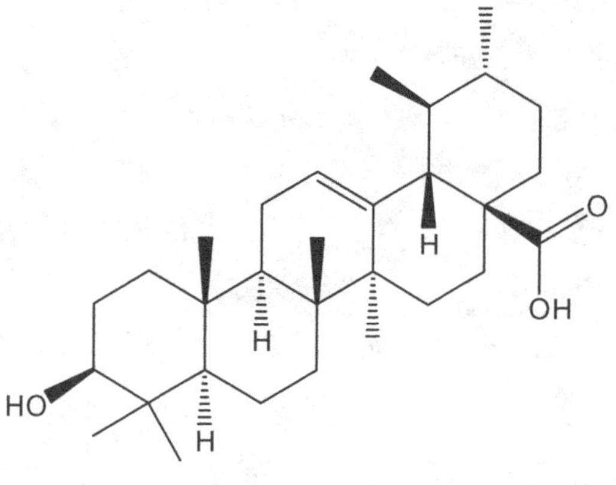

乌索酸化学结构式

【主要化学成分的提取分离】

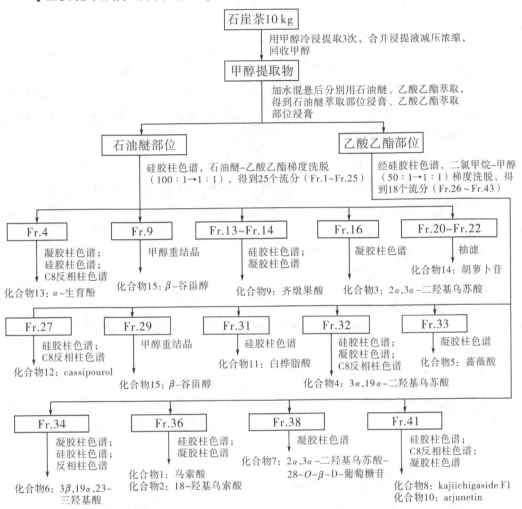

石崖茶10 kg

用甲醇冷浸提取3次，合并浸提液减压浓缩，回收甲醇

甲醇提取物

加水混悬后分别用石油醚、乙酸乙酯萃取，得到石油醚萃取部位浸膏、乙酸乙酯萃取部位浸膏

石油醚部位

硅胶柱色谱，石油醚-乙酸乙酯梯度洗脱（100:1→1:1），得到25个流分（Fr.1~Fr.25）

乙酸乙酯部位

经硅胶柱色谱，二氯甲烷-甲醇（50:1→1:1）梯度洗脱，得到18个流分（Fr.26~Fr.43）

Fr.4

凝胶柱色谱；硅胶柱色谱；C8反相柱色谱

化合物13: α-生育酚

Fr.9

甲醇重结晶

化合物15: β-谷甾醇

Fr.13~Fr.14

硅胶柱色谱；凝胶柱色谱

化合物9: 齐墩果酸

Fr.16

凝胶柱色谱

化合物3: $2\alpha,3\alpha$-二羟基乌苏酸

Fr.20~Fr.22

抽滤

化合物14: 胡萝卜苷

Fr.27

硅胶柱色谱；C8反相柱色谱

化合物12: cassipourol

Fr.29

甲醇重结晶

化合物15: β-谷甾醇

Fr.31

硅胶柱色谱

化合物11: 白桦脂酸

Fr.32

硅胶柱色谱；凝胶柱色谱；C8反相柱色谱

化合物4: $3\alpha,19\alpha$-二羟基乌苏酸

Fr.33

凝胶柱色谱

化合物5: 蔷薇酸

Fr.34

凝胶柱色谱；硅胶柱色谱；反相柱色谱

化合物6: $3\beta,19\alpha,23$-三羟基酸

Fr.36

硅胶柱色谱；凝胶柱色谱

化合物1: 乌索酸
化合物2: 18-羟基乌索酸

Fr.38

凝胶柱色谱

化合物7: $2\alpha,3\alpha$-二羟基乌苏酸-28-O-β-D-葡萄糖苷

Fr.41

硅胶柱色谱；C8反相柱色谱；凝胶柱色谱

化合物8: kajiichigaside F1
化合物10: arjunetin

【参考文献】

[1] 刘书霞，李振麟，兰太进，等.石崖茶的化学成分研究 [J].中草药，2016，47（14）：2436-2440.

石斛

【**来源**】本品为兰科植物石斛*Dendrobium nobile* Lindl.、鼓槌石斛*Dendrobium chrysotoxum* Lindl. 或流苏石斛*Dendrobium fimbriatum* Hook. 的栽培品及同属植物近似种的新鲜或干燥茎。

【**壮药名**】大黄草Davangzcauj。

【**分布**】主要分布于安徽、台湾、湖北、香港、海南、广西、四川、贵州、云南、西藏等地，广西主要分布于兴安、平南、百色、靖西、那坡、乐业、田林、凤山、金秀等县市。

【**功能与主治**】

中医　益胃生津，滋阴清热。用于治疗热病津伤，口干烦渴，胃阴不足，食少干呕，病后虚热不退，阴虚火旺，骨蒸劳热，目暗不明，筋骨萎软。

壮医　调谷道，补阴虚，退虚热。用于治疗胴尹（腹痛），鹿（呕吐），久病虚热不退。

【**主要化学成分与药理作用**】

石斛属植物化学成分多样，主要有生物碱、菲类化合物、联苄类化合物、多糖等成分。现代研究表明，该属植物具有增强机体免疫力、抗肿瘤、抗衰老、抗血小板凝聚等作用。

【**代表性化学成分的结构与性质**】

名称	分子式	相对分子质量	熔点/℃	性状
石斛酚	$C_{16}H_{18}O_4$	274.32	—	淡黄色粉末

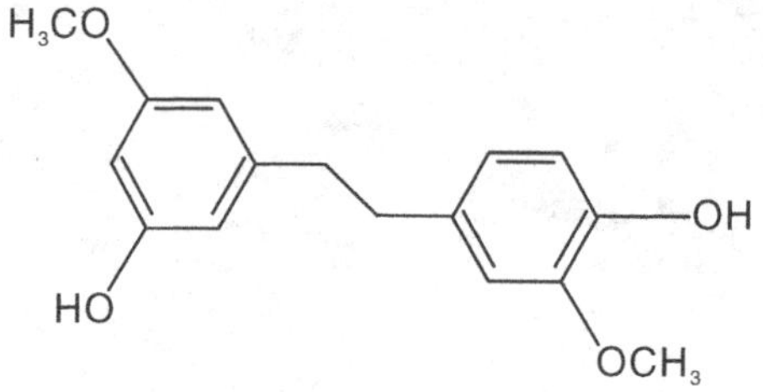

石斛酚化学结构式

【主要化学成分的提取分离】

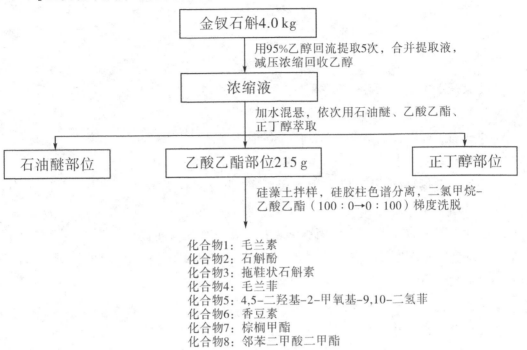

金钗石斛4.0 kg

用95%乙醇回流提取5次，合并提取液，减压浓缩回收乙醇

浓缩液

加水混悬，依次用石油醚、乙酸乙酯、正丁醇萃取

石油醚部位　　乙酸乙酯部位215 g　　正丁醇部位

硅藻土拌样，硅胶柱色谱分离，二氯甲烷-乙酸乙酯（100：0→0：100）梯度洗脱

化合物1：毛兰素
化合物2：石斛酚
化合物3：拖鞋状石斛素
化合物4：毛兰菲
化合物5：4,5-二羟基-2-甲氧基-9,10-二氢菲
化合物6：香豆素
化合物7：棕榈甲酯
化合物8：邻苯二甲酸二甲酯

【参考文献】

[1]广西壮族自治区食品药品监督管理局.广西壮族自治区壮药质量标准：第二卷（2011年版）[S].南宁：广西科学技术出版社，2011.

[2]覃迅云，罗金裕，高志刚.中国瑶药学[M].北京：民族出版社，2002.

[3]邓银华，徐康平，谭桂山.石斛属植物化学成分与药理活性研究进展[J].中药材，2002，25（9）：677-680.

[4]许莉，王江瑞，郭力，等.金钗石斛化学成分的研究[J].中成药，2018，40（5）：1110-1112.

龙葵

【来源】本品为茄科植物龙葵*Solanum nigrum* L. 的干燥地上部分。

【壮药名】碰耳甩Byaekrwzsoij。

【分布】全国各地均有分布，广西各地均有分布。

【功能与主治】

中医　清热解毒，消肿散结，消炎利尿。用于治疗疮疖肿痛，尿路感染，小便不利，肿瘤。

壮医　清热毒，除湿毒，消肿痛。用于治疗血压嗓（高血压病），喯唉（咳嗽），阿意咪（痢疾），肉扭（淋证），火眼（急性结膜炎），货烟妈（咽炎），肿瘤，呗脓（痈疽）。

【主要化学成分与药理作用】

龙葵全草含有甾体生物碱、甾体皂苷、龙葵多糖、红色素、维生素、油脂、氨基酸、矿物质等化学成分，龙葵浆果提取物中还含有酯、甾醇、羧基化合物、酚类化合物。近年来国内外学者对鲜龙葵果的药理作用进行了大量研究，证明其具有抗肿瘤、抗病原微生物、抗氧化、抗炎、抗休克、解热镇痛、镇静、降血压、提高免疫力、镇咳、保护肝脏、保护肾脏等作用，其中尤以抗肿瘤作用为研究热点。

【代表性化学成分的结构与性质】

名称	分子式	相对分子质量	熔点/℃	性状
dumoside	$C_{40}H_{62}O_{15}$	782	185～187	白色无定形粉末

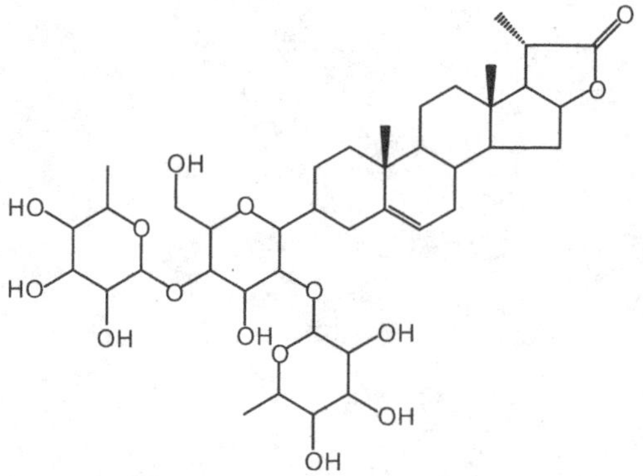

dumoside化学结构式

【主要化学成分的提取分离】

```
                    龙葵19.8 kg
                        │ 以10倍量60%乙醇加热回流提取2次，减压浓缩
                    总浸膏
                        │ 悬于水中，上D101大孔吸附树脂柱，分别以水、
                        │ 10%乙醇、30%乙醇、60%乙醇、95%乙醇洗脱，
                        │ 其中60%乙醇洗脱部分浓缩干燥得到总皂苷
                    总皂苷130 g
                        │ 硅胶柱色谱，氯仿-甲醇梯度洗脱得到10个组分
                        │ （Fr.1～Fr.10）
```

Fr.8	Fr.9
ODS柱色谱，甲醇-水梯度洗脱；制备液相色谱	ODS柱色谱，甲醇-水梯度洗脱；制备液相色谱

化合物7: dumoside

化合物8: $5\alpha,20S-3\beta,16\beta$-二醇-孕甾-22-羧酸-(22,16)-内酯-3-$O-\beta$-D-吡喃葡萄糖基-(1→2)-O-[β-D-吡喃木糖基-(1→3)]-$O-\beta$-D-吡喃葡萄糖基-(1→4)-$O-\beta$-D-吡喃半乳糖苷

化合物1: uttroside B

化合物2: uttroside A

化合物3: $22\alpha,25R$-26-$O-\beta$-D-吡喃葡萄糖基-22-羟基-呋甾-Δ^5-$3\beta,26$-二醇-3-$O-\beta$-D-吡喃葡萄糖基-(1→2)-O-[β-D-吡喃木糖基-(1→3)]-$O-\beta$-D-吡喃葡萄糖基-(1→4)-$O-\beta$-D-吡喃半乳糖苷

化合物4: $22\alpha,25R$-26-$O-\beta$-D-吡喃葡萄糖基-22-甲氧基-呋甾-Δ^5-$3\beta,26$-二醇-3-$O-\beta$-D-吡喃葡萄糖基-(1→2)-O-[β-D-吡喃木糖基-(1→3)]-$O-\beta$-D-吡喃葡萄糖基-(1→4)-$O-\beta$-D-吡喃半乳糖苷

化合物5: $5\alpha,22\alpha,25R$-26-$O-\beta$-D-吡喃葡萄糖基-22-羟基-呋甾-$3\beta,26$-二醇-3-$O-\beta$-D-吡喃葡萄糖基-(1→2)-[β-D-吡喃葡萄糖基-(1→3)]-$O-\beta$-D-吡喃葡萄糖基-(1→4)-$O-\beta$-D-吡喃半乳糖苷

化合物6: $5\alpha,22\alpha,25R$-26-$O-\beta$-D-吡喃葡萄糖基-22-甲氧基-呋甾-$3\beta,26$-二醇-3-$O-\beta$-D-吡喃葡萄糖基-(1→2)-O-[β-D-吡喃葡萄糖基-(1→3)]-$O-\beta$-D-吡喃葡萄糖基-(1→4)-$O-\beta$-D-吡喃半乳糖苷

【参考文献】

[1] 李学彩.龙葵化学成分的研究 [D].长春：吉林大学，2010.

[2] 张帆.基于抗肿瘤成分龙葵碱含量测定的龙葵果产地质量与煎服方法研究 [D].广州：广州中医药大学，2017.

[3] Ahmad V U, Khaliq-uz-Zaman S M, Shameel S, et al. Steroidal saponins from Asparagus dumosus [J]. Phytochemistry, 1998 (50)：481-484.

[4] 周新兰，何祥久，周光雄，等.龙葵全草皂苷类化学成分研究 [J].中草药，2006, 37 (11)：1618-1621.

龙血竭

【**来源**】本品为百合科植物剑叶龙血树*Dracaena cochinchinensis*（Lour.）S. C. Chen的含脂木材经提取得到的树脂。

【**壮药名**】美芴垄Meizlwedlungz。

【**分布**】分布于云南孟连、普洱、镇康，以及广西靖西、崇左、宁明、大新、凭祥等县市。

【**功能与主治**】

中医　活血散瘀，定痛止血，敛疮生肌。用于治疗跌打损伤，瘀血作痛，外伤出血，脓疮久不收口。

壮医　调龙路，调气道，补心养血，散瘀止血，平喘。用于治疗勒内（血虚），核尹（腰痛），发旺（风湿骨痛），林得叮相（跌打损伤），陆裂（咳血），鹿勒（吐血），衄血，幽嘞（尿血），阿意勒（便血），兵淋勒（崩漏），墨病（哮喘）。

【**主要化学成分与药理作用**】

龙血竭主要含有黄酮、甾体、三萜类等化学成分，具有抗肿瘤、抗心血管疾病、抗氧化抗衰老、抗菌抗病毒、调节免疫等药理活性。

【**代表性化学成分的结构与性质**】

名称	分子式	相对分子质量	熔点/℃	性状
7-羟基-3′-甲氧基-4′-丁氧基黄酮	$C_{20}H_{20}O_5$	340	—	黄色粉末
7，4′-二羟基-5-甲氧基-8-甲基黄酮	$C_{17}H_{14}O_5$	298	—	无色针晶

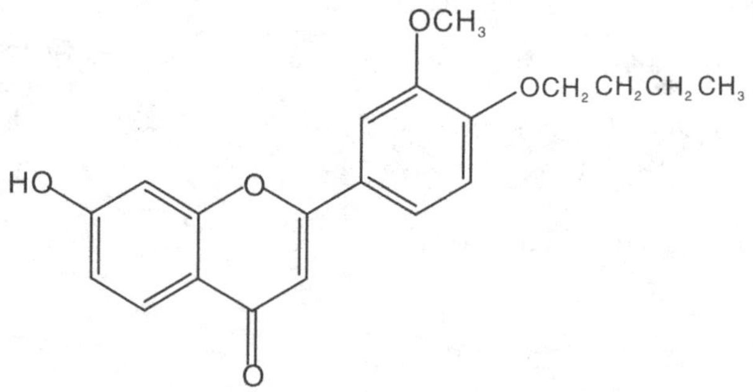

7-羟基-3′-甲氧基-4′-丁氧基黄酮化学结构式

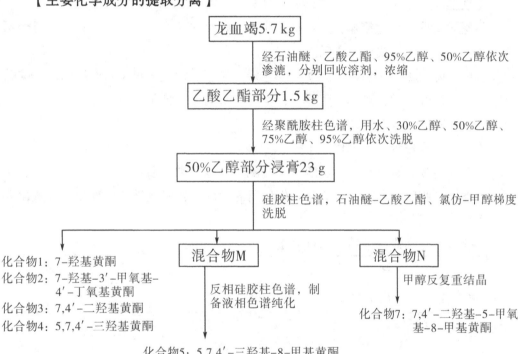

7，4′-二羟基-5-甲氧基-8-甲基黄酮化学结构式

【主要化学成分的提取分离】

龙血竭5.7 kg

经石油醚、乙酸乙酯、95%乙醇、50%乙醇依次渗漉，分别回收溶剂，浓缩

乙酸乙酯部分1.5 kg

经聚酰胺柱色谱，用水、30%乙醇、50%乙醇、75%乙醇、95%乙醇依次洗脱

50%乙醇部分浸膏23 g

硅胶柱色谱，石油醚-乙酸乙酯、氯仿-甲醇梯度洗脱

化合物1：7-羟基黄酮
化合物2：7-羟基-3′-甲氧基-4′-丁氧基黄酮
化合物3：7,4′-二羟基黄酮
化合物4：5,7,4′-三羟基黄酮

混合物M

反相硅胶柱色谱，制备液相色谱纯化

化合物5：5,7,4′-三羟基-8-甲基黄酮
化合物6：5,7,4′-三羟基-8-甲基黄酮

混合物N

甲醇反复重结晶

化合物7：7,4′-二羟基-5-甲氧基-8-甲基黄酮

【参考文献】

［1］广西壮族自治区食品药品监督管理局.广西壮族自治区壮药质量标准：第一卷（2008年版）［S］.南宁：广西科学技术出版社，2008.

［2］屠鹏飞，陶晶，胡迎庆，等.龙血竭黄酮类成分研究［J］.中国天然药物，2003，10（1）：27-29.

龙船花

【来源】本品为茜草科植物龙船花*Ixora chinensis* Lam. 的干燥地上部分。

【壮药名】华如龙Varuzlungz。

【分布】主要分布于广西、广东、福建、台湾、香港等地，广西主要分布于南宁、柳州、苍梧、岑溪、合浦、防城港、东兴、博白、凌云等县市。

【功能与主治】

中医 清肝火，化瘀血，止疼痛。用于治疗高血压头痛，咯血，胃痛，月经不调，风湿痹痛，跌打损伤，疮疡。

壮医 除湿毒，清热毒，调龙路，止痛。用于治疗血压嗓（高血压病），唉勒（咯血），月经不调，京瑟（闭经），发旺（痹病），腰肌劳损，林得叮相（跌打损伤），呗脓（痈疽），歇啥（阴痒）。

【主要化学成分与药理作用】

龙船花主要含有三萜类、甾醇类、黄酮类、糖苷类、多肽类、烷酸类、有机酸类、芳香族、脂肪族类等化学成分。现代研究表明，龙船花具有抗肿瘤、抗氧化等药理活性。

【代表性化学成分的结构与性质】

名称	分子式	相对分子质量	熔点/℃	性状
京尼平苷	$C_{17}H_{24}O_{10}$	388	—	白色结晶

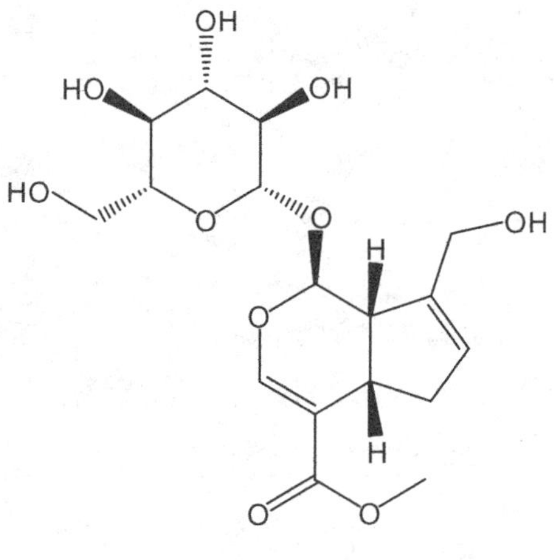

京尼平苷化学结构式

【主要化学成分的提取分离】

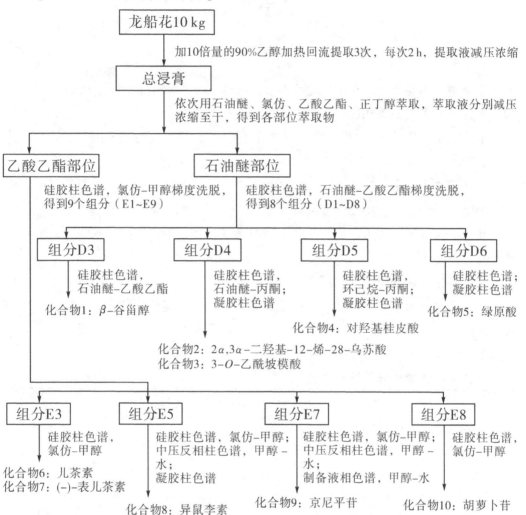

龙船花10 kg

加10倍量的90%乙醇加热回流提取3次，每次2 h，提取液减压浓缩

总浸膏

依次用石油醚、氯仿、乙酸乙酯、正丁醇萃取，萃取液分别减压浓缩至干，得到各部位萃取物

乙酸乙酯部位

硅胶柱色谱，氯仿–甲醇梯度洗脱，得到9个组分（E1~E9）

石油醚部位

硅胶柱色谱，石油醚–乙酸乙酯梯度洗脱，得到8个组分（D1~D8）

组分D3

硅胶柱色谱，石油醚–乙酸乙酯

化合物1：β–谷甾醇

组分D4

硅胶柱色谱，石油醚–丙酮；凝胶柱色谱

化合物2：2α,3α–二羟基–12–烯–28–乌苏酸
化合物3：3–O–乙酰坡模酸

组分D5

硅胶柱色谱，环己烷–丙酮；凝胶柱色谱

化合物4：对羟基桂皮酸

组分D6

硅胶柱色谱；凝胶柱色谱

化合物5：绿原酸

组分E3

硅胶柱色谱，氯仿–甲醇

化合物6：儿茶素
化合物7：(−)-表儿茶素

组分E5

硅胶柱色谱，氯仿–甲醇；中压反相柱色谱，甲醇–水；凝胶柱色谱

化合物8：异鼠李素

组分E7

硅胶柱色谱，氯仿–甲醇；中压反相柱色谱，甲醇–水；制备液相色谱，甲醇–水

化合物9：京尼平苷

组分E8

硅胶柱色谱，氯仿–甲醇

化合物10：胡萝卜苷

【参考文献】

[1] 恽敏.龙船花化学成分和药理作用研究 [D].南宁：广西中医药大学，2016.

[2] 王希，范文昌.龙船花化学成分研究 [J].亚太传统医药，2018，14（7）：55–57.

龙脷叶

【来源】本品为大戟科植物龙脷叶*Sauropus spatulifolius* Beille的干燥叶。

【壮药名】蒙凛垄Mbawlinxlungz。

【分布】主要分布于福建、广东、广西等地，广西主要分布于南宁、桂林、梧州、贵港等市。

【功能与主治】

中医 润肺止咳。用于治疗肺燥咳嗽。

壮医 通气道、谷道，润肺止咳，滑肠通便。用于治疗埃唉（咳嗽），胸闷，阿意囊（便秘）。

【主要化学成分与药理作用】

龙脷叶含有氨基酸、多肽、蛋白质、多糖、苷类、皂苷、鞣质、有机酸、生物碱、香豆素、内酯、挥发油等化学成分。现代研究表明，龙脷叶具有止咳祛痰、抗炎镇痛、抑菌、抗过敏、抗HBeAg等药理作用。

【代表性化学成分的结构与性质】

名称	分子式	相对分子质量	熔点/℃	性状
龙脷叶酸	$C_{30}H_{48}O_3$	456	—	白色粉末

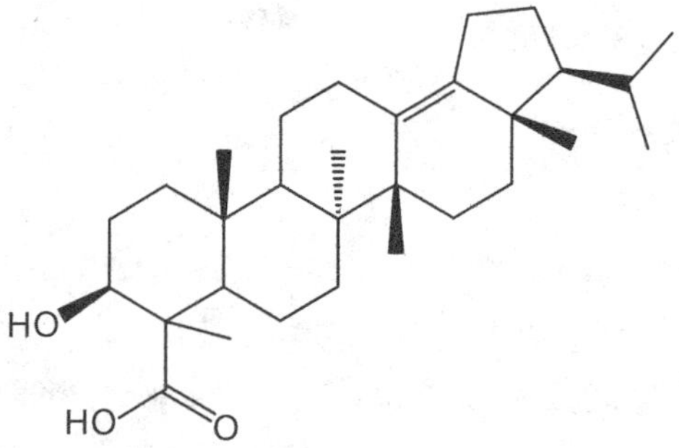

龙脷叶酸化学结构式

【主要化学成分的提取分离】

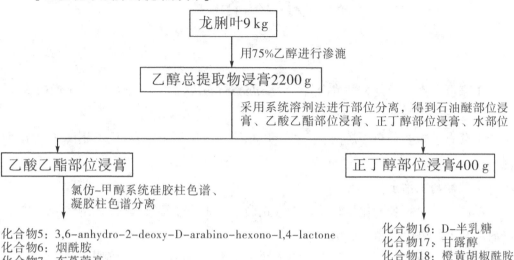

龙脷叶9 kg

用75%乙醇进行渗漉

乙醇总提取物浸膏2200 g

采用系统溶剂法进行部位分离，得到石油醚部位浸膏、乙酸乙酯部位浸膏、正丁醇部位浸膏、水部位

乙酸乙酯部位浸膏

氯仿-甲醇系统硅胶柱色谱、凝胶柱色谱分离

正丁醇部位浸膏400 g

化合物5：3,6-anhydro-2-deoxy-D-arabino-hexono-1,4-lactone
化合物6：烟酰胺
化合物7：东莨菪亭
化合物8：龙脷叶酸
化合物9：2R*,3R*,5S*-trihydroxy-6R*-nonadecyltetra-hydropyran-4-one
化合物10：大黄素
化合物11：原儿茶酸
化合物12：2,3-dideoxy-D-erythro-hex-2-enono-1,4-lactone
化合物13：咖啡酸
化合物14：3-乙酰氧基咖啡酸
化合物15：槲皮素

化合物16：D-半乳糖
化合物17：甘露醇
化合物18：橙黄胡椒酰胺
化合物19：山柰酚

【参考文献】

［1］广西壮族自治区食品药品监督管理局.广西壮族自治区壮药质量标准：第一卷（2008年版）［S］.南宁：广西科学技术出版社，2008.

［2］梁柏照，李中尧，何英姿，等.龙脷叶的质量分析，化学成分及药理作用研究进展［J］.安徽农业科学，2016，44（21）：110-112.

［3］韦建华，莫惠雯，蒙秋艳，等.壮药龙脷叶化学成分研究（Ⅱ）［J］.中草药，2016，47（20）：3560-3564.

东风桔

【来源】本品为芸香科植物酒饼簕 *Atalantia buxifolia*（Poir.）Oliv. 的干燥根茎。

【壮药名】棵漏挪 Golaeujndo。

【分布】主要分布于海南、广西、广东等地，广西主要分布于桂南、桂西南地区。

【功能与主治】

中医 祛风解表，化痰止咳，理气止痛。用于治疗感冒头痛，痰湿气滞，脘腹胀痛，咳嗽，风湿痹痛，疟疾。

壮医 祛风毒，化痰止咳，调气止痛。用于治疗得凉（感冒），巧尹（头痛），喯唉（咳嗽），瘴毒（疟疾），胴尹（腹痛），发旺（痹病），核尹（腰痛）。

【主要化学成分与药理作用】

东风桔中主要含有挥发油、柠檬苦素类、生物碱、香豆素类、黄酮类等化学成分。现代研究表明，东风桔具有止咳化痰、抗炎的作用，对人肝癌细胞（SMMC-7721）和慢性髓原白血病细胞（K562）具有细胞毒性和生长抑制活性。

【代表性化学成分的结构与性质】

名称	分子式	相对分子质量	熔点/℃	性状
柠檬苦素	$C_{26}H_{30}O_8$	470	298	无色针晶
吴茱萸碱	$C_{19}H_{17}N_3O$	303	278~280	白色结晶

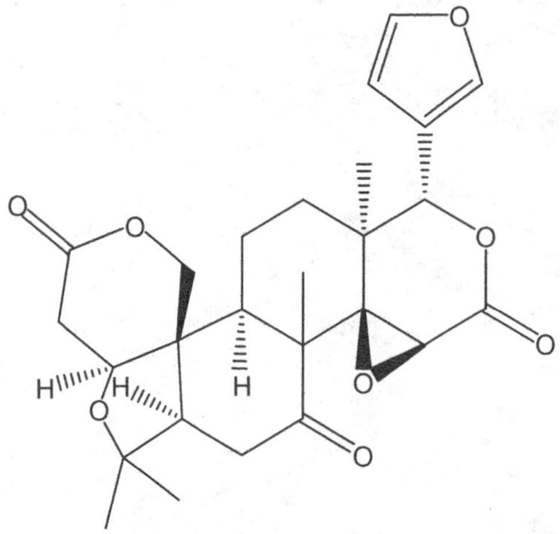

柠檬苦素化学结构式

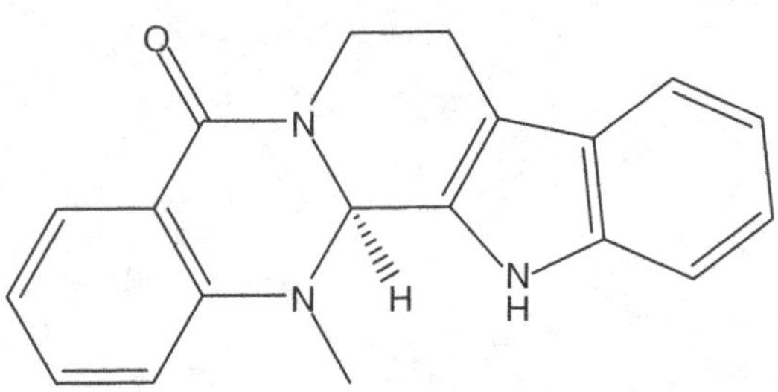

吴茱萸碱化学结构式

【主要化学成分的提取分离】

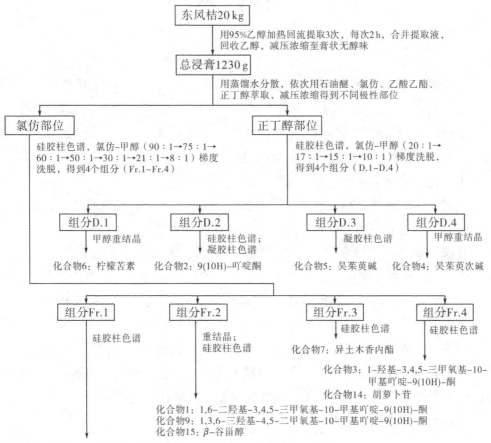

化合物8：5-羟基-2,2-二甲基-12-异戊烯基-2H-吡喃[3,2-b]吖啶-6(11H)-酮
化合物10：甜橙碱
化合物11：1,5-二羟基-2,4-二异戊烯基-3-甲氧基-10-吖啶-9(10H)-酮
化合物12：1,5-二羟基-2,4-二异戊烯基-3-甲氧基-10-甲基吖啶-9(10H)-酮
化合物13：伞形花内酯

【参考文献】

[1] 黄峰, 吴洁莹, 赵沁元, 等. 东风桔的化学成分和药理活性研究进展 [J]. 现代药物与临床, 2012, 27（1）：49-51.

[2] 尹永芹, 黄峰, 黄永昌, 等. 东风桔止咳化痰作用及有效部位的筛选 [J]. 广东药学院学报, 2013, 29（6）：636-639.

[3] 宋雪慧, 孙京京, 陈艳芬, 等. 东风桔不同萃取部位对CSE诱导的16HBE细胞存活率的影响及其抗炎机制 [J]. 广东药科大学学报, 2018, 34（4）：442-446, 479.

[4] 杨涛, 梅文莉, 曾艳波, 等. 酒饼簕根中的细胞毒活性成分 [J]. 热带亚热带植物学报, 2012, 20（4）：407-412.

[5] 尹永芹, 黄峰, 沈志滨, 等. 东风桔化学成分研究 [J]. 中草药, 2013, 44（5）：537-540.

叶下珠

【来源】本品为大戟科植物叶下珠 *Phyllanthus urinaria* L. 的干燥全草。

【壮药名】牙关头 Nyagvanjdou。

【分布】分布于我国华东、华中、华南、西南等地，印度、斯里兰卡、中南半岛、日本、马来西亚、印度尼西亚至南美洲等地均有分布。

【功能与主治】

中医 平肝清热，利水解毒。用于治疗肠炎，痢疾，传染性肝炎，肾炎水肿，尿道感染，小儿疳积，火眼目翳，口疮头疮，无名肿毒。

壮医 清热毒，调水道、谷道，明目。用于治疗夜盲，阿意咪（痢疾），白冻（泄泻），能蚌（黄疸），笨浮（水肿），肉扭（淋证），喯疳（疳积），火眼（急性结膜炎），口疮（口腔溃疡），呗脓（痈疮），额哈（毒蛇咬伤）。

【主要化学成分与药理作用】

叶下珠主要含有鞣质类、黄酮类、木脂素类、有机酸类、萜类、甾体类、多酚类等化学成分。现代研究表明，其具有抗乙型肝炎病毒、保肝、抗肿瘤、抗 HSV 病毒、影响凝血系统、镇痛、抗菌、抗骨质疏松、抗血栓等药理作用。

【化学成分结构与性质】

名称	分子式	相对分子质量	熔点/℃	性状
鞣花酸	$C_{14}H_6O_8$	302	≥350	灰色至米色粉末

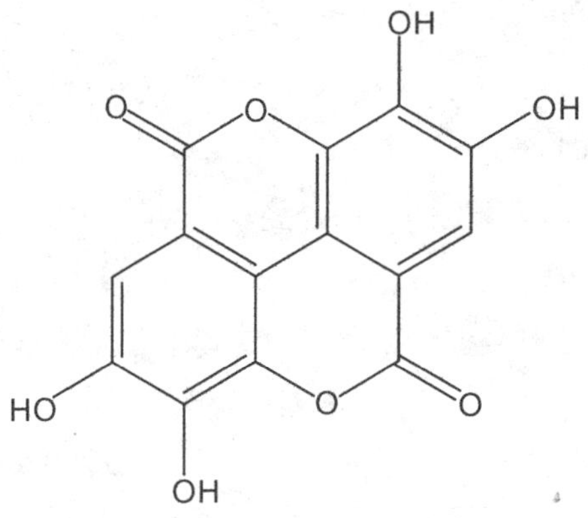

鞣花酸化学结构式

【主要化学成分的提取分离】

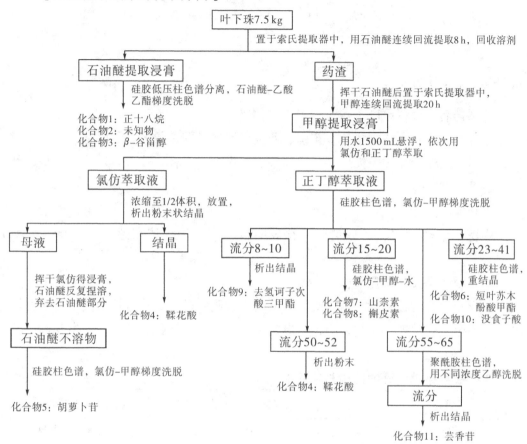

【参考文献】

[1] 姚庆强, 左春旭. 叶下珠化学成分的研究 [J]. 药学学报, 1993, 28(11): 829-835.

田皂角

【来源】本品为豆科植物合萌 *Aeschynomene indica* L. 的茎、叶。

【瑶药名】林造可 Linh zaux gov。

【分布】分布于我国华北、东南、西南等地，广西主要分布于南宁、宾阳、横县、柳州、三江、桂林、灵川、全州、兴安、贵港、玉林、凌云、乐业、昭平、富川、南丹、都安等县市。

【功能与主治】

中医 清热利湿，利尿消肿，祛风明目。用于治疗尿路感染或结石、小便不利。

【主要化学成分与药理作用】

田皂角中含有黄酮类、黄烷醇类、蒽醌类、脂肪酸类等化合物，其中黄酮类是其主要药效成分。现代研究表明，田皂角提取物具有抗氧化、抑菌、抗炎及抗过敏的药理作用。

【代表性化学成分的结构与性质】

名称	分子式	相对分子质量	熔点/℃	性状
杨梅素	$C_{15}H_{10}O_8$	318	—	黄色针状晶体
杨梅素-3-*O*-鼠李糖苷	$C_{21}H_{20}O_{12}$	464	—	淡黄色结晶粉末

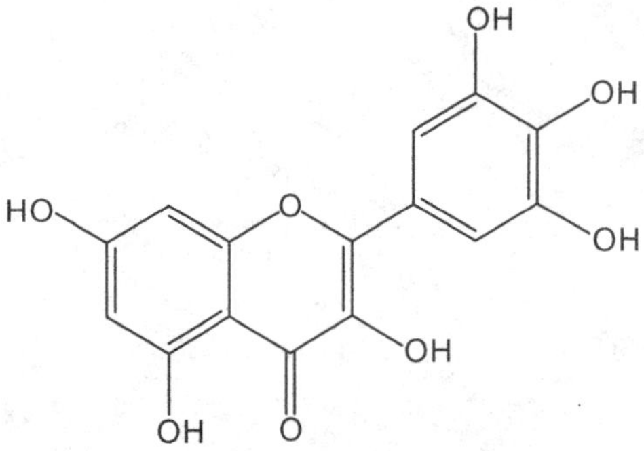

杨梅素化学结构式

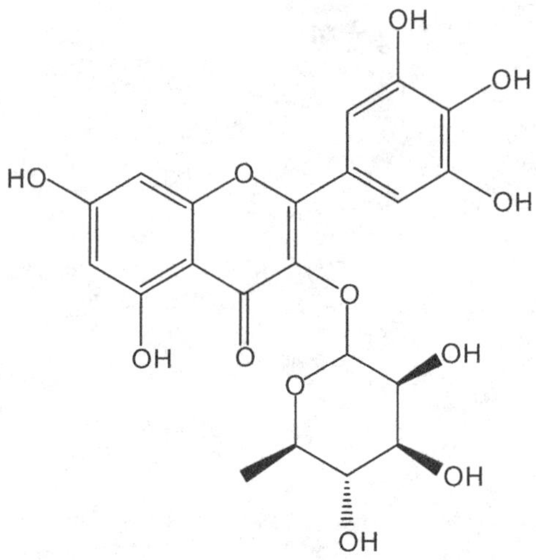

杨梅素-3-*O*-鼠李糖苷化学结构式

【主要化学成分的提取分离】

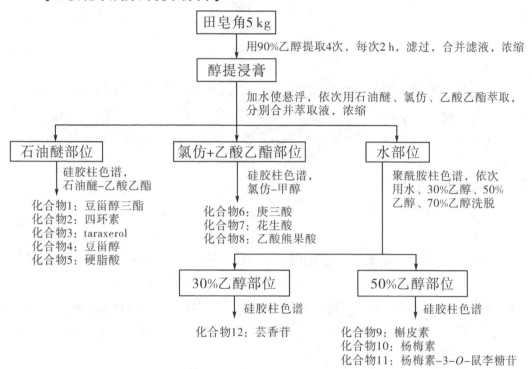

田皂角5 kg

用90%乙醇提取4次，每次2 h，滤过，合并滤液，浓缩

醇提浸膏

加水使悬浮，依次用石油醚、氯仿、乙酸乙酯萃取，分别合并萃取液，浓缩

石油醚部位

硅胶柱色谱，石油醚-乙酸乙酯

化合物1：豆甾醇三酯
化合物2：四环素
化合物3：taraxerol
化合物4：豆甾醇
化合物5：硬脂酸

氯仿+乙酸乙酯部位

硅胶柱色谱，氯仿-甲醇

化合物6：庚三酸
化合物7：花生酸
化合物8：乙酸熊果酸

水部位

聚酰胺柱色谱，依次用水、30%乙醇、50%乙醇、70%乙醇洗脱

30%乙醇部位

硅胶柱色谱

化合物12：芸香苷

50%乙醇部位

硅胶柱色谱

化合物9：槲皮素
化合物10：杨梅素
化合物11：杨梅素-3-O-鼠李糖苷

【参考文献】

[1] 朱媛媛.合萌黄酮类成分的提取分离及其生物活性的研究 [D].镇江：江苏大学，2017.

[2] Chen J Y, Lu W J, Ya Q K, et al. A New Stigmasterol Ester from Aeschynomene indica [J].Chinese Herbal Medicines, 2011, 3（4）：248-250.

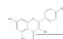

四方藤

【来源】本品为葡萄科植物翼茎白粉藤*Cissus pteroclada* Hayata的干燥藤茎。

【壮、瑶药名】壮药名：勾绥林Gaeuseiqlimq。瑶药名：四方钻（肥帮准）。

【分布】分布于台湾、广东、海南、广西、云南等地，广西主要分布于隆安、上林、桂林、岑溪、东兴、博白、贺州、龙州等县市。

【功能与主治】

中医　祛风除湿，活血通络。用于治疗风湿痹痛，腰肌劳损，肢体麻痹，跌打损伤。

壮医　祛风毒，除湿毒，通龙路，止疼痛。用于治疗发旺（痹病），活邀尹（颈椎病），旁巴尹（肩周炎），扭像（扭挫伤），夺扼（骨折）。

瑶医　祛风除湿，舒筋通络。用于崩闭闷（风湿痛、类风湿性关节炎），改闷（腰痛，腰肌劳损），锥碰江闷（坐骨神经痛），播冲（跌打损伤），荣古瓦美买卡（产妇分娩无力）及辣给昧对（月经不调）。

【主要化学成分与药理作用】

四方藤的主要化学成分为甾体类、有机酸类和异香豆素类。现代研究表明，四方藤既可用于治疗腰肌劳损、风湿痹痛、内外伤出血、跌打损伤、疼痛、胃及十二指肠出血等症，又可用于产后保健药浴。

【代表性化学成分的结构与性质】

名称	分子式	相对分子质量	熔点/℃	性状
岩白菜素	$C_{14}H_{16}O_9$	328	134～136	无色棱柱状结晶
11-*O*-没食子酰岩白菜素	$C_{21}H_{20}O_{13}$	480	176～178	白色针晶

岩白菜素化学结构式

【主要化学成分的提取分离】

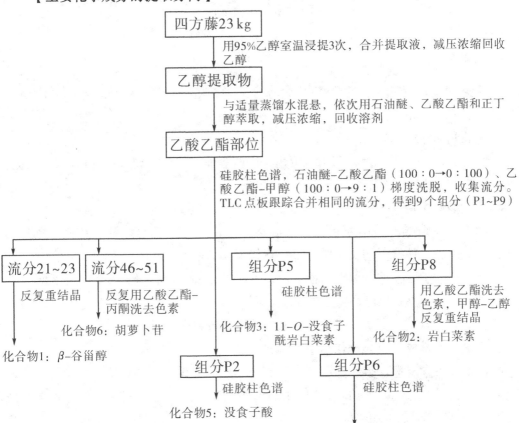

四方藤23 kg

用95%乙醇室温浸提3次，合并提取液，减压浓缩回收乙醇

乙醇提取物

与适量蒸馏水混悬，依次用石油醚、乙酸乙酯和正丁醇萃取，减压浓缩，回收溶剂

乙酸乙酯部位

硅胶柱色谱，石油醚-乙酸乙酯（100：0→0：100）、乙酸乙酯-甲醇（100：0→9：1）梯度洗脱，收集流分。TLC点板跟踪合并相同的流分，得到9个组分（P1~P9）

流分21~23 — 反复重结晶 → 化合物1：β-谷甾醇

流分46~51 — 反复用乙酸乙酯-丙酮洗去色素 → 化合物6：胡萝卜苷

组分P5 — 硅胶柱色谱 → 化合物3：11-O-没食子酰岩白菜素

组分P8 — 用乙酸乙酯洗去色素，甲醇-乙醇反复重结晶 → 化合物2：岩白菜素

组分P2 — 硅胶柱色谱 → 化合物5：没食子酸

组分P6 — 硅胶柱色谱 → 化合物4：11-O-(4-hydroxy benzoyl)bergenin

【参考文献】

［1］池翠云，王锋，雷婷，等.瑶药四方藤化学成分研究［J］.中药材，2010，33
（10）：1566-1568.

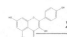

四块瓦

【来源】本品为金粟兰科植物全缘金粟兰 *Chloranthus holostegius*（Hand.-Mazz.）Pei et Shan的干燥全草。

【壮药名】棵绥盟Goseiqmbaw。

【分布】分布于云南、四川、贵州、广西等地，广西主要分布于田阳、田林、西林、隆林、天峨等县。

【功能与主治】

中医 祛风除湿，散寒止痛，散瘀消肿，止咳。用于治疗风寒感冒，风湿痹痛，脘腹疼痛，跌打损伤，疖肿疔疮，毒蛇咬伤，咳嗽。

壮医 祛风毒，除湿毒，通龙路，散瘀血，杀疥虫，解疮毒。用于治疗发旺（痹病），林得叮相（跌打损伤），兵淋勒（崩漏），呗脓（痈疮），呗叮（疔），痂（癣），麦蛮（风疹），额哈（毒蛇咬伤）。

【主要化学成分与药理作用】

四块瓦中含有皂苷类、酯类、醇类等化学成分。现代研究表明，四块瓦有祛风止痛、舒筋活血、抗菌等功效，通常用于治疗跌打损伤、瘀血肿痛、风湿性关节炎等疾病。

【代表性化学成分的结构与性质】

名称	分子式	相对分子质量	熔点/℃	性状
pavetannin A	$C_{30}H_{24}O_{12}$	576	—	—
肉桂鞣质B1	$C_{45}H_{36}O_{18}$	864	—	—

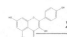

pavetannin A化学结构式

【主要化学成分的提取分离】

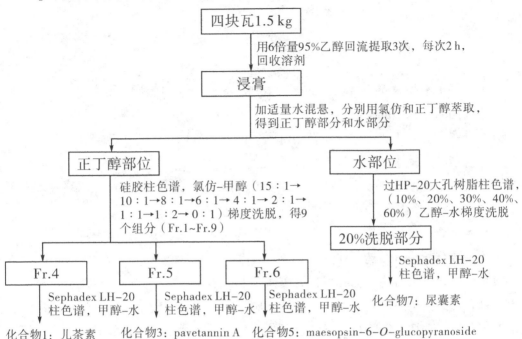

四块瓦 1.5 kg

用6倍量95%乙醇回流提取3次，每次2 h，回收溶剂

浸膏

加适量水混悬，分别用氯仿和正丁醇萃取，得到正丁醇部分和水部分

正丁醇部位

硅胶柱色谱，氯仿–甲醇（15∶1→10∶1→8∶1→6∶1→4∶1→2∶1→1∶1→1∶2→0∶1）梯度洗脱，得9个组分（Fr.1~Fr.9）

水部位

过HP-20大孔树脂柱色谱，（10%、20%、30%、40%、60%）乙醇–水梯度洗脱

20%洗脱部分

Sephadex LH-20柱色谱，甲醇–水

化合物7：尿囊素

Fr.4

Sephadex LH-20柱色谱，甲醇–水

Fr.5

Sephadex LH-20柱色谱，甲醇–水

Fr.6

Sephadex LH-20柱色谱，甲醇–水

化合物1：儿茶素
化合物2：表儿茶素

化合物3：pavetannin A
化合物4：肉桂鞣质B1

化合物5：maesopsin-6-O-glucopyranoside
化合物6：quercetin3-O-α-L-rhamnopyranosyl(1→2)-β-D-xylopyranoside

【参考文献】

[1] 任凤霞，张爱军，赵毅民.四块瓦的化学成分研究［J］.中国药学杂志，2009，44（5）：334-336.

生姜

【来源】本品为姜科植物姜*Zingiber officinale* Roscoe 的新鲜根茎。

【壮药名】兴 Hing。

【分布】分布于我国中部、东南部至西南部各省区，广西各地均有分布。

【功能与主治】

中医　解表散寒，温中止呕，化痰止咳，解鱼蟹毒。用于治疗风寒感冒，胃寒呕吐，寒痰咳嗽，鱼蟹中毒。

壮医　调气道、谷道，解寒毒。用于痧病，鹿（呕吐），鱼蟹中毒。

【主要化学成分与药理作用】

生姜的化学成分主要为挥发油、姜辣素和二苯基庚烷三大类。现代研究表明，生姜具有提高消化酶活性、保护胃黏膜细胞、抑制血小板凝聚、降血脂、降血糖、抗肿瘤、抗运动病、消除自由基、抗氧化、抗炎、抗微生物、防辐射、防腐抑菌等多方面药理作用。

【代表性化学成分的结构与性质】

名称	分子式	相对分子质量	熔点/℃	性状
6-姜酚	$C_{17}H_{26}O_4$	294	—	无色油状物
6-姜烯酚	$C_{17}H_{24}O_3$	276	—	黄色粉末

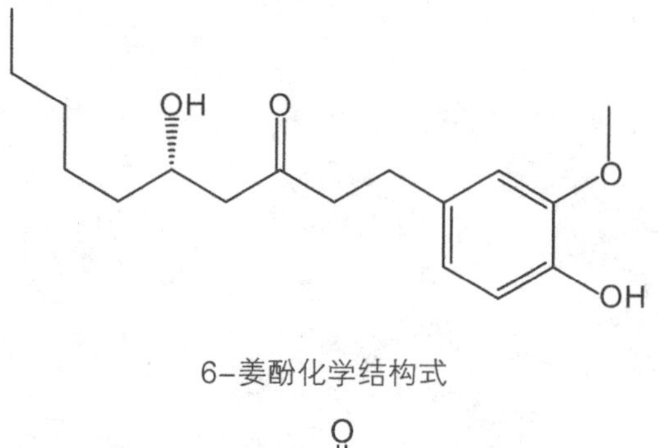

6-姜酚化学结构式

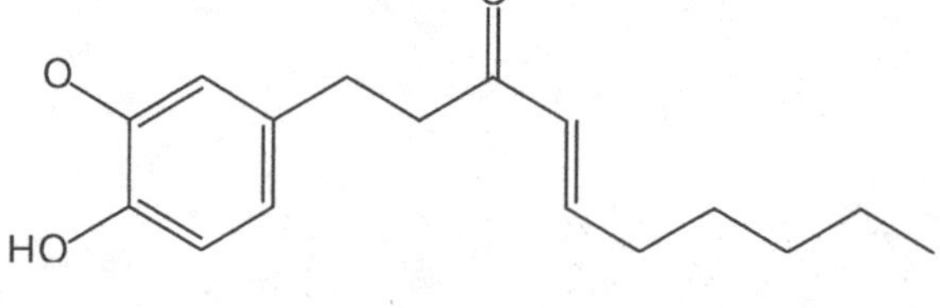

6-姜烯酚化学结构式

【主要化学成分的提取分离】

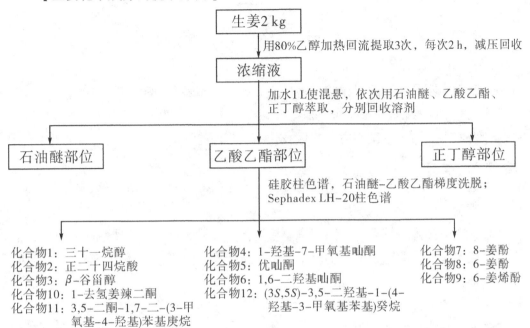

生姜2 kg

用80%乙醇加热回流提取3次，每次2 h，减压回收

浓缩液

加水1 L使混悬，依次用石油醚、乙酸乙酯、正丁醇萃取，分别回收溶剂

石油醚部位　　乙酸乙酯部位　　正丁醇部位

硅胶柱色谱，石油醚-乙酸乙酯梯度洗脱；Sephadex LH-20柱色谱

化合物1：三十一烷醇
化合物2：正二十四烷酸
化合物3：β-谷甾醇
化合物10：1-去氢姜辣二酮
化合物11：3,5-二酮-1,7-二-(3-甲氧基-4-羟基)苯基庚烷

化合物4：1-羟基-7-甲氧基叫酮
化合物5：优叫酮
化合物6：1,6-二羟基叫酮
化合物12：(3S,5S)-3,5-二羟基-1-(4-羟基-3-甲氧基苯基)癸烷

化合物7：8-姜酚
化合物8：6-姜酚
化合物9：6-姜烯酚

【参考文献】

［1］宣伟东，卞俊，袁兵，等.生姜化学成分的研究［J］.中草药，2008，39
　　（11）：1616-1619.

仙茅

【来源】本品为石蒜科植物仙茅*Curculigo orchioides* Gaertn. 的干燥根茎。

【壮药名】棵仙茅Gosenhmauz。

【分布】分布于中国南方各省区及台湾，广西各地均有分布。

【功能与主治】

中医 补肾阳，强筋骨，祛寒湿。用于治疗阳痿精冷，筋骨痿软，腰膝冷痛，阳虚冷泻。

壮医 补阳虚，解寒毒，除湿毒。用于治疗核尹（腰痛），委哟（阳痿），濑幽（遗尿），更年期综合征，胴尹（腹痛），白冻（泄泻），兵哟（痿证），发旺（痹病）。

【主要化学成分与药理作用】

仙茅中含有酚苷类、木脂素类、糖苷、三萜类和三萜类苷、黄酮类生物碱等化学成分，其中三萜类化合物和酚苷类化合物及糖苷类被认为是含量最多的成分。现代研究表明，仙茅具有抗氧化、影响性器官发育、影响免疫系统、保护神经系统、抗高血糖、抗骨质疏松等药理作用。

【代表性化学成分的结构与性质】

名称	分子式	相对分子质量	熔点/℃	性状
苔黑酚葡萄糖苷	$C_{13}H_{18}O_7$	286	—	无色针晶

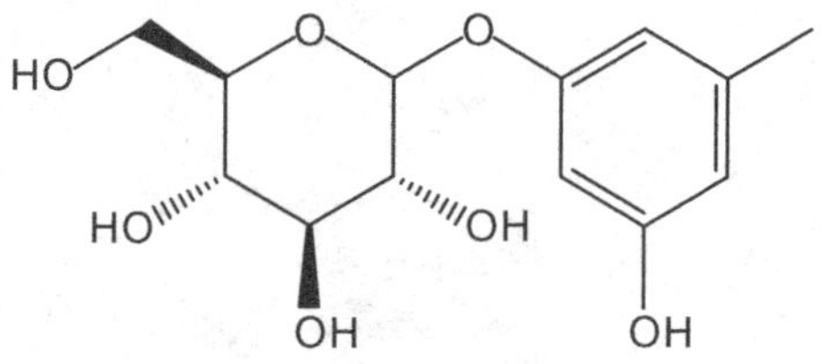

苔黑酚葡萄糖苷化学结构式

【主要化学成分的提取分离】

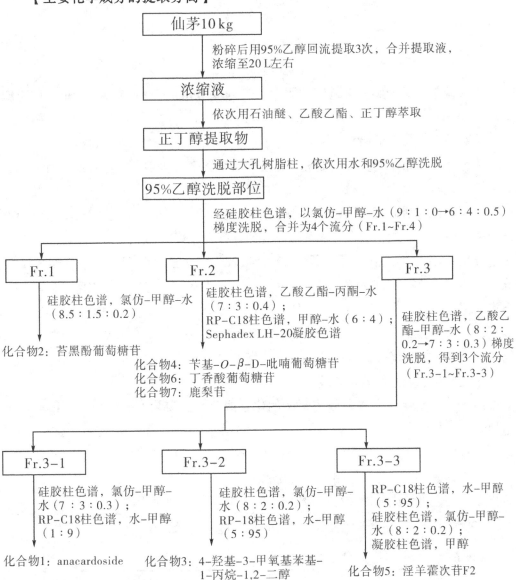

【参考文献】

［1］蒋璐璐.仙茅的化学成分提取分离及其抗肿瘤活性筛选［D］.南京：中国药科大学，2018.

［2］张新渐，孙艳花，王洪云.仙茅化学成分的研究［J］.中成药，2017，39（9）：1869-1872.

仙人掌

【来源】本品为仙人掌科植物仙人掌 *Opuntia dillenii*（Ker Gawl.）Haw. 的干燥地上部分。

【壮药名】棵海低Gohaizdaej。

【分布】分布于南美洲、非洲、东南亚及我国南方等地，广西各地均有分布。

【功能与主治】

中医 行气活血，清热解毒。用于治疗心胃气痛，痞块，痢疾，肝炎，胃痛，结膜炎，痔血，咳嗽，咽喉痛，肺痈，乳痈，疔疮，烧烫伤，蛇虫咬伤。

壮医 清热毒，除湿毒，调气道，通龙路，止血。用于治疗货烟妈（咽喉痛），埃病（咳嗽），渗裂（咯血，吐血），心头跳（心悸），年闹诺（失眠），航靠谋（痄腮），胴尹（腹痛），能啥能累（湿疹），阿意咪（痢疾），钵农（肺痈），北嘻（乳痈），呗脓（痈疮），仲嘿喯尹（疮痔），痂（癣），额哈（蛇虫咬伤），渗裆相（烧烫伤），唉唠北（冻伤）。

【主要化学成分与药理作用】

仙人掌属植物含有多种较为复杂的化学成分，主要含有有机酸类、甾醇类、生物碱类、黄酮类、糖类、萜类等。现代研究表明，仙人掌具有抑菌、抗炎、降血糖、镇痛的作用，常用于治疗痄腮、乳痈、糖尿病、静脉炎、胃及十二指肠溃疡、糖尿病及由于注射引起的硬结、肿块、感染等。

【代表性化学成分的结构与性质】

名称	分子式	相对分子质量	熔点/℃	性状
仙人掌酮	$C_{13}H_{22}O_3$	226	—	无色油状物

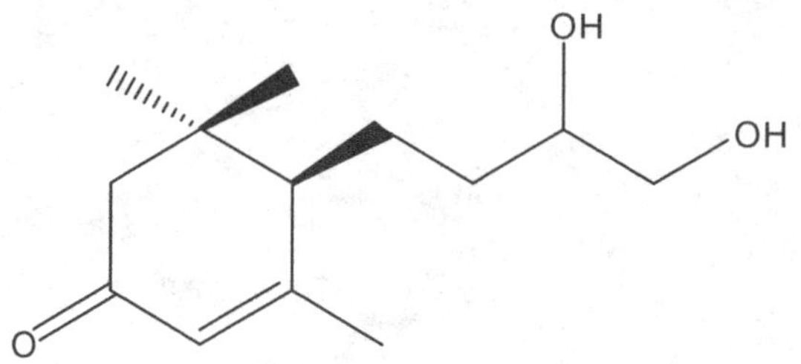

仙人掌酮化学结构式

【主要化学成分的提取分离】

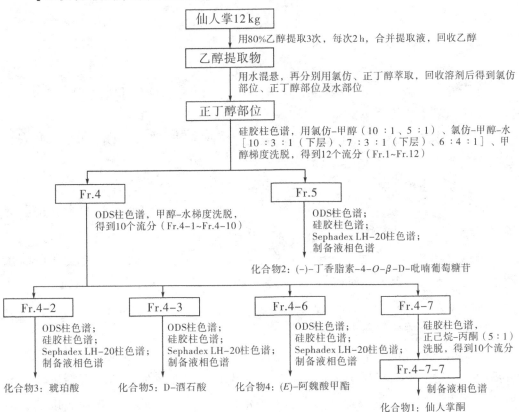

仙人掌12kg

用80%乙醇提取3次，每次2h，合并提取液，回收乙醇

乙醇提取物

用水混悬，再分别用氯仿、正丁醇萃取，回收溶剂后得到氯仿部位、正丁醇部位及水部位

正丁醇部位

硅胶柱色谱，用氯仿-甲醇（10:1、5:1）、氯仿-甲醇-水［10:3:1（下层）、7:3:1（下层）、6:4:1］、甲醇梯度洗脱，得到12个流分（Fr.1~Fr.12）

Fr.4

ODS柱色谱，甲醇-水梯度洗脱，得到10个流分（Fr.4-1~Fr.4-10）

Fr.5

ODS柱色谱；
硅胶柱色谱；
Sephadex LH-20柱色谱；
制备液相色谱

化合物2: (-)-丁香脂素-4-O-β-D-吡喃葡萄糖苷

Fr.4-2

ODS柱色谱；
硅胶柱色谱；
Sephadex LH-20柱色谱；
制备液相色谱

化合物3: 琥珀酸

Fr.4-3

ODS柱色谱；
硅胶柱色谱；
Sephadex LH-20柱色谱；
制备液相色谱

化合物5: D-酒石酸

Fr.4-6

ODS柱色谱；
硅胶柱色谱；
Sephadex LH-20柱色谱；
制备液相色谱

化合物4: (E)-阿魏酸甲酯

Fr.4-7

硅胶柱色谱，
正己烷-丙酮（5:1）
洗脱，得到10个流分

Fr.4-7-7

制备液相色谱

化合物1: 仙人掌酮

【参考文献】

[1] 王政，丘鹰昆.仙人掌的化学成分研究［J］.中草药，2012，43（9）：1688-1690.

仙鹤草

【来源】本品为蔷薇科植物龙芽草*Agrimonia pilosa* Ledeb. 的干燥地上部分。

【壮药名】牙猜骂Nyacaijma。

【分布】分布于江苏、浙江、湖北等地,广西主要分布于阳朔、桂林、兴安、苍梧、贵港、北流、凌云、隆林、南丹等县市。

【功能与主治】

中医 收敛止血,截疟,止痢,解毒,补虚。用于治疗咯血,吐血,崩漏下血,疟疾,血痢,痈肿疮毒,阴痒带下,脱力劳伤。

壮医 调龙路,止血,止痢,杀虫。用于治疗渗裂(血症),水盅(肝硬化腹水),白冻(泄泻),阿意咪(痢疾),瘴病,隆白呆(带下),渗裆相(烧烫伤),呗(无名肿毒),呗脓(痈疮)。

【主要化学成分与药理作用】

仙鹤草主要含有三萜及其苷类、黄酮及其苷类、间苯三酚衍生物类、酚酸类、鞣质类、甾醇类、有机酸类等化学成分。现代研究表明,仙鹤草具有降血糖、抗肿瘤、抗炎、抗菌、抗病毒、驱虫等药理活性,临床上主要用于止血、抗肿瘤、泌尿、呼吸、消化系统等疾病及妇科病的治疗。

【代表性化学成分的结构与性质】

名称	分子式	相对分子质量	熔点/℃	性状
仙鹤草酚B	$C_{37}H_{46}O_{12}$	682	—	白色结晶粉末

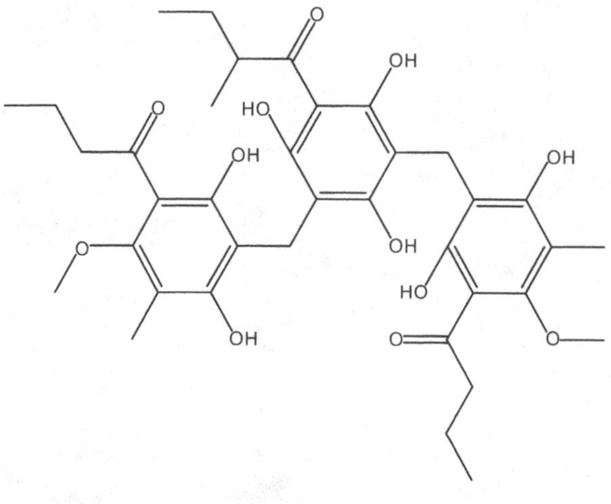

仙鹤草酚B化学结构式

【主要化学成分的提取分离】

仙鹤草30 kg

用95%和70%乙醇加热回流提取3次，每次2 h，合并滤液，减压回收乙醇

醇提浸膏

用适量水混悬后，分别用石油醚、三氯甲烷、乙酸乙酯和正丁醇进行萃取，得到各自的萃取物

石油醚部位

硅胶柱色谱，石油醚-乙酸乙酯梯度洗脱

化合物1：β-谷甾醇
化合物2：三十二烷醇
化合物3：三十一烷醇
化合物4：十九烷酸
化合物5：十六烷酸
化合物6：二十烷酸
化合物7：二十七烷酸

正丁醇部位

D101大孔树脂柱色谱，依次用水及20%乙醇、70%乙醇、95%乙醇洗脱

70%乙醇部位

硅胶柱色谱，三氯甲烷-甲醇-水梯度洗脱

化合物8：胡萝卜苷
化合物9：委陵菜酸
化合物10：银锻苷
化合物11：芹菜素-7-O-β-D-吡喃葡萄糖醛酸甲酯
化合物12：芹菜素-7-O-β-D-吡喃葡萄糖醛酸丁酯
化合物13：仙鹤草酚B
化合物14：汉黄芩素
化合物15：芹菜素
化合物16：山柰酚
化合物17：乌苏酸
化合物18：槲皮素
化合物19：异槲皮苷

【参考文献】

［1］路芳，巴晓雨，何永志.仙鹤草的化学成分研究［J］.中草药，2012，43（5）：851-855.

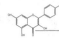

白及

【来源】本品为兰科植物白及 *Bletilla striata*（Thunb.ex Murray）Rchb.F.的干燥块茎。

【壮药名】棵白及Gobwzgiz。

【分布】分布于河南、陕西、甘肃、山东、安徽、江苏、浙江、福建、广东、广西、江西、湖南、湖北、四川、贵州、云南等地，广西主要分布于融水、桂林、全州、永福、资源、玉林、那坡、凌云、乐业、隆林、环江等县市。

【功能与主治】

中医　收敛止血，消肿生肌。用于治疗咯血，吐血，外伤出血，疮疡肿毒，皮肤皲裂。

壮医　通调龙路，生肌止血。用于治疗陆裂（咳血），林得叮相（跌打损伤），呗叮（疔疮）。

【主要化学成分与药理作用】

白及主要含有联苄类、二氢菲类、联菲类、联菲醚类、菲并吡喃类、联苄葡萄糖苷类、甾体、三萜、脂肪酸、多糖蒽醌、黄酮等多种化学成分。现代研究表明，白及药理作用主要包括止血、抗菌、抗肿瘤、抗胃溃疡等，临床应用非常广泛。

【代表性化学成分的结构与性质】

名称	分子式	相对分子质量	熔点/℃	性状
5-羟基-2-(对羟基苄基)-3-甲氧基联苄	$C_{22}H_{22}O_3$	334	—	白色粉末
nudol	$C_{16}H_{14}O_4$	270	—	棕黄色固体

5-羟基-2-(对羟基苄基)-3-甲氧基联苄化学结构式

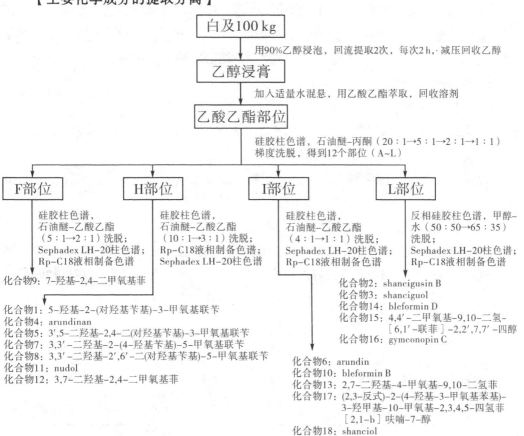

nudol化学结构式

【主要化学成分的提取分离】

白及100 kg
用90%乙醇浸泡，回流提取2次，每次2 h，·减压回收乙醇

乙醇浸膏
加入适量水混悬，用乙酸乙酯萃取，回收溶剂

乙酸乙酯部位
硅胶柱色谱，石油醚-丙酮（20：1→5：1→2：1→1：1）
梯度洗脱，得到12个部位（A~L）

F部位

硅胶柱色谱，
石油醚-乙酸乙酯
（5：1→2：1）洗脱；
Sephadex LH-20柱色谱；
Rp-C18液相制备色谱

化合物9：7-羟基-2,4-二甲氧基菲

化合物1：5-羟基-2-(对羟基苄基)-3-甲氧基联苄
化合物4：arundinan
化合物5：3′,5-二羟基-2,4-二(对羟基苄基)-3-甲氧基联苄
化合物7：3,3′-二羟基-2-(4-羟基苄基)-5-甲氧基联苄
化合物8：3,3′-二羟基-2′,6′-二(对羟基苄基)-5-甲氧基联苄
化合物11：nudol
化合物12：3,7-二羟基-2,4-二甲氧基菲

H部位

硅胶柱色谱，
石油醚-乙酸乙酯
（10：1→3：1）洗脱；
Rp-C18液相制备色谱；
Sephadex LH-20柱色谱

I部位

硅胶柱色谱，
石油醚-乙酸乙酯
（4：1→1：1）洗脱；
Sephadex LH-20柱色谱；
Rp-C18液相制备色谱

化合物6：arundin
化合物10：bleformin B
化合物13：2,7-二羟基-4-甲氧基-9,10-二氢菲
化合物17：(2,3-反式)-2-(4-羟基-3-甲氧基苯基)-
3-羟甲基-10-甲氧基-2,3,4,5-四氢菲
［2,1-b］呋喃-7-醇
化合物18：shanciol

L部位

反相硅胶柱色谱，甲醇-
水（50：50→65：35）
洗脱；
Sephadex LH-20柱色谱；
Rp-C18液相制备色谱

化合物2：shancigusin B
化合物3：shanciguol
化合物14：bleformin D
化合物15：4,4′-二甲氧基-9,10-二氢-
［6,1′-联菲］-2,2′,7,7′-四醇
化合物16：gymconopin C

【参考文献】

[1]马先杰，崔保松，韩少伟.中药白及的化学成分研究［J］.中国中药杂志，2017，
42（8）：1578-1584.

白英

【来源】本品为茄科植物白英*Solanum lyratum* Thunb.的干燥全草。

【壮药名】勾奔高Gaeubwnhgauh。

【分布】分布于甘肃、陕西、山西、河南、山东、江苏、浙江、安徽、广西、湖北安陆等地，广西主要分布于隆安、柳江、灵川、全州、灌阳、恭城、蒙山、岑溪、灵山、贵港、平南、北流、平果、德保、靖西、凌云、田林、贺州、钟山、忻城、宁明、大新等县市。

【功能与主治】

中医 清热利湿，解毒消肿。用于治疗疟疾，黄疸，水肿，淋病，风湿关节痛，胆囊炎，癌症，子宫糜烂，白带，丹毒，疔疮。

壮医 清热毒，除湿毒。用于治疗瘴病，能蚌（黄疸），笨浮（水肿），肉扭（淋证），发旺（痹病），隆白呆（白带），呗叮（疔）。

【主要化学成分与药理作用】

白英的化学成分主要包括甾体类、生物碱类、黄酮类、萜类、蒽醌类、香豆素类等。现代研究表明，白英具有良好的抗癌、抗菌、抗过敏等药理作用，在抗肿瘤方面具有较好的活性，对肝癌、肺癌、宫颈癌、胃癌等均有治疗作用。

【代表性化学成分的结构与性质】

名称	分子式	相对分子质量	熔点/℃	性状
丁香脂素	$C_{22}H_{26}O_8$	418	173～174	白色无定形粉末
鹅掌楸苷	$C_{34}H_{46}O_{18}$	742	257～259	白色无定形粉末

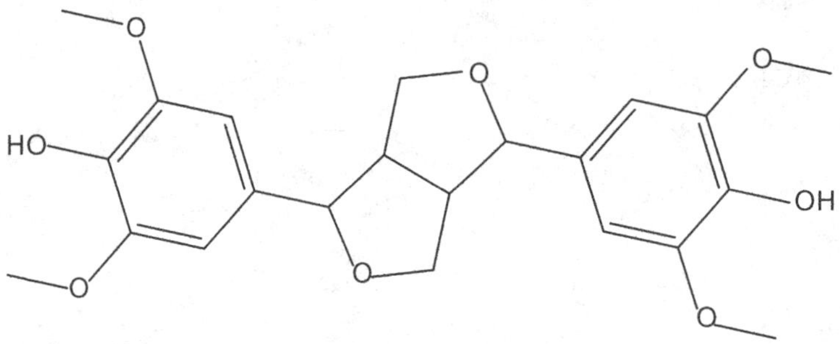

丁香脂素化学结构式

【主要化学成分的提取分离】

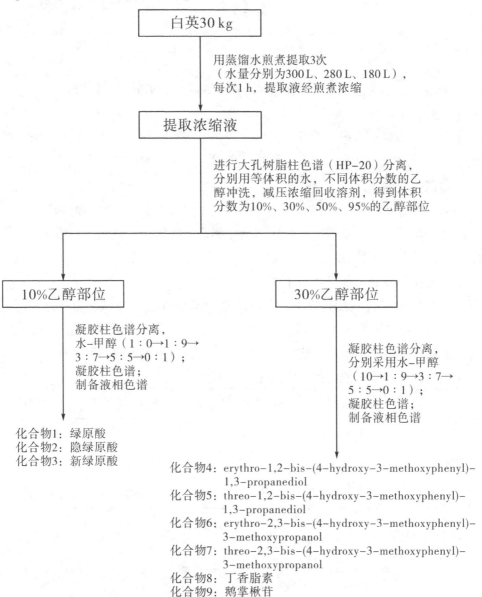

白英30 kg

用蒸馏水煎煮提取3次
（水量分别为300 L、280 L、180 L），
每次1 h，提取液经煎煮浓缩

提取浓缩液

进行大孔树脂柱色谱（HP-20）分离，
分别用等体积的水，不同体积分数的乙
醇冲洗，减压浓缩回收溶剂，得到体积
分数为10%、30%、50%、95%的乙醇部位

10%乙醇部位

凝胶柱色谱分离，
水-甲醇（1：0→1：9→
3：7→5：5→0：1）；
凝胶柱色谱；
制备液相色谱

化合物1：绿原酸
化合物2：隐绿原酸
化合物3：新绿原酸

30%乙醇部位

凝胶柱色谱分离，
分别采用水-甲醇
（10→1：9→3：7→
5：5→0：1）；
凝胶柱色谱；
制备液相色谱

化合物4：erythro-1,2-bis-(4-hydroxy-3-methoxyphenyl)-
1,3-propanediol
化合物5：threo-1,2-bis-(4-hydroxy-3-methoxyphenyl)-
1,3-propanediol
化合物6：erythro-2,3-bis-(4-hydroxy-3-methoxyphenyl)-
3-methoxypropanol
化合物7：threo-2,3-bis-(4-hydroxy-3-methoxyphenyl)-
3-methoxypropanol
化合物8：丁香脂素
化合物9：鹅掌楸苷

【参考文献】

［1］赫军，张迅杰，马秉智，等.白英水提取物的化学成分研究［J］.中国药学杂志，
2015，50（23）：2035-2038.

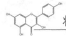

白果

【来源】本品为银杏科植物银杏 *Ginkgo biloba* L.的干燥成熟种子。

【壮药名】白果Bwzgoj。

【分布】分布于山东、江苏、广西、四川、河南、湖北等地，广西主要分布于三江、桂林、阳朔、灵川、兴安、龙胜、梧州、隆林、罗城等县市。

【功能与主治】

中医 敛肺定喘，止带缩尿。用于治疗痰多咳喘，带下白浊，遗尿尿频。

壮医 调理气道，止带缩尿。用于治疗墨病（哮喘），埃病（咳嗽），比耐来（咳痰），隆白呆（带下），肉赖（多尿症）。

【主要化学成分与药理作用】

白果主要含有黄酮及其苷类、萜内酯类、有机酸、生物碱、氨基酸、异戊烯醇、甾体、银杏多糖等化学成分。现代研究表明，白果具有广泛的药理作用，包括抗肿瘤、抗氧化、抗炎、抗菌、抗病毒、保肝、抑制血小板聚集、保护神经等。

【代表性化学成分的结构与性质】

名称	分子式	相对分子质量	熔点/℃	性状
银杏内酯A	$C_{20}H_{24}O_9$	408	>300	白色针晶
银杏内酯B	$C_{20}H_{24}O_{10}$	424	>300	白色针晶
银杏内酯C	$C_{20}H_{24}O_{11}$	440	>300	白色针晶

银杏内酯B化学结构式

【主要化学成分的提取分离】

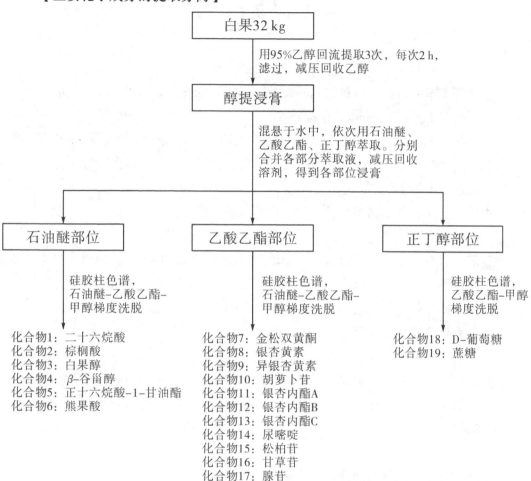

白果32 kg

用95%乙醇回流提取3次，每次2 h，滤过，减压回收乙醇

醇提浸膏

混悬于水中，依次用石油醚、乙酸乙酯、正丁醇萃取。分别合并各部分萃取液，减压回收溶剂，得到各部位浸膏

石油醚部位

硅胶柱色谱，石油醚-乙酸乙酯-甲醇梯度洗脱

化合物1：二十六烷酸
化合物2：棕榈酸
化合物3：白果醇
化合物4：β-谷甾醇
化合物5：正十六烷酸-1-甘油酯
化合物6：熊果酸

乙酸乙酯部位

硅胶柱色谱，石油醚-乙酸乙酯-甲醇梯度洗脱

化合物7：金松双黄酮
化合物8：银杏黄素
化合物9：异银杏黄素
化合物10：胡萝卜苷
化合物11：银杏内酯A
化合物12：银杏内酯B
化合物13：银杏内酯C
化合物14：尿嘧啶
化合物15：松柏苷
化合物16：甘草苷
化合物17：腺苷

正丁醇部位

硅胶柱色谱，乙酸乙酯-甲醇梯度洗脱

化合物18：D-葡萄糖
化合物19：蔗糖

【参考文献】

［1］周桂生，姚鑫，唐于平，等.白果仁化学成分研究［J］.中国药学杂志，2012，47（17）：1362-1366.

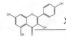

白马骨

【来源】本品为茜草科植物白马骨*Serissa serissoides*（DC.）Druce.的全草。

【瑶药名】见惊崩Jiemh ging buerng。

【分布】分布于广西、广东、四川、贵州、江西、江苏、浙江、福建等地，广西主要分布于南宁、柳州、融水、桂林、兴安、龙胜、恭城、隆林、贺州、金秀、龙州等县市。

【功能与主治】

中医 凉血解毒，利湿消肿。用于治疗急慢性肝炎，痢疾，肠炎，白带，风湿痹痛，跌打损伤。

瑶医 清热利湿，凉血解毒。用于治疗哈轮（感冒发热），满经崩（小儿高热抽搐），谷阿惊崩（小儿惊风），谷阿泵虷怒哈（小儿肺炎），望胆篮虷（急慢性肝炎），港虷（肠炎），尼椎虷（肾炎），牙闷（牙痛）及播冲（跌打损伤）。

【主要化学成分与药理作用】

白马骨含有三萜、木脂素、环烯醚萜苷、醌类、黄酮、甾醇等多种类型化合物，如乌苏酸、左旋丁香树脂酚、右旋杜仲树脂酚、左旋丁香树脂酚葡萄糖苷、去乙酰车叶草酸、鸡屎藤苷酸、牡荆素等。现代研究表明，白马骨具有抗乙肝病毒和护肝、抑制细菌生长、耐缺氧、抗肿瘤、增强机体免疫力、抑制酪氨酸酶活性等多种药理作用。

【代表性化学成分的结构与性质】

名称	分子式	相对分子质量	熔点/℃	性状
鸡屎藤苷酸	$C_{18}H_{24}O_{12}S$	464	126～127	白色粉末

鸡屎藤苷酸化学结构式

【主要化学成分的提取分离】

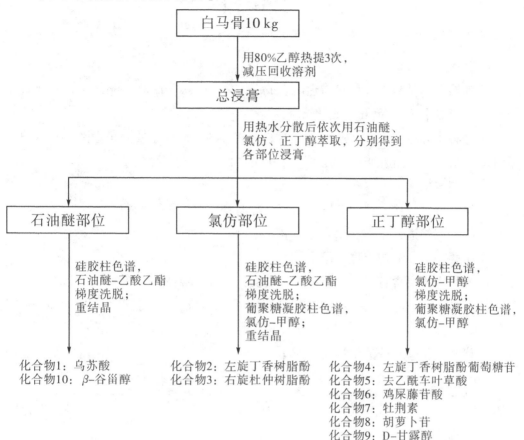

白马骨10 kg

用80%乙醇热提3次，
减压回收溶剂

总浸膏

用热水分散后依次用石油醚、
氯仿、正丁醇萃取，分别得到
各部位浸膏

| 石油醚部位 | 氯仿部位 | 正丁醇部位 |

石油醚部位：
硅胶柱色谱，
石油醚-乙酸乙酯
梯度洗脱；
重结晶

氯仿部位：
硅胶柱色谱，
石油醚-乙酸乙酯
梯度洗脱；
葡聚糖凝胶柱色谱，
氯仿-甲醇；
重结晶

正丁醇部位：
硅胶柱色谱，
氯仿-甲醇
梯度洗脱；
葡聚糖凝胶柱色谱，
氯仿-甲醇

化合物1：乌苏酸
化合物10：β-谷甾醇

化合物2：左旋丁香树脂酚
化合物3：右旋杜仲树脂酚

化合物4：左旋丁香树脂酚葡萄糖苷
化合物5：去乙酰车叶草酸
化合物6：鸡屎藤苷酸
化合物7：牡荆素
化合物8：胡萝卜苷
化合物9：D-甘露醇

【参考文献】

[1] 詹传红，曲玮，梁敬钰，等.白马骨属植物化学成分和生物活性的研究进展
[J].海峡药学，2014，26（2）：1-5.

[2] 王敏，梁敬钰，刘雪婷，等.白马骨的化学成分 [J].中国天然药物，2006，4
（3）：198-201.

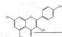

白木香

【来源】本品为瑞香科植物土沉香*Aquilaria sinensis*（Lour.）Spreng.的干燥茎。

【壮药名】陈样夺Cinzyangjdoq。

【分布】分布于广东、海南、广西、福建等地，广西主要分布于南宁、合浦、防城港、东兴、灵山、浦北、桂平、陆川、博白、北流、崇左、大新等县市。

【功能与主治】

中医 行气止痛，温中和胃。用于治疗胃寒呕吐，脘腹胀痛。

壮医 调谷道，止痛。用于治疗鹿（呕吐），食滞。

【主要化学成分与药理作用】

白木香中主要含有多糖、氨基酸、苷类、酚类、萜类、黄酮类、木脂素、苯丙素、甾体类等化学成分。现代研究表明，白木香具有抗炎、细胞毒性、保护神经、抗氧化、降血脂、镇痛、抗炎、抗过敏、防癌、抗癌、抗神经炎、抗菌等药理活性。

【代表性化学成分的结构与性质】

名称	分子式	相对分子质量	熔点/℃	性状
(−)-松脂素	$C_{20}H_{22}O_6$	358	—	无色针状结晶
刺五加酮	$C_{22}H_{26}O_9$	434	—	无色结晶

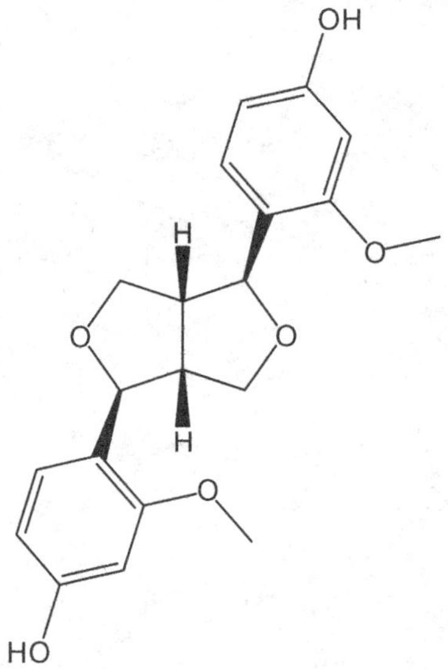

(−)-松脂素化学结构式

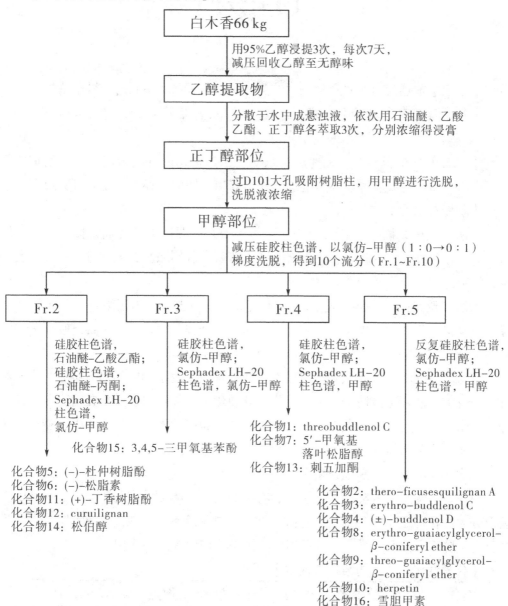

【主要化学成分的提取分离】

白木香66 kg

用95%乙醇浸提3次，每次7天，
减压回收乙醇至无醇味

乙醇提取物

分散于水中成悬浊液，依次用石油醚、乙酸
乙酯、正丁醇各萃取3次，分别浓缩得浸膏

正丁醇部位

过D101大孔吸附树脂柱，用甲醇进行洗脱，
洗脱液浓缩

甲醇部位

减压硅胶柱色谱，以氯仿-甲醇（1：0→0：1）
梯度洗脱，得到10个流分（Fr.1~Fr.10）

Fr.2

硅胶柱色谱，
石油醚-乙酸乙酯；
硅胶柱色谱，
石油醚-丙酮；
Sephadex LH-20
柱色谱，
氯仿-甲醇

化合物5：(-)-杜仲树脂酚
化合物6：(-)-松脂素
化合物11：(+)-丁香树脂酚
化合物12：curuilignan
化合物14：松柏醇

Fr.3

硅胶柱色谱，
氯仿-甲醇；
Sephadex LH-20
柱色谱，氯仿-甲醇

化合物15：3,4,5-三甲氧基苯酚

Fr.4

硅胶柱色谱，
氯仿-甲醇；
Sephadex LH-20
柱色谱，甲醇

化合物1：threobuddlenol C
化合物7：5′-甲氧基
落叶松脂醇
化合物13：刺五加酮

Fr.5

反复硅胶柱色谱，
氯仿-甲醇；
Sephadex LH-20
柱色谱，甲醇

化合物2：thero-ficusesquilignan A
化合物3：erythro-buddlenol C
化合物4：(±)-buddlenol D
化合物8：erythro-guaiacylglycerol-
β-coniferyl ether
化合物9：threo-guaiacylglycerol-
β-coniferyl ether
化合物10：herpetin
化合物16：雪胆甲素

【参考文献】

［1］李薇，梅文，王昊，等.白木香树干的化学成分研究［J］.中国中药杂志，2013，
38（17）：2826-2831.

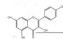

白花丹

【来源】本品为白花丹科植物白花丹*Plumbago zeylanica* L.的干燥全草。

【壮、瑶药名】壮药名：棵端豪Godonhhau。瑶药名：猛老虎Mongv ndomh maauh。

【分布】分布于台湾、福建、广东、广西、贵州南部、云南、四川和重庆等地，广西分布于恭城、岑溪、贵港、桂平、陆川、博白、那坡、凌云等县市。

【功能与主治】

中医 祛风，散瘀，解毒，杀虫。用于治疗风湿性关节疼痛，慢性肝炎，肝区疼痛，血瘀经闭，跌打损伤，肿毒恶疮，疥癣，肛周脓肿，急性淋巴腺炎，乳腺炎，蜂窝组织炎，瘰疬未溃。

壮医 调龙路、火路，通谷道，祛风毒，散瘀止痛。用于治疗发旺（风湿骨痛），林得叮相（跌打损伤），胴尹（腹痛），肝脾肿大，额哈（毒蛇咬伤），痂（癣），乳癣。

瑶医 散瘀消肿，祛风除湿，消炎止痛，杀虫。用于崩闭闷（风湿痛、类风湿性关节炎），篮虷（慢性肝炎），篮严（肝硬化），谷阿强拱（小儿疳积），辣给昧对（闭经），疟椎闷（乳腺炎），眸名肿毒（痈疮肿毒），补癣（牛皮癣），囊暗（毒蛇咬伤），播冲（跌打扭伤）。

【主要化学成分与药理作用】

白花丹中含有萘醌类、香豆素类、有机酸类、甾醇类等多种化学成分，其中主要成分为白花丹醌、白花丹酮、异白花丹酮、白花丹酸等。现代研究表明，白花丹醌具有抗肿瘤、抗肝纤维化、抗肝损伤、抗炎、抑菌等药理作用。

【代表性化学成分的结构与性质】

名称	分子式	相对分子质量	熔点/℃	性状
白花丹醌	$C_{11}H_8O_3$	188	76～77	橘黄色针晶

白花丹醌化学结构式

【主要化学成分的提取分离】

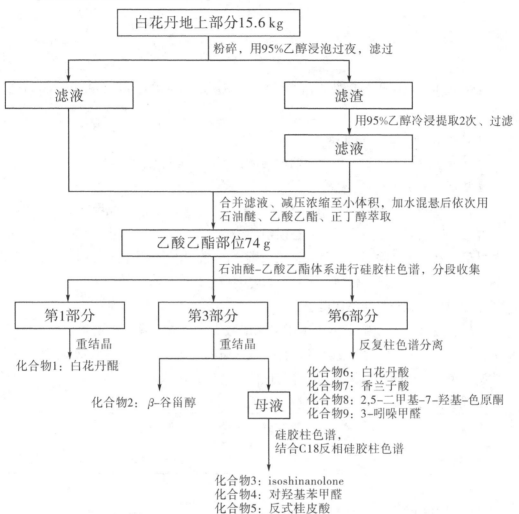

【参考文献】

［1］谭明雄，王恒山，陈振锋，等.白花丹化学成分和药理活性研究进展［J］.中草药，2007，38（2）：289-293.

［2］张倩睿，吴方建.白花丹醌的药理学研究进展［J］.中国医院药学杂志，2016，36（1）：70-74.

［3］张倩睿，梅之南，杨光忠，等.白花丹化学成分的研究［J］.中药材，2007，30（5）：558-560.

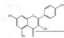
白饭树

【来源】本品为大戟科植物白饭树*Flueggea virosa*（Roxb.ex Willd.）Voigt的干燥全株。

【壮药名】棵拉拔Gorabya。

【分布】分布于华东、华南及西南地区，广西各地均有分布。

【功能与主治】

中医 祛风湿，清湿热，化瘀止痛，杀虫止痒。用于治疗风湿痹痛，湿热带下，湿疹，脓疱疮，疮疖溃烂，跌打损伤。

壮医 祛风毒，除湿毒，杀虫，拔脓毒，敛疮。用于治疗发旺（痹病），能啥能累（湿疹），呗脓显（脓疱疮），呗脓（痈疽），隆白呆（带下），小儿水痘。

【主要化学成分与药理作用】

白饭树主要含有生物碱类、木脂素和酚酸类化合物，具有抗疟疾、抗肿瘤、抗菌、抗乙酰胆碱酯酶等多种药理活性。现代研究表明，白饭树提取物具有抗炎镇痛、调节免疫、护肝、抗肝纤维化等药理作用。

【代表性化学成分的结构与性质】

名称	分子式	相对分子质量	熔点/℃	性状
一叶萩碱	$C_{13}H_{15}NO_2$	217	140～142	黄色结晶粉末

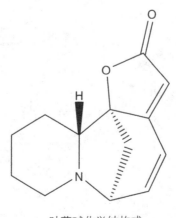

一叶萩碱化学结构式

【主要化学成分的提取分离】

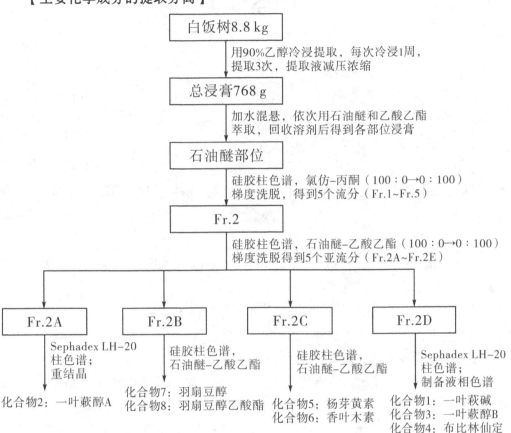

白饭树8.8 kg

用90%乙醇冷浸提取，每次冷浸1周，提取3次，提取液减压浓缩

总浸膏768 g

加水混悬，依次用石油醚和乙酸乙酯萃取，回收溶剂后得到各部位浸膏

石油醚部位

硅胶柱色谱，氯仿-丙酮（100∶0→0∶100）梯度洗脱，得到5个流分（Fr.1~Fr.5）

Fr.2

硅胶柱色谱，石油醚-乙酸乙酯（100∶0→0∶100）梯度洗脱得到5个亚流分（Fr.2A~Fr.2E）

Fr.2A — Sephadex LH-20柱色谱；重结晶 — 化合物2：一叶萩醇A

Fr.2B — 硅胶柱色谱，石油醚-乙酸乙酯 — 化合物7：羽扇豆醇 化合物8：羽扇豆醇乙酸酯

Fr.2C — 硅胶柱色谱，石油醚-乙酸乙酯 — 化合物5：杨芽黄素 化合物6：香叶木素

Fr.2D — Sephadex LH-20柱色谱；制备液相色谱 — 化合物1：一叶萩碱 化合物3：一叶萩醇B 化合物4：布比林仙定

【参考文献】

［1］张东博，宋忠兴，唐志书.白饭树叶生物碱类成分及其抗乙酰胆碱酯酶活性研究［J］.中药材，2018，41（1）：99-102.

［2］梁业飞，周有旺.白饭树提取物抗炎镇痛作用研究［J］.内科，2015，10（6）：845-847.

［3］付翔，邓俊刚，邓立东.白饭树水提物对小鼠佐剂性关节炎的作用［J］.中成药，2011，33（9）：1586-1587.

［4］唐哲，韦少宣，廖厚知.白饭树水提取物对肝纤维化大鼠血清学的影响［J］.中国医院用药评价与分析，2011，11（7）：621-623.

［5］刘艳萍，陈阿红，乔丽菲，等.白饭树枝叶的化学成分研究［J］.广东化工，2015，42（5）：12-13.

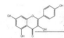

白茅根

【来源】本品为禾本科植物大白茅*Imperata cylindrica var.major*（Nees）C.E.Hubb.的干燥根茎。

【壮药名】壤哈Raghaz。

【分布】分布于台湾、广东、广西、海南等地，广西主要分布于南宁、柳州、融水、桂林、灌阳、龙胜、梧州、钦州、容县、那坡、隆林、昭平、南丹、金秀、宁明等县市。

【功能与主治】

中医 凉血止血，清热利尿。用于治疗血热吐血，衄血，尿血，热病烦渴，湿热黄疸，水肿尿少，热淋涩痛。

壮医 清热毒，通水道，止血。用于治疗幽嘞（尿血），陆裂（咳血），痧病，能蚌（黄疸），笨浮（水肿），肉扭（淋证）。

【主要化学成分与药理作用】

白茅根主要有白头翁素、有机酸类、三萜类、甾醇类、糖类等活性成分。现代研究表明，白茅根具有止血、利尿、镇痛、抗菌、抗炎、抗氧化、降血压、保肝、调节机体免疫功能等药理作用，临床上在治疗肝炎、急性肾炎、肿瘤和血尿等方面具有可行性。

【代表性化学成分的结构与性质】

名称	分子式	相对分子质量	熔点/℃	性状
白茅素	$C_{31}H_{52}O$	440	269～270	白色片状结晶
芦竹素	$C_{31}H_{52}O$	440	242～243	白色针状结晶

白茅素化学结构式

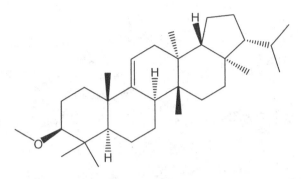

芦竹素化学结构式

【主要化学成分的提取分离】

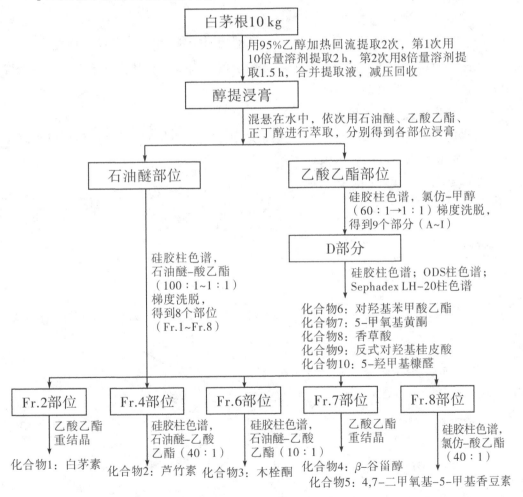

白茅根10 kg

用95%乙醇加热回流提取2次，第1次用10倍量溶剂提取2 h，第2次用8倍量溶剂提取1.5 h，合并提取液，减压回收

醇提浸膏

混悬在水中，依次用石油醚、乙酸乙酯、正丁醇进行萃取，分别得到各部位浸膏

石油醚部位

乙酸乙酯部位

硅胶柱色谱，氯仿-甲醇（60∶1→1∶1）梯度洗脱，得到9个部分（A~I）

D部分

硅胶柱色谱；ODS柱色谱；Sephadex LH-20柱色谱

化合物6：对羟基苯甲酸乙酯
化合物7：5-甲氧基黄酮
化合物8：香草酸
化合物9：反式对羟基桂皮酸
化合物10：5-羟甲基糠醛

硅胶柱色谱，石油醚-酸乙酯（100∶1~1∶1）梯度洗脱，得到8个部位（Fr.1~Fr.8）

Fr.2部位

乙酸乙酯重结晶

化合物1：白茅素

Fr.4部位

硅胶柱色谱，石油醚-乙酸乙酯（40∶1）

化合物2：芦竹素

Fr.6部位

硅胶柱色谱，石油醚-乙酸乙酯（10∶1）

化合物3：木栓酮

Fr.7部位

乙酸乙酯重结晶

化合物4：β-谷甾醇

Fr.8部位

硅胶柱色谱，氯仿-酸乙酯（40∶1）

化合物5：4,7-二甲氧基-5-甲基香豆素

【参考文献】

[1] 付丽娜，陈兰英，刘荣华，等.白茅根的化学成分及其抗补体活性［J］.中药材，2010，33（12）：1871-1874.

白草果

【来源】本品为姜科植物拟草果*Amomum paratsaoko* S.Q.Tong et Y.M.Xia的干燥成熟果实。

【壮药名】芒侯豪Makhaeuqhau。

【分布】分布于广西、云南等地，广西主产地为那坡县壮族集居地，靖西、隆林等地也有分布。

【功能与主治】

中医 燥湿，温中，止痛。用于治疗寒湿内阻，脘腹胀痛，呕吐泄泻。

壮医 通调谷道，除湿毒，解瘴毒。用于治疗腹胀，胴尹（腹痛），东郎（食滞），鹿（呕吐），瘴病（疟疾）。

【主要化学成分与药理作用】

白草果主要含有酯类、黄酮类、甾醇类、有机酸类等化学成分。现代研究表明白草果提取物具有较好的抗炎镇痛作用。

【代表性化学成分的结构与性质】

名称	分子式	相对分子质量	熔点/℃	性状
商陆素	$C_{17}H_{14}O_7$	330	—	黄色针晶

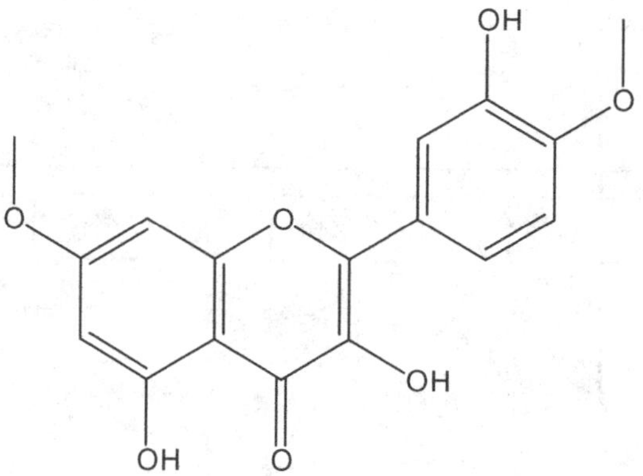

商陆素化学结构式

【主要化学成分的提取分离】

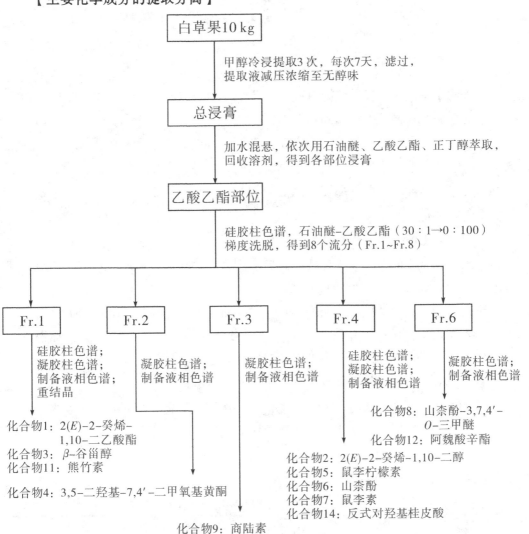

白草果10kg

甲醇冷浸提取3次，每次7天，滤过，
提取液减压浓缩至无醇味

总浸膏

加水混悬，依次用石油醚、乙酸乙酯、正丁醇萃取，
回收溶剂，得到各部位浸膏

乙酸乙酯部位

硅胶柱色谱，石油醚-乙酸乙酯（30：1→0：100）
梯度洗脱，得到8个流分（Fr.1~Fr.8）

Fr.1   Fr.2   Fr.3   Fr.4   Fr.6

Fr.1：硅胶柱色谱；凝胶柱色谱；制备液相色谱；重结晶

Fr.2：凝胶柱色谱；制备液相色谱

Fr.3：凝胶柱色谱；制备液相色谱

Fr.4：硅胶柱色谱；凝胶柱色谱；制备液相色谱

Fr.6：凝胶柱色谱；制备液相色谱

化合物8：山奈酚-3,7,4′-O-三甲醚
化合物12：阿魏酸辛酯

化合物1：2(E)-2-癸烯-1,10-二乙酸酯
化合物3：β-谷甾醇
化合物11：熊竹素
化合物4：3,5-二羟基-7,4′-二甲氧基黄酮

化合物2：2(E)-2-癸烯-1,10-二醇
化合物5：鼠李柠檬素
化合物6：山奈酚
化合物7：鼠李素
化合物14：反式对羟基桂皮酸

化合物9：商陆素
化合物10：槲皮素
化合物13：E-癸基-3-(4-羟基-3-甲氧苯基)-丙烯酸酯

【参考文献】

［1］柴玲，林霄，梁柏照，等.拟草果化学成分研究［J］.中草药，2018，49（14）：3217-3221.

［2］柴玲，林霄，李燕婧，等.拟草果甲醇提取物抗炎镇痛作用研究［J］.中医药导报，2018，24（10）：88-89，95.

［3］柴玲，林霄，李燕婧，等.拟草果乙酸乙酯部位抗炎作用及机制研究［J］.现代中药研究与实践，2017，31（3）：32-35.

白背叶

【来源】本品为大戟科植物白背叶*Mallotus apelta*（Lour.）Muell. Arg.的干燥叶。

【壮药名】棵懂豪Godungzhau。

【分布】分布于云南、广西、湖南、江西、福建、广东和海南等地，广西主要分布于南宁、融水、桂林、灵川、全州、兴安、龙胜、平乐、梧州、苍梧、合浦、上思、贵港、容县、博白、那坡、凌云、贺州、昭平、钟山、南丹、巴马、都安、象州、金秀、龙州等县市。

【功能与主治】

中医 清热解毒，利湿，止痛，止血。用于治疗淋浊，胃痛，口疮，痔疮，溃疡，跌打损伤，蛇咬伤，外伤出血。

壮医 通龙路，利水道，清热毒，祛湿毒，止血止痛。用于治疗鹿勒（吐血），阿意勒（便血），中耳炎，鹅口疮，仲嘿唭尹（痔疮），湿疣，林得叮相（跌打损伤），外伤出血，皮肤溃疡，额哈（毒蛇咬伤）。

【主要化学成分与药理作用】

白背叶含有苯并吡喃类、生物碱类、香豆素类、萜类及黄酮类等化合物。其主要成分有葫芦巴苷Ⅱ、异夏佛托苷、夏佛托苷、大波斯菊苷、洋芹苷、洋芹素、东莨菪内酯、异东莨菪内酯等。现代研究表明，白背叶具有保肝利胆、抗菌驱虫、抗肿瘤活性、止血等药理作用。

【代表性化学成分的结构与性质】

名称	分子式	相对分子质量	熔点/℃	性状
洋芹素	$C_{15}H_{10}O_5$	270.24	343～345	淡黄色粉末

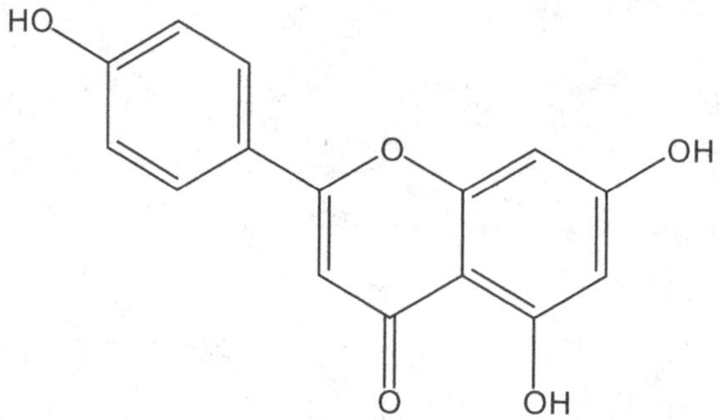

洋芹素化学结构式

【主要化学成分的提取分离】

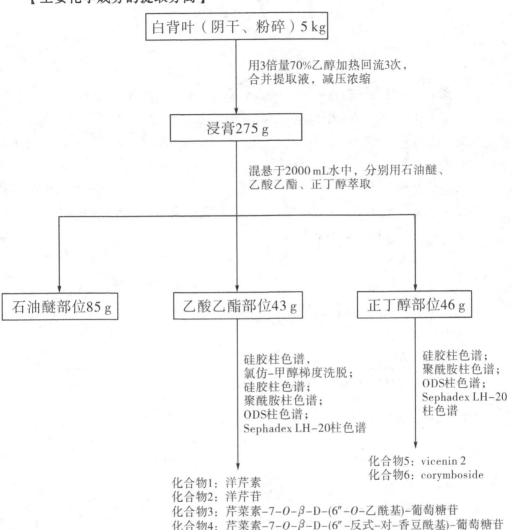

白背叶（阴干、粉碎）5 kg

用3倍量70%乙醇加热回流3次，合并提取液，减压浓缩

浸膏275 g

混悬于2000 mL水中，分别用石油醚、乙酸乙酯、正丁醇萃取

石油醚部位85 g　　乙酸乙酯部位43 g　　正丁醇部位46 g

乙酸乙酯部位：硅胶柱色谱，氯仿-甲醇梯度洗脱；硅胶柱色谱；聚酰胺柱色谱；ODS柱色谱；Sephadex LH-20柱色谱

正丁醇部位：硅胶柱色谱；聚酰胺柱色谱；ODS柱色谱；Sephadex LH-20柱色谱

化合物5：vicenin 2
化合物6：corymboside

化合物1：洋芹素
化合物2：洋芹苷
化合物3：芹菜素-7-O-β-D-(6″-O-乙酰基)-葡萄糖苷
化合物4：芹菜素-7-O-β-D-(6″-反式-对-香豆酰基)-葡萄糖苷

【参考文献】

［1］李治军，胡埼.白背叶的化学成分与药理作用研究进展［J］.中成药，2013，35（3）：599-603.

［2］韦松，曲磊，郑作文.白背叶黄酮类化学成分研究［J］.中成药，2012，34（4）：691-693.

白背三七

【来源】本品为菊科植物白子菜*Gynura divaricata*（L.）DC.的全草。

【分布】在华南、西南偏于潮湿地区分布较为广泛，广西主要分布于南宁、上林、北海、防城港、东兴、灵山、贵港、陆川、博白、靖西、凌云、田林、隆林、富川、天峨、凤山、环江、都安、扶绥、大新等县市。

【功能与主治】

中医 清热，舒筋，止血，祛瘀。用于治疗风湿痛，骨折，痈肿疮疖。

【主要化学成分与药理作用】

白背三七中含有多糖、黄酮、挥发油、生物碱、甾体等多种化学成分，如山奈酚、紫云英苷、烟花苷、山奈酚-3,7-*O*-双-β-D-吡喃葡萄糖苷、山奈酚-5-*O*-(6″-*O*-乙酰基)-β-D-吡喃葡萄糖苷等。现代研究表明，白背三七具有抗高脂血症、抗氧化及降血糖作用。

【代表性化学成分的结构与性质】

名称	分子式	相对分子质量	熔点/℃	性状
烟花苷	$C_{27}H_{30}O_{15}$	594	200	浅黄色针状结晶
紫云英苷	$C_{21}H_{20}O_{11}$	448	223～229	黄色针状结晶

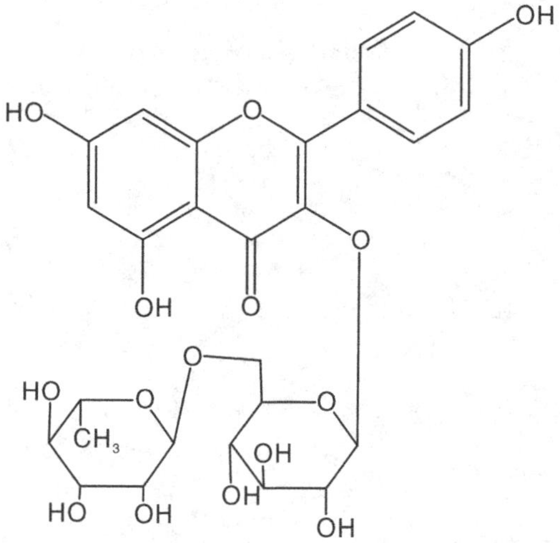

烟花苷化学结构式

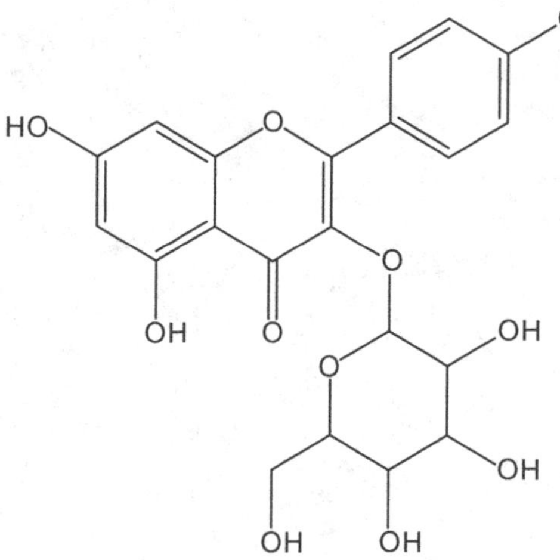

紫云英苷化学结构式

【主要化学成分的提取分离】

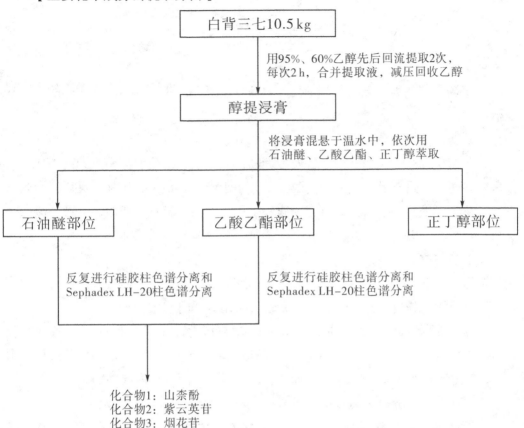

白背三七10.5 kg

用95%、60%乙醇先后回流提取2次，
每次2 h，合并提取液，减压回收乙醇

醇提浸膏

将浸膏混悬于温水中，依次用
石油醚、乙酸乙酯、正丁醇萃取

石油醚部位　　乙酸乙酯部位　　正丁醇部位

反复进行硅胶柱色谱分离和　　　反复进行硅胶柱色谱分离和
Sephadex LH-20柱色谱分离　　　Sephadex LH-20柱色谱分离

化合物1：山柰酚
化合物2：紫云英苷
化合物3：烟花苷
化合物4：山柰酚-3,7-O-双-β-D-吡喃葡萄糖苷
化合物5：山柰酚-5-O-(6″-O-乙酰基)-β-D-吡喃葡萄糖苷
化合物6：4-羟基-5-羟甲基-γ-丁内酯
化合物7：β-谷甾醇葡萄糖苷-6′-O-十七烷酸

【参考文献】

［1］班书贤.白子菜多糖制备工艺、质量控制及降血糖活性研究［D］.太原：山西中
　　　医学院，2016.

［2］陈磊，宋增艳，王津江，等.白背三七地上部分的化学成分研究［J］.中草药，
　　　2010，41（3）：373-375.

白背叶根

【来源】本品为大戟科植物白背叶*Mallotus apelta*（Lour.）Muell.Arg.的干燥根及根茎。

【壮药名】棵懂豪Godungzhau。

【分布】分布于陕西、江苏、安徽、浙江、江西、福建、河南、湖南、广西、广东、海南、贵州、云南等地，广西主要分布于南宁、融水、桂林、灵川、全州、兴安、龙胜、平乐、梧州、苍梧、合浦、上思、贵港、容县、博白、那坡、凌云、贺州、昭平、钟山、南丹、巴马、都安、象州、金秀、龙州等县市。

【功能与主治】

中医　清热利湿，固脱，消瘀。用于治疗肝炎，脾肿大，白带，淋浊，子宫下垂，产后风瘫，肠炎，脱肛，疝气，赤眼，喉蛾，耳内流脓。

壮医　通调龙路，清热毒，除湿毒，补虚止泻。用于治疗火眼（急性结膜炎），航靠谋（疖腮），新生儿雪口（鹅口疮），惹脓（中耳炎），隆白呆（带下），肭寸（子宫脱垂），尊寸（脱肛），屙泄（腹泻），病嘿细勒（疝气）。

【主要化学成分与药理作用】

白背叶根主要含有酯类、醇类、有机酸类、黄酮类等化学成分，如β-香树脂醇乙酸酯、高根二醇、α-香树脂醇乙酸酯、油桐酸、槲皮素、勾儿茶素等。现代研究表明，白背叶根具有保肝、抗病毒、抗肿瘤、抗氧化、抗炎等药理作用。

【代表性化学成分的结构与性质】

名称	分子式	相对分子质量	熔点/℃	性状
油桐酸	$C_{16}H_{32}O_5$	304	100～101	无色针晶

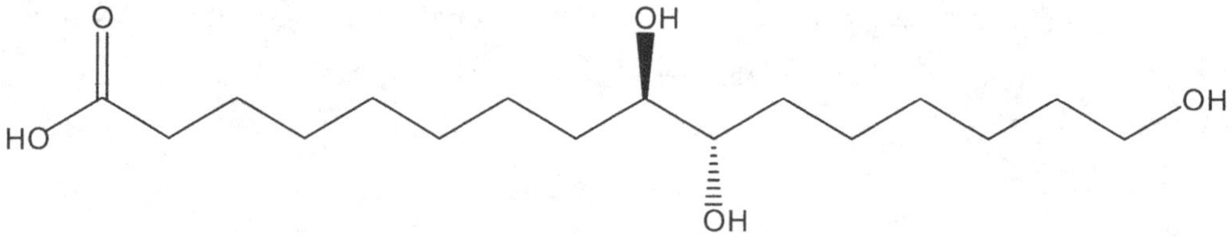

油桐酸化学结构式

【主要化学成分的提取分离】

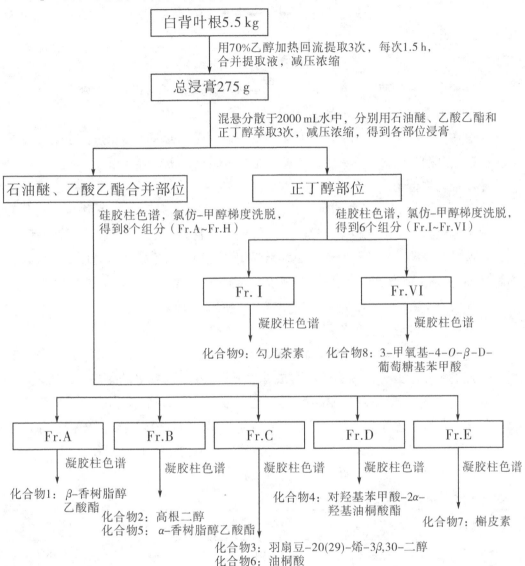

白背叶根5.5 kg

用70%乙醇加热回流提取3次，每次1.5 h，合并提取液，减压浓缩

总浸膏275 g

混悬分散于2000 mL水中，分别用石油醚、乙酸乙酯和正丁醇萃取3次，减压浓缩，得到各部位浸膏

石油醚、乙酸乙酯合并部位
硅胶柱色谱，氯仿-甲醇梯度洗脱，得到8个组分（Fr.A~Fr.H）

正丁醇部位
硅胶柱色谱，氯仿-甲醇梯度洗脱，得到6个组分（Fr.I~Fr.VI）

Fr. I
凝胶柱色谱
化合物9：勾儿茶素

Fr.VI
凝胶柱色谱
化合物8：3-甲氧基-4-O-β-D-葡萄糖基苯甲酸

Fr.A
凝胶柱色谱
化合物1：β-香树脂醇乙酸酯

Fr.B
凝胶柱色谱
化合物2：高根二醇
化合物5：α-香树脂醇乙酸酯

Fr.C
凝胶柱色谱
化合物3：羽扇豆-20(29)-烯-3β,30-二醇
化合物6：油桐酸

Fr.D
凝胶柱色谱
化合物4：对羟基苯甲酸-2α-羟基油桐酸酯

Fr.E
凝胶柱色谱
化合物7：槲皮素

【参考文献】

［1］张秋奎，王志萍，刘雪梅，等.白背叶根的研究概况［J］.中国民族民间医药，2017，26（22）：57-60.

［2］冯子明，李福双，徐建富，等.白背叶根化学成分研究［J］.中草药，2012，43（8）：1489-1491.

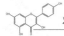

白花蛇舌草

【来源】本品为茜草科植物白花蛇舌草*Hedyotis diffusa* Willd.的干燥全草。

【壮药名】雅凛偶Nyarinngoux。

【分布】分布于广东、香港、广西、海南、安徽、云南等地，广西主要分布于南宁、横县、柳州、融水、兴安、苍梧、上思、贵港、玉林等县市。

【功能与主治】

中医 清热解毒，利尿消肿。用于治疗肠痈，疮疖肿毒，咽喉肿痛，蛇毒咬伤，湿热黄疸，肾炎，肝硬化，早期淋巴结核，口腔炎，汗斑，小便不利，癌症。

壮医 通龙路，解热毒，除湿毒，散结消肿。用于治疗癌肿，能蚌（黄疸），肉扭（淋证），阿意咪（痢疾），呗奴（瘰疬），唪疳（疳积），货烟妈（咽痛），隆白呆（带下），额哈（毒蛇咬伤），呗脓（痈疮）。

【主要化学成分与药理作用】

白花蛇舌草含有蒽醌类、环烯醚萜苷类、黄酮类、三萜类、甾醇类、香豆素类、烷烃类等化学成分，其中蒽醌类成分主要有2-羟基-3-甲基蒽醌、2-羟基-1-甲氧基-3-甲基蒽醌等，环烯醚萜类成分主要有鸡屎藤次苷衍生物、京尼平苷衍生物、车叶草苷衍生物等，黄酮类成分主要有槲皮素、山奈酚以及二者的糖苷等。现代研究表明，白花蛇舌草最主要的活性是抗癌、抗氧化和抗炎等作用，在临床上常用于治疗多种癌症，尤其对食道癌、乳腺疾病作用明显。

【代表性化学成分的结构与性质】

名称	分子式	相对分子质量	熔点/℃	性状
车叶草苷	$C_{18}H_{22}O_{11}$	414	—	白色粉末

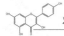

车叶草苷化学结构式

【主要化学成分的提取分离】

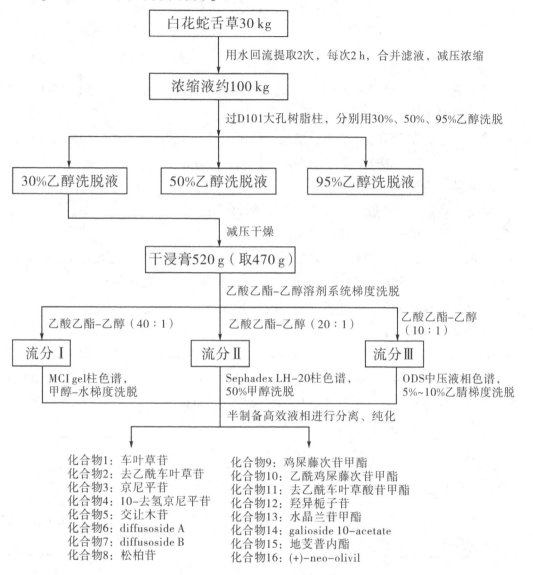

白花蛇舌草30 kg

用水回流提取2次，每次2 h，合并滤液，减压浓缩

浓缩液约100 kg

过D101大孔树脂柱，分别用30%、50%、95%乙醇洗脱

30%乙醇洗脱液　　50%乙醇洗脱液　　95%乙醇洗脱液

减压干燥

干浸膏520 g（取470 g）

乙酸乙酯-乙醇溶剂系统梯度洗脱

乙酸乙酯-乙醇（40∶1）　　乙酸乙酯-乙醇（20∶1）　　乙酸乙酯-乙醇（10∶1）

流分Ⅰ　　流分Ⅱ　　流分Ⅲ

MCI gel柱色谱，甲醇-水梯度洗脱　　Sephadex LH-20柱色谱，50%甲醇洗脱　　ODS中压液相色谱，5%~10%乙腈梯度洗脱

半制备高效液相进行分离、纯化

化合物1：车叶草苷　　　　　化合物9：鸡屎藤次苷甲酯
化合物2：去乙酰车叶草苷　　化合物10：乙酰鸡屎藤次苷甲酯
化合物3：京尼平苷　　　　　化合物11：去乙酰车叶草酸苷甲酯
化合物4：10-去氢京尼平苷　 化合物12：羟异栀子苷
化合物5：交让木苷　　　　　化合物13：水晶兰苷甲酯
化合物6：diffusoside A　　　 化合物14：galioside 10-acetate
化合物7：diffusoside B　　　 化合物15：地芰普内酯
化合物8：松柏苷　　　　　　化合物16：(+)-neo-olivil

【参考文献】

[1]于亮，王芳，郭琪，等.白花蛇舌草的化学成分及其药理活性研究进展［J］.沈阳药科大学学报，2017，34（12）：1104-1114.

[2]纪宝玉，范崇庆，裴莉昕，等.白花蛇舌草的化学成分及药理作用研究进展［J］.中国实验方剂学杂志，2014，20（19）：235-240.

[3]马河，李方丽，王芳，等.白花蛇舌草化学成分研究［J］.中药材，2016，39（1）：98-102.

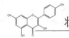

白背算盘子

【来源】本品为大戟科植物白背算盘子*Glochidion wrightii* Benth.的干燥茎枝。

【壮药名】毕摸豪Bijmoedhau。

【分布】分布于福建、广东、海南、广西、贵州和云南等地，广西主要分布于上林、横州、百色、田东、平果、东兰、都安、龙州等县市。

【功能与主治】

中医 清热解毒，收敛，止痛。用于治疗泄泻，痢疾，咳嗽，哮喘，带下，脱肛，子宫下垂，风湿骨痛，跌打损伤。

壮医 调火路，除湿毒，清热毒，祛风毒，止痒。用于治疗阿意咪（痢疾），隆白呆（带下），能啥能累（湿疹），笃麻（麻疹），麦蛮（风疹），尊寸（脱肛），奔寸（子宫脱垂），林得叮相（跌打损伤）。

【主要化学成分】

白背算盘子含有三萜类、黄酮类、木脂素类和甾体类等化合物，如3β-羟基-12-烯-28-齐墩果酸、3β-羟基-12-烯-28-乌苏酸、地普黄内酯、$2\alpha,3\beta$-二羟基齐墩果-12-烯-28-酸、丁香脂素、5,7,4'-三羟基二氢黄酮等。

【代表性化学成分的结构与性质】

名称	分子式	相对分子质量	熔点/℃	性状
地普黄内酯	$C_{11}H_{16}O_3$	196	—	白色粉末
5,7,4'-三羟基二氢黄酮	$C_{15}H_{12}O_5$	272	—	无色针状晶体

地普黄内酯化学结构式

5,7,4'-三羟基二氢黄酮化学结构式

【主要化学成分的提取分离】

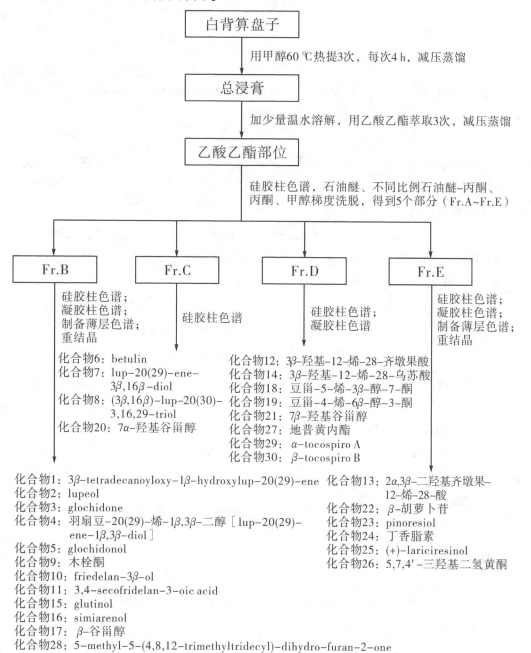

白背算盘子

用甲醇60℃热提3次，每次4h，减压蒸馏

总浸膏

加少量温水溶解，用乙酸乙酯萃取3次，减压蒸馏

乙酸乙酯部位

硅胶柱色谱，石油醚、不同比例石油醚–丙酮、
丙酮、甲醇梯度洗脱，得到5个部分（Fr.A～Fr.E）

Fr.B

硅胶柱色谱；
凝胶柱色谱；
制备薄层色谱；
重结晶

化合物6：betulin
化合物7：lup–20(29)–ene–
　　　　　3β,16β–diol
化合物8：(3β,16β)–lup–20(30)–
　　　　　3,16,29–triol
化合物20：7α–羟基谷甾醇

Fr.C

硅胶柱色谱

Fr.D

硅胶柱色谱；
凝胶柱色谱

化合物12：3β–羟基–12–烯–28–齐墩果酸
化合物14：3β–羟基–12–烯–28–乌苏酸
化合物18：豆甾–5–烯–3β–醇–7–酮
化合物19：豆甾–4–烯–6β–醇–3–酮
化合物21：7β–羟基谷甾醇
化合物27：地普黄内酯
化合物29：α–tocospiro A
化合物30：β–tocospiro B

Fr.E

硅胶柱色谱；
凝胶柱色谱；
制备薄层色谱；
重结晶

化合物1：3β–tetradecanoyloxy–1β–hydroxylup–20(29)–ene
化合物2：lupeol
化合物3：glochidone
化合物4：羽扇豆–20(29)–烯–1β,3β–二醇 ［lup–20(29)–
　　　　　ene–1β,3β–diol］
化合物5：glochidonol
化合物9：木栓酮
化合物10：friedelan–3β–ol
化合物11：3,4–secofridelan–3–oic acid
化合物15：glutinol
化合物16：simiarenol
化合物17：β–谷甾醇
化合物28：5–methyl–5–(4,8,12–trimethyltridecyl)–dihydro–furan–2–one

化合物13：2α,3β–二羟基齐墩果–
　　　　　12–烯–28–酸
化合物22：β–胡萝卜苷
化合物23：pinoresiol
化合物24：丁香脂素
化合物25：(+)–lariciresinol
化合物26：5,7,4′–三羟基二氢黄酮

【参考文献】

［1］张学建.白背算盘子和黄芪埃里砖格孢化学成分研究［D］.兰州：兰州大学，2012.

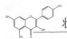

瓜蒌

【来源】本品为葫芦科植物栝楼 *Trichosanthes kirilowii* Maxim.或中华栝楼 *Trichosanthes rosthornii* Harms的干燥成熟果实。

【壮药名】冷蛮仿Lwgmanfangz。

【分布】分布于华北、华东、中南地区以及辽宁、陕西、甘肃、四川、贵州等地，广西各地均有分布。

【功能与主治】

中医 祛风除湿，活血通经，解毒消肿。用于治疗风热感冒头痛，咳嗽，风湿痹痛，腰腿酸痛，湿热黄疸，水肿，淋浊，带下，闭经，产后风痛，跌打损伤，胃脘痛，咽喉肿痛，牙龈肿痛。

壮医 清热毒，除湿毒，调谷道，通水道。用于治疗林得叮相（跌打损伤），发旺（痹病），能蚌（黄疸），肉扭（淋证），笨浮（水肿），阿意咪（痢疾），隆白呆（带下），胴尹（腹痛），货烟妈（咽炎），呗脓（痈疮），呗（无名肿毒），呗奴（瘰疬）。

【主要化学成分与药理作用】

瓜蒌主要含有油脂类、多糖类、甾醇类、黄酮及其苷类、三萜类及其苷类物质。现代研究表明，瓜蒌具有祛痰止咳、抑制癌细胞、增强心血管系统、抗菌、抗氧化、降血糖的药理作用，还有其他抗肺纤维化、抑制炎症、抗HIV活性的作用及功能等。

【代表性化学成分的结构与性质】

名称	分子式	相对分子质量	熔点/℃	性状
bluemenol A	$C_{13}H_{20}O_3$	224	—	无色油状物
cucumegastigmanes I	$C_{13}H_{20}O_4$	240	—	黄色油状物

bluemenol A化学结构式　　　　cucumegastigmanes I化学结构式

【主要化学成分的提取分离】

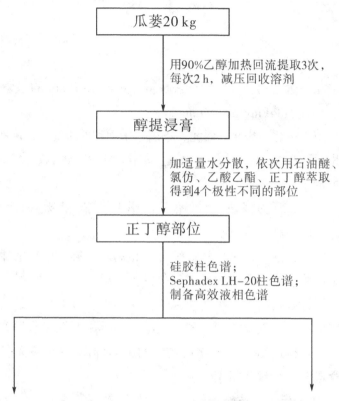

瓜蒌20 kg

↓ 用90%乙醇加热回流提取3次，每次2 h，减压回收溶剂

醇提浸膏

↓ 加适量水分散，依次用石油醚、氯仿、乙酸乙酯、正丁醇萃取得到4个极性不同的部位

正丁醇部位

↓ 硅胶柱色谱；Sephadex LH-20柱色谱；制备高效液相色谱

化合物1：甲基-β-D-吡喃果糖苷
化合物2：乙基-β-D-吡喃果糖苷
化合物3：正丁基-β-D-吡喃果糖苷
化合物4：乙基-β-D-呋喃葡萄糖苷
化合物5：正丁基-α-D-呋喃果糖苷

化合物6：正丁基-β-D-呋喃果糖苷
化合物7：bluemenol A
化合物8：cucumegastigmanes I
化合物9：5-羟甲基糠醛
化合物10：5,5'-双氧甲基呋喃醛

【参考文献】

[1]范雪梅，陈刚，郭丽娜，等.瓜蒌化学成分的分离与鉴定［J］.沈阳药科大学学报，2011，28（11）：871-874.

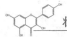

瓜子金

【来源】本品为远志科植物瓜子金*Polygala japonica* Houtt.的干燥全草。

【瑶药名】小甘烈路Fiuv gormh ndie louc。

【分布】分布于东北、华北、西北、华东、华中和西南地区，广西主要分布于马山、横县、柳州、柳城、融水、桂林、永福、龙胜、玉林、凌云、隆林等县市。

【功能与主治】

中医 祛痰止咳，活血消肿，解毒止痛。用于治疗咳嗽痰多，咽喉肿痛；外用治疗跌打损伤，疔疮疖肿，蛇虫咬伤。

瑶医 祛痰止咳，通经活络，活血解毒，止痛，安神。用于治疗泵虷怒哈（肺炎），嘴布瓢（口腔溃疡），碰租虷（骨髓炎），更喉闷（咽喉炎），谷阿虷昧退（小儿高热不退），谷阿哈紧（小儿急性气管炎、支气管炎），谷阿强拱（小儿疳积），荣古瓦崩（产后风湿），崩闭闷（风湿痛、类风湿性关节炎），努脑痨（淋巴结核），播冲（跌打损伤），囊暗（蛇虫咬伤）及眸名肿毒（无名肿毒）。

【主要化学成分与药理作用】

瓜子金中含有皂苷类、黄酮类、叫酮类化合物、多糖类等化合物，如鼠李柠檬素、3,5-二羟基-7,4′-二甲氧基-黄酮-3-O-β-D-半乳糖苷、3,5,3′-三羟基-7,4′-二甲氧基-黄酮-3-O-β-D-半乳糖苷、鼠李柠檬素-3-O-β-D-半乳糖苷、鼠李亭-3-O-β-D-半乳糖苷等。现代研究表明，瓜子金具有抗炎、镇痛、抗肿瘤、保护细胞、抗抑郁、抑菌等药理作用。

【代表性化学成分的结构与性质】

名称	分子式	相对分子质量	熔点/℃	性状
鼠李柠檬素	$C_{16}H_{12}O_6$	300	225～227	黄色针晶

鼠李柠檬素化学结构式

【主要化学成分的提取分离】

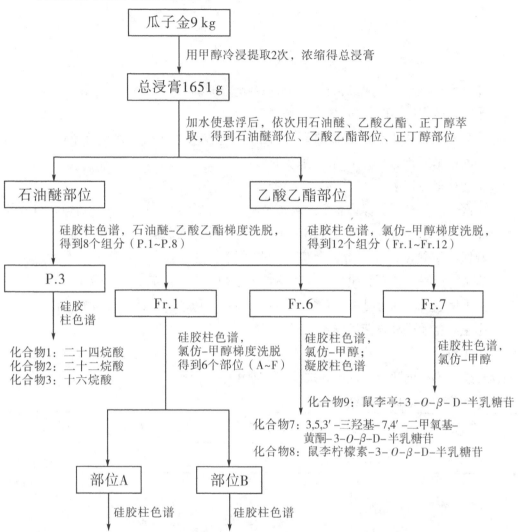

【参考文献】

[1] 张景景,王旭,崔占虎,等.瓜子金的化学成分及药理作用研究进展 [J].中国现代中药,2015,17(11):1216-1222.

[2] 王洪兰,李祥,陈建伟.远志属药用植物瓜子金的化学成分研究 [J].南京中医药大学学报,2011,27(5):470-473.

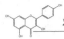

半边旗

【来源】本品为凤尾蕨科植物半边旗*Pteris semipinnata* L.Sp.的干燥全草。

【壮药名】棍断Gutdon。

【分布】分布于台湾、福建、江西南部、广东、广西、湖南、贵州南部、四川、云南南部等地，广西各地均有分布。

【功能与主治】

中医 清热利湿，凉血止血，解毒消肿。用于治疗泄泻，痢疾，黄疸，目赤肿痛，牙痛，吐血，痔疮出血，外伤出血，跌打损伤，皮肤瘙痒，毒蛇咬伤。

壮医 清热毒，除湿毒，散瘀肿，调谷道。用于治疗阿意咪（痢疾），能蚌（黄疸），火眼（急性结膜炎），诺嚎哒（牙髓炎、牙周炎），渗裂（吐血），仲嘿喯尹（痔疮），林得叮相（跌打损伤），麦蛮（风疹），额哈（毒蛇咬伤）。

【主要化学成分与药理作用】

半边旗主要含有二萜、黄酮、木脂素、鞣质和有机酸类化学成分。现代研究表明，半边旗具有抗肿瘤、抗炎和抗菌等药理作用。

【代表性化学成分的结构与性质】

名称	分子式	相对分子质量	熔点/℃	性状
连翘苷	$C_{27}H_{34}O_{11}$	534	——	无色针状结晶

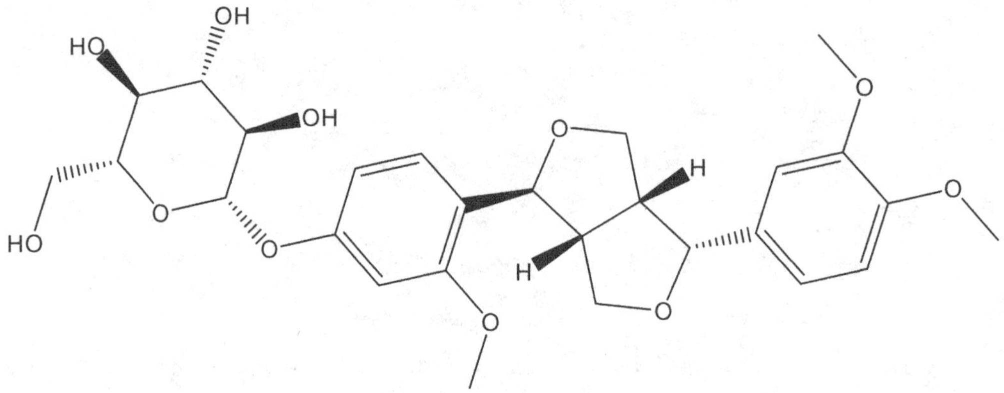

连翘苷化学结构式

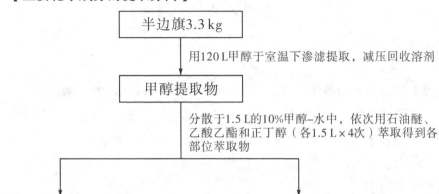

【主要化学成分的提取分离】

半边旗3.3 kg

↓ 用120 L甲醇于室温下渗滤提取，减压回收溶剂

甲醇提取物

↓ 分散于1.5 L的10%甲醇–水中，依次用石油醚、
乙酸乙酯和正丁醇（各1.5 L×4次）萃取得到各
部位萃取物

乙酸乙酯部位 | 正丁醇部位

乙酸乙酯部位：
硅胶柱色谱，氯仿–
甲醇（50∶1→3∶1）
梯度洗脱；
Sephadex LH–20柱色谱；
ODS柱色谱；
半制备液相色谱

正丁醇部位：
大孔树脂柱色谱，甲醇–
水（30∶70→100∶0）
梯度洗脱；
MCI Gel色谱；
Sephadex LH–20柱色谱；
ODS柱色谱；
半制备液相色谱

化合物1：芹菜素
化合物2：芹菜素–7–O–β–D–吡喃葡萄糖苷
化合物6：木犀草素
化合物7：木犀草苷
化合物9：槲皮素–3–O–β–D–吡喃葡萄糖苷
化合物10：山柰酚–3–O–β–D–吡喃葡萄糖苷
化合物16：原儿茶酸
化合物17：反式咖啡酸
化合物19：β–谷甾醇
化合物20：β–胡萝卜苷

化合物3：芹菜素–7–O–β–D–龙胆二糖苷
化合物4：芹菜素–7–O–β–D–吡喃葡萄糖–4′–
O–α–L–吡喃鼠李糖苷
化合物5：异佛莱心苷
化合物8：木犀草素–7–O–β–D–龙胆二糖苷
化合物11：芦丁
化合物12：表没食子儿茶素
化合物13：松脂素–4–O–β–D–吡喃葡萄糖苷
化合物14：连翘苷
化合物15：岩白菜素
化合物18：没食子酸

【参考文献】

[1]李慧，杨宝，黄芬，等.半边旗化学成分研究［J］.中草药，2018，49（1）：
95–99.

半枝莲

【来源】本品为唇形科植物半枝莲*Scutellaria barbata* D.Don的干燥全草。

【壮、瑶药名】壮药名：那松虽Nomjsoemzsaeh。瑶药名：半枝莲（扁条林）。

【分布】分布于河北、山东、陕西南部、河南、江苏、浙江、台湾、福建、江西、湖北、湖南、广东、广西、四川、贵州、云南等地，广西各地均有分布。

【功能与主治】

中医　清热解毒，化瘀利尿。用于治疗疔疮肿毒，咽喉肿痛，跌仆伤痛，水肿，黄疸，蛇虫咬伤。

壮医　清热毒，除湿毒，通水道。用于治疗呗脓（痈疮肿毒），货烟妈（咽痛），林得叮相（跌打损伤），笨浮（水肿），能蚌（黄疸），额哈（毒蛇咬伤）。

瑶医　清热解毒，散瘀止血，消肿止痛，抗癌。用于治疗港叉闷（阑尾炎），泵虾怒哈（肺炎），篮虾（肝炎），谷阿哈紧（小儿急性气管炎、支气管炎），哈路（肺结核），肺脓疡，撸藏（吐血），毕藏（衄血），月藏（血淋），碰累（赤痢），更喉闷（咽喉肿痛，咽炎），碰租虾（骨髓炎），努哈虾（淋巴结炎），播冲（跌打损伤），囊暗（毒蛇咬伤）及篮虎（肝癌）。

【主要化学成分与药理作用】

半枝莲含有黄酮类、二萜类、生物碱、挥发油、多糖等化学成分。现代研究表明，半枝莲具有抗肿瘤、对环磷酰胺增效减毒、神经保护、抗流感病毒、抗氧化、解热、抗补体的作用，对原发性肝癌、肺癌和宫颈癌等具有良好的治疗作用，临床常用于治疗疔疮肿毒、咽喉肿痛、黄疸、水肿和蛇虫咬伤。

【代表性化学成分的结构与性质】

名称	分子式	相对分子质量	熔点/℃	性状
野黄芩素	$C_{15}H_{10}O_6$	286	—	黄色针状结晶
三裂鼠尾草素	$C_{18}H_{16}O_6$	328	—	淡黄色无定形粉末

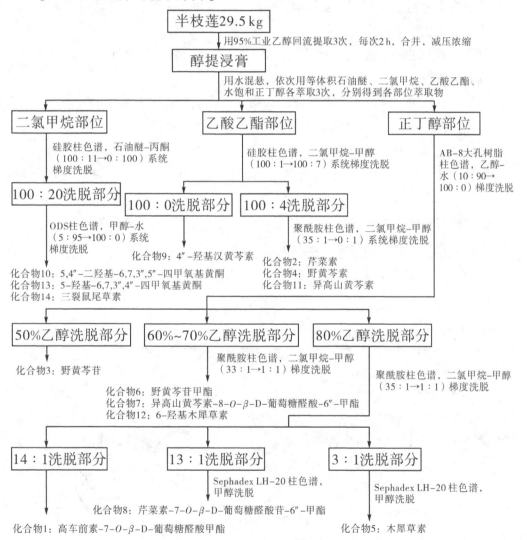

野黄芩素化学结构式　　　　　　三裂鼠尾草素化学结构式

【主要化学成分的提取分离】

半枝莲29.5 kg
用95%工业乙醇回流提取3次，每次2 h，合并，减压浓缩
醇提浸膏
用水混悬，依次用等体积石油醚、二氯甲烷、乙酸乙酯、水饱和正丁醇各萃取3次，分别得到各部位萃取物

| 二氯甲烷部位 | 乙酸乙酯部位 | 正丁醇部位 |

二氯甲烷部位：硅胶柱色谱，石油醚–丙酮（100：11→0：100）系统梯度洗脱

乙酸乙酯部位：硅胶柱色谱，二氯甲烷–甲醇（100：1→100：7）系统梯度洗脱

正丁醇部位：AB-8大孔树脂柱色谱，乙醇–水（10：90→100：0）梯度洗脱

100：20洗脱部分

100：0洗脱部分　　100：4洗脱部分

100：20洗脱部分：ODS柱色谱，甲醇–水（5：95→100：0）系统梯度洗脱

100：4洗脱部分：聚酰胺柱色谱，二氯甲烷–甲醇（35：1→0：1）系统梯度洗脱

化合物10：5,4″–二羟基–6,7,3″,5″–四甲氧基黄酮
化合物13：5–羟基–6,7,3″,4″–四甲氧基黄酮
化合物14：三裂鼠尾草素

化合物9：4″–羟基汉黄芩素

化合物2：芹菜素
化合物4：野黄芩素
化合物11：异高山黄芩素

50%乙醇洗脱部分　　60%~70%乙醇洗脱部分　　80%乙醇洗脱部分

60%~70%乙醇洗脱部分：聚酰胺柱色谱，二氯甲烷–甲醇（33：1→1：1）梯度洗脱

80%乙醇洗脱部分：聚酰胺柱色谱，二氯甲烷–甲醇（35：1→1：1）梯度洗脱

化合物3：野黄芩苷

化合物6：野黄芩苷甲酯
化合物7：异高山黄芩素–8–O–β–D–葡萄糖醛酸–6″–甲酯
化合物12：6–羟基木犀草素

14：1洗脱部分　　13：1洗脱部分　　3：1洗脱部分

13：1洗脱部分：Sephadex LH-20柱色谱，甲醇洗脱

3：1洗脱部分：Sephadex LH-20柱色谱，甲醇洗脱

化合物8：芹菜素–7–O–β–D–葡萄糖醛酸苷–6″–甲酯

化合物1：高车前素–7–O–β–D–葡萄糖醛酸甲酯

化合物5：木犀草素

【参考文献】

［1］梁晨，杨国春，李丹慧，等.半枝莲化学成分研究［J］.中草药，2016，47（24）：4322-4325.

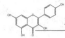

汉桃叶

【来源】本品为五加科植物白花鹅掌柴*Schefflera leucantha* R.Viguier的干燥枝或带叶茎枝。

【壮药名】棵七多Gocaetdoh。

【分布】分布于广西、广东等地，广西主要分布于凌云、乐业。

【功能与主治】

中医　祛风止痛，舒筋活络。用于治疗三叉神经痛，神经性头痛，坐骨神经痛，风湿关节痛。

壮医　祛风毒，除湿毒，调龙路、火路，活血止痛。用于治疗头痛，发旺（风湿骨痛），林得叮相（跌打肿痛），外伤出血，夺扼（骨折）。

【主要化学成分与药理作用】

汉桃叶含有苷类、三萜类、甾体、有机酸等。其主要成分有野木瓜苷C、刺楸皂苷B、刺楸皂苷G、富马酸、反丁烯二酸等。现代研究表明，汉桃叶具有镇痛抗炎、镇静催眠、抗惊厥等作用。

【代表性化学成分的结构与性质】

名称	分子式	相对分子质量	熔点/℃	性状
刺楸皂苷B	$C_{59}H_{96}O_{26}$	1220	214~216	白色粉末
刺楸皂苷G	$C_{48}H_{78}O_{18}$	943	—	白色粉末

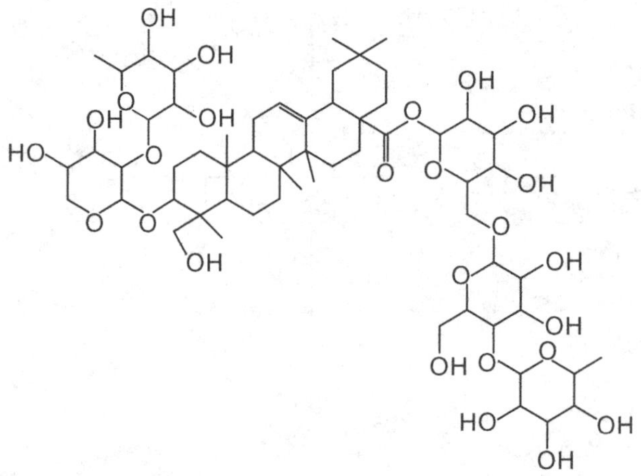

刺楸皂苷B的化学结构式 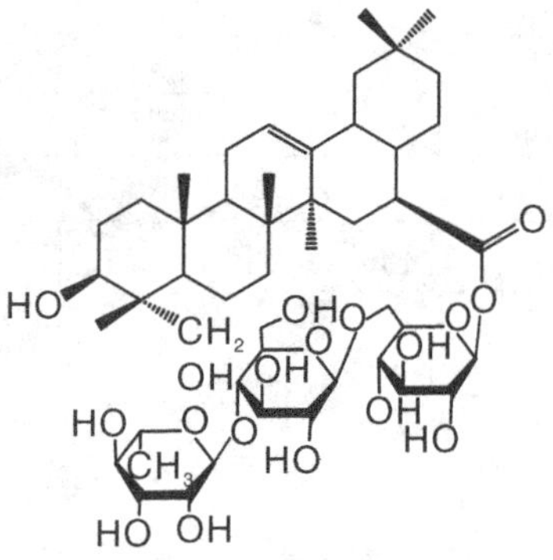　　　　刺楸皂苷G化学结构式

【主要化学成分的提取分离】

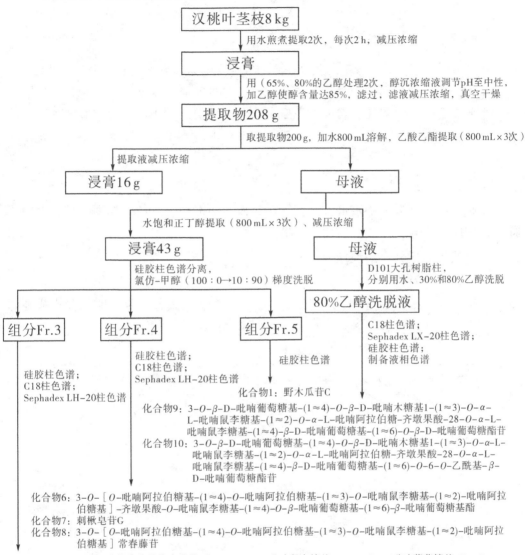

汉桃叶茎枝8 kg

用水煎煮提取2次，每次2 h，减压浓缩

浸膏

用（65%、80%的乙醇处理2次，醇沉浓缩液调节pH至中性，
加乙醇使醇含量达85%，滤过，滤液减压浓缩，真空干燥

提取物208 g

取提取物200 g，加水800 mL溶解，乙酸乙酯提取（800 mL×3次）

提取液减压浓缩

浸膏16 g ┄ 母液

水饱和正丁醇提取（800 mL×3次）、减压浓缩

浸膏43 g ┄ 母液

硅胶柱色谱分离，
氯仿-甲醇（100：0→10：90）梯度洗脱

D101大孔树脂柱，
分别用水、30%和80%乙醇洗脱

80%乙醇洗脱液

组分Fr.3 ┄ 组分Fr.4 ┄ 组分Fr.5

C18柱色谱；
Sephadex LX-20柱色谱；
硅胶柱色谱；
制备液相色谱

硅胶柱色谱；
C18柱色谱；
Sephadex LH-20柱色谱

硅胶柱色谱

化合物1：野木瓜苷C

化合物9：3-*O*-β-D-吡喃葡萄糖基-(1≈4)-*O*-β-D-吡喃木糖基1-(1≈3)-*O*-α-
L-吡喃鼠李糖基-(1≈2)-*O*-α-L-吡喃阿拉伯糖-齐墩果酸-28-*O*-α-L-
吡喃鼠李糖基-(1≈4)-β-D-吡喃葡萄糖基-(1≈6)-*O*-β-D-吡喃葡萄糖酯苷

化合物10：3-*O*-β-D-吡喃葡萄糖基-(1≈4)-*O*-β-D-吡喃木糖基1-(1≈3)-*O*-α-L-
吡喃鼠李糖基-(1≈2)-*O*-α-L-吡喃阿拉伯糖-齐墩果酸-28-*O*-α-L-
吡喃鼠李糖基-(1≈4)-β-D-吡喃葡萄糖基-(1≈6)-*O*-6-*O*-乙酰基-β-
D-吡喃葡萄糖酯苷

硅胶柱色谱；
C18柱色谱；
Sephadex LH-20柱色谱

化合物6：3-*O*-［*O*-吡喃阿拉伯糖基-(1≈4)-*O*-吡喃阿拉伯糖基-(1≈3)-*O*-吡喃鼠李糖基-(1≈2)-吡喃阿拉
伯糖基］-齐墩果酸-*O*-吡喃鼠李糖基-(1≈4)-*O*-β-吡喃葡萄糖基-(1≈6)-吡喃葡萄糖基酯
化合物7：刺楸皂苷G
化合物8：3-*O*-［*O*-吡喃阿拉伯糖基-(1≈4)-*O*-吡喃鼠李糖基-(1≈3)-*O*-吡喃鼠李糖基-(1≈2)-吡喃阿拉
伯糖基］常春藤苷

化合物2：3-*O*-β-D-吡喃葡萄糖基常春藤苷元-28-*O*-α-L-吡喃鼠李糖基-(1≈4)-β-D-吡喃葡萄糖基-(1≈6)-
β-D-吡喃葡萄糖苷
化合物3：3-*O*-β-D-吡喃木糖基常春藤苷元-28-*O*-α-L-吡喃鼠李糖基-(1≈4)-*O*-β-D-吡喃葡萄糖基-(1≈6)-
O-β-D-吡喃葡萄糖苷
化合物4：刺楸皂苷B
化合物5：3-*O*-β-D-吡喃木糖基-(1≈3)-*O*-α-L-吡喃鼠李糖基-(1≈2)-*O*-α-L-吡喃阿拉伯糖-常春藤苷元-
28-*O*-α-L-吡喃鼠李糖基-(1≈4)-β-D-吡喃葡萄糖基-(1≈6)-*O*-β-D-吡喃葡萄糖酯苷

【参考文献】

［1］张桥，沈娟，赵祎武，等.汉桃叶中苷类成分研究［J］.中草药，2012，43
（11）：2141-2145.

［2］刘同祥，张艳平.七叶莲的研究进展［J］.中央民族大学学报（自然科学版），
2010，19（2）：75-77.

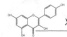

母猪藤

【来源】本品为葡萄科植物乌蔹莓*Cayratia japonica*（Thunb.）Gagnep.的全草。

【分布】分布于福建、台湾、广东、广西、海南、四川、贵州、云南等地，广西主要分布于南宁、隆安、马山、平果、德保、那坡、乐业、隆林、龙州、凭祥等市县。

【功能与主治】

中医 清热利湿，解毒消肿，利尿，止血。主治咽喉肿痛，疟腮，毒蛇咬伤，痈肿，疔疮，风湿痛，黄疸，痢疾，咯血，尿血。

【主要化学成分与药理作用】

乌蔹莓主要有黄酮、挥发油、萜类及甾体等化学成分，其中黄酮类成分有木犀草素、芹菜素、木犀草素-7-O-葡萄糖苷、圣草酚等。现代研究表明，乌蔹莓具有抗菌、抗病毒、抗凝血、增强细胞免疫、促进细胞生长、减缓心率等药理作用。

【代表性化学成分的结构与性质】

名称	分子式	相对分子质量	熔点/℃	性状
芹菜素	$C_{15}H_{10}O_5$	270	345~350	黄色针状结晶
圣草酚	$C_{15}H_{12}O_6$	288	267~270	淡黄色粉末

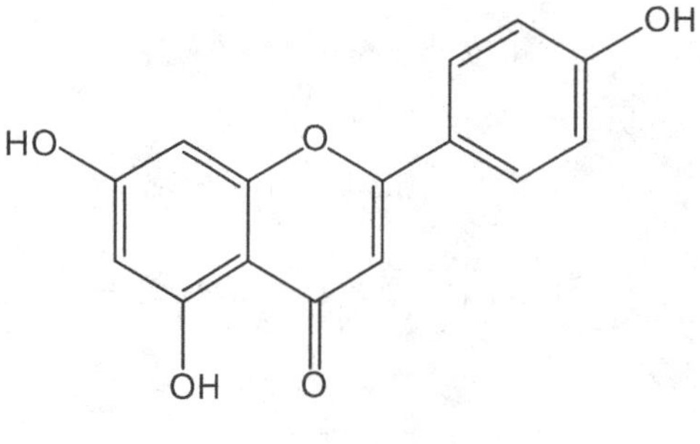

芹菜素化学结构式 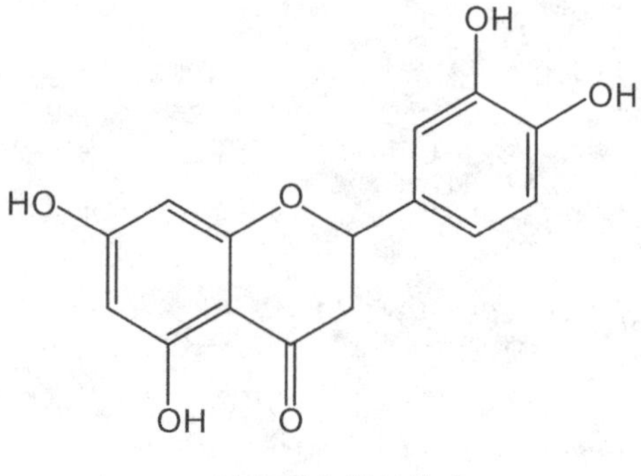　　　　　　　　圣草酚化学结构式

【主要化学成分的提取分离】

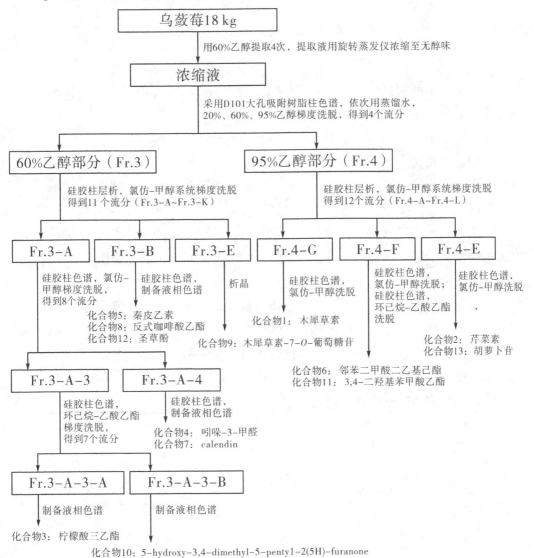

乌蔹莓18 kg

用60%乙醇提取4次，提取液用旋转蒸发仪浓缩至无醇味

浓缩液

采用D101大孔吸附树脂柱色谱，依次用蒸馏水，
20%、60%、95%乙醇梯度洗脱，得到4个流分

60%乙醇部分（Fr.3）

95%乙醇部分（Fr.4）

硅胶柱层析，氯仿-甲醇系统梯度洗脱
得到11个流分（Fr.3-A~Fr.3-K）

硅胶柱层析，氯仿-甲醇系统梯度洗脱
得到12个流分（Fr.4-A~Fr.4-L）

Fr.3-A

硅胶柱色谱，氯仿-
甲醇梯度洗脱，
得到8个流分

Fr.3-B

硅胶柱色谱，
制备液相色谱

化合物5：秦皮乙素
化合物8：反式咖啡酸乙酯
化合物12：圣草酚

Fr.3-E

析晶

化合物9：木犀草素-7-O-葡萄糖苷

Fr.4-G

硅胶柱色谱，
氯仿-甲醇洗脱

化合物1：木犀草素

Fr.4-F

硅胶柱色谱，
氯仿-甲醇洗脱；
硅胶柱色谱，
环己烷-乙酸乙酯
洗脱

化合物6：邻苯二甲酸二乙基己酯
化合物11：3,4-二羟基苯甲酸乙酯

Fr.4-E

硅胶柱色谱，
氯仿-甲醇洗脱

化合物2：芹菜素
化合物13：胡萝卜苷

Fr.3-A-3

硅胶柱色谱，
环己烷-乙酸乙酯
梯度洗脱，
得到7个流分

Fr.3-A-4

硅胶柱色谱，
制备液相色谱

化合物4：吲哚-3-甲醛
化合物7：calendin

Fr.3-A-3-A

制备液相色谱

化合物3：柠檬酸三乙酯

Fr.3-A-3-B

制备液相色谱

化合物10：5-hydroxy-3,4-dimethyl-5-penty1-2(5H)-furanone

【参考文献】

［1］崔传文.乌蔹莓的化学成分及其活性研究［D］.厦门：厦门大学，2012.

［2］崔传文，孙翠玲，陈全成，等.乌蔹莓化学成分的初步探究［J］.中国中药杂志，2012，37（19）：2906-2909.

扛板归

【来源】本品为蓼科植物杠板归*Polygonum perfoliatum* L.的干燥地上部分。

【壮药名】港恩Gangznged。

【分布】全国各地均有分布，广西各地均有分布。

【功能与主治】

中医　利水消肿，清解热毒，止咳。用于治疗肾炎水肿，上呼吸道感染，百日咳，泻痢，湿疹，疖肿，毒蛇咬伤。

壮医　通水道谷道气道，解热毒。用于治疗笨浮（水肿），埃病（咳嗽），阿意咪（痢疾），能啥能累（湿疹），呗脓（痈疮），额哈（毒蛇咬伤）。

【主要化学成分与药理作用】

扛板归含有黄酮类、醌类、苯丙素类、萜类、生物碱类、挥发油等化学成分，黄酮类及黄酮苷类物质是扛板归药材中的主要化学成分。现代研究表明，扛板归具有抗炎、抗病毒、止咳祛痰、保肝、抗肿瘤、抗氧化和抑制α-葡萄糖苷酶活性、抑制乙酰胆碱酯酶活性等药理作用。

【代表性化学成分的结构与性质】

名称	分子式	相对分子质量	熔点/℃	性状
异鼠李素	$C_{16}H_{12}O_7$	316	—	淡黄色粉末
七叶内酯	$C_9H_6O_4$	178	—	黄色粉末

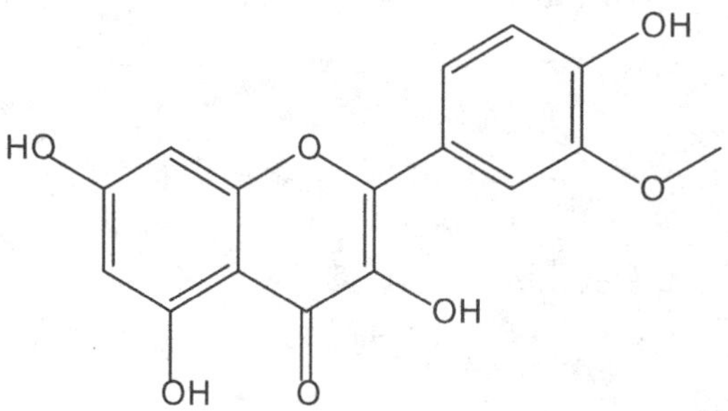

异鼠李素化学结构式 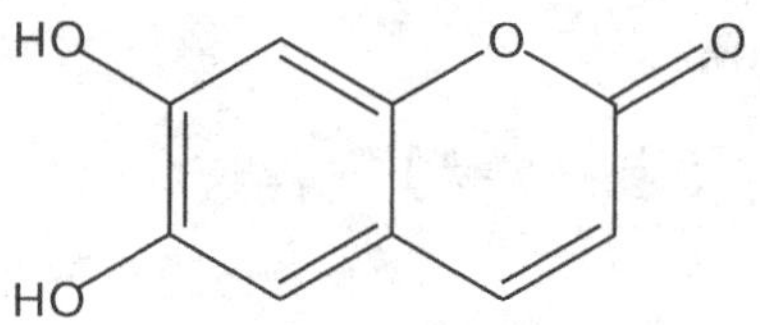　　　　　　　七叶内酯化学结构式

【主要化学成分的提取分离】

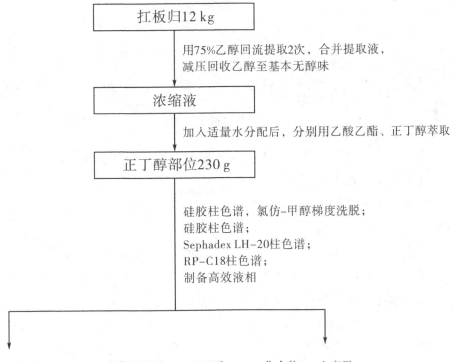

扛板归12 kg

用75%乙醇回流提取2次，合并提取液，
减压回收乙醇至基本无醇味

浓缩液

加入适量水分配后，分别用乙酸乙酯、正丁醇萃取

正丁醇部位230 g

硅胶柱色谱，氯仿-甲醇梯度洗脱；
硅胶柱色谱；
Sephadex LH-20柱色谱；
RP-C18柱色谱；
制备高效液相

化合物1：槲皮素-3-O-β-D-葡萄糖醛酸-6″-正丁酯　　化合物6：山柰酚

化合物2：槲皮素-3-O-β-D-葡萄糖醛酸-6″-甲酯　　化合物7：芦丁

化合物3：槲皮素-3-O-β-D-葡萄糖苷　　化合物8：5-羟甲基糠醛

化合物4：异鼠李素　　化合物9：七叶内酯

化合物5：槲皮素　　化合物10：3,3′-二甲氧基-鞣花酸

【参考文献】

[1]孙欣，陈华国，周欣，等.杠板归药材的化学成分、质量控制及药理作用研究进展［J］.山东医药，2017，57（39）：110-113.

[2]赵超，陈华国，龚小见，等.杠板归的化学成分研究（Ⅱ）［J］.中草药，2010，41（3）：365-367.

老鸭嘴

【来源】本品为爵床科植物山牵牛*Thunbergia grandiflora*（Roxb. ex Willd.）Roxb. 的干燥全株。

【壮药名】勾蒿Gaeuhauh。

【分布】分布于广西、广东、福建等地，广西各地均有分布。

【功能与主治】

中医 舒筋活络，散瘀消肿。用于治疗跌打损伤，风湿，腰肌劳损，痛经，疮疡肿毒。

壮医 通龙路、火路，补阴，散瘀消肿。用于治疗肾虚腰痛，委哟（阳痿），林得叮相（跌打损伤），发旺（风湿骨痛），经尹（痛经）。

【主要化学成分与药理作用】

老鸭嘴中含有环氧萘类、苷类、黄酮类及三萜类等化合物，其中主要成分有山牵牛素A、木犀草素、高良姜素、槲皮素等。现代研究表明，老鸭嘴乙酸乙酯提取物有明显的抑制醛糖还原酶活性。

【代表性化学成分的结构与性质】

名称	分子式	相对分子质量	熔点/℃	性状
山牵牛素A	$C_{15}H_{16}O_5$	276	—	黄色粉末

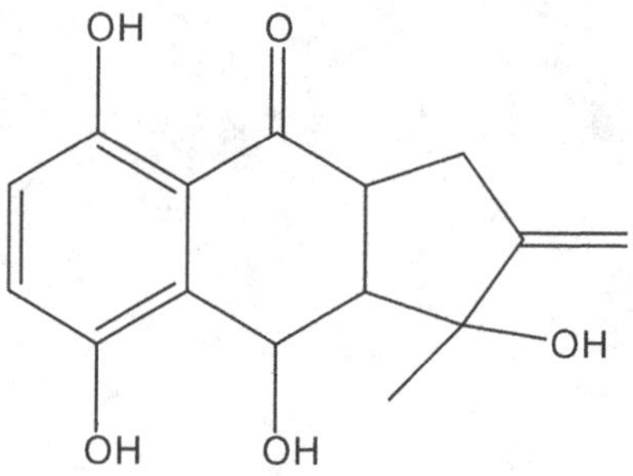

山牵牛素A化学结构式

【主要化学成分的提取分离】

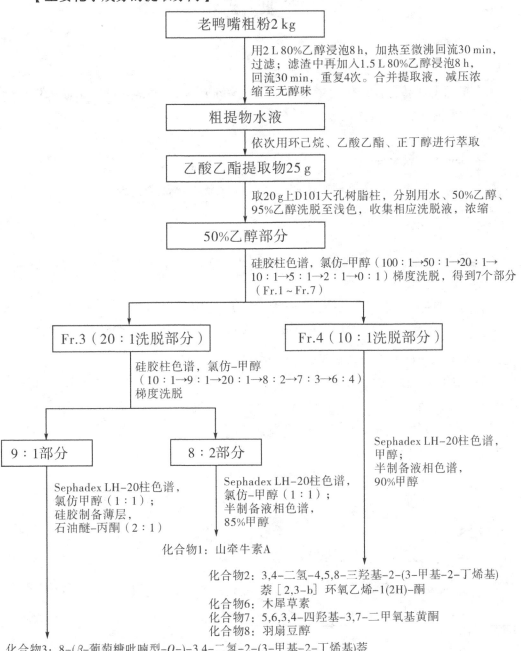

老鸭嘴粗粉2 kg

用2 L 80%乙醇浸泡8 h，加热至微沸回流30 min，过滤；滤渣中再加入1.5 L 80%乙醇浸泡8 h，回流30 min，重复4次。合并提取液，减压浓缩至无醇味

粗提物水液

依次用环己烷、乙酸乙酯、正丁醇进行萃取

乙酸乙酯提取物25 g

取20 g上D101大孔树脂柱，分别用水、50%乙醇、95%乙醇洗脱至浅色，收集相应洗脱液，浓缩

50%乙醇部分

硅胶柱色谱，氯仿-甲醇（100:1→50:1→20:1→10:1→5:1→2:1→0:1）梯度洗脱，得到7个部分（Fr.1 ~ Fr.7）

Fr.3（20:1洗脱部分）

硅胶柱色谱，氯仿-甲醇（10:1→9:1→20:1→8:2→7:3→6:4）梯度洗脱

Fr.4（10:1洗脱部分）

Sephadex LH-20柱色谱，甲醇；半制备液相色谱，90%甲醇

9:1部分

Sephadex LH-20柱色谱，氯仿甲醇（1:1）；硅胶制备薄层，石油醚-丙酮（2:1）

8:2部分

Sephadex LH-20柱色谱，氯仿-甲醇（1:1）；半制备液相色谱，85%甲醇

化合物1：山牵牛素A

化合物2：3,4-二氢-4,5,8-三羟基-2-(3-甲基-2-丁烯基)萘［2,3-b］环氧乙烯-1(2H)-酮
化合物6：木犀草素
化合物7：5,6,3,4-四羟基-3,7-二甲氧基黄酮
化合物8：羽扇豆醇

化合物3：8-(β-葡萄糖吡喃型-O-)-3,4-二氢-2-(3-甲基-2-丁烯基)萘［2,3-b］环氧乙烯-1(2H)-酮
化合物4：高良姜素
化合物5：槲皮素

【参考文献】

［1］黄凤杰，宋建晓，刘佳健，等.老鸭嘴化学成分研究［J］.中国中药杂志，2013，38（8）：1183-1187.

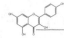

老蛇莲

【来源】本品为百合科植物开口箭*Campylandra chinensis*（Baker）M.N.Tamura et al.的干燥根茎。

【壮药名】棵於捆Goywgun。

【分布】分布于湖北、湖南、江西、福建、浙江、台湾、安徽、河南、陕西、四川、云南、广西、广东等地，广西主要分布于融水、桂林、兴安、资源、荔浦、那坡、贺州等县市。

【功能与主治】

中医 清热解毒，祛风除湿，散瘀止痛。用于治疗白喉，咽喉肿痛，风湿痹痛，跌打损伤，胃痛，痈肿疮毒，蛇虫咬伤。

壮医 通气道、谷道，清热毒，调龙路、火路，散瘀止痛。用于治疗货烟妈（咽痛），胴尹（腹痛），兵霜火豪（白喉），额哈（蛇虫咬伤），呗脓（痈疮）。

【主要化学成分与药理作用】

老蛇莲中含有苷类、甾体类、黄酮类、生物碱类、挥发油类、多糖等化学成分，如$1\beta,2\beta,3\beta,4\beta,5\beta$-五羟基-螺甾-$\Delta^{25(27)}$-烯-5-$O$-$\beta$-D-吡喃葡萄糖苷、$1\beta,3\beta$-二羟基-5$\beta$-孕甾-$\Delta^{16(17)}$-烯-20-酮-3-$O$-$\beta$-D-吡喃葡萄糖苷等。现代研究表明，老蛇莲具有抗肿瘤、抗内毒素、抗炎活性等药理作用。

【代表性化学成分的结构与性质】

名称	分子式	相对分子质量	性状
$1\beta,2\beta,3\beta,4\beta,5\beta$-五羟基-螺甾-$\Delta^{25(27)}$-烯-5-$O$-$\beta$-D-吡喃葡萄糖苷	$C_{33}H_{52}O_{12}$	640	白色无定形粉末
$1\beta,3\beta$-二羟基-5β-孕甾-$\Delta^{16(17)}$-烯-20-酮-3-O-β-D-吡喃葡萄糖苷	$C_{28}H_{44}O_7$	492	白色无定形粉末

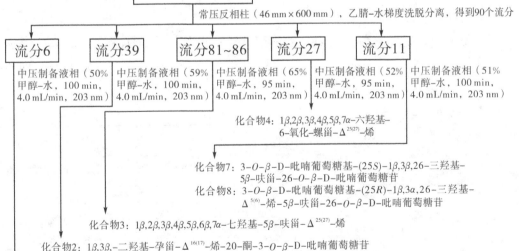

$1\beta,2\beta,3\beta,4\beta,5\beta-$五羟基$-$螺甾$-\Delta^{25(27)}-$
烯$-5-O-\beta-$D$-$吡喃葡萄糖苷化学结构式

$1\beta,3\beta-$二羟基$-5\beta-$孕甾$-\Delta^{16(17)}-$烯$-20-$酮$-$
$3-O-\beta-$D$-$吡喃葡萄糖苷化学结构式

【主要化学成分的提取分离】

```
┌─────────────────────────┐
│   老蛇莲根茎（10 kg）切片   │
└─────────────────────────┘
        │ 用95%乙醇渗漉提取5次，合并滤液，减压浓缩至浸膏，加少量水混悬，
        │ 用石油醚、乙酸乙酯和正丁醇依次萃取，合并正丁醇液，减压浓缩
        ▼
┌─────────────────┐
│   正丁醇部位浸膏    │
└─────────────────┘
        │ 用水溶解，大孔树脂纯化，分别用水和70%乙醇水洗脱
        ▼
┌─────────────┐
│   70%乙醇部分   │
└─────────────┘
        │ 常压反相柱（46 mm×600 mm），乙腈-水梯度洗脱分离，得到90个流分
```

流分6	流分39	流分81~86	流分27	流分11
中压制备液相（50%甲醇-水，100 min，4.0 mL/min，203 nm）	中压制备液相（59%甲醇-水，100 min，4.0 mL/min，203 nm）	中压制备液相（65%甲醇-水，95 min，4.0 mL/min，203 nm）	中压制备液相（52%甲醇-水，95 min，4.0 mL/min，203 nm）	中压制备液相（51%甲醇-水，100 min，4.0 mL/min，203 nm）

化合物4：$1\beta,2\beta,3\beta,4\beta,5\beta,7\alpha-$六羟基$-$
6$-$氧化$-$螺甾$-\Delta^{25(27)}-$烯

化合物7：$3-O-\beta-$D$-$吡喃葡萄糖基$-(25S)-1\beta,3\beta,26-$三羟基$-$
$5\beta-$呋甾$-26-O-\beta-$D$-$吡喃葡萄糖苷
化合物8：$3-O-\beta-$D$-$吡喃葡萄糖基$-(25R)-1\beta,3\alpha,26-$三羟基$-$
$\Delta^{5(6)}-$烯$-5\beta-$呋甾$-26-O-\beta-$D$-$吡喃葡萄糖苷

化合物3：$1\beta,2\beta,3\beta,4\beta,5\beta,6\beta,7\alpha-$七羟基$-5\beta-$呋甾$-\Delta^{25(27)}-$烯

化合物2：$1\beta,3\beta,-$二羟基$-$孕甾$-\Delta^{16(17)}-$烯$-20-$酮$-3-O-\beta-$D$-$吡喃葡萄糖苷

化合物1：$1\beta,2\beta,3\beta,4\beta,5\beta-$五羟基$-$螺甾$-\Delta^{25(27)}-$烯$-5-\beta-O-D-$吡喃葡萄糖苷
化合物5：$3-O-\beta-$D$-$吡喃葡萄糖基$-(25S)-1\beta,3\beta,5\beta,26-$四羟基$-5\beta-$呋甾$-\Delta^{20(22)}-$烯$-26-\beta-O-D-$吡喃葡萄糖苷
化合物6：$3-O-\beta-$D$-$吡喃葡萄糖基$-(25S)-1\beta,3\beta,5\beta,22\alpha,26-$五羟基$-5\beta-$呋甾$-26-O-\beta-D-$吡喃葡萄糖苷

【参考文献】

［1］周珍，柯浩亮，张莹雯，等.开口箭抗肿瘤作用研究进展［J］.山东中医药杂
志，2018，37（8）：706-708.

［2］邬昊洋，王倩，刘呈雄，等.开口箭根茎中甾体类化合物的研究［J］.三峡大学
学报（自然科学版），2012（1）：85-88.

地菍

【来源】本品为野牡丹科野牡丹属植物地菍*Melastoma dodecandrum* Lour.的干燥全草。

【壮药名】棵滚Gogunz。

【分布】分布于江西、福建、浙江、广西、广东、贵州、云南等地，广西各地均有分布。

【功能与主治】

中医　活血止血，清热解毒。用于治疗呕血，便血，痢疾，痛经，产后腹痛，血崩，带下，痈肿，疔疮，风火齿痛，咽喉肿痛。

壮医　清热毒，调龙路，止血。用于治疗发得（发热），钵脓（肺痈），阿意咪（痢疾），能蚌（黄疸），笨浮（水肿），肉扭（淋证），经尹（痛经），兵淋勒（崩漏），隆白呆（带下），月经过多，产呱腊胴尹（产后腹痛），北嘻（奶疮），货咽妈（咽炎），仲嘿唪尹（痔疮），呗奴（瘰疬），呗脓（痈疽），蛇虫咬伤。

【主要化学成分与药理作用】

地菍中含有较多的酸性物质、甾体三萜类和皂苷类、黄酮类、内酯类、生物碱、氨基酸或肽类、糖类和多糖类。现代研究表明，地菍具有止血、抗氧化、抑制晚期糖基化终末产物的生成、降糖、降脂、抗炎镇痛等药理作用。

【代表性化学成分的结构与性质】

名称	分子式	相对分子质量	熔点/℃	性状
积雪草酸	$C_{30}H_{48}O_5$	488	325~330	白色粉末

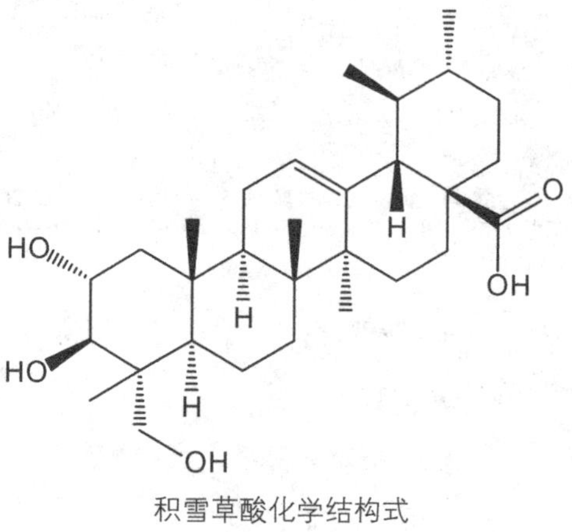

积雪草酸化学结构式

【主要化学成分的提取分离】

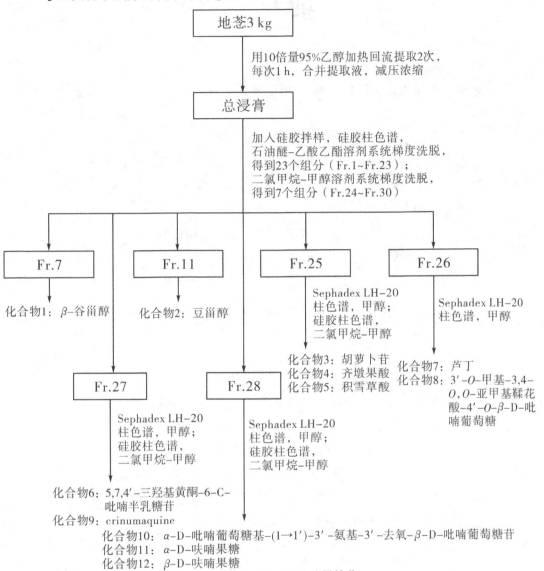

【参考文献】

[1]张超.中药地菍化学成分与药理活性的研究[D].广州：广东工业大学，2003.

[2]李丽，周芳，黄琼珍.地菍的化学成分和药理作用研究进展[J].广西中医学院学报，2011，14（1）：73-75.

[3]李丽，罗泽萍，周焕第，等.地菍提取物降血脂作用的实验研究[J].时珍国医国药，2012，23（11）：2783-2784.

[4]曹丹，马志强，姜岩，等.地菍的化学成分研究[J].中医药信息，2016，33（3）：11-14.

地耳草

【来源】本品为藤黄科植物地耳草*Hypericum japonicum* Thunb.ex Murray的干燥全草。

【壮、瑶药名】壮药名：牙万耳Nyavetrwz。瑶药名：飞林江Finv lingh jang。

【分布】分布于广东、广西、四川、湖南、福建、江西、浙江等地，广西各地均有分布。

【功能与主治】

中医 清热利湿，散瘀消肿。用于治疗肝炎，疮疖痈肿。

壮医 清热毒，除湿毒。用于治疗肝炎，呗叮（疔）。

瑶医 清热解毒，拔毒消肿，通淋利湿。用于治疗篮虷（肝炎），篮严（早期肝硬化），港叉闷（阑尾炎），哈紧（支气管炎），泵虷怒哈（肺炎），急性结膜炎，谷阿强拱（小儿疳积），谷阿惊崩（小儿惊风），囊暗（蛇虫咬伤），播冲（跌打损伤）及汪逗卜冲（烧烫伤）。

【主要化学成分与药理作用】

地耳草主要含有黄酮类、萜类、吡喃酮类、木脂素类等化学成分。萜类化合物中苯三酚倍半萜类衍生物被证明有良好的抑制Epstein-Barr病毒活性。现代研究表明，地耳草的萃取液具有抑菌、保肝护肝、抗肿瘤和预防心血管疾病等疗效，目前已有针剂应用于临床治疗急、慢性肝炎。在我国民间，地耳草被用于清热解毒、止血消肿，治疗各种急慢性及传染性肝炎、泻痢、胃肠功能紊乱和内出血等。

【代表性化学成分的结构与性质】

名称	分子式	相对分子质量	熔点/℃	性状
异巴西红厚壳素	$C_{18}H_{14}O_6$	326	286～287	黄色粉末
田基黄双吡酮	$C_{36}H_{28}O_{13}$	668	250～151	黄色粉末

异巴西红厚壳素化学结构式

田基黄双吡酮化学结构式

【主要化学成分的提取分离】

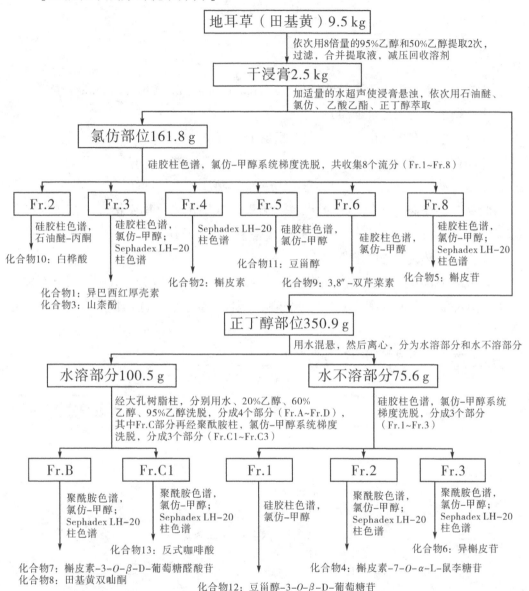

地耳草（田基黄）9.5 kg

依次用8倍量的95%乙醇和50%乙醇提取2次，
过滤，合并提取液，减压回收溶剂

干浸膏2.5 kg

加适量的水超声使浸膏悬浊，依次用石油醚、
氯仿、乙酸乙酯、正丁醇萃取

氯仿部位161.8 g

硅胶柱色谱，氯仿-甲醇系统梯度洗脱，共收集8个流分（Fr.1~Fr.8）

Fr.2 — 硅胶柱色谱，石油醚-丙酮 — 化合物10：白桦酸

Fr.3 — 硅胶柱色谱，氯仿-甲醇；Sephadex LH-20柱色谱 — 化合物1：异巴西红厚壳素；化合物3：山柰酚

Fr.4 — Sephadex LH-20柱色谱 — 化合物2：槲皮素

Fr.5 — 硅胶柱色谱，氯仿-甲醇 — 化合物11：豆甾醇

Fr.6 — 硅胶柱色谱，氯仿-甲醇 — 化合物9：3,8″-双芹菜素

Fr.8 — 硅胶柱色谱，氯仿-甲醇；Sephadex LH-20柱色谱 — 化合物5：槲皮苷

正丁醇部位350.9 g

用水混悬，然后离心，分为水溶部分和水不溶部分

水溶部分100.5 g

经大孔树脂柱，分别用水、20%乙醇、60%
乙醇、95%乙醇洗脱，分成4个部分（Fr.A~Fr.D），
其中Fr.C部分再经聚酰胺柱，氯仿-甲醇系统梯度
洗脱，分成3个部分（Fr.C1~Fr.C3）

水不溶部分75.6 g

硅胶柱色谱，氯仿-甲醇系统
梯度洗脱，分成3个部分
（Fr.1~Fr.3）

Fr.B — 聚酰胺色谱，氯仿-甲醇；Sephadex LH-20柱色谱 — 化合物7：槲皮素-3-O-β-D-葡萄糖醛酸苷；化合物8：田基黄双𠮟酮

Fr.C1 — 聚酰胺色谱，氯仿-甲醇；Sephadex LH-20柱色谱 — 化合物13：反式咖啡酸

Fr.1 — 硅胶柱色谱，氯仿-甲醇 — 化合物12：豆甾醇-3-O-β-D-葡萄糖苷

Fr.2 — 聚酰胺色谱，氯仿-甲醇；Sephadex LH-20柱色谱 — 化合物4：槲皮素-7-O-α-L-鼠李糖苷

Fr.3 — 聚酰胺色谱，氯仿-甲醇；Sephadex LH-20柱色谱 — 化合物6：异槲皮苷

【参考文献】

［1］金嫒嫒.田基黄的化学成分研究［D］.杭州：浙江大学，2006.

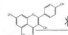

地枫皮

【**来源**】本品为木兰科植物地枫皮*Illicium difengpi* B.N.Chang et al.的干燥树皮。

【**壮药名**】芒抗邑Makgakbya。

【**分布**】分布于云南东南部、广西西南部。

【**功能与主治**】

中医 祛风除湿，行气止痛。用于治疗风湿痹痛，腰肌劳损。

壮医 通龙路、火路，祛风毒，除湿毒，散瘀止痛。用于治疗发旺（风湿骨痛），林得叮相（跌打肿痛），核尹（腰痛），毒虫咬伤。

【**主要化学成分与药理作用**】

地枫皮中含有挥发油类、三萜酸类、苯丙素类等化学成分。其主要成分有地枫皮素、厚朴酚、愈创木脂素、白桦脂酸等。现代研究表明，地枫皮具有抗炎、镇静作用。

【**代表性化学成分的结构与性质**】

名称	分子式	相对分子质量	熔点/℃	性状
地枫皮素	$C_{20}H_{20}O_4$	276	153～155	无色颗粒状结晶

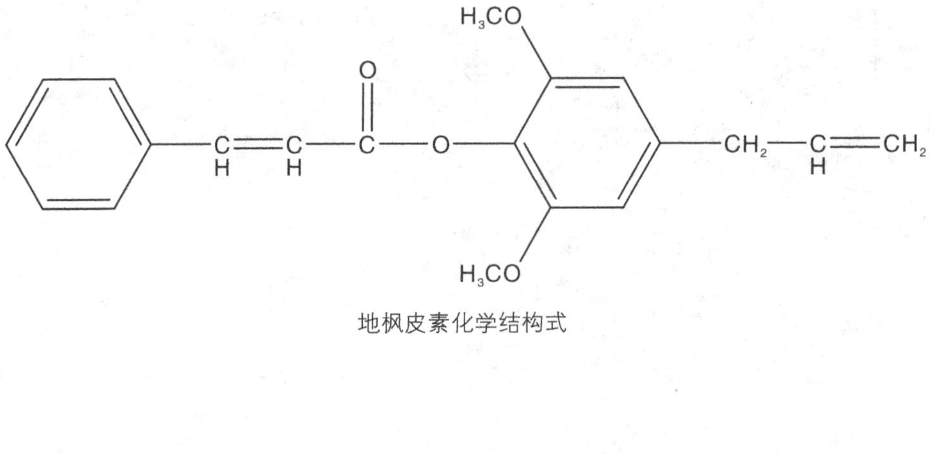

地枫皮素化学结构式

【主要化学成分的提取分离】

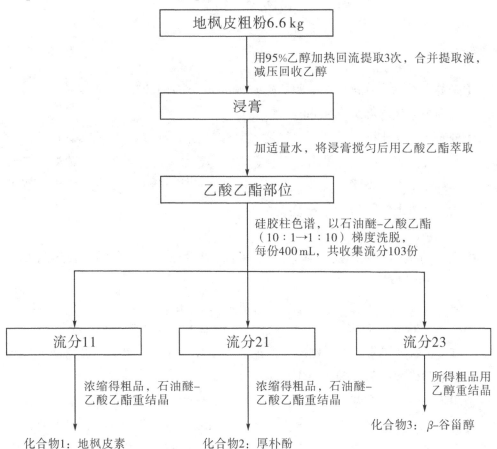

地枫皮粗粉6.6 kg

↓ 用95%乙醇加热回流提取3次，合并提取液，减压回收乙醇

浸膏

↓ 加适量水，将浸膏搅匀后用乙酸乙酯萃取

乙酸乙酯部位

↓ 硅胶柱色谱，以石油醚-乙酸乙酯（10：1→1：10）梯度洗脱，每份400 mL，共收集流分103份

流分11 　　流分21 　　流分23

流分11 → 浓缩得粗品，石油醚-乙酸乙酯重结晶 → 化合物1：地枫皮素

流分21 → 浓缩得粗品，石油醚-乙酸乙酯重结晶 → 化合物2：厚朴酚

流分23 → 所得粗品用乙醇重结晶 → 化合物3：β-谷甾醇

【参考文献】

[1] 王洪禄，何永志，史利利，等.地枫皮研究进展［J］.实用中医药杂志，2011，27（8）：577-578.

[2] 黄平，杨敏，赖茂详，等.中药地枫皮的化学成分研究［J］.药学学报，1996，31（4）：278-281.

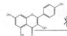

地胆草

【来源】本品为菊科植物地胆草*Elephantopus scaber* L.的干燥全草。

【壮药名】牙念堆Nyanetdeih。

【分布】分布于浙江、江西、福建、台湾、湖南、广东、广西、贵州及云南等地，广西主要分布于南宁、马山、上林、融水、桂林、龙胜、平乐、恭城、梧州、苍梧、藤县、蒙山、岑溪、贵港、平南、桂平、玉林、容县、百色、凌云、贺州、昭平、富川、凤山、巴马、金秀等县市。

【功能与主治】

中医 清热泻火，凉血解毒。用于治疗感冒发热，咽喉肿痛，肺热咳嗽，目赤，痢疾，痈疮肿毒。

壮医 清热毒，除湿毒，解瘴毒，利水道。用于治疗贫痧（感冒），货烟妈（咽痛），痄唉（咳嗽），鼻衄，能蚌（黄疸），阿意咪（痢疾），肉扭（淋证），脚气，笨浮（水肿），呗脓（痈疮），呗叮（疔），额哈（毒蛇咬伤）。

【主要化学成分与药理作用】

地胆草中主要含有萜类、黄酮类、甾体类等化学成分，包括木犀草素、香叶木素、苜蓿素、乌苏酸、桦木酸、异去氧地胆草内酯、地胆草种内酯、去氧地胆草内酯等。现代研究表明，地胆草具有保肝、抗肿瘤、抗菌、镇咳平喘、抗炎、抗病毒等药理作用。

【代表性化学成分的结构与性质】

名称	分子式	相对分子质量	熔点/℃	性状
地胆草种内酯	$C_{20}H_{22}O_6$	358	—	白色针晶

地胆草种内酯化学结构式

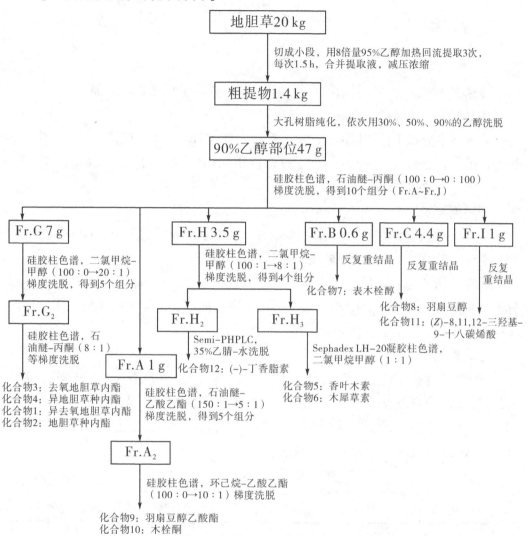

【主要化学成分的提取分离】

地胆草20 kg

↓ 切成小段，用8倍量95%乙醇加热回流提取3次，每次1.5 h，合并提取液，减压浓缩

粗提物1.4 kg

↓ 大孔树脂纯化，依次用30%、50%、90%的乙醇洗脱

90%乙醇部位47 g

↓ 硅胶柱色谱，石油醚–丙酮（100∶0→0∶100）梯度洗脱，得到10个组分（Fr.A~Fr.J）

Fr.G 7 g
硅胶柱色谱，二氯甲烷–甲醇（100∶0→20∶1）梯度洗脱，得到5个组分

Fr.G₂
硅胶柱色谱，石油醚–丙酮（8∶1）等梯度洗脱

化合物3：去氧地胆草内酯
化合物4：异地胆草种内酯
化合物1：异去氧地胆草内酯
化合物2：地胆草种内酯

Fr.A 1 g
硅胶柱色谱，石油醚–乙酸乙酯（150∶1→5∶1）梯度洗脱，得到5个组分

Fr.A₂
硅胶柱色谱，环己烷–乙酸乙酯（100∶0→10∶1）梯度洗脱

化合物9：羽扇豆醇乙酸酯
化合物10：木栓酮
化合物13：羽扇豆醇–20(29)–烯–3β–二十烷酸酯

Fr.H 3.5 g
硅胶柱色谱，二氯甲烷–甲醇（100∶1→8∶1）梯度洗脱，得到4个组分

Fr.H₂
Semi-PHPLC，35%乙腈–水洗脱

化合物12：(–)-丁香脂素

Fr.H₃
Sephadex LH-20凝胶柱色谱，二氯甲烷甲醇（1∶1）

化合物5：香叶木素
化合物6：木犀草素

Fr.B 0.6 g
反复重结晶

化合物7：表木栓醇

Fr.C 4.4 g
反复重结晶

化合物8：羽扇豆醇

Fr.I 1 g
反复重结晶

化合物11：(Z)-8,11,12–三羟基–9–十八碳烯酸

【参考文献】

[1] 左爱学，饶高雄.地胆草的化学成分和药理作用研究进展 [J].中国药业，2014，23（17）：3–7.

[2] 沙合尼西·赛力克江，张涛，李凌宇，等.地胆草抗肿瘤活性成分研究 [J].国际药学研究杂志，2018，45（3）：219–225.

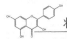

地桃花

【来源】本品为锦葵科植物肖地桃花*Urena lobata* L.的干燥地上部分。

【壮药名】华讨南Vadauznamh。

【分布】分布于长江以南各地区，广西主要分布于南宁、横县、柳州、桂林、兴安、平乐、梧州、北海、平南、玉林、容县、靖西、凌云、贺州、凤山、都安、金秀、宁明、龙州、凭祥等县市。

【功能与主治】

中医 祛风利湿，活血消肿，清热解毒。用于治疗感冒发烧，风湿骨痛，痢疾，水肿，淋病，白带过多，吐血，痈肿，外伤出血。

壮医 清热毒，祛风毒，除湿毒，通气道、谷道、水道。用于治疗贫痧（感冒），货烟妈（咽痛），啈唉（咳嗽），白冻（泄泻），阿意咪（痢疾），发旺（风湿骨痛），笨浮（水肿）。

【主要化学成分与药理作用】

地桃花中含有黄酮及其苷类、香豆素类、双苯吡酮类、甾醇类、有机酸酯类、多糖等，其主要成分有银锻苷、芦丁、紫云英苷、黄芩苷、杨梅苷、异槲皮苷、黄芩素、木犀草素、芹菜素等。现代研究表明，地桃花具有抑菌、抗氧化、抗炎等药理作用。

【代表性化学成分的结构与性质】

名称	分子式	相对分子质量	熔点/℃	性状
银锻苷	$C_{30}H_{26}O_{13}$	594	—	白色针晶

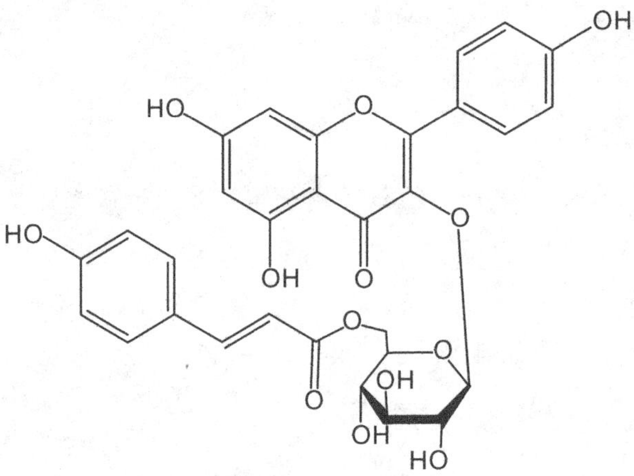

银锻苷化学结构式

【主要化学成分的提取分离】

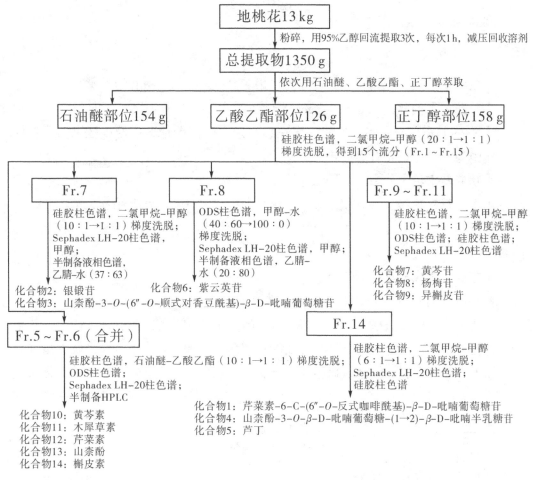

地桃花13kg

↓ 粉碎，用95%乙醇回流提取3次，每次1h，减压回收溶剂

总提取物1350g

↓ 依次用石油醚、乙酸乙酯、正丁醇萃取

石油醚部位154g　　乙酸乙酯部位126g　　正丁醇部位158g

↓ 硅胶柱色谱，二氯甲烷-甲醇（20∶1→1∶1）
梯度洗脱，得到15个流分（Fr.1～Fr.15）

Fr.7
硅胶柱色谱，二氯甲烷-甲醇
（10∶1→1∶1）梯度洗脱；
Sephadex LH-20柱色谱，
甲醇；
半制备液相色谱，
乙腈-水（37∶63）

化合物2：银锻苷
化合物3：山奈酚-3-O-(6″-O-顺式对香豆酰基)-β-D-吡喃葡萄糖苷

Fr.8
ODS柱色谱，甲醇-水
（40∶60→100∶0）
梯度洗脱；
Sephadex LH-20柱色谱，甲醇；
半制备液相色谱，乙腈-水（20∶80）

化合物6：紫云英苷

Fr.9～Fr.11
硅胶柱色谱，二氯甲烷-甲醇
（10∶1→1∶1）梯度洗脱；
ODS柱色谱；硅胶柱色谱；
Sephadex LH-20柱色谱

化合物7：黄芩苷
化合物8：杨梅苷
化合物9：异槲皮苷

Fr.5～Fr.6（合并）
硅胶柱色谱，石油醚-乙酸乙酯（10∶1→1∶1）梯度洗脱；
ODS柱色谱；
Sephadex LH-20柱色谱；
半制备HPLC

化合物10：黄芩素
化合物11：木犀草素
化合物12：芹菜素
化合物13：山奈酚
化合物14：槲皮素

Fr.14
硅胶柱色谱，二氯甲烷-甲醇
（6∶1→1∶1）梯度洗脱；
Sephadex LH-20柱色谱；
硅胶柱色谱

化合物1：芹菜素-6-C-(6″-O-反式咖啡酰基)-β-D-吡喃葡萄糖苷
化合物4：山奈酚-3-O-β-D-吡喃葡萄糖-(1→2)-β-D-吡喃半乳糖苷
化合物5：芦丁

【参考文献】

［1］蓝峻峰，赖红芳.超声波辅助半仿生法提取地桃花多糖［J］.湖北农业科学，2014，53（2）：401-403.

［2］苏聪，杨万青，蒋丹，等.地桃花中黄酮类成分研究［J］.中草药，2015，46（14）：2034-2039.

［3］陈勇，谢臻，韦韬，等.地桃花水提物的体外抗菌实验研究［J］.亚太传统医药，2011，7（10）：29-30.

［4］薛井中，刘帅兵，王立升，等.地桃花提取物体外抗氧化活性研究［J］.食品工业，2013，34（10）：162-165.

［5］蒙小菲，黄振光，杨玉芳，等.广西地桃花水提物的急性毒性和体内抗炎作用的研究［J］.广西医科大学学报，2015，32（6）：901-904.

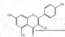

芒果叶

【来源】本品为漆树科植物芒果（杧果）*Mangifera indica* L.的干燥叶。

【壮药名】伯莽过Mbawmangzgoj。

【分布】分布于云南、广西、广东、福建、台湾等地，广西以桂东南、桂西南、桂中为多，桂东北有少量栽培。

【功能与主治】

中医　行气疏滞，去痧积。用于治疗热滞腹痛，气胀，小儿疳积，消渴。

壮医　通气道、谷道，止咳化痰。用于治疗唉嗽（咳嗽），唉疳（疳积），屙幽脘（消渴）。

【主要化学成分与药理作用】

芒果叶含有皂苷、黄酮、双苯吡酮类化合物等，其主要成分有芒果苷、槲皮素、高芒果苷、原儿茶酸、没食子酸、鞣花酸、金丝桃苷等。现代研究表明，芒果苷及含芒果苷的植物提取物具有多方面的药理活性，如兴奋中枢神经系统、增强心肌收缩力、保肝利胆、抗过氧化脂质、抗病毒及免疫、抗炎、镇痛、止咳、化痰、平喘等。

【代表性化学成分的结构与性质】

名称	分子式	相对分子质量	熔点/℃	性状
芒果苷	$C_{19}H_{18}O_{11}$	422	—	淡黄色晶体

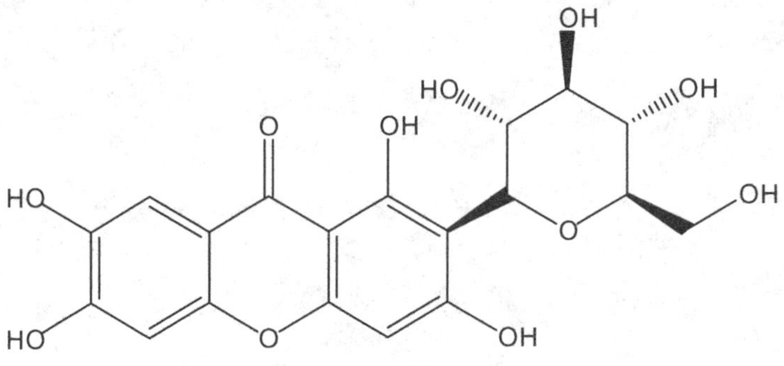

芒果苷化学结构式

【主要化学成分的提取分离】

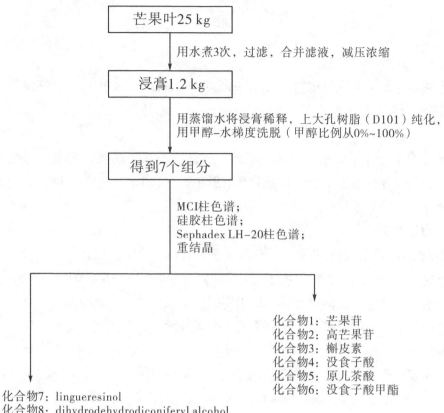

芒果叶25 kg

↓ 用水煮3次，过滤，合并滤液，减压浓缩

浸膏1.2 kg

↓ 用蒸馏水将浸膏稀释，上大孔树脂（D101）纯化，
用甲醇-水梯度洗脱（甲醇比例从0%~100%）

得到7个组分

MCI柱色谱；
硅胶柱色谱；
Sephadex LH-20柱色谱；
重结晶

化合物1：芒果苷
化合物2：高芒果苷
化合物3：槲皮素
化合物4：没食子酸
化合物5：原儿茶酸
化合物6：没食子酸甲酯

化合物7：lingueresinol
化合物8：dihydrodehydrodiconiferyl alcohol
化合物9：1,3,6,7-tetrahydroxyxanthone
化合物10：5,7,3′,4′-tetrahydroxy-2-methoxy-3,4-flavandione-3-hydrate
化合物11：1-(4-hydroxy-3-methoxyphenyl)-2-[-4-(ω-hydroxypropyl-2-
methoxy)-phenoxyl]-propane-1,3-diol

【参考文献】

［1］黄思诗.芒果叶有效成分芒果苷研究［J］.医药前沿，2014（24）：391.

［2］顾承真，刘菲菲，姚元成，等.芒果叶的化学成分研究［J］.天然产物研究与开
发，2013（25）：36-39.

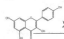

过岗龙

【来源】本品为豆科植物榼藤*Entada phaseoloides*（L.）Merr.的干燥藤茎。

【壮、瑶药名】壮药名：勾拢Gaeulumx。瑶药名：扭骨风、扭进崩Niouv mbungv buerng。

【分布】分布于广东、广西、福建、台湾、浙江、湖北、湖南、江西、贵州等地，广西主要分布于南宁、防城港、上思、贵港、平南、容县、博白、凌云、乐业、金秀、宁明、龙州等地。

【功能与主治】

中医　祛风湿，活络行瘀。用于风湿痹痛，腰腿疼痛，跌仆肿痛。

壮医　祛风毒，除湿毒，散瘀止痛。用于发旺（痹病），林得叮相（跌打损伤）。

瑶医　祛风除湿，活血通络。用于崩闭闷（风湿痛、类风湿性关节炎），播冲（跌打损伤），改闷（腰痛），扁免崩（中风偏瘫），改窟臧（痔疮出血），囊暗（毒蛇咬伤）。

【主要化学成分与药理作用】

过岗龙主要含有黄酮类、多酚类、甾醇类等化学成分，如木犀草素、(+)-二氢山柰酚、去氢双儿茶精、芹菜素、表儿茶素、儿茶素、3-去氧苏木查耳酮、柚皮素、鼠李柠檬素、原儿茶酸、香草酸、高良姜黄素、表没食子儿茶精、榼藤子苷、榼藤酰胺A-β-D-吡喃葡萄糖苷、榼藤酰胺A等。现代研究表明，榼藤子醇提物和单体化合物均具有显著的抗炎、镇痛作用。

【代表性化学成分的结构与性质】

名称	分子式	相对分子质量	熔点/℃	性状
3-去氧苏木查耳酮	$C_{16}H_{14}O_4$	270	—	浅黄色无定形粉末

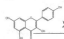

3-去氧苏木查耳酮化学结构式

【主要化学成分的提取分离】

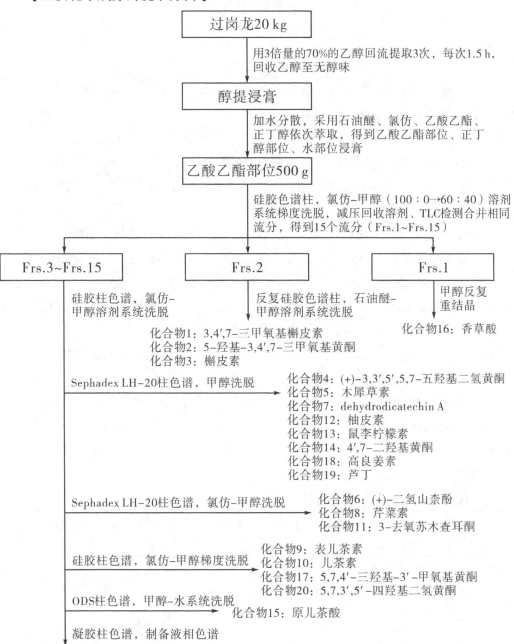

过岗龙20 kg

用3倍量的70%的乙醇回流提取3次，每次1.5 h，回收乙醇至无醇味

醇提浸膏

加水分散，采用石油醚、氯仿、乙酸乙酯、正丁醇依次萃取，得到乙酸乙酯部位、正丁醇部位、水部位浸膏

乙酸乙酯部位500 g

硅胶色谱柱，氯仿-甲醇（100∶0→60∶40）溶剂系统梯度洗脱，减压回收溶剂、TLC检测合并相同流分，得到15个流分（Frs.1~Frs.15）

Frs.3~Frs.15　　　　　Frs.2　　　　　Frs.1

Frs.2：反复硅胶色谱柱，石油醚-甲醇溶剂系统洗脱
化合物1：3,4′,7-三甲氧基槲皮素
化合物2：5-羟基-3,4′,7-三甲氧基黄酮
化合物3：槲皮素

Frs.1：甲醇反复重结晶
化合物16：香草酸

Frs.3~Frs.15：硅胶柱色谱，氯仿-甲醇溶剂系统洗脱

Sephadex LH-20柱色谱，甲醇洗脱
化合物4：(+)-3,3′,5′,5,7-五羟基二氢黄酮
化合物5：木犀草素
化合物7：dehydrodicatechin A
化合物12：柚皮素
化合物13：鼠李柠檬素
化合物14：4′,7-二羟基黄酮
化合物18：高良姜素
化合物19：芦丁

Sephadex LH-20柱色谱，氯仿-甲醇洗脱
化合物6：(+)-二氢山柰酚
化合物8：芹菜素
化合物11：3-去氧苏木查耳酮

硅胶柱色谱，氯仿-甲醇梯度洗脱
化合物9：表儿茶素
化合物10：儿茶素
化合物17：5,7,4′-三羟基-3′-甲氧基黄酮
化合物20：5,7,3′,5′-四羟基二氢黄酮

ODS柱色谱，甲醇-水系统洗脱
化合物15：原儿茶酸

凝胶柱色谱，制备液相色谱
化合物21：5,2′,5′-trihydroxy-3,7,4′-trimethoxyflavone-2′-O-β-D-glucoside
化合物22：表没食子儿茶精

【参考文献】

［1］董玉琼.榼藤化学成分与药理活性研究［D］.上海：上海交通大学，2011.

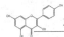

百两金

【来源】本品为紫金牛科植物百两金*Ardisia crispa*（Thunb.）A.DC.的干燥全株。

【瑶药名】老农崩Hlauh normh buerng。

【分布】分布于西南地区及台湾、广东、广西等地，广西主要分布于南宁、马山、上林、融水、阳朔、全州、兴安、灌阳、龙胜、资源、荔浦、平南、容县、德保、靖西、那坡、凌云、乐业、田林、隆林、昭平、天峨、凤山、象州、金秀、凭祥等县市。

【功能与主治】

中医　清热利咽，祛痰利湿，活血解毒。用于治疗咽喉肿痛，咳嗽咯痰不畅，湿热黄疸，小便淋痛，风湿痹痛，跌打损伤，疔疮，无名肿毒，毒蛇咬伤。

瑶医　活血散瘀，消肿止痛，舒筋活络，清热利咽，化痰止咳。用于治疗更喉闷（咽喉肿痛，咽炎），桨蛾（扁桃体炎），哈路怒哈（肺痨咳嗽），布醒蕹（肾炎水肿），崩闭闷（风湿痛、类风湿性关节炎），辣给昧对（闭经），荣古瓦卡西闷（产后瘀滞腹痛），播冲（跌打损伤），囊暗（毒蛇咬伤）及补癣（疥癣）。

【主要化学成分与药理作用】

百两金含有皂苷类、生物碱类、醇类、脂类等化合物，如(−)-襄五脂素、(7S,8S, 7′R,8′R)-3,4-亚甲二氧基-3′,4′-二甲氧基-7,7′-环氧脂素、异安五脂素、α-菠甾醇、百两金皂苷B、岩白菜素等。现代研究表明，百两金具有抗炎、解热等药理作用。

【代表性化学成分的结构与性质】

名称	分子式	相对分子质量	熔点/℃	性状
百两金皂苷B	$C_{53}H_{86}O_{22}$	1074	232～234	白色粉末

百两金皂苷B化学结构式

【主要化学成分的提取分离】

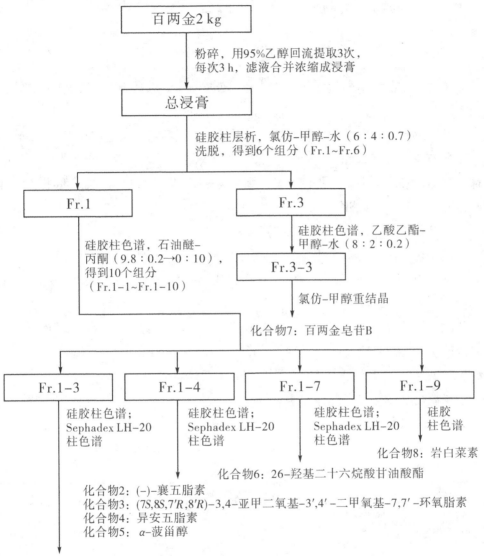

百两金2 kg

粉碎，用95%乙醇回流提取3次，
每次3 h，滤液合并浓缩成浸膏

总浸膏

硅胶柱层析，氯仿–甲醇–水（6∶4∶0.7）
洗脱，得到6个组分（Fr.1～Fr.6）

Fr.1　　Fr.3

硅胶柱色谱，石油醚–
丙酮（9.8∶0.2→0∶10），
得到10个组分
（Fr.1–1～Fr.1–10）

硅胶柱色谱，乙酸乙酯–
甲醇–水（8∶2∶0.2）

Fr.3–3

氯仿–甲醇重结晶

化合物7：百两金皂苷B

Fr.1–3　　Fr.1–4　　Fr.1–7　　Fr.1–9

硅胶柱色谱；
Sephadex LH–20
柱色谱

硅胶柱色谱；
Sephadex LH–20
柱色谱

硅胶柱色谱；
Sephadex LH–20
柱色谱

硅胶
柱色谱

化合物8：岩白菜素

化合物6：26-羟基二十六烷酸甘油酸酯

化合物2：(–)-襄五脂素
化合物3：(7S,8S,7′R,8′R)-3,4-亚甲基二氧基–3′,4′-二甲氧基–7,7′-环氧脂素
化合物4：异安五脂素
化合物5：α-菠甾醇

化合物1：(7S,7′R)-双(3,4-亚甲基二氧苯基)-rel-(8R,8′R)-二甲基四氢呋喃

【参考文献】

［1］刘文江，段青宏，檀密艳，等.中药百两金的药理作用研究［J］.中草药，1986，
　　17（9）：21–24.

［2］张嫩玲，胡江苗，周俊，等.百两金的化学成分［J］.天然产物研究与开发，
　　2010（22）：587–589，593.

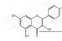

尖山橙

【来源】本品为夹竹桃科植物尖山橙*Melodinus fusiformis* Champ.ex Benth.的干燥全株。

【壮、瑶药名】壮药名：勾动撩Gaeudukheu。瑶药名：茶坐翁Zah juov ngungh。

【分布】分布于广东、海南、广西、贵州等地，广西主要分布于南宁、马山、上林、苍梧、岑溪、上思、平南、桂平、容县、靖西、那坡、隆林、昭平、南丹、罗城、忻城、金秀、龙州等县市。

【功能与主治】

中医 祛风湿，活血。用于治疗风湿痹痛，跌打损伤。

壮医 祛风毒，调龙路。用于治疗发旺（痹病），扭像（扭挫伤），夺扼（骨折）。

瑶医 祛风除湿，舒筋活络，补肾壮腰。用于治疗崩闭闷（风湿骨痛），播冲（跌打损伤），碰见康（腰椎增生），哈鲁（哮喘），崩毕扭（风湿性心脏病），辣给昧对（月经不调）和疟没通（乳汁不通）。

【主要化学成分与药理作用】

尖山橙主要含有生物碱等化学成分，如meloformine A～I、meloscandonine、vindolinine、episcandomeline、5-methoxystrictamine、cathovalinine等。

【代表性化学成分的结构与性质】

名称	分子式	相对分子质量	熔点/℃	性状
meloformine F	$C_{21}H_{22}N_2O_4$	366	—	无色针状结晶

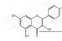

meloformine F化学结构式

【主要化学成分的提取分离】

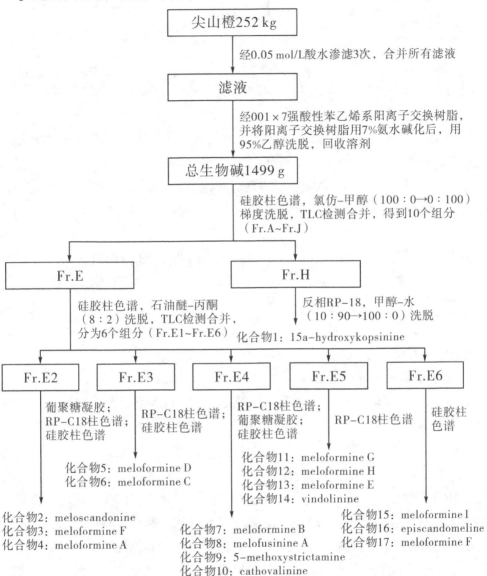

【参考文献】

[1]关焕玉.两种民间药中生物碱类成分的研究［D］.贵阳:贵阳医学院,2011.

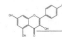

肉桂

【来源】本品为樟科植物肉桂*Cinnamomum cassia* Presl的干燥树皮。

【壮药名】能桂Naengigveq。

【分布】广东、广西、福建、台湾、云南等地的热带及亚热带地区广为栽培，其中尤以广西栽培为多。广西主要分布于南宁、上林、横县、融水、桂林、阳朔、灌阳、龙胜、平乐、梧州、苍梧、藤县、岑溪、防城港、上思、东兴、灵山、平南、桂平、玉林、容县、博白、北流、德保、靖西、昭平、金秀、龙州、大新、天等等县市。

【功能与主治】

中医 补火助阳，引火归原，散寒止痛，活血通经。用于治疗阳痿，宫冷，腰膝冷痛，肾虚作喘，阳虚眩晕，目赤咽痛，心腹冷痛，虚寒吐泻，寒疝，奔豚，经闭，痛经。

壮医 通调龙路、火路，祛寒毒，行气止痛，补火助阳。用于治疗头痛，核尹（腰痛），胴尹（腹痛），胸痛，胁痛，墨病（哮喘），阳虚头晕，委哟（阳痿），漏精（遗精），月经不调，阴疮。

【主要化学成分与药理作用】

肉桂含有多种化学成分，主要包括挥发油类、黄酮类、黄烷醇及其多聚体、萜类、木脂素类、酚酸类、香豆素类、皂苷类、多糖类等成分，此外还含有无机元素及其他化合物如肉桂醛、肉桂酸、肉桂醇、芳樟醇、山奈酚、槲皮素、锡兰肉桂素、锡兰肉桂醇等。肉桂具有多种药理作用，对心血管系统、消化系统等具有保护作用，主要表现为扩张血管、抗胃溃疡、抑菌、抗氧化等；肉桂对体内外细菌均有一定的抑制作用；肉桂中的天然亲脂性萜烯类化合物可起到抗氧化作用。另有研究证实，桂皮中的总酚类物质、槲皮苷、山奈酚等在体内和体外试验中均被证明具有良好的抗肿瘤作用；肉桂对糖尿病所致的肝损伤具有一定的保护作用。

【代表性化学成分的结构与性质】

名称	分子式	相对分子质量	熔点/℃	性状
肉桂醛	C_9H_8O	132.16	—	黄色黏稠状液体
肉桂酸	$C_9H_8O_2$	148.17	133	白色结晶

肉桂醛化学结构式　　　　肉桂酸化学结构式

【主要化学成分的提取分离】

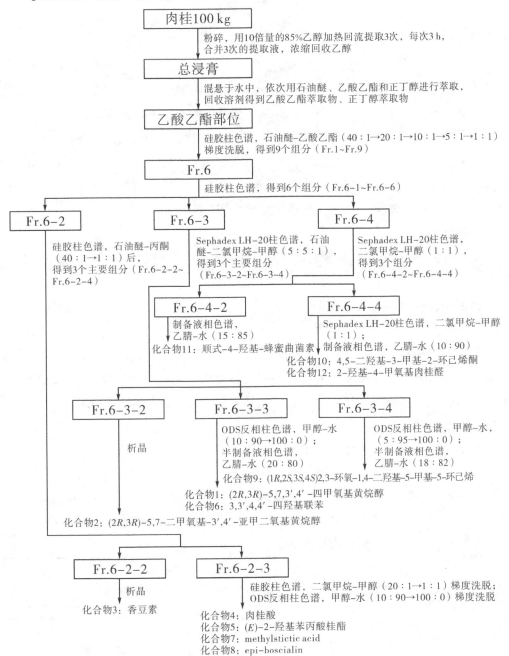

肉桂100 kg

粉碎，用10倍量的85%乙醇加热回流提取3次，每次3 h，
合并3次的提取液，浓缩回收乙醇

总浸膏

混悬于水中，依次用石油醚、乙酸乙酯和正丁醇进行萃取，
回收溶剂得到乙酸乙酯萃取物、正丁醇萃取物

乙酸乙酯部位

硅胶柱色谱，石油醚-乙酸乙酯（40：1→20：1→10：1→5：1→1：1）
梯度洗脱，得到9个组分（Fr.1~Fr.9）

Fr.6

硅胶柱色谱，得到6个组分（Fr.6-1~Fr.6-6）

Fr.6-2　　Fr.6-3　　Fr.6-4

Fr.6-2: 硅胶柱色谱，石油醚-丙酮（40：1→1：1）后，得到3个主要组分（Fr.6-2-2~Fr.6-2-4）

Fr.6-3: Sephadex LH-20柱色谱，石油醚-二氯甲烷-甲醇（5：5：1），得到3个主要组分（Fr.6-3-2~Fr.6-3-4）

Fr.6-4: Sephadex LH-20柱色谱，二氯甲烷-甲醇（1：1），得到3个组分（Fr.6-4-2~Fr.6-4-4）

Fr.6-4-2: 制备液相色谱，乙腈-水（15：85）
化合物11：顺式-4-羟基-蜂蜜曲菌素

Fr.6-4-4: Sephadex LH-20柱色谱，二氯甲烷-甲醇（1：1）；制备液相色谱，乙腈-水（10：90）
化合物10：4,5-二羟基-3-甲基-2-环己烯酮
化合物12：2-羟基-4-甲氧基肉桂醛

Fr.6-3-2: 析晶
化合物2：(2R,3R)-5,7-二甲氧基-3′,4′-亚甲二氧基黄烷醇

Fr.6-3-3: ODS反相柱色谱，甲醇-水（10：90→100：0）；半制备液相色谱，乙腈-水（20：80）
化合物1：(2R,3R)-5,7,3′,4′-四甲氧基黄烷醇
化合物6：3,3′,4,4′-四羟基联苯

Fr.6-3-4: ODS反相柱色谱，甲醇-水（5：95→100：0）；半制备液相色谱，乙腈-水（18：82）
化合物9：(1R,2S,3S,4S)2,3-环氧-1,4-二羟基-5-甲基-5-环己烯

Fr.6-2-2: 析晶
化合物3：香豆素

Fr.6-2-3: 硅胶柱色谱，二氯甲烷-甲醇（20：1→1：1）梯度洗脱；ODS反相柱色谱，甲醇-水（10：90→100：0）梯度洗脱
化合物4：肉桂酸
化合物5：(E)-2-羟基苯丙酸桂酯
化合物7：methylstictic acid
化合物8：epi-boscialin

【参考文献】

［1］侯小涛，郝仁伟，秦健峰，等.肉桂的化学成分、药理作用及质量标准物
（Q-marker）的预测分析［J］.中草药，2018，49（1）：20-34.

［2］陈旭，刘畅，马宁辉，等.肉桂的化学成分、药理作用及综合应用研究进展
［J］.中国药房，2018，29（18）：2581-2584.

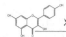

肉桂叶

【来源】本品为樟科植物肉桂*Cinnamomum cassia* Presl的干燥叶。

【壮、瑶药名】壮药名：棵葵Gogviq。瑶药名：征桂Zaengc gueix。

【分布】分布于福建、台湾、海南、广东、广西、云南等地，广西主要分布于南宁、上林、横县、融水、桂林、阳朔、灌阳、龙胜、平乐、梧州、苍梧、藤县、岑溪、防城港、上思、东兴、灵山、平南、桂平、玉林、容县、博白、北流、德保、靖西、昭平、金秀、龙州、天等、大新等县市。

【功能与主治】

中医　温中散寒，解表发汗。用于治疗外感风寒引起的头晕、头痛，腹痛泄泻，虚寒呕吐，冻疮。

壮医　祛风毒、除寒毒。用于治疗唝痧，肉卡（癃闭），兵哟（痿证），咹唠北（冻疮），滑精，月经不调。

瑶医　温中补阳，通经络，散寒止痛，化湿健脾。用于治疗卡西闷（胃寒腹痛），锥碰江闷（坐骨神经痛），崩闭闷（风湿痛、类风湿性关节炎），尼椎醒蕹（肾虚水肿），白灸闷（心绞痛），藏紧邦（血崩），辣给昧对（闭经）及流心黑怒哈（体虚咳嗽）。

【主要化学成分与药理作用】

肉桂叶中含有苯丙素类、甾体类、黄酮类、维生素类等化合物，如邻甲氧基肉桂醛、香豆素、反式肉桂酸、反式肉桂醇、香草醛、cassiferaldehyde、pregnenolone等。现代研究表明，肉桂叶具有免疫抑制活性、抗氧化活性。

【代表性化学成分的结构与性质】

名称	分子式	相对分子质量	熔点/℃	性状
反式肉桂酸	$C_9H_8O_2$	148	133	白色结晶

反式肉桂酸化学结构式

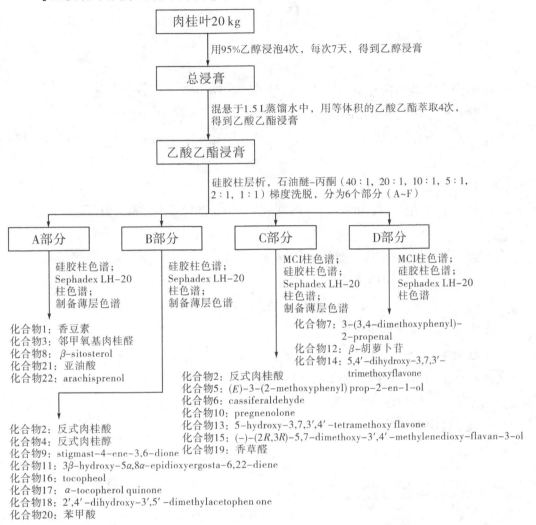

【主要化学成分的提取分离】

肉桂叶20 kg

用95%乙醇浸泡4次，每次7天，得到乙醇浸膏

总浸膏

混悬于1.5 L蒸馏水中，用等体积的乙酸乙酯萃取4次，得到乙酸乙酯浸膏

乙酸乙酯浸膏

硅胶柱层析，石油醚-丙酮（40∶1，20∶1，10∶1，5∶1，2∶1，1∶1）梯度洗脱，分为6个部分（A～F）

A部分　　B部分　　C部分　　D部分

A部分：硅胶柱色谱；Sephadex LH-20柱色谱；制备薄层色谱

B部分：硅胶柱色谱；Sephadex LH-20柱色谱；制备薄层色谱

C部分：MCI柱色谱；硅胶柱色谱；Sephadex LH-20柱色谱；制备薄层色谱

D部分：MCI柱色谱；硅胶柱色谱；Sephadex LH-20柱色谱

化合物1：香豆素
化合物3：邻甲氧基肉桂醛
化合物8：β-sitosterol
化合物21：亚油酸
化合物22：arachisprenol

化合物7：3-(3,4-dimethoxyphenyl)-2-propenal
化合物12：β-胡萝卜苷
化合物14：5,4'-dihydroxy-3,7,3'-trimethoxyflavone

化合物2：反式肉桂酸
化合物5：(E)-3-(2-methoxyphenyl) prop-2-en-1-ol
化合物6：cassiferaldehyde
化合物10：pregnenolone
化合物13：5-hydroxy-3,7,3',4'-tetramethoxy flavone
化合物15：(-)-(2R,3R)-5,7-dimethoxy-3',4'-methylenedioxy-flavan-3-ol
化合物19：香草醛

化合物2：反式肉桂酸
化合物4：反式肉桂醇
化合物9：stigmast-4-ene-3,6-dione
化合物11：3β-hydroxy-5α,8α-epidioxyergosta-6,22-diene
化合物16：tocopheol
化合物17：α-tocopherol quinone
化合物18：2',4'-dihydroxy-3',5'-dimethylacetophen one
化合物20：苯甲酸

【参考文献】

［1］周蕾.肉桂叶化学成分及免疫调节活性研究［D］.武汉：华中科技大学，2016.

［2］梁晓艳.肉桂皮、枝、叶水提物抗氧化活性的作用［D］.南宁：广西中医学院，2010.

［3］胡巧玲.肉桂叶和天名精中化学成分的发现及其生物活性研究［D］.兰州：兰州大学，2018.

朱砂根

【来源】本品为紫金牛科植物朱砂根*Ardisia crenata* Sims的干燥根。

【壮药名】美色根Meizcaekgaen。

【分布】分布于我国西藏东南部至台湾，湖北至海南岛等地区，广西各地均有分布。

【功能与主治】

中医　解毒消肿，活血止痛，祛风除湿。用于治疗咽喉肿痛，风湿痹痛，跌打损伤。

壮医　调龙路、火路，清热毒，祛风毒，除湿毒，消肿止痛。用于治疗发旺（风湿骨痛），林得叮相（跌打损伤），经尹（痛经），吐血，胴尹（腹痛），头痛，货烟妈（咽痛），兵霜火豪（白喉），丹毒。

【主要化学成分与药理作用】

朱砂根主要含有三萜皂苷、香豆素类、黄酮类等化学成分，其主要成分有岩白菜素及其衍生物、山奈酚、杨梅素、槲皮素等。现代研究表明，朱砂根具有止咳平喘、抗炎抑菌、抗病毒、抗生育、抗氧化及抗肿瘤等药理作用。

【代表性化学成分的结构与性质】

名称	分子式	相对分子质量	熔点/℃	性状
岩白菜素	$C_{14}H_{16}O_9$	328.27	237～240	白色疏松针状结晶

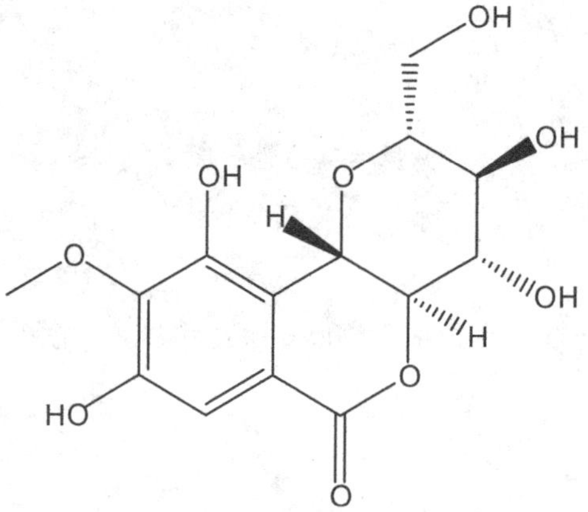

岩白菜素化学结构式

【主要化学成分的提取分离】

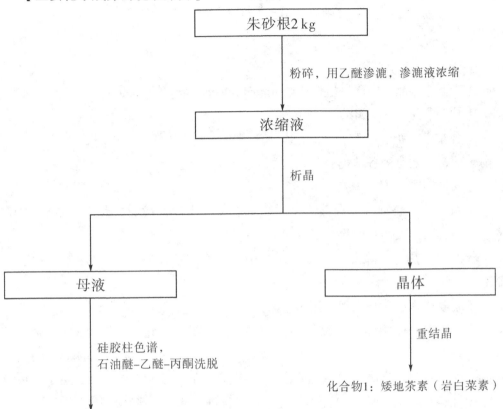

朱砂根2 kg

↓ 粉碎，用乙醚渗漉，渗漉液浓缩

浓缩液

↓ 析晶

母液 ／ 晶体

母液 → 硅胶柱色谱，石油醚-乙醚-丙酮洗脱

化合物2：无羁萜
化合物3：β-谷甾醇
化合物4：蜜花醌

晶体 → 重结晶

化合物1：矮地茶素（岩白菜素）

【参考文献】

［1］牛小花，陈洪源.药用植物朱砂根研究概况［J］.亚太传统医药，2016，12
（18）：48-50.

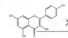

华山矾

【来源】本品为山矾科植物白檀Symplocos paniculata（Thunb.）Miq.的干燥枝叶。

【壮药名】美捐善Mbawgenhsan。

【分布】分布于江苏、安徽、湖南、湖北、四川、江西、福建、广东、广西、云南等地，广西全区各地均有分布。

【功能与主治】

中医 清热解毒，化痰截疟，通络止痛。用于治疗感冒发热，痢疾，泄泻，疮疡疖肿，毒蛇咬伤，疟疾，筋骨疼痛，跌打损伤。

壮医 清热毒，除湿毒，解瘴毒。用于治疗得凉（感冒），发得（发热），瘴毒（疟疾），筋骨疼痛，呗脓（痈疽）。

【主要化学成分与药理作用】

华山矾中含有黄酮类、黄酮苷类、有机酸类、酚类等化学成分，如槲皮素-3-O-α-L-鼠李糖苷、异槲皮苷、山奈酚-3-O-α-L-鼠李糖-(1→6)-β-D-吡喃葡萄糖苷、niga-ichigoside F1、shimobashiraside C、岩白菜素、原儿茶酸、大黄酚、2α,3β,19α,23-四羟基-12-烯-28-乌苏酸、2α,3β,19α,23-四羟基-12-烯-28-齐墩果酸等。现代研究表明，华山矾具有一定的抗肿瘤活性，华山矾多糖具有较强的抗氧化活性。

【代表性化学成分的结构与性质】

名称	分子式	相对分子质量	熔点/℃	性状
异槲皮苷	$C_{21}H_{20}O_{12}$	464	225～227	黄色结晶性粉末

异槲皮苷化学结构式

【主要化学成分的提取分离】

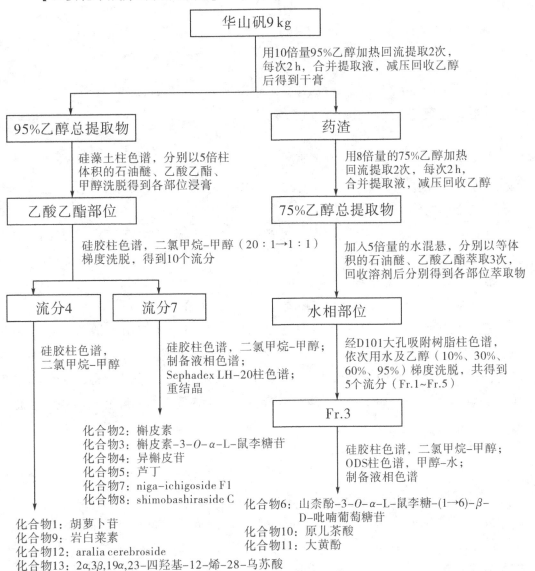

华山矾9 kg

用10倍量95%乙醇加热回流提取2次，每次2 h，合并提取液，减压回收乙醇后得到干膏

95%乙醇总提取物 → 药渣

95%乙醇总提取物：硅藻土柱色谱，分别以5倍柱体积的石油醚、乙酸乙酯、甲醇洗脱得到各部位浸膏

药渣：用8倍量的75%乙醇加热回流提取2次，每次2 h，合并提取液，减压回收乙醇

乙酸乙酯部位 ← 乙酸乙酯部位：硅胶柱色谱，二氯甲烷-甲醇（20：1→1：1）梯度洗脱，得到10个流分

75%乙醇总提取物：加入5倍量的水混悬，分别以等体积的石油醚、乙酸乙酯萃取3次，回收溶剂后分别得到各部位萃取物

流分4 | 流分7 | 水相部位

流分4：硅胶柱色谱，二氯甲烷-甲醇

流分7：硅胶柱色谱，二氯甲烷-甲醇；制备液相色谱；Sephadex LH-20柱色谱；重结晶

水相部位：经D101大孔吸附树脂柱色谱，依次用水及乙醇（10%、30%、60%、95%）梯度洗脱，共得到5个流分（Fr.1~Fr.5）

Fr.3

Fr.3：硅胶柱色谱，二氯甲烷-甲醇；ODS柱色谱，甲醇-水；制备液相色谱

化合物2：槲皮素
化合物3：槲皮素-3-O-α-L-鼠李糖苷
化合物4：异槲皮苷
化合物5：芦丁
化合物7：niga-ichigoside F1
化合物8：shimobashiraside C

化合物6：山奈酚-3-O-α-L-鼠李糖-(1→6)-β-D-吡喃葡萄糖苷

化合物1：胡萝卜苷
化合物9：岩白菜素
化合物10：原儿茶酸
化合物11：大黄酚
化合物12：aralia cerebroside
化合物13：2α,3β,19α,23-四羟基-12-烯-28-乌苏酸
化合物14：2α,3β,19α,23-四羟基-12-烯-28-齐墩果酸

【参考文献】

［1］罗泽萍，潘立卫，李丽.华山矾多糖提取工艺优化及其抗氧化活性研究［J］.南方农业学报，2015，46（10）：1877-1882.

［2］唐美军.山矾属植物华山矾抗肿瘤化学成分研究［D］.北京：中国协和医科大学，2004.

［3］谢朋飞，邹录惠，邱莉，等.华山矾地上部分的化学成分研究［J］.中草药，2014，45（20）：2895-2899.

血党

【来源】本品为紫金牛科植物九管血*Ardisia brevicaulis* Diels的干燥全株。

【壮、瑶药名】壮药名：棵散勒Gosanlwed。瑶药名：金边罗伞Jieng biemh lorh famh。

【分布】分布于浙江、江西、福建、湖南、广东、广西等地，广西主要分布于融水、阳朔、桂林、全州、兴安、龙胜、恭城、平南、贺州、昭平、金秀等县市。

【功能与主治】

中医 祛风湿，活血调经，消肿止痛。用于治疗风湿痹痛，痛经，经闭，跌打损伤，咽喉肿痛，无名肿毒。

壮医 清热毒，祛风毒，调龙路，补血虚。用于治疗货烟妈（咽炎），诺嚎哒（牙周炎，牙髓炎），额哈（毒蛇咬伤），勒内（贫血）。

瑶医 活血调经，祛风通络，散瘀消肿，利咽止痛。用于治疗篮虷（肝炎），篮严（肝硬化），卡西闷（胃脘痛，胃寒痛，胃热痛），辣给昧对（月经不调，闭经），辣给闷（痛经），更喉闷（咽喉肿痛，咽炎），胆纲虷（胆囊炎），囊中病（蛔虫病），血管瘤，崩闭闷（风湿痛、类风湿性关节炎）及播冲（跌打损伤）。

【主要化学成分与药理作用】

血党中含有醌类、酮类、醇类、酸类、苷类等化合物，如3-羟基-5-十三烷基-苯甲醚、5-十五烷基-1,3-间苯二酚、2-甲氧基-6-十三烷基-1,4-苯醌、2-甲氧基-6-十五烷基-1,4-苯醌、glutinol、ardisicrenoside A、ardisiacrispin B、24-乙基-$\Delta^{7,22}$-胆甾二烯-3-酮、24-乙基-$\Delta^{7,22}$-胆甾二烯-3-醇、胡萝卜苷、香草酸、正三十四烷酸等。

【代表性化学成分的结构与性质】

名称	分子式	相对分子质量	熔点/℃	性状
ardisiacrispin B	$C_{53}H_{86}O_{22}$	1074	—	白色无定形粉末

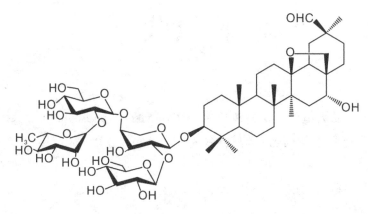

ardisiacrispin B 化学结构式

【主要化学成分的提取分离】

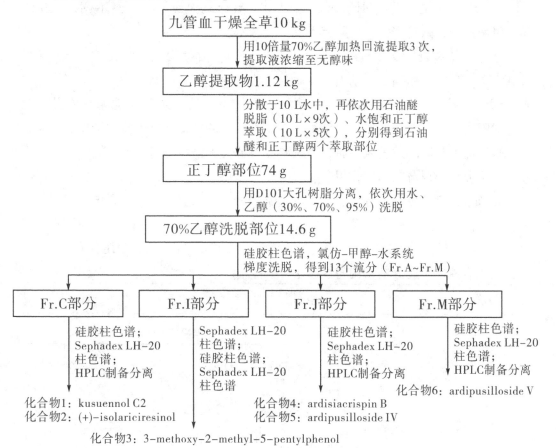

九管血干燥全草10 kg

用10倍量70%乙醇加热回流提取3次，
提取液浓缩至无醇味

乙醇提取物1.12 kg

分散于10 L水中，再依次用石油醚
脱脂（10 L×9次）、水饱和正丁醇
萃取（10 L×5次），分别得到石油
醚和正丁醇两个萃取部位

正丁醇部位74 g

用D101大孔树脂分离，依次用水、
乙醇（30%、70%、95%）洗脱

70%乙醇洗脱部位14.6 g

硅胶柱色谱，氯仿-甲醇-水系统
梯度洗脱，得到13个流分（Fr.A~Fr.M）

| Fr.C部分 | Fr.I部分 | Fr.J部分 | Fr.M部分 |

硅胶柱色谱；
Sephadex LH-20
柱色谱；
HPLC制备分离

Sephadex LH-20
柱色谱；
硅胶柱色谱；
Sephadex LH-20
柱色谱

硅胶柱色谱；
Sephadex LH-20
柱色谱；
HPLC制备分离

硅胶柱色谱；
Sephadex LH-20
柱色谱；
HPLC制备分离

化合物1：kusuennol C2
化合物2：(+)-isolariciresinol

化合物3：3-methoxy-2-methyl-5-pentylphenol

化合物4：ardisiacrispin B
化合物5：ardipusilloside IV

化合物6：ardipusilloside V

【参考文献】

［1］海文利.九管血和粗齿铁线莲活性成分的研究［D］.西安：中国人民解放军第四军医大学，2012.

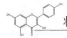

血风藤

【来源】本品为鼠李科植物翼核果*Ventilago leiocarpa* Benth.的干燥根和根茎。

【壮、瑶药名】壮药名：勾勒容Gaeulwedrumz。瑶药名：嘴坐翁Maeng juov ngungh。

【分布】分布于广东、广西等地，广西主要分布于三江、那坡、凌云、田林、凤山、金秀等县市。

【功能与主治】

中医 补气血，强筋骨，舒经络。用于治疗气血虚弱，月经不调，血虚经闭，风湿疼痛，跌打损伤，腰肌劳损，四肢麻木。

壮医 祛风毒，除湿毒，通龙路、火路。用于治疗发旺（痹病），麻抹（四肢麻木），兵吟（筋病），勒内（贫血），约京乱（月经不调），委哟（阳痿）。

瑶医 补血活血，强壮筋骨，消肿止痛。用于治疗娄精（遗精），盖昧严（肾虚阳痿），本藏（贫血），辣给昧对（月经不调），篮虷（慢性肝炎），胆纲虷（胆囊炎），崩闭闷（风湿痛、类风湿性关节炎），扁免崩（中风偏瘫）。

【主要化学成分与药理作用】

翼核果含有蒽醌类、苷类、酮类等化学成分，如大黄素、大黄素甲醚、翼核果素、1,2,4,8-四羟基-3-甲基蒽醌、翼核果醌-Ⅰ、大黄素-8-*O*-β-D-葡萄糖苷、大黄素-6,8-二甲醚、1-羟基蒽醌、1,6-二羟基-3-甲基酮-8-羧酸、鸢尾苷元。

【代表性化学成分的结构与性质】

名称	分子式	相对分子质量	熔点/℃	性状
翼核果素	$C_{17}H_{16}O_7$	304	165～167	红色针晶

翼核果素化学结构式

【主要化学成分的提取分离】

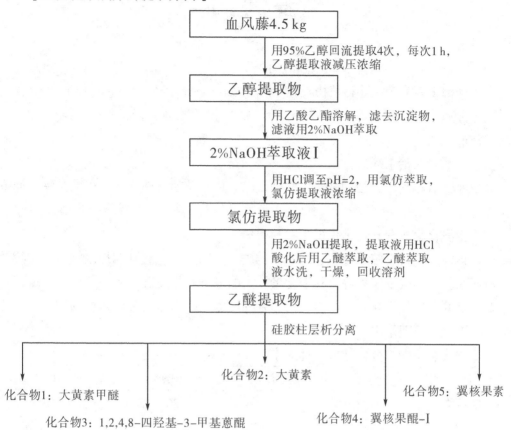

血风藤4.5 kg

用95%乙醇回流提取4次，每次1 h，乙醇提取液减压浓缩

乙醇提取物

用乙酸乙酯溶解，滤去沉淀物，滤液用2%NaOH萃取

2%NaOH萃取液Ⅰ

用HCl调至pH=2，用氯仿萃取，氯仿提取液浓缩

氯仿提取物

用2%NaOH提取，提取液用HCl酸化后用乙醚萃取，乙醚萃取液水洗，干燥，回收溶剂

乙醚提取物

硅胶柱层析分离

化合物1：大黄素甲醚

化合物3：1,2,4,8-四羟基-3-甲基蒽醌

化合物2：大黄素

化合物4：翼核果醌-Ⅰ

化合物5：翼核果素

【参考文献】

[1] 王晓炜，徐绥绪，王喆星，等.翼核果中化学成分的研究Ⅰ[J].沈阳药科大学学报，1996，13（3）：189-191.

[2] 王雪芬，卢文杰，陈家源，等.翼核果化学成分的研究[J].药学学报，1993，28（2）：122-125.

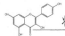

多穗柯

【来源】本品为壳斗科植物木姜叶柯*Lithocarpus litseifolius*（Hance）Chun的叶。

【分布】分布于我国长江以南地区，主产于广西、湖南及江西等地，广西各地均有分布。

【功能与主治】

中医 清热利尿、滋润肝肾、润肺镇咳。用于防治温热痢疾、皮肤瘙痒、痈疽恶疮等症。

【主要化学成分与药理作用】

多穗柯主要含有三萜类化合物、黄酮类化合物、二氢查耳酮衍生物、氨基酸及多穗柯棕色素、微量元素等，其中含量较高的成分有根皮苷、槲皮黄酮、槲皮苷、木犀草素等。现代研究表明，多穗柯具有降血糖、降血压、抑菌、抗癌、减肥、抗炎、抗氧化等药理作用。

【代表性化学成分的结构与性质】

名称	分子式	相对分子质量	熔点/℃	性状
根皮素	$C_{15}H_{14}O_5$	274	262～264	无色针晶
根皮苷	$C_{21}H_{24}O_{10}$	436	168～169	白色晶体

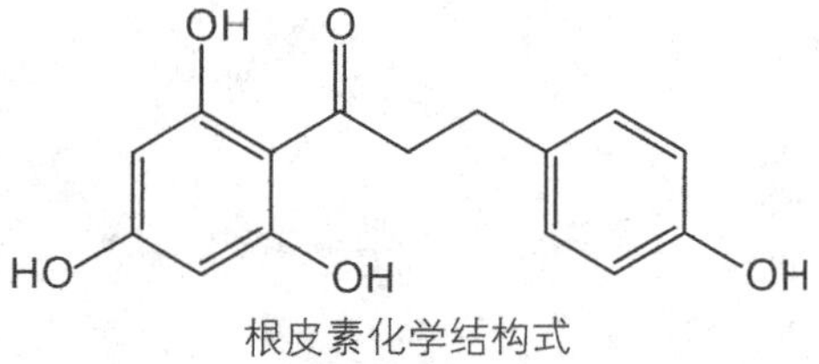

根皮素化学结构式

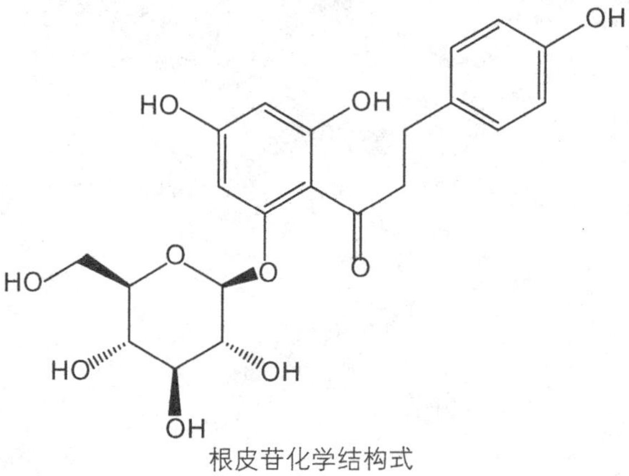

根皮苷化学结构式

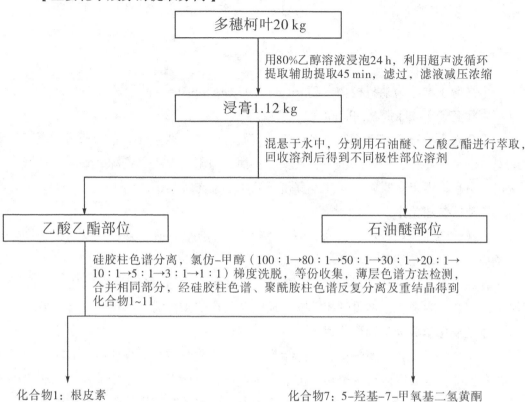

【主要化学成分的提取分离】

多穗柯叶20 kg

用80%乙醇溶液浸泡24 h，利用超声波循环
提取辅助提取45 min，滤过，滤液减压浓缩

浸膏1.12 kg

混悬于水中，分别用石油醚、乙酸乙酯进行萃取，
回收溶剂后得到不同极性部位溶剂

乙酸乙酯部位　　　　　　　　　　　石油醚部位

硅胶柱色谱分离，氯仿–甲醇（100∶1→80∶1→50∶1→30∶1→20∶1→
10∶1→5∶1→3∶1→1∶1）梯度洗脱，等份收集，薄层色谱方法检测，
合并相同部分，经硅胶柱色谱、聚酰胺柱色谱反复分离及重结晶得到
化合物1~11

化合物1：根皮素
化合物2：根皮苷
化合物3：二氢查耳酮–2′–β–D–吡喃葡萄糖苷
化合物4：2′,6′–二羟基–4′–甲氧基二氢查耳酮
化合物5：槲皮素
化合物6：槲皮素–3–O–β–D–半乳糖苷

化合物7：5–羟基–7–甲氧基二氢黄酮
化合物8：木犀草素–7–O–β–D–葡萄糖苷
化合物9：三叶海棠苷
化合物10：槲皮素–3–O–β–D–葡萄糖苷
化合物11：槲皮素–3–O–α–L–阿拉伯糖苷

【参考文献】

［1］燕妮.多穗柯活性组分提取分离及功能特性的研究［D］.广州：华南农业大学，
2016.

［2］李胜华，伍贤进，曾军英，等.多穗柯中黄酮类成分研究［J］.中草药，2010，
41（12）：1967–1969.

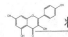

刘寄奴

【来源】本品为菊科植物奇蒿*Artemisia anomala* S.Moore的干燥地上部分。

【壮药名】埃丁聘Ngaihdinbit。

【分布】分布于江苏、浙江、江西、广西等地，广西主要分布于柳州、鹿寨、融安、融水、桂林、灵川、全州、兴安、永福、灌阳、龙胜、资源、平乐、恭城、贺州、昭平、富川、罗城、环江、宜州、来宾、金秀等县市。

【功能与主治】

中医 活血通经，消肿止痛。用于治疗跌仆损伤，瘀血作痛，妇女血瘀闭经，痛经。

壮医 调龙路，调经，止痛，除胀。用于治疗产后腹痛，约京乱（月经不调），京瑟（闭经），林得叮相（跌打损伤），东郎（食滞），腹胀，盆腔炎。

【主要化学成分与药理作用】

刘寄奴中主要含有黄酮类、木脂素类、甾体等化学成分。现代研究表明，刘寄奴具有保肝、抗大鼠血小板聚集、抗缺氧等作用，临床上被应用于治疗丝虫病象皮肿、急性黄疸型病毒性肝炎、痈疽疔毒、中暑、泌尿系统感染、前列腺毒等疾病。

【代表性化学成分的结构与性质】

名称	分子式	相对分子质量	熔点/℃	性状
苜蓿素	$C_{17}H_{14}O_7$	330	269～272	黄色无定形粉末

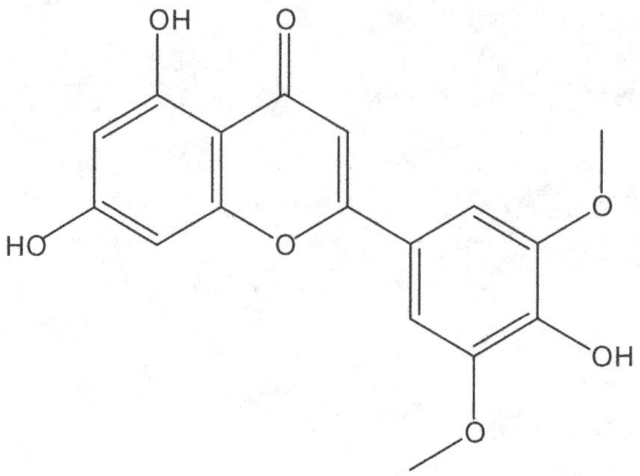

苜蓿素化学结构式

【主要化学成分的提取分离】

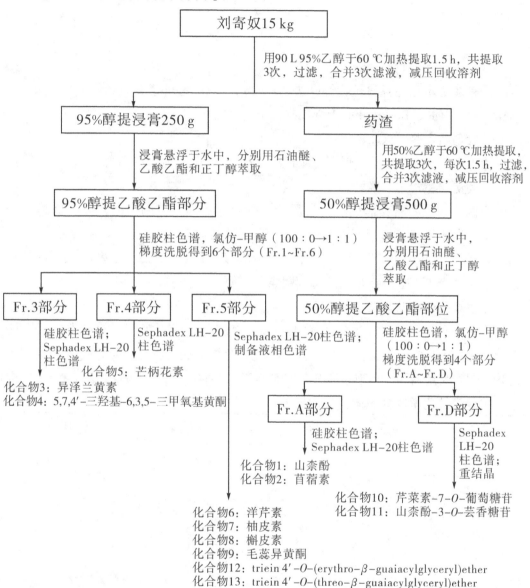

刘寄奴15 kg

用90 L 95%乙醇于60 ℃加热提取1.5 h，共提取3次，过滤，合并3次滤液，减压回收溶剂

95%醇提浸膏250 g

浸膏悬浮于水中，分别用石油醚、乙酸乙酯和正丁醇萃取

95%醇提乙酸乙酯部分

硅胶柱色谱，氯仿-甲醇（100：0→1：1）梯度洗脱得到6个部分（Fr.1~Fr.6）

Fr.3部分
硅胶柱色谱；Sephadex LH-20柱色谱
化合物3：异泽兰黄素
化合物4：5,7,4′-三羟基-6,3,5-三甲氧基黄酮

Fr.4部分
Sephadex LH-20柱色谱
化合物5：芒柄花素

Fr.5部分
Sephadex LH-20柱色谱；制备液相色谱
化合物6：洋芹素
化合物7：柚皮素
化合物8：槲皮素
化合物9：毛蕊异黄酮
化合物12：triein 4′-O-(erythro-β-guaiacylglyceryl)ether
化合物13：triein 4′-O-(threo-β-guaiacylglyceryl)ether

药渣

用50%乙醇于60 ℃加热提取，共提取3次，每次1.5 h，过滤，合并3次滤液，减压回收溶剂

50%醇提浸膏500 g

浸膏悬浮于水中，分别用石油醚、乙酸乙酯和正丁醇萃取

50%醇提乙酸乙酯部位

硅胶柱色谱，氯仿-甲醇（100：0→1：1）梯度洗脱得到4个部分（Fr.A~Fr.D）

Fr.A部分
硅胶柱色谱；Sephadex LH-20柱色谱
化合物1：山奈酚
化合物2：苜蓿素

Fr.D部分
Sephadex LH-20柱色谱；重结晶
化合物10：芹菜素-7-O-葡萄糖苷
化合物11：山奈酚-3-O-芸香糖苷

【参考文献】

[1] 温晶，史海明，刘艳芳，等.刘寄奴黄酮类成分研究［J］.中国中药杂志，2010，35（14）：1827-1830.

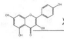

决明子

【来源】本品为豆科植物钝叶决明*Senna tora var.obtusifolia*（L.）X.Y.Zhu或决明*Senna tora*（L.）Roxburgh的干燥成熟种子。

【壮药名】些羊灭Cehyiengzmbeq。

【分布】分布于安徽、广西、四川、浙江、广东等地，广西各地均有分布。

【功能与主治】

中医　清热明目，润肠通便。用于治疗目赤涩痛，羞明多泪，头痛眩晕，目暗不明，大便秘结。

壮医　调火路，清热毒，明目。用于治疗火眼（急性结膜炎），兰奔（眩晕），年闹诺（失眠），视力下降，阿意囊（便秘）。

【主要化学成分与药理作用】

决明子含有蒽醌类、萘并吡喃酮类、脂肪酸类、非皂化物质、多糖类、氨基酸和无机元素等化学成分，主要成分为蒽醌类化合物。现代研究表明，决明子具有降血脂、明目、抗氧化、保肝、降压、抑菌等药理活性。

【代表性化学成分的结构与性质】

名称	分子式	相对分子质量	熔点/℃	性状
大黄酸	$C_{15}H_8O_6$	284	319～320	黄色针状结晶

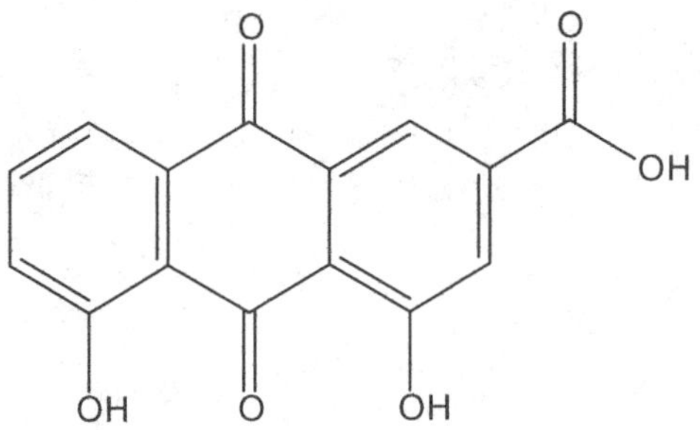

大黄酸化学结构式

【主要化学成分的提取分离】

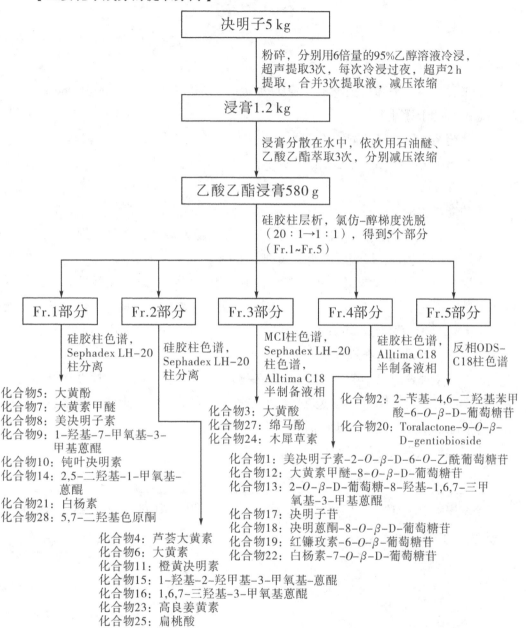

决明子5 kg

↓ 粉碎，分别用6倍量的95%乙醇溶液冷浸，超声提取3次，每次冷浸过夜，超声2 h提取，合并3次提取液，减压浓缩

浸膏1.2 kg

↓ 浸膏分散在水中，依次用石油醚、乙酸乙酯萃取3次，分别减压浓缩

乙酸乙酯浸膏580 g

↓ 硅胶柱层析，氯仿-醇梯度洗脱（20：1→1：1），得到5个部分（Fr.1~Fr.5）

Fr.1部分 | Fr.2部分 | Fr.3部分 | Fr.4部分 | Fr.5部分

Fr.1部分
硅胶柱色谱，Sephadex LH-20柱分离

化合物5：大黄酚
化合物7：大黄素甲醚
化合物8：美决明子素
化合物9：1-羟基-7-甲氧基-3-甲基蒽醌
化合物10：钝叶决明素
化合物14：2,5-二羟基-1-甲氧基-蒽醌
化合物21：白杨素
化合物28：5,7-二羟基色原酮

Fr.2部分
硅胶柱色谱，Sephadex LH-20柱分离

化合物4：芦荟大黄素
化合物6：大黄素
化合物11：橙黄决明素
化合物15：1-羟基-2-羟甲基-3-甲氧基-蒽醌
化合物16：1,6,7-三羟基-3-甲氧基蒽醌
化合物23：高良姜黄素
化合物25：扁桃酸
化合物26：morcin M

Fr.3部分
MCI柱色谱，Sephadex LH-20柱色谱，Alltima C18半制备液相

化合物3：大黄酸
化合物27：绵马酚
化合物24：木犀草素

化合物1：美决明子素-2-O-β-D-6-O-乙酰葡萄糖苷
化合物12：大黄素甲醚-8-O-β-D-葡萄糖苷
化合物13：2-O-β-D-葡萄糖-8-羟基-1,6,7-三甲氧基-3-甲基蒽醌
化合物17：决明子苷
化合物18：决明蒽酮-8-O-β-D-葡萄糖苷
化合物19：红镰玫素-6-O-β-葡萄糖苷
化合物22：白杨素-7-O-β-D-葡萄糖苷

Fr.4部分
硅胶柱色谱，Alltima C18半制备液相

Fr.5部分
反相ODS-C18柱色谱

化合物2：2-苄基-4,6-二羟基苯甲酸-6-O-β-D-葡萄糖苷
化合物20：Toralactone-9-O-β-D-gentiobioside

【参考文献】

[1]吴晓辉.决明子的化学成分、质量控制以及体内代谢研究［D］.武汉：华中科技大学，2010.

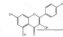

羊耳菊

【来源】本品为菊科植物羊耳菊*Duhaldea cappa*（Buch.–Ham.ex D.Don）Pruski & Anderberg的干燥地上部分。

【壮药名】雅粉抹Nyafaedmox。

【分布】分布于四川、云南、贵州、广西、广东、江西、福建、浙江等地，广西各地均有分布。

【功能与主治】

中医　祛风，利湿，行气化滞。用于治疗风湿关节痛，胸膈痞闷，疟疾，痢疾，泄泻，产后感冒，肝炎，痔疮，疥癣。

壮医　祛风毒，除湿毒，通气道、谷道。用于治疗发旺（风湿骨痛），林得叮相（跌打损伤），贫痧（感冒），瘴毒（疟疾），埃病（咳嗽），慢性肝炎，胴尹（腹痛），约京乱（月经不调），经尹（痛经），下肢溃疡，额哈（毒蛇咬伤）。

【主要化学成分与药理作用】

羊耳菊主要含有倍半萜类、肌醇类、三萜类、黄酮类、酚类、挥发油类等化学成分，主要有大黄素甲醚、东莨菪亭、木犀草素、芹菜素等。现代研究表明，羊耳菊具有清除自由基、抗炎镇痛和抑菌等药理作用。

【代表性化学成分的结构与性质】

名称	分子式	相对分子质量	熔点/℃	性状
大黄素甲醚	$C_{16}H_{12}O_5$	284	203～207	金黄色针状结晶
木犀草素	$C_{15}H_{10}O_6$	286	328～330	黄色针状结晶

大黄素甲醚化学结构式　　　　　　　　木犀草素化学结构式

【主要化学成分的提取分离】

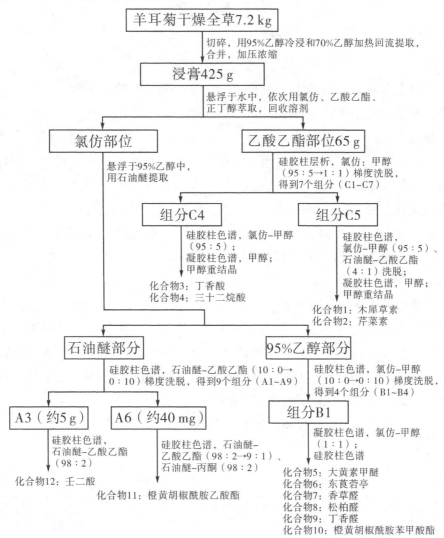

羊耳菊干燥全草7.2 kg

↓ 切碎，用95%乙醇冷浸和70%乙醇加热回流提取，合并，加压浓缩

浸膏425 g

↓ 悬浮于水中，依次用氯仿、乙酸乙酯、正丁醇萃取，回收溶剂

氯仿部位 ｜ 乙酸乙酯部位65 g

氯仿部位 ↓ 悬浮于95%乙醇中，用石油醚提取

乙酸乙酯部位 ↓ 硅胶柱层析，氯仿：甲醇（95：5→1：1）梯度洗脱，得到7个组分（C1~C7）

组分C4 ｜ 组分C5

组分C4 ↓ 硅胶柱色谱，氯仿-甲醇（95：5）；凝胶柱色谱，甲醇；甲醇重结晶

化合物3：丁香酸
化合物4：三十二烷酸

组分C5 ↓ 硅胶柱色谱，氯仿-甲醇（95：5）、石油醚-乙酸乙酯（4：1）洗脱；凝胶柱色谱，甲醇；甲醇重结晶

化合物1：木犀草素
化合物2：芹菜素

石油醚部分 ｜ 95%乙醇部分

石油醚部分 ↓ 硅胶柱色谱，石油醚-乙酸乙酯（10：0→0：10）梯度洗脱，得到9个组分（A1~A9）

95%乙醇部分 ↓ 硅胶柱色谱，氯仿-甲醇（10：0→0：10）梯度洗脱，得到4个组分（B1~B4）

A3（约5 g） ｜ A6（约40 mg）

组分B1

A3（约5 g） ↓ 硅胶柱色谱，石油醚-乙酸乙酯（98：2）

化合物12：壬二酸

A6（约40 mg） ↓ 硅胶柱色谱，石油醚-乙酸乙酯（98：2→9：1）、石油醚-丙酮（98：2）

化合物11：橙黄胡椒酰胺乙酸酯

组分B1 ↓ 凝胶柱色谱，氯仿-甲醇（1：1）；硅胶柱色谱

化合物5：大黄素甲醚
化合物6：东莨菪亭
化合物7：香草醛
化合物8：松柏醛
化合物9：丁香醛
化合物10：橙黄胡椒酰胺苯甲酸酯

【参考文献】

[1] 胡琳，贺正山，等.羊耳菊化学成分和药理活性研究进展［J］.中国现代应用药学，2012，29（10）：889-894.

[2] 谢红刚，张宏武，张江，等.羊耳菊的化学成分［J］.中国天然药物，2007，5（3）：193-196.

[3] 巩仔鹏，李梅，熊荻菲菲，等.基于体内外炎症模型研究羊耳菊提取物的抗炎活性［J］.天然产物研究与开发，2017（29）：2050-2055.

[4] 刘卫今，葛婷，刘胜贵，等.羊耳菊黄酮类化合物的提取与抑菌作用［J］.湖北农业科学，2010，49（2）：426-429.

[5] 张万有.羊耳菊醇提物抗炎镇痛作用的实验研究［J］.当代畜禽养殖业，2018（11）：7.

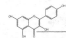
灯心草

【**来源**】本品为灯心草科植物灯心草*Juncus effusus* L.的干燥茎髓。

【**壮药名**】扪灯草Mwnhdwnghcau。

【**分布**】分布于江苏、福建、四川、贵州、云南、广西等地，广西主要分布于宾阳、融水、桂林、阳朔、全州、龙胜、玉林、那坡、凌云、贺州、南丹、罗城、环江、金秀等县市。

【**功能与主治**】

中医 清心火，利小便。用于治疗心烦失眠，尿少涩痛，口舌生疮。

壮医 清热毒，利水道。用于治疗年闹诺（失眠），肉卡（癃闭），肉扭（淋证），呗叮（疔）。

【**主要化学成分与药理作用**】

灯芯草中主要含有菲类、苯丙香豆素类、三萜类、甾体类、黄酮类、苯并甲酸甘油类、糖及苷类等化合物，其中以菲类及9,10-二氢菲类化合物为主要特征成分。现代研究表明，灯芯草在抗癌、抗菌、抗藻类、抗湿疹、抗炎、保肝、镇静、抗焦虑、抗氧化等方面有较明显的药理作用。

【**代表性化学成分的结构与性质**】

名称	分子式	相对分子质量	熔点/℃	性状
juncuenin H	$C_{18}H_{18}O$	250	161～162	无色晶体

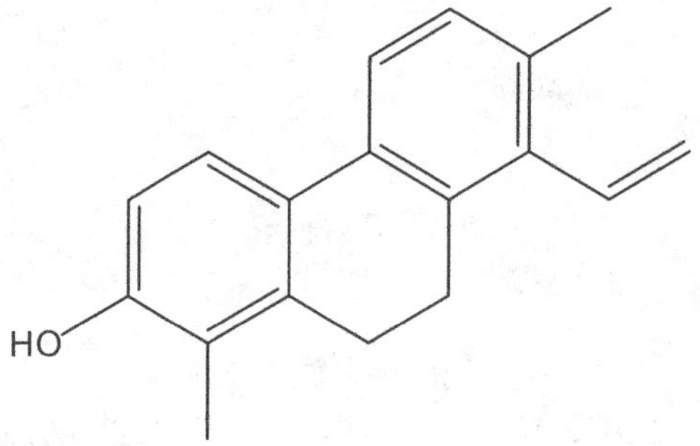

juncuenin H化学结构式

【主要化学成分的提取分离】

灯心草10 kg

用95%乙醇浸泡4次，每次3天，合并提取液，减压浓缩

浸膏605 g

加入10 L水使悬浮，依次以石油醚、二氯甲烷、乙酸乙酯各萃取3次，减压浓缩分别得到石油醚部位、二氯甲烷部位、乙酸乙酯部位

二氯甲烷部位165 g

以MCI柱层析处理，依次以50%、60%、70%、80%、95%的乙醇–水洗脱，得到7个部位。这7个部位分别进一步用硅胶柱色谱、Sephadex LH–20柱色谱、制备液相色谱等手段分离

化合物1：juncuenin H　　　　化合物2：juncuenin I　　　　化合物3：juncuenin J
化合物4：juncuenin K　　　　化合物5：juncuenin L　　　　化合物6：juncuenin M
化合物7：dehydrojuncuenin F　化合物8：dehydrojuncuenin G　化合物9：dehydrojuncuenin H
化合物10：dehydrojuncuenin I　化合物11：dehydrojuncuenin J　化合物12：dijuncuenin A
化合物13：dijuncuenin B　　　化合物14：dijuncuenin C　　　化合物15：dijuncuenin D
化合物16：dijuncuenin E　　　化合物17：dijuncuenin F　　　化合物18：dijuncuenin G
化合物19：dijuncuenin H　　　化合物20：dijuncuenin I　　　化合物21：dijuncuenin J
化合物22：dijuncuenin K
化合物23：2,8–dihydroxy–1,6–dimethyl–5–vinyl–9,10–dihydrophenanthrene
化合物24：2,7–dihydroxy–1,8–dimethyl–5–vinyl–9,10–dihydrophenanthrene
化合物25：juncuenin A　　　　化合物26：juncuenin C　　　　化合物27：juncuenin D
化合物28：effusol　　　　　　化合物29：dehydrojuncusol　　化合物30：dehydroeffusol
化合物31：dehydrojuncuenin A　化合物32：dehydrojuncuenin B
化合物33：9,10–dihydrophenanthrene dimers
化合物34：甲氧基木犀草素　　化合物35：木犀草素
化合物36：ethyl caffeoate

【参考文献】

[1] 肖方.三种药用植物的化学成分和生物活性研究［D］.上海：中国科学院上海药物研究所，2016.

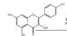

异叶爬山虎

【来源】本品为葡萄科植物异叶地锦*Parthenocissus dalzielii* Gagnep.的干燥带叶藤茎。

【壮药名】骨来芭Gukraihbya。

【分布】分布于河南、湖北、湖南、江西、浙江、福建、台湾、广东、广西、四川、贵州等地，广西主要分布于南宁、上林、横县、融水、桂林、全州、兴安、灌阳、龙胜、资源、苍梧、上思、贵港、桂平、容县、田林、隆林、天峨、金秀、龙州等县市。

【功能与主治】

中医　祛风除湿，散瘀止痛，解毒消肿。用于治疗风湿痹痛，胃脘痛，偏头痛，产后瘀滞腹痛，跌打损伤，痈疮肿毒。

壮医　祛风毒，除湿毒，通龙路、火路，止血。用于治疗发旺（痹病），巧尹（头痛），产呱腊胴尹（产后腹痛），呗脓（痈疽），夺扼（骨折）。

【主要化学成分与药理作用】

异叶爬山虎中含有酮类、苷类、黄酮类等类化合物，如豆甾-4-烯-3-酮、芹菜素、木犀草素、槲皮素、槲皮素-3-O-β-D-葡萄糖苷等。

【代表性化学成分的结构与性质】

名称	分子式	相对分子质量	熔点/℃	性状
芹菜素	$C_{15}H_{10}O_5$	270	>300	黄色针状结晶

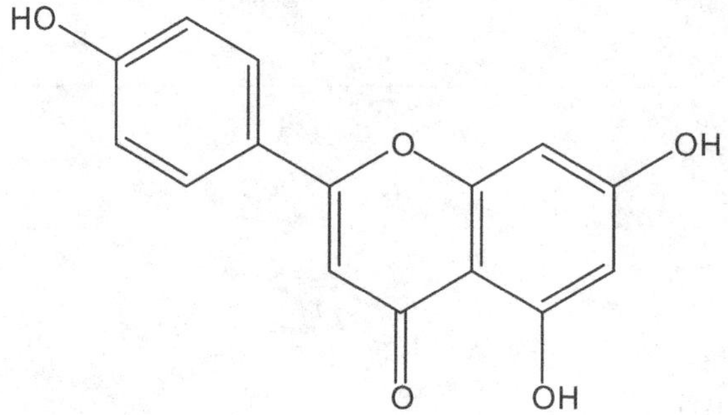

芹菜素化学结构式

【主要化学成分的提取分离】

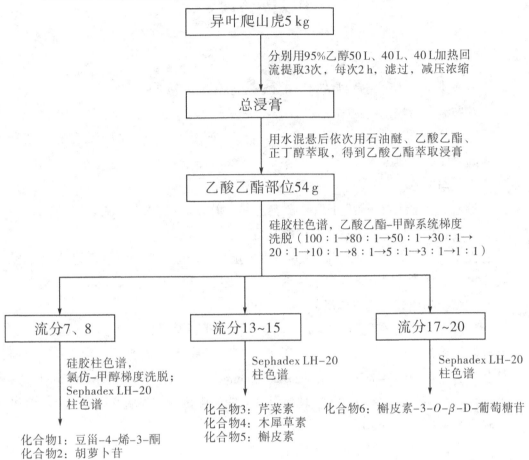

异叶爬山虎5 kg

↓ 分别用95%乙醇50 L、40 L、40 L加热回流提取3次，每次2 h，滤过，减压浓缩

总浸膏

↓ 用水混悬后依次用石油醚、乙酸乙酯、正丁醇萃取，得到乙酸乙酯萃取浸膏

乙酸乙酯部位54 g

↓ 硅胶柱色谱，乙酸乙酯-甲醇系统梯度洗脱（100：1→80：1→50：1→30：1→20：1→10：1→8：1→5：1→3：1→1：1）

流分7、8

硅胶柱色谱，氯仿-甲醇梯度洗脱；Sephadex LH-20柱色谱

化合物1：豆甾-4-烯-3-酮
化合物2：胡萝卜苷

流分13~15

Sephadex LH-20柱色谱

化合物3：芹菜素
化合物4：木犀草素
化合物5：槲皮素

流分17~20

Sephadex LH-20柱色谱

化合物6：槲皮素-3-O-β-D-葡萄糖苷

【参考文献】

[1] 李嘉，张颖，何春欢，等.中药异叶爬山虎抗氧化活性部位化学成分研究 [J].中南药学，2015，13（12）：1274-1276.

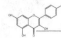

阳桃根

【来源】本品为酢浆草科植物阳桃*Averrhoa carambola* L.的干燥根。

【壮药名】壤棵纺Raggofiengz。

【分布】分布于广东、广西、福建、台湾、云南等地，广西主要分布于桂东南、桂南、桂西南地区。

【功能与主治】

中医 祛风除湿，行气止痛，涩精止带。用于治疗风湿痹痛，骨节风，头风，心胃气痛，遗精，白带过多，尿路结石。

壮医 清热毒，除湿毒，通谷道，涩精止带。用于治疗唪疳（疳积），胴尹（腹痛），贫痧（感冒），隆白呆（带下），发旺（风湿骨痛），漏精（遗精）。

【主要化学成分与药理作用】

阳桃根含酚类、有机酸、鞣质、香豆素、萜类或萜类内酯、甾体和三萜类、多糖及苷类等化学成分，如1,5-二羟基-6,7-二甲氧基-2-甲基蒽醌-3-O-β-吡喃葡萄糖苷、2-methoxy-6-nonyl-cyclohexa-2,5-diene-1,4-dione、2-dodecyl-6-methoxy-cyclohexa-2,5-diene-1,4-dione等。现代研究表明，阳桃根的提取物对降血糖、降血压、降血脂等有一定的作用。

【代表性化学成分的结构与性质】

名称	分子式	相对分子质量	熔点/℃	性状
2-methoxy-6-nonyl-cyclohexa-2,5-diene-1,4-dione	$C_{16}H_{24}O_3$	264	—	黄色针状结晶
2-dodecyl-6-methoxy-cyclohexa-2,5-diene-1,4-dione	$C_{19}H_{30}O_3$	306	63.5~64.3	黄色针状结晶

2-methoxy-6-nonyl-cyclohexa-2,5-diene-1,4-dione化学结构式

2-dodecyl-6-methoxy-cyclohexa-2,5-diene-1,4-dione化学结构式

【主要化学成分的提取分离】

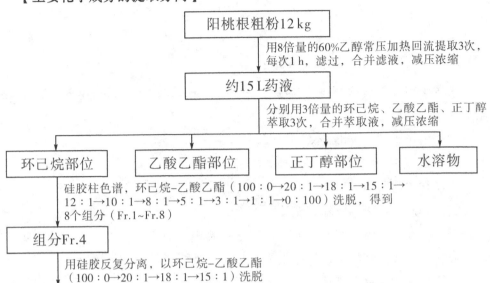

化合物1：2-methoxy-6-nonyl-cyclohexa-2,5-diene-1,4-dione

化合物2：2-dodecyl-6-methoxy-cyclohexa-2,5-diene-1,4-dione

【参考文献】

[1] 温庆伟，郑妮，陈春霞，等.阳桃根中化学成分类型的试验研究 [J].中药与临床，2013，4（2）：9-11.

[2] 温庆伟，陈春霞，梁杏梅，等.阳桃根中苯醌类化合物的分离鉴定与含量测定 [J].中国实验方剂学杂志，2014，20（11）：70-73.

[3] 黄桂红，黄仁彬.阳桃根醇提物对糖尿病小鼠血糖及脂质过氧化反应的影响 [J].时珍国医国药，2009，20（11）：2730-2731.

[4] 李伟斯，方芳，覃斐章，等.杨桃根总提取物对糖尿病心肌病大鼠的影响 [J].中国实验方剂学杂志，2015，21（7）：128-132.

[5] 黄桂红，黄纯真，黄仁彬.阳桃根多糖对糖尿病小鼠胰岛素及胸、脾指数的影响 [J].中国药师，2009，12（7）：848-850.

[6] 明建军，徐小惠，兰博，等.杨桃根提取物对糖尿病小鼠的降糖作用 [J].中国实验方剂学杂志，2015，21（10）：133-136.

[7] 唐静芝，农慧亮，梁杏梅，等.杨桃根醇提物对正常大鼠血压的影响 [J].华西药学杂志，2017，32（2）：160-162.

[8] 唐静芝，黄婉苏，李菊满，等.杨桃根总提物对高血脂症大鼠的影响 [J].中国临床药理学杂志，2015，31（24）：2444-2447.

红药

【来源】本品为苦苣苔科植物红药*Chirita longgangensis var.hongyao* S.Z.Huang的干燥全株。

【壮药名】雅拟Yazndiengx。

【分布】分布于广西龙州、大新、天等。

【功能与主治】

中医 养血。用于治疗血虚头晕，贫血。

壮医 调龙路火路，温补养血。用于治疗勒内（血虚），发旺（风湿骨痛），胴尹（腹痛），林得叮相（跌打损伤），夺扼（骨折），埃病（咳嗽）。

【主要化学成分与药理作用】

红药中含有苯乙醇苷类、蒽醌类、甾体等类成分，其中主要为苯乙醇苷类化合物。现代研究表明，红药具有抗氧化、镇痛等药理作用。

【代表性化学成分的结构与性质】

名称	分子式	相对分子质量	熔点/℃	性状
calceolarioside B	$C_{23}H_{26}O_{11}$	478	—	黄白色粉末
车前草苷D	$C_{29}H_{36}O_{16}$	640	—	白色粉末

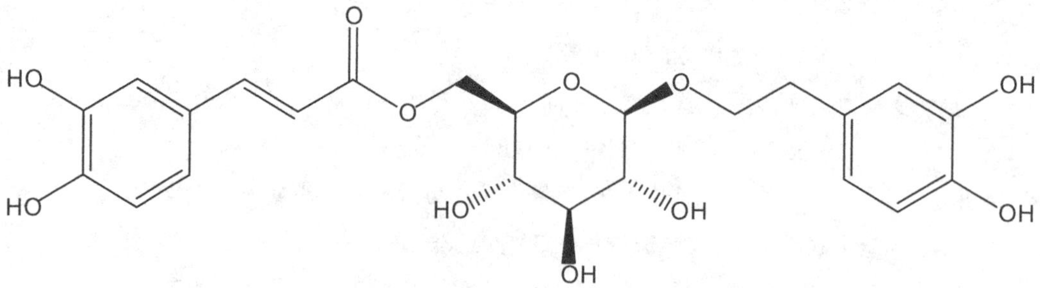

calceolarioside B化学结构式

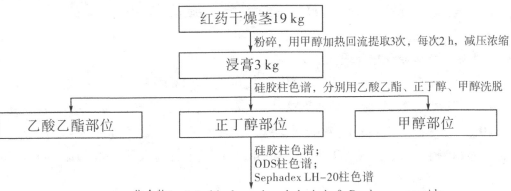

车前草苷D化学成分

【主要化学成分的提取分离】

```
红药干燥茎19 kg
      │ 粉碎，用甲醇加热回流提取3次，每次2 h，减压浓缩
   浸膏3 kg
      │ 硅胶柱色谱，分别用乙酸乙酯、正丁醇、甲醇洗脱
 ┌───────────┼───────────────┐
乙酸乙酯部位    正丁醇部位         甲醇部位
               │ 硅胶柱色谱；
               │ ODS柱色谱；
               │ Sephadex LH-20柱色谱
```

化合物1：3,4-dihydroxyphenyl alcohol-β-D-glucopyranoside
化合物2：calceolarioside B
化合物3：车前草苷D
化合物4：plantamajoside
化合物5：scroside E

【参考文献】

［1］黄海疆，贺兰云.红药根的化学成分研究［J］.中国中药杂志，2014，39（6）：
1040-1042.

［2］王满元，杨岚，屠呦呦.红药苯乙醇苷类化学成分的研究［J］.中国中药杂志，
2005，30（24）：1921-1923.

［3］王满元，杨岚，屠呦呦.红药化学成分的研究［J］.中国中药杂志，2006，31
（4）：307-308.

［4］王晶，李丽，刘春明，等.不同红药提取物中总酚的测定及抗氧化活性的DPPH法
评价研究［J］.辽宁中医杂志，2011，38（3）：513-515.

［5］覃筱燕，唐丽，云妙英，等.红药提取物对小鼠镇痛作用的研究［J］.中国医院
药学杂志，2008，28（13）：1051-1052.

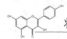

红鱼眼

【来源】本品为大戟科植物无毛小果叶下珠*Phyllanthus reticulatus* var.*glaber* Muell.Arg.或小果叶下珠*Phyllanthus reticulatus* Poir.的干燥茎。

【壮药名】美定Meizding。

【分布】分布于江西、福建、台湾、湖南、广东、海南、广西、四川、贵州和云南等地，广西主要分布于南宁、北海、宁明、龙州。

【功能与主治】

中医　祛风活血，散瘀消肿。用于治疗风湿性关节痛，跌打损伤。

壮医　通调龙路、火路，祛风毒，除湿毒，散瘀消肿。用于治疗发旺（风湿骨痛），林得叮相（跌打损伤）。

【主要化学成分与药理作用】

红鱼眼中含有黄酮、三萜、甾体等化学成分，如3,4-二-*O*-甲基鞣花酸、4,4′-二-*O*-甲基鞣花酸、3-*O*-甲基鞣花酸-4′-*O*-α-L-吡喃鼠李糖苷、橙皮素-7-*O*-[α-L-吡喃鼠李糖基-(6→1)]-β-D-吡喃葡萄糖苷、无羁萜、二氢红花菜豆酸4′-*O*-β-D-吡喃葡萄糖苷、3,3′-二-*O*-甲基鞣花酸等。现代研究表明，红鱼眼具有抗氧化、抗炎、镇痛等药理作用。

【代表性化学成分的结构与性质】

名称	分子式	相对分子质量	熔点/℃	性状
3,3′-二-*O*-甲基鞣花酸	$C_{16}H_{10}O_8$	330	—	淡黄色粉末
3,4-二-*O*-甲基鞣花酸	$C_{16}H_{10}O_8$	330	—	淡黄色粉末

3,3′-二-*O*-甲基鞣花酸化学结构式　　　　3,4-二-*O*-甲基鞣花酸化学结构式

【主要化学成分的提取分离】

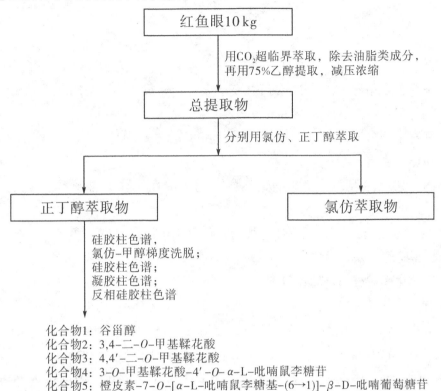

红鱼眼10kg

用CO_2超临界萃取，除去油脂类成分，再用75%乙醇提取，减压浓缩

总提取物

分别用氯仿、正丁醇萃取

正丁醇萃取物　　　　　　　氯仿萃取物

硅胶柱色谱，
氯仿-甲醇梯度洗脱；
硅胶柱色谱；
凝胶柱色谱；
反相硅胶柱色谱

化合物1: 谷甾醇
化合物2: 3,4-二-O-甲基鞣花酸
化合物3: 4,4′-二-O-甲基鞣花酸
化合物4: 3-O-甲基鞣花酸-4′-O-α-L-吡喃鼠李糖苷
化合物5: 橙皮素-7-O-[α-L-吡喃鼠李糖基-(6→1)]-β-D-吡喃葡萄糖苷
化合物6: 无羁萜
化合物7: 二氢红花菜豆酸4′-O-β-D-吡喃葡萄糖苷
化合物8: 3,3′-二-O-甲基鞣花酸

【参考文献】

[1] 黄杉杉，马健雄.壮药红鱼眼黄酮类化合物的提取及其抗氧化活性研究 [J].中国药师，2013，16（7）：952-954.

[2] 蔡小玲，秦贻强，李江.红鱼眼醇提物的急性毒性及抗炎作用 [J].中国医院药学杂志，2011，31（23）：1931-1933.

[3] 秦贻强，李江，蔡小玲.红鱼眼醇提物镇痛抗炎作用的实验研究 [J].中国药房，2011，22（43）：4046-4048.

[4] 蓝鸣生，马健雄，谭昌恒，等.红鱼眼化学成分研究 [J].中草药，2011，42（9）：1712-1714.

红背桂

【来源】本品为大戟科植物红背桂*Excoecaria cochinchinensis* Lour.干燥全株。

【壮药名】盟楞红Mbawlaenghoengz。

【分布】分布于广东、广西、云南等地，广西各地均有分布。

【功能与主治】

中医 祛风除湿，通络止痛，活血。用于治疗风湿痹痛，腰肌劳损，跌打损伤。

壮医 祛风毒，除湿毒，通龙路、火路。用于治疗发旺（痹病），兵吟（筋病），林得叮相（跌打损伤）。

【主要化学成分与药理作用】

红背桂主要含有萜类、黄酮类、香豆素类等化合物。其中，黄酮及黄酮苷类成分有山柰酚-3-O-β-D-半乳糖苷、山柰酚-3-O-β-D-葡萄糖苷、5′,4′-二羟基-7-甲氧基黄酮-3-O-β-D-葡萄糖苷、槲皮素-3-O-β-D-葡萄糖苷、山柰酚-3-α-L-阿拉伯糖苷、山柰酚-3-O-α-L-鼠李糖基(1→6-β-D-山柰酚)-3-O-α-葡萄糖苷。现代研究表明，红背桂具有较好的细胞毒活性和抗白血病药理作用。

【代表性化学成分的结构与性质】

名称	分子式	相对分子质量	熔点/℃	性状
山柰酚-3-O-β-D-葡萄糖苷	$C_{21}H_{20}O_{11}$	448	—	白色粉末

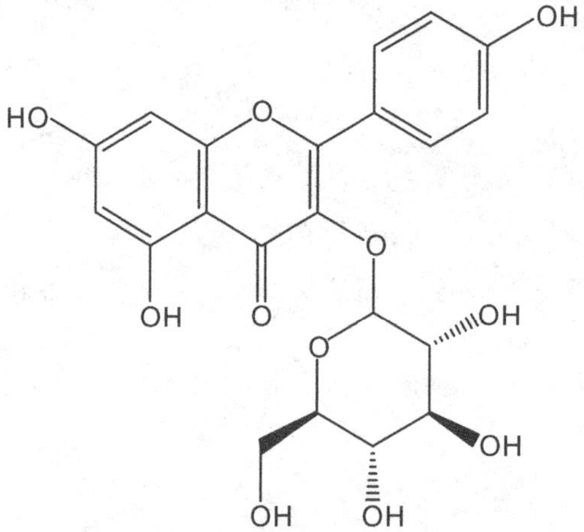

山柰酚-3-O-β-D-葡萄糖苷化学结构式

【主要化学成分的提取分离】

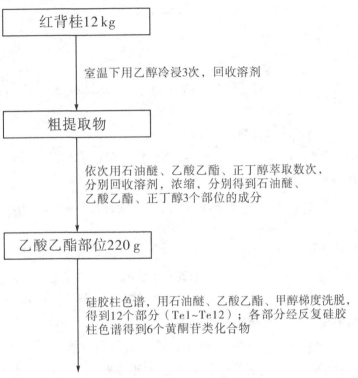

红背桂12 kg

　↓　室温下用乙醇冷浸3次，回收溶剂

粗提取物

　↓　依次用石油醚、乙酸乙酯、正丁醇萃取数次，
　　　分别回收溶剂，浓缩，分别得到石油醚、
　　　乙酸乙酯、正丁醇3个部位的成分

乙酸乙酯部位220 g

　↓　硅胶柱色谱，用石油醚、乙酸乙酯、甲醇梯度洗脱，
　　　得到12个部分（Te1~Te12）；各部分经反复硅胶
　　　柱色谱得到6个黄酮苷类化合物

化合物1：山柰酚–3–*O*–*β*–D–半乳糖苷
化合物2：山柰酚–3–*O*–*β*–D–葡萄糖苷
化合物3：5′,4′–二羟基–7–甲氧基黄酮–3–*O*–*β*–D–葡萄糖苷
化合物4：槲皮素–3–*O*–*β*–D–葡萄糖苷
化合物5：山柰酚–3–*α*–L–阿拉伯糖苷
化合物6：山柰酚–3–*O*–*α*–L–鼠李糖基(1→6–*β*–D–山柰酚)–
　　　　　3–*O*–*α*–葡萄糖苷

【参考文献】

［1］李子燕，杨靖华，汪云松，等.红背桂花化学成分研究［J］.中草药，2006，37
　　（6）：826-829.

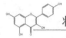

红背娘

【来源】本品为大戟科植物红背山麻杆*Alchornea trewioides*（Benth.）Muell.Arg. 的干燥全株。

【壮药名】棵堂宁Godagnding。

【分布】分布于浙江、福建、广西、广东等地，广西各地均有分布。

【功能与主治】

中医 清热解毒，杀虫止痒。用于治疗痢疾，石淋，崩漏，白带，湿疹，风疹，疮疖，脚癣，牙痛，外伤出血，褥疮。

壮医 清热毒，除湿毒，通调谷道、水道，杀虫止痒，止血。用于治疗阿意咪（痢疾），幽卡（石淋），能蚌（黄疸），兵淋勒（崩漏），隆白呆（带下），能啥能累（湿疹），麦蛮（风疹），唪呗（疥疮），外伤出血。

【主要化学成分与药理作用】

红背娘含有酚酸类、黄酮类、苯乙醇苷类等化学成分，如反-对香豆酸、咖啡酸、没食子酸、异牡荆素、牡荆素、木犀草素-7-O-α-L-鼠李糖(1→6)-β-D-葡萄糖苷、鞣花酸、柯里拉京、叶下珠鞣质D、老鹳草素等。现代研究表明，红背娘叶具有很好的保肝、抗乙肝病毒、抗肝纤维化、抗氧化、蛋白酪氨酸磷酸酯酶（PTP-1B）抑制药理作用。

【代表性化学成分的结构与性质】

名称	分子式	相对分子质量	熔点/℃	性状
老鹳草素	$C_{41}H_{28}O_{27}$	952	—	棕色无定形粉末
叶下珠鞣质D	$C_{44}H_{32}O_{27}$	992	—	棕色无定形粉末

老鹳草素化学结构式　　　　叶下珠鞣质D化学结构式

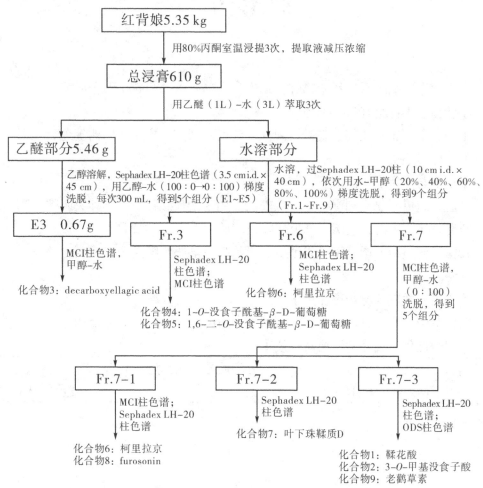

【主要化学成分的提取分离】

红背娘5.35 kg

用80%丙酮室温浸提3次，提取液减压浓缩

总浸膏610 g

用乙醚（1L）-水（3L）萃取3次

乙醚部分5.46 g

乙醇溶解，Sephadex LH-20柱色谱（3.5 cm i.d.×45 cm），用乙醇-水（100：0→0：100）梯度洗脱，每次300 mL，得到5个组分（E1~E5）

水溶部分

水溶，过Sephadex LH-20柱（10 cm i.d.×40 cm），依次用水-甲醇（20%、40%、60%、80%、100%）梯度洗脱，得到9个组分（Fr.1~Fr.9）

E3 0.67g

MCI柱色谱，甲醇-水

化合物3：decarboxyellagic acid

Fr.3

Sephadex LH-20柱色谱；MCI柱色谱

化合物4：1-O-没食子酰基-β-D-葡萄糖
化合物5：1,6-二-O-没食子酰基-β-D-葡萄糖

Fr.6

MCI柱色谱；Sephadex LH-20柱色谱

化合物6：柯里拉京

Fr.7

MCI柱色谱，甲醇-水（0：100）洗脱，得到5个组分

Fr.7-1

MCI柱色谱；Sephadex LH-20柱色谱

化合物6：柯里拉京
化合物8：furosonin

Fr.7-2

Sephadex LH-20柱色谱

化合物7：叶下珠鞣质D

Fr.7-3

Sephadex LH-20柱色谱；ODS柱色谱

化合物1：鞣花酸
化合物2：3-O-甲基没食子酸
化合物9：老鹳草素

【参考文献】

［1］黄洁春.红背叶根总生物碱的提取分离及抗急性肝损伤小鼠的作用研究［D］.广州：南方医科大学，2011.

［2］张艳平.红背叶根有效部位提取及体外抗乙肝病毒作用机制研究［D］.广州：南方医科大学，2011.

［3］陈淳.红背叶根醇提物的药效学及化学成分的初步研究［D］.广州：南方医科大学，2015.

［4］鲁俊华.红背叶化学成分及其抗氧化活性的研究［D］.南宁：广西大学，2011.

［5］冯守爱，覃日懂，韦康，等.红背山麻杆根中PTP1B抑制活性成分研究［J］.天然产物研究与开发，2016，28（12）：1915-1918.

［6］黄永林，李典鹏，杨子明.红背山麻杆叶的化学成分研究（Ⅳ）-多酚类化合物［J］.广西植物，2015，35（4）：564-568.

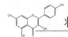

红根草

【来源】本品为唇形科植物红根草*Salvia prionitis* Hance的干燥全草。

【壮药名】棵壤红Goraghoengz。

【分布】分布于江苏、安徽、浙江、江西、湖南、广东、广西等地，广西主要分布于桂林、阳朔、灵川、永福等县市。

【功能与主治】

中医　疏风清热，利湿，止血，安胎。用于治疗感冒发热，肺炎咳喘，咽喉肿痛，肝炎胁痛，腹泻，痢疾，肾炎，吐血，胎漏。

壮医　清热毒，调气道、谷道。用于治疗货烟妈（咽炎），埃病（咳嗽），阿意咪（痢疾）。

【主要化学成分与药理作用】

红根草中主要含有三萜类、二萜醌类、甾醇类、黄酮类等化合物。

【代表性化学成分的结构与性质】

名称	分子式	相对分子质量	熔点/℃	性状
红根草邻醌	$C_{20}H_{24}O_2$	296	98	红色针状结晶

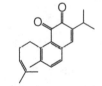

红根草邻醌化学结构式

【主要化学成分的提取分离】

提取工艺一：

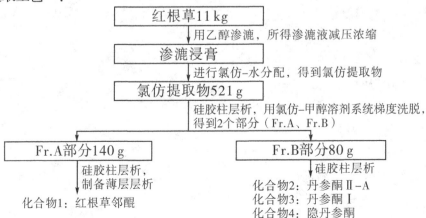

提取工艺二：

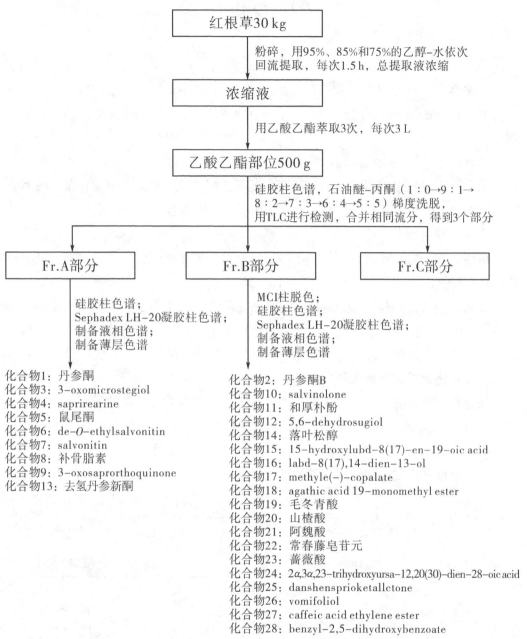

红根草30 kg

　　粉碎，用95%、85%和75%的乙醇-水依次
　　回流提取，每次1.5 h，总提取液浓缩

浓缩液

　　用乙酸乙酯萃取3次，每次3 L

乙酸乙酯部位500 g

　　硅胶柱色谱，石油醚-丙酮（1∶0→9∶1→
　　8∶2→7∶3→6∶4→5∶5）梯度洗脱，
　　用TLC进行检测，合并相同流分，得到3个部分

Fr.A部分　　　　　　Fr.B部分　　　　　　Fr.C部分

Fr.A部分：
硅胶柱色谱；
Sephadex LH-20凝胶柱色谱；
制备液相色谱；
制备薄层色谱

Fr.B部分：
MCI柱脱色；
硅胶柱色谱；
Sephadex LH-20凝胶柱色谱；
制备液相色谱；
制备薄层色谱

化合物1：丹参酮
化合物3：3-oxomicrostegiol
化合物4：saprirearine
化合物5：鼠尾酮
化合物6：de-O-ethylsalvonitin
化合物7：salvonitin
化合物8：补骨脂素
化合物9：3-oxosaprorthoquinone
化合物13：去氢丹参新酮

化合物2：丹参酮B
化合物10：salvinolone
化合物11：和厚朴酚
化合物12：5,6-dehydrosugiol
化合物14：落叶松醇
化合物15：15-hydroxylubd-8(17)-en-19-oic acid
化合物16：labd-8(17),14-dien-13-ol
化合物17：methyle(-)-copalate
化合物18：agathic acid 19-monomethyl ester
化合物19：毛冬青酸
化合物20：山楂酸
化合物21：阿魏酸
化合物22：常春藤皂苷元
化合物23：蔷薇酸
化合物24：2α,3α,23-trihydroxyursa-12,20(30)-dien-28-oic acid
化合物25：danshensprioketallctone
化合物26：vomifoliol
化合物27：caffeic acid ethylene ester
化合物28：benzyl-2,5-dihydroxybenzoate

【参考文献】

［1］杨保津，黄秀兰，黄勇，等.红根草化学成分的研究［J］.植物学报，1988，30
　　（5）：524-527.

［2］蒋永俊.两种鼠尾草属植物的化学成分研究［D］.昆明：昆明理工大学，2015.

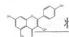

扶芳藤

【来源】本品为卫矛科植物扶芳藤*Euonymus fortunei*（Turcz.）Hand.-Mazz.、冬青卫矛*Euonymus japonicus* Thunb.、棘刺卫矛*Euonymus echinatus* Wall.的干燥地上部分。

【壮药名】勾咬Gaeundaux。

【分布】分布于广西、云南、贵州、湖南、湖北等地，广西主要分布于融水、桂林、龙胜、资源、蒙山、容县、凌云、乐业、金秀等县市。

【功能与主治】

中医　益气血，补肝肾，舒筋活络。用于治疗气血虚弱证，腰肌劳损，风湿痹痛，跌打骨折，创伤出血。

壮医　益气血，补肝肾，舒筋活血，通龙路、火路。用于治疗勒内（血虚），嘘内（气虚），核尹（腰痛），发旺（风湿痹痛），林得叮相（跌打骨折），创伤出血，陆裂（咳血），约京乱（月经不调），兵淋勒（崩漏），落枕。

【主要化学成分与药理作用】

扶芳藤主要含有三萜类、木脂素类、黄酮类、有机酸类、糖醇类等化学成分，又以三萜类、木脂素类、黄酮类等成分为多。现代研究表明，扶芳藤具有抗疲劳、免疫调节、抗血栓、止血、保护心血管、保护脑组织、镇静、镇痛等药理作用。

【代表性化学成分的结构与性质】

名称	分子式	相对分子质量	熔点/℃	性状
丁香脂素	$C_{22}H_{26}O_8$	418	185～188	无色针晶
胡萝卜苷	$C_{35}H_{60}O_6$	576	293～294	白色粉末

丁香脂素化学结构式　　　　　　胡萝卜苷化学结构式

【主要化学成分的提取分离】

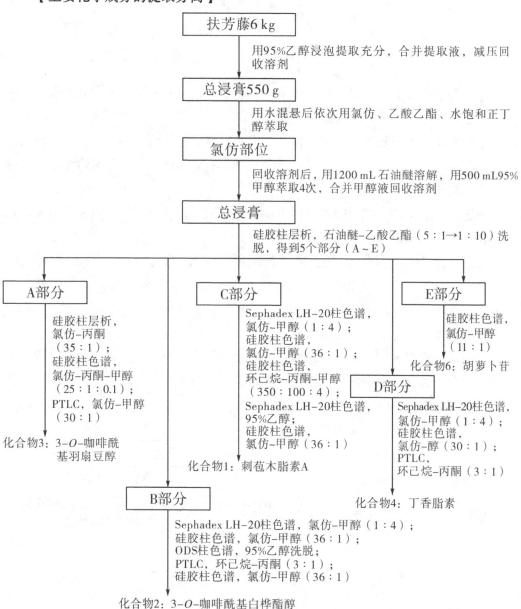

扶芳藤6 kg

用95%乙醇浸泡提取充分，合并提取液，减压回收溶剂

总浸膏550 g

用水混悬后依次用氯仿、乙酸乙酯、水饱和正丁醇萃取

氯仿部位

回收溶剂后，用1200 mL石油醚溶解，用500 mL 95%甲醇萃取4次，合并甲醇液回收溶剂

总浸膏

硅胶柱层析，石油醚-乙酸乙酯（5：1→1：10）洗脱，得到5个部分（A～E）

A部分

硅胶柱层析，氯仿-丙酮（35：1）；硅胶柱色谱，氯仿-丙酮-甲醇（25：1：0.1）；PTLC，氯仿-甲醇（30：1）

化合物3：3-O-咖啡酰基羽扇豆醇

C部分

Sephadex LH-20柱色谱，氯仿-甲醇（1：4）；硅胶柱色谱，氯仿-甲醇（36：1）；硅胶柱色谱，环己烷-丙酮-甲醇（350：100：4）；Sephadex LH-20柱色谱，95%乙醇；硅胶柱色谱，氯仿-甲醇（36：1）

化合物1：刺苞木脂素A

E部分

硅胶柱色谱，氯仿-甲醇（11：1）

化合物6：胡萝卜苷

D部分

Sephadex LH-20柱色谱，氯仿-甲醇（1：4）；硅胶柱色谱，氯仿-醇（30：1）；PTLC，环己烷-丙酮（3：1）

化合物4：丁香脂素

B部分

Sephadex LH-20柱色谱，氯仿-甲醇（1：4）；硅胶柱色谱，氯仿-甲醇（36：1）；ODS柱色谱，95%乙醇洗脱；PTLC，环己烷-丙酮（3：1）；硅胶柱色谱，氯仿-甲醇（36：1）

化合物2：3-O-咖啡酰基白桦酯醇
化合物5：1,4-二羟基-2-甲氧基苯

【参考文献】

［1］王林海，卢健棋，刘琛怡，等.扶芳藤化学成分、药理作用及临床应用［J］.辽宁中医杂志，2018，45（11）：2361-2364.

［2］瞿发林，丁青龙，张汉民.扶芳藤化学成分研究（Ⅱ）［J］.南京军医学院学报，2001，23（4）：221-223，226.

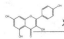

走马风

【来源】本品为忍冬科植物接骨草*Sambucus javanica* Blume 的干燥全株。

【壮药名】雅友泛 Nyayouzfanj。

【分布】分布于陕西、甘肃、江苏、安徽、浙江、江西、福建、台湾、河南、湖北、湖南、广西、广东、四川、贵州、云南、西藏等地，广西各地均有分布。

【功能与主治】

中医 活血消肿，祛风除湿。用于治疗跌打损伤，骨折疼痛，风湿关节炎，肾炎水肿，脚气，瘰疬，风疹瘙痒，疮痈肿毒。

壮医 通龙路、火路，利水道，祛风毒，除湿毒，止痛。用于治疗林得叮相（跌打损伤），夺扼（骨折），发旺（风湿骨痛），笨浮（水肿），能蚌（黄疸），外伤吐血。

【主要化学成分与药理作用】

走马风中含有黄酮、三萜、甾体和苯丙素类等成分，其主要成分有槲皮素、木犀草素、东莨菪素、山柰酚等。现代研究表明，走马风具有抗肝炎、抗炎镇痛、活血化瘀、抗菌消炎、降血脂等药理作用。

【代表性化学成分的结构与性质】

名称	分子式	相对分子质量	熔点/℃	性状
木犀草素	$C_{15}H_{10}O_6$	286	328～330	黄色针状结晶
东莨菪素	$C_{10}H_8O_4$	192	200～207	淡黄色粉末

木犀草素化学结构式

东莨菪素化学结构式

【主要化学成分的提取分离】

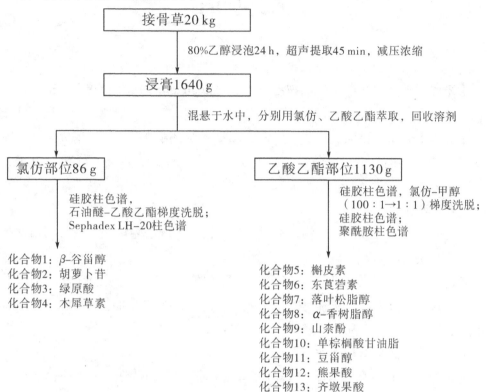

接骨草20 kg

↓ 80%乙醇浸泡24 h，超声提取45 min，减压浓缩

浸膏1640 g

↓ 混悬于水中，分别用氯仿、乙酸乙酯萃取，回收溶剂

氯仿部位86 g

硅胶柱色谱，
石油醚-乙酸乙酯梯度洗脱；
Sephadex LH-20柱色谱

化合物1：β-谷甾醇
化合物2：胡萝卜苷
化合物3：绿原酸
化合物4：木犀草素

乙酸乙酯部位1130 g

硅胶柱色谱，氯仿-甲醇
（100：1→1：1）梯度洗脱；
硅胶柱色谱；
聚酰胺柱色谱

化合物5：槲皮素
化合物6：东莨菪素
化合物7：落叶松脂醇
化合物8：α-香树脂醇
化合物9：山奈酚
化合物10：单棕榈酸甘油脂
化合物11：豆甾醇
化合物12：熊果酸
化合物13：齐墩果酸

【参考文献】

［1］姚元枝，伍贤进，黎晓英，等.接骨草的化学成分与药理活性研究进展［J］.中成药，2015，37（12）：2726-2732.

［2］李胜华，李爱民，伍贤进.接骨草化学成分研究［J］.中草药，2011，42（8）：1502-1504.

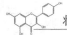

走马胎

【来源】本品为紫金牛科植物走马胎*Ardisia gigantifolia* Stapf的干燥根及根茎。

【壮药名】棵封勒Gofunghlwed。

【分布】分布于云南、广西、广东、江西、福建等地，广西主要分布于马山、融水、阳朔、永福、蒙山、防城港、上思、平南、凌云、乐业、隆林、象州、金秀、扶绥等县市。

【功能与主治】

中医 祛风湿，壮筋骨，活血祛瘀。用于治疗风湿筋骨疼痛，跌打损伤，产后血瘀，痈疽溃疡。

壮医 祛风毒，除湿毒，祛瘀止痛，调龙路、火路。用于治疗发旺（风湿骨痛），麻邦（半身不遂），林得叮相（跌打损伤），呗脓（痈疮），勒爷顽瓦（小儿麻痹后遗症），约京乱（月经不调），下肢溃疡，兵淋勒（崩漏）。

【主要化学成分与药理作用】

走马胎中含有三萜皂苷类、岩白菜素类、酚类、苯醌类、挥发油类等化学成分，其中主要为岩白菜素类及三萜皂苷类化合物。现代研究表明，走马胎具有抗肿瘤、抗氧化、抗血栓等药理作用。

【代表性化学成分的结构与性质】

名称	分子式	相对分子质量	熔点/℃	性状
岩白菜素	$C_{14}H_{16}O_9$	328.27	134～136	无色棱柱状晶体

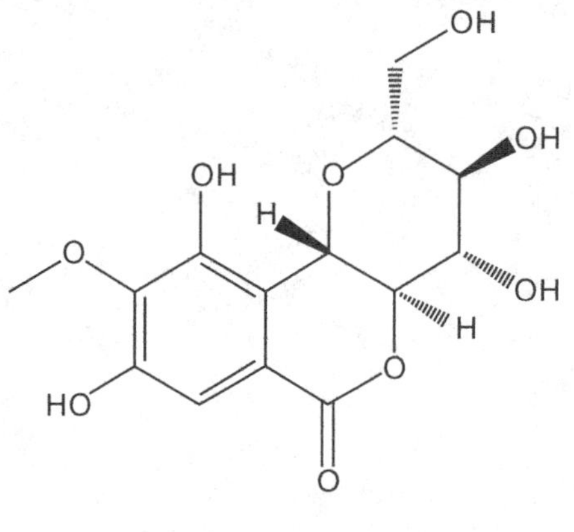

岩白菜素化学结构式

【主要化学成分的提取分离】

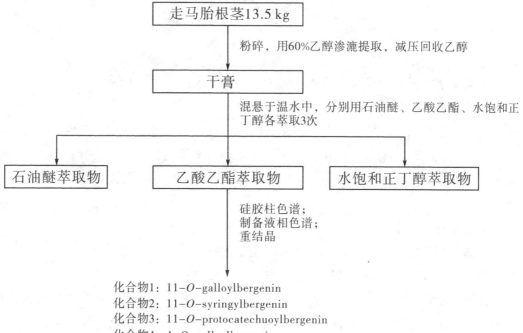

走马胎根茎13.5 kg
↓ 粉碎，用60%乙醇渗漉提取，减压回收乙醇
干膏
↓ 混悬于温水中，分别用石油醚、乙酸乙酯、水饱和正丁醇各萃取3次

石油醚萃取物 ｜ 乙酸乙酯萃取物 ｜ 水饱和正丁醇萃取物

↓ 硅胶柱色谱；制备液相色谱；重结晶

化合物1：11-*O*-galloylbergenin
化合物2：11-*O*-syringylbergenin
化合物3：11-*O*-protocatechuoylbergenin
化合物4：4-*O*-galloylbergenin
化合物5：11-*O*-香草酰岩白菜素
化合物6：表儿茶素-3-没食子酸酯
化合物7：豆甾醇-3-*O*-β-D-吡喃葡萄糖苷
化合物8：(-)-4′-hydroxy-3′-methoxyphenyl-β-D-[6-*O*-(4″-hydroxy-3″,5″-dimethoxybenzoyl)]-glucopyranoside
化合物9：β-谷甾醇

【参考文献】

[1] 龙杰超，徐传贵，韦贵元，等.中药走马胎研究进展 [J].中医药导报，2017，23（21）：75-78，81.

[2] 封聚强，黄志雄，穆丽华，等.走马胎化学成分研究 [J].中国中药杂志，2011，36（24），3463-3466.

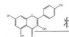

芙蓉叶

【来源】本品为锦葵科植物木芙蓉 *Hibiscus mutabilis* L.的干燥叶。

【壮药名】沙排杯Sabaizbeih。

【分布】分布于辽宁、河北、山东、陕西、安徽、江苏、浙江、江西、福建、台湾、广东、广西、湖南、湖北、四川、贵州和云南等地，广西主要分布于南宁、柳州、桂林、兴安、永福、龙胜、平乐、梧州、陆川、博白、北流、昭平、河池等县市。

【功能与主治】

中医 清肺凉血，解毒，消肿排脓。用于治疗肺热咳嗽，肥厚性鼻炎，淋巴结炎，阑尾炎；外用治疗痈疖脓肿，急性中耳炎，烧烫伤。

壮医 清热毒，消痈肿，止血生肌。用于治疗呗脓（痈疮），呗叮（疔疮），阑尾炎，北嘻（乳痈），急性中耳炎，渗裆相（烧烫伤），呗奴（瘰疬），埃病（咳嗽），能啥能累（湿疹），贫痧（感冒），慢性肝炎。

【主要化学成分与药理作用】

木芙蓉含有黄酮、有机酸、挥发性成分、豆甾、蒽醌、香豆素、三萜、木脂素和无机元素等化学成分，具有抗非特异性炎症、抗肾病、抗肝病、抗糖尿病、抗菌、抗病毒、调节免疫、抗肿瘤、抗寄生虫及抗过敏等广泛的药理作用。

【代表性化学成分的结构与性质】

名称	分子式	相对分子质量	熔点/℃	性状
长南酸	$C_{30}H_{44}O_4$	468	—	白色针状晶体
nigranoic acid	$C_{30}H_{46}O_4$	470	—	白色针状晶体

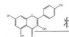

长南酸化学结构式

【主要化学成分的提取分离】

木芙蓉叶10 kg

用12倍、10倍量70%乙醇先后各回流3 h，合并滤液，减压浓缩，浓缩液分为2个部分

第一部分

蒸干乙醇得浸膏，加水500 mL混悬，分别用等量石油醚、乙酸乙酯萃取3次

乙酸乙酯部位

硅胶柱色谱；
Sephadex LH-20柱色谱

化合物1：二十四烷酸
化合物2：β-谷甾醇
化合物3：胡萝卜苷
化合物4：水杨酸
化合物5：大黄素

第二部分

除尽乙醇，加2倍量水搅拌，放置冰箱3天，滤液浓缩后（提取物浓度约为25%）经聚酰胺柱色谱，分别以5%、95%乙醇洗脱

95%乙醇部分

聚酰胺柱色谱，分别以10%、30%、50%、95%乙醇洗脱

30%乙醇部分

硅胶柱色谱，
二氯甲烷-甲醇梯度洗脱；
ODS柱色谱，
水-甲醇梯度洗脱

化合物6：芸香苷
化合物7：山奈酚-3-O-β-芸香糖苷
化合物8：山奈酚-3-O-β-刺槐双糖苷
化合物9：山奈酚-3-O-β-D-(6-E-对羟基桂皮酰基)-葡萄糖苷

50%乙醇部分

硅胶柱色谱，
二氯甲烷-甲醇梯度洗脱

【参考文献】

［1］姚莉韵，陆阳，陈泽乃.木芙蓉叶化学成分研究［J］.中草药，2003，34（3）：201-203.

［2］夏晓旦，黄婷，薛嫂，等.木芙蓉化学成分与药理作用的研究进展［J］.中成药，2017，39（11）：2356-2360.

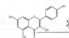

苍耳草

【来源】本品为菊科植物苍耳*Xanthium strumarium* L.的干燥地上部分。

【壮药名】戏抖跛 Cijdouxbox。

【分布】全国各地均有分布，其主产区为山东、江西、湖北、江苏、安徽等地，广西各地均有分布。

【功能与主治】

中医 祛风散热，解毒杀虫。用于治疗头风，头晕，湿痹，拘挛，目赤，目翳，疯癫，疔肿，热毒疮疡，皮肤瘙痒。

壮医 通龙路、火路，祛风毒，清热毒。用于治疗贫痧（感冒），发旺（风湿骨痛），火眼（急性结膜炎），呗脓（痈疮），能啥能累（湿疹），阿意咪（痢疾），白冻（泄泻）。

【主要化学成分与药理作用】

苍耳草主要含有挥发油及倍半萜内酯类成分。苍耳亭是活性研究比较多的一个倍半萜内酯化合物，具有显著的抗金黄色葡萄球菌群特性和细胞毒活性，此外还有黄质宁、苍耳明、苍耳醇及它们的衍生物等倍半萜内酯类化合物。现代研究表明，苍耳草对心血管系统、呼吸系统有较明显的药理活性，还具有抗癌、抗菌、抗病毒等药理作用。

【代表性化学成分的结构与性质】

名称	分子式	相对分子质量	熔点/℃	性状
苍耳亭	$C_{15}H_{18}O_3$	246	—	无色块状晶体

苍耳亭化学结构

【主要化学成分的提取分离】

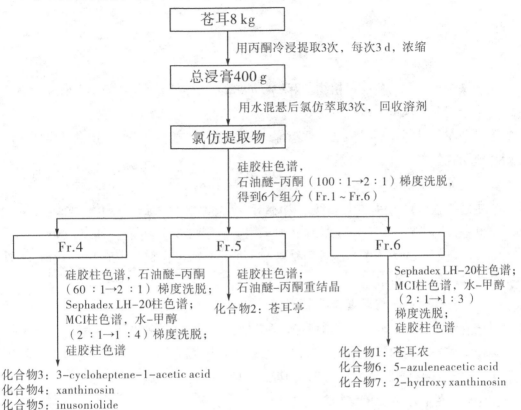

苍耳8 kg

用丙酮冷浸提取3次，每次3 d，浓缩

总浸膏400 g

用水混悬后氯仿萃取3次，回收溶剂

氯仿提取物

硅胶柱色谱，
石油醚-丙酮（100：1→2：1）梯度洗脱，
得到6个组分（Fr.1～Fr.6）

Fr.4

硅胶柱色谱，石油醚-丙酮
（60：1→2：1）梯度洗脱；
Sephadex LH-20柱色谱；
MCI柱色谱，水-甲醇
（2：1→1：4）梯度洗脱；
硅胶柱色谱

化合物3：3-cycloheptene-1-acetic acid
化合物4：xanthinosin
化合物5：inusoniolide

Fr.5

硅胶柱色谱；
石油醚-丙酮重结晶

化合物2：苍耳亭

Fr.6

Sephadex LH-20柱色谱；
MCI柱色谱，水-甲醇
（2：1→1：3）
梯度洗脱；
硅胶柱色谱

化合物1：苍耳农
化合物6：5-azuleneacetic acid
化合物7：2-hydroxy xanthinosin

【参考文献】

［1］付新.苍耳的研究进展［J］.科技创新与应用，2012（4Z）：13-14.

［2］胡冬燕，杨顺义，袁呈山，等.苍耳化学成分的分离与鉴定［J］.中草药，2012，
43（4）：640-644.

苎麻根

【来源】本品为荨麻科植物苎麻*Boehmeria nivea*（L.）Gaud.的干燥根及根茎。

【壮药名】棵斑（Gobanh）。

【分布】我国中部、南部、西南部地区均有产，主产于江苏、山东、山西，广西各地均有分布。

【功能与主治】

中医 止血，安胎。用于治疗胎动不安，先兆流血，尿血；外用治疗痈肿初起。

壮医 通龙路，清热毒，凉血止血。用于治疗呔偻（胎漏），鹿勒（吐血），幽嘞（尿血），奄寸（子宫脱垂），笃麻（小儿麻疹），狠尹（疮疖），夺扼（骨折），隆白呆（带下）。

【主要化学成分与药理作用】

苎麻主要含有三萜类、黄酮类、生物碱类、醌类、木脂素类、有机酸类、甾体类等化学成分。现代研究表明，苎麻具有止血、抗乙型肝炎病毒、抑菌、保肝、抗氧化、抗糖苷酶、抗胆碱酯酶、升高白细胞数量、抗炎等药理作用。

【代表性化学成分的结构与性质】

名称	分子式	相对分子质量	熔点/℃	性状
委陵菜酸	$C_{30}H_{48}O_5$	488	222～224	白色粉末
山楂酸	$C_{30}H_{48}O_4$	472	248～250	白色粉末

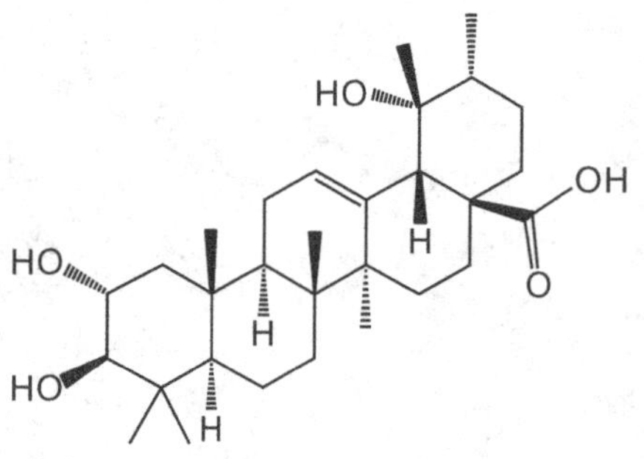

委陵菜酸化学结构式

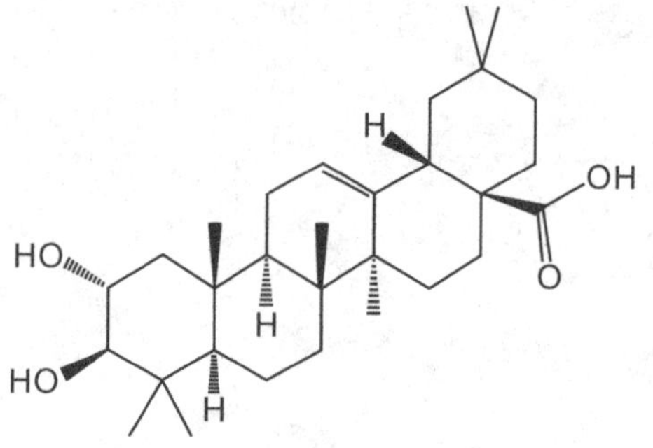

山楂酸化学结构式

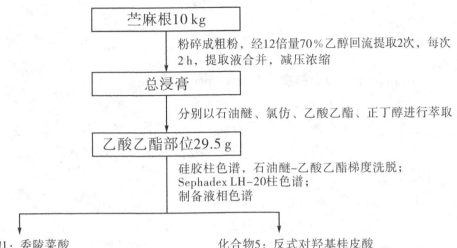

【主要化学成分的提取分离】

苎麻根10 kg

粉碎成粗粉，经12倍量70％乙醇回流提取2次，每次2 h，提取液合并，减压浓缩

总浸膏

分别以石油醚、氯仿、乙酸乙酯、正丁醇进行萃取

乙酸乙酯部位29.5 g

硅胶柱色谱，石油醚–乙酸乙酯梯度洗脱；
Sephadex LH–20柱色谱；
制备液相色谱

化合物1：委陵菜酸
化合物2：常春藤皂苷元
化合物3：山楂酸
化合物4：2α–羟基乌苏酸

化合物5：反式对羟基桂皮酸
化合物6：2,4,4′–三羟基查耳酮
化合物7：芦丁

【参考文献】

[1] 廖丽萍，肖爱平，冷鹃，等.苎麻根、叶化学成分及药用研究概况 [J].中国麻业科学，2013, 35（3）：163–166.

[2] 许琼明，陈国庆，范金胤，等.苎麻根化学成分研究 [J].中国中药杂志，2009, 34（20）：2610–2612.

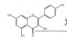

苏木

【来源】本品为豆科植物苏木*Caesalpinia sappan* L.的干燥心材。

【壮药名】棵苏木Gosoqmoeg。

【分布】分布于广西、广东、台湾、贵州、云南、四川等地，广西主要分布于南宁、桂平、陆川、田阳、田东、隆林、龙州、大新、凭祥等县市。

【功能与主治】

中医　活血祛瘀，消肿止痛。用于治疗跌打损伤，骨折筋伤，瘀滞肿痛，经闭，痛经，产后瘀阻，胸腹刺痛，痛疽肿痛。

壮医　通龙路、火路，消肿止痛。用于治疗胴尹（腹痛），核尹（腰痛），京瑟（闭经），经尹（痛经），发旺（风湿），林得叮相（跌打损伤），兵吟（筋病），白癜风，阿意咪（痢疾），破伤风，呗脓（痈肿），痂（足癣）。

【主要化学成分与药理作用】

苏木中主要含有原苏木素类、巴西苏木素类、高异黄酮类和查耳酮类及衍生物等，此外，还包含有挥发油、甾醇、有机酸、脂肪族类、氨基酸等。现代研究表明，苏木具有抗炎、抗氧化、抗病毒、抗肿瘤、免疫抑制等药理作用。

【代表性化学成分的结构与性质】

名称	分子式	相对分子质量	熔点/℃	性状
苏木酮A	$C_{16}H_{12}O_5$	284	—	黄色针晶

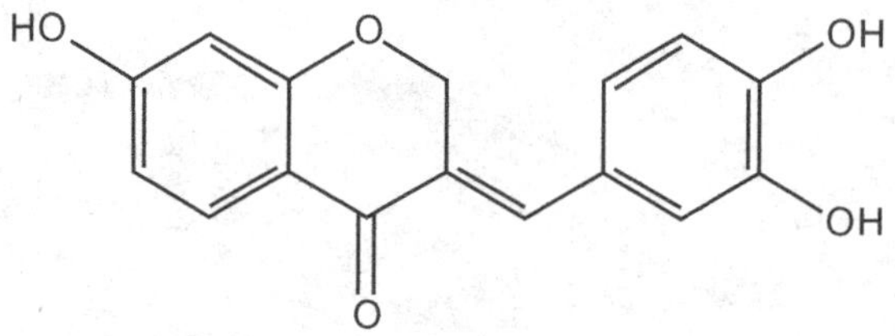

苏木酮A化学结构式

七画

【主要化学成分的提取分离】

提取分离（一）：

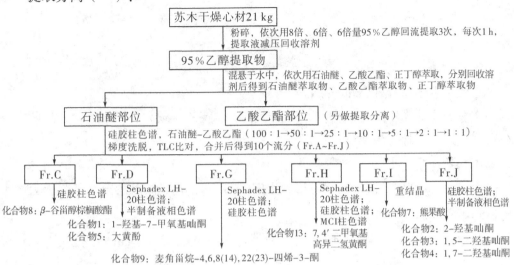

提取分离（二）：

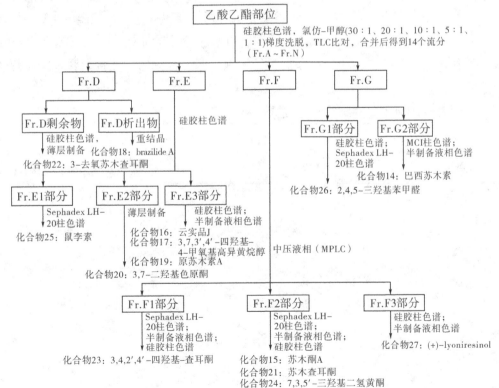

【参考文献】

[1]蔡晨秋.苏木的化学成分研究[D].北京：中央民族大学，2012.

— 415 —

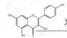

杜仲

【来源】本品为杜仲科植物杜仲*Eucommia ulmoides* Oliv.的干燥树皮。

【壮药名】棵杜仲Goducungj。

【分布】分布于广西、湖南、四川、安徽、陕西、湖北、河南等地，广西主要分布于融水、桂林、乐业、隆林。

【功能与主治】

中医 补肝肾，强筋骨，安胎。用于治疗肝肾不足，腰膝酸痛，筋骨无力，头晕目眩，妊娠漏血，胎动不安。

壮医 通龙路、火路，补虚，强筋骨，安胎。用于治疗邦印（痛症），兵哟（痿证），勒内（血虚），兵淋勒（崩漏），血压嗓（高血压病）。

【主要化学成分与药理作用】

杜仲中主要含有木脂素类、环烯醚萜类、苯丙素类、黄酮类、多糖类、杜仲胶、抗真菌蛋白等化合物。现代研究表明，杜仲主要有降血压、增强免疫力、调血脂、降血糖、保肝利胆、利尿、保护神经细胞、调节骨代谢、补肾护肾、安胎等药理作用。

【代表性化学成分的结构与性质】

名称	分子式	相对分子质量	熔点/℃	性状
京尼平苷酸	$C_{16}H_{22}O_{10}$	374	—	白色粉末

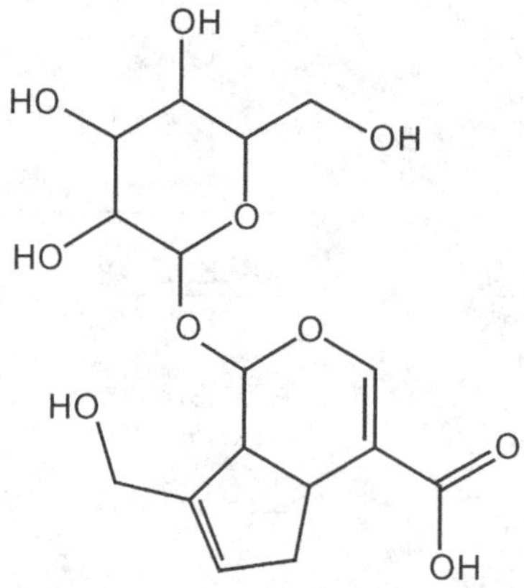

京尼平苷酸化学结构式

【主要化学成分的提取分离】

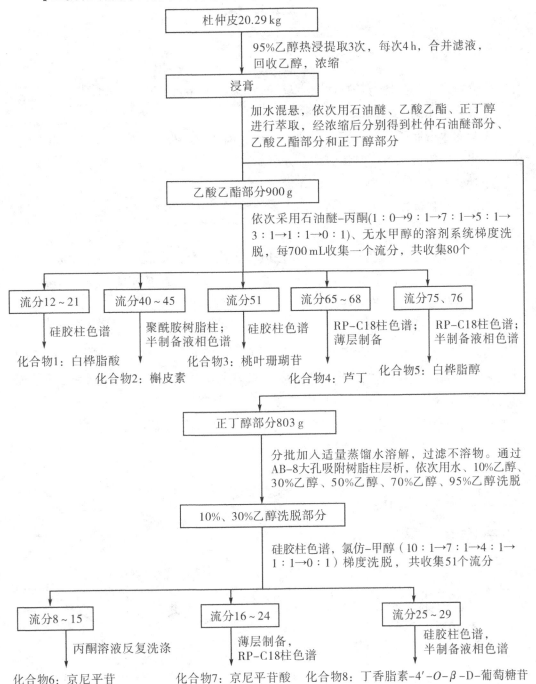

杜仲皮20.29 kg

95%乙醇热浸提取3次，每次4 h，合并滤液，回收乙醇，浓缩

浸膏

加水混悬，依次用石油醚、乙酸乙酯、正丁醇进行萃取，经浓缩后分别得到杜仲石油醚部分、乙酸乙酯部分和正丁醇部分

乙酸乙酯部分900 g

依次采用石油醚-丙酮(1：0→9：1→7：1→5：1→3：1→1：1→0：1)、无水甲醇的溶剂系统梯度洗脱，每700 mL收集一个流分，共收集80个

流分12～21 — 硅胶柱色谱 — 化合物1：白桦脂酸

流分40～45 — 聚酰胺树脂柱；半制备液相色谱 — 化合物2：槲皮素

流分51 — 硅胶柱色谱 — 化合物3：桃叶珊瑚苷

流分65～68 — RP-C18柱色谱；薄层制备 — 化合物4：芦丁

流分75、76 — RP-C18柱色谱；半制备液相色谱 — 化合物5：白桦脂醇

正丁醇部分803 g

分批加入适量蒸馏水溶解，过滤不溶物。通过AB-8大孔吸附树脂柱层析，依次用水、10%乙醇、30%乙醇、50%乙醇、70%乙醇、95%乙醇洗脱

10%、30%乙醇洗脱部分

硅胶柱色谱，氯仿-甲醇（10：1→7：1→4：1→1：1→0：1）梯度洗脱，共收集51个流分

流分8～15 — 丙酮溶液反复洗涤 — 化合物6：京尼平苷

流分16～24 — 薄层制备，RP-C18柱色谱 — 化合物7：京尼平苷酸

流分25～29 — 硅胶柱色谱，半制备液相色谱 — 化合物8：丁香脂素-4′-O-β-D-葡萄糖苷

【参考文献】

[1] 周云雷.杜仲的化学成分及其动态变化研究［D］.吉首：吉首大学，2015.

豆豉姜

【来源】本品为樟科植物山鸡椒*Litsea cubeba*（Lour.）Pers.的干燥根及根茎。

【壮药名】高虽京Gauginghsaej。

【分布】分布于长江以南，广西、广东、福建、江西、江苏、浙江、湖南、云南、贵州、四川等地，广西各地均有分布。

【功能与主治】

中医　祛风除湿，理气止痛。用于治疗感冒，风湿痹痛，胃寒痛，脚气，跌打损伤肿痛。

壮医　通龙路、火路，利水道，祛风毒，除湿毒，止痛。用于治疗贫痧（感冒），发旺（风湿骨痛），胴尹（腹痛），脚气，晕车晕船，产呱腊胴尹（产后腹痛）。

【主要化学成分与药理作用】

豆豉姜主要含有异喹啉类生物碱、木脂素等酚类成分和挥发油类，而生物碱被认为是代表性成分，其含有的生物碱包括(+)-去甲波尔定、(+)-波尔定、(+)-瑞枯灵、(+)-六驳碱、(+)-异波尔定、(+)-N-甲基六驳碱、小檗碱。现代研究表明，豆豉姜在防治心脑血管疾病、抗肿瘤、抗炎免疫、平喘、抗过敏、抗氧化、抗菌、杀虫等方面都有较好的作用，特别是对弗氏完全佐剂诱导的关节炎大鼠产生良好的效果。

【代表性化学成分的结构与性质】

名称	分子式	相对分子质量	熔点/℃	性状
(+)-瑞枯灵	$C_{19}H_{23}NO_4$	329	—	浅黄色粉末
(+)-六驳碱	$C_{19}H_{21}NO_4$	327	—	浅棕色粉末

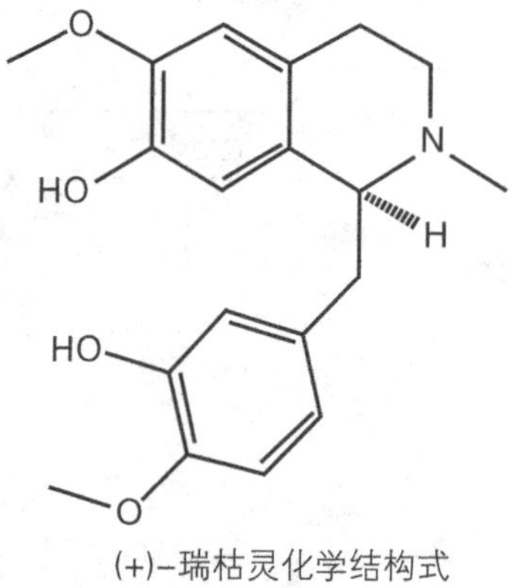

(+)-瑞枯灵化学结构式

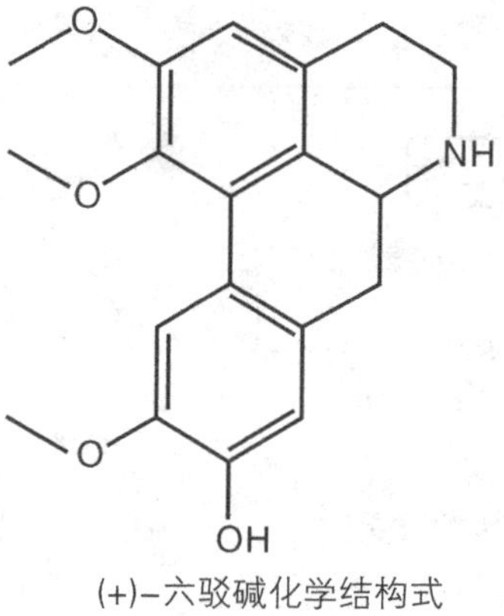

(+)-六驳碱化学结构式

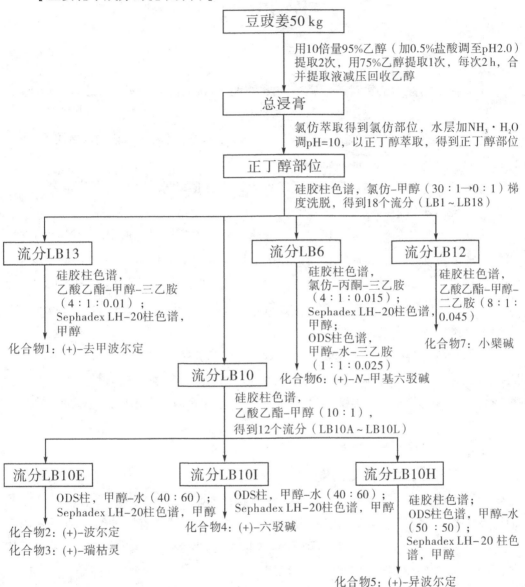

【主要化学成分的提取分离】

豆豉姜 50 kg

用10倍量95%乙醇（加0.5%盐酸调至pH2.0）
提取2次，用75%乙醇提取1次，每次2 h，合
并提取液减压回收乙醇

总浸膏

氯仿萃取得到氯仿部位，水层加NH₃·H₂O
调pH=10，以正丁醇萃取，得到正丁醇部位

正丁醇部位

硅胶柱色谱，氯仿-甲醇（30∶1→0∶1）梯
度洗脱，得到18个流分（LB1～LB18）

流分LB13

硅胶柱色谱，
乙酸乙酯-甲醇-三乙胺
（4∶1∶0.01）；
Sephadex LH-20柱色谱，
甲醇

化合物1：(+)-去甲波尔定

流分LB6

硅胶柱色谱，
氯仿-丙酮-三乙胺
（4∶1∶0.015）；
Sephadex LH-20柱色谱，
甲醇
ODS柱色谱，
甲醇-水-三乙胺
（1∶1∶0.025）

化合物6：(+)-N-甲基六驳碱

流分LB12

硅胶柱色谱，
乙酸乙酯-甲醇-
二乙胺（8∶1∶
0.045）

化合物7：小檗碱

流分LB10

硅胶柱色谱，
乙酸乙酯-甲醇（10∶1），
得到12个流分（LB10A～LB10L）

流分LB10E

ODS柱，甲醇-水（40∶60）；
Sephadex LH-20柱色谱，甲醇

化合物2：(+)-波尔定
化合物3：(+)-瑞枯灵

流分LB10I

ODS柱，甲醇-水（40∶60）；
Sephadex LH-20柱色谱，甲醇

化合物4：(+)-六驳碱

流分LB10H

硅胶柱色谱；
ODS柱色谱，甲醇-水
（50∶50）；
Sephadex LH-20柱色
谱，甲醇

化合物5：(+)-异波尔定

【参考文献】

［1］张水英，郭强，高小力，等.樟科药用植物山鸡椒的化学成分和药理活性研究进
展［J］.中国中药杂志，2014，39（5）：769-776.

［2］张水英，郭强，曹愿，等.豆豉姜的生物碱类成分研究［J］.中国中药杂志，
2014，39（20）：3964-3968.

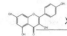

两面针

【来源】本品为芸香科花椒属植物两面针*Zanthoxylum nitidum* （Roxb.）DC.的干燥根。

【壮、瑶药名】 壮药名：棵剩咯 Gocaengloj。瑶药名：入山虎（别更懂卯）Rushanhu（Bieqc gemh ndomh maauh）。

【分布】分布于广西、广东、福建等地，广西北回归线以南均有分布。

【功能与主治】

中医 行气止痛，活血化瘀，祛风通络。用于治疗气滞血瘀引起的跌仆损伤、风湿痹痛、胃痛、牙痛，毒蛇咬伤；外用治疗汤火烫伤。

壮医 通龙路、火路，祛风毒，清热毒，消肿止痛。用于治疗发旺（风湿骨痛），核尹（腰痛），呗奴（瘰疬），贫痧（感冒），牙痛，货烟妈（咽痛），渗裆相（烧烫伤），疝气，额哈（毒蛇咬伤）。

瑶医 清热解毒，消肿止痛，活血散瘀，杀虫止痒。用于崩闭闷（风湿骨痛、类风湿性关节炎），锥碰江闷（坐骨神经痛），泵闷（胃痛），牙闷（牙痛），更喉闷（咽喉肿痛），桨蛾（扁桃体炎），播冲（跌打损伤），囊暗（毒蛇咬伤）。

【主要化学成分与药理作用】

两面针中含有生物碱类、酰胺类、香豆素类、木脂素类、苷类等化学成分，其中生物碱类成分主要有氯化两面针碱、乙氧基白屈菜红碱、氧化两面针碱、二氢两面针碱、α-别隐品碱等。现代研究表明，氯化两面针碱具有抗肿瘤、强心、降血压、抗真菌等药理作用。此外，两面针中的酰胺类成分主要为新棒状花椒酰胺，其被认为具有显著的镇痛、抗炎、止血作用。

【代表性化学成分的结构与性质】

名称	分子式	相对分子质量	熔点/℃	性状
氯化两面针碱	$C_{21}H_{18}ClNO_4$	383	275～276	黄色针状结晶
新棒状花椒酰胺	$C_{16}H_{25}NO$	247	56～57	无色或白色油状或蜡状物体

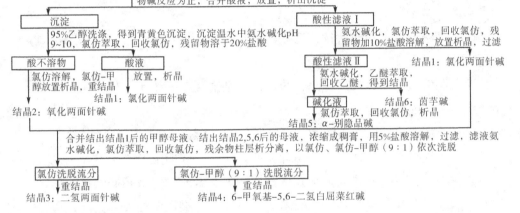

氯化两面针碱

【主要化学成分的提取分离】

1. 两面针中生物碱类成分的提取分离

```
┌─────────────┐
│ 两面针94 kg │
└─────────────┘
    │ 用95%乙醇在60℃下温浸萃取4次，每次4 h，过滤，合并滤液，减压回收乙醇，得到稠膏
┌─────────────┐
│ 稠膏9.75 kg │
└─────────────┘
    │ 用5%乙酸反复捏溶，滤取酸液，残渣再用新配酸液捏溶多次，至酸液呈微弱的生
    │ 物碱反应为止，合并酸液，放置，析出沉淀
```

沉淀		酸性滤液 Ⅰ
95%乙醇洗涤，得到青黄色沉淀，沉淀温水中氨水碱化pH 9～10，氯仿萃取，回收氯仿，残留物溶于20%盐酸		氨水碱化，氯仿萃取，回收氯仿，残留物加10%盐酸溶解，放置析晶，过滤

酸不溶物	酸液		酸性滤液 Ⅱ	结晶1：氯化两面针碱
氯仿溶解，氯仿-甲醇放置析晶，重结晶	放置，析晶		氨水碱化，乙醚萃取，回收乙醚，得到结晶	

结晶2：氧化两面针碱 　结晶1：氯化两面针碱 　　碱化液　 结晶6：茵芋碱

　　　　　　　　　　　　　　　　　　　氯仿萃取，回收氯仿，析晶

　　　　　　　　　　　　　　　　　　　结晶5：α-别隐品碱

合并结出结晶1后的甲醇母液、结出结晶2,5,6后的母液，浓缩成稠膏，用5%盐酸溶解，过滤，滤液氨水碱化，氯仿萃取，回收氯仿，残余物柱层析分离，以氯仿、氯仿-甲醇（9：1）依次洗脱

氯仿洗脱流分	氯仿-甲醇（9：1）洗脱流分
重结晶	重结晶
结晶3：二氢两面针碱	结晶4：6-甲氧基-5,6-二氢白屈菜红碱

2. 两面针中新棒状花椒酰胺的提取分离

```
┌──────────────────┐
│ 两面针粉末2 kg    │
└──────────────────┘
    │ 石油醚为溶剂，在45℃下提取，回收溶剂
┌──────────────────┐
│ 浸膏41.5 g        │
└──────────────────┘
    │ 硅胶柱层析分离，以石油醚、石油醚-乙酸乙酯（95：5→90：10→85：15→80：20）梯度洗脱，
    │ 在石油醚-乙酸乙酯（85：15）梯度时收集到的流分，回收溶剂
┌──────────────────────┐
│ 浅黄色蜡状固体0.6096 g│
└──────────────────────┘
    │ 反复柱层析分离、液液萃取、重结晶提纯
```

蜡状固体：新棒状花椒酰胺0.074 g（纯度88.10%）

【参考文献】

[1] 刘延成，程风杰，蒙衍强，等.两面针化学成分、药理活性及抗肿瘤机制研究进展 [J].天然产物研究与开发，2012，24（4）：550-555.

[2] 刘丽敏，刘华钢.氯化两面针碱的研究近况 [J].时珍国医国药，2007，18（1）：60-62.

[3] 何光远.山芝麻化学成分和两面针新棒状花椒酰胺的分离研究 [D].南宁：广西中医药大学，2009.

连钱草

【来源】本品为唇形科植物活血丹 *Glechoma longituba*（Nakai）Kupr.的干燥地上部分。

【瑶药名】准地崩 Nzunx deic buerng。

【分布】我国除甘肃、青海、新疆及西藏外，各地均有分布，广西各地也有零星栽培。

【功能与主治】

中医 利湿通淋，清热解毒，散瘀消肿。用于治疗热淋，石淋，湿热黄疸，疮痈肿痛，跌仆损伤。

壮医 调气道、水道，通龙路，清热毒，活血化瘀。用于治疗肉扭（淋证），笨浮（水肿），能蚌（黄疸），瘴毒（疟疾），隆白呆（带下），梅毒，贫痧（感冒），呗脓（痈疮），埃病（咳嗽），能唅能累（湿疹），发旺（风湿骨痛）。

瑶医 利尿排石，活血散瘀，消肿止痛。用于治疗胆纲虷（胆囊炎），谷阿强拱（小儿疳积），谷阿虷昧退（小儿感冒发烧），卡西闷（胃脘痛、胃寒痛、胃热痛），布醒蕹（急性肾炎水肿），崩闭闷（风湿痛、类风湿性关节炎），辣给昧对（月经不调、闭经），辣给闷（痛经），荣古瓦卡西闷（产后腹痛），泵烈竟（尿路感染），月窖浆辣贝（尿路结石、膀胱结石、肾结石），播冲（跌打损伤），碰脑（骨折），眸名肿毒（无名肿毒），囊暗（毒蛇咬伤）。

【主要化学成分与药理作用】

连钱草含有黄酮及其苷类、挥发油、有机酸、萜类、生物碱、醇类等化学成分，如大波斯菊苷、二氢咖啡酸、咖啡酸、异黑麦草内酯、催吐萝芙叶醇、连钱草酮、芹菜素、金色酰胺醇、(+)-落叶松树脂醇、(−)-丁香树脂醇等。现代研究表明，连钱草具有溶结石、利尿利胆、抑菌、降血糖、影响豚鼠离体回肠平滑肌运动等药理作用。

【代表性化学成分的结构与性质】

名称	分子式	相对分子质量	熔点/℃	性状
大波斯菊苷	$C_{21}H_{20}O_{10}$	432	—	黄色晶体
(+)-落叶松树脂醇	$C_{20}H_{24}O_6$	360	—	白色粉末

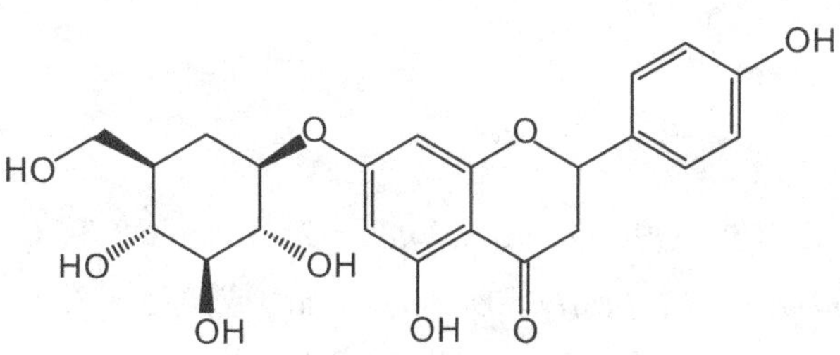

大波斯菊苷化学结构式

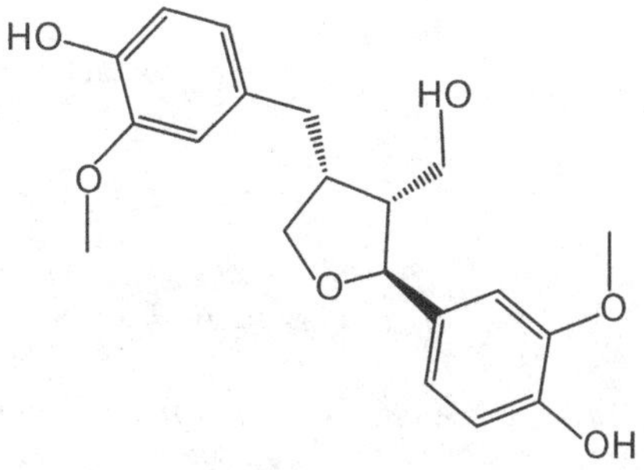

(+)-落叶松树脂醇化学结构式

【主要化学成分的提取分离】

连钱草16 kg

用蒸馏水超声提取2次，每次提取30 min，超声功率为5 kW，然后将超声提取后的连钱草滤渣用蒸馏水回流提取1h，合并所有提取液，减压浓缩

浓缩液

减压浓缩，依次用乙酸乙酯和正丁醇萃取，每种溶剂萃取3次，收集乙酸乙酯萃取液，减压浓缩

乙酸乙酯部位

硅胶柱色谱，乙酸乙酯-甲醇（100：1→2：1）梯度洗脱；
反复硅胶柱色谱；
反相制备液相色谱

化合物1：大波斯菊苷   化合物6：连钱草酮
化合物2：二氢咖啡酸   化合物7：芹菜素
化合物3：咖啡酸   化合物8：金色酰胺醇
化合物4：异黑麦草内酯   化合物9：落叶松树脂醇
化合物5：催吐萝芙叶醇   化合物10：(–)-丁香树脂醇

【参考文献】

［1］黄天赐，聂晶，张立群.数理医药学杂志［J］.2012，25（5）：566-570.

［2］舒任庚，蔡慧，王晓敏，等.连钱草化学成分研究［J］.中草药，2017，48（20）：4215-4218.

［3］朱求方，王永毅，瞿海斌.连钱草的化学成分研究［J］.中草药，2013，44（4）：387-390.

吴茱萸

【**来源**】本品为芸香科植物吴茱萸*Tetradium ruticarpum*（A. Jussieu）T. G. Hartley、石虎*Tetradium ruticarpum* var. *officinalis*（Dode）Huang或疏毛吴茱萸 *Tetradium ruticarpum* var. *bodinieri*（Dode）Huang的干燥近成熟果实。

【**壮、瑶药名**】壮药名：茶辣cazlat。瑶药名：茶辣 Zah laamh。

【**分布**】分布于广西、陕西、浙江、江西、福建、湖北、湖南、广东、四川、贵州、云南等地，广西主要分布于融水、桂林、兴安、龙胜、资源、那坡、凌云、金秀等县市。

【**功能与主治**】

中医 散寒止痛，降逆止呕，助阳止泻。用于治疗厥阴头痛，寒疝腹痛，寒湿脚气，经行腹痛，脘腹胀痛，呕吐吞酸，五更泄泻。

壮医 疏风散寒，行气止痛，健胃消食。用于治疗胃寒痛，跌打损伤，腹泻，痢疾，鹅口疮，食河豚中毒，额哈（毒蛇咬伤）。

瑶医 温中止痛，理气止呕，杀虫，祛湿。用于治疗呕吐吞酸，头痛，脘腹胀痛，疝气，牙痛，湿疹，黄水疮。

【**主要化学成分与药理作用**】

吴茱萸含有生物碱类、苦味素类、挥发油等化学成分，此外，还含有萜类、异戊烯黄酮类化合物、香豆精、甾体、木脂素、多糖、花色苷、多种氨基酸类化合物及微量元素和脂肪酸类化合物。现代研究表明，吴茱萸具有强心、保护心脏、抗心律失常、双向调节离体肠肌、收缩子宫、镇痛、抗炎、抗肿瘤等药理作用。

【**代表性化学成分的结构与性质**】

名称	分子式	相对分子质量	熔点/℃	性状
吴茱萸苦素	$C_{26}H_{30}O_9$	486	—	白色针晶

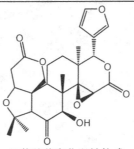

吴茱萸苦素化学结构式

【主要化学成分的提取分离】

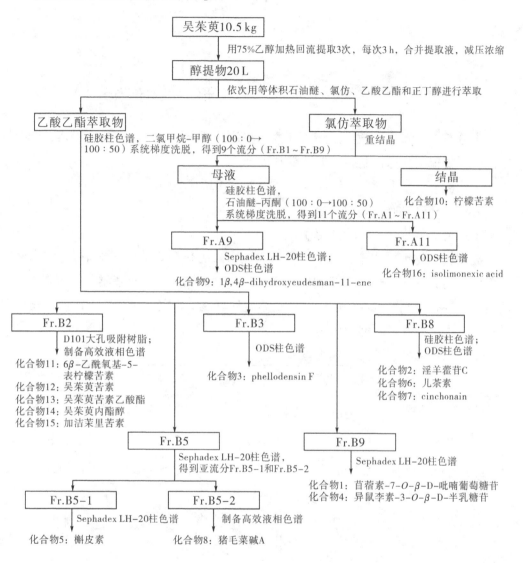

吴茱萸10.5 kg

用75%乙醇加热回流提取3次，每次3 h，合并提取液，减压浓缩

醇提物20 L

依次用等体积石油醚、氯仿、乙酸乙酯和正丁醇进行萃取

乙酸乙酯萃取物 ──── 氯仿萃取物

硅胶柱色谱，二氯甲烷–甲醇（100∶0→100∶50）系统梯度洗脱，得到9个流分（Fr.B1～Fr.B9）

重结晶

母液 ──── 结晶

硅胶柱色谱，石油醚–丙酮（100∶0→100∶50）系统梯度洗脱，得到11个流分（Fr.A1～Fr.A11）

化合物10：柠檬苦素

Fr.A9

Sephadex LH–20柱色谱；ODS柱色谱

化合物9：1β,4β–dihydroxyeudesman–11–ene

Fr.A11

ODS柱色谱

化合物16：isolimonexic acid

Fr.B2

D101大孔吸附树脂；制备高效液相色谱

化合物11：6β–乙酰氧基–5–表柠檬苦素
化合物12：吴茱萸苦素
化合物13：吴茱萸苦素乙酸酯
化合物14：吴茱萸内酯醇
化合物15：加洁茱里苦素

Fr.B3

ODS柱色谱

化合物3：phellodensin F

Fr.B8

硅胶柱色谱；ODS柱色谱

化合物2：淫羊藿苷C
化合物6：儿茶素
化合物7：cinchonain

Fr.B5

Sephadex LH–20柱色谱，得到亚流分Fr.B5–1和Fr.B5–2

Fr.B9

Sephadex LH–20柱色谱

化合物1：苜蓿素–7–O–β–D–吡喃葡萄糖苷
化合物4：异鼠李素–3–O–β–D–半乳糖苷

Fr.B5–1

Sephadex LH–20柱色谱

化合物5：槲皮素

Fr.B5–2

制备高效液相色谱

化合物8：猪毛菜碱A

【参考文献】

[1]覃迅云，罗金裕，高志刚.中国瑶药学［M］.北京：民族出版社，2002.

[2]国家药典委员会.中国药典［M］.北京：中国医药科技出版社，2015.

[3]梁启成，钟鸣.中国壮药学［M］.南宁：广西民族出版社，2005.

[4]赵楠，李达翃，李占林，等.吴茱萸化学成分的分离与鉴定［J］.沈阳药科大学学报，2016，33（2）：103–109.

[5]文丽梅，马超英，余德林，等.吴茱萸的化学成分和药理作用研究进展［J］.中华中医药学刊，2012，30（9）：1976–1977.

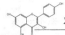

串连珠

【来源】本品为茜草科植物短刺虎刺 *Damnacanthus giganteus* （Mak.） Nakai 的根。

【分布】分布于安徽、浙江、江西、福建、湖南、广东、广西、贵州、云南等地，广西分布于桂林、龙胜、那坡等县市。

【功能与主治】

中医 补养气血，收敛止血。

【主要化学成分与药理作用】

虎刺属植物主要化学成分为含醛或醇的蒽醌类化合物。串连珠中有茜根定-1-甲醚、短刺虎刺素、8-羟基短刺虎刺素、5-羟基虎刺素-ω-乙基醚、虎刺素-ω-乙基醚、8-羟基虎刺素-ω-乙基醚等蒽醌类成分。现代研究表明，串连珠提取物对大鼠的肿瘤生长有一定的抑制作用。

【代表性化学成分的结构与性质】

名称	分子式	相对分子质量	熔点/℃	性状
茜根定-1-甲醚	$C_{16}H_{12}O_4$	268	291～293	黄色针晶
短刺虎刺素	$C_{18}H_{16}O_5$	312	197～198.5	黄色针状结晶
8-羟基短刺虎刺素	$C_{18}H_{16}O_6$	328	184.5～186.5	橙红色针状结晶

（Ⅰ）R_1=CH$_3$, R_2=OH, R_3=H
（Ⅱ）R_1=OH, R_2=CH$_2$OC$_2$H$_5$, R_3=H
（Ⅲ）R_1=OH, R_2=CH$_2$OC$_2$H$_5$, R_3=OH

茜根定-1-甲醚（Ⅰ）、短刺虎刺素（Ⅱ）、8-羟基短刺虎刺素（Ⅲ）化学结构式

【主要化学成分的提取分离】

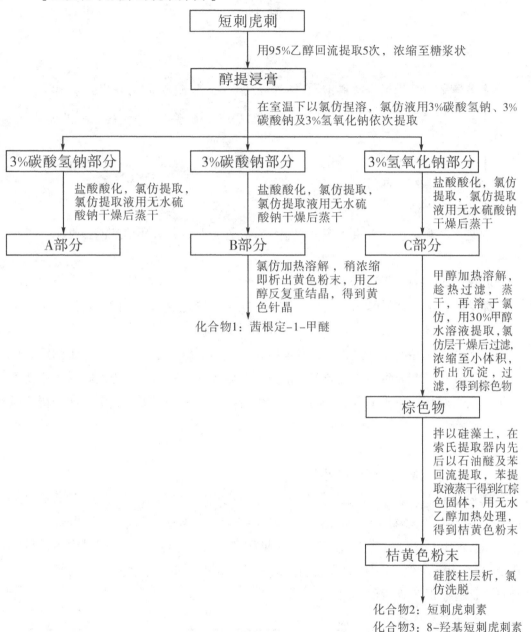

短刺虎刺
↓ 用95%乙醇回流提取5次，浓缩至糖浆状

醇提浸膏
↓ 在室温下以氯仿捏溶，氯仿液用3%碳酸氢钠、3%碳酸钠及3%氢氧化钠依次提取

3%碳酸氢钠部分
↓ 盐酸酸化，氯仿提取，氯仿提取液用无水硫酸钠干燥后蒸干

A部分

3%碳酸钠部分
↓ 盐酸酸化，氯仿提取，氯仿提取液用无水硫酸钠干燥后蒸干

B部分
↓ 氯仿加热溶解，稍浓缩即析出黄色粉末，用乙醇反复重结晶，得到黄色针晶

化合物1：茜根定–1–甲醚

3%氢氧化钠部分
↓ 盐酸酸化，氯仿提取，氯仿提取液用无水硫酸钠干燥后蒸干

C部分
↓ 甲醇加热溶解，趁热过滤，蒸干，再溶于氯仿，用30%甲醇水溶液提取，氯仿层干燥后过滤，浓缩至小体积，析出沉淀，过滤，得到棕色物

棕色物
↓ 拌以硅藻土，在索氏提取器内先后以石油醚及苯回流提取，苯提取液蒸干得到红棕色固体，用无水乙醇加热处理，得到桔黄色粉末

桔黄色粉末
↓ 硅胶柱层析，氯仿洗脱

化合物2：短刺虎刺素
化合物3：8–羟基短刺虎刺素

【参考文献】

[1] 利国威，潘启超，杨小平，等.短刺虎刺中5-羟基虎刺素–ω–乙基醚的分离和结构鉴定 [J].药学学报，1986, 21（4）: 303-305.

[2] 利国威.短刺虎刺化学成分的研究Ⅰ: 短刺虎刺素与8-羟基短刺虎刺的分离和结构鉴定 [J].药学学报，1981, 16（8）: 576-581.

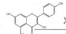

岗松

【来源】本品为桃金娘科植物岗松*Baeckea frutescens* L.带有花果的干燥叶。

【壮、瑶药名】壮药名：牙皂笨 Nyasaujbaet。瑶药名：朴捞总Puotc ndau zongh。

【分布】分布于海南、广东、广西、福建、浙江、江西等地，广西主要分布于柳州、融水、金秀等县市。

【功能与主治】

中医　清利湿热，杀虫止痒。用于治疗急性胃肠炎；外用治疗滴虫性阴道炎，皮肤湿疹。

壮医　清热毒，除湿毒，利水道。用于治疗发旺（风湿骨痛），头痛，火眼（急性结膜炎），林得叮相（跌打损伤），额哈（毒蛇咬伤），肉扭（淋证），贫痧（感冒），能啥能累（湿疹），隆白呆（带下）。

瑶医　清热除湿，杀虫止痒，利尿排毒，祛风通络，消食导滞。用于治疗标蛇痧（感冒发热），卡西闷（腹痛），港虷泵卡西（肠炎腹泻），也改昧通（小便不利），泵卡西众（消化不良），崩闭闷（风湿痛、类风湿性关节炎）及崩毕扭（风湿性心脏病）。枝叶外用治疗囊暗（毒蛇咬伤），身谢（湿疹、皮肤瘙痒）及滴虫性阴道炎。

【主要化学成分与药理作用】

岗松含有黄酮类、萜类、酚酸类、氨基酸类等化学成分，如6,8-二甲基山奈酚-3-*O*-α-L-鼠李糖苷、槲皮素、槲皮素-3-*O*-α-L-鼠李糖苷、杨梅素、杨梅素-3-*O*-α-L-鼠李糖苷、没食子酸、熊果酸和1,3-二羟基-2-(2′-甲基丙酰基)-5-甲氧基-6-甲基苯等。现代研究表明，岗松具有抗炎、抑菌、镇痛、抗过敏、增强免疫、保肝、退黄等药理作用。

【代表性化学成分的结构与性质】

名称	分子式	相对分子质量	熔点/℃	性状
杨梅素	$C_{15}H_{10}O_8$	318	>300	浅黄色粉末
槲皮素	$C_{15}H_{10}O_7$	302	314～317	黄色粉末

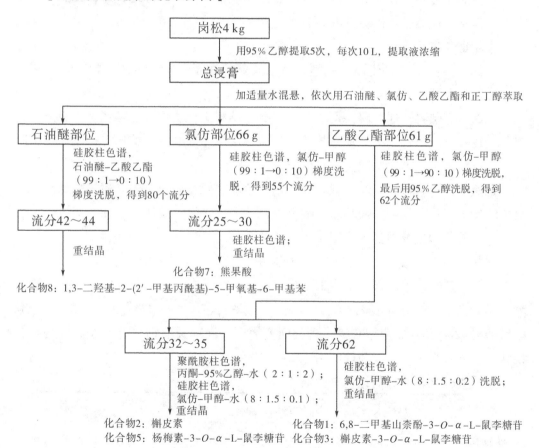

杨梅素化学结构式　　　　　　　　　　槲皮素化学结构式

【主要化学成分的提取分离】

岗松4 kg

用95％乙醇提取5次，每次10 L，提取液浓缩

总浸膏

加适量水混悬，依次用石油醚、氯仿、乙酸乙酯和正丁醇萃取

石油醚部位

硅胶柱色谱，
石油醚–乙酸乙酯
（99：1→0：10）
梯度洗脱，得到80个流分

流分42～44

重结晶

化合物8：1,3–二羟基–2–(2′–甲基丙酰基)–5–甲氧基–6–甲基苯

氯仿部位66 g

硅胶柱色谱，氯仿–甲醇
（99：1→0：10）梯度洗
脱，得到55个流分

流分25～30

硅胶柱色谱；
重结晶

化合物7：熊果酸

乙酸乙酯部位61 g

硅胶柱色谱，氯仿–甲醇
（99：1→90：10）梯度洗脱，
最后用95％乙醇洗脱，得到
62个流分

流分32～35

聚酰胺柱色谱，
丙酮–95％乙醇–水（2：1：2）；
硅胶柱色谱，
氯仿–甲醇–水（8：1.5：0.1）；
重结晶

化合物2：槲皮素
化合物5：杨梅素–3–O–α–L–鼠李糖苷

流分62

硅胶柱色谱，
氯仿–甲醇–水（8：1.5：0.2）洗脱；
重结晶

化合物1：6,8–二甲基山柰酚–3–O–α–L–鼠李糖苷
化合物3：槲皮素–3–O–α–L–鼠李糖苷

【参考文献】

［1］李开祥，梁晓静，韦晓娟，等.岗松的研究进展［J］.广西林业科学，2013，42
（1）：38-42.

［2］卢文杰，牙启康，陈家源，等.岗松中的一个新黄酮醇苷类化合物［J］.药学学
报，2008，43（10）：1032-1035.

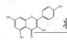

岗梅

【来源】本品为冬青科植物秤星树*Ilex asprella*（Hook.et Arn.）Champ.ex Benth. 的干燥根。

【壮、瑶药名】壮药名：楞曽 Laekcaengh。瑶药名：别解亮 Bace jiaiv ndiangx。

【分布】分布于广东、广西、湖南、江西、福建、台湾等地，广西主要分布于南宁、横州、桂林、苍梧、贵港等县市。

【功能与主治】

中医　清热解毒，生津，利咽，散瘀止痛。用于治疗感冒发热口渴，咽喉肿痛，外伤瘀血肿痛。

壮医　解热毒，通龙路。用于治疗贫痧（感冒），货烟妈（咽痛），胴尹（腹痛），发旺（风湿骨痛），阿意咪（痢疾），埃病（咳嗽），肺痈，疥疮，林得叮相（跌打损伤），幽嘞（尿血）。

瑶医　清热解毒，止咳化痰。用于治疗哈轮（感冒发热），碰累（痢疾），怒哈（咳嗽），更喉闷（咽喉肿痛、咽炎），牙闷（牙痛）及汪逗卜冲（烧烫伤）。

【主要化学成分与药理作用】

岗梅中所含的成分主要以三萜皂苷为主，尤其是熊果烷（乌苏烷）型，亦含有有机酸、黄酮、苯丙素、木脂素及少量甾体，如乌索-12-烯-3β,28-二醇,3-乙酸酯、赪酮甾醇、randialic acid B、19-去氢乌苏酸、熊果酸、坡模酸、冬青苷B、赪酮甾醇-3-O-β-D-葡萄糖苷等。现代研究表明，岗梅提取物具有抗炎、抗病毒、抗肿瘤、调节脂质代谢等药理作用。

【代表性化学成分的结构与性质】

名称	分子式	相对分子质量	熔点/℃	性状
坡模酸	$C_{30}H_{48}O_4$	472	—	白色粉末
冬青苷B	$C_{35}H_{56}O_8$	604	182～184	白色针状结晶

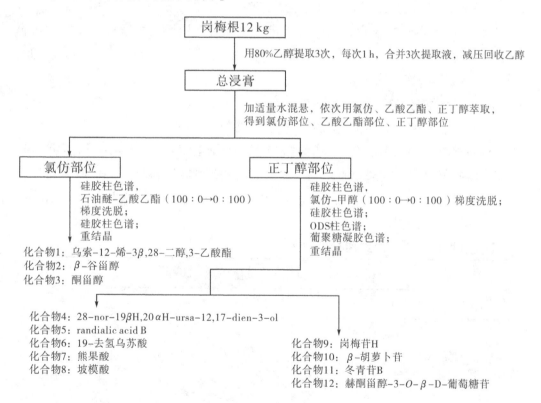

坡模酸化学结构式　　　　　　　　　　　冬青苷B化学结构式

【主要化学成分的提取分离】

岗梅根12 kg

用80%乙醇提取3次，每次1 h，合并3次提取液，减压回收乙醇

总浸膏

加适量水混悬，依次用氯仿、乙酸乙酯、正丁醇萃取，
得到氯仿部位、乙酸乙酯部位、正丁醇部位

氯仿部位

硅胶柱色谱，
石油醚-乙酸乙酯（100∶0→0∶100）
梯度洗脱；
硅胶柱色谱；
重结晶

化合物1：乌索-12-烯-3β,28-二醇,3-乙酸酯
化合物2：β-谷甾醇
化合物3：酮甾醇

正丁醇部位

硅胶柱色谱，
氯仿-甲醇（100∶0→0∶100）梯度洗脱；
硅胶柱色谱；
ODS柱色谱；
葡聚糖凝胶色谱；
重结晶

化合物4：28-nor-19βH,20αH-ursa-12,17-dien-3-ol
化合物5：randialic acid B
化合物6：19-去氢乌苏酸
化合物7：熊果酸
化合物8：坡模酸

化合物9：岗梅苷H
化合物10：β-胡萝卜苷
化合物11：冬青苷B
化合物12：赫酮甾醇-3-O-β-D-葡萄糖苷

【参考文献】

［1］杜冰壘，杨鑫瑶，冯晓，等.岗梅的化学成分和药理作用研究进展［J］.中国中
　　药杂志，2017，42（1）：20-28.

［2］黄锦茶，陈丰连，陈海明，等.岗梅根的化学成分研究［J］.中草药，2012，43
　　（8）：1475-1478.

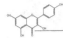

牡荆叶

【来源】本品为马鞭草科植物牡荆 *Vitex negundo* var. *cannabifolia*（Sieb. et Zuce.）Hand.–Mazz. 的新鲜叶。

【壮药名】盟劲 Mbawgingj。

【分布】分布于华东地区及河北、湖南、湖北、广东、广西、四川、贵州等地，广西各地均有分布。

【功能与主治】

中医　祛痰，止咳，平喘。用于治疗咳嗽痰多。

壮医　除湿毒，祛风毒，调气道谷道，止咳喘。用于治疗痧病，瘴病，埃病（咳嗽），墨病（哮喘），胴尹（腹痛），白冻（泄泻），阿意咪（痢疾），脚气肿胀，风疹瘙痒，痂（癣）。

【主要化学成分与药理作用】

牡荆叶中含有黄酮类、甾醇类等化学成分，如牡荆宁G、木犀草素–7–*O*–（6″–*O*–对羟基苯甲酰基）–β–D–葡萄糖苷、木犀草素–6–C–（6″–*O*–反式–咖啡酰基）–β–D–葡萄糖苷、木犀草素–6–C–（2″–*O*–反式–咖啡酰基）–β–D–葡萄糖苷、perfoliatumin A、异牡荆素、木犀草素–7–*O*–β–D–葡萄糖苷等。现代研究表明，牡荆叶具有抗炎等药理作用。

【代表性化学成分的结构与性质】

名称	分子式	相对分子质量	熔点/℃	性状
牡荆宁G	$C_{28}H_{24}O_{13}$	568	—	—

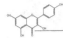

牡荆宁G化学结构式

【主要化学成分的提取分离】

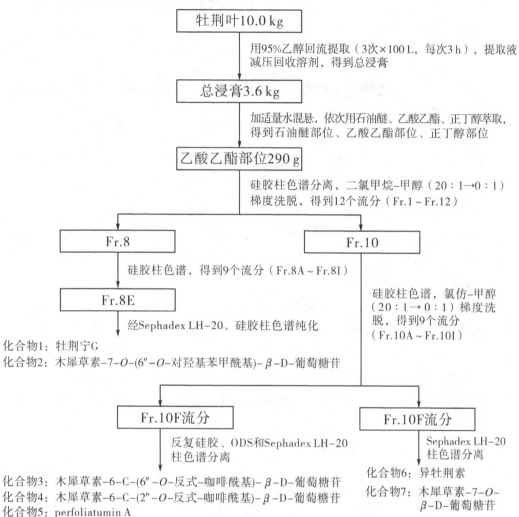

牡荆叶10.0 kg

用95%乙醇回流提取（3次×100 L，每次3 h），提取液减压回收溶剂，得到总浸膏

总浸膏3.6 kg

加适量水混悬，依次用石油醚、乙酸乙酯、正丁醇萃取，得到石油醚部位、乙酸乙酯部位、正丁醇部位

乙酸乙酯部位290 g

硅胶柱色谱分离，二氯甲烷–甲醇（20∶1→0∶1）梯度洗脱，得到12个流分（Fr.1～Fr.12）

Fr.8

硅胶柱色谱，得到9个流分（Fr.8A～Fr.8I）

Fr.8E

经Sephadex LH–20、硅胶柱色谱纯化

Fr.10

硅胶柱色谱，氯仿–甲醇（20∶1→0∶1）梯度洗脱，得到9个流分（Fr.10A～Fr.10I）

化合物1：牡荆宁G
化合物2：木犀草素–7–O–(6″–O–对羟基苯甲酰基)–β–D–葡萄糖苷

Fr.10F流分

反复硅胶、ODS和Sephadex LH–20柱色谱分离

化合物3：木犀草素–6–C–(6″–O–反式–咖啡酰基)–β–D–葡萄糖苷
化合物4：木犀草素–6–C–(2″–O–反式–咖啡酰基)–β–D–葡萄糖苷
化合物5：perfoliatumin A

Fr.10F流分

Sephadex LH–20柱色谱分离

化合物6：异牡荆素
化合物7：木犀草素–7–O–β–D–葡萄糖苷

【参考文献】

[1] 李曼曼，李月婷，黄正，等. 牡荆叶中1个新黄酮苷类化合物［J］. 中草药，2015，46（12）：1723–1726.

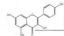

秃叶黄柏

【来源】本品为芸香科植物秃叶黄檗*Phellodendron chinense* var. *glabriusculum* Schneid.的干燥树皮。

【壮药名】棵能现 Gonaenghen。

【分布】分布于湖北、湖南、广东、广西、贵州等地，广西主要分布于融水、全州、兴安、龙胜、罗城、金秀等县市。

【功能与主治】

中医 清热燥湿，泻火除蒸，解毒疗疮。用于治疗湿热泻痢，黄疸，带下，热淋，脚气，痿证，骨蒸劳热，盗汗，遗精，疮疡肿毒，湿疹瘙痒。盐黄柏滋阴降火。用于治疗阴虚火旺，盗汗骨蒸。

壮医 清热毒，除湿毒，消痈肿。用于治疗阿意咪（痢疾），能蚌（黄疸），肉扭（淋证），隆白呆（带下），兵嘢（痿证），发得（发热），优平（汗症），漏精（遗精），呗脓（疮疡），能啥能累（湿疹）。

【主要化学成分】

秃叶黄柏含有酮类、内酯类、生物碱类、苷类等化学成分，如黄柏酮、黄柏内酯、小檗碱、巴马亭、胡萝卜苷和(+)-5-*O*-阿魏酰基奎宁酸乙酯等。

【代表性化学成分的结构与性质】

名称	分子式	相对分子质量	熔点/℃	性状
黄柏内酯	$C_{26}H_{30}O_8$	470	285～288	无色柱状晶

黄柏内酯化学结构式

【主要化学成分的提取分离】

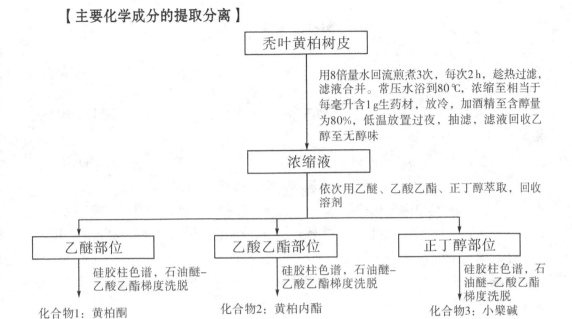

禿叶黄柏树皮

用8倍量水回流煎煮3次，每次2 h，趁热过滤，滤液合并。常压水浴到80℃，浓缩至相当于每毫升含1 g生药材，放冷，加酒精至含醇量为80%，低温放置过夜，抽滤，滤液回收乙醇至无醇味

浓缩液

依次用乙醚、乙酸乙酯、正丁醇萃取，回收溶剂

乙醚部位

硅胶柱色谱，石油醚-乙酸乙酯梯度洗脱

化合物1：黄柏酮
化合物2：黄柏内酯

乙酸乙酯部位

硅胶柱色谱，石油醚-乙酸乙酯梯度洗脱

化合物2：黄柏内酯

正丁醇部位

硅胶柱色谱，石油醚-乙酸乙酯梯度洗脱

化合物3：小檗碱
化合物4：巴马亭
化合物5：(+)-5-O-阿魏酰基奎宁酸乙酯

【参考文献】

[1] 秦民坚，王衡奇.黄皮树树皮的化学成分研究 [J].林产化学与工业，2003，23（4）4：42-46.

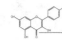

何首乌

【来源】本品为蓼科植物何首乌*Fallopia multiflora*（Thunb.）Harald.的干燥块根。

【壮药名】门甲 Maenzgya。

【分布】分布于台湾、湖北、四川、云南、西藏、广西等地，广西主要分布于南宁、上林、融水、阳朔、桂林、灵川、兴安、灌阳、龙胜、资源、恭城、上思、桂平、德保、那坡、凌云、田林、隆林、贺州、钟山、环江、象州、金秀等县市。

【功能与主治】

中医 解毒，消痈，截疟，润肠通便。用于治疗疮痈，瘰疬，风疹瘙痒，久疟体虚，肠燥便秘。

壮医 通谷道，补血虚，除湿毒。用于治疗勒内（血虚），呗奴（瘰疬），呗脓（痈疮），能啥能累（湿疹），麦蛮（风疹），阿意囊（便秘），高血脂，胴尹（腹痛）。

【主要化学成分与药理作用】

何首乌中含有蒽醌类、二苯乙烯苷类、黄酮类、脂肪酸类、磷脂类等化学成分，其中蒽醌类成分主要有大黄素、ω-羟基大黄素、大黄素甲醚、大黄素-8-甲醚、大黄素-8-O-β-D-吡喃葡萄糖苷等，二苯乙烯苷类成分主要有2,3,5,4′-四羟基二苯乙烯-2-O-β-D-葡萄糖苷。现代研究表明，何首乌具有抗衰老、增强免疫功能、降血脂、补血、抗动脉粥样硬化、抗菌等多方面的药理作用。

【代表性化学成分的结构与性质】

名称	分子式	相对分子质量	熔点/℃	性状
大黄素	$C_{15}H_{10}O_5$	270	256～257	橙黄色长针状结晶
大黄素-8-O-β-D-吡喃葡萄糖苷	$C_{21}H_{20}O_{10}$	432	—	淡黄色粉末
2,3,5,4′-四羟基二苯乙烯-2-O-β-D-葡萄糖苷	$C_{20}H_{22}O_9$	406	—	白色粉末

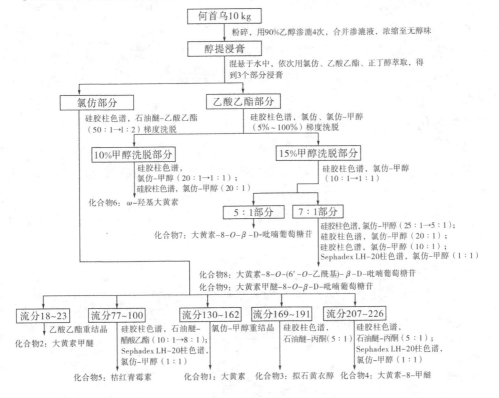

大黄素化学结构式　　　大黄素-8-*O*-β-D-吡喃葡萄糖苷化学结构式

【主要化学成分的提取分离】

何首乌10 kg

粉碎，用90%乙醇渗漉4次，合并渗漉液，浓缩至无醇味

醇提浸膏

混悬于水中，依次用氯仿、乙酸乙酯、正丁醇萃取，得到3个部分浸膏

氯仿部分

硅胶柱色谱，石油醚-乙酸乙酯（50:1→1:2）梯度洗脱

乙酸乙酯部分

硅胶柱色谱，氯仿、氯仿-甲醇（5%~100%）梯度洗脱

10%甲醇洗脱部分

硅胶柱色谱，氯仿-甲醇（20:1→1:1）；硅胶柱色谱，氯仿-甲醇（20:1）

15%甲醇洗脱部分

硅胶柱色谱，氯仿-甲醇（10:1→1:1）

化合物6：ω-羟基大黄素

5:1部分　　**7:1部分**

化合物7：大黄素-8-*O*-β-D-吡喃葡萄糖苷

硅胶柱色谱，氯仿-甲醇（25:1→5:1）；硅胶柱色谱，氯仿-甲醇（20:1）；硅胶柱色谱，氯仿-甲醇（10:1）；Sephadex LH-20柱色谱，氯仿-甲醇（1:1）

化合物8：大黄素-8-*O*-(6'-*O*-乙酰基)-β-D-吡喃葡萄糖苷
化合物9：大黄素甲醚-8-*O*-β-D-吡喃葡萄糖苷

流分18~23　**流分77~100**　**流分130~162**　**流分169~191**　**流分207~226**

乙酸乙酯重结晶

化合物2：大黄素甲醚

硅胶柱色谱，石油醚-醋酸乙酯（10:1→8:1）；Sephadex LH-20柱色谱，氯仿-甲醇（1:1）

氯仿-甲醇重结晶

硅胶柱色谱，石油醚-丙酮（5:1）

硅胶柱色谱，石油醚-丙酮（5:1）；Sephadex LH-20柱色谱，氯仿-甲醇（1:1）

化合物5：桔红青霉素　　化合物1：大黄素　化合物3：拟石黄衣醇　化合物4：大黄素-8-甲醚

【参考文献】

[1] 李建北，林茂.何首乌化学成分研究 [J].中草药，1993，24（3）：115-118.

[2] 陈冰冰，姜爱玲，张岩.何首乌有效成分二苯乙烯苷的药理活性研究进展 [J].中国临床药理学与治疗学，2016，21（6）：710-715.

[3] 张志国，吕泰省，姚庆强.何首乌蒽醌类化学成分研究 [J].中草药，2006，37（9）：1311-1313.

伸筋草

【来源】本品为石松科植物石松*Lycopodium japonicum* Thunb. ex Murray的干燥全草。

【壮药名】棵烟银 Goyietnyinz。

【分布】我国长江以南各地均有栽种，安徽也有栽培出产，广西各地均有分布。

【功能与主治】

中医 祛风除湿，舒筋活络。用于治疗关节酸痛，屈伸不利。

壮医 祛风毒，除湿毒，通龙路。用于治疗勒爷狠风（小儿惊风），小儿麻痹后遗症，发旺（痹病），缩印糯哨（四肢软弱），能蚌（黄疸），肺痨咳嗽，林得叮相（跌打损伤），呗脓（痈疮），唪呗郎（带状疱疹），渗裆相（烧烫伤），外伤出血。

【主要化学成分与药理作用】

伸筋草主要含有生物碱、三萜类成分。现代研究表明，伸筋草具有抗炎、镇痛、免疫调节、清除自由基、治疗硅肺等药理作用，其中生物碱类化合物还对心血管系统、神经肌肉、胆碱酯酶抑制等有一定作用，临床上常用于治疗屈伸不利、风湿痹症和跌打损伤等疾病，代表化合物分别为石松碱、石松醇、石松定碱、法西亭明碱和phlegmarine。

【代表性化学成分的结构与性质】

名称	分子式	相对分子质量	熔点/℃	性状
石松碱	$C_{16}H_{25}NO$	247	—	—

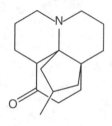

石松碱化学结构式

【主要化学成分的提取分离】

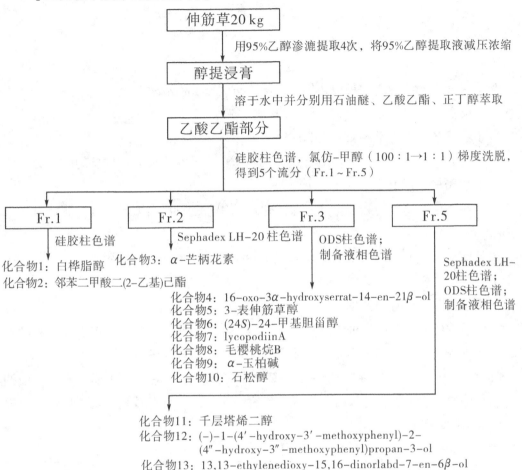

伸筋草20 kg

用95%乙醇渗漉提取4次，将95%乙醇提取液减压浓缩

醇提浸膏

溶于水中并分别用石油醚、乙酸乙酯、正丁醇萃取

乙酸乙酯部分

硅胶柱色谱，氯仿–甲醇（100∶1→1∶1）梯度洗脱，得到5个流分（Fr.1～Fr.5）

Fr.1 | **Fr.2** | **Fr.3** | **Fr.5**

硅胶柱色谱

Sephadex LH–20柱色谱

ODS柱色谱；制备液相色谱

Sephadex LH–20柱色谱；ODS柱色谱；制备液相色谱

化合物1：白桦脂醇
化合物2：邻苯二甲酸二(2-乙基)己酯

化合物3：α–芒柄花素

化合物4：16-oxo-3α-hydroxyserrat-14-en-21β-ol
化合物5：3-表伸筋草醇
化合物6：(24S)-24-甲基胆甾醇
化合物7：lycopodiinA
化合物8：毛樱桃烷B
化合物9：α–玉柏碱
化合物10：石松醇

化合物11：千层塔烯二醇
化合物12：(–)-1-(4′-hydroxy-3′-methoxyphenyl)-2-
(4″-hydroxy-3″-methoxyphenyl)propan-3-ol
化合物13：13,13-ethylenedioxy-15,16-dinorlabd-7-en-6β-ol

【参考文献】

[1] 邹桂欣，尤献民，吴怡.DPPH·法评价伸筋草不同提取物清除自由基的能力
[J].药物评价研究，2012，35（5）：359–361.

[2] 李墨娇，刘杰，张玉波，等.伸筋草的化学成分研究[J].中草药，2015，46
（1）：33–37.

佛手

【来源】本品为芸香科植物佛手*Citrus medica* var.*sarcodactylis*（Noot.）Swingle 的干燥果实。

【壮药名】芒佛手Makfuzsouj。

【分布】中国长江以南各地有栽种，安徽也有栽培出产，广西各地均有分布。

【功能与主治】

中医 疏肝理气，和胃止痛，燥湿化痰。用于治疗肝胃气滞，胸胁胀痛，胃脘痞满，食少呕吐，咳嗽痰多。

壮医 调气道，散寒毒，止痛。用于治疗邦印（痛症），埃病（咳嗽），比耐来（咳嗽），鹿（呕吐），东郎（食滞）。

【主要化学成分与药理作用】

佛手中主要含有挥发油、黄酮类、多糖等化学成分，其中黄酮类成分有香叶木苷、橙皮苷、3,5,6-三羟基-4,7-二甲基黄酮、3,5,6-三羟基-3,4,7-三甲氧基黄酮、3,5,8-三羟基-7,4-二甲氧基黄酮等，挥发油成分有柠檬烯、松油醇、蒎烯、松油烯、月桂烯、罗勒烯、柠檬醛等。现代研究表明，佛手具有较强的抗氧化作用及提高免疫力的能力。

【代表性化学成分的结构与性质】

名称	分子式	相对分子质量	熔点/℃	性状
佛手柑内酯	$C_{12}H_8O_4$	216	188	白色结晶粉末
白当归素	$C_{17}H_{18}O_7$	334	124～125	淡黄色微细针

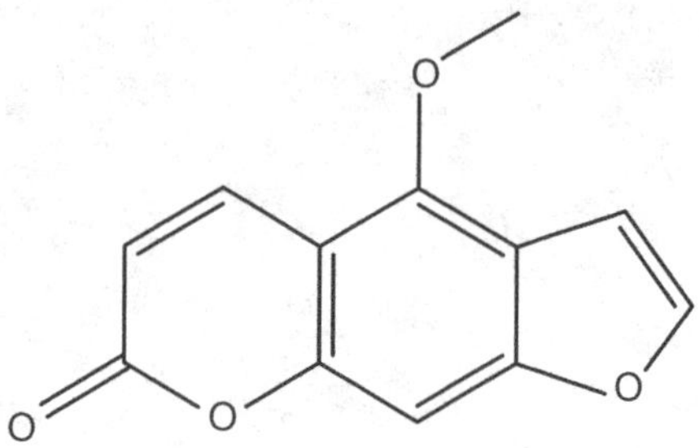

佛手柑内酯化学结构式

【主要化学成分的提取分离】

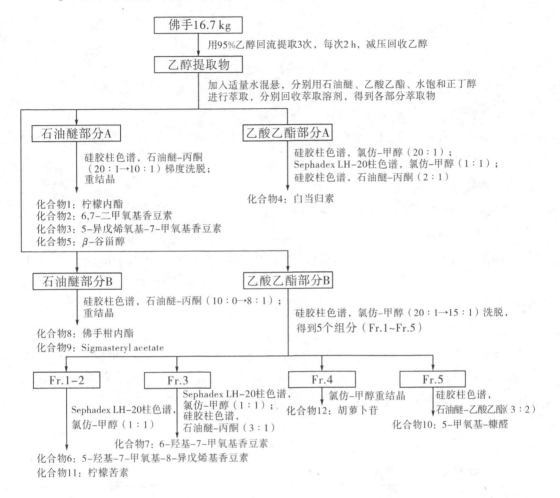

佛手16.7 kg
用95%乙醇回流提取3次，每次2 h，减压回收乙醇
乙醇提取物
加入适量水混悬，分别用石油醚、乙酸乙酯、水饱和正丁醇
进行萃取，分别回收萃取溶剂，得到各部分萃取物

石油醚部分A
硅胶柱色谱，石油醚–丙酮
（20∶1→10∶1）梯度洗脱；
重结晶
化合物1：柠檬内酯
化合物2：6,7–二甲氧基香豆素
化合物3：5–异戊烯氧基–7–甲氧基香豆素
化合物5：β–谷甾醇

乙酸乙酯部分A
硅胶柱色谱，氯仿–甲醇（20∶1）；
Sephadex LH–20柱色谱，氯仿–甲醇（1∶1）；
硅胶柱色谱，石油醚–丙酮（2∶1）
化合物4：白当归素

石油醚部分B
硅胶柱色谱，石油醚–丙酮（10∶0→8∶1）；
重结晶
化合物8：佛手柑内酯
化合物9：Sigmasteryl acetate

乙酸乙酯部分B
硅胶柱色谱，氯仿–甲醇（20∶1→15∶1）洗脱，
得到5个组分（Fr.1~Fr.5）

Fr.1–2
Sephadex LH–20柱色谱，
氯仿–甲醇（1∶1）
化合物6：5–羟基–7–甲氧基–8–异戊烯基香豆素
化合物11：柠檬苦素

Fr.3
Sephadex LH–20柱色谱，
氯仿–甲醇（1∶1）；
硅胶柱色谱，
石油醚–丙酮（3∶1）
化合物7：6–羟基–7–甲氧基香豆素

Fr.4
氯仿–甲醇重结晶
化合物12：胡萝卜苷

Fr.5
硅胶柱色谱，
石油醚–乙酸乙酯（3∶2）
化合物10：5–甲氧基–糠醛

【参考文献】

[1] 张思荻，杨海燕，曾俊，等.佛手的研究进展［J］.中华中医药杂志，2018，33（8）：3510–3514.

[2] 张贵君.常用中药鉴定大全［M］.哈尔滨：黑龙江科学技术出版社，1995.

[3] 崔红花，高幼衡，梁盛林，等.川佛手化学成分研究（Ⅰ）［J］.中草药，2007，38（9）：1304–1306.

[4] 崔红花，高幼衡，蔡鸿飞，等.川佛手化学成分研究（Ⅱ）［J］.中药新药与临床药理，2009，20（4）：344–347.

余甘子

【**来源**】本品为大戟科植物余甘子*Phyllanthus emblica* L.的干燥成熟果实。

【**壮药名**】芒音 Makyid。

【**分布**】分布于我国南部的福建、广东、广西、贵州等地；广西除桂东北及桂北地区少见外，其他各地常见。

【**功能与主治**】

中医 清热解毒，消食健胃，生津，止咳。用于治疗咽喉肿痛，口干口渴，消化不良，腹胀，咳嗽。

壮医 通火路，调气道、谷道，解毒生津，止咳化痰。用于治疗贫痧（感冒），口干烦渴，风火牙痛，兵霜火豪（白喉），埃病（咳嗽），胴尹（腹痛），能蚌（黄疸），火眼（急性结膜炎）。

【**主要化学成分与药理作用**】

余甘子主要含有鞣质类、有机酸类、糖类、黄酮类等化学成分，如没食子酸、鞣花酸、3-乙基没食子酸、槲皮素、黏酸-1-甲酯-6-乙酯、2-*O*-没食子酰基黏酸二甲酯、β-香树脂酮等。现代研究表明，其具有抗菌、抗病毒、抗突变、抗癌防癌、抗氧化和清除自由基、抗炎、调血脂、抗动脉粥样硬化、抗衰老、保肝、抗腹泻及保护胃肠道、抗辐射及免疫调节等药理作用。

【**代表性化学成分的结构与性质**】

名称	分子式	相对分子质量	熔点/℃	性状
鞣花酸	$C_{14}H_6O_8$	302	≥350	灰色至米色粉末
β-香树脂醇	$C_{30}H_{50}O$	426	187～190	白色粉末

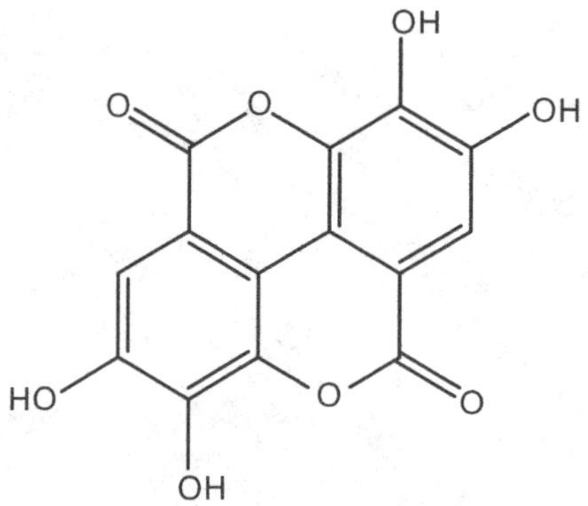

鞣花酸化学结构式

【主要化学成分的提取分离】

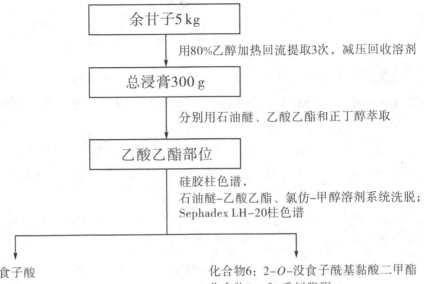

余甘子5 kg

↓ 用80%乙醇加热回流提取3次，减压回收溶剂

总浸膏300 g

↓ 分别用石油醚、乙酸乙酯和正丁醇萃取

乙酸乙酯部位

↓ 硅胶柱色谱，
石油醚-乙酸乙酯、氯仿-甲醇溶剂系统洗脱；
Sephadex LH-20柱色谱

化合物1：没食子酸　　　　　　　化合物6：2-*O*-没食子酰基黏酸二甲酯
化合物2：鞣花酸　　　　　　　　化合物7：β-香树脂酮
化合物3：3-乙基没食子酸　　　　化合物8：β-香树脂醇
化合物4：槲皮素　　　　　　　　化合物9：β-谷甾醇
化合物5：黏酸-1-甲酯-6-乙酯

【参考文献】

[1] 周涛，邱德文，廖波.民族药余甘子的现代研究进展 [J].贵阳中医学院学报，
　　2002, 24（2）：50-52.

[2] 刘延泽，李海霞，许利嘉，等.药食兼用余甘子的现代研究概述及应用前景分析
　　[J].中草药，2013, 44（12）：1700-1706.

[3] 邓才彬，谢庆娟，曲中堂.余甘子化学成分研究 [J].中国药房，2019, 27
　　（2）：2120-2121.

灵芝

【来源】本品为多孔菌科真菌赤芝*Ganoderma lucidum*（Leyss.ex Fr.）Karst.或紫芝*Ganoderma sinense* J. D. Zhao, L. W. Xu et X. Q. Zhang的干燥子实体。

【壮药名】艳当Yaetndangh。

【分布】产于云南东南部、广西、广东北部和湖南西南部，广西主要分布于融水、桂林、龙胜、那坡、凌云、贺州、东兰、罗城、环江、金秀等县市。

【功能与主治】

中医 补气安神，止咳平喘。用于治疗心神不宁，失眠心悸，肺虚咳喘，虚劳短气，不思饮食。

壮医 调龙路，通气道谷道，补气养血。用于治疗年闹诺（失眠），兰嗪（眩晕），血压嗓（高血压病），冠心病，慢性肝炎，墨病（哮喘），埃病（咳嗽），硅肺。

【主要化学成分与药理作用】

灵芝含有灵芝多糖、三萜类、蛋白质、氨基酸、甾醇、生物碱等活性成分，其中灵芝多糖、三萜类化合物是灵芝的主要活性成分。现代研究表明，灵芝三萜类化合物具有抑制组胺释放、抗HIV-1病毒及抗HIV-1蛋白酶活性、抑制ACE活性和抑制肿瘤细胞增殖等作用，灵芝孢子酸A、灵芝酸A、灵芝酸B、灵芝赤芝酸A、灵芝赤芝酸E、灵芝酸D具有一定的保肝作用。

【代表性化学成分的结构与性质】

名称	分子式	相对分子质量	熔点/℃	性状
灵芝酸A	$C_{30}H_{42}O_7$	514	215～219	白色结晶
灵芝酸B	$C_{30}H_{44}O_7$	516	—	白色粉末
灵芝酸D	$C_{30}H_{42}O_7$	514	—	白色粉末

灵芝酸A 化学结构式

【主要化学成分的提取分离】

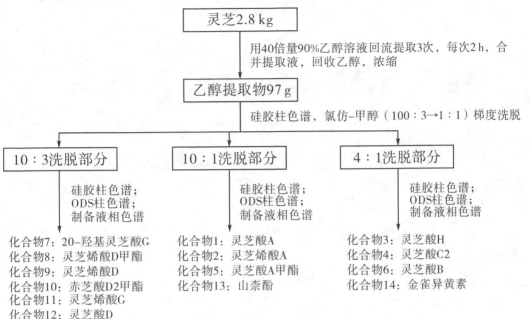

灵芝2.8 kg

用40倍量90%乙醇溶液回流提取3次，每次2 h，合并提取液，回收乙醇，浓缩

乙醇提取物97 g

硅胶柱色谱，氯仿-甲醇（100∶3→1∶1）梯度洗脱

10∶3洗脱部分	10∶1洗脱部分	4∶1洗脱部分
硅胶柱色谱； ODS柱色谱； 制备液相色谱	硅胶柱色谱； ODS柱色谱； 制备液相色谱	硅胶柱色谱； ODS柱色谱； 制备液相色谱
化合物7：20-羟基灵芝酸G 化合物8：灵芝烯酸D甲酯 化合物9：灵芝烯酸D 化合物10：赤芝酸D2甲酯 化合物11：灵芝烯酸G 化合物12：灵芝酸D	化合物1：灵芝酸A 化合物2：灵芝烯酸A 化合物5：灵芝酸A甲酯 化合物13：山柰酚	化合物3：灵芝酸H 化合物4：灵芝酸C2 化合物6：灵芝酸B 化合物14：金雀异黄素

【参考文献】

[1]刘莉莹，王洪庆，刘超，等．树灵芝中三萜类成分及其保肝作用研究［J］.天然产物研究与开发，2017，29（4）：584-589.

[2]张瑞婷，周涛，宋潇潇，等.灵芝活性成分及其药理作用的研究进展［J］.安徽农业科学，2018，46（3）：1-19，22.

[3]刘思好，王艳，何蓉蓉，等.灵芝的化学成分［J］.沈阳药科大学学报，2008，25（3）：183-187，193.

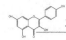

灵香草

【来源】本品为报春花科植物灵香草 *Lysimachia foenum-graecum* Hance 的干燥地上部分。

【壮、瑶药名】壮药名：牙函 Nyahom。瑶药名：红楚 Hungh cuv。

【分布】产于云南东南部、广西、广东北部和湖南西南部，广西分布于龙胜、桂林、富川、金秀、德保、那坡、凌云等县市。

【功能与主治】

中医 祛风寒，辟秽。用于治疗鼻塞，伤风，感冒头痛，下痢，遗精，牙痛，胸闷腹胀。

壮医 调气道，辟秽除瘴，止痛。用于治疗痧病，瘴病，巧尹（头痛），牙痛，胸闷腹胀。

瑶医 清热解毒，祛风除湿，行气止痛，杀虫止痒，驱蛔虫。用于治疗哈轮伯公闷（感冒头痛），牙闷（牙痛），更喉闷（咽喉肿痛、咽炎），囊中病泵闷（蛔虫性腹痛），崩闭闷（风湿痛、类风湿性关节），辣给昧对（月经不调、闭经），补髓节喉（腋臭），身谢（皮炎）。

【主要化学成分与药理作用】

灵香草中含有挥发油、萜类、黄酮类、醌类、内酯类、酚类和鞣质、氨基酸、多肽和蛋白质等化学成分。其中挥发性成分种类繁多，有从六碳脂肪酸到十六碳脂肪酸、薄荷醇、4-甲基愈创木酚、2,6-二羟基苯乙酮、茴香脑、紫丁香醇、β-石竹烯，以及苯甲醇、芳樟醇、百里香酚和香荆芥酚等。薄荷醇具有薄荷香气并有清凉的作用，在医药上用作刺激药，作用于皮肤或黏膜，有清凉止痒的作用，内服可用于治疗头痛及鼻、咽、喉炎症等；外用有止痒、止痛、防腐、刺激、麻醉、清凉和抗炎的作用，可治头痛、神经痛、瘙痒及呼吸道炎症、萎缩性鼻炎、声哑等。

【代表性化学成分的结构与性质】

名称	分子式	相对分子质量	熔点/℃	性状
薄荷醇	$C_{10}H_{20}O$	156	41～43	无色针状结晶
4-甲基愈创木酚	$C_8H_{10}O_2$	138	5	无色至浅黄色液体
2,6-二羟基苯乙酮	$C_8H_8O_3$	152	156～158	黄色针状结晶
β-石竹烯	$C_{15}H_{24}$	204	—	无色至微黄油状液体

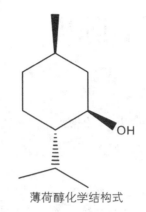

薄荷醇化学结构式

【主要化学成分的提取分离】

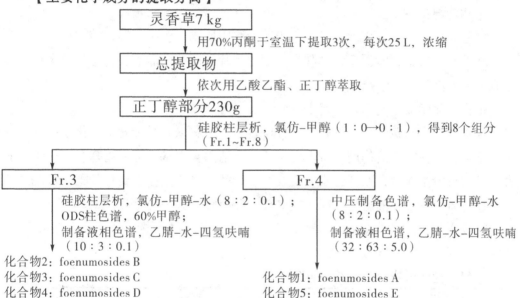

灵香草7 kg

用70%丙酮于室温下提取3次，每次25 L，浓缩

总提取物

依次用乙酸乙酯、正丁醇萃取

正丁醇部分230g

硅胶柱层析，氯仿–甲醇（1∶0→0∶1），得到8个组分（Fr.1~Fr.8）

Fr.3

硅胶柱层析，氯仿–甲醇–水（8∶2∶0.1）；
ODS柱色谱，60%甲醇；
制备液相色谱，乙腈–水–四氢呋喃
（10∶3∶0.1）

化合物2：foenumosides B
化合物3：foenumosides C
化合物4：foenumosides D

Fr.4

中压制备色谱，氯仿–甲醇–水
（8∶2∶0.1）；
制备液相色谱，乙腈–水–四氢呋喃
（32∶63∶5.0）

化合物1：foenumosides A
化合物5：foenumosides E

【参考文献】

［1］杨瑞云，李远，何瑞杰，等.灵香草提取物的抑菌活性研究［J］.安徽农业科学，2009，37（7）：305-306.

［2］胡然.灵香草挥发性成分HS–SPME–GC/MS分析［J］.山东化工，2018，47（17）：94-98.

［3］袁萍，袁晓.灵香草净油化学成分分析及杀虫活性组分的应用研究［J］.武汉植物学研究，2007，25（4）：417-420.

［4］Shen Y H，Weng Z Y，Zhao Q S，et al.Five new triterpene glycosides from Lysimachia foenum–graecum and evaluation of their effect on the arachidonic acid metabolizing enzyme［J］.PLANTA MEDICA，2005，71（8）：770-775.

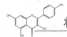

陈皮

【来源】本品为芸香科植物柑橘*Citrus reticulata* Blanco及其栽培变种的干燥成熟果皮。

【壮药名】能柑 Naenggam。

【分布】分布于广西、江苏、安徽、浙江、江西、福建、台湾、湖北、广东、陕西、四川、贵州、云南等地，广西各地均有分布。

【功能与主治】

中医 理气健脾，燥湿化痰。用于治疗脘腹胀满，食少吐泻，咳嗽痰多。

壮医 调谷道，除湿毒，健脾胃。用于治疗东郎（食滞），鹿（呕吐），白冻（泄泻），比耐来（咳痰）。

【主要化学成分与药理作用】

陈皮主要含有黄酮类、挥发油、柠檬苦素、生物碱和微量元素等化学成分。黄酮类化合物，在陈皮的作用中占重要位置，有清除自由基、羟氧化基及抗氧化的能力；对因自由基而导致的细胞膜氧化具有一定的保护作用；主要有黄酮、黄烷酮、橙皮苷、新橙皮苷、柚皮苷、芸香柚皮苷、多甲氧基黄酮类化合物等。

陈皮中的挥发油含量占1%~3%，主要包括γ-松油烯、柠檬烯、α-蒎烯和β-月桂烯等，具有一定的抗过敏、镇咳、平喘、抗变应性炎症的作用。

【代表性化学成分的结构与性质】

名称	分子式	相对分子质量	熔点/℃	性状
橙皮苷	$C_{28}H_{34}O_{15}$	610	262	白色粉末
柚皮苷	$C_{27}H_{32}O_{14}$	580	83	淡黄色粉末
柠檬苦素	$C_{26}H_{30}O_8$	470	298	黄棕色粉末
芸香柚皮苷	$C_{27}H_{32}O_{14}$	580	162~164	白色粉末

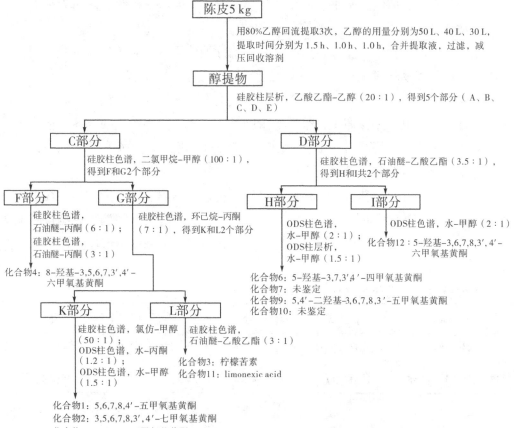

橙皮苷化学结构式

【主要化学成分的提取分离】

陈皮5 kg

用80%乙醇回流提取3次，乙醇的用量分别为50 L、40 L、30 L，提取时间分别为1.5 h、1.0 h、1.0 h，合并提取液，过滤，减压回收溶剂

醇提物

硅胶柱层析，乙酸乙酯-乙醇（20：1），得到5个部分（A、B、C、D、E）

C部分
硅胶柱色谱，二氯甲烷-甲醇（100：1），得到F和G2个部分

D部分
硅胶柱色谱，石油醚-乙酸乙酯（3.5：1），得到H和I共2个部分

F部分
硅胶柱色谱，石油醚-丙酮（6：1）；硅胶柱色谱，石油醚-丙酮（3：1）

化合物4：8-羟基-3,5,6,7,3′,4′-六甲氧基黄酮

G部分
硅胶柱色谱，环己烷-丙酮（7：1），得到K和L2个部分

H部分
ODS柱色谱，水-甲醇（2：1）；ODS柱层析，水-甲醇（1.5：1）

化合物6：5-羟基-3,7,3′4′-四甲氧基黄酮
化合物7：未鉴定
化合物9：5,4′-二羟基-3,6,7,8,3′-五甲氧基黄酮
化合物10：未鉴定

I部分
ODS柱色谱，水-甲醇（2：1）

化合物12：5-羟基-3,6,7,8,3′,4′-六甲氧基黄酮

K部分
硅胶柱色谱，氯仿-甲醇（50：1）；ODS柱色谱，水-丙酮（1.2：1）；ODS柱色谱，水-甲醇（1.5：1）

化合物1：5,6,7,8,4′-五甲氧基黄酮
化合物2：3,5,6,7,8,3′,4′-七甲氧基黄酮
化合物5：6,7,8,4′-四甲氧基黄酮
化合物8：3,6,7,8,2′,5′-六甲氧基黄酮

L部分
硅胶柱色谱，石油醚-乙酸乙酯（3：1）

化合物3：柠檬苦素
化合物11：limonexic acid

【参考文献】

［1］白燕.陈皮的化学成分及药理作用研究［A］//2013年中国药学大会暨第十三届中国药师周论文集［C］.中国药学会：中国药学会，2013.

［2］蔡周权，代勇，袁浩宁.陈皮挥发油的药效学实验研究[J].中国药业，2006，15（13）：29-30.

［3］杨洁.陈皮化学成分的研究［D］.长春：吉林大学，2013.

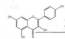

鸡矢藤

【来源】本品为茜草科植物鸡矢藤*Paederia foetida* L.的干燥地上部分。

【壮药名】勾邓骂 Gaeudaekmaj。

【分布】主要分布于我国西南、中南至东部地区，而以西南部为多，广西主要分布于南宁、上林、柳州、桂林、灌阳、龙胜、恭城、合浦、防城港、东兴、钦州、贵港、容县、博白、平果、那坡、隆林、贺州、天峨、宁明、龙州等县市。

【功能与主治】

中医　除湿，消食，止痛，解毒。用于治疗消化不良，胆绞痛，脘腹疼痛；外用治疗湿疹，疮疡肿痛。

壮医　通谷道，除湿毒，祛风毒，活血止痛。用于治疗图爹病（肝脾肿大），东郎（食滞），胴尹（腹痛），笨浮（水肿），白冻（泄泻），阿意咪（痢疾），发旺（风湿骨痛），林得叮相（跌打损伤），呗奴（瘰疬），呗脓（痈疮），耳鸣。

【主要化学成分与药理作用】

鸡矢藤含有环烯醚萜苷类、黄酮类、甾醇类、三萜类、挥发油类、烷烃类、脂肪醇类、脂肪酸类化合物。现代研究表明，鸡矢藤具有抗炎、镇痛、影响胃肠道功能、抑菌、抗肿瘤、降低尿酸、保护肾脏、缓解咳嗽、抑制低密度脂蛋白氧化、保肝等药理作用。

【代表性化学成分的结构与性质】

名称	分子式	相对分子质量	熔点/℃	性状
鸡矢藤苷	$C_{18}H_{22}O_{11}S$	446	123～126	白色针晶
茜根定–1–甲醚	$C_{16}H_{12}O_4$	268	270	黄色粉末

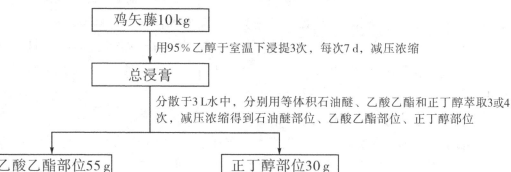

鸡矢藤苷化学结构式   茜根定-1-甲醚化学结构式

【主要化学成分的提取分离】

鸡矢藤10 kg

用95%乙醇于室温下浸提3次，每次7 d，减压浓缩

总浸膏

分散于3 L水中，分别用等体积石油醚、乙酸乙酯和正丁醇萃取3或4
次，减压浓缩得到石油醚部位、乙酸乙酯部位、正丁醇部位

乙酸乙酯部位55 g   正丁醇部位30 g

硅胶柱色谱，石油醚-丙酮梯度洗脱；   硅胶柱色谱，氯仿-甲醇梯度洗脱；
正相硅胶柱色谱；   正相硅胶柱色谱；
反相硅胶柱色谱；   反相硅胶柱色谱；
Sephadex LH-20柱色谱；   Sephadex LH-20柱色谱；
重结晶   ODS柱色谱

                                 化合物5：鸡矢藤苷

化合物1：茜根定-1-甲醚
化合物2：胡萝卜苷
化合物3：borassoside E
化合物4：异东莨菪香豆素

【参考文献】

[1] 胡明勋，马逾英，蒋运斌，等.鸡矢藤的研究进展 [J] .中国药房，2017，28
（16）：2277-2280.

[2] 王林，王文兰，吴昊，等.鸡矢藤化学成分研究 [J] .西南民族大学学报（自然
科学版），2010，36（5）：780-783.

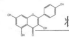

鸡血藤

【来源】本品为豆科植物密花豆*Spatholobus suberectus* Dunn的干燥藤茎。

【壮、瑶药名】壮药名：勾勒给 Gaeulwedgaeq。瑶药名：坐掌崩 Juov nzangh buerng。

【分布】分布于广西、云南、贵州、四川等地，广西主要分布于防城港、上思、北流、凌云、田林等县市。

【功能与主治】

中医　活血补血，调经止痛，舒筋活络。用于治疗月经不调，痛经，经闭，风湿痹痛，麻木瘫痪，血虚萎黄。

壮医　调龙路火路，补血虚，除湿毒。用于治疗勒内（血虚），约京乱（月经不调），麻抹（肢体麻木），麻邦（偏瘫），发旺（痹病）。

瑶医　活血补血，通络，祛风除湿。用于治疗崩闭闷（风湿痛、类风湿性关节炎），碰辘（骨质增生症、腰膝酸痛），辣给昧对（月经不调）及本藏伯公梦（贫血头晕）。

【主要化学成分与药理作用】

鸡血藤主要有多种异黄酮、二氢黄酮、查耳酮、拟雌内酯类、三萜类和甾醇等成分。其中黄酮类是其主要活性成分，根据结构的不同，黄酮类化合物主要分为黄酮类、花青素类、二氢黄酮醇及二氢黄酮类、紫檀烷类、查耳酮类、异黄烷类等，其他成分有刺芒柄花素、芒柄花苷、樱黄素、阿夫罗摩辛、卡亚宁、大豆苷元、芒柄花异黄酮、毛蕊异黄酮、3,7-二羟基-6-甲氧基二氢黄酮、密花豆素、儿茶素、染料木素、没食子儿茶素、印度黄檀苷、紫藤苷、大豆苷、3-羟基-9-甲氧基紫檀烷、7-羟基-6-甲氧基黄烷酮、7,4′-二羟基-3′-甲氧基异黄酮化合物等。现代研究表明，鸡血藤在抗肿瘤，心脑血管及血液系统疾病、神经系统疾病及类风湿性关节炎的防治，护肝、抗菌等方面具有广泛的药理作用。

【代表性化学成分的结构与性质】

名称	分子式	相对分子质量	熔点/℃	性状
芒柄花素	$C_{16}H_{12}O_4$	268	256	白色粉末
芒柄花苷	$C_{22}H_{22}O_9$	430	216	白色粉末结晶
樱黄素	$C_{16}H_{12}O_5$	284	240～242	白色粉末结晶
毛蕊异黄酮	$C_{16}H_{12}O_5$	284	—	白色粉末

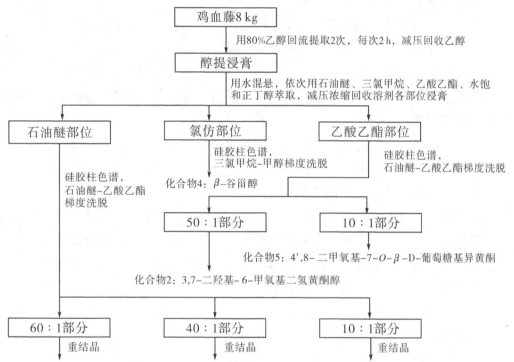

芒柄花素化学结构式

【主要化学成分的提取分离】

鸡血藤8 kg

用80%乙醇回流提取2次，每次2 h，减压回收乙醇

醇提浸膏

用水混悬，依次用石油醚、三氯甲烷、乙酸乙酯、水饱和正丁醇萃取，减压浓缩回收溶剂各部位浸膏

石油醚部位	氯仿部位	乙酸乙酯部位

石油醚部位：硅胶柱色谱，石油醚-乙酸乙酯梯度洗脱

氯仿部位：硅胶柱色谱，三氯甲烷-甲醇梯度洗脱

乙酸乙酯部位：硅胶柱色谱，石油醚-乙酸乙酯梯度洗脱

化合物4：β-谷甾醇

50 : 1部分

10 : 1部分

化合物5：4′,8-二甲氧基-7-O-β-D-葡萄糖基异黄酮

化合物2：3,7-二羟基-6-甲氧基二氢黄酮醇

60 : 1部分 — 重结晶

40 : 1部分 — 重结晶

10 : 1部分 — 重结晶

化合物1：正二十七烷酸　　化合物2：3,7-二羟基-6-甲氧基二氢黄酮醇　　化合物3：芒柄花素

【参考文献】

［1］严启新，李萍，胡安明.鸡血藤化学成分的研究［J］.中草药，2003，34（10）：876 –878.

［2］成军，梁鸿，王媛，等.中药鸡血藤化学成分的研究［J］.中国中药杂志，2003，28（12）：1153–1155.

［3］曹斌，韦桂宁.鸡血藤中黄酮类化合物药理作用研究进展［J］.内科，2017，12（3）：341–343.

［4］翟明，赵莹，林大都，等.鸡血藤化学成分研究［J］.嘉应学院学报（自然科学），2015，33（5）：51–53.

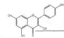

鸡骨草

【来源】本品为豆科植物广州相思子*Abrus pulchellus* subsp. *cantoniensis*（Hance）Verdcourt 的干燥全株。

【壮药名】棵供给 Gogukgaeq。

【分布】分布于广西、广东，广西主要分布于南宁、贵港、横县、博白、北流、平南、岑溪、藤县、苍梧、钟山等县市。

【功能与主治】

中医　利湿退黄，清热解毒，疏肝止痛。用于治疗湿热黄疸，胁肋不舒，胃脘胀痛，乳痈肿痛。

壮医　清热毒，除湿毒，消肿痛。用于治疗能蚌（黄疸），肝硬化，北嘻（乳腺炎），火眼（急性结膜炎）。

【主要化学成分与药理作用】

鸡骨草中含有多种化学成分，其中三萜、黄酮、生物碱类物质是鸡骨草的主要有效活性成分。鸡骨草黄酮类化合物具有扩血管、降血脂、抗氧化作用和抗凝血、清除自由基、治疗白血病、抗炎、镇痛、抗肿瘤、抗辐射等作用且毒副作用较少。现代研究表明，鸡骨草中新西兰牡荆苷2、夏佛塔苷及异夏佛塔苷具有显著的抗氧化活性并可以抵抗酒精引起的胃溃疡，在预防和治疗胃溃疡方面有很大的潜力。生物碱类化合物以相思子碱和下箴刺桐碱为代表，相思子碱为鸡骨草抗炎的活性成分。

【代表性化学成分的结构与性质】

名称	分子式	相对分子质量	熔点/℃	性状
新西兰牡荆苷2	$C_{27}H_{30}O_{15}$	594	—	白色结晶粉末
夏佛塔苷	$C_{26}H_{28}O_{14}$	564	—	黄色粉末
异夏佛塔苷	$C_{26}H_{28}O_{14}$	564	—	白色结晶粉末
相思子碱	$C_{12}H_{14}N_2O_2$	218	—	类白色结晶粉末
下箴刺桐碱	$C_{14}H_{18}N_2O_2$	246	—	灰白色粉末

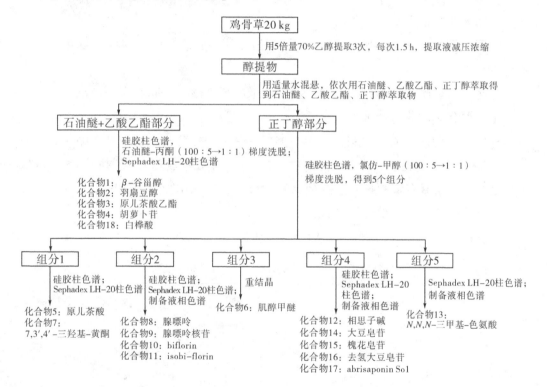

新西兰牡荆苷2化学结构式

【主要化学成分的提取分离】

鸡骨草20 kg

用5倍量70%乙醇提取3次，每次1.5 h，提取液减压浓缩

醇提物

用适量水混悬，依次用石油醚、乙酸乙酯、正丁醇萃取得到石油醚、乙酸乙酯、正丁醇萃取物

石油醚+乙酸乙酯部分

硅胶柱色谱，
石油醚-丙酮（100：5→1：1）梯度洗脱；
Sephadex LH-20柱色谱

化合物1：β-谷甾醇
化合物2：羽扇豆醇
化合物3：原儿茶酸乙酯
化合物4：胡萝卜苷
化合物18：白桦酸

正丁醇部分

硅胶柱色谱，氯仿-甲醇（100：5→1：1）
梯度洗脱，得到5个组分

组分1

硅胶柱色谱；
Sephadex LH-20柱色谱

化合物5：原儿茶酸
化合物7：
7,3′,4′-三羟基-黄酮

组分2

硅胶柱色谱；
Sephadex LH-20柱色谱
制备液相色谱

化合物8：腺嘌呤
化合物9：腺嘌呤核苷
化合物10：biflorin
化合物11：isobi-florin

组分3

重结晶

化合物6：肌醇甲醚

组分4

硅胶柱色谱；
Sephadex LH-20
柱色谱；
制备液相色谱

化合物12：相思子碱
化合物14：大豆皂苷
化合物15：槐花皂苷
化合物16：去氢大豆皂苷
化合物17：abrisaponin So1

组分5

Sephadex LH-20柱色谱；
制备液相色谱

化合物13：
N,N,N-三甲基-色氨酸

【参考文献】

［1］徐柯心，贾子尧，王宝丽，等.鸡骨草化学成分研究进展［J］.辽宁中医药大学
　　学报，2017，19（7）：125-129.

［2］史海明，温晶，屠鹏飞.鸡骨草的化学成分研究［J］.中草药，2006，37
　　（11）：1610-1613.

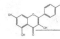

青果

【来源】本品为为橄榄科植物橄榄 *Canarium album*（Lour.）Raeusch 的干燥成熟果实。

【瑶药名】甘榄 Gaamh laamv。

【分布】分布于福建、广东、广西、海南、台湾及云南等地，广西主要分布于南宁、横县、桂林、梧州、苍梧、东兴、钦州、浦北、北流、田阳、东兰、巴马、金秀、龙州等县市。

【功能与主治】

中医　清热解毒，利咽，生津。用于治疗咽喉肿痛，咳嗽痰黏，烦热口渴，鱼蟹中毒。

瑶医　清热解毒，利咽喉。用于治疗咽喉肿痛，咳嗽，肠炎腹泻，痢疾。

【主要化学成分与药理作用】

青果含有挥发油类、黄酮类、多酚类、三萜类等化合物。其中，三萜类成分有 α-香树脂醇、α-香树脂醇乙酸酯、β-香树脂醇、齐墩果酸和 β-香树脂酮等。现代研究表明，青果具有解酒护肝、抑菌、利咽止咳、抗氧化等药理作用。

【代表性化学成分的结构与性质】

名称	分子式	相对分子质量	熔点/℃	性状
β-香树脂醇	$C_{30}H_{50}O$	426	238～239	白色针状结晶

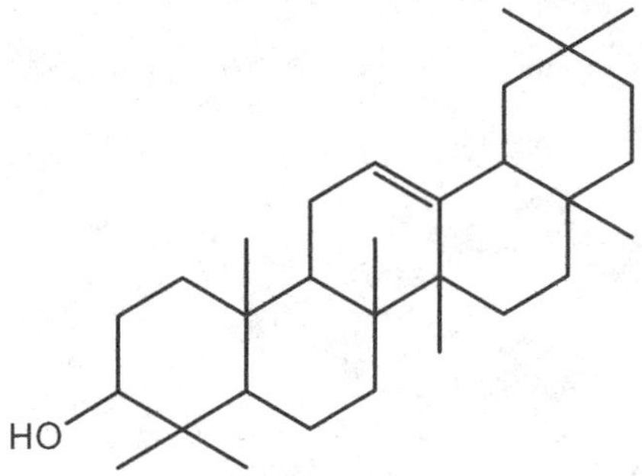

HO

β-香树脂醇化学结构式

【主要化学成分的提取分离】

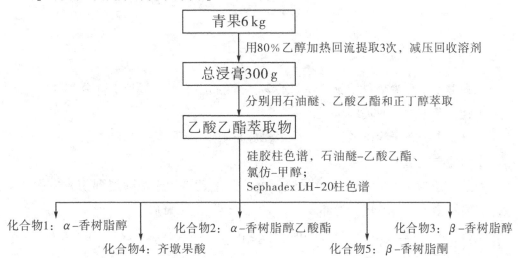

青果6 kg

↓ 用80%乙醇加热回流提取3次，减压回收溶剂

总浸膏300 g

↓ 分别用石油醚、乙酸乙酯和正丁醇萃取

乙酸乙酯萃取物

↓ 硅胶柱色谱，石油醚–乙酸乙酯、
氯仿–甲醇；
Sephadex LH–20柱色谱

化合物1：α–香树脂醇 化合物2：α–香树脂醇乙酸酯 化合物3：β–香树脂醇

化合物4：齐墩果酸 化合物5：β–香树脂酮

【参考文献】

[1]覃迅云，罗金裕，高志刚.中国瑶药学［M］.北京：民族出版社，2002：293.

[2]杜宜涵，李孟雅，李生茂，等.青果化学成分和药理作用研究概述［J］.实用中医药杂志，2016，32（2）：190-191.

[3]国家药典委员会.中国药典：一部［M］.北京：中国医药科技出版社，2015：197-198.

[4]项昭保，陈海生，陈薇，等.橄榄中三萜类化学成分研究［J］.中成药，2009，31（12）：1904-1905.

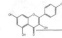

青蒿

【来源】本品为菊科植物黄花蒿*Artemisia annua* L.的干燥地上部分。

【壮药名】埃虽 Ngaihseiq。

【分布】分布于我国各地，广西主要分布于南宁。

【功能与主治】

中医 清虚热，除骨蒸，解暑热，截疟，退黄。用于治疗温邪伤阴，夜热早凉，阴虚发热，古蒸劳热，暑邪发热，疟疾寒热，湿热黄疸。

壮医 清热毒，除湿毒，补阴虚。用于治疗瘅病，痧病，发得（发热），能蚌（黄疸），白冻（泄泻）。

【主要化学成分与药理作用】

青蒿中化学成分主要为四类：挥发油、倍半萜、黄酮和香豆素。倍半萜类化合物是青蒿抗疟的有效成分，从中可以分离出多种倍半萜内酯，其中青蒿素是一种倍半萜内酯类化合物，在救治凶险的脑型疟疾方面具有高效、速效、低毒、使用安全等特点，是国内外公认的抗疟药物，也是目前为止我国唯一获得国际承认的抗疟新药。此外，通过系统研究，从青蒿中提取出芹菜素、木犀草素、5,7,4′-三羟基-6,3′,5′-三甲氧基黄酮、5,7-二羟基-6,3′,4′-三甲氧基黄酮（泽兰林素）、滨蒿内酯、紫花牡荆素和东莨菪内酯等化合物，其中滨蒿内酯被证明具有显著的降压作用及利胆、抗炎、镇痛、降血脂、平喘、抗凝等作用，临床可用于治疗心绞痛、心律失常、支气管哮喘等疾病。

【代表性化学成分的结构与性质】

名称	分子式	相对分子质量	熔点/℃	性状
青蒿素	$C_{15}H_{22}O_5$	282	156～157	无色针状晶体
滨蒿内酯	$C_{11}H_{10}O_4$	206	145～146	白色或黄色绒毛状结晶

青蒿素化学结构式

【主要化学成分的提取分离】

提取分离（一）：

提取分离（二）：

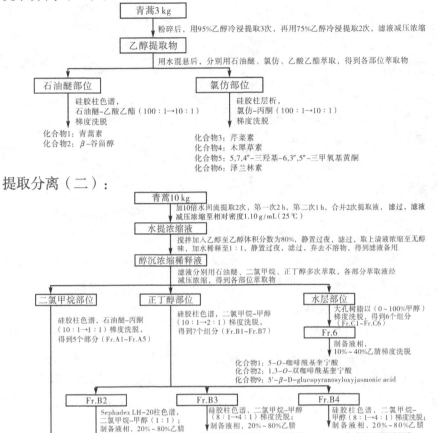

【参考文献】

[1] 杨云, 张晶, 陈玉婷, 等. 天然产物化学成分提取分离手册 [M]. 北京: 中国中医药出版社, 2003: 439.

[2] 朱照静, 陈士林, 肖迁超, 等. 具有开发前景的药用植物活性成分 [J]. 资源开发与市场, 1994, 10 (2): 65-67.

[3] 吕华军, 黄举鹏, 卢健, 等. 青蒿化学成分的研究 [J]. 广西中医药, 2007, 30 (3): 56-57.

[4] 赵祎武, 倪付勇, 宋亚玲, 等. 青蒿化学成分研究 [J]. 中国中药杂志, 2014, 39 (24): 4816-4821.

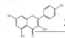

青天葵

【来源】本品为兰科植物毛唇芋兰 *Nervilia fordii*（Hance）Schltr.的干燥地上部分。

【壮药名】棵盟朵 Go'mbawdog。

【分布】分布于广东、广西、四川、云南，广西主要分布于隆林、昭平、永福等地。

【功能与主治】

中医 润肺止咳，清热凉血，散瘀止痛。用于治疗肺痨咯血，肺热咳嗽，口舌生疮，咽喉肿痛，瘰疬，疮疡肿痛，跌打损伤。

壮医 清热毒，散瘀肿，通气道，调龙路。用于治疗陆裂（咳血），发得（发热），渗裂（过敏性紫癜），呗脓（痈疮），呗叮（疔）。

【主要化学成分与药理作用】

青天葵主要含有甾体类、挥发油类、氨基酸类、黄酮类等化合物，其中黄酮类化合物为其主要化学成分，包含鼠李秦素、鼠李柠檬素-4′-*O*-β-D-葡萄糖苷、沙苑子苷等单体化合物，另用90%乙醇对青天葵的大极性部分提取，可分离出牡荆苷、橙皮苷、腺苷、2′-鸟嘌呤脱氧核苷等苷类化合物有效成分。

【代表性化学成分的结构与性质】

名称	分子式	相对分子质量	熔点/℃	性状
鼠李柠檬素	$C_{16}H_{12}O_6$	300	225～227	—
鼠李秦素	$C_{17}H_{14}O_7$	330	214～215	—

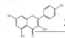

鼠李柠檬素化学结构式

【主要化学成分的提取分离】

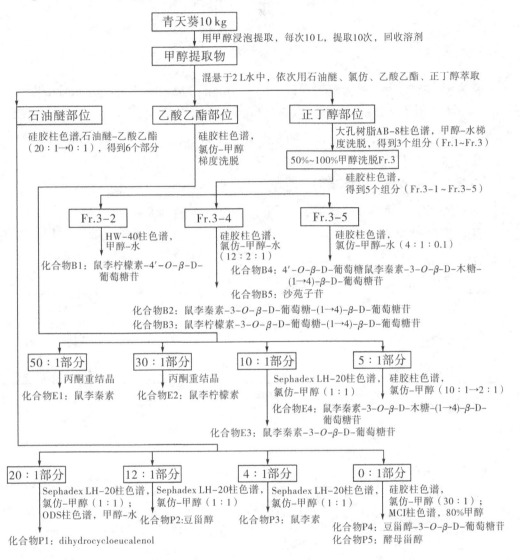

青天葵10 kg
用甲醇浸泡提取，每次10 L，提取10次，回收溶剂

甲醇提取物
混悬于2 L水中，依次用石油醚、氯仿、乙酸乙酯、正丁醇萃取

石油醚部位
硅胶柱色谱,石油醚-乙酸乙酯（20∶1→0∶1），得到6个部分

乙酸乙酯部位
硅胶柱色谱，氯仿-甲醇梯度洗脱

正丁醇部位
大孔树脂AB-8柱色谱，甲醇-水梯度洗脱，得到3个组分（Fr.1~Fr.3）

50%~100%甲醇洗脱Fr.3
硅胶柱色谱，得到5个组分（Fr.3-1~Fr.3-5）

Fr.3-2
HW-40柱色谱，甲醇-水
化合物B1:鼠李柠檬素-4′-O-β-D-葡萄糖苷

Fr.3-4
硅胶柱色谱，氯仿-甲醇-水（12∶2∶1）
化合物B4:4′-O-β-D-葡萄糖鼠李秦素-3-O-β-D-木糖-(1→4)-β-D-葡萄糖苷
化合物B5:沙苑子苷

Fr.3-5
硅胶柱色谱，氯仿-甲醇-水（4∶1∶0.1）

化合物B2:鼠李秦素-3-O-β-D-葡萄糖-(1→4)-β-D-葡萄糖苷
化合物B3:鼠李柠檬素-3-O-β-D-葡萄糖-(1→4)-β-D-葡萄糖苷

50∶1部分 丙酮重结晶 — 化合物E1:鼠李秦素
30∶1部分 丙酮重结晶 — 化合物E2:鼠李柠檬素
10∶1部分 Sephadex LH-20柱色谱，氯仿-甲醇（1∶1）
5∶1部分 硅胶柱色谱，氯仿-甲醇（10∶1→2∶1）

化合物E4:鼠李秦素-3-O-β-D-木糖-(1→4)-β-D-葡萄糖苷
化合物E3:鼠李秦素-3-O-β-D-葡萄糖苷

20∶1部分 Sephadex LH-20柱色谱，氯仿-甲醇（1∶1）；ODS柱色谱，甲醇-水
12∶1部分 Sephadex LH-20柱色谱，氯仿-甲醇（1∶1）
4∶1部分 Sephadex LH-20柱色谱，氯仿-甲醇（1∶1）
0∶1部分 硅胶柱色谱，氯仿-甲醇（30∶1）；MCI柱色谱，80%甲醇

化合物P1: dihydrocycloeucalenol
化合物P2:豆甾醇
化合物P3:鼠李素
化合物P4:豆甾醇-3-O-β-D-葡萄糖苷
化合物P5:酵母甾醇

【参考文献】

［1］张丽，赵钟祥，林朝展，等.青天葵化学成分的研究［J］.中药新药与临床药理，2012，23（4）：453-455，479.

［2］韦柳斌，陈金嫚，周光雄.青天葵大极性化学成分研究［J］.天然产物研究与开发，2014（1）：43-46，59.

［3］黄凤音，甄丹丹，丘琴，等.青天葵有效成分与质量的研究概况［J］.广州化工，2017，45（14）：37-39.

［4］张丽.青天葵化学成分与质量评价研究［D］.广州：广州中医药大学，2011.

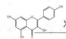

青钱柳

【来源】本品为胡桃科植物青钱柳 *Cyclocarya paliurus*（Batal.）Iljinsk. 的叶。

【分布】分布于广东、广西、福建、台湾、浙江、江苏、安徽、江西、湖南、陕西、四川、云南、贵州等地，广西主要分布于融水、永福、乐业、东兰。

【功能与主治】

中医　清热消肿、止痛。用于治疗顽癣。

【主要化学成分与药理作用】

青钱柳叶中含有糖类、黄酮类、萜类、酚酸类等多种化学成分。现代研究表明，青钱柳多糖具有抗氧化、降糖、抗癌、抗菌、提高免疫力等药理作用。

【代表性化学成分的结构与性质】

名称	分子式	相对分子质量	熔点/℃	性状
3-甲氧基-枫叶内酯	$C_{15}H_{18}O_4$	262	302～304	无色针状晶体
川芎哚	$C_{16}H_{12}N_2O_2$	264	184～185	淡黄色针状结晶

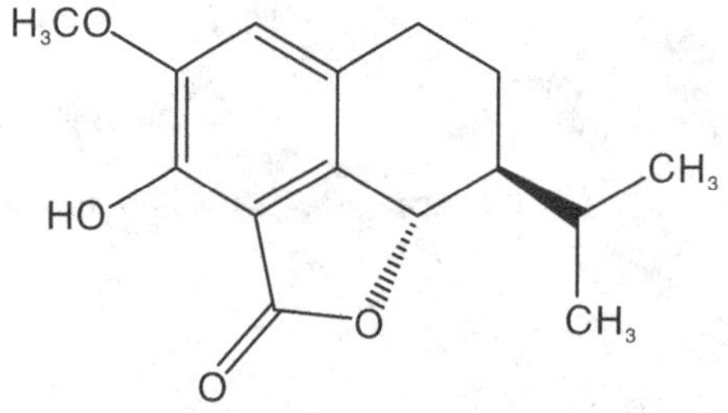

3-甲氧基-枫叶内酯化学结构式

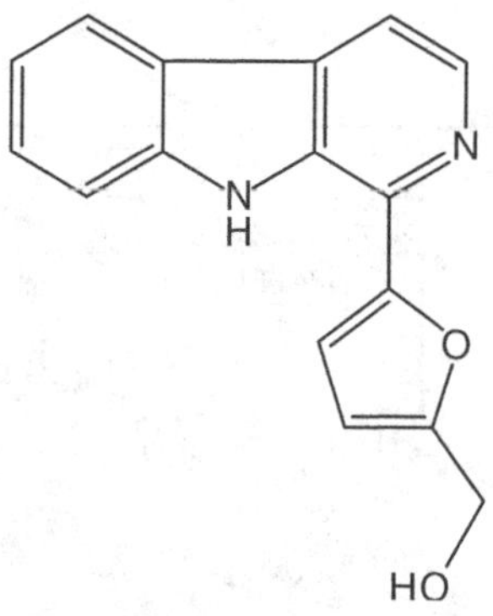

川芎哚化学结构式

【主要化学成分的提取分离】

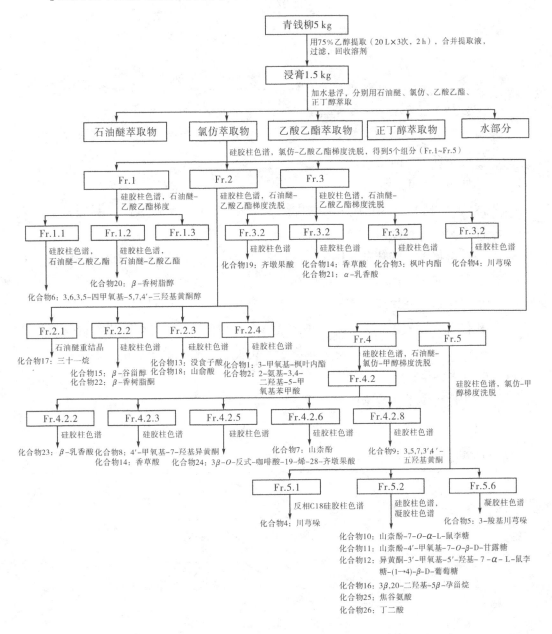

【参考文献】

[1] 邹荣灿，吴少锦，张妮，等.青钱柳的分布、化学成分及药理作用研究进展 [J].中国药房，2017，28（31）：4449-4451.

[2] 李俊.鹊肾树心材和青钱柳叶化学成分及其生物活性的研究 [D].广州：中山大 学，2008.

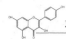

青藤仔

【来源】本品为木犀科植物青藤仔 *Jasminum nervosum* Lour.的干燥地上部分。

【壮药名】勾冷撩 Gaeulwgheu。

【分布】分布于广西、云南、贵州、广东、云南等地，广西主要分布于南宁、钦州、博白、百色、河池。

【功能与主治】

中医 清热利湿，消肿拔脓。用于治疗湿热黄疸，湿热痢疾，阴部瘙痒，痈疮，跌打损伤，腰肌劳损，瘀血肿痛。

壮医 清热毒，排脓毒。用于治疗能蚌（黄疸），阿意咪（痢疾），瘴病（疟疾），梅毒，歇啥（阴痒），林得叮相（跌打损伤），呗脓（痈疽）。

【主要化学成分与药理作用】

青藤仔含有挥发油、三萜、脂肪酸、环烯醚萜苷、黄酮类、苯丙素类等化合物。现代研究表明，青藤仔具有清热解毒、抗炎、抗菌、镇痛、抗肿瘤、抗氧化、保肝利胆等多种生物活性。

【代表性化学成分的结构与性质】

名称	分子式	相对分子质量	熔点/℃	性状
蒲公英赛酮	$C_{30}H_{48}O$	424	—	白色针状晶体

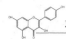

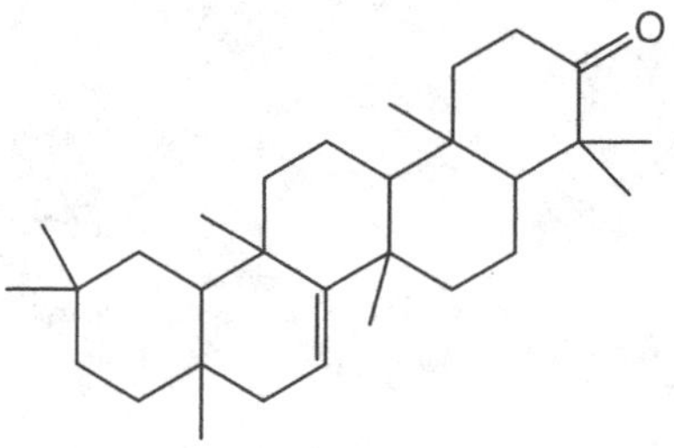

蒲公英赛酮化学结构式

【主要化学成分的提取分离】

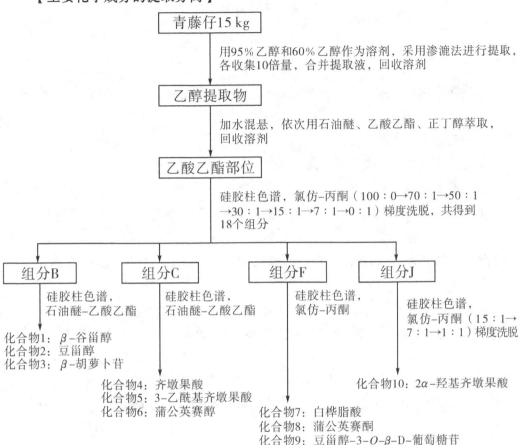

青藤仔15 kg

用95%乙醇和60%乙醇作为溶剂，采用渗漉法进行提取，各收集10倍量，合并提取液，回收溶剂

乙醇提取物

加水混悬，依次用石油醚、乙酸乙酯、正丁醇萃取，回收溶剂

乙酸乙酯部位

硅胶柱色谱，氯仿-丙酮（100∶0→70∶1→50∶1→30∶1→15∶1→7∶1→0∶1）梯度洗脱，共得到18个组分

组分B
硅胶柱色谱，石油醚-乙酸乙酯
化合物1：β-谷甾醇
化合物2：豆甾醇
化合物3：β-胡萝卜苷

组分C
硅胶柱色谱，石油醚-乙酸乙酯
化合物4：齐墩果酸
化合物5：3-乙酰基齐墩果酸
化合物6：蒲公英赛醇

组分F
硅胶柱色谱，氯仿-丙酮
化合物7：白桦脂酸
化合物8：蒲公英赛酮
化合物9：豆甾醇-3-O-β-D-葡萄糖苷

组分J
硅胶柱色谱，氯仿-丙酮（15∶1→7∶1→1∶1）梯度洗脱
化合物10：2α-羟基齐墩果酸

【参考文献】

［1］广西壮族自治区食品药品监督管理局.广西壮族自治区壮药质量标准：第三卷［M］.南宁：广西科学技术出版社，2017：139-140.

［2］梁启成，钟鸣.中国壮药学［M］.南宁：广西民族出版社，2005：56.

［3］韦建华，西庆男，李兵，等.壮药青藤仔化学成分研究［J］.广西师范大学学报（自然科学版），2018，36（2）：94-97.

茉莉花

【**来源**】本品为木犀科植物茉莉花*Jasminum sambac*（L.）Ait.的干燥花蕾及初开的花。

【**壮药名**】华闷擂 Vamaedleih。

【**分布**】原产于印度，我国南方地区广泛栽培，广西各地均有分布。

【**功能与主治**】

中医 理气止痛，辟秽开郁。用于治疗湿浊中阻，胸膈不舒，泻痢腹痛，头晕头痛，目赤，疮毒。

壮医 清热毒，调谷道。用于治疗阿意咪（痢疾），火眼（急性结膜炎），呗脓（痈疮），呗叮（疔）。

【**主要化学成分与药理作用**】

茉莉花富含多种活性成分，主要包括挥发油、多糖、黄酮等。挥发油是茉莉花主要的有效活性成分之一，主要有芳樟醇、苯甲酰乙酸乙酯、橙花醇、乙酸顺-3-己烯酯等，其中芳樟醇的含量最高。现代研究表明，茉莉花挥发油不仅有改善睡眠质量的作用，对DPPH·、·OH和O_2·等自由基均有一定的清除能力，具有较好的抗氧化活性。茉莉花在提高免疫力、抗肿瘤、抗氧化等方面表现出良好的作用。

【**代表性化学成分的结构与性质**】

名称	分子式	相对分子质量	熔点/℃	性状
芳樟醇	$C_{10}H_{18}O$	154	20	无色易燃的易流动液体
苯甲酰乙酸乙酯	$C_{11}H_{12}O_3$	192	—	无色油状液体

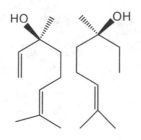

芳樟醇（α、β）化学结构式

【主要化学成分的提取分离】

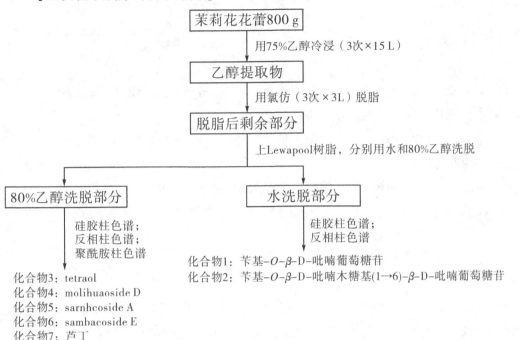

茉莉花花蕾800 g

用75%乙醇冷浸（3次×15 L）

乙醇提取物

用氯仿（3次×3L）脱脂

脱脂后剩余部分

上Lewapool树脂，分别用水和80%乙醇洗脱

80%乙醇洗脱部分

硅胶柱色谱；
反相柱色谱；
聚酰胺柱色谱

化合物3: tetraol
化合物4: molihuaoside D
化合物5: sarnhcoside A
化合物6: sambacoside E
化合物7: 芦丁
化合物8: 山奈酚-3-O-α-L-吡喃鼠李糖基(1→2)〔α-L-吡喃鼠李糖基(1→6)〕-β-D-吡喃半乳糖苷
化合物9: 斛皮素-3-O-α-L-吡喃鼠李糖基(1→2)〔α-L-吡喃鼠李糖基(1→6)〕-β-D-吡喃半乳糖苷

水洗脱部分

硅胶柱色谱；
反相柱色谱

化合物1: 苄基-O-β-D-吡喃葡萄糖苷
化合物2: 苄基-O-β-D-吡喃木糖基(1→6)-β-D-吡喃葡萄糖苷

【参考文献】

［1］俞轩，刘宴秀，陶劲强，等.茉莉花活性成分分析及提取技术研究进展［J］.化工技术与开发，2018，47（7）：29-31.

［2］邝晓聪，孙华，秦箐，等.茉莉花挥发油调控睡眠质量的实验研究［J］.时珍国医国药，2011，22（1）：26-28.

［3］邹静，蒋力群，俞源，等.茉莉花挥发油清除自由基活性的研究［J］.海峡药学，2016，28（7）：31-34.

［4］刘海洋，倪伟，袁敏惠，等.茉莉花的化学成分［J］.云南植物研究，2004，26（6）：687-690.

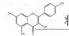

茉莉花根

【来源】本品为木犀科植物茉莉*Jasminum sambac*（L.）Ait.的根及根茎。

【壮药名】壤闷擂Ragmaedleih。

【分布】原产于印度，我国南方地区广泛栽培，广西各地均有分布。

【功能与主治】

中医　麻痹，止痛。用于治疗头痛，失眠，跌打损伤及龋齿疼痛。

壮医　通火路，解寒毒，散瘀止痛。用于治疗巧尹（头痛），牙痛，年闹诺（失眠），林得叮相（跌打损伤）。

【主要化学成分与药理作用】

茉莉花根化学成分比较复杂，主要含有挥发油、环烯醚萜苷、黄酮、木脂素、脂肪酸、脂肪醇等各种类型的化合物。其中茉莉花根中挥发油与花蕾中的挥发油成分有较大区别，以环烷烃和脂肪烃类含量较高；环烯醚萜苷类成分包含茉莉花木脂素苷、茉莉花苷和茉莉花苷A等；黄酮类成分有橙皮苷和新橙皮苷等；木脂素类有1-羟基松脂醇1-β-D-葡萄糖苷、橄榄脂素4-O-葡萄糖苷等。现代研究表明，茉莉根对多种动物具有中枢神经抑制作用，临床上曾用茉莉花根复方浸膏戒毒，效果明显。

【代表性化学成分的结构与性质】

名称	分子式	相对分子质量	熔点/℃	性状
橙皮苷	$C_{28}H_{34}O_{15}$	610	250～255	淡棕色粉末
新橙皮苷	$C_{28}H_{34}O_{15}$	610	236～237	白色针状晶体

橙皮苷化学结构式

【主要化学成分的提取分离】

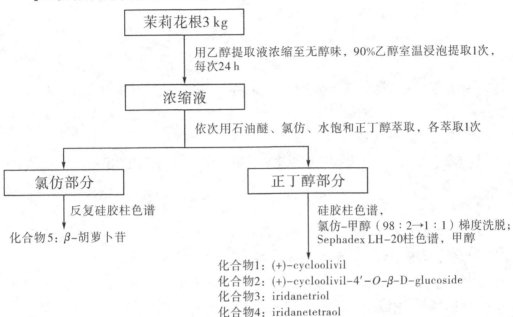

茉莉花根3 kg

用乙醇提取液浓缩至无醇味，90%乙醇室温浸泡提取1次，每次24 h

浓缩液

依次用石油醚、氯仿、水饱和正丁醇萃取，各萃取1次

氯仿部分

反复硅胶柱色谱

化合物5：β-胡萝卜苷

正丁醇部分

硅胶柱色谱，
氯仿-甲醇（98：2→1：1）梯度洗脱；
Sephadex LH-20柱色谱，甲醇

化合物1：(+)-cycloolivil
化合物2：(+)-cycloolivil-4′-O-β-D-glucoside
化合物3：iridanetriol
化合物4：iridanetetraol

【参考文献】

［1］江苏新医学院.中药大辞典：上册［M］.上海：上海人民出版社，1996.

［2］张杨，赵毅民.茉莉根化学成分研究［J］.解放军药学学报，2006，22（4）：279-281.

苦木

【来源】本品为苦木科植物苦树 *Picrasma quassioides*（D.Don）Benn.的干燥枝及叶。

【壮药名】棵槌含 Gofaexhaemz。

【分布】分布于我国黄河流域以南各地区，其中广西的桂西南山区资源比较丰富。

【功能与主治】

中医 清热解毒，燥湿杀虫。用于治疗感冒，急性扁桃体炎，咽喉炎，肠炎，细菌性痢疾，湿疹，疮疖，毒蛇咬伤。

壮医 清热毒，除湿毒，调谷道。用于治疗阿意咪（痢疾），胴因鹿西（腹痛吐泻），能蚌（黄疸），胴西咪暖（蛔虫病、钩虫病、蛲虫病），呗脓（痈疮），航靠谋（疟腮），贫痧（感冒），疥癣，能啥能累（湿疹），渗裆相（烧烫伤）。

【主要化学成分与药理作用】

苦木中化学成分主要为苦木苦味素类、生物碱类，其次为挥发油、三萜、甾醇、皂苷、香豆素、醌类等，如含有5-甲氧基-铁屎米酮、11-羟基-铁屎米酮、铁屎米酮、4,5-二甲氧基-铁屎米酮、4-甲氧基-5-羟基-铁屎米酮、3-甲基-铁屎米-2,6-二酮、1-甲酰-4-甲氧基-β-咔巴啉、1-甲氧基-β-咔巴啉、1-乙基-4,8-二甲氧基-β-咔巴啉、1-甲氧甲酰-4-羟基-β-咔巴啉、1-甲基-4-甲氧基-β-咔巴啉、1-乙氧甲酰-β-咔巴啉、1-甲酰-β-咔巴啉、1-甲氧甲酰-β-咔巴啉、1-乙基-4-甲氧基-β-咔巴啉和1,2,3,4-tetrahydro-1,3,4-trioxo-β-carboline等生物碱。现代研究表明，苦木具有抗菌消炎、抗癌、降压、抑制cAMP磷酸二酯酶活性、降低转氨酶、抗蛇毒、保护胃黏膜等药理作用。

【代表性化学成分的结构与性质】

名称	分子式	相对分子质量	熔点/℃	性状
铁屎米酮	$C_{14}H_8N_2O$	220	155～156	淡黄色棱晶
5-甲氧基-铁屎米酮	$C_{15}H_{10}N_2O_2$	250	239～240	无色针晶

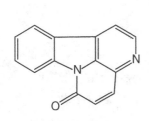

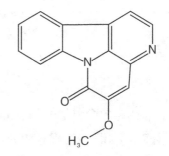

铁屎米酮化学结构式　　　　　5-甲氧基-铁屎米酮化学结构式

【主要化学成分的提取分离】

苦木10 kg

↓ 用95%乙醇回流提取3次，每次1 h，提取液合并，减压浓缩

总浸膏

↓ 悬浮于水中，依次用石油醚、氯仿、乙酸乙酯、正丁醇反复萃取，将萃取液分别合并，减压浓缩，得到石油醚萃取物、氯仿萃取物、乙酸乙酯萃取物和正丁醇萃取物

氯仿萃取物

↓ 硅胶柱色谱，环己烷-丙酮（98：2→96：4→94：6→92：→90：10→87：13→84：16→80：20→75：25→70：30→65：35→60：40→50：50）梯度洗脱；
硅胶柱色谱；
Sephadex LH-20柱色谱

化合物1：5-甲氧基-铁屎米酮
化合物2：11-羟基-铁屎米酮
化合物3：铁屎米酮
化合物4：4,5-二甲氧基-铁屎米酮
化合物5：4-甲氧基-5-羟基-铁屎米酮
化合物6：3-甲基-铁屎米-2,6-二酮
化合物7：1-甲酰-4-甲氧基-β-咔巴啉
化合物8：1-甲氧基-β-咔巴啉

化合物9：1-乙基-4,8-二甲氧基-β-咔巴啉
化合物10：1-甲氧甲酰-4-羟基-β-咔巴啉
化合物11：1-甲基-4-甲氧基-β-咔巴啉
化合物12：1-乙氧甲酰-β-咔巴啉
化合物13：1-甲酰-β-咔巴啉
化合物14：1-甲氧甲酰-β-咔巴啉
化合物15：1-乙基-4-甲氧基-β-咔巴啉
化合物16：1,2,3,4-tetrahydro-1,3,4-trioxo-β-carboline

【参考文献】

[1] 赵文娜，张新新，谢人明，等.苦木化学成分和药理作用研究进展 [J].中药材，2011，34（7）：1149-1152.

[2] 陈猛，范华英，戴胜军，等.苦木生物碱的化学研究 [J].中草药，2007，38（6）：807-810.

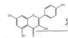

苦丁茶

【来源】本品为冬青科植物扣树 *Ilex koushue* S. Y. Hu的干燥叶。

【壮、瑶药名】壮药名：茶灯 Cazdaeng。瑶药名：富丁茶 Fuv din cah。

【分布】分布于广西、湖南、湖北、广东等地，广西主要分布于南宁、上林、田阳、天峨、龙州、隆安、大新。

【功能与主治】

中医 散风热，清头目，除烦渴。用于治疗头痛，齿痛，目赤，耳鸣，耳中流脓，热病烦渴，痢疾。

壮医 清热毒，调火路，除湿毒。用于治疗巧伊（头痛），牙痛，火眼（急性结膜炎），耳鸣，中耳炎，阿意咪（痢疾）。

瑶医 清热利湿，散风热，清头目，除烦渴。用于治疗泵烈竟（尿路感染、淋浊），盖敬（前列腺炎），伯公闷（头痛），牙闷（牙痛），补经仲闷（目赤肿痛），耳鸣，耳中流脓，热病烦渴，碰累（痢疾）。

【主要化学成分与药理作用】

苦丁茶中主要含有三萜皂苷类、多酚类、多糖类和挥发油等化学成分，此外还有甾醇、氨基酸、维生素、苦味素和多种微量元素等。三萜皂苷是苦丁茶的特征性成分，苷元主要为乌索烷型和齐墩果烷型，且大多数成分结构母核中含有 19α–OH 和C–20 与 C–28 位形成的内酯环，糖链常连接在苷元的 C–3 位和 C–28 位，糖基以阿拉伯糖、鼠李糖和葡萄糖最为常见。苦丁茶中酚类化合物多为咖啡酰奎尼酸类化合物，此类化合物具有显著的抗氧化活性。除上述化合物以外，苦丁茶中还含有芦丁、槲皮素和山柰酚等黄酮类化合物，挥发性成分有脂肪酸、单萜和倍半萜、酚性和芳香族化合物。现代研究表明，苦丁茶提取物具有较好的降脂减肥、降血糖等作用。

【代表性化学成分的结构与性质】

名称	分子式	相对分子质量	熔点/℃	性状
苦丁冬青苷D	$C_{47}H_{72}O_{17}$	909	—	白色或灰白色粉末
苦丁冬青苷H	$C_{41}H_{66}O_{13}$	766	214～216	白色晶体

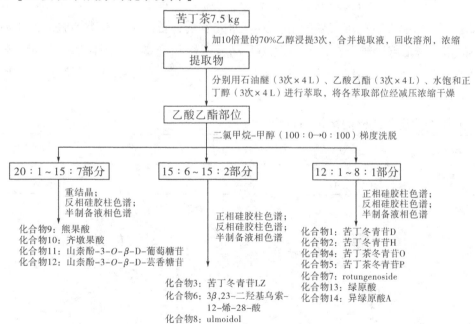

苦丁冬青苷D化学结构式

【主要化学成分的提取分离】

苦丁茶7.5 kg

加10倍量的70%乙醇浸提3次，合并提取液，回收溶剂，浓缩

提取物

分别用石油醚（3次×4 L）、乙酸乙酯（3次×4 L）、水饱和正丁醇（3次×4 L）进行萃取，将各萃取部位经减压浓缩干燥

乙酸乙酯部位

二氯甲烷-甲醇（100∶0→0∶100）梯度洗脱

| 20∶1~15∶7部分 | 15∶6~15∶2部分 | 12∶1~8∶1部分 |

20∶1~15∶7部分

重结晶；
反相硅胶柱色谱；
半制备液相色谱

化合物9：熊果酸
化合物10：齐墩果酸
化合物11：山柰酚-3-O-β-D-葡萄糖苷
化合物12：山柰酚-3-O-β-D-芸香糖苷

15∶6~15∶2部分

正相硅胶柱色谱；
反相硅胶柱色谱；
半制备液相色谱

化合物3：苦丁冬青苷LZ
化合物6：3β,23-二羟基乌索-12-烯-28-酸
化合物8：ulmoidol

12∶1~8∶1部分

正相硅胶柱色谱；
反相硅胶柱色谱；
半制备液相色谱

化合物1：苦丁冬青苷D
化合物2：苦丁冬青苷H
化合物4：苦丁茶冬青苷O
化合物5：苦丁茶冬青苷P
化合物7：rotungenoside
化合物13：绿原酸
化合物14：异绿原酸A

【参考文献】

［1］车彦云，张加余，张雅琼，等.苦丁茶冬青化学成分和药理作用研究进展
　　　［J］.中南药学，2017，15（1）：75-80.

［2］李美娟.苦丁茶冬青化学成分及生物活性研究［J］.长春：吉林大学，2018.

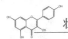

苦瓜干

【来源】本品为葫芦科植物苦瓜 *Momordica charantia* L.的干燥将近成熟果实。

【壮药名】恒冷含 Hawqlwghaemz。

【分布】全国各地地区均普遍栽培，广西各地均有分布。

【功能与主治】

中医　清暑涤热，明目，解毒。用于治疗中暑，痢疾，赤眼疼痛，痈肿丹毒，恶疮。

壮医　清热毒，除湿毒。用于治疗痧病，阿意咪（痢疾），火眼（急性结膜炎），呗脓（痈疮），丹毒。

【主要化学成分与药理作用】

苦瓜中含有三萜皂苷、甾体、脂肪酸、多肽等化学成分，如苦瓜子苷A、苦瓜子苷B、海藻糖、苦瓜素苷F1、苦瓜素苷G、苦瓜素苷I、苦瓜苷A、苦瓜苷B、苦瓜酚苷A、苦瓜内酯、二氢菜豆酸3-*O*-β-D-吡喃葡萄糖苷、腺苷、鸟苷、胞嘧啶、苦瓜皂苷元F1、5,25-豆甾二烯醇等。另有研究发现，苦瓜中含有类似胰岛素多肽的p-insulin，苦瓜籽中被分离出一种具类胰岛素活性的凝集素。现代研究表明，苦瓜具有显著的降血糖作用，其作用机制主要是通过保护胰岛β细胞，促进肝糖原合成，增加葡萄糖旁路氧化。

【代表性化学成分的结构与性质】

名称	分子式	相对分子质量	熔点/℃	性状
苦瓜苷A	$C_{42}H_{72}O_{15}$	817	—	白色粉末

苦瓜苷A化学结构式

【主要化学成分的提取分离】

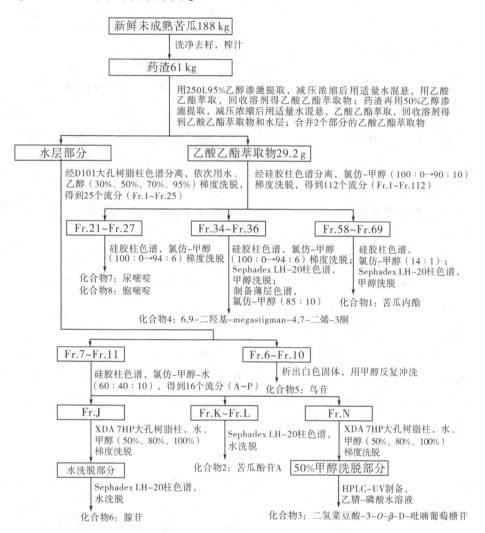

【参考文献】

[1] Shih C C, Lin C H, Lin W L, et al. Momordica charantia extract on insulin resistance and the skeletal muscle GLUT4 protein in fructosefed rats [J]. J Ethnopharmacol, 2009 (123): 82-90.

[2] 李清艳, 梁鸿, 王邠, 等. 苦瓜的化学成分研究 [J]. 药学学报, 2009, 44 (9): 1014-1018.

[3] Khanna P, Jain S C, Panangariya A, et al. Hypoglycemic activity of polypeptide-p from a plant source [J]. J Nat Prod, 1981, 44 (6): 648-655.

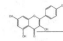
苦玄参

【来源】本品为玄参科植物苦玄参*Picria felterrae* Lour.的干燥全草。

【壮药名】棵兜 Godouh。

【分布】分布于我国的南方地区，广西分布于南宁、梧州、苍梧、平果、东兰、忻城、龙州。

【功能与主治】

中医　清热解毒，消肿止痛。用于治疗感冒风热，咽喉肿痛，疟腮，胃热腹痛，痢疾，跌打损伤，疖肿，毒蛇咬伤。

壮医　通气道、谷道，解热毒，消肿止痛。用于治疗贫痧（感冒），货咽妈（咽痛），胴尹（腹痛），唪疳（疳积），阿意咪（痢疾），埃病（咳嗽），航靠谋（疟腮），林得叮相（跌打损伤），狼尹（疖肿）。

【主要化学成分与药理作用】

苦玄参中主要含有葫芦苦素三萜成分和黄酮类化合物，有效成分主要为四环三萜苷类。现代研究表明，苦玄参具有中枢镇静、镇痛和安定的功效，另外还具有抗炎、解热、抗菌、抗癌等药理作用。

【代表性化学成分的结构与性质】

名称	分子式	相对分子质量	熔点/℃	性状
迷迭香酸	$C_{18}H_{16}O_8$	360	171～175	红色或橙色粉末
苦玄参苷X	$C_{36}H_{54}O_{11}$	662	142～143	无定形粉末

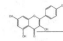

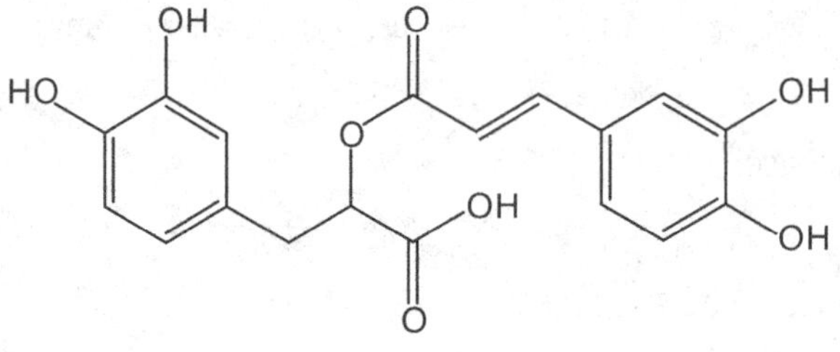

迷迭香酸化学结构式

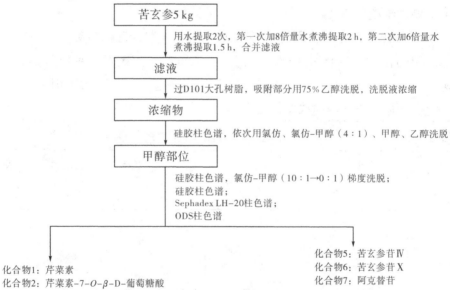

苦玄参苷X化学结构式

【主要化学成分的提取分离】

```
┌─────────────────────┐
│  苦玄参5 kg         │
└─────────────────────┘
        │ 用水提取2次,第一次加8倍量水煮沸提取2 h,第二次加6倍量水
        │ 煮沸提取1.5 h,合并滤液
┌─────────────────────┐
│  滤液               │
└─────────────────────┘
        │ 过D101大孔树脂,吸附部分用75%乙醇洗脱,洗脱液浓缩
┌─────────────────────┐
│  浓缩物             │
└─────────────────────┘
        │ 硅胶柱色谱,依次用氯仿、氯仿-甲醇(4:1)、甲醇、乙醇洗脱
┌─────────────────────┐
│  甲醇部位           │
└─────────────────────┘
        │ 硅胶柱色谱,氯仿-甲醇(10:1→0:1)梯度洗脱;
        │ 硅胶柱色谱;
        │ Sephadex LH-20柱色谱;
        │ ODS柱色谱
```

化合物5:苦玄参苷Ⅳ
化合物6:苦玄参苷X
化合物7:阿克替苷

化合物1:芹菜素
化合物2:芹菜素-7-O-β-D-葡萄糖酸
化合物3:芹菜素-7-O-α-L-吡喃鼠李糖基(1→2)-β-D-吡喃葡萄糖酸
化合物4:迷迭香酸

【参考文献】

[1]黄永林,陈月圆,文永新,等.苦玄参的化学成分研究[J].广西植物,2010,30(6):887-890.

[2]潘翠柳,韦一飞,甄汉深,等.苦玄参生药学与质量分析的研究进展[J].广州化工,2016,44(14):10-11.

[3]岑菲菲,甄汉深,宋志华.苦玄参化学成分和定量分析研究进展[J].时珍国医国药,2008,19(2):290-292.

[4]董青松,韦树根,蒋妮,等.苦玄参研究概况[J].大众科技,2013,15(163):92-94.

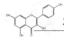

苦李根

【来源】本品为鼠李科植物长叶冻绿*Rhamnus crenata* Sieb.et Zucc.的根。

【瑶药名】朴累干 Mbonh leiz gorn。

【分布】分布于江苏、浙江、江西、安徽、湖北、湖南、四川、贵州、福建、广东、广西等地,广西各地均有分布。

【功能与主治】

中医　清热解毒、祛风利湿、杀虫止痒。用于治疗急性肝炎,肝硬化腹水,疥疮,皮癣,湿疹等。

【主要化学成分与药理作用】

苦李根含有蒽醌类、黄酮类、萘酚类、香豆素类、有机酸类、多糖类等化合物,经鉴定的化学成分有黄药苷、黄药素、大黄酚、大黄素、香树素、β-谷甾醇等。现代研究显示,苦李根具有泻下、抗炎、抗氧化、抗菌等药理作用。

【代表性化学成分的结构与性质】

名称	分子式	相对分子质量	熔点/℃	性状
黄药苷	$C_{30}H_{28}O_{11}$	564	>300	无色针状结晶
黄药素	$C_{17}H_{14}O_4$	282	265～268	黄绿色针状晶体

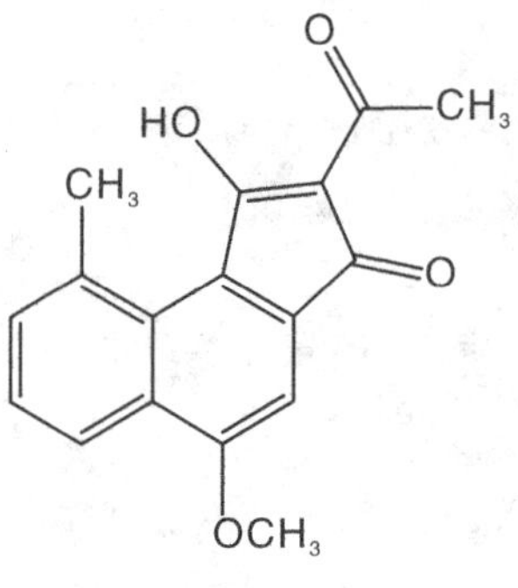

黄药素化学结构式

【主要化学成分的提取分离】

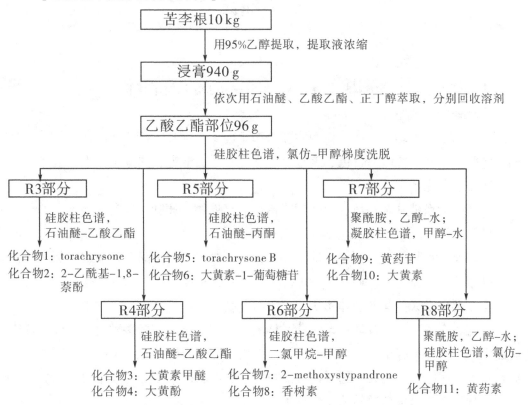

【主要化学成分的提取分离】

苦李根10 kg

用95%乙醇提取,提取液浓缩

浸膏940 g

依次用石油醚、乙酸乙酯、正丁醇萃取,分别回收溶剂

乙酸乙酯部位96 g

硅胶柱色谱,氯仿-甲醇梯度洗脱

R3部分

硅胶柱色谱,
石油醚-乙酸乙酯

化合物1:torachrysone
化合物2:2-乙酰基-1,8-萘酚

R5部分

硅胶柱色谱,
石油醚-丙酮

化合物5:torachrysone B
化合物6:大黄素-1-葡萄糖苷

R7部分

聚酰胺,乙醇-水;
凝胶柱色谱,甲醇-水

化合物9:黄药苷
化合物10:大黄素

R4部分

硅胶柱色谱,
石油醚-乙酸乙酯

化合物3:大黄素甲醚
化合物4:大黄酚

R6部分

硅胶柱色谱,
二氯甲烷-甲醇

化合物7:2-methoxystypandrone
化合物8:香树素

R8部分

聚酰胺,乙醇-水;
硅胶柱色谱,氯仿-甲醇

化合物11:黄药素

【参考文献】

[1] 吴小明.黄药和北五味子抗癌活性的化学成分研究 [D].沈阳:沈阳药科大学,2005.

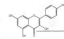

茅莓根

【来源】本品为蔷薇科植物茅莓*Rubus parvifolius* L.的干燥根。

【壮药名】芒东 Makdumh。

【分布】全国均有分布，广西主要分布于南宁、横县、柳州、融水、桂林、灌阳、龙胜、玉林、博白、百色、凌云、贺州、昭平、金秀、扶绥等县市。

【功能与主治】

中医 活血消肿，祛风利湿。用于治疗跌打损伤，痈肿，风湿痹痛。

壮医 调龙路，止血，止疼痛，通水道。用于治疗鹿勒（吐血），阿意咪（痢疾），笨浮（水肿），肉扭（淋证），产呱腊胴尹（产后腹痛），呗奴（瘰疬），林得叮相（跌打损伤），仲嘿喯尹（痔疮），呗脓（痈疽），呗叮（疔）。

【主要化学成分与药理作用】

茅莓含有挥发油、鞣质、黄酮苷、糖类、酚类、氨基酸等多种化学成分。现代研究表明，茅莓具有止血活血的双向调节作用，能抗心肌缺血、抗脑缺血等，在心血管系统方面的影响较大，同时具有抗肿瘤、抗炎、抗氧化等药理作用。

【代表性化学成分的结构与性质】

名称	分子式	相对分子质量	熔点/℃	性状
坡模酸	$C_{30}H_{48}O_4$	472	301～303	白色粉末

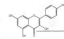

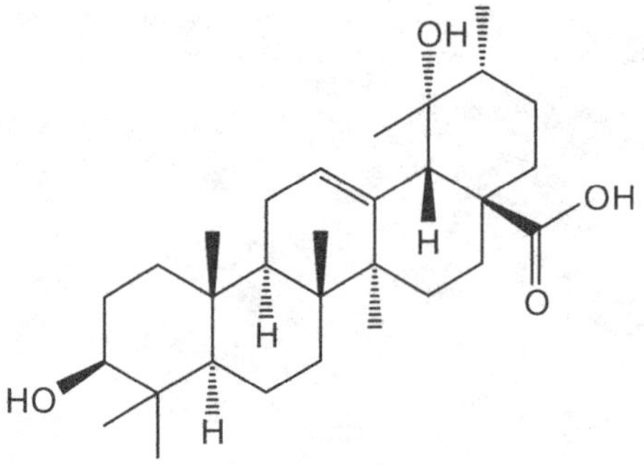

坡模酸化学结构式

【主要化学成分的提取分离】

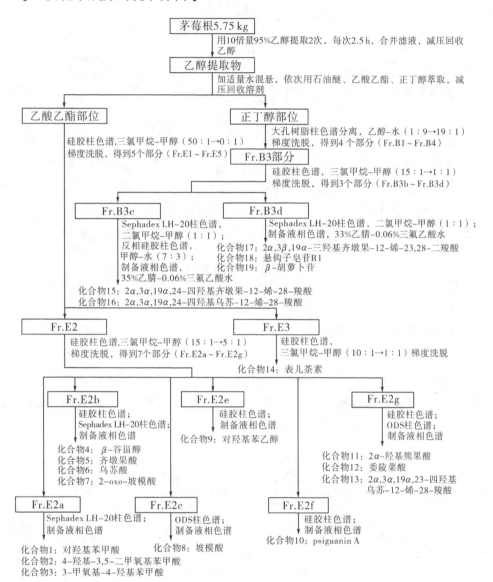

【参考文献】

[1] 广西壮族自治区食品药品监督管理局. 广西壮族自治区壮药质量标准：第三卷
（2018年版）[M]. 南宁：广西科学技术出版社，2018.

[2] 王继生，邱宗荫. 茅莓的化学成分及药理学研究进展 [J]. 中国药房，2007，18
（6）：463-464.

[3] 张旭，蒋丹，王娟，等. 茅莓根化学成分研究 [J]. 中国药学杂志，2016，51
（23）：1999-2004.

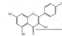

枇杷叶

【来源】本品为蔷薇科植物枇杷*Eriobotrya japonica*（Thunb.）Lindl.的干燥叶。

【壮药名】盟比巴 Mbawbizbaz。

【分布】分布于甘肃、陕西、河南、江苏、安徽、浙江、江西、湖北、湖南、四川、云南、贵州、广西、广东、福建、台湾等地，广西各地均有分布。

【功能与主治】

中医　清肺止咳，降逆止呕。用于治疗肺热咳嗽，气逆喘急，胃热呕逆，烦热口渴。

壮医　调气道，调谷道。用于埃病（咳嗽），陆裂（咳血），墨病（咳喘），渗裂（衄血、吐血），鹿（呕吐），屙幽脘（糖尿病），哪呷（面瘫），酒渣鼻。

【主要化学成分与药理作用】

枇杷叶中含有挥发油、黄酮类、三萜酸等多种生理活性物质。三萜酸类化合物以乌苏烷型和齐墩果烷型五环三萜酸类为多，有齐墩果酸、2α-羟基齐墩果酸、乌苏酸、2α-羟基乌苏酸、坡模酸、蔷薇酸、熊果酸和山楂酸等。现代研究表明，枇杷叶具有抗炎、止咳的药理作用。

【代表性化学成分的结构与性质】

名称	分子式	相对分子质量	熔点/℃	性状
齐墩果酸	$C_{30}H_{48}O_3$	456	>300	淡黄色粉末
乌索酸	$C_{30}H_{48}O_3$	456	285～288	大而有光泽的棱晶

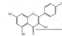

齐墩果酸化学结构式

【主要化学成分的提取分离】

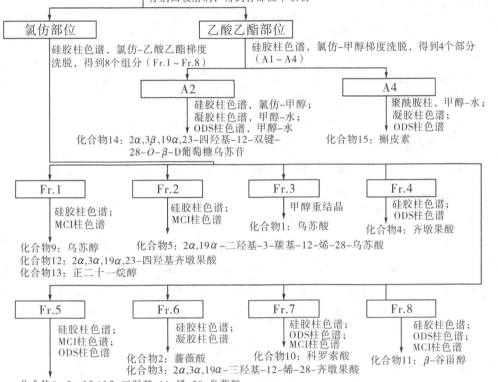

枇杷叶20 kg

用5倍量90%乙醇加热回流提取3次，每次2 h，常压蒸馏和减压
旋蒸的方法浓缩提取液

乙醇提取物2 kg

加适量的去离子水混悬，依次用石油醚、氯仿、乙酸乙酯萃取，
分别回收溶剂，得到各部位萃取物

氯仿部位

硅胶柱色谱，氯仿-乙酸乙酯梯度
洗脱，得到8个组分（Fr.1～Fr.8）

乙酸乙酯部位

硅胶柱色谱，氯仿-甲醇梯度洗脱，得到4个部分
（A1～A4）

A2

硅胶柱色谱，氯仿-甲醇；
凝胶柱色谱，甲醇-水；
ODS柱色谱，甲醇-水

化合物14：2α,3β,19α,23-四羟基-12-双键-
28-O-β-D葡萄糖乌苏苷

A4

聚酰胺柱，甲醇-水；
凝胶柱色谱；
ODS柱色谱

化合物15：槲皮素

Fr.1

硅胶柱色谱；
MCI柱色谱

化合物9：乌苏醇
化合物12：2α,3α,19α,23-四羟基齐墩果酸
化合物13：正二十一烷醇

Fr.2

硅胶柱色谱；
MCI柱色谱

化合物5：2α,19α-二羟基-3-羰基-12-烯-28-乌苏酸

Fr.3

甲醇重结晶

化合物1：乌苏酸

Fr.4

硅胶柱色谱；
ODS柱色谱

化合物4：齐墩果酸

Fr.5

硅胶柱色谱；
MCI柱色谱；
ODS柱色谱

化合物6：2α,3β,13β-三羟基-11-烯-28-乌苏酸
化合物7：2α-羟基白桦脂酸甲酯
化合物8：科罗索酸甲酯

Fr.6

硅胶柱色谱；
凝胶柱色谱

化合物2：蔷薇酸
化合物3：2α,3α,19α-三羟基-12-烯-28-齐墩果酸

Fr.7

硅胶柱色谱；
ODS柱色谱；
MCI柱色谱

化合物10：科罗索酸

Fr.8

硅胶柱色谱；
ODS柱色谱；
MCI柱色谱

化合物11：β-谷甾醇

【参考文献】

［1］鲁湘鄂，刘艳清.枇杷叶饮片炮制前后挥发油的GC-MS分析［J］.中药材，
2008，31（11）：1625-1626.

［2］鞠建华，周亮，林耕，等.枇杷叶中三萜酸类成分及其抗炎、镇咳活性研究
［J］.中国药学杂志，2003，38（10）：752-757.

［3］韩秀奇，曾颂，李书渊.不同采收季节枇杷叶中黄酮类成分的含量考察［J］.广
东药学院学报，2010，26（6）：576-578.

［4］柯仲成，朱志平，徐志远，等.枇杷叶的研究进展［J］.内蒙古医科大学学报，
2016，38（1）：84-87.

［5］陈欢.枇杷叶化学成分及抗癌活性的研究［D］.北京：北京化工大学，2012.

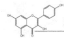

松叶

【来源】本品为松科植物马尾松*Pinus massoniana* Lamb.的鲜叶或干燥叶。

【壮药名】伯耸 Mbawcoengz。

【分布】广泛分布于我国亚热带东部湿润地区，并延至北热带，广西各地均有分布。

【功能与主治】

中医 祛风燥湿，杀虫，止痒。用于治疗风湿痿痹，跌打损伤，疮疖肿痛，湿疹、疥癣，皮肤瘙痒，并能防治流行性乙型脑炎、流行性感冒、钩虫病。

壮医 利水道，祛风毒，除湿毒。用于治疗发旺（风湿骨痛），笨浮（浮肿），贫痧（感冒），兰唪（眩晕），林得叮相（跌打损伤），呗唠北（冻疮）。

【主要化学成分与药理作用】

松叶主要含有挥发油、木脂素及其苷类、黄酮及其苷类、有机酸类、原花青素等化合物，如3,5-二羟基苯基-1-O-β-D-吡喃葡萄糖苷、tachioside、3,4-二甲氧基苯基-1-O-β-D-吡喃葡萄糖苷、3,4-二甲氧基苯基-1-O-(3-O-甲氧基-α-L-鼠李糖基)-1→2-β-D-吡喃葡萄糖苷、citrusin D、(6S,7E,9R)-长寿花糖苷、4-(2-丁酮)-苯基-1-O-β-D-吡喃葡萄糖苷、(−)-10-α-O-β-D-葡萄糖基-刺参-4-酮、massonianoside D、massonianoside B、异落叶松脂醇-9′-O-α-L-阿拉伯糖苷、(2R,3R)-花旗松素-3′-O-β-D-吡喃葡萄糖苷等。现代研究表明，松叶具有降血糖、降血脂、抗氧化、抗衰老、抗心衰、抗肿瘤、抗血小板聚集、抑菌、抗病毒、保肝及增强免疫力等多种药理活性。

【代表性化学成分的结构与性质】

名称	分子式	相对分子质量	熔点/℃	性状
它乔糖苷	$C_{13}H_{18}O_8$	302	—	白色粉末

它乔糖苷化学结构式

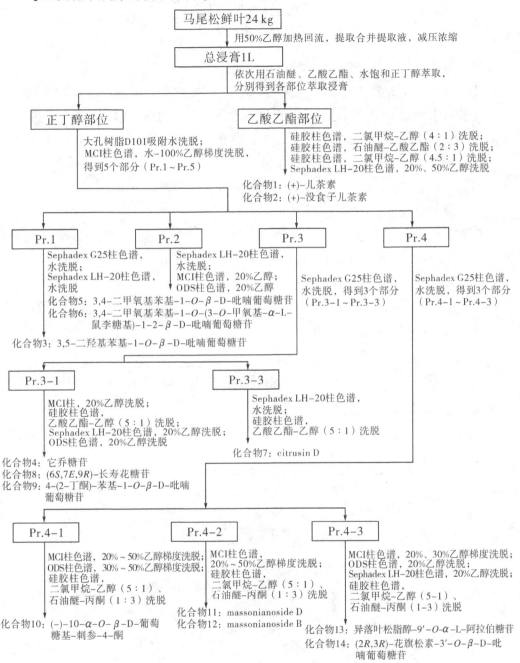

八画

【主要化学成分的提取分离】

马尾松鲜叶24 kg

用50%乙醇加热回流，提取合并提取液，减压浓缩

总浸膏1L

依次用石油醚、乙酸乙酯、水饱和正丁醇萃取，
分别得到各部位萃取浸膏

正丁醇部位

大孔树脂D101吸附水洗脱；
MCI柱色谱，水–100%乙醇梯度洗脱，
得到5个部分（Pr.1～Pr.5）

乙酸乙酯部位

硅胶柱色谱，二氯甲烷-乙醇（4:1）洗脱；
硅胶柱色谱，石油醚-乙酸乙酯（2:3）洗脱；
硅胶柱色谱，二氯甲烷-乙醇（4.5:1）洗脱；
Sephadex LH–20柱色谱，20%、50%乙醇洗脱

化合物1: (+)-儿茶素
化合物2: (+)-没食子儿茶素

Pr.1

Sephadex G25柱色谱，
水洗脱；
Sephadex LH–20柱色谱，
水洗脱

化合物5: 3,4-二甲氧基苯基-1-O-β-D-吡喃葡萄糖苷
化合物6: 3,4-二甲氧基苯基-1-O-(3-O-甲氧基-α-L-
　　　鼠李糖基)-1-2-β-D-吡喃葡萄糖苷

Pr.2

Sephadex LH–20柱色谱，
水洗脱；
MCI柱色谱，20%乙醇；
ODS柱色谱，20%乙醇

化合物3: 3,5-二羟基苯基-1-O-β-D-吡喃葡萄糖苷

Pr.3

Sephadex G25柱色谱，
水洗脱，得到3个部分
（Pr.3–1～Pr.3–3）

Pr.4

Sephadex G25柱色谱，
水洗脱，得到3个部分
（Pr.4–1～Pr.4–3）

Pr.3–1

MCI柱，20%乙醇洗脱；
硅胶柱色谱，
乙酸乙酯-乙醇（5:1）洗脱；
Sephadex LH–20柱色谱，20%乙醇洗脱；
ODS柱色谱，20%乙醇洗脱

化合物4: 它乔糖苷
化合物8: (6S,7E,9R)-长寿花糖苷
化合物9: 4-(2-丁酮)-苯基-1-O-β-D-吡喃
　　　葡萄糖苷

Pr.3–3

Sephadex LH–20柱色谱，
水洗脱；
硅胶柱色谱，
乙酸乙酯-乙醇（5:1）洗脱

化合物7: citrusin D

Pr.4–1

MCI柱色谱，20%～50%乙醇梯度洗脱；
ODS柱色谱，30%～50%乙醇梯度洗脱；
硅胶柱色谱，
二氯甲烷-乙醇（5:1）、
石油醚-丙酮（1:3）洗脱

化合物10: (−)-10-α-O-β-D-葡萄
　　　糖基-刺参-4-酮

Pr.4–2

MCI柱色谱，
20%～50%乙醇梯度洗脱；
硅胶柱色谱，
二氯甲烷-乙醇（5:1）、
石油醚-丙酮（1:3）洗脱

化合物11: massonianoside D
化合物12: massonianoside B

Pr.4–3

MCI柱色谱，20%、30%乙醇梯度洗脱；
ODS柱色谱，20%乙醇洗脱；
Sephadex LH–20柱色谱，20%乙醇洗脱；
硅胶柱色谱，
二氯甲烷-乙醇（5:1）、
石油醚-丙酮（1:3）洗脱

化合物13: 异落叶松脂醇-9′-O-α-L-阿拉伯糖苷
化合物14: (2R,3R)-花旗松素-3′-O-β-D-吡
　　　喃葡萄糖苷

【参考文献】

[1] 李聪，李鹏，李志浩，等.马尾松松针的研究概况［J］.国际中医中药杂志，
　　2013，35（8）：748-750.

[2] 肖云川，赵曼茜，闫翠起，等.马尾松鲜松叶的化学成分研究［J］.中草药，
　　2015，46（23）：3460-3465.

枫香树根

【来源】本品为金缕梅科植物枫香树*Liquidambar formosana* Hance的干燥根。

【分布】分布于我国秦岭及淮河以南各地区，北起河南、山东，东至台湾，西至四川、云南及西藏，南至广东，广西主要分布在桂北地区。

【功能与主治】

中医 解毒消肿，祛风止痛。用于治疗风湿性关节炎，牙痛。

【主要化学成分】

枫香树根中含有萜类、有机酸类、苷类等化合物，如3β,6β-dihydroxylup-20(29)-en-28-oicacid-β-glucopyranosyl ester、2α-acetoxyl-3β,6β-dihydroxylup-20(29)-en-28-oic acid-β-glucopyranosyl ester、阿魏酸、齐墩果酸、2,4,6-trimethoxyphenol-1-O-β-D-glucopyranoside、3,4,5-trimethoxyphenyl-(6$'$-O-galloyl)-O-β-D-glucopyranoside等。

【代表性化学成分的结构与性质】

名称	分子式	相对分子质量	熔点/℃	性状
3β,6β-dihydroxylup-20(29)-en-28-oicacid-β-glucopyranosyl ester	$C_{37}H_{62}O_9$	650	—	白色无定形粉末

3β,6β-dihydroxylup-20(29)-en-28-oicacid-β-glucopyranosyl ester化学结构式

【主要化学成分的提取分离】

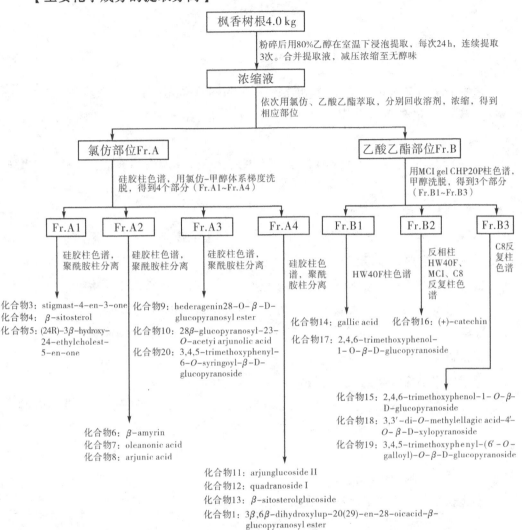

枫香树根4.0 kg

> 粉碎后用80%乙醇在室温下浸泡提取，每次24 h，连续提取3次。合并提取液，减压浓缩至无醇味

浓缩液

> 依次用氯仿、乙酸乙酯萃取，分别回收溶剂，浓缩，得到相应部位

氯仿部位Fr.A

> 硅胶柱色谱，用氯仿–甲醇体系梯度洗脱，得到4个部分（Fr.A1~Fr.A4）

乙酸乙酯部位Fr.B

> 用MCI gel CHP20P柱色谱，甲醇洗脱，得到3个部分（Fr.B1~Fr.B3）

Fr.A1

> 硅胶柱色谱，聚酰胺柱分离

化合物3: stigmast-4-en-3-one
化合物4: β-sitosterol
化合物5: (24R)-3β-hydroxy-24-ethylcholest-5-en-one

Fr.A2

> 硅胶柱色谱，聚酰胺柱分离

化合物9: hederagenin28-O-β-D-glucopyranosyl ester
化合物10: 28β-glucopyranosyl-23-O-acetyi arjunolic acid
化合物20: 3,4,5-trimethoxyphenyl-6-O-syringoyl-β-D-glucopyranoside

化合物6: β-amyrin
化合物7: oleanonic acid
化合物8: arjunic acid

Fr.A3

> 硅胶柱色谱，聚酰胺柱分离

Fr.A4

> 硅胶柱色谱，聚酰胺柱分离

化合物11: arjunglucoside II
化合物12: quadranoside I
化合物13: β-sitosterolglucoside
化合物1: 3β,6β-dihydroxylup-20(29)-en-28-oicacid-β-glucopyranosyl ester
化合物2: 2α-acetoxyl-3β,6β-dihydroxylup-20(29)-en-28-oic acid-β-glucopyranosyl ester

Fr.B1

> HW40F柱色谱

化合物14: gallic acid
化合物17: 2,4,6-trimethoxyphenol-1-O-β-D-glucopyranoside

Fr.B2

> 反相柱HW40F、MCI、C8反复柱色谱

化合物16: (+)-catechin

Fr.B3

> C8反复柱色谱

化合物15: 2,4,6-trimethoxyphenol-1-O-β-D-glucopyranoside
化合物18: 3,3′-di-O-methylellagic acid-4′-O-β-D-xylopyranoside
化合物19: 3,4,5-trimethoxyphenyl-(6′-O-galloyl)-O-β-D-glucopyranoside

【参考文献】

［1］喻娟.清风藤和枫香根化学成分的研究［D］.上海：中国科学院上海药物研究所，2009.

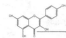

刺苋

【来源】本品为苋科苋属植物刺苋*Amaranthus spinosus* L.的干燥全草。

【壮、瑶药名】壮药名：碰溶温Byaekroemoen。瑶药名：来林紧Laih linh nqimv。

【分布】分布于广西、陕西、河南及华东、华南、西南等地区，广西各地均有分布。

【功能与主治】

中医　清热利湿，解毒消肿，凉血止血。用于治疗赤白痢疾，湿热腹泻，痔疮出血，白浊，血淋，皮肤湿疹。

壮医　通谷道，清热毒，除湿毒，止血。用于治疗阿意咪（痢疾），白冻（泄泻），肉扭（淋证），仲嘿哝尹（痔疮），阿意勒（便血），能啥能累（湿疹）。

瑶医　清热解毒，利湿浮肿，凉血止血，止痒。用于治疗痢疾肠炎、便血、白带过多、胆结石、痔疮、湿疹、蛇骨刺伤。

【主要化学成分与药理作用】

刺苋含有游离烷烃类、脂肪醇、脂肪酸类、黄酮类、甾醇类、三萜皂苷类、色素、蛋白质和氨基酸等化学成分。其中，三萜皂苷类和黄酮类为重要的生理活性物质。现代研究表明，刺苋具有镇痛、抗炎、利尿、退热、调节免疫、降血糖、保肝、抗疟疾、抗菌、抗氧化等药理作用。

【代表性化学成分的结构与性质】

名称	分子式	相对分子质量	熔点/℃	性状
齐墩果酸	$C_{30}H_{46}O_3$	454	308～310	白色针状结晶

齐墩果酸化学结构式

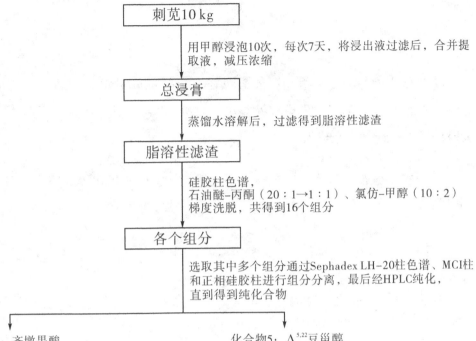

【主要化学成分的提取分离】

刺苋10 kg

用甲醇浸泡10次，每次7天，将浸出液过滤后，合并提取液，减压浓缩

总浸膏

蒸馏水溶解后，过滤得到脂溶性滤渣

脂溶性滤渣

硅胶柱色谱，
石油醚-丙酮（20∶1→1∶1）、氯仿-甲醇（10∶2）
梯度洗脱，共得到16个组分

各个组分

选取其中多个组分通过Sephadex LH-20柱色谱、MCI柱和正相硅胶柱进行组分分离，最后经HPLC纯化，直到得到纯化合物

化合物1：齐墩果酸
化合物2：槲皮素-3-O-$β$-D-葡萄糖苷
化合物3：3′-甲氧基-槲皮素-3-O-$β$-D-葡萄糖苷
化合物4：3′-甲氧基-槲皮素-3-O-$α$-L-鼠李糖-(1→2)-$β$-D-葡萄糖苷

化合物5：$\Delta^{5,22}$豆甾醇
化合物6：$β$-谷甾醇
化合物7：$\Delta^{5,22}$豆甾醇-3-O-$β$-D-葡萄糖苷

【参考文献】

［1］广西壮族自治区食品药品监督管理局.广西壮族自治区壮药质量标准：第三卷［M］.南宁：广西科学技术出版社，2017：144.

［2］覃迅云，罗金裕，高志刚.中国瑶药学［M］.北京：民族出版社，2002：491.

［3］曾恕芬，丁艳芬，杨崇仁.民间中草药刺苋的化学与药理研究进展［J］.中国民族民间医药，2012（7）：42-43.

［4］徐瑞萍，张雅莉，赵丽萍，等.刺苋的化学成分研究［J］.山东化工，2013，42（11）：24-25，30.

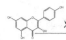

郁金

【来源】本品为姜科植物温郁金*Curcuma wenyujin* Y. H.Chen et C.Ling、姜黄*Curcuma longa* L.、广西莪术*Curcuma kwangsiensis* S.G.Lee et C.F.Liang或莪术*Curcuma phaeocaulis* Val.的干燥块根。

【壮药名】竞闲Gingjhen。

【分布】分布于台湾、广东、广西、四川、云南及贵州等地，广西分布于龙州、隆林、南宁、横县、上思、贵港、容县等县市。

【功能与主治】

中医 行气化瘀，清心解郁，利胆退黄。用于治疗经闭，痛经，胸腹胀痛、刺痛，热病神昏，癫痫发狂，黄疸尿赤。

壮医 调龙路火路，除湿毒，止痛。用于治疗胴尹（腹痛），京瑟（经闭），产后腹痛，林得叮相（跌打损伤），呗脓（痈疮）。

【主要化学成分与药理作用】

姜黄的主要化学成分为倍半萜和二苯基庚酮类，如5-羟基没药酮、环姜黄素、环去甲氧基姜黄素、异环去甲氧基姜黄素、姜黄素、去氧姜黄素、阿魏酸甲酯、香草醛、对羟基苯甲酸、4-(4-羟基苯基)-2-丁酮、4-(4-羟基-3-甲氧基苯基)-2-丁酮、4-(4-羟基苯基)-3-丁烯-2-酮、4-(4-羟基-3-甲氧基苯基)-3-丁烯-2-酮等。现代研究表明，姜黄具有抗肿瘤、抗炎、抗氧化、抗病毒、调节免疫等药理作用。

【代表性化学成分的结构与性质】

名称	分子式	相对分子质量	熔点/℃	性状
姜黄素	$C_{21}H_{20}O_6$	368	183	橙黄色结晶粉末
去甲氧基姜黄素	$C_{20}H_{18}O_5$	338	—	黄色针状结晶

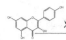

姜黄素化学结构式

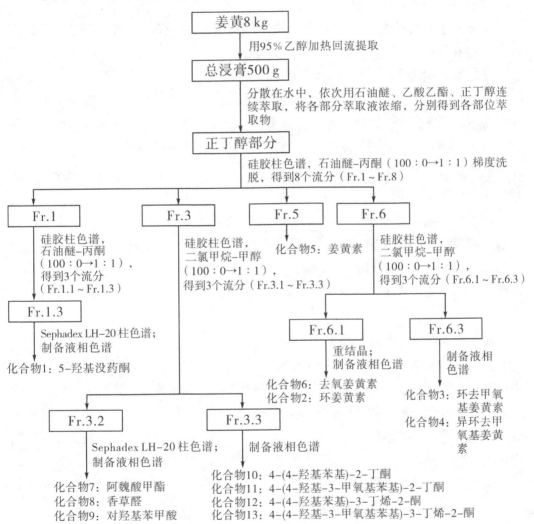

去甲氧基姜黄素化学结构式

【主要化学成分的提取分离】

姜黄8 kg

　　用95%乙醇加热回流提取

总浸膏500 g

　　分散在水中，依次用石油醚、乙酸乙酯、正丁醇连续萃取，将各部分萃取液浓缩，分别得到各部位萃取物

正丁醇部分

　　硅胶柱色谱，石油醚-丙酮（100：0→1：1）梯度洗脱，得到8个流分（Fr.1~Fr.8）

Fr.1 ———— Fr.3 ———— Fr.5 ———— Fr.6

Fr.1：硅胶柱色谱，石油醚-丙酮（100：0→1：1），得到3个流分（Fr.1.1~Fr.1.3）

Fr.3：硅胶柱色谱，二氯甲烷-甲醇（100：0→1：1），得到3个流分（Fr.3.1~Fr.3.3）

Fr.5：化合物5：姜黄素

Fr.6：硅胶柱色谱，二氯甲烷-甲醇（100：0→1：1），得到3个流分（Fr.6.1~Fr.6.3）

Fr.1.3

　　Sephadex LH-20柱色谱；制备液相色谱

化合物1：5-羟基没药酮

Fr.6.1

　　重结晶；制备液相色谱

化合物6：去氧姜黄素
化合物2：环姜黄素

Fr.6.3

　　制备液相色谱

化合物3：环去甲氧基姜黄素
化合物4：异环去甲氧基姜黄素

Fr.3.2

　　Sephadex LH-20柱色谱；制备液相色谱

化合物7：阿魏酸甲酯
化合物8：香草醛
化合物9：对羟基苯甲酸

Fr.3.3

　　制备液相色谱

化合物10：4-(4-羟基苯基)-2-丁酮
化合物11：4-(4-羟基-3-甲氧基苯基)-2-丁酮
化合物12：4-(4-羟基苯基)-3-丁烯-2-酮
化合物13：4-(4-羟基-3-甲氧基苯基)-3-丁烯-2-酮

【参考文献】

[1] 崔语涵，安潇，王海峰，等.姜黄化学成分研究［J］.中草药，2016，47（7）：1074-1078.

虎杖

【来源】本品为蓼科植物虎杖*Reynoutria japonica* Houtt.的干燥根及根茎。

【壮、瑶药名】壮药名：棵天岗Godiengangh。瑶药名：花斑竹（红林巩）Hunghlinhn-gongc。

【分布】分布于陕西、贵州、四川、云南、广西、山东、河南、重庆等地，广西各地均有分布。

【功能与主治】

中医 利湿退黄，清热解毒，散瘀止痛，止咳化痰。用于治疗湿热黄疸，淋浊，带下，风湿痹痛，痈肿疮毒，烧烫伤，经闭，癥瘕，跌打损伤，肺热咳嗽。

壮医 通气道、谷道、水道，解热毒，除湿毒。用于治疗能蚌（黄疸），肝硬化，白冻（泄泻），隆白呆（带下），胰腺炎，肺结核，痛风，埃病（咳嗽），渗裆相（烧烫伤），肉扭（淋证）。

瑶医 清热利湿，止咳化痰，凉血止血，散瘀定痛。用于治疗篮虷（肝炎），港虷（肠炎），碰累（痢疾），哈紧（慢性支气管炎），泵虷怒哈（肺炎），泵烈竞（尿路感染），尼椎虷（肾炎），辣给昧对（闭经），怒藏（咯血），高脂血症，崩闭闷（风湿痛、类风湿性关节炎），汪逗卜冲（烧烫伤）及囊暗（毒蛇咬伤）。

【主要化学成分与药理作用】

虎杖中主要含有蒽醌类、二苯乙烯类、黄酮类、香豆素类，以及一些脂肪酸类化合物，如大黄素、大黄酸、虎杖苷、白藜芦醇、槲皮素、甘露醇、没食子酸等成分。现代研究表明，虎杖具有抗炎、抗病毒、抗菌、调血脂、抗血栓、改变血流变、扩张血管、保护心肌、抗氧化、抗肿瘤、改善阿尔茨海默病及预防艾滋病等药理作用。

【代表性化学成分的结构与性质】

名称	分子式	相对分子质量	熔点/℃	性状
白藜芦醇	$C_{14}H_{12}O_3$	228	223～226	无色针状结晶
槲皮素	$C_{15}H_{10}O_7$	302	313～314	黄色针状结晶

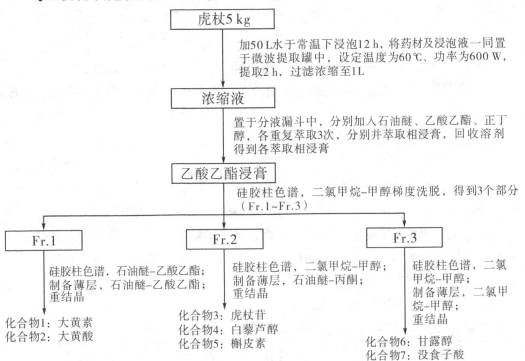

白藜芦醇化学结构式　　　　　　　　　槲皮素化学结构式

【主要化学成分的提取分离】

```
┌─────────────────┐
│   虎杖5 kg       │
└─────────────────┘
         │  加50 L水于常温下浸泡12 h，将药材及浸泡液一同置
         │  于微波提取罐中，设定温度为60℃、功率为600 W，
         │  提取2 h，过滤浓缩至1L
┌─────────────────┐
│   浓缩液         │
└─────────────────┘
         │  置于分液漏斗中，分别加入石油醚、乙酸乙酯、正丁
         │  醇，各重复萃取3次，分别并萃取相浸膏，回收溶剂
         │  得到各萃取相浸膏
┌─────────────────┐
│  乙酸乙酯浸膏     │
└─────────────────┘
         │  硅胶柱色谱，二氯甲烷-甲醇梯度洗脱，得到3个部分
         │  （Fr.1~Fr.3）
```

Fr.1	Fr.2	Fr.3
硅胶柱色谱，石油醚-乙酸乙酯；制备薄层，石油醚-乙酸乙酯；重结晶	硅胶柱色谱，二氯甲烷-甲醇；制备薄层，石油醚-丙酮；重结晶	硅胶柱色谱，二氯甲烷-甲醇；制备薄层，二氯甲烷-甲醇；重结晶
化合物1：大黄素 化合物2：大黄酸	化合物3：虎杖苷 化合物4：白藜芦醇 化合物5：槲皮素	化合物6：甘露醇 化合物7：没食子酸

【参考文献】

［1］罗迎春.虎杖化学成分提取分离研究［D］.贵州：贵州大学，2007.

［2］王昌瑞.虎杖有效组分提取分离及白藜芦醇分析方法研究［D］.重庆：重庆大学，2012.

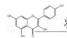

肾茶

【**来源**】本品为唇形科植物肾茶*Clerodendranthus spicatus*（Thunb.）C.Y.Wu ex H.W.Li的干燥地上部分。

【**壮药名**】棵蒙秒 Gomumhmeuz。

【**分布**】分布于广西、福建、台湾、广东、海南、云南等地，广西各地均有分布。

【**功能与主治**】

中医　清热祛湿，排石通淋。用于治疗风湿痹痛，腰腿痛，石淋，热淋。

壮医　清热毒，除湿毒，通水道。用于治疗笨浮（水肿），肉扭（淋证），尿路结石，胆结石，发旺（痹病）。

【**主要化学成分与药理作用**】

目前，已从肾茶中分离得到的化学成分主要有黄酮类、酚酸类、木脂素类、二萜类、三萜类、色原烯类、糖苷类、甾体类和香豆素类等200多个单体化合物。

研究认为，肾茶抗炎作用主要与它的化学成分迷迭香酸和熊果酸有关，迷迭香酸可抑制花生四烯酸代谢中5-脱氧酶，熊果酸可抑制花生四烯酸代谢中的过氧化酶及环氧化酶，还能抑制PGE$_2$合成中环氧化酶-2蛋白的翻译，以达到抗炎的作用。此外，肾茶中的迷迭香酸还具有较好的免疫调节、抗氧化、抗血小板聚集、抗血栓、抗系膜细胞增殖等药理作用。

【**代表性化学成分的结构与性质**】

名称	分子式	相对分子质量	熔点/℃	性状
迷迭香酸	$C_{18}H_{16}O_8$	360	171～175	浅黄色至棕色粉末
熊果酸	$C_{30}H_{48}O_3$	456	292	细毛样针状结晶

迷迭香酸化学结构式

【主要化学成分的提取分离】

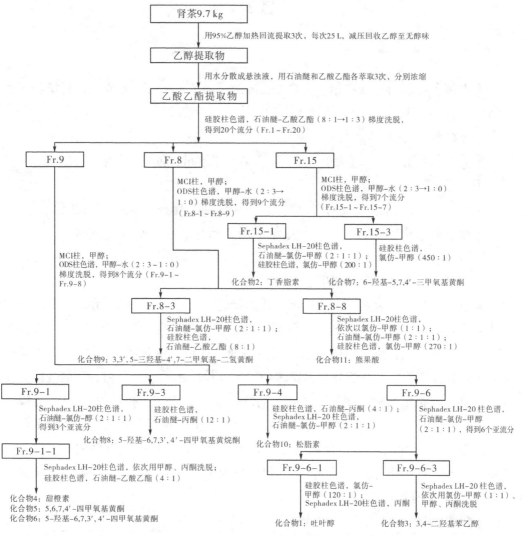

肾茶9.7 kg

用95%乙醇加热回流提取3次，每次25 L，减压回收乙醇至无醇味

乙醇提取物

用水分散成悬浊液，用石油醚和乙酸乙酯各萃取3次，分别浓缩

乙酸乙酯提取物

硅胶柱色谱，石油醚-乙酸乙酯（8∶1→1∶3）梯度洗脱，得到20个流分（Fr.1～Fr.20）

Fr.9　　Fr.8　　Fr.15

MCI柱，甲醇；
ODS柱色谱，甲醇-水（2∶3→1∶0）梯度洗脱，得到9个流分（Fr.8-1～Fr.8-9）

MCI柱，甲醇；
ODS柱色谱，甲醇-水（2∶3→1∶0）梯度洗脱，得到7个流分（Fr.15-1～Fr.15-7）

Fr.15-1　　Fr.15-3

Sephadex LH-20柱色谱，石油醚-氯仿-甲醇（2∶1∶1）；硅胶柱色谱，氯仿-甲醇（200∶1）

硅胶柱色谱，氯仿-甲醇（450∶1）

MCI柱，甲醇；
ODS柱色谱，甲醇-水（2∶3～1∶0）梯度洗脱，得到8个流分（Fr.9-1～Fr.9-8）

化合物2：丁香脂素　　化合物7：6-羟基-5,7,4′-三甲氧基黄酮

Fr.8-3　　Fr.8-8

Sephadex LH-20柱色谱，石油醚-氯仿-甲醇（2∶1∶1）；硅胶柱色谱，石油醚-乙酸乙酯（8∶1）

Sephadex LH-20柱色谱，依次以氯仿-甲醇（1∶1）；石油醚-氯仿-甲醇（2∶1∶1）；硅胶柱色谱，氯仿-甲醇（270∶1）

化合物9：3,3′,5-三羟基-4′,7-二甲氧基-二氢黄酮　　化合物11：熊果酸

Fr.9-1　　Fr.9-3　　Fr.9-4　　Fr.9-6

Sephadex LH-20柱色谱，石油醚-氯仿-醇（2∶1∶1）得到3个亚流分

硅胶柱色谱，石油醚-丙酮（12∶1）

硅胶柱色谱，石油醚-丙酮（4∶1）；Sephadex LH-20柱色谱，石油醚-氯仿-甲醇（2∶1∶1）

Sephadex LH-20柱色谱，石油醚-氯仿-甲醇（2∶1∶1），得到6个亚流分

化合物8：5-羟基-6,7,3′,4′-四甲氧基黄烷酮

化合物10：松脂素

Fr.9-1-1

Sephadex LH-20柱色谱，依次用甲醇、丙酮洗脱；硅胶柱色谱，石油醚-乙酸乙酯（4∶1）

Fr.9-6-1　　Fr.9-6-3

硅胶柱色谱，氯仿-甲醇（120∶1）；Sephadex LH-20柱色谱，丙酮

Sephadex LH-20柱色谱，依次用氯仿-甲醇（1∶1）、甲醇、丙酮洗脱

化合物4：甜橙素
化合物5：5,6,7,4′-四甲氧基黄酮
化合物5：5-羟基-6,7,3′,4′-四甲氧基黄酮

化合物1：吐叶醇　　化合物3：3,4-二羟基苯乙醇

【参考文献】

［1］许娜，许旭东，杨峻山，等.猫须草的研究进展［J］.中草药，2010，41（5）：848-852.

［2］李金雨，康龙泉.猫须草的研究和开发利用进展［J］.江西农业学报，2010，22（3）：99-104.

［3］柳丹萍，黄荣桂.肾茶研究新进展［J］.海峡药学，2013，25（11）：56-60.

［4］陈伊蕾，谭昌恒，谭俊杰，等.肾茶的化学和药理研究进展［J］.天然产物研究与开发，2009，21（5）：885-891.

［5］张荣荣，梅文莉，黄圣卓，等.海南栽培肾茶的化学成分研究［J］.热带亚热带植物学报，2017，25（2）：182-188.

昆布

【来源】本品为海带科植物海带*Laminaria japonica* Aresch.或翅藻科植物昆布*Ecklonia kurome* Okam.的干燥叶状体。

【壮药名】害台Haijdai。

【分布】我国沿海地区大量栽培，广西分布于钦州、防城港、北海、东兴等市。

【功能与主治】

中医 消痰软坚散结，利水消肿。用于治疗瘿瘤，瘰疬，睾丸肿痛，痰饮水肿。

壮医 通水道，祛痰毒，消肿散结。用于治疗瘿瘤，呗奴（瘰疬），睾丸肿痛，笨浮（水肿）。

【主要化学成分与药理作用】

昆布中主要成分为多糖、天然蛋白质、脂肪、纤维素、矿物质和核酸等，其中多糖主要有褐藻（如褐藻酸钠，又称褐藻胶，在昆布中含量约为19.7%）、褐藻淀粉（又称昆和多糖、海藻硫酸多精、褐藻多糖，在昆布中含量约为 1%）、褐藻糖胶（又称岩藻糖胶，主要成分为岩藻多糖）及少量的木糖、半乳糖、葡糖醛酸和蛋白质。目前昆布多糖被证明的药理作用有降血糖、降血压、抗凝血 、调节免疫、抗肿瘤、抗突变、防辐射、抗氧化、抗病毒等。此外，昆布还含有聚合酚类成分。现代研究表明， 聚合酚类化合物的药理活性主要有抗糖尿病、抗氧化、防辐射、抗肿瘤、抗艾滋病及抗过敏等，因此，昆布既是一种营养价值很高的蔬菜，又是一味药效广泛的药材。

【代表性化学成分的结构与性质】

名称	分子式	相对分子质量	熔点/℃	性状
褐藻酸钠	（$C_6H_7NaO_6$）x	—	—	白色或淡黄色粉末

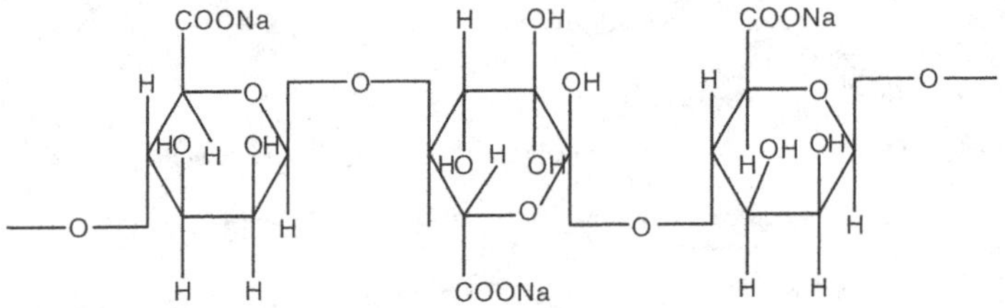

褐藻酸钠化学结构式

【主要化学成分的提取分离】

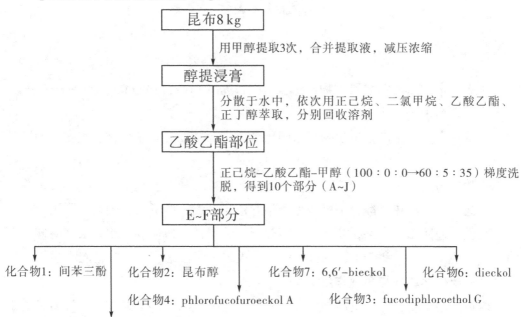

昆布8kg

用甲醇提取3次，合并提取液，减压浓缩

醇提浸膏

分散于水中，依次用正己烷、二氯甲烷、乙酸乙酯、正丁醇萃取，分别回收溶剂

乙酸乙酯部位

正己烷-乙酸乙酯-甲醇（100∶0∶0→60∶5∶35）梯度洗脱，得到10个部分（A~J）

E~F部分

化合物1：间苯三酚　　化合物2：昆布醇　　化合物7：6,6′-bieckol　　化合物6：dieckol

化合物4：phlorofucofuroeckol A　　　化合物3：fucodiphloroethol G

化合物5：1–(3′,5′–dihydro–xyphenoxy)–7–(2″,4″,6–trihydro–xyphenoxy)– 2,4,9–trihydroxydibenzo–1,4–dioxin

【参考文献】

[1] 袁秀丽，吕嘉枥，肖静，等.昆布多糖的研究进展［J］安徽农业科学，2010，38（27）：15447-15448.

[2] 王慧，周康，赵余庆.昆布的临床应用研究进展［J］.亚太传统医药，2010，6（12）：158.

[3] 张名利，姜云飞，吴操，等.昆布药材中聚合酚类成分研究［J］.中国药房，2016，27（15）：2111-2113.

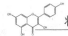

岩黄连

【来源】本品为罂粟科植物石生黄堇*Corydalis saxicola* Bunting的干燥全草。

【壮药名】捂敛 Ngumxlienz。

【分布】分布于广西、贵州、云南等地，广西主要分布于桂林、兴安、凌云等县市。

【功能与主治】

中医　清利湿热，散瘀消肿。用于治疗疮疖肿毒，肝炎，肝硬化，肝癌。

壮医　通龙路、火路，调谷道，清热毒，除湿毒，散瘀肿。用于治疗能蚌（黄疸），肝癌，东郎（食滞），呗叮（疔），火眼（急性结膜炎），口腔糜烂。

【主要化学成分与药理作用】

岩黄连中主要含有生物碱类成分，其中脱氢卡维汀、小檗碱和巴马汀为其主要生物碱类成分。现代研究表明，岩黄连具有抗乙肝病毒、保肝、抗癌、抗氧化、抗炎、调节免疫、止痛镇静、利胆和抗菌等药理作用。

【代表性化学成分的结构与性质】

名称	分子式	相对分子质量	熔点/℃	性状
小檗碱	$C_{17}H_{17}N$	235	85～86	黄色结晶性粉末
原阿片碱	$C_{20}H_{19}O_5N$	353	211	白色结晶粉末

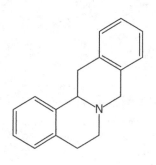

小檗碱化学结构式　　　　　　　　原阿片碱化学结构式

【主要化学成分的提取分离】

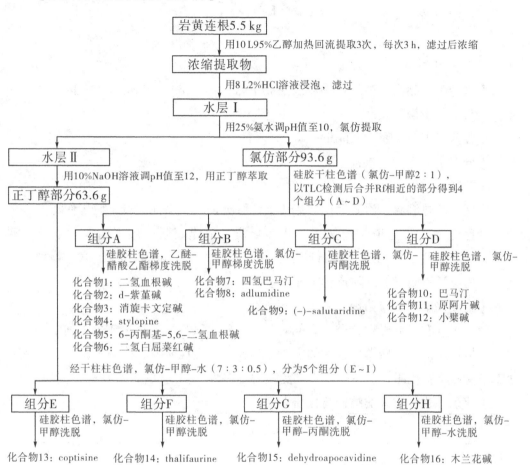

经干柱柱色谱，氯仿-甲醇-水（7：3：0.5），分为5个组分（E~I）

| 组分E | 组分F | 组分G | 组分H |

组分E — 硅胶柱色谱，氯仿-甲醇洗脱

组分F — 硅胶柱色谱，氯仿-甲醇洗脱

组分G — 硅胶柱色谱，氯仿-甲醇-丙酮洗脱

组分H — 硅胶柱色谱，氯仿-甲醇-水洗脱

化合物13：coptisine   化合物14：thalifaurine   化合物15：dehydroapocavidine   化合物16：木兰花碱

【参考文献】

[1] 余姣娇，邱志霞，刘秋燕，等. 岩黄连的研究进展 [J]. 药学研究，2018，37
    （6）：342-345，360.

[2] 吴颖瑞，马云宝，赵友兴，等. 岩黄连的抗乙肝病毒活性成分研究 [J]. 中草
    药，2012，43（1）：32-37.

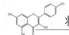

罗汉果

【来源】本品为葫芦科植物罗汉果*Siraitia grosvenorii*（Swingle）C.Jeffrey ex Lu et Z.Y.Zhang的干燥果实。

【壮药名】芒裸寒 Maklozhan。

【分布】主要产于永福、龙胜等地。

【功能与主治】

中医 清热润肺，滑肠通便。用于治疗肺火燥咳，咽痛失音，肠燥便秘。

壮医 通气道谷道，清热毒，止咳化痰，生津润肠。用于治疗货烟妈（咽痛），声音嘶哑，唉百银（百日咳），唉病（咳嗽），陆裂（咳血），胴尹（腹痛），阿意囊（便秘），阿意勒（便血）。

【主要化学成分与药理作用】

罗汉果含有三萜类糖苷类、黄酮类、脂肪酸、氨基酸等化学成分，其中罗汉果甜苷类是罗汉果中三萜类化合物的主要化学成分。现代研究表明，罗汉果具有调节血糖平衡和脂肪代谢、抗氧化及提高免疫力等多种生物活性。

【代表性化学成分的结构与性质】

名称	分子式	相对分子质量	熔点/℃	性状
罗汉果皂苷V	$C_{60}H_{102}O_{29}$	1287	197～201	浅黄色粉末
赛门苷I	$C_{54}H_{92}O_{24}$	1125	—	白色晶体

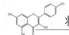

罗汉果皂苷V化学结构式

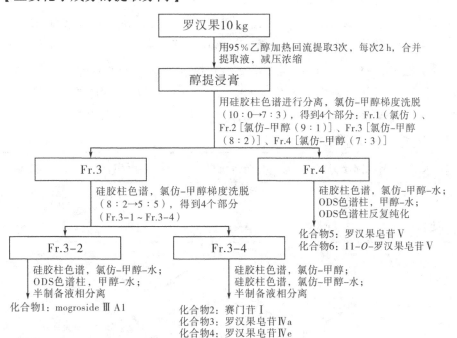

赛门苷I化学结构式

【主要化学成分的提取分离】

```
┌─────────────────┐
│   罗汉果10 kg    │
└─────────────────┘
        │ 用95％乙醇加热回流提取3次，每次2 h，合并
        │ 提取液，减压浓缩
┌─────────────────┐
│    醇提浸膏      │
└─────────────────┘
        │ 用硅胶柱色谱进行分离，氯仿–甲醇梯度洗脱
        │ （10：0→7：3），得到4个部分：Fr.1（氯仿）、
        │ Fr.2［氯仿–甲醇（9：1）］、Fr.3［氯仿–甲醇
        │ （8：2）］、Fr.4［氯仿–甲醇（7：3）］
```

Fr.3 的分支：

硅胶柱色谱，氯仿–甲醇梯度洗脱（8：2→5：5），得到4个部分（Fr.3–1～Fr.3–4）

Fr.3–2
硅胶柱色谱，氯仿–甲醇–水；
ODS色谱柱，甲醇–水；
半制备液相分离
→ 化合物1：mogroside Ⅲ A1

Fr.3–4
硅胶柱色谱，氯仿–甲醇；
硅胶柱色谱，氯仿–甲醇–水；
半制备液相分离
→ 化合物2：赛门苷Ⅰ
化合物3：罗汉果皂苷Ⅳa
化合物4：罗汉果皂苷Ⅳe

Fr.4
硅胶柱色谱，氯仿–甲醇–水；
ODS色谱柱，甲醇–水；
ODS色谱柱反复纯化
→ 化合物5：罗汉果皂苷Ⅴ
化合物6：11-O-罗汉果皂苷Ⅴ

【参考文献】

［1］李雨蒙，张泽生，秦程广，等.罗汉果甜苷的提取及活性研究进展［J］.食品研究与开发，2017，38（8）：220-224.

［2］李春，林丽关，罗明，等.罗汉果中1个新的天然皂苷［J］.中国中药杂志，2011，36（6）：721-724.

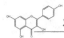

罗汉茶

【来源】本品为胡桃科植物黄杞*Engelhardia roxburghiana* Wall.的干燥叶。

【壮药名】茶罗汉 Cazlozhan。

【分布】分布于台湾、广东、海南、广西、湖南、贵州、四川和云南等地，广西各地均有分布。

【功能与主治】

中医　清热解毒，生津解渴，解暑利湿。用于治疗脾胃湿滞，胸腹胀闷，感冒发热，湿热泄泻，疝气腹痛。

壮医　清热毒，除湿毒，调气道、谷道。用于治疗痧病（感冒），发得（发热），东郎（食滞），货烟妈（咽炎）。

【主要化学成分与药理作用】

黄杞叶中主要含有黄酮类成分，此外还含有醌类、甾类、三萜类等化学成分，代表成分有槲皮素、山奈酚、槲皮苷、阿福豆苷、金丝桃苷、双氢山奈酚、黄杞苷、异黄杞苷、花旗松素、落新妇苷、新落新妇苷、新异落新妇苷、异落新妇苷、5,7-二羟基色原酮-3-O-α-L-吡喃鼠李糖苷、hydrojuglone glucoside、juglanoside E、(6S,9S)-长寿花糖苷等。现代研究表明，黄杞叶具有抗炎、抗癌、抗过敏、降血糖、降血脂、增强免疫力、防治动脉粥样硬化等多方面药理作用。

【代表性化学成分的结构与性质】

名称	分子式	相对分子质量	熔点/℃	性状
黄杞苷	$C_{21}H_{22}O_{10}$	434	176～177	白色结晶
落新妇苷	$C_{21}H_{22}O_{11}$	450	180	白色结晶

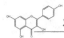

黄杞苷化学结构式

【主要化学成分的提取分离】

```
        ┌─────────────────┐
        │   罗汉茶5 kg      │
        └─────────────────┘
                │ 用95%乙醇回流提取3次，每次4 h，
                │ 过滤，合并滤液，减压回收溶剂
        ┌─────────────────┐
        │   乙醇提取物      │
        └─────────────────┘
                │ 将其溶于1 L甲醇中，放置后过滤，所得滤液用等体
                │ 积石油醚萃取4次以除去叶绿素等脂溶性成分，所得
                │ 甲醇层减压回收溶剂，最后得浸膏
        ┌─────────────────┐
        │   甲醇浸膏        │
        └─────────────────┘
                │ 硅胶柱色谱柱，乙酸乙酯-甲醇-水（100:0:0→
                │ 100:8:6）梯度洗脱，共得到4个组分（A～D）
```

组分B	组分C
硅胶柱色谱，二氯甲烷-甲醇；	大孔树脂柱，乙醇-水；
Sephadex LH-20柱色谱，甲醇-水；	ODS柱色谱；
制备液相色谱，甲醇-水或乙腈-水	Sephadex LH-20柱色谱；
	制备液相色谱，甲醇-水

化合物1：槲皮素
化合物2：山奈酚
化合物3：槲皮苷
化合物4：阿福豆苷
化合物6：双氢山奈酚
化合物7：黄杞苷
化合物8：异黄杞苷
化合物9：花旗松素
化合物10：落新妇苷
化合物11：新落新妇苷
化合物12：新异落新妇苷
化合物13：异落新妇苷
化合物14：5,7-二羟基色原酮-3-O-α-L-吡喃鼠李糖苷

化合物5：金丝桃苷
化合物15：hydrojuglone glucoside
化合物16：juglanoside E
化合物17：(6S,9S)-长寿花糖苷

【参考文献】

［1］饶伟源.壮药罗汉茶研究进展［J］.广西医学，2015，37（7）：956-959.

［2］孙彤.黄杞叶和白菜化学成分研究［D］.北京：北京协和医学院，2012：5-8.

［3］陆弘，周福军，单淇，等.黄杞叶化学成分的分离与鉴定［J］.沈阳药科大学学报，2016，33（12）：945-949，980.

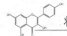

垂盆草

【来源】本品为景天科植物垂盆草*Sedum sarmentosum* Bunge的干燥全草。

【壮药名】牙讽遍 Nyafaengzbengj。

【分布】分布于吉林、辽宁、河北、山西、陕西、甘肃、山东、江苏、安徽、浙江、江西、福建、河南、湖北、湖南、四川、贵州、广西等地，广西主要分布于桂林、昭平、钟山、富川、金秀等县市。

【功能与主治】

中医 利湿退黄，清热解毒。用于治疗湿热黄疸，小便不利，痈肿疮疡。

壮医 清热毒，除湿毒。用于治疗能蚌（黄疸），肉扭（淋证），呗叮（疗）。

【主要化学成分与药理作用】

垂盆草中含有苷类、黄酮类、三萜类、甾醇类及生物碱类等化学成分，如垂盆草苷、木犀草素、柠檬素、甘草素、苜蓿素、异甘草素、异鼠李素-7-葡萄糖苷、木犀草素-7-葡萄糖苷、甘草苷、柠檬素-3-葡萄糖苷、异甘草苷、异鼠李素-3,7-二葡萄糖苷、柠檬素-3,7-葡萄糖苷、苜蓿苷、槲皮素-3-β-葡萄糖苷、δ-香树脂醇、δ-香树脂酮、3-表-δ-香树脂醇、18-β-香树脂酮氢过氧化物、3β,6β-豆甾-4-烯-3,6-二醇等成分，生物碱类化合物有异石榴皮碱、3-甲酰-1,4-二羟基二氢吡喃、N-甲基-2β-羟丙基哌啶、二氢异石榴皮碱、消旋甲基异石榴皮碱等。

现代研究证明，垂盆草对损伤的肝细胞有修复保护作用，能促进肝细胞再生、逐步恢复肝功能，其中垂盆草苷为其抗炎的主要有效成分。此外，垂盆草中的总黄酮类成分（包含槲皮素、山奈素、木犀草素等8种物质的总黄酮成分）可使小鼠血清丙氨酸氨基转移酶（ALT）和天门冬氨酸氨基转移酶（AST）的含量显著降低，对肝脏有明显的保护作用。

【代表性化学成分的结构与性质】

名称	分子式	相对分子质量	熔点/℃	性状
垂盆草苷	$C_{11}H_{17}NO_7$	275	79～80	无色透明胶状物

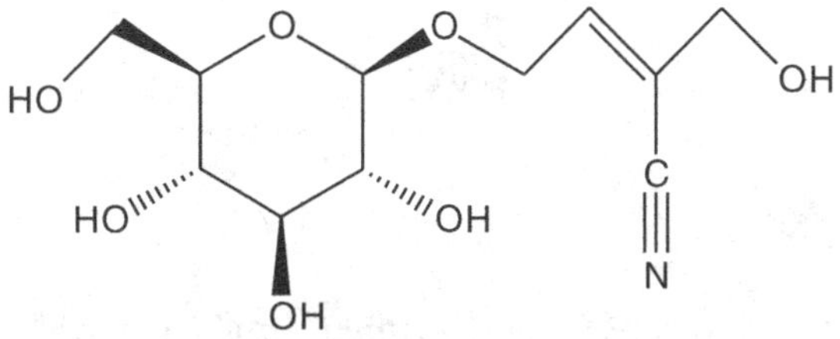

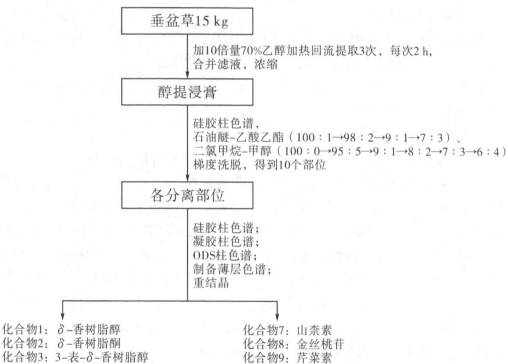

垂盆草苷化学结构式

【主要化学成分的提取分离】

垂盆草15 kg

加10倍量70%乙醇加热回流提取3次，每次2 h，
合并滤液，浓缩

醇提浸膏

硅胶柱色谱，
石油醚-乙酸乙酯（100：1→98：2→9：1→7：3）、
二氯甲烷-甲醇（100：0→95：5→9：1→8：2→7：3→6：4）
梯度洗脱，得到10个部位

各分离部位

硅胶柱色谱；
凝胶柱色谱；
ODS柱色谱；
制备薄层色谱；
重结晶

化合物1：δ-香树脂醇　　　　　　　化合物7：山奈素
化合物2：δ-香树脂酮　　　　　　　化合物8：金丝桃苷
化合物3：3-表-δ-香树脂醇　　　　化合物9：芹菜素
化合物4：β-谷甾醇　　　　　　　　化合物10：香草酸
化合物5：木犀草素　　　　　　　　化合物11：槲皮苷
化合物6：α-香树脂醇　　　　　　　化合物12：胡萝卜苷

【参考文献】

[1] 李慧娟，杜成林，李娜，等.垂盆草的化学成分分离鉴定 [J].中国实验方剂学
杂志，2017，23（4）：76-80.

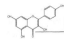

佩兰

【来源】本品为菊科植物佩兰*Eupatorium fortunei* Turcz.的干燥地上部分。

【壮药名】棵培兰Gobeilanz。

【分布】分布于河北、山东、江苏、广东、广西等地，广西各地均有分布。

【功能与主治】

中医 芳香化湿，醒脾开胃，发表解暑。用于治疗湿浊肿阻，脘痞呕恶，口中甜腻，口臭，暑湿表证，湿温初起，发热倦怠，胸闷不舒。

壮医 解痧毒，除湿毒，调气道、谷道。用于治疗痧病，东郎（食欲不振），白冻（泄泻），口臭。

【主要化学成分与药理作用】

佩兰化学成分研究主要集中在挥发油上，佩兰全草含挥发油0.5%～2.0%，挥发油的主要成分包括冰片烯、石竹烯、对-聚伞花素、乙酸橙花酯、5-甲基麝香草醚、菖蒲烯酮、长叶烯、胡萝卜烯、百里香酚甲醚、荜澄茄油烯醇、十六酸、α-琼脂呋喃、匙叶桉油烯醇、β-红没药烯、延胡索酸、琥珀酸、甘露醇等。佩兰叶含香豆精、邻-香豆酸、麝香草氢醌；叶及花中还含有蒲公英甾醇棕榈酸酯、蒲公英甾醇乙酸酯、蒲公英甾醇等；全草中亦含有双稠吡咯啶生物碱，包括仰卧天芥菜碱、宁德洛非碱和兰草素等，该生物总碱在体外试验中表现出一定的抗肿瘤活性。

佩兰作为一味芳香化湿醒脾药，临床应用范围较广。现代研究表明，佩兰挥发油具有抗炎、祛痰、增强免疫力、抑菌等药理作用。

【代表性化学成分的结构与性质】

名称	分子式	相对分子质量	熔点/℃	性状
百里酚	$C_{10}H_{14}O$	150	48～51	白色结晶或结晶性粉末

百里酚化学结构式

【主要化学成分的提取分离】

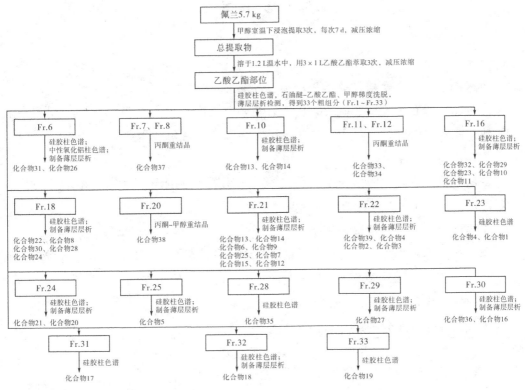

```
                        佩兰5.7 kg
                           │ 甲醇室温下浸泡提取3次，每次7 d，减压浓缩
                        总提取物
                           │ 溶于1.2 L温水中，用3×1 L乙酸乙酯萃取3次，减压浓缩
                        乙酸乙酯部位
                           │ 硅胶柱色谱，石油醚-乙酸乙酯、甲醇梯度洗脱，
                           │ 薄层层析检测，得到33个粗组分（Fr.1～Fr.33）
```

Fr.6	Fr.7、Fr.8	Fr.10	Fr.11、Fr.12	Fr.16
硅胶柱色谱；中性氧化铝柱色谱；制备薄层层析	丙酮重结晶	硅胶柱色谱；制备薄层层析	丙酮重结晶	硅胶柱色谱；制备薄层层析
化合物31、化合物26	化合物37	化合物13、化合物14	化合物33、化合物34	化合物32、化合物29化合物23、化合物10化合物11

Fr.18	Fr.20	Fr.21	Fr.22	Fr.23
硅胶柱色谱；制备薄层层析	丙酮-甲醇重结晶	硅胶柱色谱；制备薄层层析	硅胶柱色谱；制备薄层层析	硅胶柱色谱
化合物22、化合物8化合物30、化合物28化合物24	化合物38	化合物13、化合物14化合物6、化合物9化合物25、化合物7化合物15、化合物12	化合物39、化合物4化合物2、化合物3	化合物4、化合物1

Fr.24	Fr.25	Fr.28	Fr.29	Fr.30
硅胶柱色谱；制备薄层层析	硅胶柱色谱；制备薄层层析	硅胶柱色谱	硅胶柱色谱；制备薄层层析	硅胶柱色谱；制备薄层层析
化合物21、化合物20	化合物5	化合物35	化合物27	化合物36、化合物16

Fr.31	Fr.32	Fr.33
硅胶柱色谱	硅胶柱色谱；制备薄层层析	硅胶柱色谱
化合物17	化合物18	化合物19

备注：

化合物1：(1R*,2S*,3R*,4R*,6S*)-1,2,3,6-四羟基-p-薄荷烷；化合物2：(1S*,2S*,3S*,4R*,6R*)-1,2,3,6-四羟基-p-薄荷烷；化合物3：(1S,2S,4R,5S)-2,5-二羟基-p-薄荷烷；化合物4：(1R,2S,4S,5R)-2,5-二羟基-p-薄荷烷；化合物5：(1S,2R,4S,5S)-2,5-二羟基-p-薄荷烷；化合物6：百里酚；化合物7：7-羟基百里酚；化合物8：9-羟基百里酚；化合物9：8,9-二羟基百里酚；化合物10：3-O-当归酰基-9-羟基百里酚；化合物11：3-O-当归酰基-8-甲氧基-9-羟基百里酚；化合物12：acetone thymol 8,9-ketal；化合物13：2,3-trans-2,3-二氢-3,6-二甲基-苯并呋喃-2-醇；化合物14：2,3-cis-2,3-二氢-3,6-二甲基-苯并呋喃-2-醇；化合物15：4-(1-羟基-1-甲基乙基)苯甲酸；化合物16：3-O-β-D-吡喃葡萄糖苷-百里酚；化合物17：7-O-β-D-吡喃葡萄糖苷-对伞花烃；化合物18：9-O-β-D-吡喃葡萄糖苷-百里酚；化合物19：2-O-β-D-吡喃葡萄糖苷-2,3-cis-2,3-二氢-3,6-二甲基苯并呋喃；化合物20：2β,9α-二羟基别丁香烷；化合物21：caryolane-1β,9β-diol；化合物22：1β,6α-二羟基-5αH-桉烷-4(15)-烯；化合物23：1β,6β-二羟基-5βH-桉烷-4(15)-烯；化合物24：1β,5α-二羟基-桉烷-4(15)-烯；化合物25：1β,7α-二羟基-5aH-桉烷-4(15)-烯；化合物26：6α-羟基-7βH-桉烷-4(15),11-二烯；化合物27：(3S,5R,SR)-3,5-dihydroxy-6,7-megastigmadien-9-one；化合物28：3-甲叉基-7,11,15-三甲基十六烷-1,2-二醇；化合物29：(24R,S)-3β,24-二羟基-环阿屯-25-烯；化合物30：20(R)-3β-棕榈酰氧基-20-羟基-羊毛甾-25-烯；化合物31：3β-棕榈酰氧基-24-甲基-环阿屯-25-烯；化合物32：3β-羟基-30-降碳乌苏-22-烯-20-酮；化合物33：β-谷甾醇；化合物34：豆甾-5,22-二烯-3β-醇；化合物35：3-O-(6′-O-棕榈酰基)-β-D-吡喃葡萄糖苷-豆甾醇；化合物36：β-胡萝卜苷；化合物37：香豆素；化合物38：邻羟基肉桂酸；化合物39：棕榈酸；化合物40：亚油酸

【参考文献】

[1] 吕文纲，王鹏程.佩兰化学成分、药理作用及临床应用研究进展 [J].中国中医药科技，2015，22（3）：349-350.

[2] 魏道智，宁书菊，林文雄.佩兰的研究进展 [J].时珍国医国药，2007（7）：1782-1783.

[3] 姜海霞.佩兰的化学成分及其生物活性研究 [D].兰州：兰州大学，2005.

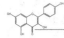

爬地牛奶

【来源】本品为桑科植物地果*Ficus tikoua* Bur的藤茎。

【分布】分布于湖南、湖北、广西、贵州、云南、西藏、四川、甘肃、陕西南部等地，广西主要分布于马山、柳州、融水、贵港、百色、乐业、东兰等县市。

【功能与主治】

中医 清热利湿，收敛止痢，解毒消肿。用于治疗痢疾，泄泻，黄疸，水肿，风湿疼痛，无名肿毒。

【主要化学成分与药理作用】

爬地牛奶含有黄酮类、三萜类、甾体类、香豆素类、有机酸类等化合物，如槲皮素、芹菜素、木犀草素、北美圣草素、柚皮素、佛手柑内酯等。现代研究表明，爬地牛奶具有降血糖、松弛血管平滑肌、抗肿瘤等药理作用。

【代表性化学成分的结构与性质】

名称	分子式	相对分子质量	熔点/℃	性状
佛手柑内酯	$C_{12}H_8O_4$	216	190～193	白色针晶

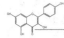

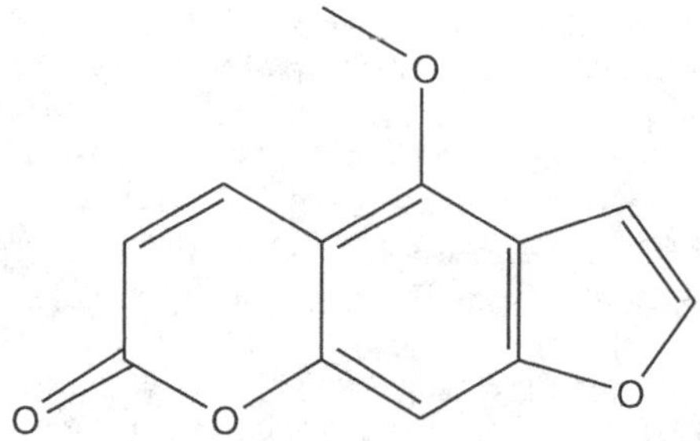

佛手柑内酯化学结构式

【主要化学成分的提取分离】

```
         ┌─────────────────────┐
         │   爬地牛奶20 kg     │
         └─────────────────────┘
```
用90%甲醇加热（63~65 ℃）回流提取4次，提取时长分别为3 h、2 h、2 h、2 h，减压浓缩蒸至浸膏状

```
         ┌─────────────────────┐
         │       浸膏          │
         └─────────────────────┘
```
用水将得到的浸膏做成悬浮液，依次用石油醚、氯仿、正丁醇各萃取4次，将各部分萃取浓缩得到的浸膏分别进行分离

```
┌──────────────────────┐        ┌──────────────────────┐
│  石油醚部分181.3 g   │        │   氯仿部分29.0 g     │
└──────────────────────┘        └──────────────────────┘
```

硅胶柱色谱，用石油醚–丙酮梯度洗脱

化合物1：香草酸

硅胶柱色谱，依次用石油醚–丙酮、氯仿–丙酮、氯仿–甲醇系统梯度洗脱

化合物2：hydroxy alpinum isoflavone
化合物3：佛手柑内酯
化合物4：齐墩果酸

【参考文献】

［1］张文平，张晓平，刘娜，等.民族药地板藤的研究进展［J］.中国现代中药，2016，18（4）：531-534.

［2］徐蔚，王培，李尚真，等.地果根茎化学成分研究［J］.天然产物研究与开发，2011（23）：270-272.

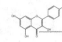

金不换

【来源】本品为防己科植物广西地不容*Stephania kwangsiensis* H.S.Lo、小花地不容*Stephania micrantha* H.S.Lo et M.Yang、桂南地不容*Stephania kuinanensis* H.S.Lo et M.Yang的干燥块根。

【壮、瑶药名】壮药名：门崩茂 Maengzbaegmbouj。瑶药名：懂甘烈路Domh gomh ndie louc。

【分布】主要产于广西西北部至西南部等地区，广西主要分布于南宁、田阳、靖西、那坡、凌云以及桂西南、桂西北地区。

【功能与主治】

中医 祛痰，消积，散瘀，解毒。用于治疗咳嗽，咽痛，小儿疳积，跌打损伤，瘰疬，痈肿，毒蛇咬伤。

壮医 调气道、谷道，通龙路、火路，清热毒，散瘀止痛。用于治疗白冻（泄泻），阿意咪（痢疾），胴尹（腹痛），埃病（咳嗽），货烟妈（咽痛），神经痛，牙痛，发旺（风湿骨痛），林得叮相（跌打肿痛），产后腹痛，约京乱（月经不调），北嘻（乳痈），对口疮，额哈（毒蛇咬伤）。

瑶医 清热解毒，化痰止咳，健脾消食。用于治疗篮虷（肝炎），更喉闷（咽喉炎），哈紧（支气管炎），哈路（肺结核），百内虾（百日咳），谷阿强拱（小儿疳积），结膜炎，嘴布瓢（口腔溃疡），碰租虷（骨髓炎），播冲（跌打损伤），囊暗（毒蛇咬伤）及眸名肿毒（无名肿毒）。

【主要化学成分与药理作用】

金不换块根中主要含有生物碱类，总生物碱含量达3%～4%，主要为异喹啉生物碱，按结构可分为原小檗碱型、阿朴啡型，极少数为吗啡型，具体成分有去氢千金藤碱、二氢巴马汀、紫堇定、青风藤碱、氯仿巴马亭和dehassiline等。现代研究表明，金不换具有很强的镇痛、抗炎、抑菌，以及杀虫、抗实验性胃溃疡等作用。

【代表性化学成分的结构与性质】

名称	分子式	相对分子质量	熔点/℃	性状
青风藤碱	$C_{19}H_{21}NO_4$	327	—	白色结晶粉末
紫堇定碱	$C_{20}H_{23}NO_4$	341	185	白色粉末

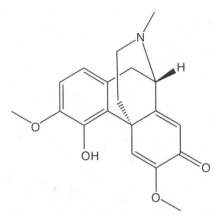

青风藤碱化学结构式

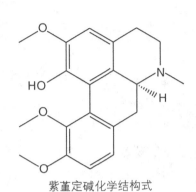

紫堇定碱化学结构式

【主要化学成分的提取分离】

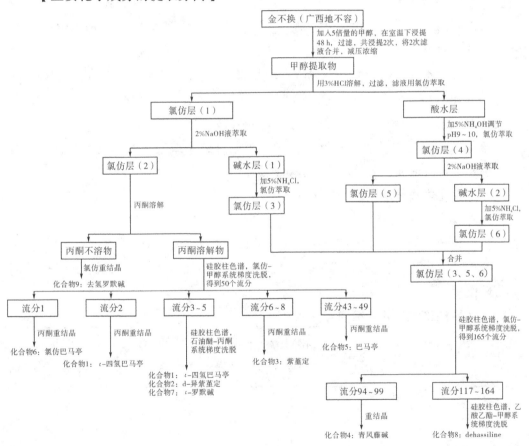

【参考文献】

[1] 罗昱澜, 李江, 毛柳珺, 等. 广西地不容生物碱化学成分、药理及质量控制研究
进展 [J]. 右江民族医学院学报, 2015, 37 (2): 304-306.

[2] 邓业成, 徐汉虹. 广西地不容块根生物碱成分研究 [J]. 广西师范大学学报 (自
然科学版), 2004, 22 (4): 73-77.

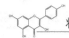

金沙藤

【来源】本品为海金沙科植物海金沙*Lygodium japonicum*（Thunb.）Sw.、小叶海金沙 *Lygodium microphyllum*（Cav.）R.Br.或曲轴海金沙*Lygodium flexuosum*（L.）Sw.的干燥地上部分。

【壮、瑶药名】壮药名：溶随滇 Rumseidiet。瑶药名：木恐碎 Muh gux suix。

【分布】分布于广东、广西、江苏、浙江、湖南、四川等地，广西各地均有分布。

【功能与主治】

中医　清热解毒，利水通淋，活血通络。用于治疗尿路结石，前列腺炎，泌尿系统感染。

壮医　通水道，通龙路，清热毒，消肿痛，舒筋络。用于治疗肉扭（淋证），笨浮（水肿），阿意咪（痢疾），货烟妈（咽炎），发旺（痹病），林得叮相（跌打损伤），北嘻（奶疮），渗裆相（烧烫伤），蜂蜇伤，外伤出血。

瑶医　清热解毒，利尿通淋。用于治疗尿路感染或结石，肾炎水肿，肾盂肾炎，小儿麻痹后遗症，肢筋挛缩，骨折，衄血。

【主要化学成分与药理作用】

金沙藤含有黄酮类、甾体类、香豆素类、酚酸类等化学成分，如槲皮素、紫云英苷、异槲皮苷、山奈酚-7-O-α-鼠李糖苷、芦丁、山奈酚-3-O-β-芸香糖苷、6-O-咖啡酸葡萄糖酯、银杏醇等。现代研究表明，金沙藤具有抗菌、抗炎、镇痛等药理作用。

【代表性化学成分的结构与性质】

名称	分子式	相对分子质量	熔点/℃	性状
紫云英苷	$C_{21}H_{20}O_{11}$	448	—	黄色晶体

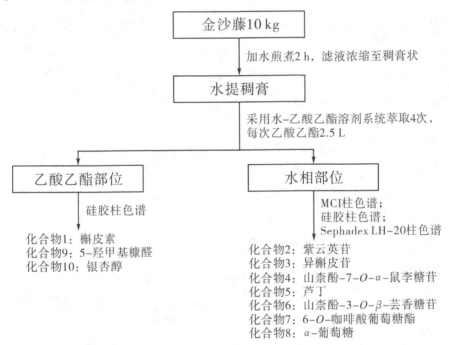

紫云英苷化学结构式

【主要化学成分的提取分离】

金沙藤10 kg

↓ 加水煎煮2 h，滤液浓缩至稠膏状

水提稠膏

↓ 采用水-乙酸乙酯溶剂系统萃取4次，每次乙酸乙酯2.5 L

乙酸乙酯部位

↓ 硅胶柱色谱

化合物1：槲皮素
化合物9：5-羟甲基糠醛
化合物10：银杏醇

水相部位

↓ MCI柱色谱；
硅胶柱色谱；
Sephadex LH-20柱色谱

化合物2：紫云英苷
化合物3：异槲皮苷
化合物4：山柰酚-7-*O*-α-鼠李糖苷
化合物5：芦丁
化合物6：山柰酚-3-*O*-β-芸香糖苷
化合物7：6-*O*-咖啡酸葡萄糖酯
化合物8：α-葡萄糖

【参考文献】

[1] 中国药科大学.中药辞海：第二卷[M].北京：中国医药科技出版社，1996：2288.

[2] 江苏新医学院.中药大辞典：上册[M].上海：上海人民出版社，1978：1259.

[3] 广西壮族自治区食品药品监督管理局.广西壮族自治区壮药质量标准：第三卷（2018年版）[M].南宁：广西科学技术出版社，2018.

[4] 周艳林，赵旭，华娟，等.金沙藤化学成分及其抗氧化活性评价研究[J].中华中医药杂志，2013，28（5）：1392-1396.

金果榄

【来源】本品为防己科植物青牛胆*Tinospora sagittata*（Oliv.）Gagnep.的干燥块根。

【壮、瑶药名】壮药名：尽榄 Gimjlamz。瑶药名：青坐翁 Cing juov ngungh。

【分布】主产于广西、湖南等地，广西分布于龙州等地。

【功能与主治】

中医 清热解毒，利咽，止痛。用于治疗咽喉肿痛，痈疽疔毒，泄泻，痢疾，脘腹热痛。

壮医 清热毒，调气道，通火路。用于治疗货烟妈（咽痛），胴尹（腹痛），埃病（咳嗽），航靠谋（痄腮），北嘻（乳痈），呗脓（痈疮），呗叮（疔），黄蜂蜇伤。

瑶医 舒筋活络，祛风除湿，消肿止痛。用于治疗崩闭闷（风湿痹痛），改闷（腰痛，腰肌劳损），锥碰江闷（坐骨神经痛），播冲（跌打损伤），扁免崩（中风偏瘫），碰脑（骨折），眸名肿毒（无名肿毒），疟椎闷（乳腺炎）。

【主要化学成分与药理作用】

金果榄中富含生物碱类成分，如掌叶防己碱、古伦宾、非洲防己苦素、巴马亭、金果榄苷、异非洲防己苦素、药根碱、巴马亭、非洲防己碱、千金藤碱、dehydrodi scretamine、蝙蝠葛仁碱和木兰花碱等。现代研究表明，金果榄具有抗炎、镇痛、抑菌、抗应激、抗溃疡等药理作用。

【代表性化学成分的结构与性质】

名称	分子式	相对分子质量	熔点/℃	性状
金果榄苷	$C_{26}H_{22}O_{11}$	519	—	白色结晶
古伦宾	$C_{20}H_{22}O_6$	357	—	白色结晶

古伦宾化学结构式

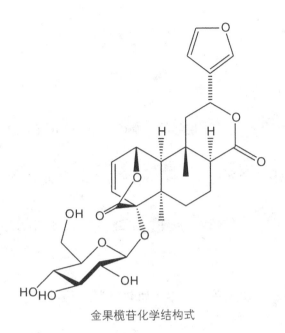

金果榄苷化学结构式

【主要化学成分的提取分离】

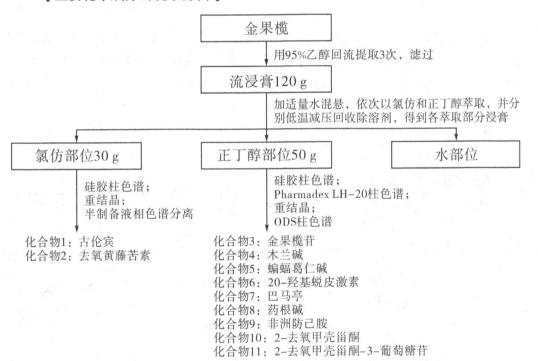

金果榄

用95%乙醇回流提取3次，滤过

流浸膏120 g

加适量水混悬，依次以氯仿和正丁醇萃取，并分别低温减压回收除溶剂，得到各萃取部分浸膏

氯仿部位30 g

硅胶柱色谱；
重结晶；
半制备液相色谱分离

化合物1：古伦宾
化合物2：去氧黄藤苦素

正丁醇部位50 g

硅胶柱色谱；
Pharmadex LH-20柱色谱；
重结晶；
ODS柱色谱

化合物3：金果榄苷
化合物4：木兰碱
化合物5：蝙蝠葛仁碱
化合物6：20-羟基蜕皮激素
化合物7：巴马亭
化合物8：药根碱
化合物9：非洲防己胺
化合物10：2-去氧甲壳甾酮
化合物11：2-去氧甲壳甾酮-3-葡萄糖苷

水部位

【参考文献】

[1]朱红梅.壮药金果榄的研究进展［J］.中国民族医药杂志，2001，7（2）：43-44.

[2]史琪荣.四种药用植物活性成分的系统研究［D］.西安：第四军医大学，2007.

金线风

【**来源**】本品为防己科植物粉叶轮环藤*Cyclea hypoglauca*（Schauer）Diels的干燥根。

【**壮、瑶药名**】壮药名：勾机腾 Gaeugihdaengz。瑶药名：金线风 Jomh finx buerng。

【**分布**】分布于广东、广西、福建、江西、湖南、云南等地，广西各地均有分布。

【**功能与主治**】

中医　清热解毒，祛风止痛。用于风热感冒，咽喉疼痛，牙痛，气管炎，痢疾，尿道感染，风湿性关节痛，疮疡肿毒。

壮医　通气道、谷道，调火路，清热毒，镇痛。用于治疗贫痧（感冒），阿意咪（痢疾）。

瑶医　清热解毒，祛风止痛。用于哈轮（感冒发热），更喉闷（咽喉肿痛，咽炎），桨蛾（扁桃腺炎），牙闷（牙痛），卡西闷（胃脘痛，胃寒痛，胃热痛），港虷（肠炎），碰累（痢疾），月藏（尿血）及眸名肿毒（疮疡肿毒）。

【**主要化学成分与药理作用**】

金线风的根及根茎的化学成分有d-枥醇、β-谷甾醇、轮环藤宁、I-箭毒碱、轮环藤酚碱等。现代研究表明，金线风具有降压和抗心律失常等作用。

【**代表性化学成分的结构与性质**】

名称	分子式	相对分子质量	熔点/℃	性状
轮环藤酚碱	C$_{20}$H$_{24}$O$_4$N	342	214～215	无色针状结晶

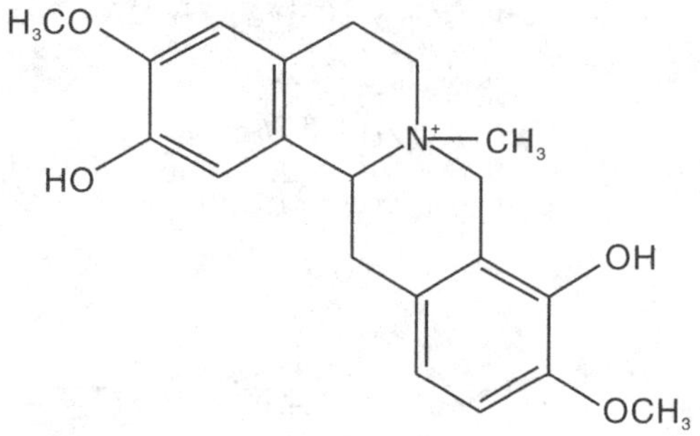

轮环藤酚碱化学结构式

【主要化学成分的提取分离】

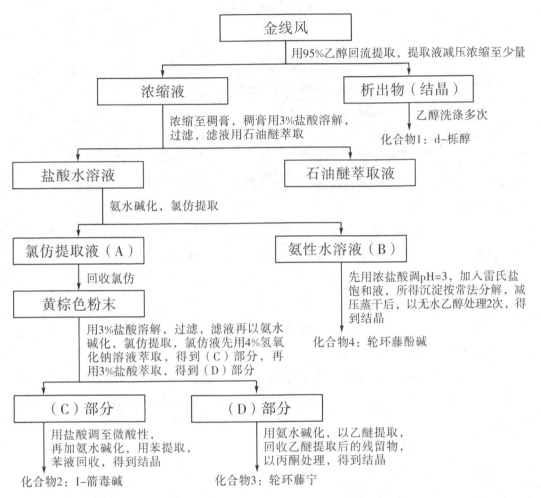

【参考文献】

[1]周法兴，许学健.防己科植物金线风化学成分的研究［J］.植物学报，1979，21（1）：42-46.

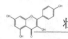

金线莲

【来源】本品为兰科植物金线兰*Anoectochilus roxburghii*（Wall.）Lindl.。

【壮药名】兰盟画 lanzmbawva。

【分布】分布于福建、浙江、江西、湖南、广东、海南、广西、四川、云南、西藏东南部等地，广西主要分布于南宁、隆安、鹿寨、融水、阳朔、苍梧、蒙山、防城港、上思、平南、桂平、那坡、贺州、凤山、象州、金秀、龙州等县市。

【功能与主治】

中医　清热解毒，祛风除湿，凉血平肝，固肾。用于治疗咯血，咳嗽，虚烦失眠，消渴，黄疸，痹证，遗精，水肿，淋证，白浊，瘨痫。

壮医　清热毒，补阴液，止疼痛。用于治疗钵痨（肺痨），唉勒（咯血），阿幽甜（糖尿病），笨浮（水肿），肉扭（淋证），虚劳，漏精（遗精），发旺（痹病），勒爷狠风（小儿惊风），隆白呆（带下），额哈（毒蛇咬伤）。

【主要化学成分与药理作用】

金线莲含有黄酮类、多糖及糖苷类、酯类、甾醇、生物碱、三萜类、微量元素等几大类物质。现代研究表明，金线莲具有抗肿瘤、降血糖、保肝、抗HBV、免疫调节等药理作用。

【代表性化学成分的结构与性质】

名称	分子式	相对分子质量	熔点/℃	性状
赫尔西酚	$C_{15}H_{14}O_3$	242	—	白色固体

赫尔西酚化学结构式

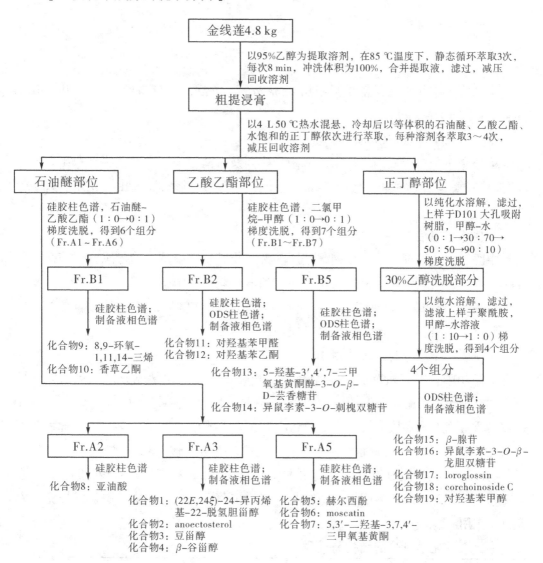

【主要化学成分的提取分离】

金线莲4.8 kg

↓ 以95%乙醇为提取溶剂，在85 ℃温度下，静态循环萃取3次，每次8 min，冲洗体积为100%，合并提取液，滤过，减压回收溶剂

粗提浸膏

↓ 以4 L 50 ℃热水混悬，冷却后以等体积的石油醚、乙酸乙酯、水饱和的正丁醇依次进行萃取，每种溶剂各萃取3～4次，减压回收溶剂

石油醚部位

硅胶柱色谱，石油醚-乙酸乙酯（1：0→0：1）梯度洗脱，得到6个组分（Fr.A1～Fr.A6）

乙酸乙酯部位

硅胶柱色谱，二氯甲烷-甲醇（1：0→0：1）梯度洗脱，得到7个组分（Fr.B1～Fr.B7）

正丁醇部位

以纯化水溶解，滤过，上样于D101大孔吸附树脂，甲醇-水（0：1→30：70→50：50→90：10）梯度洗脱

Fr.B1

↓ 硅胶柱色谱；制备液相色谱

化合物9：8,9-环氧-1,11,14-三烯
化合物10：香草乙酮

Fr.B2

↓ 硅胶柱色谱；ODS柱色谱；制备液相色谱

化合物11：对羟基苯甲醛
化合物12：对羟基苯乙酮

Fr.B5

↓ 硅胶柱色谱；ODS柱色谱；制备液相色谱

化合物13：5-羟基-3′,4′,7-三甲氧基黄酮醇-3-O-β-D-芸香糖苷
化合物14：异鼠李素-3-O-刺槐双糖苷

30%乙醇洗脱部分

↓ 以纯水溶解，滤过，滤液上样于聚酰胺，甲醇-水溶液（1：1→1：0）梯度洗脱，得到4个组分

4个组分

↓ ODS柱色谱；制备液相色谱

化合物15：β-腺苷
化合物16：异鼠李素-3-O-β-龙胆双糖苷
化合物17：loroglossin
化合物18：corchoinoside C
化合物19：对羟基苯甲醇

Fr.A2

↓ 硅胶柱色谱

化合物8：亚油酸

Fr.A3

↓ 硅胶柱色谱；制备液相色谱

化合物1：(22E,24ξ)-24-异丙烯基-22-脱氢胆甾醇
化合物2：anoectosterol
化合物3：豆甾醇
化合物4：β-谷甾醇

Fr.A5

↓ 硅胶柱色谱；制备液相色谱

化合物5：赫尔西酚
化合物6：moscatin
化合物7：5,3′-二羟基-3,7,4′-三甲氧基黄酮

【参考文献】

［1］广西壮族自治区食品药品监督管理局.广西壮族自治区壮药质量标准：第三卷（2018年版）［M］.南宁：广西科学技术出版社，2018.

［2］刘辉辉，沈岚，毛碧增.金线莲化学成分、药理及组织培养研究进展［J］.药物生物技术，2015，22（6）：553-556.

［3］王勇，陈硕，卢端萍，等.金线莲化学成分的研究［J］.中草药，2017，48（15）：2619-2624.

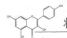

金钮扣

【来源】本品为菊科植物金钮扣*Acmella paniculata*（Wallich ex Candolle）R.K. Jansen的干燥全草。

【壮药名】棵奴根Gonougaet。

【分布】分布于云南、广东、海南、广西及台湾等地，广西主要分布于南宁、隆安、马山、荔浦、藤县、贵港、百色、靖西、那坡、隆林、凤山、龙州、天等等县市。

【功能与主治】

中医 清热解毒，消肿止痛，祛风除湿，止咳定喘。用于治疗感冒，肺痨，百日咳，哮喘，风湿痹痛，毒蛇咬伤，痈疮肿毒，跌打损伤。

壮医 清热毒，通龙路，消肿痛。用于治疗扁桃体炎，货烟妈（咽炎），牙痛，胴尹（腹痛），林得叮相（跌打损伤）。

【主要化学成分与药理作用】

金钮扣中含有有机酸类、生物碱类、苷类、萜类等化学成分，如水杨酸、异香草酸、金色酰胺醇酯、N-反式阿魏酸酪酰胺、N-反式-对-香豆酰基酪胺、N-反式-对-香豆酰基章鱼胺、绿原酸、(25S)-螺甾烷-5-烯-3β-醇-3-O-[β-D-吡喃葡萄糖基-(1→6)-O-β-D-吡喃葡萄糖苷]、3β-乙酰基齐墩果酸、3β-乙酰氧基-11α,12α-环氧-齐墩果烷-28,13β-内酯、齐墩果酸、熊果酸、2α-羟基齐墩果酸、2α,3β-二羟基乌苏酸等。现代研究表明，金钮扣具有广谱抗菌、抗病毒、抗肿瘤、增强免疫力等药理作用。

【代表性化学成分的结构与性质】

名称	分子式	相对分子质量	熔点/℃	性状
金色酰胺醇酯	$C_{27}H_{28}N_2O_4$	444	—	白色针晶

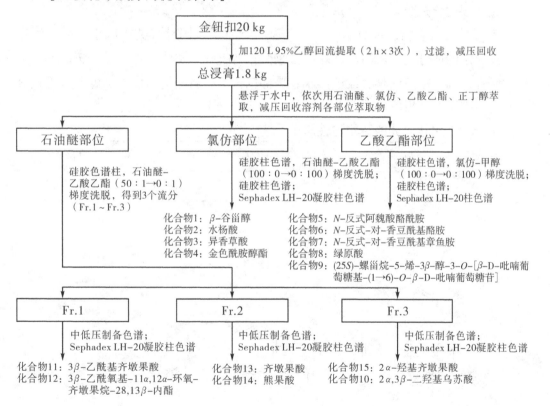

金色酰胺醇酯化学结构式

【主要化学成分的提取分离】

金钮扣20 kg
↓ 加120 L 95%乙醇回流提取（2 h×3次），过滤，减压回收
总浸膏1.8 kg
↓ 悬浮于水中，依次用石油醚、氯仿、乙酸乙酯、正丁醇萃取，减压回收溶剂各部位萃取物

石油醚部位
硅胶色谱柱，石油醚-乙酸乙酯（50∶1→0∶1）梯度洗脱，得到3个流分（Fr.1～Fr.3）

氯仿部位
硅胶柱色谱，石油醚-乙酸乙酯（100∶0→0∶100）梯度洗脱；硅胶柱色谱；Sephadex LH-20凝胶柱色谱

乙酸乙酯部位
硅胶柱色谱，氯仿-甲醇（100∶0→0∶100）梯度洗脱；硅胶柱色谱；Sephadex LH-20柱色谱

化合物1：β-谷甾醇
化合物2：水杨酸
化合物3：异香草酸
化合物4：金色酰胺醇酯

化合物5：N-反式阿魏酸酪酰胺
化合物6：N-反式-对-香豆酰基酪胺
化合物7：N-反式-对-香豆酰基章鱼胺
化合物8：绿原酸
化合物9：(25S)-螺甾烷-5-烯-3β-醇-3-O-[β-D-吡喃葡萄糖基-(1→6)-O-β-D-吡喃葡萄糖苷]

Fr.1
中低压制备色谱；Sephadex LH-20凝胶柱色谱
化合物11：3β-乙酰基齐墩果酸
化合物12：3β-乙酰氧基-11α,12α-环氧-齐墩果烷-28,13β-内酯

Fr.2
中低压制备色谱；Sephadex LH-20凝胶柱色谱
化合物13：齐墩果酸
化合物14：熊果酸

Fr.3
中低压制备色谱；Sephadex LH-20凝胶柱色谱
化合物15：2α-羟基齐墩果酸
化合物10：2α,3β-二羟基乌苏酸

【参考文献】

［1］周洪波，王峰，何洋，等.金钮扣的化学成分研究［J］.华西药学杂志，2011，26（6）：522-524.

［2］周洪波，王峰，房志坚.金钮扣中三萜类化学成分研究［J］.中国中药杂志，2011，36（15）：2096-2098.

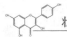

金锁匙

【来源】本品为防己科植物木防己 *Cocculus orbiculatus*（L.）DC.、天仙藤 *Fibraurea recisa* Pierre 的干燥藤茎。

【瑶药名】麻丢铃美 Mah diun lengh hmei。

【分布】分布于云南、广东、广西等地，广西各地均有分布。

【功能与主治】

中医 调理气机，祛风除湿。用于治疗胸膈胀闷，风湿骨痛，产后风寒。

【主要化学成分与药理作用】

木防己富含生物碱成分，包括双苄基异喹啉类、阿朴啡类、原小檗碱类生物碱，经鉴定的成分包括木防己亭碱、去氢艾帕特啉碱、木防己碱、异木防己碱等。现代研究表明，木防己具有促进排尿、局部抗炎及心肌保护的作用，可有效扩张冠状血管、抑制血小板聚集。

【代表性化学成分的结构与性质】

名称	分子式	相对分子质量	熔点/℃	性状
木兰碱	$C_{36}H_{40}N_2O_6$	596	243～247	黄色粉末

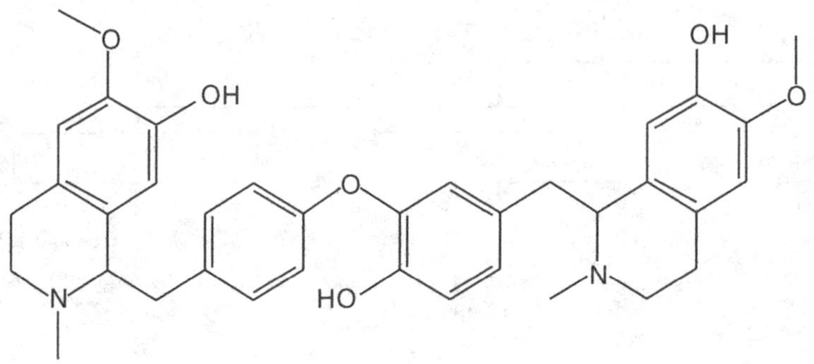

木兰碱化学结构式

【主要化学成分的提取分离】

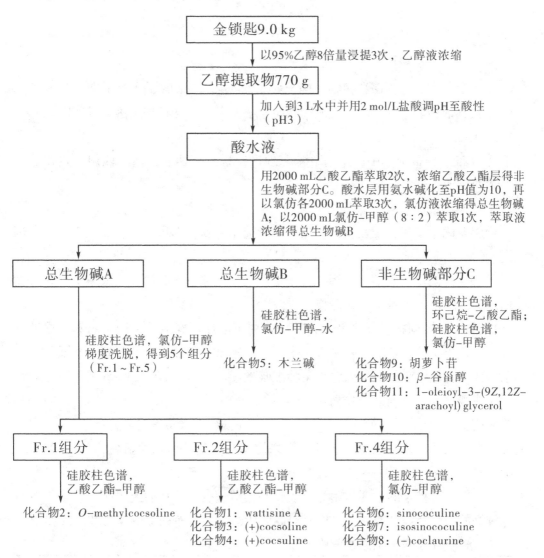

金锁匙9.0 kg

↓ 以95%乙醇8倍量浸提3次，乙醇液浓缩

乙醇提取物770 g

↓ 加入到3 L水中并用2 mol/L盐酸调pH至酸性（pH3）

酸水液

↓ 用2000 mL乙酸乙酯萃取2次，浓缩乙酸乙酯层得非生物碱部分C。酸水层用氨水碱化至pH值为10，再以氯仿各2000 mL萃取3次，氯仿液浓缩得总生物碱A；以2000 mL氯仿-甲醇（8∶2）萃取1次，萃取液浓缩得总生物碱B

总生物碱A

硅胶柱色谱，氯仿-甲醇梯度洗脱，得到5个组分（Fr.1～Fr.5）

总生物碱B

硅胶柱色谱，氯仿-甲醇-水

化合物5：木兰碱

非生物碱部分C

硅胶柱色谱，环己烷-乙酸乙酯；硅胶柱色谱，氯仿-甲醇

化合物9：胡萝卜苷
化合物10：β-谷甾醇
化合物11：1-oleioyl-3-(9Z,12Z-arachoyl) glycerol

Fr.1组分

硅胶柱色谱，乙酸乙酯-甲醇

化合物2：O-methylcocsoline

Fr.2组分

硅胶柱色谱，乙酸乙酯-甲醇

化合物1：wattisine A
化合物3：(+)cocsoline
化合物4：(+)cocsuline

Fr.4组分

硅胶柱色谱，氯仿-甲醇

化合物6：sinococuline
化合物7：isosinococuline
化合物8：(-)coclaurine

【参考文献】

［1］王国臣，王传博.木防己汤加减联合丹红注射液治疗慢性肺源性心脏病急性发作期疗效探讨［J］.中国实验方剂学杂志，2016，22（6）：145-148.

［2］廖静，雷宇，王建忠.毛木防己根的化学成分研究［J］.中药材，2014，37（2）：254-257.

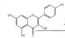

金樱子

【来源】本品为蔷薇科植物金樱子 *Rosa laevigata* Michx. 的干燥成熟果实。

【壮、瑶药名】壮药名：芒旺 Makvengj。瑶药名：金樱根（落懂紧）Jinyinggen（Louh dongv nqimv）。

【分布】分布于华中、华南、华东地区，以及广西、云南、四川、贵州、台湾、陕西等地，广西各地均有分布。

【功能与主治】

中医 固精缩尿，涩肠止泻。用于治疗遗精滑精，遗尿尿频，崩漏带下，久泻久痢。

壮医 补阴虚，固涩，止泻。用于治疗漏精（遗精），濑幽（遗尿），兵淋勒（崩漏），隆白呆（带下），白冻（泄泻）。

瑶医 涩肠固精，益肾补血，壮筋。用于治疗悲寐掴（神经衰弱），尼椎虷（肾炎），娄精（遗精），别带病（带下），本藏（贫血），藏紧邦（崩漏），免黑泵卡西（脾虚泻泄），泵黑怒哈（肺虚咳嗽）。

【主要化学成分与药理作用】

金樱子中主要含有多糖、三萜皂苷、鞣质、黄酮、甾体类等化学成分。金樱子中三萜类成分主要为五环三萜类，包括齐墩果烷型、乌苏烷型和羽扇豆烷型3种类型，其中以乌苏烷类化合物最多，包括熊果酸、2α-羟基乌苏酸、蔷薇酸、千花木酸、委陵菜酸等。金樱子的主要作用为抗氧化和调节免疫。现代研究表明，金樱子多糖具有较好的增强免疫调节作用，同时对高胆固醇血症具有明显的预防和治疗作用。

【代表性化学成分的结构与性质】

名称	分子式	相对分子质量	熔点/℃	性状
蔷薇酸	$C_{30}H_{48}O_5$	488	—	白色粉末

蔷薇酸化学结构式

【主要化学成分的提取分离】

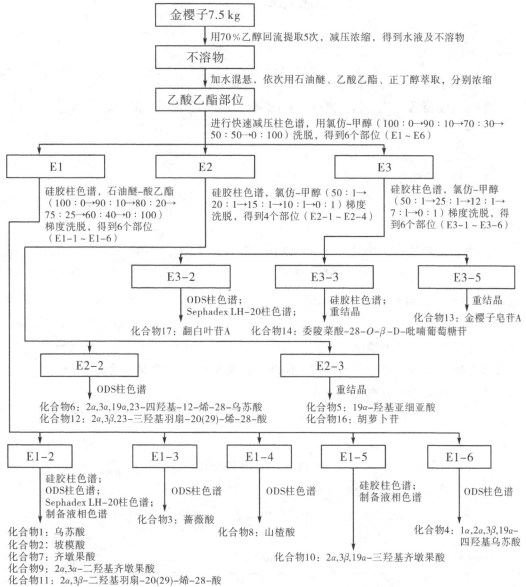

金樱子7.5 kg
— 用70％乙醇回流提取5次，减压浓缩，得到水液及不溶物 →
不溶物
— 加水混悬，依次用石油醚、乙酸乙酯、正丁醇萃取，分别浓缩 →
乙酸乙酯部位
— 进行快速减压柱色谱，用氯仿-甲醇（100：0→90：10→70：30→50：50→0：100）洗脱，得到6个部位（E1～E6）

E1
硅胶柱色谱，石油醚-酸乙酯（100：0→90：10→80：20→75：25→60：40→0：100）梯度洗脱，得到6个部位（E1-1～E1-6）

E2
硅胶柱色谱，氯仿-甲醇（50：1→20：1→15：1→10：1→0：1）梯度洗脱，得到4个部位（E2-1～E2-4）

E3
硅胶柱色谱，氯仿-甲醇（50：1→25：1→12：1→7：1→0：1）梯度洗脱，得到6个部位（E3-1～E3-6）

E3-2
— ODS柱色谱；Sephadex LH-20柱色谱；
化合物17：翻白叶苷A

E3-3
— 硅胶柱色谱；重结晶
化合物14：委陵菜酸-28-O-β-D-吡喃葡萄糖苷

E3-5
— 重结晶
化合物13：金樱子皂苷A

E2-2
— ODS柱色谱
化合物6：2α,3α,19α,23-四羟基-12-烯-28-乌苏酸
化合物12：2α,3β,23-三羟基羽扇-20(29)-烯-28-酸

E2-3
— 重结晶
化合物5：19α-羟基亚细亚酸
化合物16：胡萝卜苷

E1-2
硅胶柱色谱；ODS柱色谱；Sephadex LH-20柱色谱；制备液相色谱
化合物1：乌苏酸
化合物2：坡模酸
化合物7：齐墩果酸
化合物9：2α,3α-二羟基齐墩果酸
化合物11：2α,3β-二羟基羽扇-20(29)-烯-28-酸
化合物18：山柰酚

E1-3
ODS柱色谱
化合物3：蔷薇酸

E1-4
ODS柱色谱
化合物8：山楂酸

E1-5
硅胶柱色谱；制备液相色谱
化合物10：2α,3β,19α-三羟基齐墩果酸

E1-6
ODS柱色谱
化合物4：1α,2α,3β,19α-四羟基乌苏酸

【参考文献】

［1］肖凯军，刘晓红.金樱子果实的化学成分及其应用［J］.现代食品与药品杂志，2006（4）：1-3.

［2］樊小瑞，李娓娓，林丽美，等.金樱子药材研究进展［J］.中国药学杂志，2018，53（16）：1333-1341.

［3］高品一.金樱子的化学成分研究［D］.沈阳：沈阳药科大学，2008.

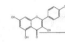

金樱子根

【来源】本品为蔷薇科植物金樱子*Rosa laevigata* Michx.的干燥根。

【壮、瑶药名】壮药名：壤棵旺 Raggovengj。瑶药名：落懂紧 Louv dongv nqimv。

【分布】分布于华南、华中、华东地区，以及四川、贵州等地，广西各地均有分布。

【功能与主治】

中医 固精涩肠。用于治疗滑精，遗尿，痢疾，泄泻，崩漏带下，子宫脱垂，痔疮。

壮医 通调龙路，补血，止血，固精涩肠。用于治疗滑精，遗尿，阿意咪（痢疾），兵淋勒（崩漏），隆白呆（带下），夺寸（子宫下垂），笨浮（水肿），仲嘿喯尹（痔疮），渗裆相（烧烫伤）。

瑶医 涩肠固精，益肾补血，壮筋。用于治疗悲寐掴（神经衰弱），尼椎虷（慢性肾炎），娄精（遗精），遗尿、尿频，别带病（带下病），本藏（贫血）、藏紧邦（崩漏），免黑泵卡西（脾虚泻泄）及泵黑怒哈（肺虚咳嗽）。

【主要化学成分与药理作用】

金樱子根中主要化学成分有三萜皂苷类、黄酮类、黄烷醇类、糖苷类、二苯烯及对二苯烯苷类、甾体及甾体皂苷类、脂肪酸类等。现代研究表明，金樱子根中的三萜皂苷化合物具有抗炎、抑菌、抗肿瘤等药理作用。

【代表性化学成分的结构与性质】

名称	分子式	相对分子质量	熔点/℃	性状
坡模酸	$C_{30}H_{48}O_4$	472	—	白色粉末
蔷薇酸	$C_{30}H_{48}O_5$	488	—	白色粉末

坡模酸化学结构式

蔷薇酸化学结构式

【主要化学成分的提取分离】

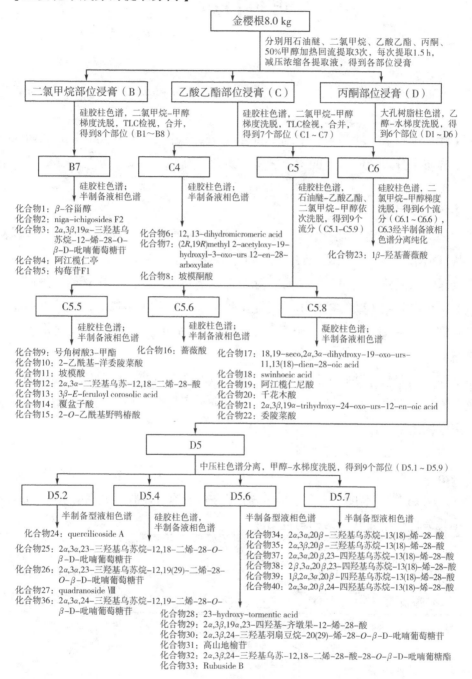

金樱根8.0 kg

分别用石油醚、二氯甲烷、乙酸乙酯、丙酮、50%甲醇加热回流提取3次，每次提取1.5 h，减压浓缩各提取液，得到各部位浸膏

二氯甲烷部位浸膏（B）　　乙酸乙酯部位浸膏（C）　　丙酮部位浸膏（D）

硅胶柱色谱，二氯甲烷-甲醇梯度洗脱，TLC检视，合并，得到8个部位（B1～B8）

硅胶柱色谱，二氯甲烷-甲醇梯度洗脱，TLC检视，合并，得到7个部位（C1～C7）

大孔树脂柱色谱，乙醇-水梯度洗脱，得到6个部位（D1～D6）

B7

硅胶柱色谱；半制备液相色谱

化合物1：β-谷甾醇
化合物2：niga-ichigosides F2
化合物3：2α,3β,19α-三羟基乌苏烷-12-烯-28-O-β-D-吡喃葡萄糖苷
化合物4：阿江榄仁亭
化合物5：构莓苷F1

C4

硅胶柱色谱；半制备液相色谱

化合物6：12, 13-dihydromicromeric acid
化合物7：(2R,19R)methyl 2-acetyloxy-19-hydroxyl-3-oxo-urs 12-en-28-arboxylate
化合物8：坡模酮酸

C5

硅胶柱色谱，石油醚-乙酸乙酯、二氯甲烷-甲醇依次洗脱，得到9个流分（C5.1~C5.9）

C6

硅胶柱色谱，二氯甲烷-甲醇梯度洗脱，得到6个流分（C6.1～C6.6），C6.3经半制备液相色谱分离纯化

化合物23：1β-羟基蔷薇酸

C5.5

硅胶柱色谱；半制备液相色谱

化合物9：号角树酸3-甲酯
化合物10：2-乙酰基-洋委陵菜酸
化合物11：坡模酸
化合物12：2α,3α-二羟基乌苏-12,18-二烯-28-酸
化合物13：3β-E-feruloyl corosolic acid
化合物14：覆盆子酸
化合物15：2-O-乙酰基野鸭椿酸

C5.6

硅胶柱色谱；半制备液相色谱

化合物16：蔷薇酸

C5.8

凝胶柱色谱；半制备液相色谱

化合物17：18,19-seco,2α,3α-dihydroxy-19-oxo-urs-11,13(18)-dien-28-oic acid
化合物18：swinhoeic acid
化合物19：阿江榄仁尼酸
化合物20：千花木酸
化合物21：2α,3β,19α-trihydroxy-24-oxo-urs-12-en-oic acid
化合物22：委陵菜酸

D5

中压柱色谱分离，甲醇-水梯度洗脱，得到9个部位（D5.1～D5.9）

D5.2

半制备型液相色谱

化合物24：quercilicoside A

D5.4

硅胶柱色谱，半制备液相色谱

化合物25：2α,3α,23-三羟基乌苏烷-12,18-二烯-28-O-β-D-吡喃葡萄糖苷
化合物26：2α,3α,23-三羟基乌苏烷-12,19(29)-二烯-28-O-β-D-吡喃葡糖苷
化合物27：quadranoside Ⅷ
化合物36：2α,3α,24-三羟基乌苏烷-12,19-二烯-28-O-β-D-吡喃葡萄糖苷

D5.6

半制备型液相色谱

D5.7

半制备型液相色谱

化合物34：2α,3α,20β-三羟基乌苏烷-13(18)-烯-28-酸
化合物35：2α,3β,20β-三羟基乌苏烷-13(18)-烯-28-酸
化合物37：2α,3α,20β,23-四羟基乌苏烷-13(18)-烯-28-酸
化合物38：2β,3α,20β,23-四羟基乌苏烷-13(18)-烯-28-酸
化合物39：1β,2α,3α,20β-四羟基乌苏烷-13(18)-烯-28-酸
化合物40：2α,3α,20β-四羟基乌苏烷-13(18)-烯-28-酸

化合物28：23-hydroxy-tormentic acid
化合物29：2α,3β,19α,23-四羟基-齐墩果-12-烯-28-酸
化合物30：2α,3β,24-三羟基羽扇豆烷-20(29)-烯-28-O-β-D-吡喃葡萄糖苷
化合物31：高山地榆苷
化合物32：2α,3β,24-三羟基乌苏-12,18-二烯-28-酸-28-O-β-D-吡喃葡糖酯
化合物33：Rubuside B

【参考文献】

［1］代华年.金樱子根的活性成分研究［D］.南宁：广西中医药大学，2016.

［2］龙小琴，戴应和.金樱子根化学成分与药理作用研究进展［J］.亚太传统医药，2017，13（18）：68-70.

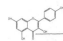

肿节风

【来源】本品为金粟兰科植物草珊瑚 *Sarcandra glabra*（Thunb.）Nakai的干燥全株。

【壮、瑶药名】壮药名：卡隆 Galoemq。瑶药名：九节风 Nduoh nyaatv buerng。

【分布】分布于广西、四川、云南、贵州、浙江、安徽、福建等地，广西各地均有分布。

【功能与主治】

中医　清热凉血，活血消斑，祛风通络。用于治疗血热紫斑、紫癜，风湿痹痛，跌打损伤。

壮医　通龙路、火路，祛风毒，除湿毒，清热毒，止痛。用于治疗发旺（风湿骨痛），林得叮相（跌打损伤），夺扼（骨折），核尹（腰痛），埃病（咳嗽），急性阑尾炎，东郎（食滞），胰腺炎，能蚌（黄疸），渗裆相（烧烫伤），胴尹（腹痛）。

瑶医　用于治疗跌打损伤，风湿痹痛，风湿性关节炎，腰腿痛，偏头痛，痨伤咳嗽，流行性感冒，小儿肺炎，麻疹，阑尾炎，胃痛，毒蛇咬伤，蜂蜇伤，外伤出血，疥疮，无名肿毒。

【主要化学成分与药理作用】

肿节风主要含有香豆素类、倍半萜类、黄酮类、有机酸类及三萜皂苷类等多种化学成分。现代研究表明，香豆素类成分异嗪皮啶具有抑制肿瘤细胞增殖的药理作用。

【代表性化学成分的结构与性质】

名称	分子式	相对分子质量	熔点/℃	性状
异嗪皮啶	$C_{11}H_{10}O_5$	222	147～148	黄色针状结晶
3,3′-双异嗪皮啶	$C_{22}H_{18}O_{10}$	442	332～334	黄色粉末

异嗪皮啶化学结构式

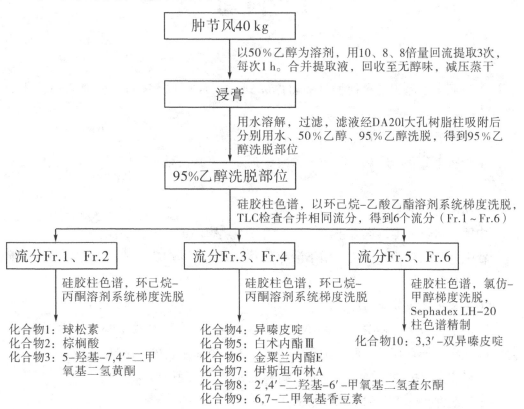

【主要化学成分的提取分离】

肿节风40 kg

以50%乙醇为溶剂，用10、8、8倍量回流提取3次，每次1 h。合并提取液，回收至无醇味，减压蒸干

浸膏

用水溶解，过滤，滤液经DA201大孔树脂柱吸附后分别用水、50%乙醇、95%乙醇洗脱，得到95%乙醇洗脱部位

95%乙醇洗脱部位

硅胶柱色谱，以环己烷-乙酸乙酯溶剂系统梯度洗脱，TLC检查合并相同流分，得到6个流分（Fr.1～Fr.6）

流分Fr.1、Fr.2

硅胶柱色谱，环己烷-丙酮溶剂系统梯度洗脱

化合物1：球松素
化合物2：棕榈酸
化合物3：5-羟基-7,4′-二甲氧基二氢黄酮

流分Fr.3、Fr.4

硅胶柱色谱，环己烷-丙酮溶剂系统梯度洗脱

化合物4：异嗪皮啶
化合物5：白术内酯Ⅲ
化合物6：金粟兰内酯E
化合物7：伊斯坦布林A
化合物8：2′,4′-二羟基-6′-甲氧基二氢查尔酮
化合物9：6,7-二甲氧基香豆素

流分Fr.5、Fr.6

硅胶柱色谱，氯仿-甲醇梯度洗脱，Sephadex LH-20柱色谱精制

化合物10：3,3′-双异嗪皮啶

【参考文献】

［1］黄明菊.肿节风化学成分、生物活性及质量控制研究［D］.长沙：中南大学，2008.

［2］王菲，袁胜涛，朱丹妮.肿节风抗肿瘤活性部位的化学成分［J］.中国天然药物，2007，5（3）：174-178.

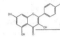

肿柄菊

【来源】本品为菊科植物肿柄菊*Tithonia diversifolia*（Hemsley）A.Gray的干燥叶。

【壮药名】库跟浮 Gutgaenqfoeg。

【分布】分布于广东、广西、云南、福建及台湾等地，广西主要分布于桂西南地区。

【功能与主治】

中医　清热解毒，燥湿止泻。用于治疗湿热腹痛，腹泻，痢疾。

壮医　清热毒，调谷道。用于治疗胴尹（腹痛），白冻（泄泻），阿意咪（痢疾）。

【主要化学成分与药理作用】

肿柄菊含有倍半萜类、黄酮类和色原烯等化学成分，如香草醛、3-甲氧基-4-羟基肉桂醛、异东莨菪内酯、尼泊尔黄酮、13-羟基泽兰烯等。现代研究表明，肿柄菊具有抗炎、抗菌、抗疟、抗糖尿病和抗肿瘤等药理作用。

【代表性化学成分的结构与性质】

名称	分子式	相对分子质量	熔点/℃	性状
异东莨菪内酯	$C_{10}H_9O_4$	192	182～184	浅黄色针晶

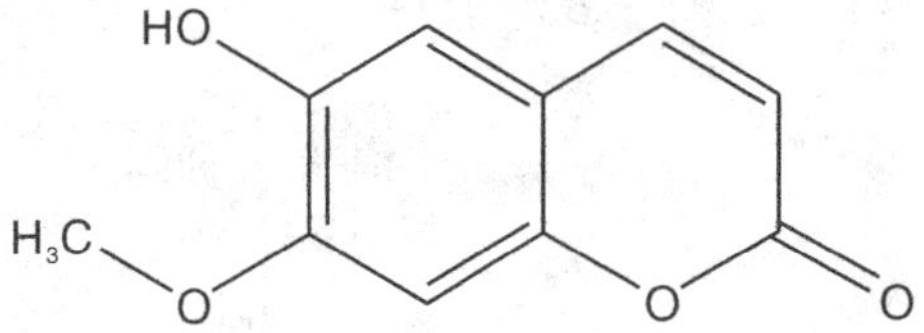

异东莨菪内酯化学结构式

【主要化学成分的提取分离】

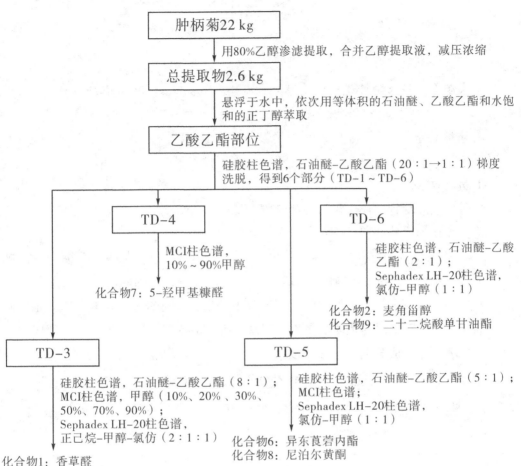

肿柄菊22 kg

用80%乙醇渗滤提取，合并乙醇提取液，减压浓缩

总提取物2.6 kg

悬浮于水中，依次用等体积的石油醚、乙酸乙酯和水饱和的正丁醇萃取

乙酸乙酯部位

硅胶柱色谱，石油醚–乙酸乙酯（20∶1→1∶1）梯度洗脱，得到6个部分（TD-1～TD-6）

TD-4

MCI柱色谱，
10%～90%甲醇

化合物7：5-羟甲基糠醛

TD-6

硅胶柱色谱，石油醚–乙酸乙酯（2∶1）；
Sephadex LH-20柱色谱，氯仿–甲醇（1∶1）

化合物2：麦角甾醇
化合物9：二十二烷酸单甘油酯

TD-3

硅胶柱色谱，石油醚–乙酸乙酯（8∶1）；
MCI柱色谱，甲醇（10%、20%、30%、50%、70%、90%）；
Sephadex LH-20柱色谱，
正己烷–甲醇–氯仿（2∶1∶1）

化合物1：香草醛
化合物3：过氧化麦角甾醇
化合物4：3-甲氧基-4-羟基肉桂醛
化合物5：对羟基苯甲醛
化合物10：13-羟基泽兰烯

TD-5

硅胶柱色谱，石油醚–乙酸乙酯（5∶1）；
MCI柱色谱；
Sephadex LH-20柱色谱，
氯仿–甲醇（1∶1）

化合物6：异东莨菪内酯
化合物8：尼泊尔黄酮

【参考文献】

[1]广西壮族自治区食品药品监督管理局.广西壮族自治区壮药质量标准：第三卷（2018年版）[M].南宁：广西科学技术出版社，2018.

[2]赵贵钧，张崇禧，吴志军，等.肿柄菊乙酸乙酯部位的化学成分[J].第二军医大学学报，2010，31（2）：189-192.

肿瘤藤

【来源】本品为绣球花科植物星毛冠盖藤*Pileostegia tomentella* Hand.–Mazz.的藤茎。

【分布】分布于广西、广东、福建、湖南等地，广西主要分布在三江、桂林、永福、龙胜、平乐、上思、平南、北流、金秀等县市。

【功能与主治】

中医　强筋壮骨。用于治疗腰腿酸痛，跌仆闪挫，骨折。

【主要化学成分与药理作用】

星毛冠盖藤中含有鞣质、多糖、皂苷类、黄酮类、植物甾醇、三萜类、内酯类、香豆素类、酚类等化合物，如落干酸、间苯二酚、祖师麻乙素、茵芋苷、伞形花内酯、断马钱子苷半缩醛内酯、邻苯三甲酸二乙酯、裂环马钱素、原儿茶酸乙酯、烟酰胺等。现代研究表明，星毛冠盖藤具有抗肿瘤、抗炎、镇痛等药理作用。

【代表性化学成分的结构与性质】

名称	分子式	相对分子质量	熔点/℃	性状
落干酸	$C_{16}H_{24}O_{10}$	376	—	黄色油状物
伞形花内酯	$C_9H_6O_3$	162	—	白色粉末

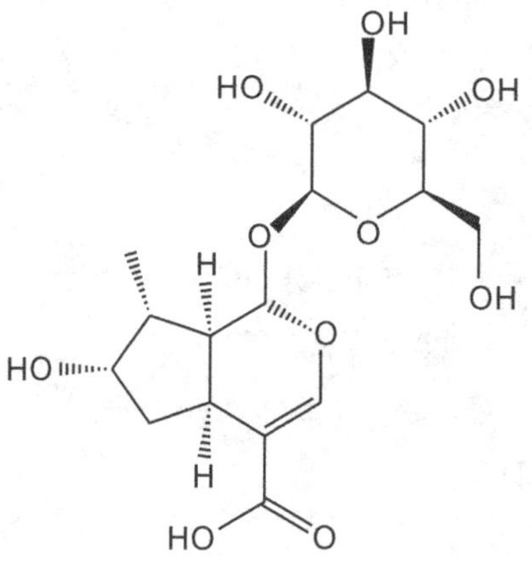

落干酸化学结构式 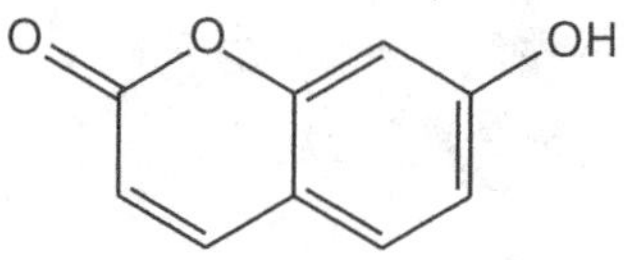　　　　伞形花内酯化学结构式

【主要化学成分的提取分离】

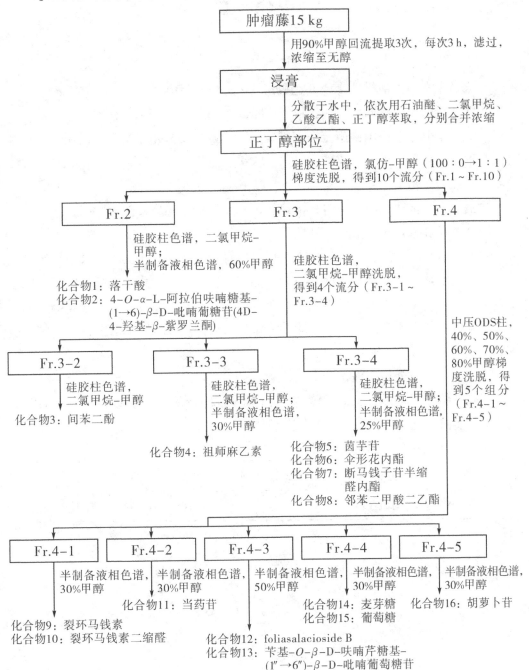

肿瘤藤15 kg
↓ 用90%甲醇回流提取3次，每次3 h，滤过，浓缩至无醇

浸膏
↓ 分散于水中，依次用石油醚、二氯甲烷、乙酸乙酯、正丁醇萃取，分别合并浓缩

正丁醇部位
↓ 硅胶柱色谱，氯仿-甲醇（100：0→1：1）梯度洗脱，得到10个流分（Fr.1～Fr.10）

Fr.2
↓ 硅胶柱色谱，二氯甲烷-甲醇；半制备液相色谱，60%甲醇

化合物1：落干酸
化合物2：4-*O*-α-L-阿拉伯呋喃糖基-(1→6)-β-D-吡喃葡糖苷(4D-4-羟基-β-紫罗兰酮)

Fr.3
↓ 硅胶柱色谱，二氯甲烷-甲醇洗脱，得到4个流分（Fr.3-1～Fr.3-4）

Fr.3-2
↓ 硅胶柱色谱，二氯甲烷-甲醇

化合物3：间苯二酚

Fr.3-3
↓ 硅胶柱色谱，二氯甲烷-甲醇；半制备液相色谱，30%甲醇

化合物4：祖师麻乙素

Fr.3-4
↓ 硅胶柱色谱，二氯甲烷-甲醇；半制备液相色谱，25%甲醇

化合物5：茵芋苷
化合物6：伞形花内酯
化合物7：断马钱子苷半缩醛内酯
化合物8：邻苯二甲酸二乙酯

Fr.4
↓ 中压ODS柱，40%、50%、60%、70%、80%甲醇梯度洗脱，得到5个组分（Fr.4-1～Fr.4-5）

Fr.4-1
↓ 半制备液相色谱，30%甲醇

化合物9：裂环马钱素
化合物10：裂环马钱素二缩醛

Fr.4-2
↓ 半制备液相色谱，30%甲醇

化合物11：当药苷

Fr.4-3
↓ 半制备液相色谱，50%甲醇

化合物12：foliasalacioside B
化合物13：苄基-*O*-β-D-呋喃芹糖基-(1″→6″)-β-D-吡喃葡萄糖苷

Fr.4-4
↓ 半制备液相色谱，30%甲醇

化合物14：麦芽糖
化合物15：葡萄糖

Fr.4-5
↓ 半制备液相色谱，30%甲醇

化合物16：胡萝卜苷

【参考文献】

[1] 王云卿. 瑶药星毛冠盖藤的活性成分研究 [D]. 桂林：广西师范学院，2017.

[2] 王云卿，马国需，梁琼平，等. 瑶药"肿瘤藤"（星毛冠盖藤）的化学成分研究 [J]. 中草药，2016，47（24）：4326-4330.

狗仔花

【来源】本品为菊科植物咸虾花 *Vernonia patula*（Dry.）Merr.的全草。

【壮、瑶药名】壮药名：用拢麻 Yokloegma。瑶药名：狗仔花。

【分布】分布于我国西南至东南部地区，广西主要分布于南宁、马山、上林、贵港、玉林、百色、田阳、昭平、巴马、扶绥、龙州、大新等县市。

【功能与主治】

中医　发表散寒，凉血解毒，清热止泻。用于治疗感冒发热，疟疾，热泻，痧气，湿疹，荨麻疹，久热不退，高血压，乳腺炎。

壮医　清热止泻。用于治疗热泻，风热感冒，疟疾，肝阳头痛，淋巴结核。

瑶医　清热解毒，利湿，散瘀消肿，凉血，发表散寒。用于治疗标蛇痧（感冒发热），伯公闷（头痛），样琅病（高血压病），港虾（肠炎），碰累（痢疾），身谢（湿疹、荨麻疹），布锥累（痈肿疮疖），疟椎闷（乳腺炎）及播冲（跌打损伤）。

【主要化学成分与药理作用】

咸虾花含有半萜类、三萜、黄酮、甾体、挥发油等化学成分。现代研究表明，咸虾花具有抗肿瘤、抗真菌、抗疟等药理作用。

【代表性化学成分的结构与性质】

名称	分子式	相对分子质量	熔点/℃	性状
α-波菜甾醇	$C_{29}H_{48}O$	412	168～169	白色针晶

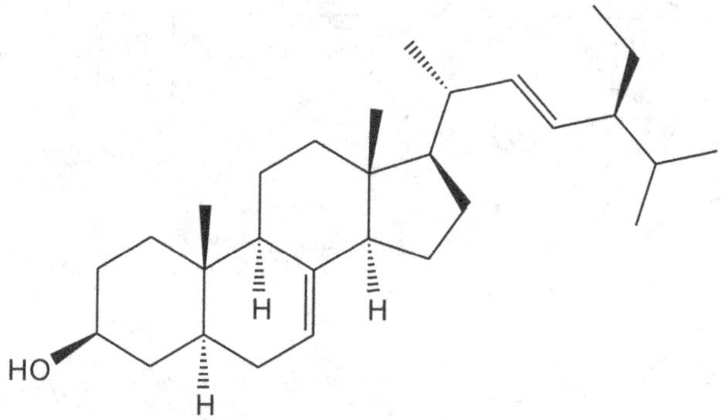

α-波菜甾醇化学结构式

【主要化学成分的提取分离】

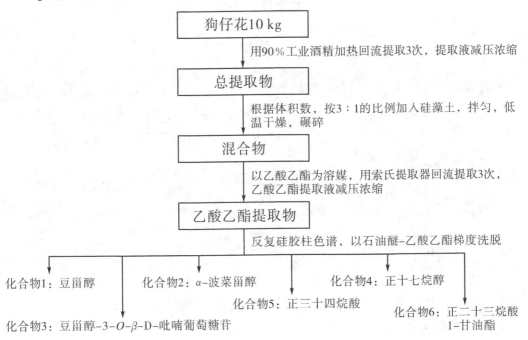

狗仔花10 kg

　　用90％工业酒精加热回流提取3次，提取液减压浓缩

总提取物

　　根据体积数，按3：1的比例加入硅藻土，拌匀，低温干燥，碾碎

混合物

　　以乙酸乙酯为溶媒，用索氏提取器回流提取3次，乙酸乙酯提取液减压浓缩

乙酸乙酯提取物

　　反复硅胶柱色谱，以石油醚-乙酸乙酯梯度洗脱

化合物1：豆甾醇　　化合物2：α-波菜甾醇　　化合物4：正十七烷醇

化合物5：正三十四烷酸

化合物6：正二十三烷酸1-甘油酯

化合物3：豆甾醇-3-O-β-D-吡喃葡萄糖苷

【参考文献】

［1］梁侨丽，闵知大.咸虾花有效部位的化学成分研究［J］.南京中医药大学学报，2008，24（3）：192-193.

狗肝菜

【来源】本品为爵床科植物狗肝菜 *Dicliptera chinensis*（L.）Juss.的干燥全草。

【壮、瑶药名】壮药名：棵巴针 Gobahcim。瑶药名：骨相咪 Guh hian miev。

【分布】分布于广东、福建、台湾等地，广西各地均有分布。

【功能与主治】

中医 清热解毒，凉血生津。用于治疗感冒，斑疹发热，暑热烦渴，结膜炎。

壮医 解热毒，调气道、谷道，利水道。用于治疗贫痧（感冒），埃病（咳嗽），火眼（急性结膜炎），呗叮（疔），阿意勒（便血），幽嘞（尿血），兰喯（眩晕），肉扭（淋证）。

瑶医 清热解毒，凉血，利尿。用于治疗感冒发烧，咽喉肿痛，肺热咳嗽，肝炎，肠炎，痢疾，肾炎，热淋，高血压病，结膜炎，带状疱疹，疔肿。

【主要化学成分与药理作用】

狗肝菜主要含有挥发油类、脂肪酸类、黄酮类、苯丙素类、萜类、甾体及甾体皂苷、多糖等化学成分。现代研究表明，狗肝菜具有诱导细胞凋亡、抑制细胞增殖等药理活性。

【代表性化学成分的结构与性质】

名称	分子式	相对分子质量	熔点/℃	性状
异土木香内酯	$C_{15}H_{20}O_2$	232	112～114	白色针状晶体
西瑞香素	$C_{19}H_{12}O_7$	352	—	微黄色针晶

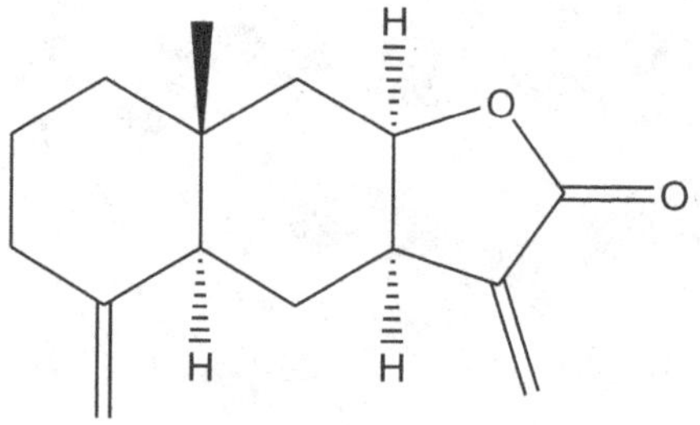

异土木香内酯化学结构式

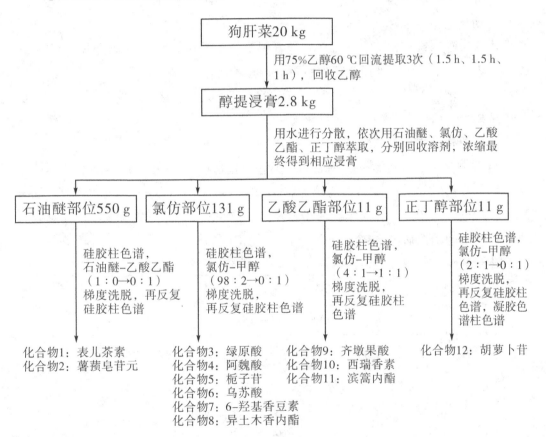

西瑞香素化学结构式

【主要化学成分的提取分离】

狗肝菜20 kg

用75%乙醇60 ℃回流提取3次（1.5 h、1.5 h、1 h），回收乙醇

醇提浸膏2.8 kg

用水进行分散，依次用石油醚、氯仿、乙酸乙酯、正丁醇萃取，分别回收溶剂，浓缩最终得到相应浸膏

| 石油醚部位550 g | 氯仿部位131 g | 乙酸乙酯部位11 g | 正丁醇部位11 g |

石油醚部位550 g
硅胶柱色谱，石油醚-乙酸乙酯（1∶0→0∶1）梯度洗脱，再反复硅胶柱色谱

化合物1：表儿茶素
化合物2：薯蓣皂苷元

氯仿部位131 g
硅胶柱色谱，氯仿-甲醇（98∶2→0∶1）梯度洗脱，再反复硅胶柱色谱

化合物3：绿原酸
化合物4：阿魏酸
化合物5：栀子苷
化合物6：乌苏酸
化合物7：6-羟基香豆素
化合物8：异土木香内酯

乙酸乙酯部位11 g
硅胶柱色谱，氯仿-甲醇（4∶1→1∶1）梯度洗脱，再反复硅胶柱色谱

化合物9：齐墩果酸
化合物10：西瑞香素
化合物11：滨蒿内酯

正丁醇部位11 g
硅胶柱色谱，氯仿-甲醇（2∶1→0∶1）梯度洗脱，再反复硅胶柱色谱，凝胶色谱柱色谱

化合物12：胡萝卜苷

【参考文献】

［1］于治成.狗肝菜的化学成分及其多糖保肝有效部位筛选研究［D］.广州：广东药学院，2011.

［2］许有瑞，张可锋，钟明利，等.狗肝菜化学成分与药理作用的研究进展［J］.中国药房，2015，26（34）：4862-4865.

夜香牛

【来源】本品为菊科植物夜香牛 *Vernonia cinerea*（L.）Less. 的干燥全草。

【壮药名】涯拂浪 Nyafaetlang。

【分布】分布于西南至东南部和台湾等地，广西各地均有分布。

【功能与主治】

中医 疏风散热，凉血解毒，安神。用于治疗感冒发热，咳嗽，痢疾，黄疸，失眠，赤白带下，小儿遗尿，痈疽肿毒，毒蛇咬伤。

壮医 清热毒，祛风毒，除湿毒。用于治疗得凉（感冒），发得（发热），能蚌（黄疸），白冻（泄泻），隆白呆（带下），呗叮（疔），额哈（毒蛇咬伤）。

【主要化学成分与药理作用】

夜香牛含有木脂素类、甾醇类、苷类等类化合物，如(+)-lirioresinol树脂醇B、豆甾醇、豆甾醇-3-*O*-*β*-D-葡萄糖苷、4-sulfo-benzocyclobutene。现代研究表明，取夜香牛全草的70%乙醇提取物、70%醇提物的乙酸乙酯萃取物和正丁醇萃取物，进行神经细胞活性筛选，3个部分均有很强的NGF诱导活性。

【代表性化学成分的结构与性质】

名称	分子式	相对分子质量	熔点/℃	性状
4-sulfo-benzocyclobutene	$C_8H_8O_3S$	184	45～46	深褐色油状物

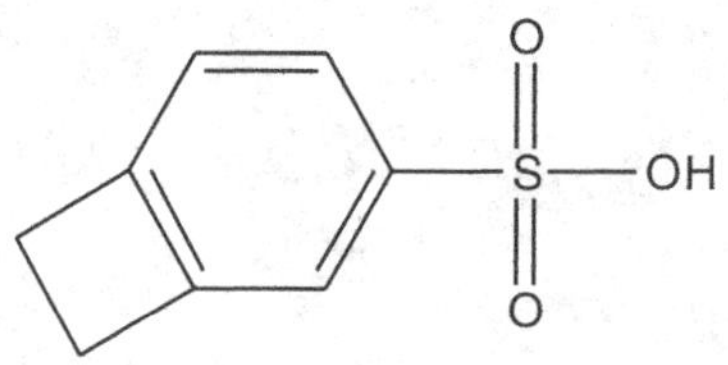

4-sulfo-benzocyclobutene化学结构式

【主要化学成分的提取分离】

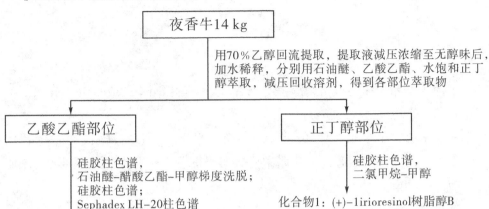

夜香牛14 kg

用70％乙醇回流提取，提取液减压浓缩至无醇味后，加水稀释，分别用石油醚、乙酸乙酯、水饱和正丁醇萃取，减压回收溶剂，得到各部位萃取物

乙酸乙酯部位

硅胶柱色谱，
石油醚-醋酸乙酯-甲醇梯度洗脱；
硅胶柱色谱；
Sephadex LH-20柱色谱

化合物2：豆甾醇
化合物3：豆甾醇-3-*O*-*β*-D-葡萄糖苷
化合物4：4-sulfo-benzocyclobutene

正丁醇部位

硅胶柱色谱，
二氯甲烷-甲醇

化合物1：(+)-1irioresinol树脂醇B

【参考文献】

[1]朱华旭，唐于平，潘林梅，等.夜香牛全草的生物活性成分研究 [J].中国中药杂志，2008，3（16）：1986-1988.

泽泻

【来源】本品为泽泻科植物泽泻 *Alisma orientale*（Sam.）Juzep.的干燥块茎。

【壮药名】棵泽泻 Gocwzse。

【分布】分布于东北、河北、新疆、山东、江苏、浙江、江西、福建、河南、四川、贵州、云南、广西等地，广西主要分布于贵港、桂平、靖西、那坡、乐业、隆林、南丹等县市。

【功能与主治】

中医 利水渗湿，泄热，化浊降脂。用于治疗小便不利，水肿胀满，泄泻尿少，痰饮眩晕，热淋涩痛，高脂血症。

壮医 清热毒，除湿毒，通龙路、火路，调水道。用于治疗肉扭（淋证），笨浮（水肿），白冻（泄泻），肉卡（癃闭），隆白呆（带下），兰喷（眩晕），高脂血症。

【主要化学成分与药理作用】

泽泻含有的化学成分主要有萜类、原萜烷型四环三萜和愈疮木烷型倍半萜，另外，还含有少量的贝壳杉烷型二萜。从泽泻中分离得到的三萜多为原萜烷型四环三萜，即泽泻醇类。迄今为止，原萜烷型四环三萜仅在泽泻属植物中被发现，因此，该类型的三萜被认为是泽泻属植物的化学分类学标志。

现代研究表明，泽泻醇类化合物是泽泻发挥利尿、降血糖、降血脂、抗脂肪肝及保肝等作用的主要有效成分。其中泽泻醇B和24-乙酰泽泻醇A被证明是泽泻利尿的有效成分；泽泻醇A、24-乙酰泽泻醇A、23-乙酰泽泻醇B和23-乙酰泽泻醇C均可以使机体胆固醇下降50%以上，其中24-乙酰泽泻醇A的作用最强。

【代表性化学成分的结构与性质】

名称	分子式	相对分子质量	熔点/℃	性状
泽泻醇A	$C_{30}H_{50}O_5$	490	90～91	无色晶体
泽泻醇B	$C_{30}H_{48}O_4$	472	166～168	无色棱晶

泽泻醇A化学结构式

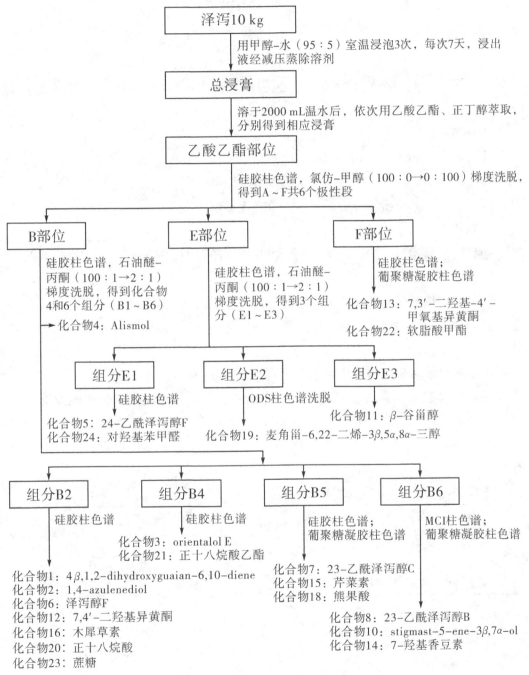

【主要化学成分的提取分离】

泽泻10 kg

用甲醇-水（95：5）室温浸泡3次，每次7天，浸出液经减压蒸除溶剂

总浸膏

溶于2000 mL温水后，依次用乙酸乙酯、正丁醇萃取，分别得到相应浸膏

乙酸乙酯部位

硅胶柱色谱，氯仿-甲醇（100：0→0：100）梯度洗脱，得到A～F共6个极性段

B部位

硅胶柱色谱，石油醚-丙酮（100：1→2：1）梯度洗脱，得到化合物4和6个组分（B1～B6）

→ 化合物4：Alismol

E部位

硅胶柱色谱，石油醚-丙酮（100：1→2：1）梯度洗脱，得到3个组分（E1～E3）

F部位

硅胶柱色谱；葡聚糖凝胶柱色谱

化合物13：7,3′-二羟基-4′-甲氧基异黄酮

化合物22：软脂酸甲酯

组分E1

硅胶柱色谱

化合物5：24-乙酰泽泻醇F
化合物24：对羟基苯甲醛

组分E2

ODS柱色谱洗脱

化合物19：麦角甾-6,22-二烯-3β,5α,8α-三醇

组分E3

化合物11：β-谷甾醇

组分B2

硅胶柱色谱

化合物1：4β,1,2-dihydroxyguaian-6,10-diene
化合物2：1,4-azulenediol
化合物6：泽泻醇F
化合物12：7,4′-二羟基异黄酮
化合物16：木犀草素
化合物20：正十八烷酸
化合物23：蔗糖

组分B4

硅胶柱色谱

化合物3：orientalol E
化合物21：正十八烷酸乙酯

组分B5

硅胶柱色谱；葡聚糖凝胶柱色谱

化合物7：23-乙酰泽泻醇C
化合物15：芹菜素
化合物18：熊果酸

组分B6

MCI柱色谱；葡聚糖凝胶柱色谱

化合物8：23-乙酰泽泻醇B
化合物10：stigmast-5-ene-3β,7α-ol
化合物14：7-羟基香豆素

【参考文献】

［1］李洪梅.中药泽泻和塔黄的化学成分及其生物活性研究［D］.昆明：昆明理工大学，2017.

［2］邱东凤.泽泻化学成分研究［D］.兰州：兰州大学，2009.

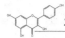

定心藤

【来源】本品为茶茱萸科植物定心藤*Mappianthus iodoides* Hand.–Mazz.的干燥藤茎。

【瑶药名】铜准 Dongh nzunx。

【分布】分布于我国湖南、福建、广东、广西、贵州、云南等地，广西主要分布于南宁、上林、融水、桂林、兴安、龙胜、藤县、蒙山、上思、东兴、平南、容县、那坡、凌云、贺州、钟山、罗城、金秀等县市。

【功能与主治】

中医　祛风除湿，消肿解毒。用于治疗风湿腰腿痛，跌打损伤，黄疸，毒蛇咬伤。

瑶医　清热解毒，祛风除湿，通经活血。用于治疗望胆篮虷（黄疸型肝炎），崩闭闷（风湿痛、类风湿性关节炎），辣给昧对（月经不调）及播冲（跌打损伤）。

【主要化学成分与药理作用】

定心藤含有木质素类、脂肪酸类、降碳倍半萜类、黄酮类、生物碱类等化学成分，如蒲公英赛酮、二十三烷酸、香草醛、白杨素、香草酸、槲皮素、没食子酸等。现代研究表明，定心藤具有降脂、抗氧化、保护心肌、保护血管内皮等药理作用。

【代表性化学成分的结构与性质】

名称	分子式	相对分子质量	熔点/℃	性状
落叶松树脂醇	$C_{20}H_{24}O_6$	360	—	白色无定形粉末
黑麦草内酯	$C_{11}H_{16}O_3$	196	151～153	白色无定形粉末

落叶松树脂醇化学结构式　　　　黑麦草内酯化学结构式

【主要化学成分的提取分离】

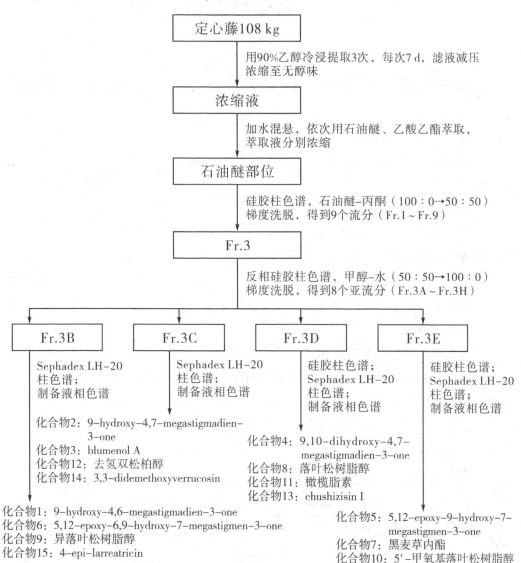

定心藤108 kg

用90%乙醇冷浸提取3次，每次7 d，滤液减压
浓缩至无醇味

浓缩液

加水混悬，依次用石油醚、乙酸乙酯萃取，
萃取液分别浓缩

石油醚部位

硅胶柱色谱，石油醚-丙酮（100：0→50：50）
梯度洗脱，得到9个流分（Fr.1～Fr.9）

Fr.3

反相硅胶柱色谱，甲醇-水（50：50→100：0）
梯度洗脱，得到8个亚流分（Fr.3A～Fr.3H）

Fr.3B

Sephadex LH-20
柱色谱；
制备液相色谱

化合物2：9-hydroxy-4,7-megastigmadien-3-one
化合物3：blumenol A
化合物12：去氢双松柏醇
化合物14：3,3-didemethoxyverrucosin

化合物1：9-hydroxy-4,6-megastigmadien-3-one
化合物6：5,12-epoxy-6,9-hydroxy-7-megastigmen-3-one
化合物9：异落叶松树脂醇
化合物15：4-epi-larreatricin

Fr.3C

Sephadex LH-20
柱色谱；
制备液相色谱

Fr.3D

硅胶柱色谱；
Sephadex LH-20
柱色谱；
制备液相色谱

化合物4：9,10-dihydroxy-4,7-megastigmadien-3-one
化合物8：落叶松树脂醇
化合物11：橄榄脂素
化合物13：chushizisin I

Fr.3E

硅胶柱色谱；
Sephadex LH-20
柱色谱；
制备液相色谱

化合物5：5,12-epoxy-9-hydroxy-7-megastigmen-3-one
化合物7：黑麦草内酯
化合物10：5'-甲氧基落叶松树脂醇
化合物16：glycerol monolinoleate

【参考文献】

[1] 蒋芝华.定心藤化学成分及其药理活性研究[D].福州：福建中医药大学，2018.

[2] 蒋芝华，冯兴阳，郭微，等.定心藤枝叶中化学成分研究[J].中草药，2018，49（2）：282-287.

空心苋

【来源】本品为苋科植物喜旱莲子草*Alternanthera philoxeroides*（Mart.）Griseb.的全草。

【壮药名】厄刮盹 Ngwzgvqdaemz。

【分布】分布于广西、江苏、浙江、江西、湖南、湖北等地，广西分布于南宁、桂林。

【功能与主治】

中医 清热解毒，凉血止痛。用于治疗瘟病初期，肺痨咯血，湿疹，带状疱疹，疔疮，毒蛇咬伤，火眼。

壮医 清热毒，除湿毒。用于治疗得凉（感冒），流行性乙型脑炎，流行性出血热，笃麻（麻疹），呗叮（疔），能啥能累（湿疹），嗦呗郎（带状疱疹），火眼（急性结膜炎）。

【主要化学成分与药理作用】

空心苋含有有机酸、甾醇、三萜、皂苷和黄酮等类化学成分，如空心苋酸、齐墩果酸、(22E,20S,24R)-5α-8α-桥二氢-麦角甾烷-6,22-二烯-3β-醇、α-菠甾醇、2,5-二羟基-6,7-亚甲二氢基异黄酮、2,5-丁二内酰胺等。现代研究表明，空心苋具有抑菌、抗病毒、抗甲型H3N2流感病毒和抗呼吸道合胞病毒等药理作用。

【代表性化学成分的结构与性质】

名称	分子式	相对分子质量	熔点/℃	性状
空心苋酸	$C_{30}H_{16}O_6$	502	264~265	白色粉末

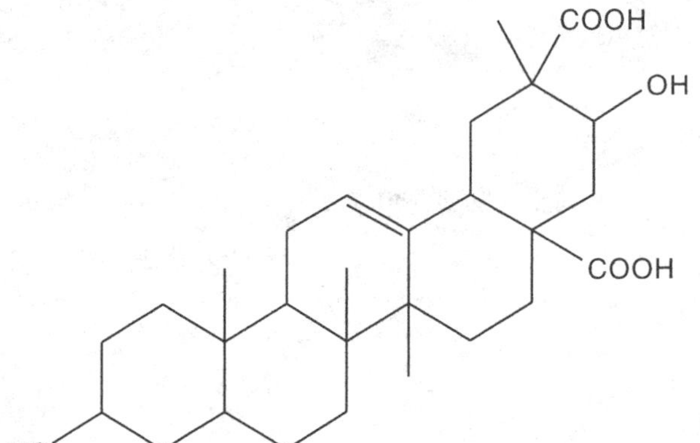

空心苋酸化学结构式

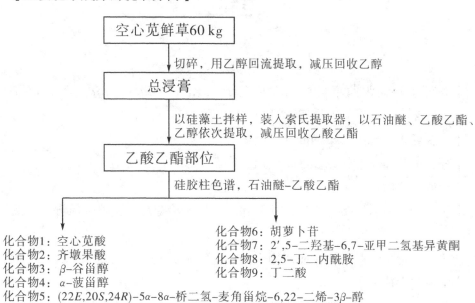

【主要化学成分的提取分离】

```
        ┌─────────────────────┐
        │   空心苋鲜草60 kg     │
        └─────────────────────┘
                 │  切碎，用乙醇回流提取，减压回收乙醇
        ┌─────────────────────┐
        │      总浸膏          │
        └─────────────────────┘
                 │  以硅藻土拌样，装入索氏提取器，以石油醚、乙酸乙酯、
                 │  乙醇依次提取，减压回收乙酸乙酯
        ┌─────────────────────┐
        │    乙酸乙酯部位       │
        └─────────────────────┘
                 │  硅胶柱色谱，石油醚-乙酸乙酯
          ┌──────────────┴──────────────┐
          ↓                             ↓
```

化合物1：空心苋酸
化合物2：齐墩果酸
化合物3：β-谷甾醇
化合物4：α-菠甾醇
化合物5：(22E,20S,24R)-5α-8α-桥二氢-麦角甾烷-6,22-二烯-3β-醇

化合物6：胡萝卜苷
化合物7：2′,5-二羟基-6,7-亚甲二氢基异黄酮
化合物8：2,5-丁二内酰胺
化合物9：丁二酸

【参考文献】

[1] 何立文，孟正木. 空心苋化学成分的研究 [J]. 中国药科大学学报，1995，25（6）：263-267.

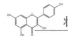

建栀

【**来源**】本品为茜草科植物大花栀子 *Gardenia jasminoides f.grandiflora*（Lour.）Makino的干燥成熟果实。

【**壮药名**】冷现洪 Lwghenjungz。

【**分布**】分布于浙江、江苏、四川、广西等地，广西各地均有分布。

【**功能与主治**】

中医　清热凉血，镇静止痛，祛风除湿。用于治疗湿热黄疸，风湿关节痛，风火牙痛。

壮医　热毒，除湿毒，止痛。用于治疗能蚌（黄疸），发旺（痹病），牙痛。

【**主要化学成分**】

大花栀子含有有机酸类、苷类等类化学成分，如(4R)-4-羟基-2,6,6-三甲基-1-环己烯-1-甲酸、西红花酸、西红花苷-4、西红花苷-3、西红花苷-2、西红花苷-1、京尼平苷、京尼平-1-β-D-龙胆二糖苷。

【**代表性化学成分的结构与性质**】

名称	分子式	相对分子质量	熔点/℃	性状
西红花酸	$C_{20}H_{24}O_4$	328	284～286	红色粉末

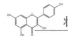

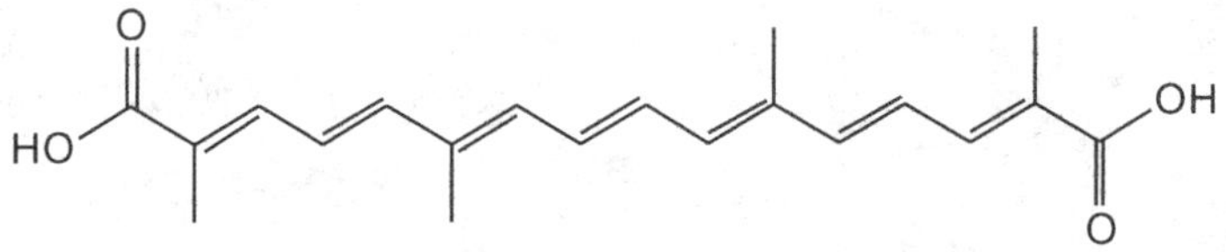

西红花酸化学结构式

【主要化学成分的提取分离】

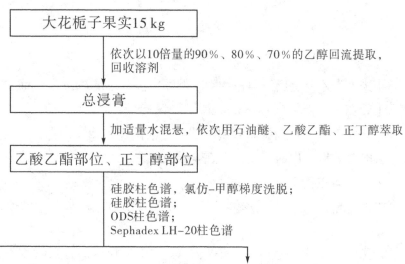

```
大花栀子果实15 kg
        │ 依次以10倍量的90%、80%、70%的乙醇回流提取，
        │ 回收溶剂
        ▼
      总浸膏
        │ 加适量水混悬，依次用石油醚、乙酸乙酯、正丁醇萃取
        ▼
乙酸乙酯部位、正丁醇部位
        │ 硅胶柱色谱，氯仿-甲醇梯度洗脱；
        │ 硅胶柱色谱；
        │ ODS柱色谱；
        │ Sephadex LH-20柱色谱
```

化合物5：西红花酸单乙酯
化合物6：西红花酸
化合物7：西红花苷-1

化合物1：异槲皮苷
化合物2：反式-2′(4″-对羟基桂皮酰基)-玉叶金花苷酸
化合物3：顺式-2′(4″-对羟基桂皮酰基)-玉叶金花苷酸
化合物4：京尼平苷

【参考文献】

[1] 顾乾坤，周小琴，毕志明，等.大花栀子果实的化学成分研究 [J].林产化学与工业，2009，29（6）：61-64.

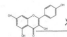

荆芥

【来源】本品为唇形科植物裂叶荆芥*Nepeta tenuifolia* Bentham的干燥地上部分。

【壮药名】棵荆该 Goginghgai。

【分布】分布于新疆、甘肃、陕西、河南、山西、山东、湖北、贵州、四川、云南、广西等地，广西主要分布在全州县。

【功能与主治】

中医　解表散风，透疹，消疮。用于治疗感冒，头痛，麻疹，风疹，疮疡初起。

壮医　通气道，透麻疹，消疮毒。用于治疗痧病，巧尹（头痛），笃麻（麻疹），麦蛮（风疹），呗脓（痈疮）初起。

【主要化学成分与药理作用】

荆芥主要含有挥发油、单萜苷、黄酮、有机酸、三萜、甾体等类化合物。挥发油含量大于0.6%，其中以胡薄荷酮、薄荷酮、胡椒酮等化合物为主；其他化学成分有木犀草素、芹菜素、熊果酸、反式桂皮酸、橙皮苷、齐墩果酸。而在这些化合物中，熊果酸、反式桂皮酸被证明有抑菌抗病毒活性，同时还有保肝利胆的作用；荆芥内酯可通过抑制神经中枢系统，降低发热体温，具有明显的发汗、解热作用；荆芥挥发油能够升高致痛模型动物痛阈值、减少扭体次数，达到抗炎、镇痛作用等。这些活性成分与荆芥的功效具有一定的关联性。现代研究表明，荆芥具有抗炎、抗病毒、抑菌、解热镇痛和抗肿瘤的药理作用。

【代表性化学成分的结构与性质】

名称	分子式	相对分子质量	熔点/℃	性状
反式桂皮酸	$C_9H_8O_2$	148	131~136	白色单斜棱晶
荆芥内酯	$C_{10}H_{14}O_2$	166	—	类白色粉末

荆芥内酯化学结构式

【主要化学成分的提取分离】

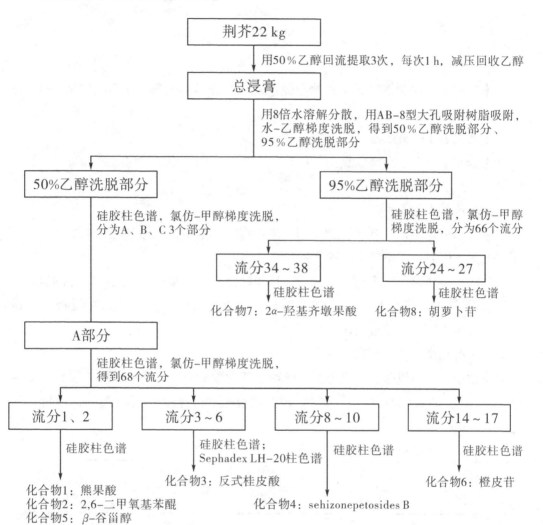

【参考文献】

［1］熊斌，雷志勇，陈虹.熊果酸药理学的研究进展［J］.国外医学（药学分册），2004，31（3）：133.

［2］张迎红，曾宪昌.桂皮酸及其衍生物与肿瘤［J］.肿瘤研究与临床，2001，13（5）：353.

［3］黄晓巍，刘玥欣，刘轶蔷，等.荆芥化学成分及药理作用研究进展［J］.吉林中医药，2017，37（8）：817-819.

［4］张援虎，胡峻，石任兵，等.荆芥化学成分的研究［J］.中国中药杂志，2006，31（13）：1118-1119.

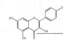

草龙

【来源】本品为柳叶菜科植物草龙*Ludwigia hyssopifolia*（G.Don）Exell的干燥全草。

【壮药名】呱夹Gvahgya。

【分布】分布于台湾、湖南、广东、海南、广西等地，广西主要分布于南宁、柳州、三江、桂林、梧州、百色、南丹。

【功能与主治】

中医 清热解毒，利湿消肿。用于治疗腹泻，痢疾，湿热黄疸，水肿，淋证，赤白带下，痔疮，痈疽疔疮，蛇虫咬伤。

壮医 清热毒，通水道，消肿痛。用于治疗白冻（腹泻），阿意咪（痢疾），传染性肝炎，笨浮（水肿），肉扭（淋证），隆白呆（带下），仲嘿喯尹（痔疮），呗叮（疔），蛇虫咬伤。

【主要化学成分与药理作用】

草龙中含有有机酸类、皂苷类、黄酮类等化学成分，如齐墩果酸、没食子酸、熊果酸、人参皂苷Rb_1、山奈酚等。现代研究表明，草龙具有较强的抗菌抗炎活性。

【代表性化学成分的结构与性质】

名称	分子式	相对分子质量	熔点/℃	性状
人参皂苷Rb_1	$C_{54}H_{92}O_{23}$	1108	—	白色粉末

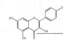

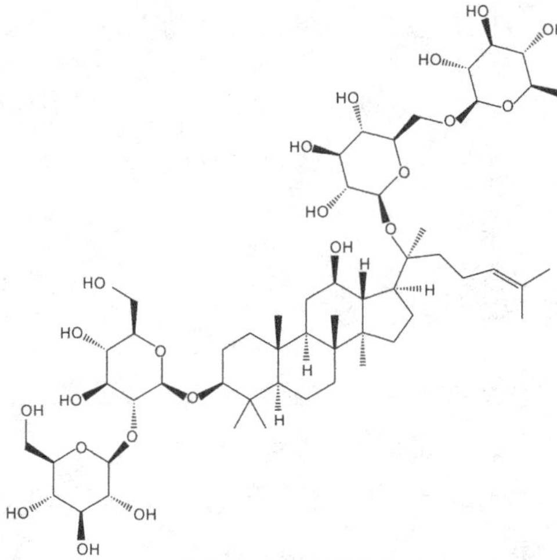

人参皂苷Rb_1化学结构式

【主要化学成分的提取分离】

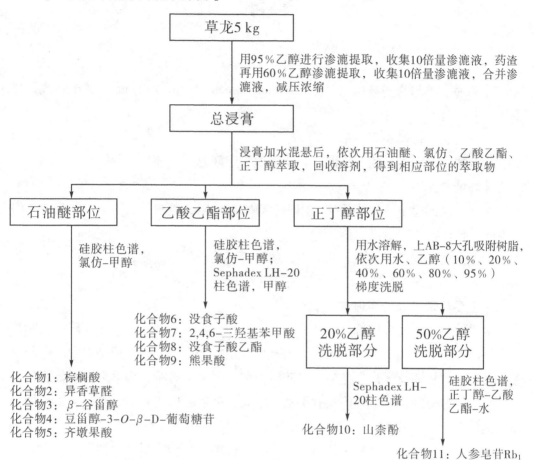

草龙5 kg

用95%乙醇进行渗漉提取，收集10倍量渗漉液，药渣再用60%乙醇渗漉提取，收集10倍量渗漉液，合并渗漉液，减压浓缩

总浸膏

浸膏加水混悬后，依次用石油醚、氯仿、乙酸乙酯、正丁醇萃取，回收溶剂，得到相应部位的萃取物

石油醚部位 ─ 硅胶柱色谱，氯仿–甲醇

乙酸乙酯部位 ─ 硅胶柱色谱，氯仿–甲醇；Sephadex LH–20柱色谱，甲醇

化合物6：没食子酸
化合物7：2,4,6-三羟基苯甲酸
化合物8：没食子酸乙酯
化合物9：熊果酸

化合物1：棕榈酸
化合物2：异香草醛
化合物3：β–谷甾醇
化合物4：豆甾醇-3–O–β–D–葡萄糖苷
化合物5：齐墩果酸

正丁醇部位 ─ 用水溶解，上AB-8大孔吸附树脂，依次用水、乙醇（10%、20%、40%、60%、80%、95%）梯度洗脱

20%乙醇洗脱部分 ─ Sephadex LH–20柱色谱
化合物10：山柰酚

50%乙醇洗脱部分 ─ 硅胶柱色谱，正丁醇–乙酸乙酯–水
化合物11：人参皂苷Rb$_1$

【参考文献】

［1］卢汝梅，周媛媛，韦建华.草龙化学成分的研究［J］.中草药，2009，40（9）：1372–1374.

［2］韦建华，卢汝梅，周媛媛.草龙化学成分的研究［J］.时珍国医国药，2011，22（2）：321–322.

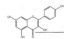

草果

【来源】本品为姜科植物草果*Amomum tsaoko* Crevost et Lemaire的干燥成熟果实。

【壮药名】芒侯 Makhaeuq。

【分布】分布于云南、广西、贵州等地，广西分布于那坡、都安。

【功能与主治】

中医 燥湿温中，截疟除痰。用于治疗寒湿内阻，脘腹，腊胴尹（胀痛），痞满呕吐，疟疾寒热，瘟疫发热。

壮医 通调谷道、气道，除湿毒，解瘴毒。用于治疗瘴病，腹胀，腊胴尹（腹痛），东郎（食滞），鹿（呕吐），瘴病（疟疾），痧病。

【主要化学成分与药理作用】

草果中的化学成分以挥发性成分居多，其中以桉油精为主要成分。研究表明其具有祛风、镇静、抗菌、抗病毒、杀灭寄生虫及发汗作用，在日用品中常用作药草型香精，配制精油及牙膏、牙粉、口腔清凉剂、药皂等香精，为草果的有效成分之一。同时，柠檬醛、α-蒎烯等具有平喘、祛痰、抑菌的作用，樟脑具有刺激神经、使头脑清醒灵活的作用，α-松油醇、香叶醇、橙花叔醇等有明显的镇静、抗菌作用。除挥发油外，草果果实中还含有黄酮类、萜类、二苯庚烷类、酚类、甾醇类、双环壬烷类等化学成分。

【代表性化学成分的结构与性质】

名称	分子式	相对分子质量	熔点/℃	性状
桉油精	$C_{10}H_{18}O$	154	1.5	无色液体
α-蒎烯	$C_{10}H_{16}$	136	—	无色透明液体

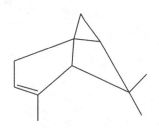

α-蒎烯化学结构式

【主要化学成分的提取分离】

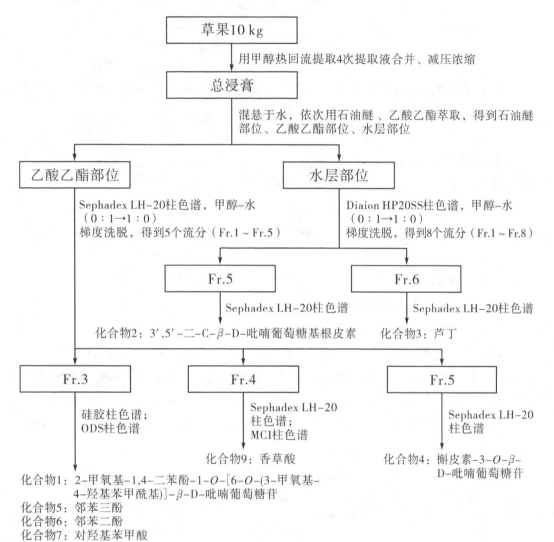

【参考文献】

[1] 彭建明，马洁，张丽霞.近年来草果的研究概况[J].中成药，2006（7）：1036-1038.

[2] 王昉，杨崇仁，张颖君.草果果实中的酚性成分[J].云南植物研究，2009，31（3）：284-288.

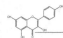

草豆蔻

【来源】本品为姜科植物海南山姜*Alpinia hainanensis* K.Schum.的干燥近成熟种子。

【壮药名】芒卡 Makga。

【分布】分布于广西、广东等地，广西主要分布于南宁、防城港、桂平、容县、博白、北流。

【功能与主治】

中医　燥湿行气，温中止呕。用于治疗寒湿内阻，脘腹胀满冷痛，嗳气呕逆，不思饮食。

壮医　通调谷道。用于治疗鹿（呕吐），腹胀，胴尹（腹痛），东郎（食滞）。

【主要化学成分与药理作用】

草豆蔻的化学成分主要有黄酮类、萜类和挥发油类（内酯、二苯乙烯、单萜及倍半萜）化合物，以及多糖、微量元素等。黄酮类化合物主要有山姜素、乔松素、球松素、柚皮素、小豆蔻明、蜡菊亭、短叶松素、高良姜素、华良姜素、(+)-儿茶素、松属素查耳酮和白杨素等。现代研究表明，草豆蔻在抑制血小板聚集、抑制肿瘤形成及抗炎抑菌方面均具有较强的活性。

【代表性化学成分的结构与性质】

名称	分子式	相对分子质量	熔点/℃	性状
山姜素	$C_{16}H_{14}O_4$	270	—	黄色针晶
小豆蔻明	$C_{16}H_{14}O_4$	270	—	黄色粉末

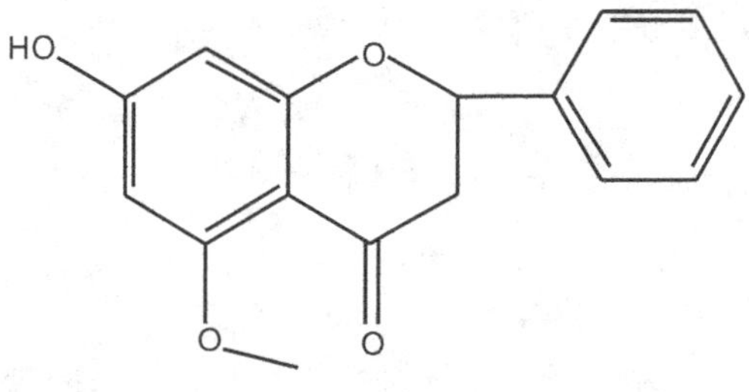

山姜素化学结构式

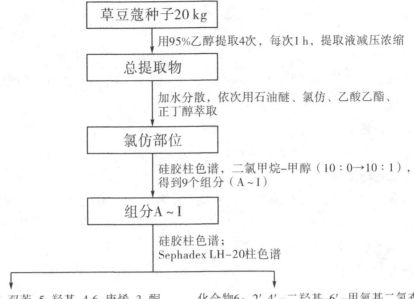

【主要化学成分的提取分离】

```
┌─────────────────────┐
│   草豆蔻种子20 kg     │
└─────────────────────┘
         │ 用95%乙醇提取4次，每次1 h，提取液减压浓缩
┌─────────────────────┐
│      总提取物         │
└─────────────────────┘
         │ 加水分散，依次用石油醚、氯仿、乙酸乙酯、
         │ 正丁醇萃取
┌─────────────────────┐
│      氯仿部位         │
└─────────────────────┘
         │ 硅胶柱色谱，二氯甲烷-甲醇（10∶0→10∶1），
         │ 得到9个组分（A～I）
┌─────────────────────┐
│     组分A～I          │
└─────────────────────┘
         │ 硅胶柱色谱；
         │ Sephadex LH-20柱色谱
```

化合物1：1,7-双苯-5-羟基-4,6-庚烯-3-酮
化合物2：乔松素
化合物3：山姜素
化合物4：7,4′-二羟基-5-甲氧基二氢黄酮
化合物5：蜡菊亭

化合物6：2′,4′-二羟基-6′-甲氧基二氢查耳酮
化合物7：(1E,4Z)-5-hydroxy-1-phenylhexa-1,4-dien-3-one
化合物8：katsumadain B
化合物9：羊踯躅素I
化合物10：金色酰胺醇酯

【参考文献】

［1］王萍，石海莲，吴晓俊.中药草豆蔻抗肿瘤化学成分和作用机制研究进展［J］.
中国药理学与毒理学杂志，2017，31（9）：880-888.

［2］谢鹏，秦华珍，谭喜梅，等.草豆蔻化学成分和药理作用研究进展［J］.辽宁中
医药大学学报，2017，19（3）：60-63.

［3］邹毓兰.草豆蔻和明日叶中黄酮类化合物的提取纯化及清除DPPH自由基的研究
［D］.青岛：青岛农业大学，2012.

［4］王小兵，杨长水，华淑贞，等.草豆蔻的化学成分［J］.中国天然药物，2010，
8（6）：419-421.

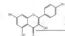

茶叶

【来源】本品为山茶科植物茶*Camellia sinensis*（L.）O.Kuntze的干燥嫩叶或嫩芽。

【壮药名】茶 Caz。

【分布】分布于全国各地，广西各地广泛栽培。

【功能与主治】

中医 清头目，除烦渴，消食化痰，利尿止泻。用于治疗头痛目昏，精神疲倦，心烦口渴，食积痰滞，痢疾，肠炎，小便不利，梦遗滑精，中暑，烧烫伤，开放性骨折化脓，外伤出血。

壮医 调巧坞，解渴，通水道，消食积。用于治疗口渴，嗜睡，神疲体倦，小便短赤，笨浮（水肿），东郎（食滞）。

【主要化学成分与药理作用】

茶叶含有茶多酚、茶多糖、生物碱、维生素、矿物质、微量元素等化学成分，具有调血脂、降血糖、抗肿瘤、抗衰老、美容、减肥等药理作用。

【代表性化学成分的结构与性质】

名称	分子式	相对分子质量	熔点/℃	性状
咖啡碱	$C_8H_{10}N_4O_2$	194	235～237	白色柱状结晶

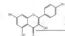

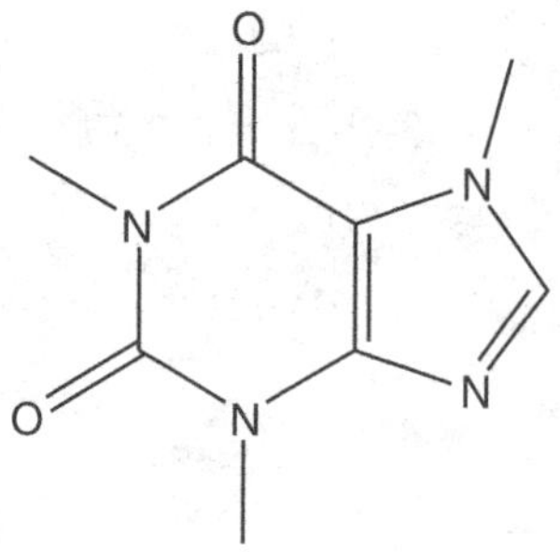

咖啡碱化学结构式

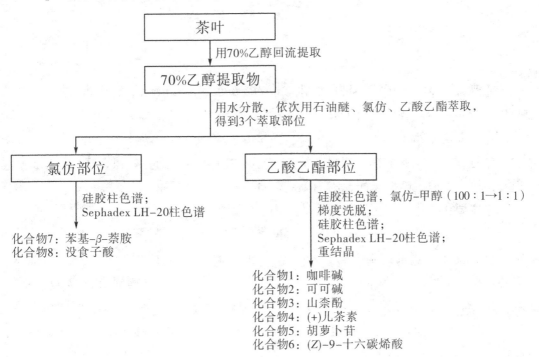

【主要化学成分的提取分离】

茶叶

用70%乙醇回流提取

70%乙醇提取物

用水分散，依次用石油醚、氯仿、乙酸乙酯萃取，
得到3个萃取部位

氯仿部位

硅胶柱色谱；
Sephadex LH-20柱色谱

化合物7：苯基-β-萘胺
化合物8：没食子酸

乙酸乙酯部位

硅胶柱色谱，氯仿-甲醇（100∶1→1∶1）
梯度洗脱；
硅胶柱色谱；
Sephadex LH-20柱色谱；
重结晶

化合物1：咖啡碱
化合物2：可可碱
化合物3：山奈酚
化合物4：(+)儿茶素
化合物5：胡萝卜苷
化合物6：(Z)-9-十六碳烯酸

【参考文献】

[1] 赵楠，高慧媛，孙博航，等.茶叶的化学成分 [J].沈阳药科大学学报，2007，
24（4）：211-214.

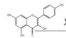

荠菜

【来源】本品为十字花科植物荠 *Capsella bursa-pastoris*（L.）Medic.的全草。

【分布】全国各地均有分布。

【功能与主治】

中医 凉肝止血，平肝明目，清热利湿。用于治疗吐血，衄血，咯血，尿血，崩漏，目赤疼痛，高血压病，赤白痢疾，肾炎水肿，乳糜尿。

【主要化学成分与药理作用】

荠菜含有氨基酸类、有机酸类、糖类、维生素类、黄酮类、生物碱类等化学成分，如小麦黄素、山奈酚、槲皮素、山奈酚-7-*O*-α-L-吡喃鼠李糖苷、槲皮素-3-*O*-β-D吡喃葡萄糖苷、异荭草苷、山奈酚-3-*O*-β-D-吡喃葡萄糖-7-*O*-α-L-吡喃鼠李糖苷、槲皮素-3-*O*-β-D-吡喃葡萄糖-7-*O*-α-L-吡喃鼠李糖苷、山奈酚-3-*O*-芸香糖苷等。现代研究表明，荠菜具有抗炎、影响凝血时间、影响血压、兴奋子宫、抗肿瘤、抗氧化、抑菌等药理作用。

【代表性化学成分的结构与性质】

名称	分子式	相对分子质量	熔点/℃	性状
小麦黄素	$C_{17}H_{14}O_7$	330	289～291	黄色针晶

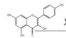

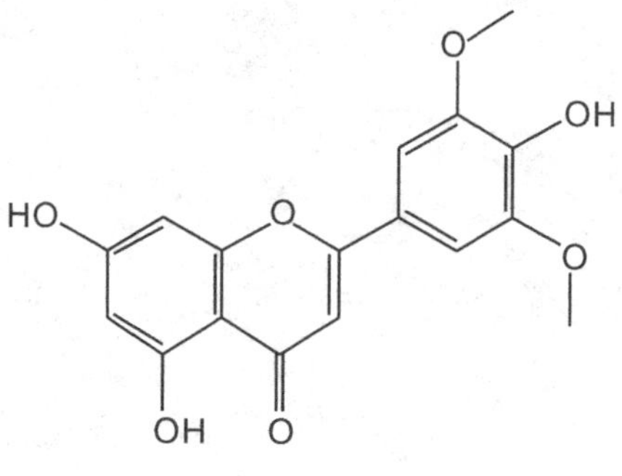

小麦黄素化学结构式

【主要化学成分的提取分离】

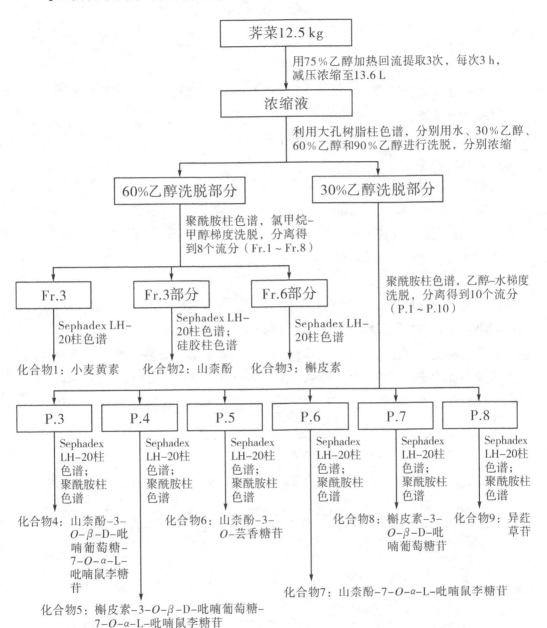

荠菜12.5 kg

用75％乙醇加热回流提取3次，每次3 h，减压浓缩至13.6 L

浓缩液

利用大孔树脂柱色谱，分别用水、30％乙醇、60％乙醇和90％乙醇进行洗脱，分别浓缩

60％乙醇洗脱部分 ｜ 30％乙醇洗脱部分

聚酰胺柱色谱，氯甲烷-甲醇梯度洗脱，分离得到8个流分（Fr.1～Fr.8）

聚酰胺柱色谱，乙醇-水梯度洗脱，分离得到10个流分（P.1～P.10）

Fr.3 ｜ Fr.3部分 ｜ Fr.6部分

Sephadex LH-20柱色谱

Sephadex LH-20柱色谱；硅胶柱色谱

Sephadex LH-20柱色谱

化合物1：小麦黄素 ｜ 化合物2：山奈酚 ｜ 化合物3：槲皮素

P.3 ｜ P.4 ｜ P.5 ｜ P.6 ｜ P.7 ｜ P.8

Sephadex LH-20柱色谱；聚酰胺柱色谱

化合物4：山奈酚-3-O-β-D-吡喃葡萄糖-7-O-α-L-吡喃鼠李糖苷

化合物5：槲皮素-3-O-β-D-吡喃葡萄糖-7-O-α-L-吡喃鼠李糖苷

化合物6：山奈酚-3-O-芸香糖苷

化合物7：山奈酚-7-O-α-L-吡喃鼠李糖苷

化合物8：槲皮素-3-O-β-D-吡喃葡萄糖苷

化合物9：异荭草苷

【参考文献】

[1]徐伟.国产荠菜的化学成分研究［D］.沈阳：沈阳药科大学，2007.

荔枝核

【来源】本品为无患子科植物荔枝 *Litchi chinensis* Sonn.的干燥成熟种子。

【壮药名】些累谁 Cehlaehcei。

【分布】分布于广东、福建、广西、四川、台湾等地，广西分布于桂东南和桂南地区，桂北偶见。

【功能与主治】

中医　行气散结，祛寒止痛。用于治疗寒疝腹痛，睾丸肿痛。

壮医　调龙路、火路，通谷道，调气，止痛，散寒毒。用于治疗兵嘿细勒（疝气），睾丸炎，胴尹（腹痛）。

【主要化学成分与药理作用】

荔枝核中含有黄酮类、多酚类、甾体类、鞣质类、萜类和挥发油等化学成分，其中黄酮类成分主要有黄酮醇类、二氢黄酮类、黄烷醇类等，如乔松素–7–*O*–*β*–D–葡萄糖苷、槲皮素、金粉蕨素等；多酚类成分主要有原儿茶醛、原儿茶酸、(–)–表儿茶素等。现代研究表明，荔枝核总黄酮在缓解肝纤维化和肝硬化、减轻肝细胞凋亡和损伤方面的作用显著，同时具有较好的抗炎活性及抗氧化活性。

【代表性化学成分的结构与性质】

名称	分子式	相对分子质量	熔点/℃	性状
乔松素–7–*O*–*β*–D–葡萄糖苷	$C_{21}H_{22}O_9$	418	275～276	白色粉末
金粉蕨素	$C_{27}H_{32}O_{13}$	564	277～279	无色针晶

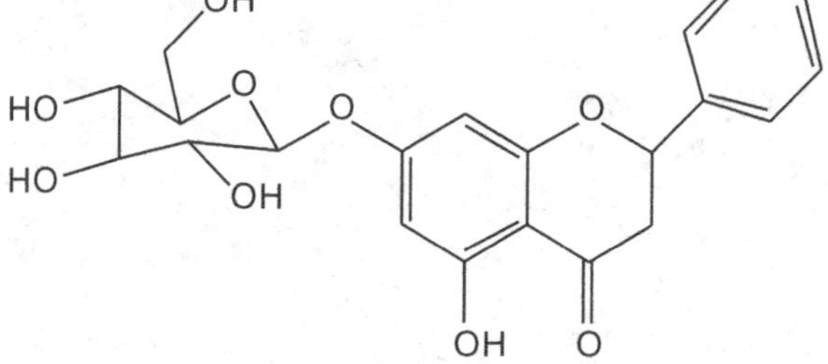

乔松素–7–*O*–*β*–D–葡萄糖苷化学结构式

【主要化学成分的提取分离】

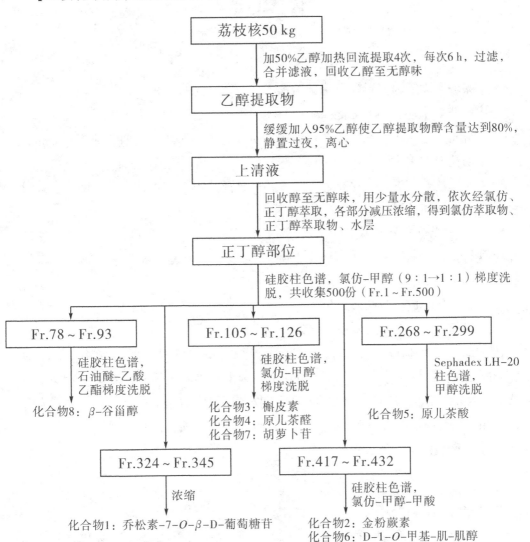

荔枝核50 kg

加50%乙醇加热回流提取4次，每次6 h，过滤，合并滤液，回收乙醇至无醇味

乙醇提取物

缓缓加入95%乙醇使乙醇提取物醇含量达到80%，静置过夜，离心

上清液

回收醇至无醇味，用少量水分散，依次经氯仿、正丁醇萃取，各部分减压浓缩，得到氯仿萃取物、正丁醇萃取物、水层

正丁醇部位

硅胶柱色谱，氯仿-甲醇（9∶1→1∶1）梯度洗脱，共收集500份（Fr.1~Fr.500）

Fr.78~Fr.93

硅胶柱色谱，石油醚-乙酸乙酯梯度洗脱

化合物8：β-谷甾醇

Fr.105~Fr.126

硅胶柱色谱，氯仿-甲醇梯度洗脱

化合物3：槲皮素
化合物4：原儿茶醛
化合物7：胡萝卜苷

Fr.268~Fr.299

Sephadex LH-20柱色谱，甲醇洗脱

化合物5：原儿茶酸

Fr.324~Fr.345

浓缩

化合物1：乔松素-7-O-β-D-葡萄糖苷

Fr.417~Fr.432

硅胶柱色谱，氯仿-甲醇-甲酸

化合物2：金粉蕨素
化合物6：D-1-O-甲基-肌-肌醇

【参考文献】

[1]徐多多，姜翔之，高阳，等.荔枝核降糖活性部位化学成分的研究（Ⅰ）[J].食品科技，2014，39（1）：219-221.

南蛇簕

【来源】本品为豆科植物喙荚云实 *Caesalpinia minax* Hance的干燥茎。

【壮药名】勾温秒 Gaeuoenmeuz。

【分布】分布于广东、广西、四川、贵州、云南等地，广西各地均有分布。

【功能与主治】

中医　清热利湿，散瘀止痛。用于治疗外感风热，痢疾，淋浊，呃逆，痈肿，疮癣，跌打损伤，毒蛇咬伤。

壮医　清热毒，祛风毒，解痧毒。用于治疗痧病，发旺（痹病），林得叮相（跌打损伤），夺扼（骨折），呗脓（痈疮），麦蛮（风疹），额哈（毒蛇咬伤）。

【主要化学成分与药理作用】

南蛇簕中含有糖、多糖、苷类、皂苷、鞣质、有机酸、酚类、黄酮类、甾体、萜类、生物碱等化学成分，如木栓酮、正十三醇、豆甾醇、白桦脂酸、bonducellin、白藜芦醇、neocaesalpin L、胡萝卜苷等。现代研究表明，白桦脂酸具有选择性地杀死人类黑色素瘤细胞而不杀伤健康细胞的作用；对HIV-1 型感染有抑制作用，对脑瘤、神经外胚层瘤、白血病等恶性肿瘤细胞也有抑制作用。

【代表性化学成分的结构与性质】

名称	分子式	相对分子质量	熔点/℃	性状
木栓酮	$C_{30}H_{50}O$	426	262～265	—
白藜芦醇	$C_{14}H_{12}O_3$	228	253～255	无色针状结晶

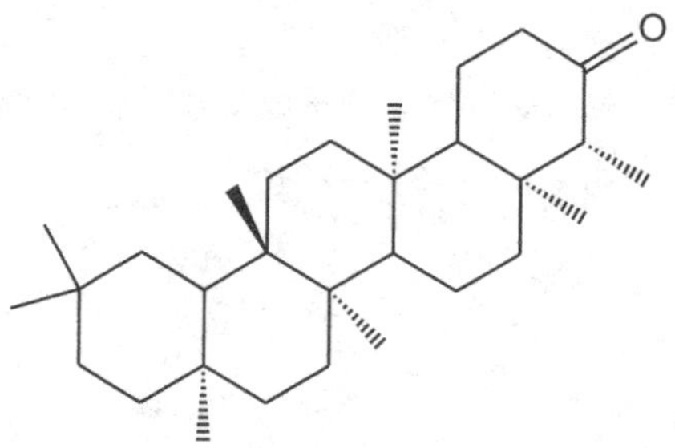

木栓酮化学结构式

【主要化学成分的提取分离】

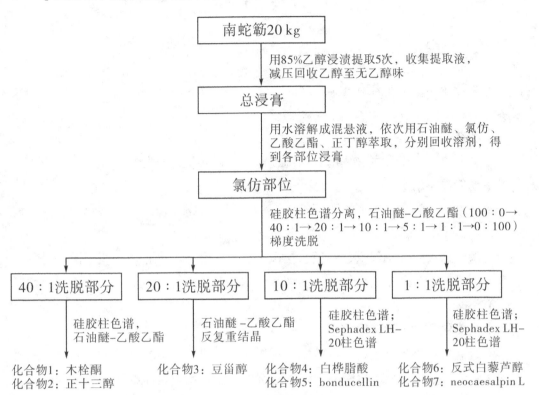

南蛇簕20kg
↓ 用85%乙醇浸渍提取5次，收集提取液，减压回收乙醇至无乙醇味

总浸膏
↓ 用水溶解成混悬液，依次用石油醚、氯仿、乙酸乙酯、正丁醇萃取，分别回收溶剂，得到各部位浸膏

氯仿部位
↓ 硅胶柱色谱分离，石油醚-乙酸乙酯（100∶0→40∶1→20∶1→10∶1→5∶1→1∶1→0∶100）梯度洗脱

40∶1洗脱部分 —— 硅胶柱色谱，石油醚-乙酸乙酯 —— 化合物1：木栓酮；化合物2：正十三醇

20∶1洗脱部分 —— 石油醚-乙酸乙酯反复重结晶 —— 化合物3：豆甾醇

10∶1洗脱部分 —— 硅胶柱色谱；Sephadex LH-20柱色谱 —— 化合物4：白桦脂酸；化合物5：bonducellin

1∶1洗脱部分 —— 硅胶柱色谱；Sephadex LH-20柱色谱 —— 化合物6：反式白藜芦醇；化合物7：neocaesalpin L

【参考文献】

［1］陈庆淑.南蛇簕化学成分与质量标准研究［D］.南宁：广西中医药大学，2012.

［2］Fujioka T, Kashiwada Y, Kilkuskie R E, et al. Anti-AIDS agents, Betulinic acid and platonic acid as anti-HIV principles from Syzigium claviflorum, and the anti-HIV activity of structurally related triterpenoids［J］. Journal of Nature Products, 1994, 57（2）：243-247.

［3］曾晓芳.畜产品中沙门氏菌污染的检测与控制［J］.四川畜牧医药，2003，30（4）：28-30.

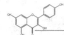

南板蓝根

【来源】本品为爵床科植物板蓝 *Strobilanthes cusia*（Nees）Kuntze的干燥根及根茎。

【壮药名】棵烘 Gohungh。

【分布】分布于我国的华南、西南地区，广西各地均有分布。

【功能与主治】

中医　清热解毒，凉血。用于治疗温病发斑，丹毒，流行性感冒，流行性乙型脑炎。

壮医　通火路，调气道、谷道，祛风毒，清热毒，消肿止痛。用于治疗丹毒，贫痧（感冒），航靠谋（痄腮），货烟妈（咽痛），能蚌（黄疸），火眼（急性结膜炎）。

【主要化学成分与药理作用】

南板蓝根主要含有生物碱、黄酮、有机酸、苷类、甾醇类、五环三萜类、蒽醌类等化学成分，在南板蓝根中靛蓝、靛玉红的含量较高，靛玉红对人类多种肿瘤细胞存在抑制作用，也可抑制中嗜酸性粒细胞。

【代表性化学成分的结构与性质】

名称	分子式	相对分子质量	熔点/℃	性状
靛蓝	$C_{16}H_{10}N_2O_2$	262	—	蓝紫色粉末
靛玉红	$C_{16}H_{10}N_2O_2$	262	348～350	紫红色细针晶

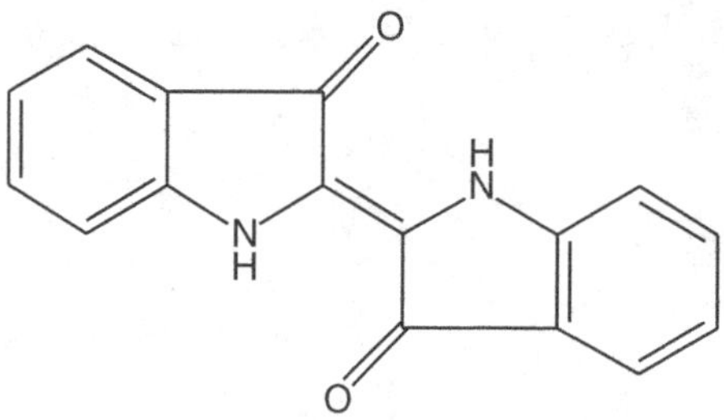

靛蓝化学结构式 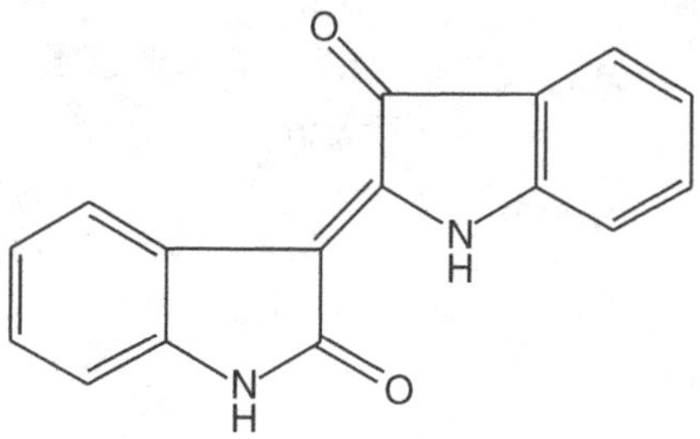　　　　　　　　　靛玉红化学结构式

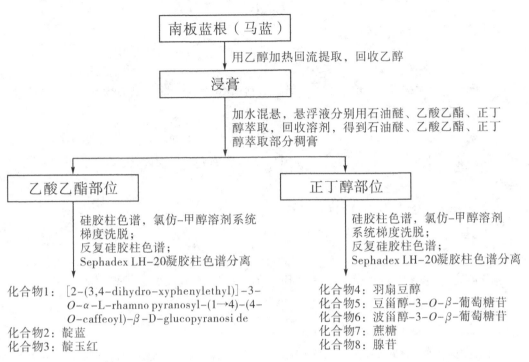

【主要化学成分的提取分离】

南板蓝根（马蓝）

用乙醇加热回流提取，回收乙醇

浸膏

加水混悬，悬浮液分别用石油醚、乙酸乙酯、正丁醇萃取，回收溶剂，得到石油醚、乙酸乙酯、正丁醇萃取部分稠膏

乙酸乙酯部位

硅胶柱色谱，氯仿-甲醇溶剂系统梯度洗脱；
反复硅胶柱色谱；
Sephadex LH-20凝胶柱色谱分离

化合物1：［2-(3,4-dihydro-xyphenylethyl)]-3-O-α-L-rhamno pyranosyl-(1→4)-(4-O-caffeoyl)-β-D-glucopyranosi de
化合物2：靛蓝
化合物3：靛玉红

正丁醇部位

硅胶柱色谱，氯仿-甲醇溶剂系统梯度洗脱；
反复硅胶柱色谱；
Sephadex LH-20凝胶柱色谱分离

化合物4：羽扇豆醇
化合物5：豆甾醇-3-O-β-葡萄糖苷
化合物6：波甾醇-3-O-β-葡萄糖苷
化合物7：蔗糖
化合物8：腺苷

【参考文献】

［1］孙小兵，盛家荣，王定培.南板蓝根化学成分及药理作用研究［J］.广西师范学院学报，2008，25（4）：66-69.

［2］裴毅.落蓝和马蓝药用部位的药学研究［D］.哈尔滨：黑龙江中医药大学，2007.

相思藤

【来源】本品为豆科植物相思子*Abrus precatorius* L.的干燥茎叶。

【壮药名】勾相思 Gaeusenghswh。

【分布】分布于广东、广西、云南、台湾、福建等地，广西分布于南宁、合浦、防城港、上思、桂平、容县、陆川、博白、百色、田阳、扶绥、宁明、龙州等县市。

【功能与主治】

中医 清热解毒，润肺，利尿。用于治疗咽喉肿痛，咳嗽，黄疸，乳痈，疮疖。

壮医 清热毒，通气道、水道。用于治疗得凉（感冒），货烟妈（咽炎），唅唉（咳嗽），北嘻（奶疮），呗脓（痈疽），能蚌（黄疸）。

【主要化学成分与药理作用】

相思藤含有三萜皂苷类、生物碱类、黄酮类、氨基酸类等化学成分，如3-吲哚甲酸、尿嘧啶、*N*-[2-(1,3,4-三羟基-正二十烷基)]-正十六碳酰胺、芒柄花素、异亮氨酸、豆甾-4,22-二烯-3β,6β-二醇等。现代研究表明，相思藤具有抗菌、抗炎、抗肿瘤、保肝、杀虫、避孕、抗组胺过敏、抗氧化、抗增殖、降血糖等药理作用。

【代表性化学成分的结构与性质】

名称	分子式	相对分子质量	熔点/℃	性状
芒柄花素	$C_{16}H_{12}O_4$	268	256～260	白色结晶粉末

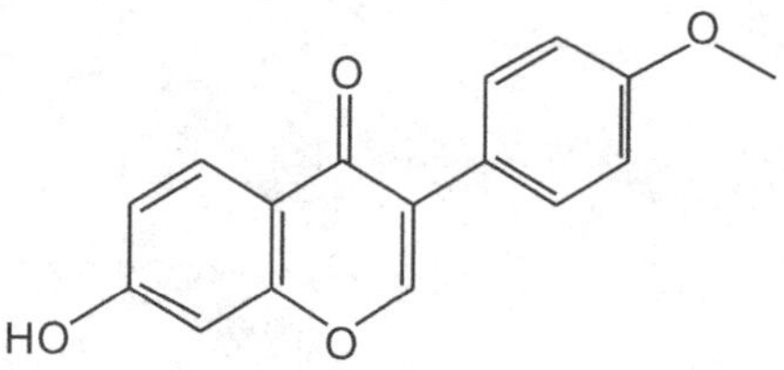

芒柄花素化学结构式

【主要化学成分的提取分离】

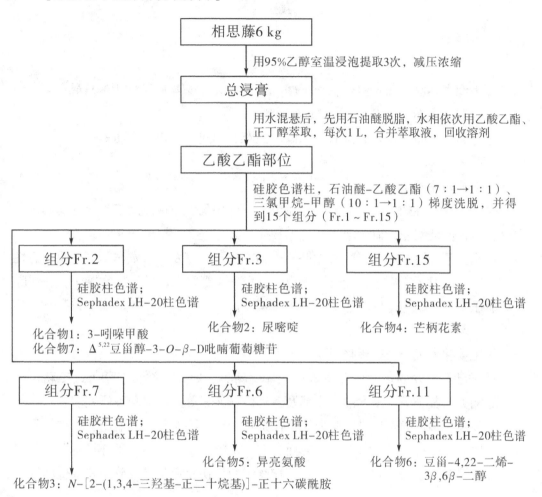

相思藤6 kg
↓ 用95%乙醇室温浸泡提取3次，减压浓缩
总浸膏
↓ 用水混悬后，先用石油醚脱脂，水相依次用乙酸乙酯、正丁醇萃取，每次1 L，合并萃取液，回收溶剂
乙酸乙酯部位
↓ 硅胶色谱柱，石油醚–乙酸乙酯（7：1→1：1）、三氯甲烷–甲醇（10：1→1：1）梯度洗脱，并得到15个组分（Fr.1～Fr.15）

组分Fr.2
↓ 硅胶柱色谱；Sephadex LH–20柱色谱
化合物1：3-吲哚甲酸
化合物7：Δ⁵,²²豆甾醇–3–O–β–D吡喃葡萄糖苷

组分Fr.3
↓ 硅胶柱色谱；Sephadex LH–20柱色谱
化合物2：尿嘧啶

组分Fr.15
↓ 硅胶柱色谱；Sephadex LH–20柱色谱
化合物4：芒柄花素

组分Fr.7
↓ 硅胶柱色谱；Sephadex LH–20柱色谱
化合物3：N–[2-(1,3,4–三羟基–正二十烷基)]–正十六碳酰胺

组分Fr.6
↓ 硅胶柱色谱；Sephadex LH–20柱色谱
化合物5：异亮氨酸

组分Fr.11
↓ 硅胶柱色谱；Sephadex LH–20柱色谱
化合物6：豆甾–4,22–二烯–3β,6β–二醇

【参考文献】

[1] 广西壮族自治区食品药品监督管理局.广西壮族自治区壮药质量标准：第三卷（2018年版）[M].南宁：广西科学技术出版社，2018.

[2] 陶曙红，杨雅贤，张玙，等.红树伴生植物相思子的化学成分研究 [J].广东药学院学报，2016，3（4）：425-427.

[3] 张平，李春阳，袁旭江.相思子化学成分及其药理作用研究进展 [J].广东药学院学报，2014，30（5）：654-658.

栀子

【来源】本品为茜草科植物栀子 *Gardenia jasminoides* Ellis 的干燥成熟果实。

【壮药名】粉给现 Faenzgaehhenj。

【分布】分布于江西、湖北、湖南、浙江、福建、四川、广西等地，广西各地均有分布。

【功能与主治】

中医 泻火除烦，清热利湿，凉血解毒；外用消肿止痛。用于治疗热病心烦，湿热黄疸，淋证涩痛，血热吐衄，目赤肿痛，火毒疮疡，扭挫伤痛。

壮医 清热毒，利湿毒，通龙路、火路。用于治疗发得（发热），火眼（急性结膜炎），巧尹（头痛），能蚌（黄疸），白冻（泄泻），笨浮（水肿），血压嗓（高血压病），肉扭（尿路感染），渗裂（血症），口疮（口腔溃疡），呗脓（痈疮），邦印（痛症）。

【主要化学成分与药理作用】

栀子已经发现的化学成分主要有环烯醚萜类、单萜苷类、二萜类、三萜类、有机酸酯类、黄酮类、挥发油、多糖及各种微量元素等。现代药理研究表明，栀子在保肝利胆、降血糖、促进胰腺分泌、保护胃功能、降血压、调血脂、保护神经、抗炎、抗氧化、抗疲劳、抗血栓等方面具有一定的作用。其中栀子苷具有明显的保肝、降糖缓泻、镇痛、利胆、抗炎、治疗软组织损伤及抑制胃液分泌和降低胰淀粉酶等作用。

【代表性化学成分的结构与性质】

名称	分子式	相对分子质量	熔点/℃	性状
栀子苷	$C_{17}H_{24}O_{10}$	388	—	白色结晶

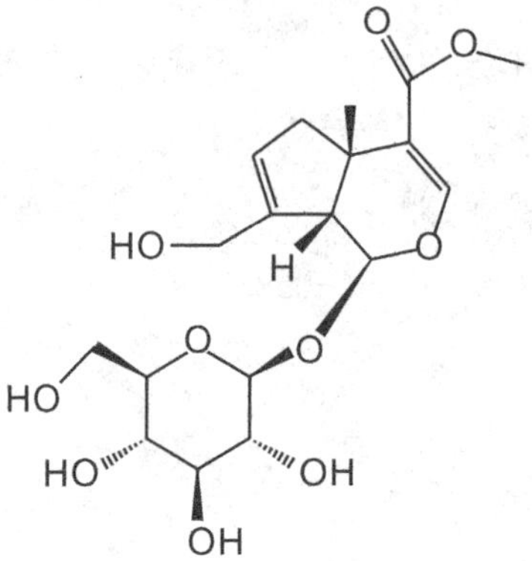

栀子苷化学结构式

【主要化学成分的提取分离】

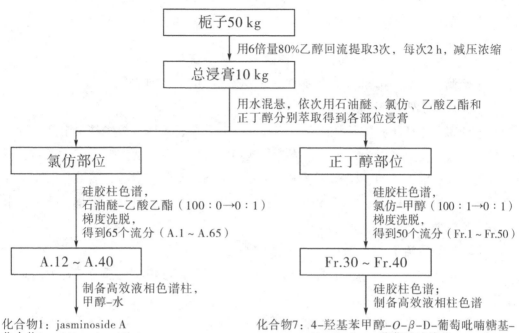

```
                    ┌──────────────┐
                    │  栀子50 kg    │
                    └──────────────┘
                           │ 用6倍量80%乙醇回流提取3次，每次2 h，减压浓缩
                    ┌──────────────┐
                    │  总浸膏10 kg  │
                    └──────────────┘
                           │ 用水混悬，依次用石油醚、氯仿、乙酸乙酯和
                           │ 正丁醇分别萃取得到各部位浸膏
          ┌────────────────┴─────────────────┐
   ┌──────────────┐                    ┌──────────────┐
   │   氯仿部位    │                    │   正丁醇部位   │
   └──────────────┘                    └──────────────┘
          │ 硅胶柱色谱，                      │ 硅胶柱色谱，
          │ 石油醚-乙酸乙酯（100:0→0:1）       │ 氯仿-甲醇（100:1→0:1）
          │ 梯度洗脱，                        │ 梯度洗脱，
          │ 得到65个流分（A.1~A.65）          │ 得到50个流分（Fr.1~Fr.50）
   ┌──────────────┐                    ┌──────────────┐
   │  A.12~A.40   │                    │  Fr.30~Fr.40 │
   └──────────────┘                    └──────────────┘
          │ 制备高效液相色谱柱，              │ 硅胶柱色谱；
          │ 甲醇-水                          │ 制备高效液相柱色谱
```

化合物1：jasminoside A
化合物2：epijasminoside A
化合物3：6-甲氧基鸡屎藤次苷甲酯
化合物4：6-甲氧基去乙酰车叶草苷酸甲酯
化合物5：栀子苷
化合物6：苯甲醇
化合物10：3-羟基-4-甲氧基苯甲醇-$O-\beta-$
　　　　　D-葡萄吡喃糖苷

化合物7：4-羟基苯甲醇-$O-\beta-$D-葡萄吡喃糖基-$(1\rightarrow6)-\beta-$D-葡萄吡喃糖苷
化合物8：3,4-二羟基苯甲醇-$O-\beta-$D-葡萄吡喃糖基-$(1\rightarrow6)-\beta-$D-葡萄吡喃糖苷
化合物9：3-羟基-4-甲氧基苯甲醇-$O-\beta-$D-葡萄吡喃糖基-$(1\rightarrow6)-\beta-$D-葡萄吡喃糖苷

【参考文献】

［1］张忠立，左月明，罗光明，等.栀子化学成分研究（Ⅱ）［J］.中药材，2013，
　　　36（3）：401-403.

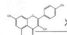

壮瑶药化学成分提取分离手册

柿叶

【来源】本品为柿树科植物柿 *Diospyros kaki* Thunb.的干燥叶。

【壮药名】盟内 Mbawndae。

【分布】原产于我国长江流域，现在在辽宁西部、长城一线经甘肃南部，折入四川、云南，在此线以南，东至台湾，各地均有栽培，在广西主要分布于宾阳、横县、融安、融水、阳朔、桂林、全州、兴安、永福、龙胜、资源、恭城、梧州、苍梧、灵山、贵港、桂平、容县、百色、田阳、凌云、田林、隆林、贺州、昭平、南丹、东兰、金秀、宁明、龙州等县市。

【功能与主治】

中医　止咳定喘，生津止渴，活血止血。用于治疗咳嗽，消渴及各种内出血，臁疮。

壮医　调气道，通龙路，止血。用于治疗埃病（咳嗽），屙幽脘（糖尿病），渗裂（血症），裤口毒（臁疮）。

【主要化学成分与药理作用】

柿叶中含有黄酮类、萜类、萘醌、萘酚类、香豆素类、甾醇类、有机酸、脂肪酸、挥发性成分等多种化合物，黄酮苷类化合物是其主要的药效成分，其中黄酮苷类化合物有芦丁、山柰酚、槲皮素、异槲皮苷等，三萜类成分有齐墩果酸、熊果酸等。现代研究表明，柿叶具有一定程度的降血糖、抗氧化、抗肿瘤等药理作用。

【代表性化学成分的结构与性质】

名称	分子式	相对分子质量	熔点/℃	性状
齐墩果酸	$C_{30}H_{48}O_3$	456	300	淡黄色粉末
常春藤皂苷元	$C_{30}H_{48}O_4$	472	332～334	白色结晶粉末

齐墩果酸化学结构式

- 570 -

【主要化学成分的提取分离】

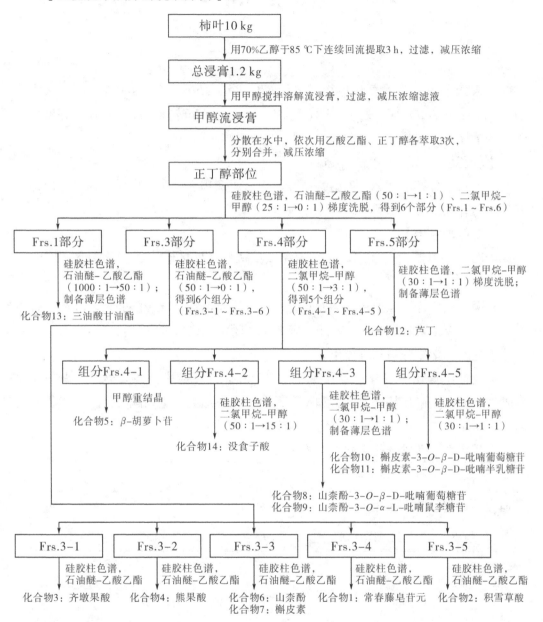

【参考文献】

[1] 周鑫堂, 王丽莉, 韩璐, 等. 柿叶化学成分和药理作用研究进展 [J]. 中草药, 2014, 45 (21): 3195-3203.

[2] 李羽晗, 王欣, 石继祥, 等. 柿叶的化学成分研究 [J]. 华西药学杂志, 2018, 33 (4): 388-392.

威灵仙

【来源】本品为毛茛科植物威灵仙 *Clematis chinensis* Osbeck、棉团铁线莲 *Clematis hexapetala* Pall.或辣蓼铁线莲 *Clematis terniflora* var.*mandshurica*（Rupr.）Ohwi的干燥根和根茎。

【壮药名】壤灵仙 Raglingzsien。

【分布】分布于江苏、安徽、浙江、山东、四川、广东、广西、福建等地，广西各地均有分布。

【功能与主治】

中医 祛风湿，通经络。用于治疗风湿痹痛，肢体麻木，经脉拘挛，屈伸不利。

壮医 祛风毒，除湿毒，通龙路，止痛。用于治疗发旺（痹病），麻抹（肢体麻木），兵吟（筋脉拘挛），牙痛，肉卡（癃闭），诸骨鲠喉。

【主要化学成分与药理作用】

威灵仙所含化学成分主要有挥发性成分和非挥发性成分两大类，其中非挥发性成分主要有三萜及其苷类、黄酮及多元酚类、内酯类和生物碱类等。现代研究表明，威灵仙具有抗肿瘤、抗炎抗菌、镇痛的药理作用。

【代表性化学成分的结构与性质】

名称	分子式	相对分子质量	熔点/℃	性状
原白头翁素	$C_5H_4O_2$	96	—	浅黄色液体
白头翁素	$C_{10}H_8O_4$	192	157～158	—

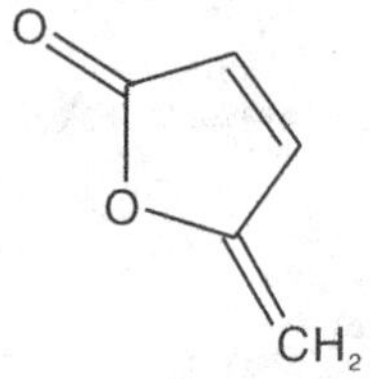

原白头翁素化学结构式

【主要化学成分的提取分离】

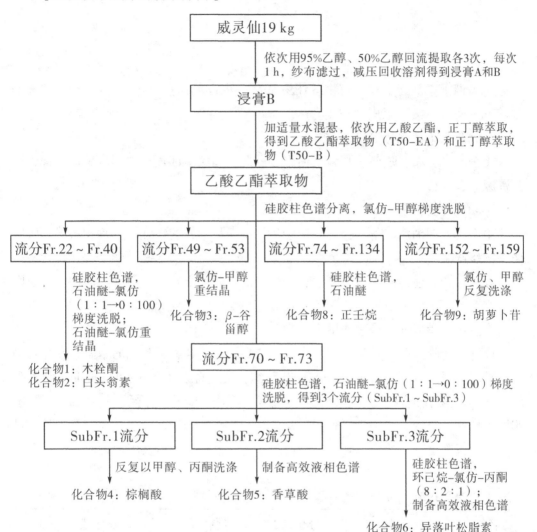

威灵仙19 kg

依次用95%乙醇、50%乙醇回流提取各3次，每次1 h，纱布滤过，减压回收溶剂得到浸膏A和B

浸膏B

加适量水混悬，依次用乙酸乙酯，正丁醇萃取，得到乙酸乙酯萃取物（T50-EA）和正丁醇萃取物（T50-B）

乙酸乙酯萃取物

硅胶柱色谱分离，氯仿-甲醇梯度洗脱

流分Fr.22～Fr.40

硅胶柱色谱，石油醚-氯仿（1∶1→0∶100）梯度洗脱；石油醚-氯仿重结晶

化合物1：木栓酮
化合物2：白头翁素

流分Fr.49～Fr.53

氯仿-甲醇重结晶

化合物3：β-谷甾醇

流分Fr.74～Fr.134

硅胶柱色谱，石油醚

化合物8：正壬烷

流分Fr.152～Fr.159

氯仿、甲醇反复洗涤

化合物9：胡萝卜苷

流分Fr.70～Fr.73

硅胶柱色谱，石油醚-氯仿（1∶1→0∶100）梯度洗脱，得到3个流分（SubFr.1～SubFr.3）

SubFr.1流分

反复以甲醇、丙酮洗涤

化合物4：棕榈酸

SubFr.2流分

制备高效液相色谱

化合物5：香草酸

SubFr.3流分

硅胶柱色谱，环己烷-氯仿-丙酮（8∶2∶1）；制备高效液相色谱

化合物6：异落叶松脂素
化合物7：5-羟甲基-2-呋喃酮

【参考文献】

［1］赵燕强，杨立新，张宪民，等.威灵仙的成分、药理活性和临床应用的研究进展［J］.中药材，2008，31（3）：465-470.

［2］董彩霞，史社坡，武可泗，等.棉团铁线莲化学成分研究Ⅰ［J］.中国中药杂志，2006，31（20）：1696-1699.

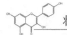

厚朴

【来源】本品为木兰科植物厚朴*Houpoea officinalis*（Rehd.et Wils.）N.H.Xia et C.Y.Wu的干燥干皮、根皮及枝皮。

【壮药名】棵厚朴 Gohoubuj。

【分布】分布于陕西、甘肃、河南、湖北、湖南、四川、贵州、广西等地，广西资源县有分布。

【功能与主治】

中医　燥湿消痰，下气除满。用于治疗湿滞伤中，脘痞吐泻，食积气滞，腹胀便秘，痰饮喘咳。

壮医　调谷道，调气道，除湿毒。用于治疗鹿（呕吐），白冻（泄泻），东郎（食滞），阿意囊（便秘），埃病（咳嗽），墨病（哮喘）。

【主要化学成分与药理作用】

厚朴的化学成分多数为木脂素类和苯乙醇苷类化合物，常见的木脂素类化合物有厚朴酚、异厚朴酚、和厚朴酚等；苯乙醇苷类化合物主要包括Magnolosides系列的化合物。厚朴亦含挥发油成分，其主要成分有桉叶醇、α-蒎烯、β-蒎烯、对聚伞花烯等萜类化合物。现代研究表明，厚朴具有抗菌、降压、抗变态反应等功效，可抑制血小板聚集，对肿瘤也有一定的抑制作用，且对胃肠道及中枢神经系统均有一定的作用。

【代表性化学成分的结构与性质】

名称	分子式	相对分子质量	熔点/℃	性状
厚朴酚	$C_{18}H_{18}O_2$	266	101～102	棕褐色至白色精细粉末
和厚朴酚	$C_{18}H_{18}O_2$	266	87.5	白色粉末

厚朴酚化学结构式

【主要化学成分的提取分离】

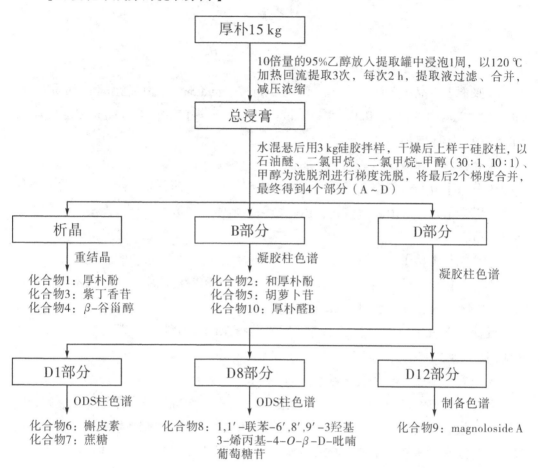

厚朴15 kg

→ 10倍量的95%乙醇放入提取罐中浸泡1周，以120 ℃加热回流提取3次，每次2 h，提取液过滤、合并，减压浓缩

总浸膏

→ 水混悬后用3 kg硅胶拌样，干燥后上样于硅胶柱，以石油醚、二氯甲烷、二氯甲烷–甲醇（30∶1、10∶1）、甲醇为洗脱剂进行梯度洗脱，将最后2个梯度合并，最终得到4个部分（A～D）

析晶 ── 重结晶
化合物1：厚朴酚
化合物3：紫丁香苷
化合物4：β–谷甾醇

B部分 ── 凝胶柱色谱
化合物2：和厚朴酚
化合物5：胡萝卜苷
化合物10：厚朴醛B

D部分 ── 凝胶柱色谱

D1部分 ── ODS柱色谱
化合物6：槲皮素
化合物7：蔗糖

D8部分 ── ODS柱色谱
化合物8：1,1′–联苯–6′,8′,9′–3羟基3–烯丙基–4–O–β–D–吡喃葡萄糖苷

D12部分 ── 制备色谱
化合物9：magnoloside A

【参考文献】

[1] 李玲.厚朴的化学成分及生物活性研究［D］.济南：济南大学，2017.

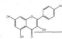

砂仁

【来源】本品为姜科植物砂仁*Amomum villosum* Lour.、缩砂密*Amomum villosum var.xanthioides* （Wall.ex Bak.）T.L.Wu et S.J.Chen或海南砂仁*Amomum longiligulare* T.L.Wu的干燥成熟果实。

【壮药名】棵砂仁 Gosahyinz。

【分布】分布于广东、广西、云南、海南等地，广西分布于南宁、桂林、防城港、上思、东兴、灵山、博白、百色、德保、靖西、那坡、凌云、巴马、金秀、龙州等县市。

【功能与主治】

中医 化湿开胃，温脾止泻，理气安胎。用于治疗湿浊中阻，脘痞不饥，脾胃虚寒，呕吐泄泻，妊娠恶阻，胎动不安。

壮医 调气道、谷道，除湿毒。用于治疗东郎（食滞），鹿（呕吐），白冻（泄泻），咪裆噜（胎动不安）。

【主要化学成分与药理作用】

砂仁中含有大量的挥发性成分及黄酮类、多糖、无机物等多种非挥发性成分，其主要药效成分是挥发性成分，3种砂仁（阳春砂、海南砂和绿壳砂）中挥发油均含乙酸龙脑酯、樟脑、龙脑、柠檬烯等成分。现代研究表明，砂仁具有较显著的胃肠保护和镇痛抗炎作用。

【代表性化学成分的结构与性质】

名称	分子式	相对分子质量	熔点/℃	性状
乙酸龙脑酯	$C_{12}H_{20}O_2$	196	29	白色结晶固体
龙脑	$C_{10}H_{18}O$	154	208	白色半透明结晶

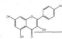

乙酸龙脑酯化学结构式

【主要化学成分的提取分离】

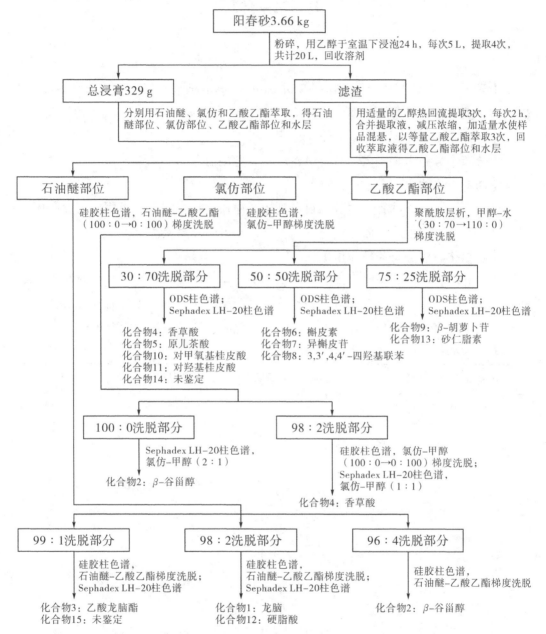

【参考文献】

[1] 吴晓松，李晓光，肖飞，等. 砂仁挥发油中乙酸龙脑酯镇痛抗炎作用的研究 [J]. 中药材，2004，27（6）：438-439.

[2] 李晓光，叶富强，徐鸿华. 乙酸龙脑酯药理作用的实验研究 [J]. 浙江中医学院学报，2001，25（3）：49-50.

[3] 付琛. 阳春砂仁化学成分研究 [D]. 广州：暨南大学，2010.

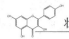

砂纸树

【来源】本品为桑科植物构树 *Broussonetia papyrifera*（L.）L'Her.ex Vent.的根、树、皮、叶、果实。

【瑶药名】谷沙亮 Guh sa ndiangx。

【分布】分布于全国大部分省份，广西各地均有分布。

【功能与主治】

中医 滋肾，强筋骨，清肝明目，利尿，凉血，消炎。果实可用于治疗阳痿、肾虚目眩，根可用于治疗慢性气管炎、咳嗽，叶可治疗癣疾。

【主要化学成分与药理作用】

构树叶中含有黄酮类、甾体类、木脂素类、生物碱类、香豆素类、氨基酸类和萜类等化合物，根皮中含有大量黄酮类及二苯丙烷类化合物。现代研究表明，构树具有抗血小板聚集、抑制芳香化酶、抗氧化、抗菌、抗炎、抗细胞毒等活性。

【代表性化学成分的结构与性质】

名称	分子式	相对分子质量	熔点/℃	性状
构树内酯	$C_{15}H_{18}O_8$	326	—	无色油状物

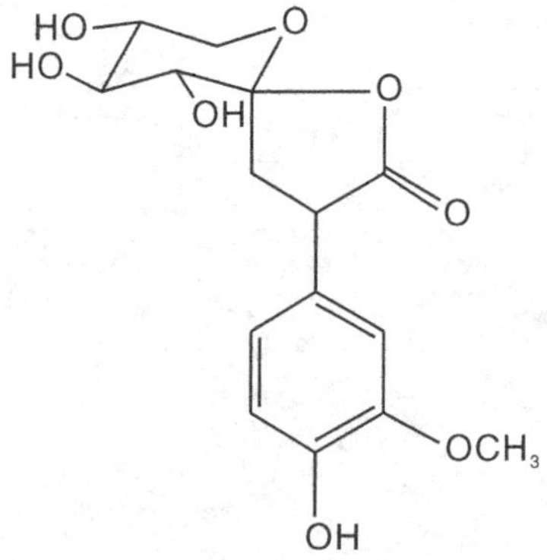

构树内酯化学结构式

【主要化学成分的提取分离】

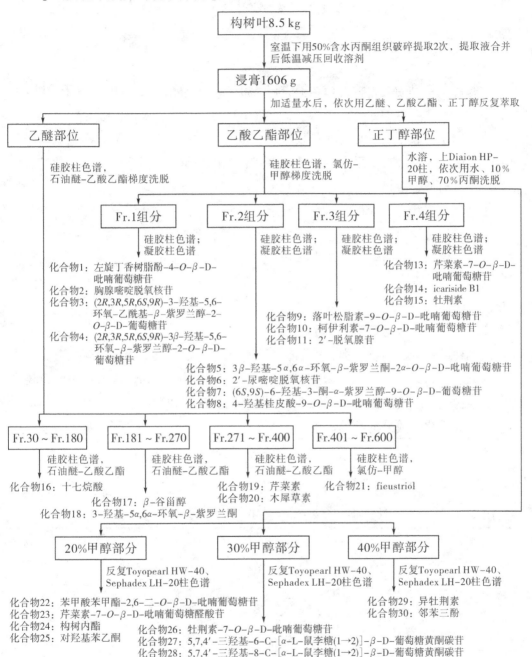

构树叶8.5 kg

室温下用50%含水丙酮组织破碎提取2次，提取液合并后低温减压回收溶剂

浸膏1606 g

加适量水后，依次用乙醚、乙酸乙酯、正丁醇反复萃取

乙醚部位 — 硅胶柱色谱，石油醚-乙酸乙酯梯度洗脱

乙酸乙酯部位 — 硅胶柱色谱，氯仿-甲醇梯度洗脱

正丁醇部位 — 水溶，上Diaion HP-20柱，依次用水、10%甲醇、70%丙酮洗脱

Fr.1组分 — 硅胶柱色谱；凝胶柱色谱
- 化合物1：左旋丁香树脂酚-4-O-β-D-吡喃葡萄糖苷
- 化合物2：胸腺嘧啶脱氧核苷
- 化合物3：(2R,3R,5R,6S,9R)-3-羟基-5,6-环氧-乙酰基-β-紫罗兰醇-2-O-β-D-葡萄糖苷
- 化合物4：(2R,3R,5R,6S,9R)-3β-羟基-5,6-环氧-β-紫罗兰醇-2-O-β-D-葡萄糖苷

Fr.2组分 — 硅胶柱色谱；凝胶柱色谱
- 化合物9：落叶松脂素-9-O-β-D-吡喃葡萄糖苷
- 化合物10：柯伊利素-7-O-β-D-吡喃葡萄糖苷
- 化合物11：2′-脱氧腺苷
- 化合物5：3β-羟基-5α,6α-环氧-β-紫罗兰酮-2α-O-β-D-吡喃葡萄糖苷
- 化合物6：2′-尿嘧啶脱氧核苷
- 化合物7：(6S,9S)-6-羟基-3-酮-α-紫罗兰醇-9-O-β-D-葡萄糖苷
- 化合物8：4-羟基桂皮酸-9-O-β-D-吡喃葡萄糖苷

Fr.3组分 — 硅胶柱色谱；凝胶柱色谱

Fr.4组分 — 硅胶柱色谱；凝胶柱色谱
- 化合物13：芹菜素-7-O-β-D-吡喃葡萄糖苷
- 化合物14：icariside B1
- 化合物15：牡荆素

Fr.30~Fr.180 — 硅胶柱色谱，石油醚-乙酸乙酯
- 化合物16：十七烷酸

Fr.181~Fr.270 — 硅胶柱色谱，石油醚-乙酸乙酯
- 化合物17：β-谷甾醇
- 化合物18：3-羟基-5α,6α-环氧-β-紫罗兰酮

Fr.271~Fr.400 — 硅胶柱色谱，石油醚-乙酸乙酯
- 化合物19：芹菜素
- 化合物20：木犀草素

Fr.401~Fr.600 — 硅胶柱色谱，氯仿-甲醇
- 化合物21：ficustriol

20%甲醇部分 — 反复Toyopearl HW-40、Sephadex LH-20柱色谱
- 化合物22：苯甲酸苯甲酯-2,6-二-O-β-D-吡喃葡萄糖苷
- 化合物23：芹菜素-7-O-β-D-吡喃葡萄糖醛酸苷
- 化合物24：构树内酯
- 化合物25：对羟基苯乙酮

30%甲醇部分 — 反复Toyopearl HW-40、Sephadex LH-20柱色谱
- 化合物26：牡荆素-7-O-β-D-吡喃葡萄糖苷
- 化合物27：5,7,4′-三羟基-6-C-[α-L-鼠李糖(1→2)]-β-D-葡萄糖黄酮碳苷
- 化合物28：5,7,4′-三羟基-8-C-[α-L-鼠李糖(1→2)]-β-D-葡萄糖黄酮碳苷

40%甲醇部分 — 反复Toyopearl HW-40、Sephadex LH-20柱色谱
- 化合物29：异牡荆素
- 化合物30：邻苯三酚

【参考文献】

[1] 冯卫生，李红伟，郑晓珂.构树化学成分的研究进展 [J].中国新药杂志，2008，17（4）：272-278.

[2] 巢剑非，殷志琦，叶文才，等.构树的化学成分研究 [J].中国中药杂志，2006，31（13）：1078-1080.

[3] 李红伟.构树叶化学成分研究 [D].郑州：河南中医学院，2008.

面条树叶

【来源】本品为夹竹桃科植物糖胶树 *Alstonia scholaris*（L.）R.Br.的干燥叶。

【壮药名】美屯 Maexdwnz。

【分布】分布于辽宁、河北、陕西、甘肃、山东、安徽、台湾、河南以及长江以南各省区，广西分布于融水、桂林、兴安、永福、龙胜、资源、德保、那坡、凌云、乐业、田林、西林、南丹、罗城、金秀。

【功能与主治】

中医 解毒清热，祛痰止咳，止血消肿。用于治疗感冒发热，肺热咳喘，百日咳，黄疸，胃痛吐泻，疟疾，疮疡痈肿，跌打肿痛，外伤出血。

壮医 调气道，止咳化痰。用于治疗墨病（哮喘），埃病（咳嗽），比耐来（咳痰）。

【主要化学成分与药理作用】

面条树叶中含有生物碱类，黄酮类、三萜类、挥发油类、甾体类等成分，其中灯台树碱、灯台树次碱、19-表灯台树次碱、瓦莱萨明碱、鸡骨常山碱为面条树叶的主要生物碱。现代研究表明，面条树叶具有较好的抗肿瘤活性。

【代表性化学成分的结构与性质】

名称	分子式	相对分子质量	熔点/℃	性状
灯台树次碱	$C_{20}H_{24}N_2O_4$	356	—	油状物
鸡骨常山碱	$C_{20}H_{24}N_2O_3$	340	244	—

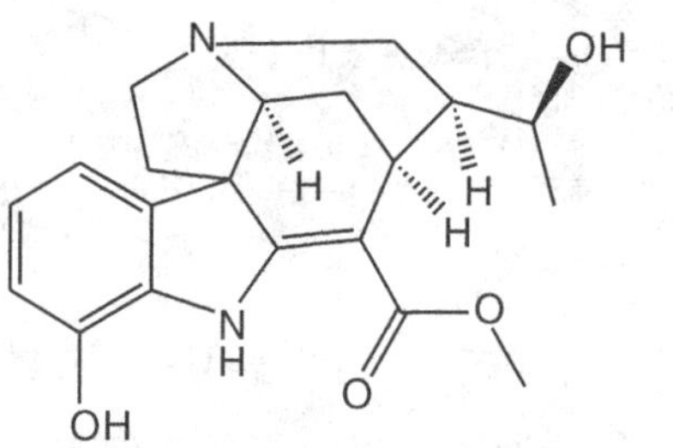

灯台树次碱化学结构式

【主要化学成分的提取分离】

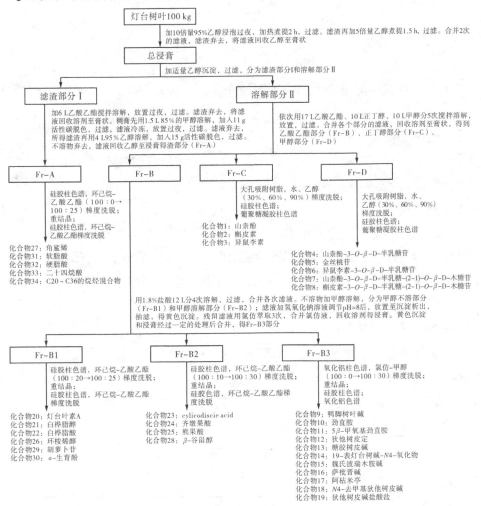

灯台树叶100 kg
↓ 加10倍量95%乙醇浸泡过夜，加热煮提2 h，过滤。滤渣再加5倍量乙醇煮提1.5 h，过滤。合并2次的滤液，滤渣弃去，将滤液回收乙醇至膏状

总浸膏
↓ 加适量乙醇沉淀，过滤，分为滤渣部分I和溶解部分II

滤渣部分I
加6 L乙酸乙酯搅拌溶解，放置过夜，过滤。滤渣弃去，将滤液回收溶剂至膏状。稠膏先用1.5 L 85%的甲醇溶解，加入11 g活性碳脱色，过滤，滤液冷冻，放置过夜，过滤。所得滤渣再用4 L 95%乙醇溶解，加入15 g活性碳脱色，过滤。不溶物弃去，滤液回收乙醇至浸膏得渣部分（Fr-A）

溶解部分II
依次用17 L乙酸乙酯、10 L正丁醇、10 L甲醇分5次搅拌溶解，放置，过滤。合并各个部分的滤液，回收溶剂至膏状，得到乙酸乙酯部分（Fr-B）、正丁醇部分（Fr-C）、甲醇部分（Fr-D）

Fr-A
硅胶柱色谱，环己烷-乙酸乙酯（100：0→100：25）梯度洗脱；重结晶；硅胶柱色谱，环己烷-乙酸乙酯梯度洗脱
化合物27：角鲨烯
化合物31：软脂酸
化合物32：硬脂酸
化合物33：二十四烷酸
化合物34：C20～C36的烷烃混合物

Fr-C
大孔吸附树脂，水、乙醇（30%、60%、90%）梯度洗脱；硅胶柱色谱；葡聚糖凝胶柱色谱
化合物1：山柰酚
化合物2：槲皮素
化合物3：异鼠李素

Fr-D
大孔吸附树脂，水、乙醇（30%、60%、90%）梯度洗脱；硅胶柱色谱；葡聚糖凝胶柱色谱
化合物4：山柰酚-3-O-β-D-半乳糖苷
化合物5：金丝桃苷
化合物6：异鼠李素-3-O-β-D-半乳糖苷
化合物7：山柰酚-3-O-β-D-半乳糖-(2-1)-O-β-D-木糖苷
化合物8：槲皮素-3-O-β-D-半乳糖-(2-1)-O-β-D-木糖苷

Fr-B
用1.8%盐酸12 L分4次溶解，过滤，合并各次滤液。不溶物加甲醇溶解，分为甲醇不溶部分（Fr-B1）和甲醇溶解部分（Fr-B2）；滤液加氢氧化钠溶液调节pH=8后，放置至沉淀析出，抽滤，得黄色沉淀。残留滤液用氯仿萃取3次，合并氯仿液，回收溶剂得浸膏。黄色沉淀和浸膏经过一定的处理后合并，得Fr-B3部分

Fr-B1
硅胶柱色谱，环己烷-乙酸乙酯（100：20→100：25）梯度洗脱；重结晶；硅胶柱色谱，环己烷-乙酸乙酯梯度洗脱
化合物20：灯台叶素A
化合物21：白桦脂醇
化合物22：白桦脂酸
化合物26：环桉烯醇
化合物29：胡萝卜苷
化合物30：α-生育酚

Fr-B2
硅胶柱色谱，环己烷-乙酸乙酯（100：10→100：30）梯度洗脱；重结晶；硅胶色谱，环己烷-乙酸乙酯梯度洗脱
化合物23：cylicodiscic acid
化合物24：齐墩果酸
化合物25：熊果酸
化合物28：β-谷甾醇

Fr-B3
氧化铝柱色谱，氯仿-甲醇（100：0→100：30）梯度洗脱；重结晶；硅胶柱色谱；氧化铝色谱
化合物9：鸭脚树叶碱
化合物10：劲直胺
化合物11：5β-甲氧基劲直胺
化合物12：狄他树叶定
化合物13：糖胶树皮碱
化合物14：19-表灯台树碱-N4-氧化物
化合物15：魏氏波瑞木胺碱
化合物16：萨枇晋碱
化合物17：阿枯米亭
化合物18：N4-去甲基狄他树皮碱
化合物19：狄他树皮碱盐酸盐

【参考文献】

[1] Saraswathi V, Ramamurthy N, Subramanian S, et al. Enhancement of the cytotoxic effects of echitamine chloride by vitamin A: an in vitro study on Ehrlich ascites carcmoma cell culture [J]. Ind J Pharmacol, 1997, 29: 244-249.

[2] Yamauchi T, Abe F, Chen R F, et al. Alkaloids from the leaves of Alstonia scholaris in Taiwan, Thailand, Indonesia and Philippines [J]. Phytochemistry, 1990, 29 (11): 3547-3552.

[3] Keawpradub N, Houghton P J, Eno-Amooquaye E, et al. Activity of extracts and alkaloids of Thai Alstonia species against human lung cancer cell lines [J]. Planta Medica, 1997 (63): 97-101.

[4] 惠婷婷. 灯台叶和灯台叶颗粒的化学成分研究 [D]. 昆明：云南中医学院，2008.

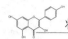

鸦胆子

【来源】本品为苦木科植物鸦胆子*Brucea javanica*（L.）Merr.的干燥成熟果实。

【壮药名】棵楝依 Gorenh'iq。

【分布】分布于福建、台湾、广东、广西、海南和云南等地，在广西分布于桂东南、桂西南地区。

【功能与主治】

中医　清热解毒，截疟，止痢。用于治疗痢疾，疟疾，赘疣，鸡眼。

壮医　清热毒，除湿毒，除瘴毒，杀虫消疣。用于治疗白冻（泄泻），阿意咪（痢疾），瘴病，楞涩（鼻炎），仲嘿喯尹（痔疮），隆白呆（带下），呗脓（痈疮），赘疣，鸡眼，额哈（毒蛇咬伤）。

【主要化学成分与药理作用】

鸦胆子含生物碱、糖苷、酚类和鸦胆子酸等化学成分。现代研究发现，苦木内酯类化合物为其主要成分，其中代表性化合物有鸦胆子素A、B、C、D，具有多种生物活性，包括抗肿瘤、抗白血病、抗疟、抗虫、抗炎及降血糖等作用。

【代表性化学成分的结构与性质】

名称	分子式	相对分子质量	熔点/℃	性状
鸦胆子素A	$C_{26}H_{34}O_{11}$	522	—	白色结晶

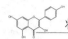

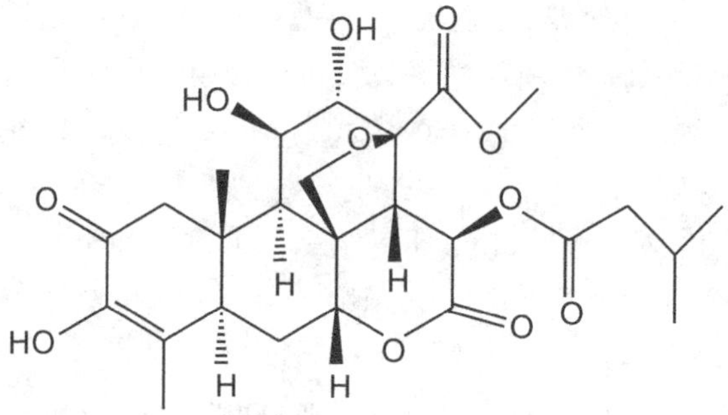

鸦胆子素A化学结构式

【主要化学成分的提取分离】

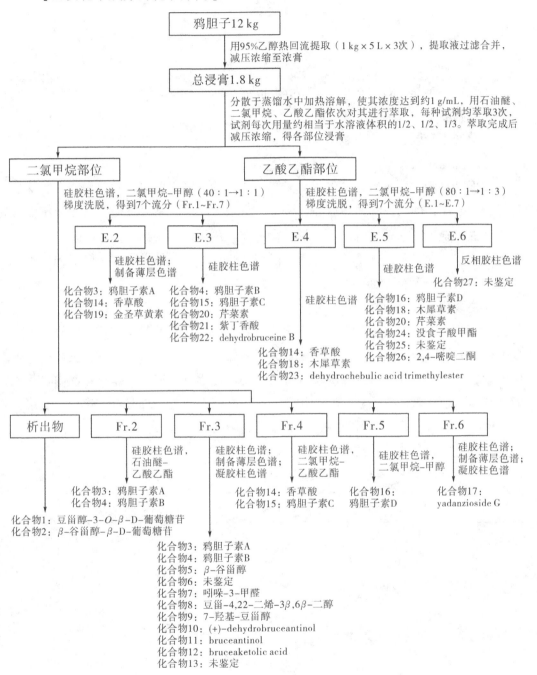

鸦胆子12 kg

用95%乙醇热回流提取（1 kg×5 L×3次），提取液过滤合并，减压浓缩至浓膏

总浸膏1.8 kg

分散于蒸馏水中加热溶解，使其浓度达到约1 g/mL，用石油醚、二氯甲烷、乙酸乙酯依次对其进行萃取，每种试剂均萃取3次，试剂每次用量约相当于水溶液体积的1/2、1/2、1/3。萃取完成后减压浓缩，得各部位浸膏

二氯甲烷部位

乙酸乙酯部位

硅胶柱色谱，二氯甲烷-甲醇（40：1→1：1）梯度洗脱，得到7个流分（Fr.1~Fr.7）

硅胶柱色谱，二氯甲烷-甲醇（80：1→1：3）梯度洗脱，得到7个流分（E.1~E.7）

E.2
硅胶柱色谱；制备薄层色谱
化合物3：鸦胆子素A
化合物14：香草酸
化合物19：金圣草黄素

E.3
硅胶柱色谱
化合物4：鸦胆子素B
化合物15：鸦胆子素C
化合物20：芹菜素
化合物21：紫丁香酸
化合物22：dehydrobruceine B

E.4
硅胶柱色谱
化合物14：香草酸
化合物18：木犀草素
化合物23：dehydrochebulic acid trimethylester

E.5
硅胶柱色谱
化合物16：鸦胆子素D
化合物18：木犀草素
化合物20：芹菜素
化合物24：没食子酸甲酯
化合物25：未鉴定
化合物26：2,4-嘧啶二酮

E.6
反相胶柱色谱
化合物27：未鉴定

析出物
化合物1：豆甾醇-3-O-β-D-葡萄糖苷
化合物2：β-谷甾醇-β-D-葡萄糖苷

Fr.2
硅胶柱色谱，石油醚-乙酸乙酯
化合物3：鸦胆子素A
化合物4：鸦胆子素B

Fr.3
硅胶柱色谱；制备薄层色谱；凝胶柱色谱
化合物3：鸦胆子素A
化合物4：鸦胆子素B
化合物5：β-谷甾醇
化合物6：未鉴定
化合物7：吲哚-3-甲醛
化合物8：豆甾-4,22-二烯-3β,6β-二醇
化合物9：7-羟基-豆甾醇
化合物10：(+)-dehydrobruceantinol
化合物11：bruceantinol
化合物12：bruceaketolic acid
化合物13：未鉴定

Fr.4
硅胶柱色谱，二氯甲烷-乙酸乙酯
化合物14：香草酸
化合物15：鸦胆子素C

Fr.5
硅胶柱色谱，二氯甲烷-甲醇
化合物16：鸦胆子素D

Fr.6
硅胶柱色谱；制备薄层色谱；凝胶柱色谱
化合物17：yadanzioside G

【参考文献】

[1]程富胜，辛蕊华，罗永江，等.中药鸦胆子有效成分现代医学与临床应用研究[J].中兽医医药杂志，2009（6）：22-23.

[2]赵廷.鸦胆子化学成分及药理活性研究[D].石家庄：河北医科大学，2015.

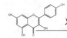

韭菜

【来源】本品为石蒜科植物韭 *Allium tuberosum* Rottl.ex Spreng.的干燥全草。

【壮药名】从决 Coenggep。

【分布】全国各地均有栽培。

【功能与主治】

中医 补肾，温中行气，散瘀，解毒。用于治疗肾虚阳痿，胃寒腹痛，噎膈反胃，胸痹疼痛，衄血，吐血，尿血，痢疾，痔疮，痈疮肿毒，漆疮，跌打损伤。

壮医 祛寒湿，补肾虚，调谷道，调龙路。用于治疗委哟（阳痿），漏精（遗精），东郎（食滞），优平（汗症），隆白呆（带下），林得叮相（跌打损伤），邦印（痛证），渗裂（血症）。

【主要化学成分与药理作用】

韭菜中主要含有含硫化合物、含氮化合物、甾体皂苷及黄酮类化合物等物质，此外还含有钙、磷、铁、锌和锰等微量元素，硫铵素、核黄素、烟酸和抗坏血酸等维生素，腺嘌呤核苷和胸腺嘧啶核苷等化合物。现代研究表明，韭菜茎叶内含芳樟醇、苷类、苦味素及硫化物，这些化合物对一些害虫和霉菌具有杀伤作用；韭菜中铁、锰、锌等微量元素含量较高，与其温肾助阳的作用有一定关系。

【代表性化学成分的结构与性质】

名称	分子式	相对分子质量	熔点/℃	性状
芳樟醇	$C_{10}H_{18}O$	154	20	—

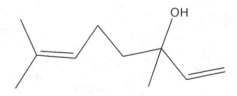

芳樟醇化学结构式

【主要化学成分的提取分离】

```
┌─────────────────┐
│   韭菜30 kg      │
└─────────────────┘
```
粉碎，室温下用30 L 75%乙醇浸提，浸提时间72 h，重复3次，合并提取液，过滤，45℃减压浓缩

```
┌─────────────────┐
│    总浸膏        │
└─────────────────┘
```
水溶解后进行冷冻干燥，依次用石油醚、乙酸乙酯和正丁醇萃取，将萃取溶液分别减压浓缩后冷冻干燥，即可得到石油醚部位、乙酸乙酯部位及正丁醇部位

```
┌─────────────────┐
│   正丁醇部位      │
└─────────────────┘
```
溶解后过大孔树脂，分别用3倍柱体积的水、乙醇（15%、30%、50%、70%、100%）梯度洗脱；再选用Sephadex LH-20凝胶柱和LC-DAD制备仪，以水、甲醇配比液反复洗脱，最终获得单体化合物

化合物1：脱氧尿苷
化合物2：胸腺嘧啶
化合物3：脱氧胸苷
化合物4：胸苷
化合物5：鸟苷
化合物6：脱氧鸟苷
化合物7：腺嘌呤
化合物8：腺苷
化合物9：脱氧腺苷
化合物10：咔啉-3-羧酸
化合物11：色氨酸
化合物12：苯丙氨酸
化合物13：(R)-2-羟基-5-羟乙基-吡嗪
化合物14：2-羟甲基-3-甲基-6-乙基-吡嗪
化合物15：(R)-2-乙氧基-6-乙基-哒嗪

化合物16：(R)-2,3-二甲基-6-(1-乙氧基)-哒嗪
化合物17：2-[(1R,2R)-2-羟基-2-(4-羟基-3-甲氧基苯基)-1-(羟甲基)-乙氧基]-5-(3-羟丙基)-苯基-β-D-吡喃葡萄糖苷
化合物18：对羟基苯甲酸
化合物19：4-羟基-3-甲氧基苯基-β-D-吡喃葡萄糖苷
化合物20：4-[(2S,3R)-2,3-二氢-2-(3-羟甲基-3-羟丙基)-7-甲氧基-2-苯并呋喃基]-2-甲氧基-β-D-吡喃葡萄糖苷
化合物21：(7R,8S)-脱氢二缩二乙醇-9,9-O-β-D-吡喃葡萄糖苷
化合物22：[(2S,3R)-2,3-二氢-2-(4-羟基-3-甲氧基苯基)-5-(3-羟基丙基)-7-甲氧基-3-苯并呋喃基]-甲基-β-D-吡喃葡萄糖苷
化合物23：(7S,8R)-2,3-二氢-2-(4-羟基-3-甲氧基)-8-(羟甲基)-3'-甲氧基-1-苯丙呋喃丙醇
化合物24：1-(4,5-二羟基苯基)-(2E)-2-丙烯酸
化合物25：4-羟基-5-甲氧基苯基-1-丙烯酸乙酯-D-吡喃葡萄糖

化合物26：槲皮素-3-O-(6-反式阿魏酰)-β-D-吡喃葡糖苷-(1-2)-β-D-吡喃葡萄糖苷-7-O-β-D-吡喃葡萄糖苷
化合物27：山柰酚-3-O-(6-反式阿魏酰)-β-D-吡喃葡糖苷-(1-2)-β-D-吡喃葡萄糖苷-7-O-β-D-吡喃葡萄糖苷
化合物28：槲皮素-3-O-(6-反式对香豆酰)-β-D-吡喃葡糖基-(1-2)-β-D-吡喃葡萄糖苷-7-O-β-D-吡喃葡萄糖苷
化合物29：3-[2-O-[(2E)-3-(3,4-二羟苯基)-1-氧代-2-丙烯-1-基]-β-吡喃葡糖基-β-D-吡喃葡萄糖基]氧基]-β-吡喃葡萄糖氧基)-2-(4-羟苯基)-4H-1-苯并吡喃
化合物30：7-(β-D-吡喃葡糖氧基)-5-羟基-2-(4-羟苯基)-3-[2-O-(6-O-[(2E)-3-(4-羟苯基)-1-氧代-2-丙烯-1-基]-β-D-吡喃葡萄糖基)-β-吡喃葡萄糖基-氧基]-4H-1-苯并吡喃-4-酮
化合物31：3-苯丙基-β-D-吡喃葡萄糖苷
化合物32：3,7-二-(β-D-吡喃葡萄糖基)-5-羟基-2-(4-羟苯基)-4H-1'-苯并吡喃-4-酮
化合物33：7-[(6-脱氧-α-L-吡喃甘露糖基)-氧基]-3-[[2-O-β-D-吡喃葡萄糖-β-D-吡喃葡萄糖基)-氧基]-5-羟基-2-(4-羟苯基)-4H-1-苯并吡喃-4-酮
化合物34：3-[(2-O-β-D-吡喃葡萄糖-β-D-吡喃葡萄糖基)-氧基]-5,7-二羟基-2-(4-羟基苯基)-4H-1-苯并吡喃-4-酮
化合物35：3-[(2-O-β-D-吡喃葡萄糖-β-D-吡喃葡萄糖基)-氧基]-7-(β-吡喃葡萄糖氧基)-5-羟基-2-(4-羟苯基)-4H-1-苯并吡喃-4-酮
化合物36：2-(3,4-二羟基苯基)-3-[(2-O-β-D-吡喃葡萄糖-β-D-吡喃葡萄糖基)-氧基]-5,7-二羟基-4H-1-苯并吡喃-4-酮
化合物37：乙基-α-D-吡喃木糖苷
化合物38：丁基-α-D-吡喃木糖苷
化合物39：对甲基苯酚
化合物40：木脂素-8-O-4' 葡萄糖苷
化合物41：3-[(2S,3R)-4',6'-二氢-2-(1-羟基-3'-甲氧基苯基)-8-(羟甲基)-2-甲氧基-4-苯并呋喃基]-丙基-β-D-吡喃葡萄糖苷
化合物42：3-[2-4-(β-D-吡喃葡糖氧基)-3-甲氧基苯基]-2',6'-二氢-3-(羟甲基)-7-(2R-反式)-β-D-吡喃葡萄糖苷
化合物43：山柰酚
化合物44：6-[(4-O-β-D-吡喃葡萄糖基-β-D-吡喃葡萄糖基)-氧基]-2,4-二羟基-4H-1-苯并吡喃-3-酮
化合物45：槲皮素
化合物46：阿魏酸

【参考文献】

［1］刘建涛，赵利，苏伟，等.韭菜中生物活性成分及其分子生物学的研究进展［J］.食品科技，2006，31（8）：67-70.

［2］高全.韭菜提取物杀虫活性及化学成分研究［D］.合肥：安徽农业大学，2018.

战骨

【来源】本品为唇形科植物黄毛豆腐柴*Premna fulva* Craib的干燥茎。

【壮药名】猛梦 Maengmbaek。

【分布】分布于贵州南部、广西西南部及云南南部至东南部等地。

【功能与主治】

中医　活血散瘀，强筋健骨，祛风止痛。用于治疗肥大性脊椎炎，风湿性关节炎。

壮医　祛风毒，除湿毒，通龙路，散瘀止痛，强筋健骨。用于肥大性脊髓炎，发旺（风湿骨痛）。

【主要化学成分与药理作用】

战骨中含有黄酮类、有机酸类、挥发油类等化学成分，其主要有效成分为柚皮素、芹菜素、牡荆素等黄酮类化合物。现代研究表明，战骨具有抗炎、消肿、止痛、改善微循环、保护坐骨神经和软组织损伤等作用，对小鼠坐骨神经损伤也有明显的保护作用。

【代表性化学成分的结构与性质】

名称	分子式	相对分子质量	熔点/℃	性状
芹菜素	$C_{15}H_{10}O_5$	270	343～344	黄色粉末
柚皮素	$C_{15}H_{12}O_5$	272	243～244	无色片晶

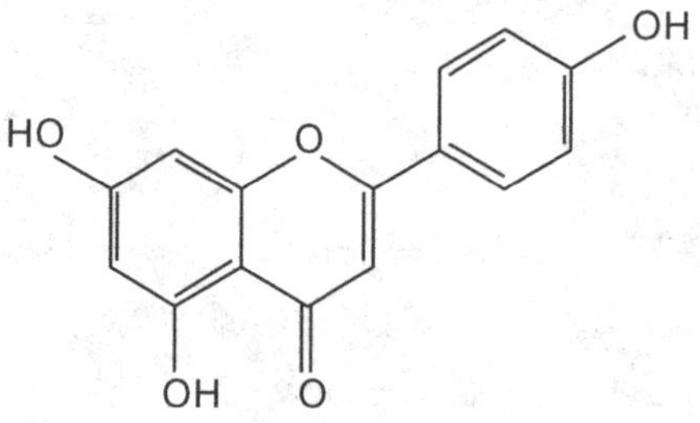

芹菜素化学结构式

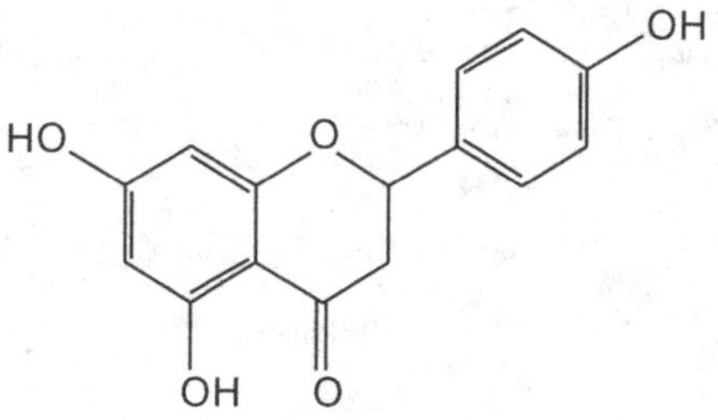

柚皮素化学结构式

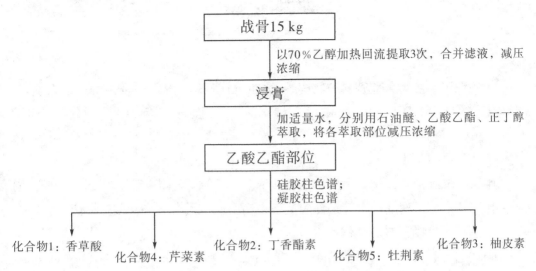

【主要化学成分的提取分离】

战骨15 kg

以70%乙醇加热回流提取3次，合并滤液，减压浓缩

浸膏

加适量水，分别用石油醚、乙酸乙酯、正丁醇萃取，将各萃取部位减压浓缩

乙酸乙酯部位

硅胶柱色谱；
凝胶柱色谱

化合物1：香草酸　　化合物4：芹菜素　　化合物2：丁香酯素　　化合物5：牡荆素　　化合物3：柚皮素

【参考文献】

[1] 陈丽芬.中药战骨的化学成分、总黄酮提取工艺与抗氧化活性的研究 [D].南宁：广西大学，2006.

[2] 韦记青，石天松，蒋运生，等.壮药战骨综合研究分析 [J].时珍国医国药，2009，20（4）：965-966.

[3] 戴春燕，陈光英，朱国元，等.战骨茎的化学成分研究 [J].中草药，2007，38（1）：34-35.

蚂蝗七

【来源】本品为苦苣苔科植物蚂蝗七*Chirita fimbrisepala* Hand.–Mazz.的根茎。

【分布】分布于广西、广东、湖南、江西、福建、贵州等地，广西分布于防城港、上思。

【功能与主治】

中医　健脾消食，清热利湿，活血止痛。用于治疗小儿疳积，胃痛，肝炎，痢疾，肺结核咯血，痈疮肿毒等；外用治疗刀伤出血，无名肿毒，跌打损伤。

【主要化学成分与药理作用】

蚂蝗七含有黄酮类及苷类成分，如蚂蝗七苷（mahuangchiside）、hispidulin、kaerpferol、daucosteral。现代研究表明，蚂蝗七的煎剂对金黄色葡萄球菌、炭疽杆菌、乙型链球菌、白喉杆菌、伤寒杆菌、绿脓杆菌、痢疾杆菌均有不同程度的抑制作用。

【代表性化学成分的结构与性质】

名称	分子式	相对分子质量	熔点/℃	性状
蚂蝗七苷	$C_{26}H_{28}O_{14}$	564	212~213	黄色颗粒结晶

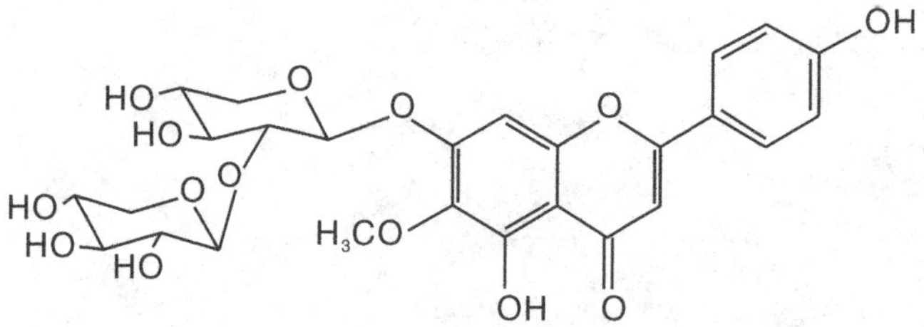

蚂蝗七苷化学结构式

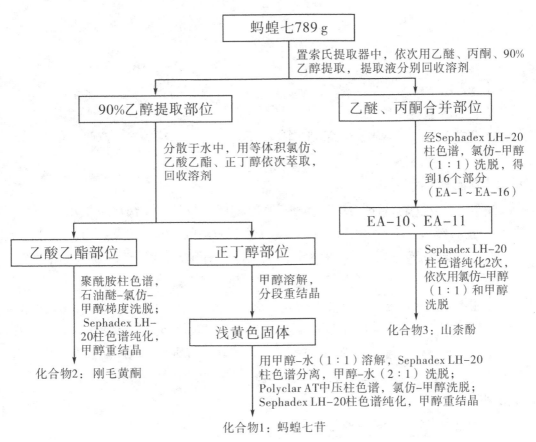
【主要化学成分的提取分离】

蚂蝗七789 g

置索氏提取器中，依次用乙醚、丙酮、90%乙醇提取，提取液分别回收溶剂

90%乙醇提取部位 ——— 乙醚、丙酮合并部位

90%乙醇提取部位：分散于水中，用等体积氯仿、乙酸乙酯、正丁醇依次萃取，回收溶剂

乙醚、丙酮合并部位：经Sephadex LH-20柱色谱，氯仿–甲醇（1∶1）洗脱，得到16个部分（EA-1～EA-16）

乙酸乙酯部位 | 正丁醇部位 | EA-10、EA-11

乙酸乙酯部位：聚酰胺柱色谱，石油醚–氯仿–甲醇梯度洗脱；Sephadex LH-20柱色谱纯化，甲醇重结晶

化合物2：刚毛黄酮

正丁醇部位：甲醇溶解，分段重结晶

浅黄色固体

用甲醇–水（1∶1）溶解，Sephadex LH-20柱色谱分离，甲醇–水（2∶1）洗脱；Polyclar AT中压柱色谱，氯仿–甲醇洗脱；Sephadex LH-20柱色谱纯化，甲醇重结晶

化合物1：蚂蝗七苷

EA-10、EA-11：Sephadex LH-20柱色谱纯化2次，依次用氯仿–甲醇（1∶1）和甲醇洗脱

化合物3：山奈酚

【参考文献】

［1］冯秋瑜，罗婷，罗伟生.壮瑶药蚂蝗七的研究进展［J］.大众科技，2015，17（194）：63-64.

［2］周立东，余竞光，郭伽，等.蚂蝗七根的化学成分研究［J］.中国中药杂志，2001，26（2）：114-117.

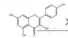

骨碎补

【来源】本品为水龙骨科植物槲蕨*Drynaria roosii* Nakaike 的干燥根茎。

【壮药名】兴盆 Hingbwn。

【分布】分布于福建、台湾、广东、海南、广西、云南等地，广西分布于全区各地。

【功能与主治】

中医　疗伤止痛，补肾强骨，消风祛斑。用于治疗跌打损伤，筋骨折伤，肾虚腰痛，筋骨痿软，耳鸣耳聋，牙齿松动，斑秃，白癜风。

壮医　调火路，补阳虚，强筋骨，祛风毒，消肿痛。用于治疗腰腿痛，发旺（痹病），林得叮相（跌打损伤），旁巴尹（肩周炎）。

【主要化学成分与药理作用】

骨碎补中的主要化学成分为黄酮类、三萜类、苯丙素类等，黄酮类化合物主要有二氢黄酮、黄烷-3-醇（又称儿茶素类）、黄酮、黄酮醇、色原酮、查耳酮、橙酮类及其衍生物等。现代研究表明，骨碎补具有显著的抗骨质疏松、护牙健齿、抗炎镇痛等骨保护作用。

【代表性化学成分的结构与性质】

名称	分子式	相对分子质量	熔点/℃	性状
新北美圣草苷	$C_{27}H_{32}O_{15}$	596	277	—
紫云英苷	$C_{21}H_{20}O_{11}$	448	223～229	—

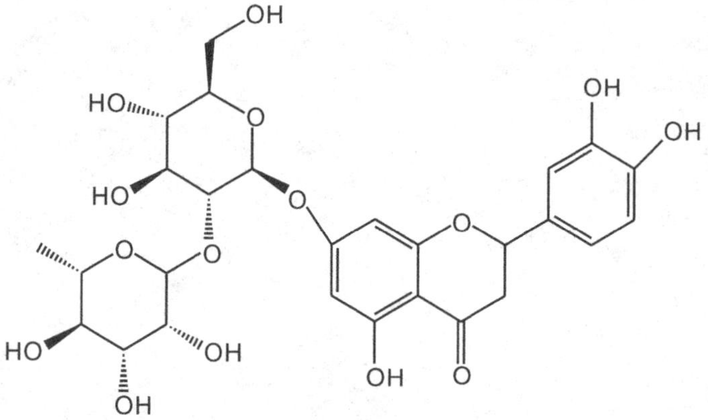

新北美圣草苷化学结构式

【主要化学成分的提取分离】

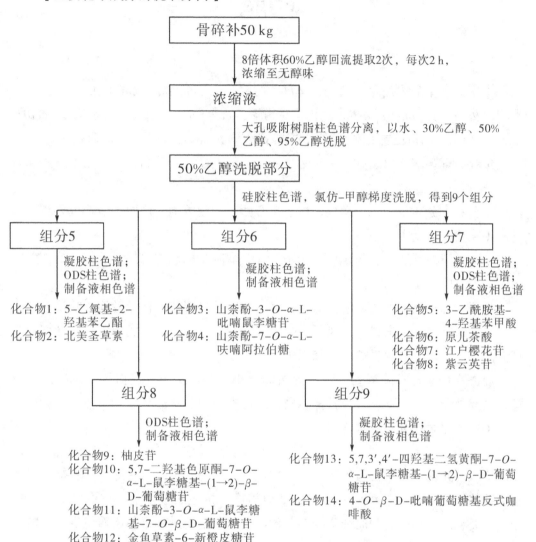

骨碎补50 kg

↓ 8倍体积60%乙醇回流提取2次，每次2 h，浓缩至无醇味

浓缩液

↓ 大孔吸附树脂柱色谱分离，以水、30%乙醇、50%乙醇、95%乙醇洗脱

50%乙醇洗脱部分

↓ 硅胶柱色谱，氯仿-甲醇梯度洗脱，得到9个组分

组分5
凝胶柱色谱；ODS柱色谱；制备液相色谱
化合物1：5-乙氧基-2-羟基苯乙酯
化合物2：北美圣草素

组分6
凝胶柱色谱；制备液相色谱
化合物3：山奈酚-3-O-α-L-吡喃鼠李糖苷
化合物4：山奈酚-7-O-α-L-呋喃阿拉伯糖

组分7
凝胶柱色谱；ODS柱色谱；制备液相色谱
化合物5：3-乙酰胺基-4-羟基苯甲酸
化合物6：原儿茶酸
化合物7：江户樱花苷
化合物8：紫云英苷

组分8
ODS柱色谱；制备液相色谱
化合物9：柚皮苷
化合物10：5,7-二羟基色原酮-7-O-α-L-鼠李糖基-(1→2)-β-D-葡萄糖苷
化合物11：山奈酚-3-O-α-L-鼠李糖基-7-O-β-D-葡萄糖苷
化合物12：金鱼草素-6-新橙皮糖苷

组分9
凝胶柱色谱；制备液相色谱
化合物13：5,7,3′,4′-四羟基二氢黄酮-7-O-α-L-鼠李糖基-(1→2)-β-D-葡萄糖苷
化合物14：4-O-β-D-吡喃葡萄糖基反式咖啡酸

【参考文献】

［1］彭双，韩立峰，王涛，等.骨碎补中的化学成分及药理作用研究进展［J］.天津中医药大学学报，2012，31（6）：122-125.

［2］高颖.骨碎补抗骨质疏松活性部位的化学成分研究［D］.沈阳：沈阳药科大学，2008.

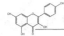

钩藤

【来源】本品为茜草科植物钩藤*Uncaria rhynchophylla*（Miq.）Miq.ex Havil.、大叶钩藤*Uncaria macrophylla* Wall.、毛钩藤*Uncaria hirsuta* Havil.、华钩藤*Uncaria sinensis*（Oliv.）Havil.或白钩藤*Uncaria sessilifructus* Roxb.的干燥带钩茎枝。

【壮、瑶药名】壮药名：勾刮欧 Gaeugvaqngaeu。瑶药名：双钩钻 Sungh diux nzunx。

【分布】分布于浙江、福建、广东、江西、湖南等地，广西各地均有分布。

【功能与主治】

中医 清热平肝，熄风定惊。用于治疗头痛眩晕，感冒夹惊，惊痫抽搐，妊娠子痫，高血压。

壮医 通火路、龙路，清热毒，祛风毒，除湿毒。用于治疗兰嚒（眩晕），头痛，贫痧（感冒），狠风（惊风），嚒疳（疳积），胴尹（腹痛），林得叮相（跌打损伤），发旺（风湿骨痛），麻邦（中风）。

瑶医 用于治疗头晕目眩，风热头痛，小儿高热惊风，高血压，风湿性关节炎，风湿骨痛，半身不遂，坐骨神经痛，跌打损伤。

【主要化学成分与药理作用】

钩藤中含有生物碱类、黄酮类、三萜类和苷类等成分，其中以生物碱类为主，如钩藤碱、异钩藤碱、去氢钩藤碱等。现代研究表明，钩藤具有降血压、抗心律失常、镇静、抗惊厥、抗癫痫、保护脑缺血损伤、抗血小板聚集、抗血栓形成、抗癌、消炎、镇痛、逆转肿瘤细胞的多药耐药性、抑制流感病毒、增强免疫力、增强DNA修复、抗疟疾、抗菌、抗氧化、抗基因突变、利尿等作用。

【代表性化学成分的结构与性质】

名称	分子式	相对分子质量	熔点/℃	性状
钩藤碱	$C_{22}H_{28}N_2O_4$	384	208～209	白色粉末
异钩藤碱	$C_{22}H_{28}N_2O_4$	384	138～141	白色粉末

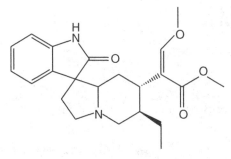

钩藤碱化学结构式

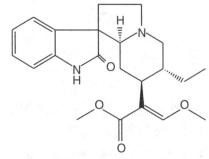

异钩藤碱化学结构式

【主要化学成分的提取分离】

```
┌─────────────────┐
│   钩藤20 kg     │
└─────────────────┘
         │  粉碎，用氨水浸润，然后用80％乙醇冷浸提取
         │  3次，每次24 h，提取液过滤，滤液经浓缩至无醇
         │  味得总浸膏
┌─────────────────┐
│    总浸膏       │
└─────────────────┘
         │  加1％盐酸溶液溶解
┌─────────────────┐
│    酸水液       │
└─────────────────┘
         │  用氨水调节pH值为9～10，用二氯甲烷萃取，萃取
         │  液浓缩
┌─────────────────┐
│  总碱提取物43.5 g │
└─────────────────┘
         │  硅胶柱色谱，依次用二氯甲烷、二氯甲烷–乙酸
         │  乙酯（20：1→10：1→5：1→2：1）、乙酸乙酯、
         │  甲醇梯度洗脱，通过TLC鉴定合并类似组分
┌─────────────────┐
│   各组分样品     │
└─────────────────┘
         │  硅胶柱常压柱；
         │  Sephadex LH–20凝胶柱色谱；
         │  Toyopeal HW–40凝胶渗透柱色谱；
         │  制备薄层色谱；
         │  制备高效液相色谱
```

化合物4：喜果苷　　　化合物2：卡达宾　　　化合物3：去氢钩藤碱

化合物1：去氢硬毛钩藤碱　　　化合物5：钩藤碱　　　化合物6：异钩藤碱
　　　　N–氧化物

【参考文献】

[1] 高晓宇，丁茹，王道平，等.钩藤化学成分及药理作用研究进展［J］.天津医科
　　大学学报，2017，23：（4）：380–382.

[2] 焦扬，王模强，华丹，等.中药钩藤化学成分研究［J］.天津医科大学学
　　报，2013，19（2）：107–109.

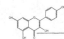

香附

【来源】本品为莎草科植物香附子*Cyperus rotundus* L.的干燥根茎。

【壮、瑶药名】壮药名：棵寻谋。瑶药名：达卡扎。

【分布】分布于全国大部分地区，主产于浙江、福建、湖南、山东等地，广西各地均有分布。

【功能与主治】

中医 疏肝解郁，理气宽中，调经止痛。用于治疗肝郁气滞，胸胁胀痛，疝气疼痛，乳房胀痛，脾胃气滞，脘腹痞闷，胀满疼痛，月经不调，经闭痛经。

壮医 调气机，通龙路，消瘀滞，调经止痛，安胎。用于治疗巧尹（头痛），胴尹（腹痛），鹿（呕吐），兵嘿细勒（疝气），约京乱（月经不调），经尹（痛经），京瑟（闭经），咪裆胴尹（妊娠腹痛），兵淋勒（崩漏），隆白呆（带下），胎动不安。

瑶医 理气解郁，调经止痛，消食，化痰止咳，止吐，止血。用于治疗胸胁胀痛，胃脘痛，胸闷呕吐，气滞食积，偏正头痛，月经不调，痈肿，崩漏，子宫颈炎，附件炎，扁桃体炎，化脓性中耳炎，跌打损伤，鸡眼，疣。

【主要化学成分与药理作用】

香附主要成分为挥发油类，包括多种单萜、倍半萜及其氧化物等，还含有黄酮类、生物碱类、糖类以及三萜类等化合物，其中挥发油主要有α-香附酮、cyperotundone、oxyphyllenones C。香附具有广泛的药理活性，临床常用于治疗神经系统、心血管系统、消化系统、子宫等方面的疾病。

【代表性化学成分的结构与性质】

名称	分子式	相对分子质量	熔点/℃	性状
α-香附酮	$C_{15}H_{22}O$	218	232	黄色油状液体
cyperotundone	$C_{15}H_{22}O$	218	—	黄色油状液体

α-香附酮化学结构式　　　　cyperotundone化学结构式

【主要化学成分的提取分离】

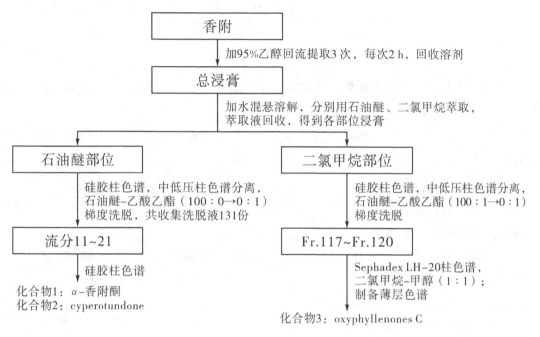

【参考文献】

[1] 吴希，夏厚林，黄立华，等.香附化学成分的研究［J］.中药材，2008，31（7）：990-992.

[2] 陈志坚，胡璇，刘国道.香附的化学成分及药理作用研究进展［J］.安徽农业科学，2017，45（36）：113-115.

[3] 夏厚林，吴希，董敏，等.香附不同溶剂提取物对痛经模型的影响［J］.时珍国医国药，2006，17（5）：773.

[4] 罗淑文，邓远辉，黎雄，等.香附化学成分的研究［J］.哈尔滨商业大学学报（自然科学版），2014，30（2）：142-144，149.

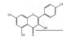

香茅

【来源】本品为禾本科植物柠檬草 *Cymbopogon citratus*（DC.）Stapf 的全草。

【瑶药名】棵查哈。

【分布】分布于广西各地，浙江南部、福建、广东、台湾、四川、云南等地也有分布。

【功能与主治】

中医 散寒解表，祛风通络，温中止痛。用于治疗外感风寒，风寒湿痹，脘腹冷痛，跌打损伤，寒湿泄泻。

壮医 除瘴毒，祛风毒，通龙路，通谷道，止疼痛。用于瘴病（疟疾），痧病（感冒），巧尹（头痛），胴尹（腹痛），胴尹（腹痛），白冻（泄泻），发旺（痹病），林得叮相（跌打损伤）。

【主要化学成分与药理作用】

香茅主要成分为挥发油类化合物，包括香茅醛、香叶醇、柠檬醛、β-香茅醇等。现代研究表明，香茅具有抑菌、抗氧化、抗肿瘤和止痛等作用。

【代表性化学成分的结构与性质】

名称	分子式	相对分子质量	熔点/℃	性状
(+)-香茅醇	$C_{10}H_{20}O$	156	77～83	无色油状液体
3β-羟基羊毛甾-9(11)-烯	$C_{30}H_{52}O$	428	—	白色结晶

(+)-香茅醇化学结构式

3β-羟基羊毛甾-9(11)-烯化学结构式

【主要化学成分的提取分离】

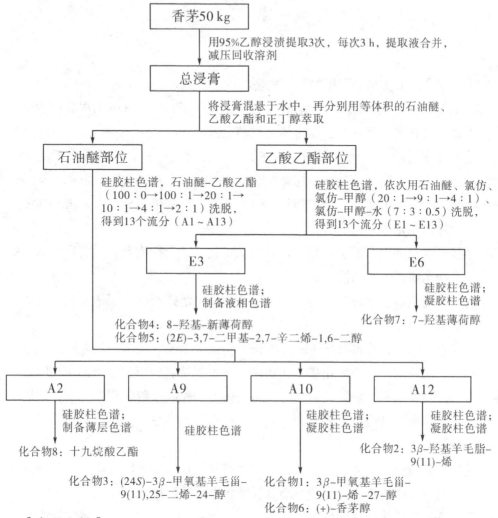

【参考文献】

[1] 欧阳婷，杨琼梁，颜红，等.不同产地香茅挥发油的化学成分的比较研究 [J].
林产化学与工业，2017, 37（1）: 141–148.

[2] Chatterjee T, De B K, Bhattacharyya D K.Bioconversions of citral and
（±）-citronellal by Saccharomyces cerevisae-2415 [J].Indian J Chem B,
1999, 38B（9）: 1025–1029.

[3] Bentley H R, Henry J A, Irvine D S, et al. Triterpene resinols and related
acids. part XXVIII.* The Non-saponifiable fraction from Strychnos nux-
vomica seed fat: the structure of cyclo artenol [J]. J Chem Soc, 1953:
3673–3678.

[4] 张孟孟，孙丽丽，利程，等.香茅中一个新羊毛脂烷类三萜化合物 [J].中国中
药杂志，2014, 39（10）: 1834–1837.

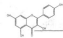

重楼

【来源】本品为百合科植物宽瓣重楼*Paris polyphylla* var.*yunnanensis*（Franch.）Hand.-Mazz.或华重楼*Paris polyphylla* var.*chinensis*（Franch.）Hara的根状茎及块根。

【壮、瑶药名】壮药名：棵重楼。瑶药名：切翠林。

【分布】分布于云南、贵州、广东、广西、湖北等地，广西分布于南宁、马山、上林、宾阳、横县、融水、桂林、全州、兴安、永福、龙胜、资源、平南、靖西、那坡、凌云、田林、西林、隆林、贺州、钟山、富川、金秀、龙州等县市。

【功能与主治】

中医　清热解毒，消肿止痛，凉肝定惊。用于治疗疔疮痈肿，咽喉肿痛，蛇虫咬伤，跌扑伤痛，惊风抽搐。

壮医　清热毒，除湿毒，通龙路，止痛。用于治疗呗脓（痈疮），货烟妈（咽痛），北嘻（乳痈），航靠谋（痄腮），图爹病（肝硬化腹水），能蚌（黄疸），额哈（蛇虫咬伤），林得叮相（跌打损伤），狠风（惊风）。

瑶医　清热解毒，消肿止痛，化痰止咳，平喘镇痉。用于治疗肺结核咳嗽，哮喘，流行性乙型脑炎，化脓性脑膜炎，扁桃体炎，痄腮，胃脘痛，肝炎，阑尾炎，癫痫，小儿惊风，风湿性关节炎，疔疮，跌打损伤，毒蛇咬伤。

【主要化学成分与药理作用】

重楼含有黄酮、甾体皂苷、植物甾醇及植物蜕皮激素等活性成分，具有抑制肿瘤生长、增强机体免疫力、保护心脑血管及止血等药理作用。

【代表性化学成分的结构与性质】

名称	分子式	相对分子质量	熔点/℃	性状
重楼皂苷Ⅵ	$C_{39}H_{62}O_{13}$	738	261～264	白色结晶

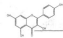

重楼皂苷Ⅵ化学结构式

【主要化学成分的提取分离】

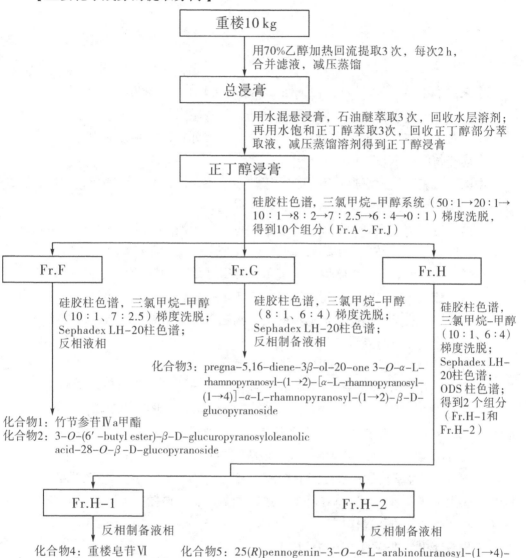

重楼10 kg

↓ 用70%乙醇加热回流提取3次，每次2 h，合并滤液，减压蒸馏

总浸膏

↓ 用水混悬浸膏，石油醚萃取3次，回收水层溶剂；再用水饱和正丁醇萃取3次，回收正丁醇部分萃取液，减压蒸馏溶剂得到正丁醇浸膏

正丁醇浸膏

↓ 硅胶柱色谱，三氯甲烷–甲醇系统（50:1→20:1→10:1→8:2→7:2.5→6:4→0:1）梯度洗脱，得到10个组分（Fr.A ~ Fr.J）

Fr.F
硅胶柱色谱，三氯甲烷–甲醇（10:1、7:2.5）梯度洗脱；Sephadex LH-20柱色谱；反相液相

化合物1：竹节参苷Ⅳa甲酯
化合物2：3-O-(6′-butyl ester)-β-D-glucuropyranosyloleanolic acid-28-O-β-D-glucopyranoside

Fr.G
硅胶柱色谱，三氯甲烷–甲醇（8:1、6:4）梯度洗脱；Sephadex LH-20柱色谱；反相制备液相

化合物3：pregna-5,16-diene-3β-ol-20-one 3-O-α-L-rhamnopyranosyl-(1→2)-[α-L-rhamnopyranosyl-(1→4)]-α-L-rhamnopyranosyl-(1→2)-β-D-glucopyranoside

Fr.H
硅胶柱色谱，三氯甲烷–甲醇（10:1、6:4）梯度洗脱；Sephadex LH-20柱色谱；ODS柱色谱；得到2个组分（Fr.H-1和Fr.H-2）

Fr.H-1
↓ 反相制备液相
化合物4：重楼皂苷Ⅵ

Fr.H-2
↓ 反相制备液相
化合物5：25(R)pennogenin-3-O-α-L-arabinofuranosyl-(1→4)-[α-L-rhamnopyranosyl-(1→2)]-β-D-glucopyranoside

【参考文献】

[1] 季中，张锦哲.中药重楼和云南白药中抗肿瘤细胞毒活性物质Gmcillin的测定 [J].中成药，2001，23（2）：212-215.

[2] 王强，徐国钧，程永宝.中药七叶一枝花类的抑菌和止血作用研究 [J].中国药科大学学报，1989，20（4）：251-253.

[3] 罗刚，吴延楷，周永禄，等.重楼皂苷C止血作用的初步研究 [J].中药药理与临床，1988，4（2）：37-39.

[4] 刘杨，华栋，王夏茵，等.金线重楼的皂苷成分研究 [J].中南药学，2015，13（1）：40-43.

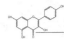

鬼针草

【**来源**】本品为菊科植物鬼针草*Bidens pilosa* L.的干燥全草。

【**壮、瑶药名**】壮药名：牙钳布。瑶药名：乃撒。

【**分布**】华东、华中、华南、西南各省区均有分布，广西各地均有分布。

【**功能与主治**】

中医　疏表清热，解毒，散瘀。用于治疗流感，流行性乙型脑炎，咽喉肿痛，肠炎，痢疾，黄疸，肠痈，疮疡疥痔，跌打损伤。

壮医　通谷道，解痧毒，清热毒，散瘀毒。用于治疗痧病，流行性乙型脑炎，货烟妈（咽痛），白冻（泄泻），阿意咪（痢疾），能蚌（黄疸），兵西弓（肠痈），呗脓（痈疮），仲嘿喯尹（痔疮），林得叮相（跌打损伤）。

瑶医　疏风解表，清热解毒，散瘀。用于治疗感冒发热，流感，流行性乙型脑炎，咽喉肿痛，肠炎，痢疾，黄疸型肝炎，阑尾炎，小儿高热惊风，毒蛇咬伤。

【**主要化学成分与药理作用**】

鬼针草中含有黄酮类、苯丙素类、苷类、萜类、甾醇类、有机酸类、酯类化合物等。其中，甾醇类有β-谷甾醇、豆甾醇、胡萝卜苷、豆甾醇-3-*O*-葡萄糖苷；苯丙素类有*E*-4-*O*-(6″-*O*-对香豆酰基-β-D-吡喃葡萄糖)-对香豆酸、*E*-4-*O*-(2″-*O*-乙酰基-6″-*O*-对香豆酰基-β-D-吡喃葡萄糖)-对香豆酸；橙酮类有*Z*-7-*O*-β-D葡萄糖苷-6,7,3′,4′-四羟基橙酮、*E*-6-*O*-(6″-*O*-β-香豆酸-β-D-葡萄糖)-6,7,3′,4′-四羟基橙酮；黄酮类有槲皮素-3-*O*-β-D-半乳糖苷、7,8,3′,4′-四羟基黄酮。现代研究表明，鬼针草在降低血压、调节血脂、血糖、保肝、抗肿瘤以及抗炎等方面具有显著的药理作用。

【**代表性化学成分的结构与性质**】

名称	分子式	相对分子质量	熔点/℃	性状
7,8,3′,4′-四羟基黄酮	$C_{15}H_{10}O_6$	286	330	黄色粉末
槲皮素-3-*O*-β-D-半乳糖苷	$C_{21}H_{20}O_{12}$	464	225～226	黄色粉末

7,8,3′,4′-四羟基黄酮化学结构式　　槲皮素-3-*O*-β-D-半乳糖苷化学结构式

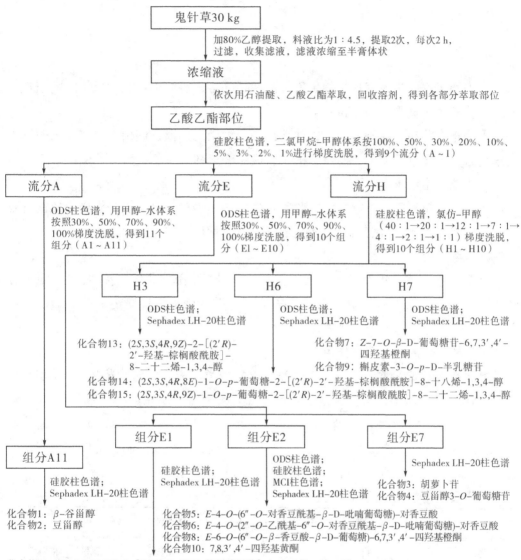

【主要化学成分的提取分离】

鬼针草30 kg

↓ 加80%乙醇提取，料液比为1∶4.5，提取2次，每次2 h，
过滤，收集滤液，滤液浓缩至半膏体状

浓缩液

↓ 依次用石油醚、乙酸乙酯萃取，回收溶剂，得到各部分萃取部位

乙酸乙酯部位

↓ 硅胶柱色谱，二氯甲烷-甲醇体系按100%、50%、30%、20%、10%、
5%、3%、2%、1%进行梯度洗脱，得到9个流分（A～1）

流分A　　　　　**流分E**　　　　　**流分H**

流分A → ODS柱色谱，用甲醇-水体系
按照30%、50%、70%、90%、
100%梯度洗脱，得到11个
组分（A1～A11）

流分E → ODS柱色谱，用甲醇-水体系
按照30%、50%、70%、90%、
100%梯度洗脱，得到10个组
分（E1～E10）

流分H → 硅胶柱色谱，氯仿-甲醇
（40∶1→20∶1→12∶1→7∶1→
4∶1→2∶1→1∶1）梯度洗脱，
得到10个组分（H1～H10）

H3　　　　　**H6**　　　　　**H7**

H3 → ODS柱色谱；
Sephadex LH-20柱色谱

H6 → ODS柱色谱；
Sephadex LH-20柱色谱

H7 → ODS柱色谱；
Sephadex LH-20柱色谱

化合物13：(2S,3S,4R,9Z)-2-[(2′R)-2′-羟基-棕榈酸酰胺]-8-二十二烯-1,3,4-醇

化合物7：Z-7-O-β-D-葡萄糖苷-6,7,3′,4′-四羟基橙酮
化合物9：槲皮素-3-O-p-D-半乳糖苷

化合物14：(2S,3S,4R,8E)-1-O-p-葡萄糖-2-[(2′R)-2′-羟基-棕榈酸酰胺]-8-十八烯-1,3,4-醇
化合物15：(2S,3S,4R,9Z)-1-O-p-葡萄糖-2-[(2′R)-2′-羟基-棕榈酸酰胺]-8-二十二烯-1,3,4-醇

组分E1　　　　**组分E2**　　　　**组分E7**

组分A11

组分A11 → 硅胶柱色谱；
Sephadex LH-20柱色谱

组分E1 → 硅胶柱色谱；
Sephadex LH-20柱色谱

组分E2 → ODS柱色谱；
硅胶柱色谱；
MCI柱色谱；
Sephadex LH-20柱色谱

组分E7 → Sephadex LH-20柱色谱

化合物3：胡萝卜苷
化合物4：豆甾醇3-O-葡萄糖苷

化合物1：β-谷甾醇
化合物2：豆甾醇

化合物5：E-4-O-(6″-O-对香豆酰基-β-D-吡喃葡萄糖)-对香豆酸
化合物6：E-4-O-(2″-O-乙酰基-6″-O-对香豆酰基-β-D-吡喃葡萄糖)-对香豆酸
化合物8：E-6-O-(6″-O-β-香豆酸-β-D-葡萄糖)-6,7,3′,4′-四羟基橙酮
化合物10：7,8,3′,4′-四羟基黄酮

化合物11：(2S,3S,4R,8E)-2-[(2′R)-2′-羟基-棕榈酸酰胺]-8-十八烯-1,3,4-醇
化合物12：(2S,3S,4R,8E)-2-[(2′R)-2′-羟基-硬脂酸酰胺]-8-十八烯-1,3,4-醇

【参考文献】

[1] Ubillas R P, Mendez C D, Jolad S D, et al. Antihyperglycemic acetylenic glucosides from Bidens pilosa [J]. Planta Med, 2000, 66（1）：82-83.

[2] Wang W h QX, Shi Y P. Polyacetylenes and flavonoids from the aerial parts of Bidens pilosa [J]. Planta Med, 2010, 76（9）：893-896.

[3] 黎平. 黎族药用植物三叶鬼针草和闭花耳草的化学成分研究 [D]. 北京：中央民族大学，2013.

[4] 陈礼姣. 鬼针草化学成分研究 [D]. 北京：北京化工大学，2016.

[5] 王碧晴，赵俊男，张颖，等. 鬼针草的药理作用研究进展 [J]. 中医药导报，2019，25（18）：100-103, 107.

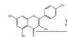

鬼画符

【来源】本品为大戟科植物黑面神 *Breynia fruticosa*（L.）Hook.f.的干燥全株。

【壮药名】美必宁 Meizbijnding。

【分布】分布于我国浙江、福建、广东、海南、广西、四川、贵州、云南等地区，广西主要分布于南宁、柳州、梧州、钦州、玉林、百色、河池等市。

【功能与主治】

中医　清热解毒，散瘀止痛，收敛止痒。用于治疗瘰疬发热，头痛，急性胃肠炎，扁桃体炎，产后宫缩痛，功能性子宫出血，毒疮痈肿，漆毒，皮肤湿疹，过敏性皮炎，毒蛇咬伤。

壮医　通龙路、火路，清热毒，除湿毒，化瘀消肿。用于治疗胴尹鹿西（腹痛吐泻），乳汁缺少，能啥能累（湿疹），林得叮相（跌打损伤），货烟妈（咽痛），呗叮（疗），皮炎，漆疮，鹤膝风。

【主要化学成分与药理作用】

黑面神含有黄酮类、酚类、三萜类、有机酸类等成分，如8-羟基木犀草素-8-鼠李糖苷、异佛尔酮、原儿茶醛、熊果酸、咖啡酸、(4*S*,9*R*)-4-羟基-1-酮-α-紫罗兰醇-9-*O*-β-D-吡喃葡萄糖、(4*R*,9*R*)-1-酮-α-紫罗兰醇-9-*O*-β-D-吡喃葡萄糖等。现代研究表明，黑面神具有抗炎、抑菌、抗病毒、免疫抑制、抗皮肤Ⅰ型超敏反应、抑制酪氨酸酶活性、抗小鼠慢性皮炎及湿疹等药理作用。

【代表性化学成分的结构与性质】

名称	分子式	相对分子质量	熔点/℃	性状
异佛尔酮	$C_9H_{14}O$	138	-8	淡黄色油状物
香草醛	$C_8H_8O_3$	152	83～85	白色针状结晶

异佛尔酮化学结构式　　　　香草醛化学结构式

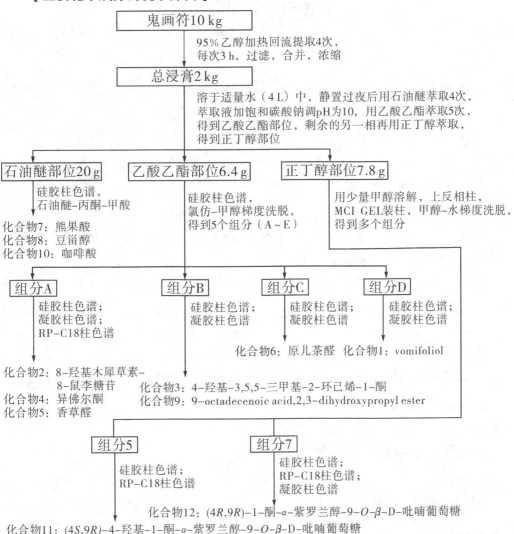

【主要化学成分的提取分离】

鬼画符10 kg

95%乙醇加热回流提取4次，
每次3 h，过滤，合并，浓缩

总浸膏2 kg

溶于适量水（4 L）中，静置过夜后用石油醚萃取4次，
萃取液加饱和碳酸钠调pH为10，用乙酸乙酯萃取5次，
得到乙酸乙酯部位，剩余的另一相再用正丁醇萃取，
得到正丁醇部位

石油醚部位20 g

硅胶柱色谱，
石油醚-丙酮-甲酸

化合物7：熊果酸
化合物8：豆甾醇
化合物10：咖啡酸

乙酸乙酯部位6.4 g

硅胶柱色谱，
氯仿-甲醇梯度洗脱，
得到5个组分（A~E）

正丁醇部位7.8 g

用少量甲醇溶解，上反相柱，
MCI GEL装柱，甲醇-水梯度洗脱，
得到多个组分

组分A

硅胶柱色谱；
凝胶柱色谱；
RP-C18柱色谱

组分B

硅胶柱色谱；
凝胶柱色谱

组分C

硅胶柱色谱；
凝胶柱色谱

组分D

硅胶柱色谱；
凝胶柱色谱

化合物6：原儿茶醛　化合物1：vomifoliol

化合物2：8-羟基木犀草素-
　　　　　8-鼠李糖苷
化合物4：异佛尔酮
化合物5：香草醛

化合物3：4-羟基-3,5,5-三甲基-2-环己烯-1-酮
化合物9：9-octadecenoic acid,2,3-dihydroxypropyl ester

组分5

硅胶柱色谱；
RP-C18柱色谱

组分7

硅胶柱色谱；
RP-C18柱色谱；
凝胶柱色谱

化合物12：(4R,9R)-1-酮-α-紫罗兰醇-9-O-β-D-吡喃葡萄糖

化合物11：(4S,9R)-4-羟基-1-酮-α-紫罗兰醇-9-O-β-D-吡喃葡萄糖

【参考文献】

[1] 彭伟文，王英晶.黑面神的药用历史及现代研究概况 [J].今日药学，2014，24
　　（7）：618-622.

[2] 毛华丽.黑面神化学成分的分离及结构鉴定 [D].杭州：浙江工业大学，2009.

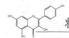

剑叶龙血树

【来源】本品为百合科植物剑叶龙血树 *Dracaena cochinchinensis*（Lour.）S.C.Chen 的含脂木材。

【壮药名】榧勒垄 Faexlwedlungz。

【分布】分布于我国云南南部和广西南部等地。广西分布于靖西、崇左、宁明、大新、凭祥等县市。

【功能与主治】

中医　活血散瘀，定痛止血，敛疮生肌。用于治疗跌打损伤，瘀血肿痛，妇女气血凝滞，外伤出血，脓疮久不收口。

壮医　通调火路，散瘀止血，止咳平喘。用于治疗陆裂（咳血），幽嘞（尿血），阿意嘞（便血），鹿勒（吐血），兵淋勒（崩漏），林得叮相（跌打损伤），墨病（哮喘），阿意咪（痢疾），唉疳（疳积）。

【主要化学成分与药理作用】

剑叶龙血树的主要化学成分有黄酮类、酚类、三萜及其皂苷类等。龙血素A、B作为龙血树的主要药效成分，具有保护缺氧脑细胞、抗真菌、抑制体外ADP诱导的血小板聚集、活血化瘀、镇痛等作用。

【代表性化学成分的结构与性质】

名称	分子式	相对分子质量	熔点/℃	性状
剑叶龙血素A	$C_{17}H_{18}O_4$	286	129～130	白色柱状结晶
剑叶龙血素B	$C_{17}H_{18}O_4$	286	195～197	无色短柱状结晶

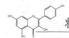

剑叶龙血素B化学结构式

【主要化学成分的提取分离】

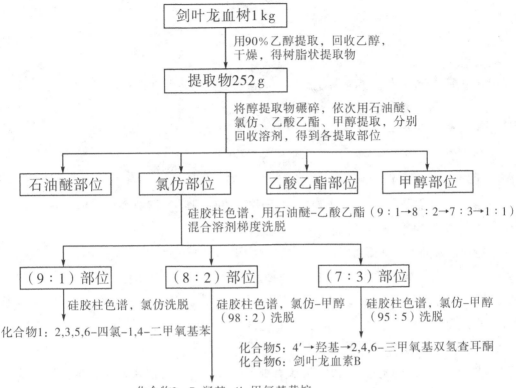

剑叶龙血树1 kg

用90%乙醇提取，回收乙醇，干燥，得树脂状提取物

提取物252 g

将醇提取物碾碎，依次用石油醚、氯仿、乙酸乙酯、甲醇提取，分别回收溶剂，得到各提取部位

石油醚部位　　氯仿部位　　乙酸乙酯部位　　甲醇部位

硅胶柱色谱，用石油醚-乙酸乙酯（9∶1→8∶2→7∶3→1∶1）混合溶剂梯度洗脱

（9∶1）部位　　（8∶2）部位　　（7∶3）部位

硅胶柱色谱，氯仿洗脱

化合物1：2,3,5,6-四氯-1,4-二甲氧基苯

硅胶柱色谱，氯仿-甲醇（98∶2）洗脱

硅胶柱色谱，氯仿-甲醇（95∶5）洗脱

化合物5：4'→羟基→2,4,6-三甲氧基双氢查耳酮
化合物6：剑叶龙血素B

化合物2：7-羟基-4'-甲氧基黄烷
化合物3：4'-羟基-3,5-二甲氧基二苯代乙烯
化合物4：剑叶龙血素A

【参考文献】

［1］丛慧.剑叶龙血树叶抗糖尿病活性成分的研究［D］.厦门：华侨大学，2017.

［2］卢文杰，王雪芬，陈家源，等.剑叶龙血树氯仿部位化学成分的研究［J］.药学学报，1998，33（10）：755-758.

［3］王芳芳.剑叶龙血树的化学成分及其生物活性研究［D］.昆明：云南大学，2015.

姜黄

【来源】本品为姜科植物姜黄*Curcuma longa* L. 的干燥根茎。

【壮、瑶药名】壮药名：兴现。瑶药名：元双。

【分布】分布于我国广西、福建、台湾、广东、四川、云南等省区，广西主要分布于上思、容县、田林、金秀、龙州等县。

【功能与主治】

中医　破血行气，通经止痛。用于治疗胸胁刺痛，胸痹心痛，痛经闭经，癥瘕，风湿肩臂疼痛，跌扑肿痛。

壮医　调龙路、火路，调气，止痛。用于治疗胸胁痛，京瑟（闭经），癥瘕，发旺（痹病），林得叮相（跌打损伤），活邀尹（颈椎病）。

瑶医　活血行气，通经止痛。用于治疗胸腹胀痛，肩周炎，月经不调，闭经，产后腹痛，胃痛，胁痛，黄疸型肝炎，慢性肾炎，消化不良，风湿疼痛，跌打损伤。

【主要化学成分与药理作用】

姜黄主要成分为倍半萜和二苯基庚酮类化合物。现代研究表明，姜黄具有抗肿瘤、抗炎、抗氧化、抗病毒、免疫调节等药理活性。

【代表性化学成分的结构与性质】

名称	分子式	相对分子质量	熔点/℃	性状
姜黄素	$C_{21}H_{20}O_6$	368	183	黄色粉末
去甲氧基姜黄素	$C_{20}H_{18}O_5$	338	167～168	黄色针晶

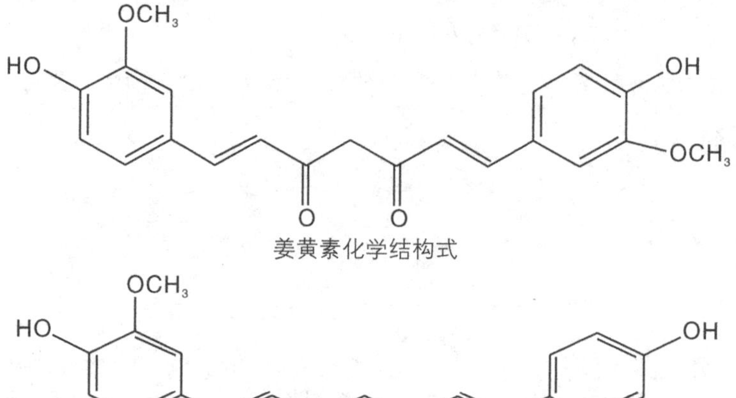

姜黄素化学结构式

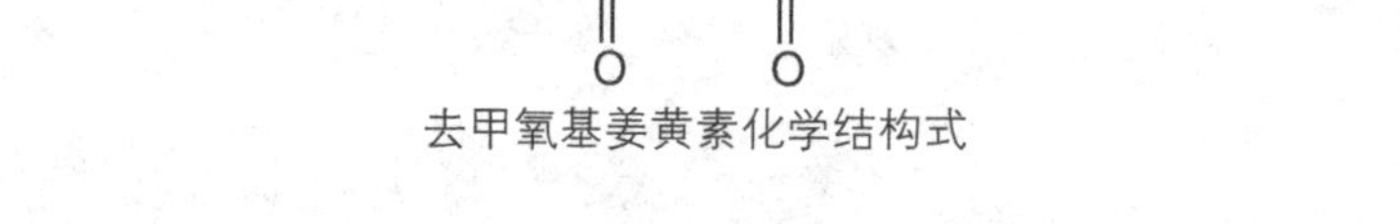

去甲氧基姜黄素化学结构式

【主要化学成分的提取分离】

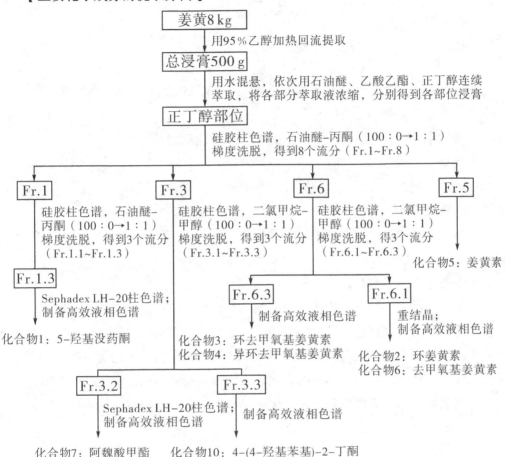

```
                    姜黄8 kg
                       │ 用95％乙醇加热回流提取
                    总浸膏500 g
                       │ 用水混悬，依次用石油醚、乙酸乙酯、正丁醇连续
                       │ 萃取，将各部分萃取液浓缩，分别得到各部位浸膏
                    正丁醇部位
                       │ 硅胶柱色谱，石油醚–丙酮（100：0→1：1）
                       │ 梯度洗脱，得到8个流分（Fr.1~Fr.8）
```

Fr.1 — 硅胶柱色谱，石油醚–丙酮（100：0→1：1）梯度洗脱，得到3个流分（Fr.1.1~Fr.1.3）

Fr.3 — 硅胶柱色谱，二氯甲烷–甲醇（100：0→1：1）梯度洗脱，得到3个流分（Fr.3.1~Fr.3.3）

Fr.6 — 硅胶柱色谱，二氯甲烷–甲醇（100：0→1：1）梯度洗脱，得3个流分（Fr.6.1~Fr.6.3）

Fr.5 — 化合物5：姜黄素

Fr.1.3 — Sephadex LH–20柱色谱；制备高效液相色谱

化合物1：5–羟基没药酮

Fr.6.3 — 制备高效液相色谱

化合物3：环去甲氧基姜黄素
化合物4：异环去甲氧基姜黄素

Fr.6.1 — 重结晶；制备高效液相色谱

化合物2：环姜黄素
化合物6：去甲氧基姜黄素

Fr.3.2 — Sephadex LH–20柱色谱；制备高效液相色谱

Fr.3.3 — 制备高效液相色谱

化合物7：阿魏酸甲酯
化合物8：香草醛
化合物9：对羟基苯甲酸

化合物10：4–(4–羟基苯基)–2–丁酮
化合物11：4–(4–羟基–3–甲氧基苯基)–2–丁酮
化合物12：4–(4–羟基苯基)–3–丁烯–2–酮
化合物13：4–(4–羟基–3–甲氧基苯基)–3–丁烯–2–酮

【参考文献】

[1] 唐俊.草豆蔻和姜黄的化学成分研究［D］.合肥：安徽大学，2010.

[2] 周培培.姜黄中姜黄素类化合物的提取分离研究［D］.天津：天津大学，2015.

[3] 曾永篌，梁键谋，曲戈霞，等.姜黄的化学成分研究I：没药烷型倍半萜［J］. 中国药物化学杂志，2007，17（4）：238-242.

[4] 崔语涵，安潇，王海峰，等.姜黄化学成分研究［J］.中草药，2016，47 （7）：1074-1078.

迷迭香

【来源】本品为唇形科植物迷迭香*Rosmarinus officinalis* L.的干燥茎叶。

【壮药名】迷迭香 Mizdezyangh。

【分布】在云南、福建、广西、贵州等地大面积栽培。

【功能与主治】

中医 燥湿健脾，活血通络，发汗，安神，止痛，调经。用于治疗胃寒痛，脾湿纳呆，胸闷痹痛，头痛，并可防止早期脱发，驱虫。

壮医 通谷道、水道，调火路，止痛。用于治疗胴尹（腹痛），东郎（食滞），头痛，肥胖症。

【主要化学成分与药理作用】

迷迭香中的主要成分有黄酮类、萜类、有机酸等。从迷迭香中分离鉴定出来数量最多的是萜类成分，包括单萜、倍半萜、二萜及三萜类化合物，其中二萜类的成分为二萜酚和二萜醌类化合物，如迷迭香酚、表迷迭香酚、异迷迭香酚、鼠李草酚等。现代研究表明，迷迭香具有抗氧化、抗肿瘤、抗艾滋病毒、抗菌等作用。

【代表性化学成分的结构与性质】

名称	分子式	相对分子质量	熔点/℃	性状
迷迭香酚	$C_{20}H_{26}O_5$	346	217～219	白色片状结晶
表迷迭香酚	$C_{20}H_{26}O_5$	346	212～213	白色块状结晶

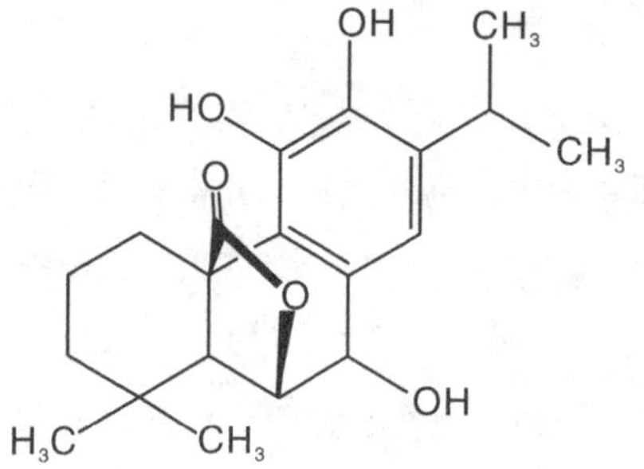

迷迭香酚化学结构式

【主要化学成分的提取分离】

```
              迷迭香8 kg
                  │  加3倍量的95％乙醇，水浴（50～60℃）热浸提
                  │  取3次，滤过，合并滤液，减压回收溶剂，浓缩
                  ↓
              浸膏418 g
                  │  加1.5倍体积的蒸馏水于浸膏，充分搅拌悬浮，分
                  │  别选择石油醚、乙酸乙酯、正丁醇依次充分萃取，
                  │  减压旋蒸浓缩，得到不同极性部位
        ┌─────────┴──────────────────────┐
   乙酸乙酯部位                        正丁醇部位
        │  硅胶柱色谱，石油醚-丙酮梯度洗脱
   ┌────┴─────┐                ┌────────┴─────────┐
Fr.1部位   Fr.2部位          Fr.3部位          Fr.4部位
```

Fr.1部位	Fr.2部位	Fr.3部位	Fr.4部位
硅胶柱色谱；石油醚-丙酮（9∶1）	硅胶柱色谱；氯仿-甲醇（100∶1）	硅胶柱色谱；氯仿-甲醇（95∶1）；凝胶柱色谱，ODS柱色谱	硅胶柱色谱；氯仿-甲醇（90∶1）；凝胶柱色谱，ODS柱色谱

化合物1：桦木醇　　化合物2：迷迭香酚
　　　　　　　　　　化合物3：表迷迭香酚

化合物4：7,24-tirucalladien-3β,27-diol
化合物5：tirucalla-7,24,dien-3β,21,23-triol

化合物6：β-香树脂醇
化合物7：熊果酸

```
                  │  硅胶柱色谱，氯仿-甲醇梯度洗脱
        ┌─────────┼──────────────────────┐
    Fr.A部位    Fr.B部位              Fr.C部位
```

Fr.A部位	Fr.B部位	Fr.C部位
硅胶柱色谱；凝胶柱色谱	ODS柱色谱；凝胶柱色谱	硅胶柱色谱；凝胶柱色谱
化合物8：桦木酸	化合物9：迷迭香醌	化合物10：芫花素

【参考文献】

［1］聂奇华，李洪文.迷迭香的药理作用与提取工艺探索［J］.科技展望，2016，26
　　　（36）：272.

［2］陈四利.迷迭香有效成分的提取与结构研究［D］.海口：海南大学，2009.

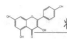

穿心莲

【来源】本品为爵床科植物穿心莲*Andrographis paniculata*（Burm.f.）Nees干燥地上部分。

【壮药名】牙粉敛 Nyafaenzlenz。

【分布】分布于福建、广东、海南、广西、安徽等地，广西各地均有分布。

【功能与主治】

中医　清热解毒，凉血，消肿。用于治疗感冒发烧，咽喉肿痛，口舌生疮，顿咳劳嗽，泄泻痢疾，热淋涩痛，痈肿疮疡，毒蛇咬伤。

壮医　通火路，清热毒，除湿毒，消肿止痛。用于治疗贫痧（感冒），货烟妈（咽痛），埃病（咳嗽），能蚌（黄疸），肺痨，白冻（泄泻），阿意咪（痢疾），肉扭（淋证），呗脓（痈疮），钩端螺旋体病，隆白呆（带下），渗裆相（烧烫伤），额哈（毒蛇咬伤）。

【主要化学成分与药理作用】

穿心莲的化学成分主要为二萜内酯和黄酮类等化合物，此外还有甾醇、有机酸、二萜醇、二萜酸盐、环烯醚等。穿心莲内酯、脱水穿心莲内酯均为二萜内酯类成分，在穿心莲药材中含量较高，为主要药效成分。现代研究表明，穿心莲具有解热抗炎、抗菌、抗病毒、抗肿瘤、免疫调节、保肝利胆、抗心血管疾病等作用药理。

【代表性化学成分的结构与性质】

名称	分子式	相对分子质量	熔点/℃	性状
穿心莲内酯	$C_{20}H_{30}O_5$	350	218～221	无色片状结晶
脱水穿心莲内酯	$C_{20}H_{28}O_4$	332	203～204	无色针状结晶

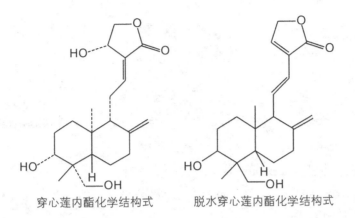

穿心莲内酯化学结构式　　　脱水穿心莲内酯化学结构式

【主要化学成分的提取分离】

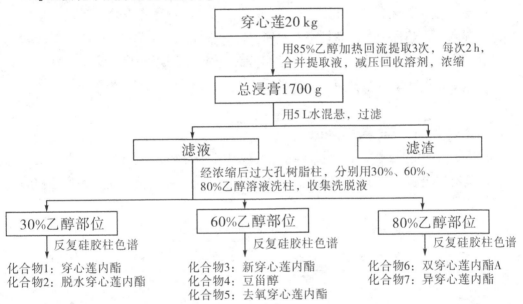

穿心莲20 kg

用85%乙醇加热回流提取3次，每次2 h，
合并提取液，减压回收溶剂，浓缩

总浸膏1700 g

用5 L水混悬，过滤

滤液　　　　滤渣

经浓缩后过大孔树脂柱，分别用30%、60%、
80%乙醇溶液洗柱，收集洗脱液

30%乙醇部位　　　60%乙醇部位　　　80%乙醇部位

反复硅胶柱色谱　　　反复硅胶柱色谱　　　反复硅胶柱色谱

化合物1：穿心莲内酯　　　化合物3：新穿心莲内酯　　　化合物6：双穿心莲内酯A
化合物2：脱水穿心莲内酯　　　化合物4：豆甾醇　　　化合物7：异穿心莲内酯
　　　　　　　　　　　　化合物5：去氧穿心莲内酯

【参考文献】

［1］褚晨亮.穿心莲药材的化学成分和质量控制研究［D］.广州：广东药学院，
　　　2013.

［2］李志亨，路新华，龙晓英，等.穿心莲总内酯的研究进展［J］.时珍国医国药，
　　　2012，23（11）：2854-2857.

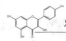

穿花针

【来源】本品为芸香科植物豆叶九里香*Murraya euchrestifolia* Hayata的干燥叶（或带嫩枝）。

【壮药名】神船华 Cimcuenva。

【分布】分布于广东、海南、广西、贵州等地，广西主要分布于柳州、百色、凌云、乐业等县市。

【功能与主治】

中医 祛风解表，行气止痛，活血散瘀。用于治疗恶寒发热，支气管炎，哮喘，风湿麻木，筋骨疼痛，跌打瘀血肿痛，胃肠胀气，胃痛，皮肤瘙痒，湿疹。

壮医 通龙路、火路，祛风毒，除湿毒，止痛。用于治疗贫疹（感冒），胴尹（腹痛），发旺（风湿骨痛），林得叮相（跌打损伤），能啥能累（湿疹），癌痛。

【主要化学成分与药理作用】

穿花针中含有二氢黄酮类及咔唑类生物碱类化合物，樱花素为二氢黄酮类化合物，具有抗炎、干扰平滑肌细胞的钙代谢表达p-糖蛋白、抗氧化及治疗哮喘的作用。

【代表性化学成分的结构与性质】

名称	分子式	相对分子质量	熔点/℃	性状
樱花素	$C_{16}H_{14}O_5$	286	151～153	黄色粉末
异樱花素	$C_{16}H_{14}O_5$	286	180～182	黄色粉末

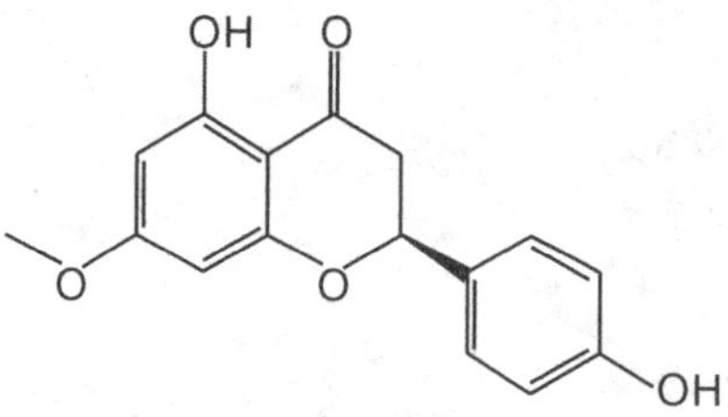

樱花素化学结构式

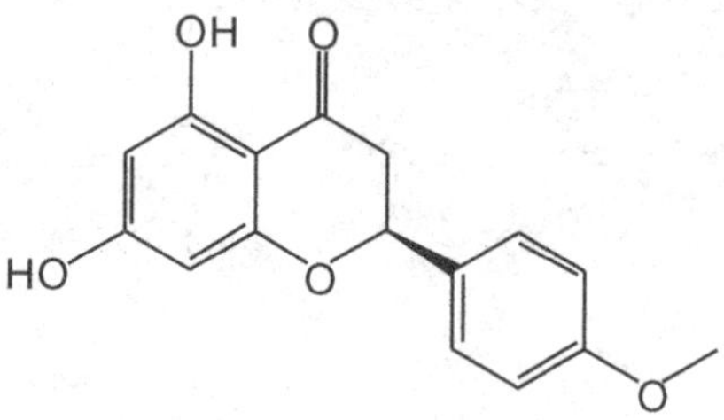

异樱花素化学结构式

【主要化学成分的提取分离】

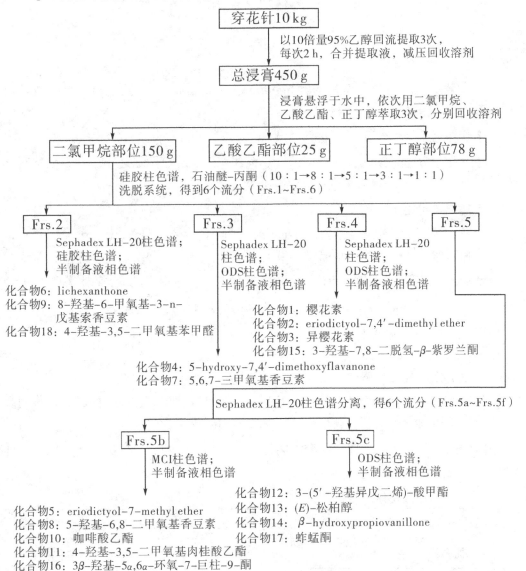

穿花针10 kg

以10倍量95%乙醇回流提取3次，
每次2 h，合并提取液，减压回收溶剂

总浸膏450 g

浸膏悬浮于水中，依次用二氯甲烷、
乙酸乙酯、正丁醇萃取3次，分别回收溶剂

二氯甲烷部位150 g　　乙酸乙酯部位25 g　　正丁醇部位78 g

硅胶柱色谱，石油醚-丙酮（10：1→8：1→5：1→3：1→1：1）
洗脱系统，得到6个流分（Frs.1~Frs.6）

Frs.2　　　　Frs.3　　　　Frs.4　　　　Frs.5

Frs.2：
Sephadex LH-20柱色谱；
硅胶柱色谱；
半制备液相色谱

化合物6：lichexanthone
化合物9：8-羟基-6-甲氧基-3-n-
戊基索香豆素
化合物18：4-羟基-3,5-二甲氧基苯甲醛

Frs.3：
Sephadex LH-20
柱色谱；
ODS柱色谱；
半制备液相色谱

Frs.4：
Sephadex LH-20
柱色谱；
ODS柱色谱；
半制备液相色谱

化合物1：樱花素
化合物2：eriodictyol-7,4′-dimethyl ether
化合物3：异樱花素
化合物15：3-羟基-7,8-二脱氢-β-紫罗兰酮

化合物4：5-hydroxy-7,4′-dimethoxyflavanone
化合物7：5,6,7-三甲氧基香豆素

Sephadex LH-20柱色谱分离，得6个流分（Frs.5a~Frs.5f）

Frs.5b　　　　　　Frs.5c

Frs.5b：
MCI柱色谱；
半制备液相色谱

Frs.5c：
ODS柱色谱；
半制备液相色谱

化合物12：3-(5′-羟基异戊二烯)-酸甲酯
化合物13：(E)-松柏醇
化合物5：eriodictyol-7-methyl ether
化合物14：β-hydroxypropiovanillone
化合物8：5-羟基-6,8-二甲氧基香豆素
化合物17：蚱蜢酮
化合物10：咖啡酸乙酯
化合物11：4-羟基-3,5-二甲氧基肉桂酸乙酯
化合物16：3β-羟基-5α,6α-环氧-7-巨柱-9-酮

【参考文献】

［1］陈月梅，曹南开，屠鹏飞，等.豆叶九里香的化学成分研究［J］.中国中药杂
志，2017，42（10）：1916-1921.

［2］Vasconcelos J M J, Silva A M S, Cavaleiro J A S.Chromones and flavanones
from Artemisia campestris subsp.Maritima［J］.Phytochemistry, 1998, 49
（5）：1421-1424.

穿破石

【来源】本品为桑科植物构棘*Maclura cochinchinensis*（Lour.）Corner或柘树*Maclura tricuspidata* Carr.的干燥根。

【壮药名】棵温戏 Gooenciq。

【分布】分布于湖南、安徽、浙江、福建、广东、广西等地，广西各地均有分布。

【功能与主治】

中医 祛风通络，清热除湿，解毒消肿。用于治疗风湿痹痛，跌扑损伤，黄疸，疟腮，肺结核，胃和十二指肠溃疡，淋浊，蛊胀，闭经，劳伤咳血，疔疮，痈肿。

壮医 通龙路、火路，消肿痛，祛风毒，通水道。用于治疗林得叮相（跌扑损伤），发旺（痹病），货烟妈（咽炎），尿路结石，笨浮（水肿），能蚌（黄疸），肉扭（淋证），水蛊（腹水），京瑟（闭经），唉嘞（咯血），呗叮（疔），呗脓（痈疽）。

【主要化学成分与药理作用】

穿破石主要含有甾醇类、酚类、氨基酸、有机酸、糖类、挥发性成分、黄酮及其苷类等化合物。黄酮类成分是穿破石药理作用的化学物质基础，如芹菜素、山奈酚、槲皮素、香橙素等。现代研究表明，穿破石具有抗肿瘤、抗炎镇痛、保肝、抗结核等药理活性。

【代表性化学成分的结构与性质】

名称	分子式	相对分子质量	熔点/℃	性状
柘树屾酮甲	$C_{23}H_{24}O_6$	396	—	黄色棱晶

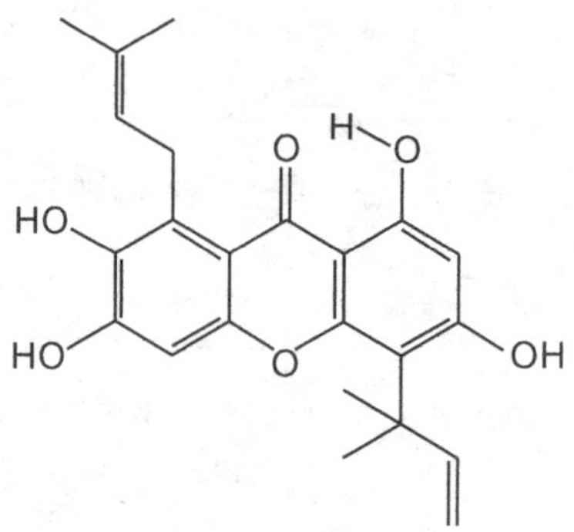

柘树屾酮甲化学结构式

【主要化学成分的提取分离】

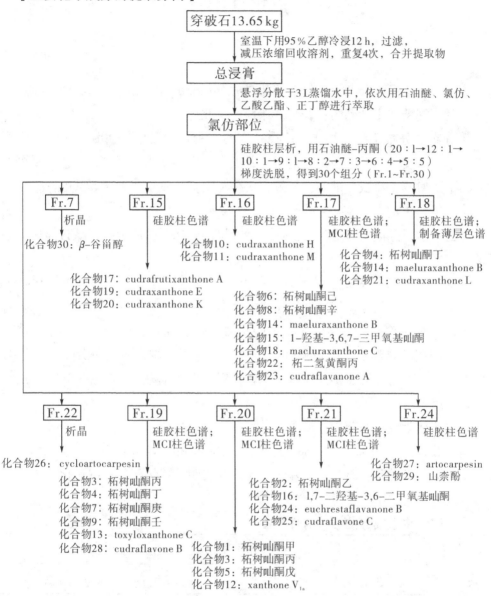

穿破石13.65 kg

室温下用95%乙醇冷浸12 h，过滤，减压浓缩回收溶剂，重复4次，合并提取物

总浸膏

悬浮分散于3 L蒸馏水中，依次用石油醚、氯仿、乙酸乙酯、正丁醇进行萃取

氯仿部位

硅胶柱层析，用石油醚-丙酮（20∶1→12∶1→10∶1→9∶1→8∶2→7∶3→6∶4→5∶5）梯度洗脱，得到30个组分（Fr.1~Fr.30）

Fr.7 — 析晶
化合物30：β-谷甾醇

Fr.15 — 硅胶柱色谱
化合物17：cudrafrutixanthone A
化合物19：cudraxanthone E
化合物20：cudraxanthone K

Fr.16 — 硅胶柱色谱
化合物10：cudraxanthone H
化合物11：cudraxanthone M
化合物6：柘树叫酮己
化合物8：柘树叫酮辛
化合物14：maeluraxanthone B
化合物15：1-羟基-3,6,7-三甲氧基叫酮
化合物18：macluraxanthone C
化合物22：柘二氢黄酮丙
化合物23：cudraflavanone A

Fr.17 — 硅胶柱色谱；MCI柱色谱

Fr.18 — 硅胶柱色谱；制备薄层色谱
化合物4：柘树叫酮丁
化合物14：maeluraxanthone B
化合物21：cudraxanthone L

Fr.22 — 析晶
化合物26：cycloartocarpesin

Fr.19 — 硅胶柱色谱；MCI柱色谱
化合物3：柘树叫酮丙
化合物4：柘树叫酮丁
化合物7：柘树叫酮庚
化合物9：柘树叫酮壬
化合物13：toxyloxanthone C
化合物28：cudraflavone B

Fr.20 — 硅胶柱色谱；MCI柱色谱
化合物2：柘树叫酮乙
化合物16：1,7-二羟基-3,6-二甲氧基叫酮
化合物24：euchrestaflavanone B
化合物25：cudraflavone C
化合物1：柘树叫酮甲
化合物3：柘树叫酮丙
化合物5：柘树叫酮戊
化合物12：xanthone V$_{1a}$

Fr.21 — 硅胶柱色谱；MCI柱色谱

Fr.24 — 硅胶柱色谱
化合物27：artocarpesin
化合物29：山奈酚

【参考文献】

［1］石磊.柘树化学成分及药理作用的研究进展［J］.曲阜师范大学学报，2010，36（3）：88-92.

［2］王映红，冯子明，姜建双，等.构棘化学成分研究［J］.中国中药杂志，2007，32（5）：406-409.

［3］邹迎曙.柘树抗肿瘤活性成分的研究［D］.上海：复旦大学，2004.

扁担藤

【来源】本品为葡萄科植物扁担藤*Tetrastigma planicaule*（Hook.）Gagnep.。

【壮、瑶药名】壮药名：勾盘。瑶药名：北迸崩。

【分布】分布于我国福建、广东、广西、贵州、云南、西藏等省区，广西分布于南宁、隆安、上林、阳朔、梧州、蒙山、上思、东兴、平南、百色、平果、那坡、昭平、河池、罗城、都安、金秀、扶绥、宁明、龙州、大新等县市。

【功能与主治】

中医 祛风除湿，舒筋活络。用于治疗风湿骨痛，腰肌劳损，跌打损伤，半身不遂。

壮医 通龙路、火路，祛风毒，除湿毒。用于治疗发旺（痹病），兵吟（筋病），林得叮相（跌打损伤），麻邦（偏瘫）。

瑶医 祛风除湿，通络解痉，消肿止血，强筋壮骨。用于治疗播冲（跌打损伤），崩闭闷（风湿痛、类风湿性关节炎），改闷（腰痛，腰肌劳损），板岛闷（肩周炎），谷阿惊崩（小儿惊风），扁免崩（中风偏瘫），哈鲁（哮喘）及勉八崩（荨麻疹）。

【主要化学成分与药理作用】

扁担藤含有stigmast-4-en-6β-ol-3-one、7α-hydro xysitosterol、古柯二醇、水杨酸、香草酸、丁香酸、原儿茶酸等。现代研究表明，扁担藤具有抗氧化、护肝、抗肿瘤、抗炎等药理作用。

【代表性化学成分的结构与性质】

名称	分子式	相对分子质量	熔点/℃	性状
古柯二醇	$C_{30}H_{50}O_2$	442	230～231	白色粉末

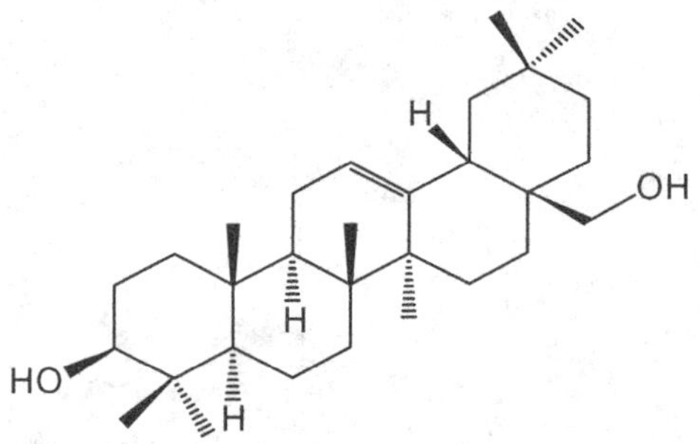

古柯二醇化学结构式

【主要化学成分的提取分离】

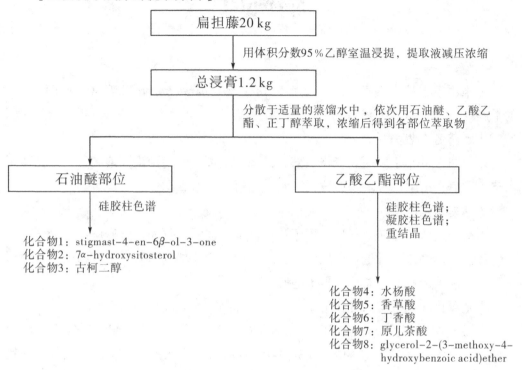

扁担藤20 kg

用体积分数95％乙醇室温浸提，提取液减压浓缩

总浸膏1.2 kg

分散于适量的蒸馏水中，依次用石油醚、乙酸乙酯、正丁醇萃取，浓缩后得到各部位萃取物

石油醚部位

硅胶柱色谱

化合物1：stigmast-4-en-6β-ol-3-one
化合物2：7α-hydroxysitosterol
化合物3：古柯二醇

乙酸乙酯部位

硅胶柱色谱；
凝胶柱色谱；
重结晶

化合物4：水杨酸
化合物5：香草酸
化合物6：丁香酸
化合物7：原儿茶酸
化合物8：glycerol-2-(3-methoxy-4-hydroxybenzoic acid)ether

【参考文献】

[1] 邵加春.瑶药扁担藤化学成分的研究 [D].广州：暨南大学，2011.

[2] 李兵，廖广凤，黄业玲，等.瑶药扁担藤乙酸乙酯部位化学成分研究 [J].中药材，2014，37（4）：610-611.

[3] 陈松.壮药扁担藤研究进展 [J].亚太传统医药，2018，14（10）：108-110.

[4] 邵加春，何翠红，雷婷，等.瑶药扁担藤化学成分的研究 [J].中国药学杂志，2010，45（21）：1615-1617.

扁桃叶

【来源】本品为漆树科植物天桃木*Mangifera persiciforma* C.Y. Wu et T.L. Ming 的干燥叶。

【壮药名】盟芒开。

【分布】分布于广西、贵州南部、云南东南部、海南西南部地区，广西分布于南宁、百色、田阳、平果、那坡、宁明、龙州等县市。

【功能与主治】

中医 止咳，化滞，止痒。用于治疗咳嗽，消渴，疳积，湿疹瘙痒，疣。

壮医 通气道、谷道，祛风毒，止痒。用于治疗埃病（咳嗽），屙幽脘（糖尿病），喯疳（疳积），能啥能累（湿疹），疣。

【主要化学成分与药理作用】

扁桃叶中含有没食子酸甲酯、没食子酸、3,4-二羟基苯甲酸、槲皮素、山奈酚-3-O-β-D-葡萄糖苷、槲皮素-3-O-β-D-葡萄糖苷和芒果苷等化学成分。现代研究表明，扁桃叶具有与同科同属植物芒果叶类似的镇咳、平喘、祛痰等作用。

【代表性化学成分的结构与性质】

名称	分子式	相对分子质量	熔点/℃	性状
芒果苷	$C_{19}H_{18}O_{11}$	422	271～272	淡黄色粉末
槲皮素-3-O-β-D-葡萄糖苷	$C_{21}H_{20}O_{12}$	464	226	黄色粉末

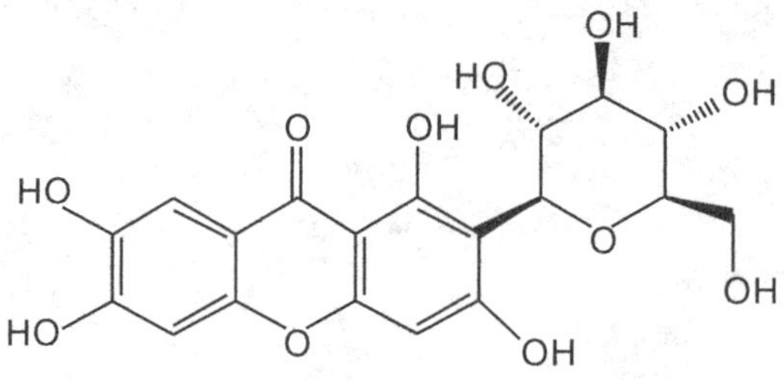

芒果苷化学结构式

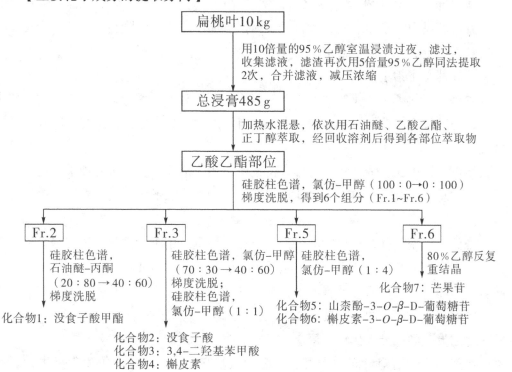

槲皮素-3-O-β-D-葡萄糖苷化学结构式

【主要化学成分的提取分离】

扁桃叶10 kg

用10倍量的95％乙醇室温浸渍过夜，滤过，
收集滤液，滤渣再次用5倍量95％乙醇同法提取
2次，合并滤液，减压浓缩

总浸膏485 g

加热水混悬，依次用石油醚、乙酸乙酯、
正丁醇萃取，经回收溶剂后得到各部位萃取物

乙酸乙酯部位

硅胶柱色谱，氯仿-甲醇（100：0→0：100）
梯度洗脱，得到6个组分（Fr.1~Fr.6）

Fr.2

硅胶柱色谱，
石油醚-丙酮
（20：80→40：60）
梯度洗脱

化合物1：没食子酸甲酯

Fr.3

硅胶柱色谱，氯仿-甲醇
（70：30→40：60）
梯度洗脱；
硅胶柱色谱，
氯仿-甲醇（1：1）

化合物2：没食子酸
化合物3：3,4-二羟基苯甲酸
化合物4：槲皮素

Fr.5

硅胶柱色谱，
氯仿-甲醇（1：4）

化合物5：山奈酚-3-O-β-D-葡萄糖苷
化合物6：槲皮素-3-O-β-D-葡萄糖苷

Fr.6

80％乙醇反复
重结晶

化合物7：芒果苷

【参考文献】

［1］韦松，杨小良，赵卫峰，等.扁桃树皮化学成分研究［J］.中成药，2008，30
　　（9）：1399-1400.

［2］林启云，王建如，周芳，等.扁桃叶的药理实验［J］.广西中医药，1981
　　（5）：37-41.

［3］张凤云，王国礼，张和平，等.扁桃种仁化学成分研究［J］.西北农业学报，
　　1997，6（3）：82-84.

［4］周荣光，杨兆祥，王金，等.扁桃叶的化学成分研究［J］.天然产物研究与开
　　发，2012（24）：1217-1219.

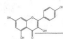

绞股蓝

【来源】本品为葫芦科植物绞股蓝 *Gynostemma pentaphyllum*（Thunb.）Makino 的干燥全草。

【壮、瑶药名】壮药名：棵镇楣 Gocaetmbaw。瑶药名：显懂卯 Mongv ndomh maauh。

【分布】分布于湖南、湖北、云南、广西等地，广西分布于桂林、临川、龙胜、蒙山、灵山、平南、容县、百色、靖西、那坡、乐业、隆林、河池、南丹、都安、金秀、宁明、龙州等县市。

【功能与主治】

中医 清热解毒，止咳祛痰，益气养阴，延缓衰老。用于治疗胸膈痞闷，痰阻血瘀，心悸气短，眩晕头痛，健忘耳鸣，自汗乏力，高脂血症，单纯性肥胖，老年咳嗽。

壮医 调火路，清热毒，补虚，抗疲劳。用于治疗心头跳（心悸）、兰喯（眩晕）、健忘、惹茸（耳鸣）、多汗（自汗）、喯唉（咳嗽）、高脂血症、单纯性肥胖症。

瑶医 散瘀消肿，祛风除湿，消炎止痛，杀虫。用于崩闭闷（风湿痛、类风湿性关节炎），篮虷（慢性肝炎），篮严（肝硬化），谷阿强拱（小儿疳积），辣给昧对（闭经），疟椎闷（乳腺炎），眸名肿毒（痈疮肿毒），补癣（牛皮癣），囊暗（毒蛇咬伤），播冲（跌打扭伤）。

【主要化学成分与药理作用】

绞股蓝中含有皂苷、黄酮类、多糖、氨基酸、微量元素、维生素、生物碱等多种成分。绞股蓝的主要药效成分为皂苷，如人参皂苷、绞股蓝皂苷等。现代研究表明，绞股蓝具有抗肿瘤、降血糖、降血脂、降血压、增强免疫力、保肝、抑制肥胖、抗氧化、抗衰老等药理作用。

【代表性化学成分的结构与性质】

名称	分子式	相对分子质量	熔点/℃	性状
人参皂苷Rb$_1$	C$_{54}$H$_{92}$O$_{23}$	1108	197	白色无定形粉末

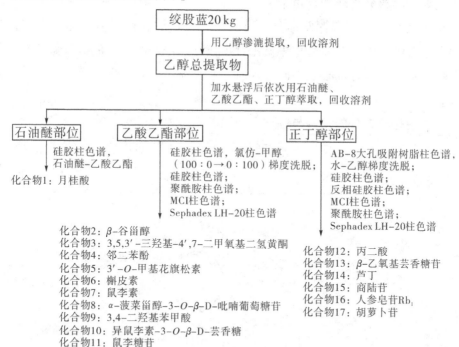

人参皂苷Rb$_1$化学结构式

【主要化学成分的提取分离】

绞股蓝20kg

用乙醇渗漉提取，回收溶剂

乙醇总提取物

加水悬浮后依次用石油醚、
乙酸乙酯、正丁醇萃取，回收溶剂

石油醚部位

硅胶柱色谱，
石油醚-乙酸乙酯

化合物1：月桂酸

乙酸乙酯部位

硅胶柱色谱，氯仿-甲醇
（100：0→0：100）梯度洗脱；
硅胶柱色谱；
聚酰胺柱色谱；
MCI柱色谱；
Sephadex LH-20柱色谱

化合物2：β-谷甾醇
化合物3：3,5,3′-三羟基-4′,7-二甲氧基二氢黄酮
化合物4：邻二苯酚
化合物5：3′-O-甲基花旗松素
化合物6：槲皮素
化合物7：鼠李素
化合物8：α-菠菜甾醇-3-O-β-D-吡喃葡萄糖苷
化合物9：3,4-二羟基苯甲酸
化合物10：异鼠李素-3-O-β-D-芸香糖
化合物11：鼠李糖苷

正丁醇部位

AB-8大孔吸附树脂柱色谱，
水-乙醇梯度洗脱；
硅胶柱色谱；
反相硅胶柱色谱；
MCI柱色谱；
聚酰胺柱色谱；
Sephadex LH-20柱色谱

化合物12：丙二酸
化合物13：β-乙氧基芸香糖苷
化合物14：芦丁
化合物15：商陆苷
化合物16：人参皂苷Rb$_1$
化合物17：胡萝卜苷

【参考文献】

［1］张丛梅.绞股蓝药用研究进展［J］.医学信息，2015，28（40）：422.

［2］伍国怡.药用植物绞股蓝的研究进展［J］.中国民族民间医药，2016，25
（12）：60-63.

［3］卢汝梅，潘立卫，韦建华，等.绞股蓝化学成分的研究［J］.中草药，2014，45
（19）：2757-2761.

艳山姜

【来源】本品为姜科植物艳山姜*Alpinia zerumbet*（Pers.）Burtt. et Smith根茎和果实。

【分布】 分布于我国东南部至西南部各地，广西分布于南宁、岑溪、玉林、博白、那坡、天峨、都安等县市。

【功能与主治】

中医 温中燥湿，行气止痛，截疟。用于治疗心腹冷痛，胸腹胀满，消化不良，呕吐腹泻。

【主要化学成分与药理作用】

艳山姜药材中主要含挥发油类、黄酮类、二萜类、有机酸类等化合物，其中挥发油主要有机酸类、碳烯类及醇类化合物，以4-松油醇、桉油醇含量最高。现代研究表明，艳山姜具有抗心肌缺血、降血压、抗炎、镇痛、降血脂、抗动脉粥样硬化、抗氧化、抗溃疡等药理作用。

【代表性化学成分的结构与性质】

名称	分子式	相对分子质量	熔点/℃	性状
艳山姜醇	$C_{20}H_{28}O_2$	300	—	淡黄色黏稠液体

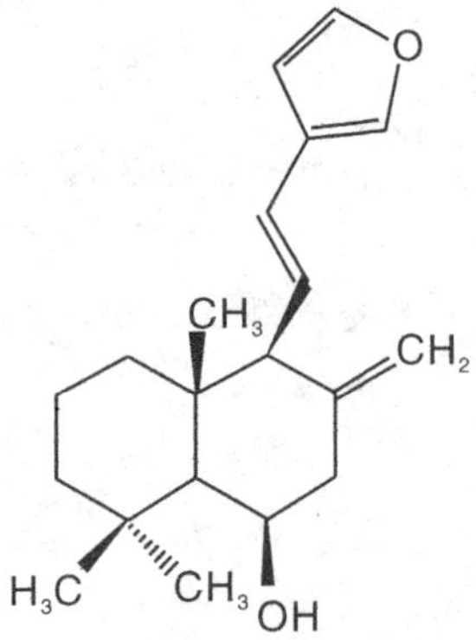

艳山姜醇的化学结构式

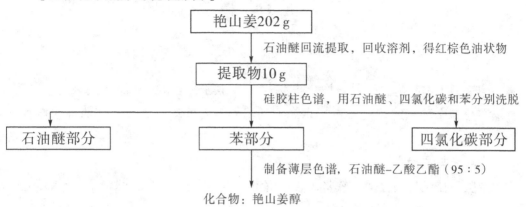

【主要化学成分的提取分离】

```
        艳山姜202 g
            │  石油醚回流提取，回收溶剂，得红棕色油状物
            ▼
        提取物10 g
            │  硅胶柱色谱，用石油醚、四氯化碳和苯分别洗脱
    ┌───────┼───────────┐
    ▼       ▼           ▼
石油醚部分   苯部分     四氯化碳部分
            │  制备薄层色谱，石油醚-乙酸乙酯（95∶5）
            ▼
    化合物：艳山姜醇
```

【参考文献】

［1］张彦燕，沈祥春.艳山姜化学成分及药理作用研究进展［J］.中药药理与临床，
2010，26（5）：179-181.

［2］温远影，陈燕方，解雪梅.艳山姜中的新二萜化合物［J］.植物学报，1997，39
（10）：983-984.

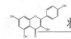

盐肤木

【来源】本品为漆树科植物盐肤木 *Rhus chinensis* Mill.的全株。

【分布】除东北、内蒙古、青海和新疆外各省区均有分布，广西各地均有分布。

【功能与主治】

中医 祛风化湿，消肿软坚，收敛解毒，生津润肺，降火化痰。用于治疗冠心病，心绞痛，肺脓疡，小儿久泻。

【主要化学成分与药理作用】

盐肤木中含有三萜类、黄酮类、鞣质、酚酸类、有机酸类等成分。现代研究表明，盐肤木具有抗组胺释放、抗肿瘤、抑制人肾小球膜细胞增生、抗菌、抗腹泻、抗凝血等药理作用。

【代表性化学成分的结构与性质】

名称	分子式	相对分子质量	熔点/℃	性状
盐肤木内酯A	$C_{31}H_{42}O_3$	462	—	淡黄色粉末

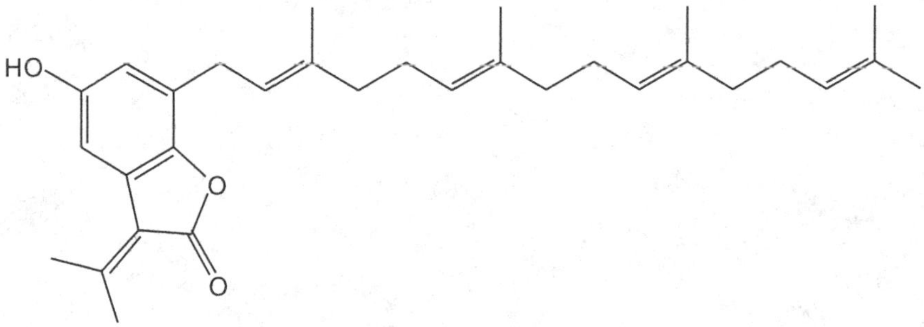

盐肤木内酯A化学结构式

【主要化学成分的提取分离】

盐肤木10 kg

加10倍量水提取2次，滤过，合并滤液，滤液浓缩至1000 mL，再加入3倍量乙醇醇沉，冰箱冷藏静置24 h后取出抽滤，得上清液；水提后的药材用10倍量95%乙醇回流提取2次，合并2次滤液，与醇沉上清液合并，浓缩得到浸膏M

浸膏 M

采用吸附大孔树脂上样，用水除杂后（4BV），用90%乙醇洗脱富集得盐肤木抗冠心病有效部位

浸膏240 g

加水混悬，依次用石油醚、乙酸乙酯萃取，分别合并浓缩，得到石油醚部位、乙酸乙酯部位和水层部位

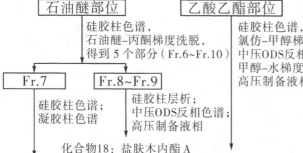

石油醚部位
硅胶柱色谱，石油醚-丙酮梯度洗脱，得到5个部分（Fr.6~Fr.10）

Fr.7
硅胶柱色谱；凝胶柱色谱

化合物17：半翅盐肤木内酯

Fr.8~Fr.9
硅胶柱层析；中压ODS反相色谱；高压制备液相

化合物18：盐肤木内酯A

乙酸乙酯部位
硅胶柱色谱，氯仿-甲醇梯度洗脱；中压ODS反相色谱，甲醇-水梯度洗脱；高压制备液相

化合物2：原儿茶醛
化合物4：4-羟基苯甲醛
化合物6：儿茶素
化合物9：芦丁
化合物11：山柰酚-3-O-芸香糖苷
化合物12：二氢漆黄素
化合物13：根皮苷
化合物14：紫铆素
化合物15：根皮素
化合物20：原儿茶酸
化合物21：漆黄素

水层部位
大孔树脂上柱处理，10%、20%、30%、40%、50%的乙醇梯度洗脱；中压ODS反相色谱；高压制备液相

化合物1：没食子酸
化合物3：苔黑酚葡萄糖苷
化合物5：没食子酸甲酯
化合物7：没食子酸乙酯
化合物8：鞣花酸
化合物10：五没食子酰葡萄糖
化合物19：四没食子酰葡萄糖

【参考文献】

［1］赵军.盐肤木抗肿瘤活性成分的研究［D］.天津：天津大学，2006.

［2］叶永华.盐肤木抗冠心病活性部位筛选及化学成分研究［D］.福州：福建中医药大学，2018.

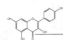

莪术

【来源】本品为姜科植物莪术 *Curcuma phaeocaulis* Val.、广西莪术 *Curcuma kwangsiensis* S. G. Lee et C. F. Liang 或温郁金 *Curcuma wenyujin* Y.H. Chen et C. Ling 的干燥根茎。

【壮药名】京昆 Ginghgunh。

【分布】分布于中国台湾、福建、江西、广东、广西、四川、云南、安徽等地，广西分布于南宁、横县、永福、上思、贵港、桂平、凌云、宁明、博白、百色、田林、都安、宜州、金秀、龙州等县市。

【功能与主治】

中医 行气破血，消积止痛。用于治疗癥瘕痞块，瘀血经闭，食积胀痛，早期宫颈癌。

壮医 通龙路、火路，破瘀散结。用于治疗肝脾肿大，埃病（咳嗽），京瑟（闭经），胴尹（腹痛），癌肿，林得叮相（跌打损伤），旁巴尹（肩周炎），活邀尹（颈椎痛），产后头痛。

【主要化学成分与药理作用】

莪术中主要的生物活性成分有莪术醇、莪术二酮、莪术内酯、姜黄素类化合物等。现代研究表明，莪术中的姜黄素具有抗癌、抗氧化及消炎等作用，莪术内酯具有抗炎等作用。

【代表性化学成分的结构与性质】

名称	分子式	相对分子质量	熔点/℃	性状
姜黄素	$C_{21}H_{20}O_6$	368	182～183	橙红色针晶
桂莪术内酯	$C_{15}H_{16}O_2$	228	163～164	橙红色结晶

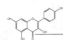

姜黄素化学结构式

桂莪术内酯化学结构式

【主要化学成分的提取分离】

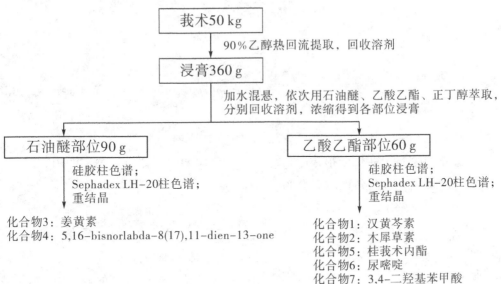

莪术50 kg

90%乙醇热回流提取，回收溶剂

浸膏360 g

加水混悬，依次用石油醚、乙酸乙酯、正丁醇萃取，
分别回收溶剂，浓缩得到各部位浸膏

石油醚部位90 g

硅胶柱色谱；
Sephadex LH-20柱色谱；
重结晶

化合物3：姜黄素
化合物4：5,16-bisnorlabda-8(17),11-dien-13-one

乙酸乙酯部位60 g

硅胶柱色谱；
Sephadex LH-20柱色谱；
重结晶

化合物1：汉黄芩素
化合物2：木犀草素
化合物5：桂莪术内酯
化合物6：尿嘧啶
化合物7：3,4-二羟基苯甲酸

【参考文献】

［1］张贵杰，黄克斌.广西莪术化学成分和药理作用研究进展［J］.广州化工，2015，43（11）：24-26.

［2］王德立.中药莪术研究进展［J］.安徽农业科学，2014，42（11）：3240-3242，3258.

［3］王艳，张朝凤，张勉.桂郁金化学成分研究［J］.药学与临床研究，2010，18（3）：274-275.

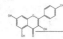

荷莲豆

【来源】本品为石竹科植物荷莲豆草*Drymaria cordata*（L.）Willd.ex Schult.的干燥全草。

【壮、瑶药名】壮药名：溶莲。瑶药名：咪谋。

【分布】分布于浙江、福建、台湾、广东、海南、广西、贵州、四川、湖南、云南、西藏等地，广西各地均有分布。

【功能与主治】

中医　清热解毒，利尿通便，活血消肿，退翳。用于治疗急性肝炎，胃痛，疟疾，翼状胬肉，腹水，便秘；外用治疗骨折，疮痈，蛇咬伤。

壮医　清热毒，除湿毒，消食积。用于治疗呗脓（痈疮），能蚌（黄疸），笨浮（水肿），喯疳（疳积）。

瑶医　清热解毒，消肿止痛，消食，化痰，利水通淋。用于治疗小儿疳积，哮喘，痢疾，黄疸，风湿，脚气，慢性肾炎，淋证，痔疮，便秘，痈疮疖肿，毒蛇咬伤。

【主要化学成分与药理作用】

荷莲豆中含有菠菜甾醇、丁二酸、棕榈酸等10种脂肪酸和生物碱。现代研究表明，荷莲豆的95%乙醇、石油醚、水提取物均对酪氨酸酶具有抑制作用。

【代表性化学成分的结构与性质】

名称	分子式	相对分子质量	熔点/℃	性状
荷莲豆碱	$C_{15}H_{10}N_2O_2$	250	225	白色针晶

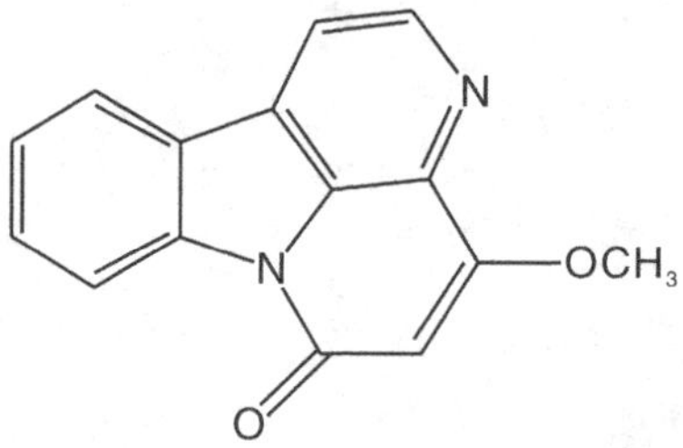

荷莲豆碱化学结构式

【主要化学成分的提取分离】

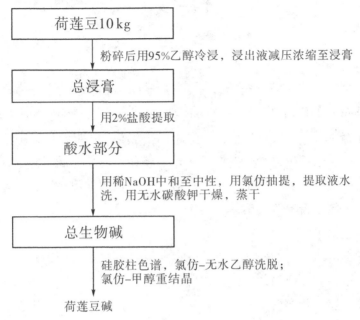

```
        ┌─────────────────────┐
        │    荷莲豆10 kg        │
        └─────────────────────┘
                 │  粉碎后用95%乙醇冷浸，浸出液减压浓缩至浸膏
                 ▼
        ┌─────────────────────┐
        │      总浸膏          │
        └─────────────────────┘
                 │  用2%盐酸提取
                 ▼
        ┌─────────────────────┐
        │     酸水部分         │
        └─────────────────────┘
                 │  用稀NaOH中和至中性，用氯仿抽提，提取液水
                 │  洗，用无水碳酸钾干燥，蒸干
                 ▼
        ┌─────────────────────┐
        │     总生物碱         │
        └─────────────────────┘
                 │  硅胶柱色谱，氯仿-无水乙醇洗脱；
                 │  氯仿-甲醇重结晶
                 ▼
             荷莲豆碱
```

【参考文献】

[1] 广州市第二人民医院，广东省番禺沙湾卫生院，中国科学院华南植物研究所分类室.荷莲豆治疗急性黄疸型病毒性肝炎初报 [J].中草药通讯，1978（9）：31-32.

[2] 江苏新医学院.中药大辞典 [M].上海：上海人民出版社，1977.

[3] 胡燕，陈文森，潘文斗，等.荷莲豆化学成分的研究 [J].中草药，1982，13（8）：7-8.

[4] 陈文森.荷莲豆碱的分离和结构 [J].植物学报，1986，28（4）：450-452.

[5] 叶孝兆，龚盛昭，彭剑勇，等.富含苯丙烯酸的天然植物提取物对酪氨酸酶活性的影响 [J].广东化工，2009，36（12），21-22，30.

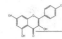

桂枝

【来源】本品为樟科植物肉桂 *Cinnamomum cassia* Presl 的干燥嫩枝。

【壮、瑶药名】壮药名：能葵 Naengigveiq。瑶药名：桂亮 Gueih ndiangx。

【分布】分布于广西、福建、广东、云南等地，广西分布于南宁、上林、横县、融水、桂林、阳朔、灌阳、龙胜、平乐、梧州、苍梧、藤县、岑溪、防城港、上思、东兴、灵山、平南、桂平、玉林、容县、博白、北流、德保、靖西、昭平、金秀、龙州、大新、天等等县市。

【功能与主治】

中医 发汗解肌，温通经脉，助阳化气，平冲降气。用于治疗风寒感冒，脘腹冷痛，血寒经闭，关节痹痛，痰饮，水肿，心悸，奔豚。

壮医 通火路，除寒毒，补阳气。用于治疗贫痧（感冒），胴尹（腹痛），发旺（风湿骨痛），京瑟（闭经），笨浮（水肿），心悸，麻抹（肢体麻木）。

瑶医 用于治疗忘阳虚脱，痛经，虚喘，痢疾，脾胃虚寒，泄泻，腰脊冷痛，坐骨神经痛，风寒表证，关节酸痛，手足麻木，经闭，癥瘕。

【主要化学成分与药理作用】

桂枝中含有挥发油类、有机酸类、鞣质类、糖类、甾体类、香豆素类等成分，如桂皮醛、桂皮醇、甲氧基桂皮醛、桂皮酸、反式桂皮酸等。现代研究表明，桂枝具有解热、解表、发散（汗）、镇痛、扩张皮肤血管、促进血液循环、抗真菌、抗肿瘤等作用。

【代表性化学成分的结构与性质】

名称	分子式	相对分子质量	熔点/℃	性状
反式桂皮酸	$C_9H_8O_2$	148	133～134	无色针状结晶
反式–邻羟基桂皮酸	$C_9H_8O_3$	164	205～207	白色粉末

反式桂皮酸化学结构式　　　　反式–邻羟基桂皮酸化学结构式

【主要化学成分的提取分离】

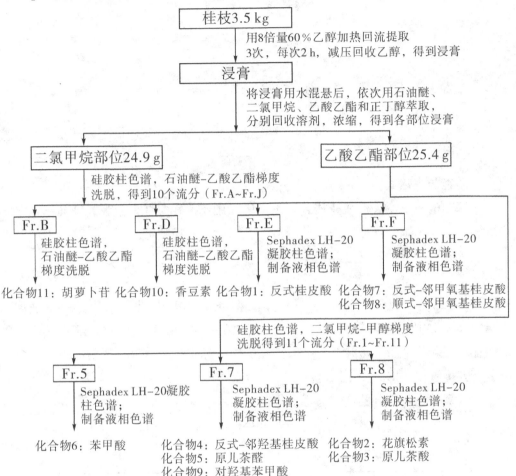

桂枝3.5 kg

用8倍量60％乙醇加热回流提取
3次，每次2 h，减压回收乙醇，得到浸膏

浸膏

将浸膏用水混悬后，依次用石油醚、
二氯甲烷、乙酸乙酯和正丁醇萃取，
分别回收溶剂，浓缩，得到各部位浸膏

二氯甲烷部位24.9 g   乙酸乙酯部位25.4 g

硅胶柱色谱，石油醚-乙酸乙酯梯度
洗脱，得到10个流分（Fr.A~Fr.J）

Fr.B

硅胶柱色谱，
石油醚-乙酸乙酯
梯度洗脱

Fr.D

硅胶柱色谱，
石油醚-乙酸乙酯
梯度洗脱

Fr.E

Sephadex LH–20
凝胶柱色谱；
制备液相色谱

Fr.F

Sephadex LH–20
凝胶柱色谱；
制备液相色谱

化合物11：胡萝卜苷 化合物10：香豆素 化合物1：反式桂皮酸 化合物7：反式-邻甲氧基桂皮酸
化合物8：顺式-邻甲氧基桂皮酸

硅胶柱色谱，二氯甲烷-甲醇梯度
洗脱得到11个流分（Fr.1~Fr.11）

Fr.5

Sephadex LH–20凝胶
柱色谱；
制备液相色谱

Fr.7

Sephadex LH–20
凝胶柱色谱；
制备液相色谱

Fr.8

Sephadex LH–20
凝胶柱色谱；
制备液相色谱

化合物6：苯甲酸   化合物4：反式-邻羟基桂皮酸   化合物2：花旗松素
化合物5：原儿茶醛   化合物3：原儿茶酸
化合物9：对羟基苯甲酸

【参考文献】

［1］许源，宿树兰，王团结，等.桂枝的化学成分与药理活性研究进展［J］.中药
材，2013，36（4）：674-678.

［2］杨琳，赵庆春，谭菁菁，等.桂枝的化学成分研究［J］.实用药物与临床，
2010，13（3）：183-185.

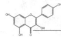

桂千金子

【来源】本品为蓼科植物赤胫散 *Polygonum runcinatum* var. *sinense* Hemsl.的根茎。

【分布】分布于陕西、甘肃、河南、湖北、湖南、贵州、云南、四川、广西等地，广西主要分布于南宁、融水、兴安、灌阳、龙胜、凌云等县市。

【功能与主治】

中医　清热解毒，活血止痛，解毒消肿。用于治疗急性胃肠炎，吐血咯血，痔疮出血，月经不调，跌打损伤；外用治疗乳腺炎，痈疖肿毒。

【主要化学成分与药理作用】

赤胫散主要含有酚酸类及苷类成分，如没食子酸、3,3′-二甲基鞣花酸、3,3′,4′-三甲基鞣花酸、3,3′-二甲基鞣花酸-4′-*O*-β-D-葡萄糖苷、3-甲基鞣花酸-4′-*O*-α-L-吡喃鼠李糖苷、3,3′-二甲基鞣花酸-4′-*O*-(6″-没食子酰基)-β-D-葡萄糖苷、短叶苏木酚、短叶苏木酚酸乙酯、短叶苏木酚酸等。现代研究表明，桂千金子具有抗氧化、抗菌等作用。

【代表性化学成分的结构与性质】

名称	分子式	相对分子质量	熔点/℃	性状
3,3′,4′-三甲基鞣花酸	$C_{17}H_{12}O_8$	344	—	黄白色固体

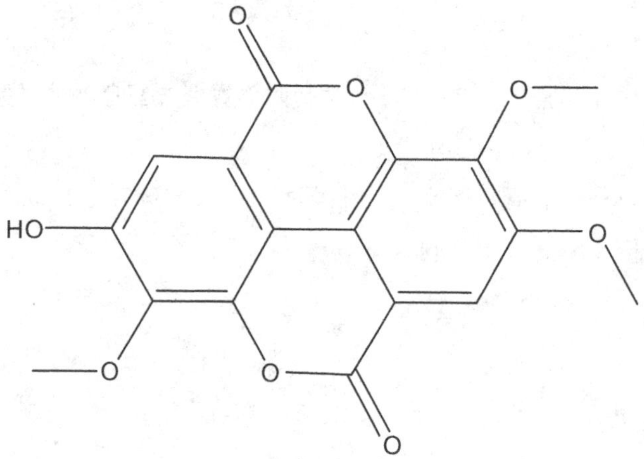

3,3′,4′-三甲基鞣花酸化学结构式

【主要化学成分的提取分离】

桂千金子1.25 kg

> 80%乙醇浸泡24 h后回流提取4次，每次4 h，
> 合并提取液，回收溶剂至无醇味

80乙醇%浸膏

> 用等体积的二氯甲烷、乙酸乙酯和正丁醇萃取4次，
> 回收溶剂，得到相应浸膏

二氯甲烷部位浸膏

> 硅胶柱色谱，二氯甲烷-甲醇洗脱；
> Sephadex LH-20凝胶柱纯化

化合物2：3,3′-二甲基鞣花酸
化合物3：3,3′,4′-三甲基鞣花酸

乙酸乙酯部位浸膏

> 大孔吸附树脂D101粗分，乙醇-水
> 梯度洗脱，流分进一步通过硅胶、
> 聚酰胺、Sephadex LH-20凝胶柱色
> 谱及重结晶等方法分离纯化

化合物1：没食子酸
化合物4：3,3′-二甲基鞣花酸-4′-*O*-β-D-葡萄糖苷
化合物5：3-甲基鞣花酸-4′-*O*-α-L-吡喃鼠李糖苷
化合物6：3,3′-二甲基鞣花酸-4′-*O*-(6″-没食子酰基)-
　　　　　β-D-葡萄糖苷
化合物7：短叶苏木酚
化合物8：短叶苏木酚酸乙酯
化合物9：短叶苏木酚酸

【参考文献】

［1］周志红，吴斐华，梁敬钰.赤胫散的研究进展［J］.海峡药学，2013，25
　　（1）：1-4.

［2］周志红，梁敬钰，阳利龙，等.赤胫散的化学成分研究［J］.西北药学杂志，
　　2016，31（3）：235-239.

桃金娘果

【来源】本品为桃金娘科植物桃金娘 *Rhodomyrtus tomentosa*（Ait）Hassk. 的干燥成熟果实。

【壮药名】芒您 Maknim。

【分布】分布于福建、台湾、广东、云南、贵州、湖南等地，广西除桂北山区及石灰岩山地外均有分布。

【功能与主治】

中医 补血，滋养，止血，涩肠，固精。用于治疗病后血虚，神经衰弱，吐血，鼻衄，便血，泄泻，痢疾，脱肛，耳鸣，遗精，血崩，月经不调，白带过多。

壮医 调龙路、火路，补血止血。用于阿意咪（痢疾），勒内（贫血），阿意勒（便血），兵淋勒（崩漏），隆白呆（带下），外伤出血，渗裆相（烧烫伤）。

【主要化学成分与药理作用】

桃金娘主要含有黄酮类和酚酸类化学成分。现代研究表明，桃金娘具有抗菌、抗炎、抗过敏、抗氧化等药理活性。

【代表性化学成分的结构与性质】

名称	分子式	相对分子质量	熔点/℃	性状
cyanidin-3-*O*-glucoside	$C_{21}H_{21}O_{11}$	449	—	黑棕色结晶粉末

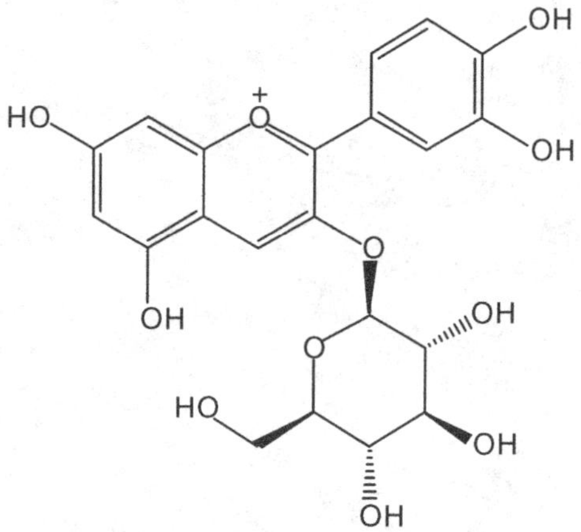

cyanidin-3-*O*-glucoside

【主要化学成分的提取分离】

```
        ┌─────────────────┐
        │  桃金娘果鲜品    │
        └─────────────────┘
              │ 无菌水洗净，冷冻干燥后于-20℃保存
              ▼
    ┌─────────────────────┐
    │ 桃金娘果干品300 g    │
    └─────────────────────┘
              │ 三氟乙酸-甲醇（1：99；V/V）室温
              │ 浸提48 h，离心，40℃减压浓缩
              ▼
        ┌─────────────────┐
        │     浓缩物       │
        └─────────────────┘
              │ 经乙酸乙酯和氯仿的多次分离纯化，去除非极性化
              │ 合物；萃取后水相部分过X-5树脂柱，水洗去除游
              │ 离糖、脂肪酸和其他水溶性化合物，再用含有0.1%
              │ 三氟乙酸的甲醇洗脱
              ▼
    ┌─────────────────────┐
    │   花青素提取物       │
    └─────────────────────┘
              │ C₁₈柱固相萃取（SPE），超纯水冲洗去除水溶
              │ 性杂质，然后用酸化甲醇（0.01%HCl，V/V）
              │ 洗脱，酸化甲醇溶液真空浓缩，再溶于水，冻干
              ▼
    ┌─────────────────────┐
    │   花青素精制物       │
    └─────────────────────┘
              │ 半制备液相色谱分离，
              │ Sephadex LH-20凝胶柱纯化
              ▼
```

化合物1：cyanidin-3-*O*-glucoside　　化合物3：malvidin-3-*O*-glucoside　　化合物5：delphinidin-3-*O*-glucoside

化合物2：peonidin-3-*O*-glucoside　　化合物4：petunidin-3-*O*-glucoside　　化合物6：pelargonidin-3-glucoside

【参考文献】

［1］广西壮族自治区食品药品监督管理局.广西壮族自治区壮药质量标准：第一卷
　　（2008年版）［S］.南宁：广西科学技术出版社，2008.

［2］覃迅云，罗金裕，高志刚.中国瑶药学［M］.北京：民族出版社，2002.

［3］Cui C, Zhang S M, You L J, et al. Antioxidant capacity of anthocyanins from
　　Rhodomyrtus tomentosa（Ait.）and identification of the major anthocyanins
　　［J］.Food chemistry, 2013, 139（1-4）：1-8.

桃金娘根

【来源】本品为桃金娘科植物桃金娘*Rhodomyrtus tomentosa*（Ait.）Hassk.的干燥根。

【壮药名】让您 Ragnim。

【分布】分布于福建、台湾、广东、云南、贵州、湖南等地，除桂北山区及石灰岩山地外，广西各地均有分布。

【功能与主治】

中医 理气止痛，利湿止泻，化瘀止血，益肾养血。用于治疗脘腹疼痛，呕吐，腹泻，痢疾，胁痛，湿热黄疸，癥瘕，痞块，崩漏，劳伤出血，跌打损伤，风湿痹痛，肾虚腰痛，尿频，白浊，浮肿，疝气，痈疮，瘰疬，痔疮，烫伤。

壮医 调谷道，固精气，养血，止血。用于治疗白冻（腹泻），阿意咪（痢疾），贫血，鹿勒（呕血），阿意勒（便血），兵淋勒（崩漏），隆白呆（带下），楞喔勒（鼻出血），漏精（遗精），核尹（腰痛），兰嗉（眩晕）。

【主要化学成分与药理作用】

桃金娘根中含有丰富的黄酮类、酚类、蒽醌类、单宁类、萜类及挥发油成分，其主要药效成分为萜类，如羽扇豆醇、白桦脂醇、无羁萜等。现代研究表明，桃金娘根具有抗肿瘤、抗氧化、抑菌、保肝、抗衰老等药理作用。

【代表性化学成分的结构与性质】

名称	分子式	相对分子质量	熔点/℃	性状
白桦脂酸	$C_{30}H_{48}O_3$	456	295～298	白色粉末

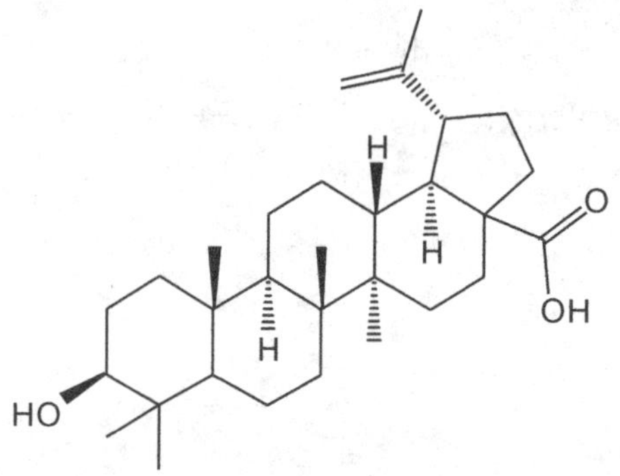

白桦脂酸化学结构式

【主要化学成分的提取分离】

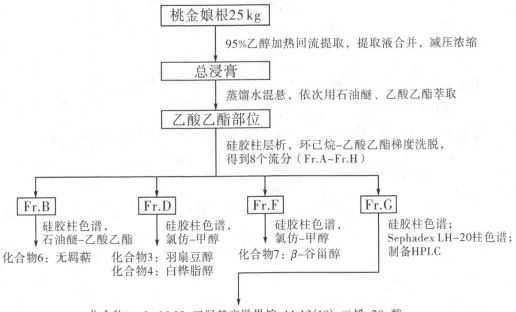

桃金娘根25 kg
↓ 95%乙醇加热回流提取，提取液合并，减压浓缩
总浸膏
↓ 蒸馏水混悬，依次用石油醚、乙酸乙酯萃取
乙酸乙酯部位
↓ 硅胶柱层析，环己烷-乙酸乙酯梯度洗脱，得到8个流分（Fr.A~Fr.H）

Fr.B
硅胶柱色谱，
石油醚-乙酸乙酯
化合物6：无羁萜

Fr.D
硅胶柱色谱，
氯仿-甲醇
化合物3：羽扇豆醇
化合物4：白桦脂醇

Fr.F
硅胶柱色谱，
氯仿-甲醇
化合物7：β-谷甾醇

Fr.G
硅胶柱色谱；
Sephadex LH-20柱色谱；
制备HPLC

化合物1：$2\alpha,3\beta,23$-三羟基齐墩果烷-11,13(18)-二烯-28-酸
化合物2：$3\beta,23$-二羟基齐墩果烷-18-烯-28-酸
化合物5：白桦脂酸
化合物8：thero-2,3-bis-(4-hydroxy-3-methoxypheyl)-3-methoxy-propanol
化合物9：evafolin B
化合物10：β-hydroxypropiovanillone
化合物11：8,8′-bis-(dihydroconiferyl)-diferuloylate
化合物12：没食子酸
化合物13：没食子酸甲酯

【参考文献】

［1］高桂花，张勇，张慧.药用植物桃金娘开发研究［J］.辽宁中医药大学学报，2015，17（1）：134-137.

［2］蔡云婷，耿华伟.桃金娘根的化学成分研究［J］.中药材，2016，39（6）：1303-1306.

核桃

【**来源**】本品为胡桃科植物胡桃*Juglans regia* L.的干燥成熟核果。

【**壮药名**】横头 Haekdouz。

【**分布**】分布于我国华北、西北、西南、华中、华南和华东地区，广西分布于隆林、田林、乐业、凌云、那坡、柳州、桂林、金秀等县市。

【**功能与主治**】

中医　补肾，温肺，润肠。用于治疗腰膝酸软，阳痿遗精，虚寒喘嗽，大便秘结。

壮医　补巧坞，调火路，通谷道、气道。用于治疗体虚智弱，埃病（咳嗽），墨病（哮喘），阿意囊（便秘），漏精（遗精），早泄，核尹（腰痛）。

【**主要化学成分与药理作用**】

研究表明核桃仁除含有丰富的脂肪和蛋白质以外，还含有多种具有生理活性的多酚类物质，具有抗氧化、抗诱变和抗癌等活性。

【**代表性化学成分的结构与性质**】

名称	分子式	相对分子质量	熔点/℃	性状
glansrin A	$C_{48}H_{32}O_{31}$	1104	—	灰白色无定形粉末

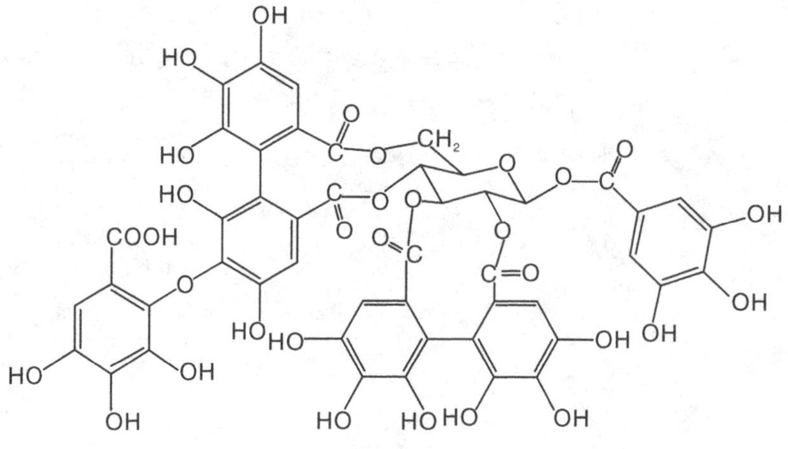

glansrin A化学结构式

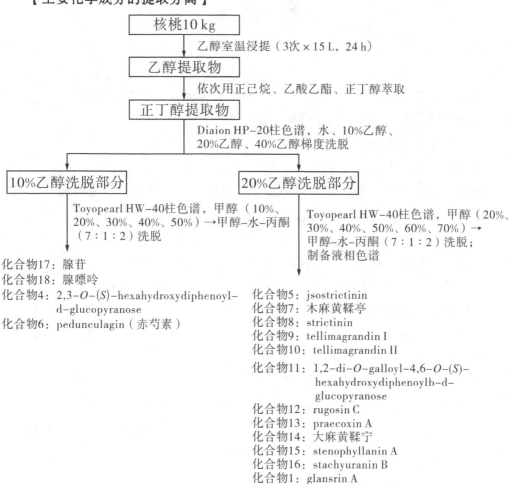

【主要化学成分的提取分离】

核桃 10 kg
↓ 乙醇室温浸提（3次×15 L，24 h）

乙醇提取物
↓ 依次用正己烷、乙酸乙酯、正丁醇萃取

正丁醇提取物
↓ Diaion HP-20柱色谱，水、10%乙醇、20%乙醇、40%乙醇梯度洗脱

10%乙醇洗脱部分
↓ Toyopearl HW-40柱色谱，甲醇（10%、20%、30%、40%、50%）→甲醇-水-丙酮（7∶1∶2）洗脱

化合物17：腺苷
化合物18：腺嘌呤
化合物4：2,3-O-(S)-hexahydroxydiphenoyl-d-glucopyranose
化合物6：pedunculagin（赤芍素）

20%乙醇洗脱部分
↓ Toyopearl HW-40柱色谱，甲醇（20%、30%、40%、50%、60%、70%）→甲醇-水-丙酮（7∶1∶2）洗脱；制备液相色谱

化合物5：jsostrictinin
化合物7：木麻黄鞣亭
化合物8：strictinin
化合物9：tellimagrandin I
化合物10：tellimagrandin II
化合物11：1,2-di-O-galloyl-4,6-O-(S)-hexahydroxydiphenoylb-d-glucopyranose
化合物12：rugosin C
化合物13：praecoxin A
化合物14：大麻黄鞣宁
化合物15：stenophyllanin A
化合物16：stachyuranin B
化合物1：glansrin A
化合物2：glansrin B
化合物3：glansrin C

【参考文献】

[1] 广西壮族自治区食品药品监督管理局.广西壮族自治区壮药质量标准：第一卷（2008年版）[S].南宁：广西科学技术出版社，2008.

[2] 覃迅云，罗金裕，高志刚.中国瑶药学[M].北京：民族出版社，2002.

[3] 陈勤，李磊珂，吴耀.核桃仁的成分与药理研究进展[J].安徽大学学报，2005，29（1）：86-89.

[4] Fukuda T, Ito H, Yoshida T.Antioxidative polyphenols from walnuts（Juglans regia L.）[J].Phytochemistry, 2003, 63（7）：795-801.

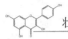

夏枯草

【来源】本品为唇形科植物夏枯草*Prunella vulgaris* L.的干燥全草。

【壮、瑶药名】壮药名：牙呀结。瑶药名：堂通咪。

【分布】分布于全国各地，广西各地均有分布。

【功能与主治】

中医　清肝泻火，明目，散结消肿。用于治疗目赤肿痛，目珠夜痛，头痛眩晕，瘰疬，瘿瘤，乳痈，乳癖，乳房胀痛。

壮医　调谷道、水道，明目，散结。用于治疗血压嗓（高血压病），能蚌（黄疸），巧尹（头痛），兰喷（眩晕），火眼（结膜炎），面瘫（口眼㖞斜），兵吟（筋骨疼痛），钵农（肺结核），兵淋勒（崩漏），隆白呆（带下），呗奴（瘰疬），喷埃（甲状腺肿大），北嘻（乳痈）。

瑶医　凉血解毒，散结消肿，清肝明目，降压。用于治疗高血压头痛、头晕，肺结核，淋巴结核，癫痫，尿道炎，膀胱炎，肾炎。

【主要化学成分与药理作用】

夏枯草中含有多种三萜及其苷类，主要有熊果酸、齐墩果酸、羽扇烷型三萜。现代研究表明，夏枯草有降血压、降血糖、抗菌消炎、免疫抑制、清除自由基、抗氧化、抗肿瘤、抑制病毒生长等多种药理作用。

【代表性化学成分的结构与性质】

名称	分子式	相对分子质量	熔点/℃	性状
乌苏酸	$C_{30}H_{48}O_3$	456	285~286	白色粉末

乌苏酸化学结构式

【主要化学成分的提取分离】

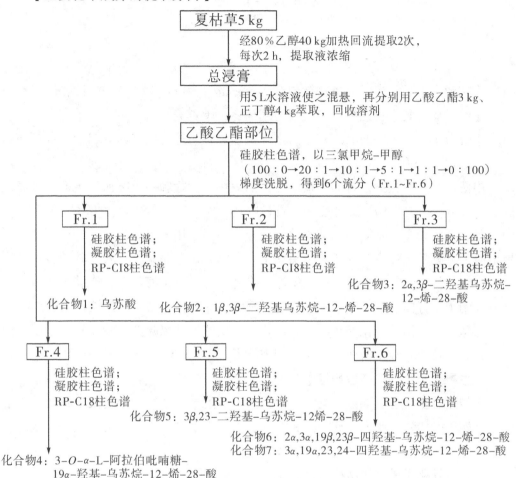

夏枯草5 kg

　　经80％乙醇40 kg加热回流提取2次，
　　每次2 h，提取液浓缩

总浸膏

　　用5 L水溶液使之混悬，再分别用乙酸乙酯3 kg、
　　正丁醇4 kg萃取，回收溶剂

乙酸乙酯部位

　　硅胶柱色谱，以三氯甲烷–甲醇
　　（100：0→20：1→10：1→5：1→1：1→0：100）
　　梯度洗脱，得到6个流分（Fr.1~Fr.6）

Fr.1
　　硅胶柱色谱；
　　凝胶柱色谱；
　　RP-CI8柱色谱

Fr.2
　　硅胶柱色谱；
　　凝胶柱色谱；
　　RP-CI8柱色谱

Fr.3
　　硅胶柱色谱；
　　凝胶柱色谱；
　　RP-C18柱色谱

化合物3：$2\alpha,3\beta$–二羟基乌苏烷–
　　12–烯–28–酸

化合物1：乌苏酸　　化合物2：$1\beta,3\beta$–二羟基乌苏烷–12–烯–28–酸

Fr.4
　　硅胶柱色谱；
　　凝胶柱色谱；
　　RP-C18柱色谱

Fr.5
　　硅胶柱色谱；
　　凝胶柱色谱；
　　RP-C18柱色谱

Fr.6
　　硅胶柱色谱；
　　凝胶柱色谱；
　　RP-C18柱色谱

化合物5：$3\beta,23$–二羟基–乌苏烷–12烯–28–酸

化合物6：$2\alpha,3\alpha,19\beta,23\beta$–四羟基–乌苏烷–12–烯–28–酸
化合物7：$3\alpha,19\alpha,23,24$–四羟基–乌苏烷–12–烯–28–酸

化合物4：3–O–α–L–阿拉伯吡喃糖–
　　19α–羟基–乌苏烷–12–烯–28–酸

【参考文献】

[1] Alvarez L, Marquina S, Villarreal L, et al. Bioactive polyacetylenes from Bidens pilosa [J]. Planta Med, 1996, 62（4）: 355–357.

[2] Ubillas R P, Mendez C D, Jolad S D, et al. Antihyperglycemic acetylenic glucosides from Bidens pilosa [J]. Planta Med, 2000, 66（1）: 82–83.

[3] Wang W Q, Shi Y P. Polyacetylenes and flavonoids from the aerial parts of Bidens pilosa [J]. Planta Med, 2010, 76（9）: 893–896.

[4] 蔡凡, 严启新. 夏枯草茎叶中三萜类成分研究 [J]. 广东药学院学报, 2016, 32（4）: 428–430.

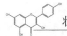

铁包金

【**来源**】本品为鼠李科植物铁包金*Berchemia lineata*（L.）DC.的干燥根和茎。

【**壮、瑶药名**】壮药名：勾吼耨。瑶药名：干紧美。

【**分布**】分布于广西、广东、海南、福建、台湾等地，广西分布于贵港等地。

【**功能与主治**】

中医 散瘀，止血，止痛，镇咳，消滞。用于治疗肺结核咯血，黄疸型肝炎，腹痛，头痛，跌打损伤，痈疔疮疖，毒蛇咬伤。

壮医 解热毒，除湿毒，调龙路，止血，镇痛。用于治疗渗裂（咳血、衄血、胃出血），胴尹（腹痛），巧尹（头痛），腊胴尹（腹痛），钵农（肺结核），唪疳（疳积），屙幽脘（糖尿病），笨浮（水肿），发旺（痹病），能蚌（黄疸），林得叮相（跌打损伤），呗脓（痈疮），呗叮（疔），额哈（毒蛇咬伤）。

瑶医 散瘀消肿，化痰止咳，止血止痛，消滞，祛风除湿，清热解毒。用于治疗肺结核，咳嗽咯血，精神分裂症，疔疮肿毒，毒蛇咬伤。

【**主要化学成分与药理作用**】

铁包金主要含有黄酮类、酚类、苯丙素类、醌类、萜类、苷类及二聚体等化学成分，如羊齿烯醇、蒲公英萜醇、大黄酚、大黄素甲醚等。现代研究表明，铁包金对肿瘤、肝损伤及急慢性气管炎等有较好的治疗效果。

【**代表性化学成分的结构与性质**】

名称	分子式	相对分子质量	熔点/℃	性状
多花勾儿茶醌A	$C_{32}H_{26}O_{10}$	570	—	黄色晶体
羊齿烯醇	$C_{30}H_{50}O$	426	—	白色晶体

多花勾儿茶醌A化学结构式

【主要化学成分的提取分离】

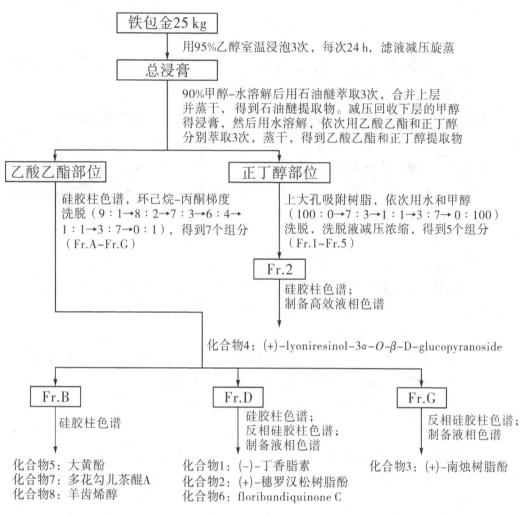

铁包金25 kg

用95%乙醇室温浸泡3次，每次24 h，滤液减压旋蒸

总浸膏

90%甲醇–水溶解后用石油醚萃取3次，合并上层
并蒸干，得到石油醚提取物。减压回收下层的甲醇
得浸膏，然后用水溶解，依次用乙酸乙酯和正丁醇
分别萃取3次，蒸干，得到乙酸乙酯和正丁醇提取物

乙酸乙酯部位

硅胶柱色谱，环己烷–丙酮梯度
洗脱（9：1→8：2→7：3→6：4→
1：1→3：7→0：1），得到7个组分
（Fr.A～Fr.G）

正丁醇部位

上大孔吸附树脂，依次用水和甲醇
（100：0→7：3→1：1→3：7→0：100）
洗脱，洗脱液减压浓缩，得到5个组分
（Fr.1～Fr.5）

Fr.2

硅胶柱色谱；
制备高效液相色谱

化合物4：(+)-lyoniresinol-3α-O-β-D-glucopyranoside

Fr.B

硅胶柱色谱

化合物5：大黄酚
化合物7：多花勾儿茶醌A
化合物8：羊齿烯醇

Fr.D

硅胶柱色谱；
反相硅胶柱色谱；
制备液相色谱

化合物1：(−)-丁香脂素
化合物2：(+)-穗罗汉松树脂酚
化合物6：floribundiquinone C

Fr.G

反相硅胶柱色谱；
制备液相色谱

化合物3：(+)-南烛树脂酚

【参考文献】

［1］陈立，董俊兴.勾儿茶属植物化学成分及其生物活性研究进展［J］.中草药，
　　2006，37（4）：627–630.

［2］荆英珊，谢国勇，顾卫卫，等.铁包金的化学成分及药理作用研究进展［J］.中
　　国野生植物资源，2017，36（1）：49–53，61.

［3］杨娟，段文峰，彭英，等.光枝勾儿茶化学成分研究（Ⅰ）［J］.中草药，
　　2006，37（6）：836–837.

［4］沈玉霞，滕红丽，陈小龙，等.细叶勾儿茶根的化学成分研究［J］.2010，41
　　（12）：1955–1957.

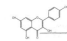

铁扫帚

【来源】本品为豆科植物截叶铁扫帚 *Lespedeza cuneata*（Dum.-Cours.）G.Don 的干燥地上部分。

【壮、瑶药名】壮药名：棵奔电 Gobaetdiet。瑶药名：囊并咪 Nangh nbienqc miev。

【分布】分布于我国东北、山东、江苏、浙江、江西、湖北、湖南、四川、云南、福建、广东、贵州等地，广西分布于南宁、柳州、桂林、阳朔、兴安、平乐、苍梧、岑溪、贵港、玉林、容县、博白、百色、贺州、昭平、富川、河池、武宣、金秀、宁明等县市。

【功能与主治】

中医　补肝肾，益肺阴，散瘀消肿。用于治疗遗精，遗尿，白浊，带下，哮喘，胃痛，劳伤，小儿疳积，泻痢，跌打损伤，视力减退，目赤，乳痈。

壮医　利谷道、水道，通龙路、火路，散瘀消肿。用于治疗喯疳（疳积），白冻（泄泻），阿意咪（痢疾），肉扭（淋证），笨浮（水肿），火眼（急性结膜炎），埃病（咳嗽），额哈（毒蛇咬伤），发旺（风湿骨痛）。

瑶医　清热解毒，利湿，消食化积，化痰止咳，利水通淋，散瘀消肿，止痛。用于治疗哈紧（急性支气管炎），哈鲁（哮喘），港虷（肠炎），泵卡西（腹泻），望胆篮虷（黄疸型肝炎），泵卡西众（消化不良），谷阿强拱（小儿疳积），布醒蕹（肾炎水肿），月窖桨辣贝（尿路结石），谷瓦卜断（子宫脱垂）及囊暗（毒蛇咬伤）。

【主要化学成分与药理作用】

截叶铁扫帚的化学成分有黄酮类、甾醇类、鞣质、有机酸类等，其中黄酮类化合物主要是异黄酮类和黄酮苷类。现代研究表明，铁扫帚具有抗炎止痛、改善肾功能、利尿等药理活性。

【代表性化学成分的结构与性质】

名称	分子式	相对分子质量	熔点/℃	性状
maysedilactone A	$C_{15}H_{16}O_8$	324	—	淡黄色无定形粉末
maysedilactone B	$C_{16}H_{18}O_9$	354	—	黄色无定形粉末

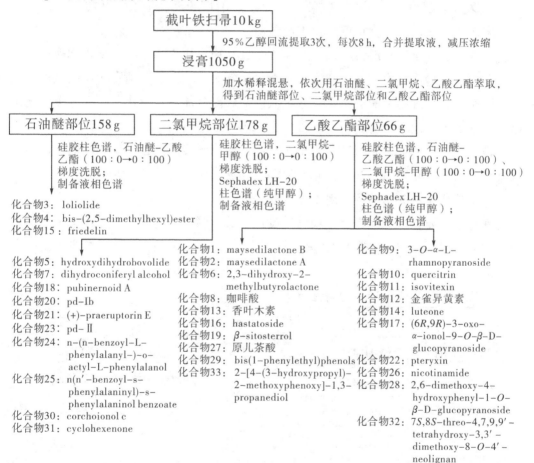

maysedilactone A   maysedilactone B

【主要化学成分的提取分离】

截叶铁扫帚10 kg

↓ 95％乙醇回流提取3次，每次8 h，合并提取液，减压浓缩

浸膏1050 g

↓ 加水稀释混悬，依次用石油醚、二氯甲烷、乙酸乙酯萃取，
得到石油醚部位、二氯甲烷部位和乙酸乙酯部位

石油醚部位158 g	二氯甲烷部位178 g	乙酸乙酯部位66 g
硅胶柱色谱，石油醚-乙酸乙酯（100∶0→0∶100）梯度洗脱；制备液相色谱	硅胶柱色谱，二氯甲烷-甲醇（100∶0→0∶100）梯度洗脱；Sephadex LH-20柱色谱（纯甲醇）；制备液相色谱	硅胶柱色谱，石油醚-乙酸乙酯（100∶0→0∶100）、二氯甲烷-甲醇（100∶0→0∶100）梯度洗脱；Sephadex LH-20柱色谱（纯甲醇）；制备液相色谱

化合物3： loliolide
化合物4： bis-(2,5-dimethylhexyl)ester
化合物15： friedelin

化合物5： hydroxydihydrobovolide
化合物7： dihydroconiferyl alcohol
化合物18： pubinernoid A
化合物20： pd-Ib
化合物21： (+)-praeruptorin E
化合物23： pd-Ⅱ
化合物24： n-(n-benzoyl-L-phenylalanyl-)-o-actyl-L-phenylalanol
化合物25： n(n′-benzoyl-s-phenylalaninyl)-s-phenylalaninol benzoate
化合物30： corchoionol c
化合物31： cyclohexenone

化合物1： maysedilactone B
化合物2： maysedilactone A
化合物6： 2,3-dihydroxy-2-methylbutyrolactone
化合物8： 咖啡酸
化合物13： 香叶木素
化合物16： hastatoside
化合物19： β-sitosterol
化合物27： 原儿茶酸
化合物29： bis(1-phenylethyl)phenols
化合物33： 2-[4-(3-hydroxypropyl)-2-methoxyphenoxy]-1,3-propanediol

化合物9： 3-O-α-L-rhamnopyranoside
化合物10： quercitrin
化合物11： isovitexin
化合物12： 金雀异黄素
化合物14： luteone
化合物17： (6R,9R)-3-oxo-α-ionol-9-O-β-D-glucopyranoside
化合物22： pteryxin
化合物26： nicotinamide
化合物28： 2,6-dimethoxy-4-hydroxyphenyl-1-O-β-D-glucopyranoside
化合物32： 7S,8S-threo-4,7,9,9′-tetrahydroxy-3,3′-dimethoxy-8-O-4′-neolignan

【参考文献】

［1］广西壮族自治区食品药品监督管理局.广西壮族自治区壮药质量标准：第一卷（2008年版）［S］.南宁：广西科学技术出版社，2008.

［2］覃迅云，罗金裕，高志刚.中国瑶药学［M］.北京：民族出版社，2002.

［3］蒋为.截叶铁扫帚的化学成分研究［D］.上海：上海交通大学，2015.

铁苋菜

【来源】本品为大戟科植物铁苋菜*Acalypha australis* L.的干燥全草。

【壮、瑶药名】壮药名：牙打秒。瑶药名：含州咪。

【分布】分布于黄河流域中下游及长江以南各地，广西各地均有分布。

【功能与主治】

中医 清解热毒，利湿，收敛止血。用于治疗肠炎，痢疾，吐血，衄血，便血，尿血，崩漏；外治痈疖疮疡，皮炎湿疹。

壮医 解热毒，除湿毒，调谷道，杀虫，止血。用于治疗阿意咪（痢疾），白冻（泄泻），嗻痧（痧积），埃病（咳嗽），陆裂（咳血），阿意嘞（便血），幽嘞（尿血），兵淋勒（崩漏），麦蛮（风疹），能啥能累（湿疹），渗裂（创伤出血），额哈（毒蛇咬伤）。

瑶医 清热解毒，利湿，凉血止血。用于治疗肠炎腹泻，痢疾，吐血，便血，尿血，血崩，小儿疳积，湿疹，痈疮肿毒。

【主要化学成分与药理作用】

铁苋菜主要含铁苋菜素、生物碱、没食子酸、鞣质、胡萝卜苷、芦丁、毛地黄内酯、大黄素、烟酸、原儿茶酸等化学成分。现代研究表明，铁苋菜具有抑菌、平喘、抗感染、止血等药理作用。

【代表性化学成分的结构与性质】

名称	分子式	相对分子质量	熔点/℃	性状
短叶苏木酚	$C_{10}H_{12}O_4$	196	340	黄色晶体
毛地黄内酯	$C_{11}H_{16}O_3$	196	149～152	无色晶体

短叶苏木酚化学结构式

毛地黄内酯化学结构式

【主要化学成分的提取分离】

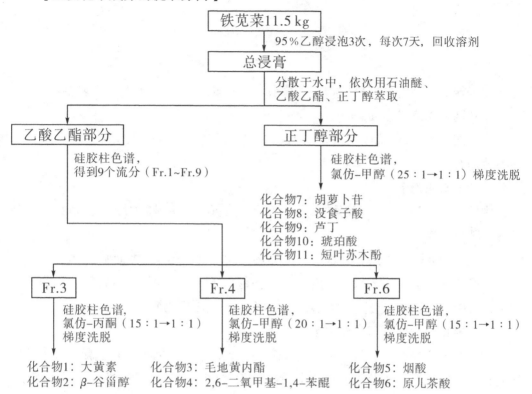

铁苋菜11.5 kg

↓ 95％乙醇浸泡3次，每次7天，回收溶剂

总浸膏

↓ 分散于水中，依次用石油醚、乙酸乙酯、正丁醇萃取

乙酸乙酯部分

硅胶柱色谱，
得到9个流分（Fr.1~Fr.9）

正丁醇部分

硅胶柱色谱，
氯仿–甲醇（25：1→1：1）梯度洗脱

化合物7：胡萝卜苷
化合物8：没食子酸
化合物9：芦丁
化合物10：琥珀酸
化合物11：短叶苏木酚

Fr.3

硅胶柱色谱，
氯仿–丙酮（15：1→1：1）
梯度洗脱

Fr.4

硅胶柱色谱，
氯仿–甲醇（20：1→1：1）
梯度洗脱

Fr.6

硅胶柱色谱，
氯仿–甲醇（15：1→1：1）
梯度洗脱

化合物1：大黄素　　化合物3：毛地黄内酯　　　　化合物5：烟酸
化合物2：β-谷甾醇　化合物4：2,6-二氧甲基–1,4–苯醌　化合物6：原儿茶酸

【参考文献】

［1］梁建丽，韦丽富，周婷婷，等.铁苋菜有效成分及药理作用研究概况［J］.亚太传统医药，2015，11（3）：45-47.

［2］王春景，刘高峰，李晶，等.铁苋菜黄酮类化合物的提取及清除羟自由基作用的研究［J］.光谱实验室，2010，27（3）：797-802.

［3］Nawwar M，Hussein S，Irmgard M.NMR spectral analysis of polyphenols from Punica granatum［J］.Phytochemitry，1994，36（3）：793.

［4］王晓岚，郁开北，彭树林.铁苋菜地上部分的化学成分研究［J］.中国中药杂志，2008，33（12）：1415-1417.

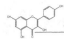

积雪草

【来源】本品为伞型科植物积雪草*Centella asiatica*（L.）Urb.的干燥全草。

【壮药名】碰喏 Byacknok。

【分布】分布于我国湖南、江西、福建、浙江、江苏、四川、广东等地，广西各地均有分布。

【功能与主治】

中医 清热利湿，解毒消肿。用于治疗湿热黄疸，中暑腹泻，砂淋血淋，痈肿疮毒，跌扑损伤。

壮医 通龙路、火路，利水道，清热毒，除湿毒。用于治疗能蚌（黄疸），中暑，贫痧（感冒），阿意咪（痢疾），阿意囊（便秘），肉扭（淋证），陆裂（咳血），火眼（急性结膜炎），货烟妈（咽痛），呗脓（痈疮）。

【主要化学成分与药理作用】

积雪草全草含有生物碱、黄酮类、多炔烯类、单萜、倍半萜和三萜类等多种化学成分，其中三萜类成分以五环三萜骨架的积雪草苷、羟基积雪草苷和积雪草苷B为主。现代研究表明，积雪草具有抗瘢痕增生、促进皮肤损伤修复、抗抑郁、镇痛等药理作用。

【代表性化学成分的结构与性质】

名称	分子式	相对分子质量	熔点/℃	性状
积雪草苷	$C_{48}H_{78}O_{19}$	911	230～233	白色针状结晶
羟基积雪草苷	$C_{48}H_{78}O_{20}$	975	217～219	白色粉末

积雪草苷化学结构式　　　　　　羟基积雪草苷化学结构式

【主要化学成分的提取分离】

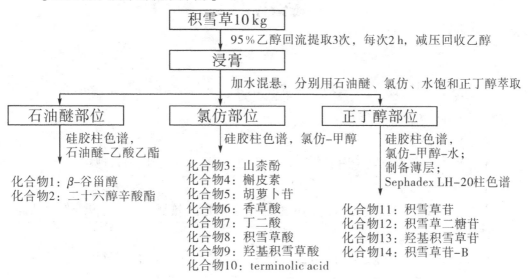

积雪草10 kg

↓ 95％乙醇回流提取3次，每次2 h，减压回收乙醇

浸膏

↓ 加水混悬，分别用石油醚、氯仿、水饱和正丁醇萃取

石油醚部位

↓ 硅胶柱色谱，石油醚-乙酸乙酯

化合物1：β-谷甾醇
化合物2：二十六醇辛酸酯

氯仿部位

↓ 硅胶柱色谱，氯仿-甲醇

化合物3：山柰酚
化合物4：槲皮素
化合物5：胡萝卜苷
化合物6：香草酸
化合物7：丁二酸
化合物8：积雪草酸
化合物9：羟基积雪草酸
化合物10：terminolic acid

正丁醇部位

↓ 硅胶柱色谱，氯仿-甲醇-水；制备薄层；Sephadex LH-20柱色谱

化合物11：积雪草苷
化合物12：积雪草二糖苷
化合物13：羟基积雪草苷
化合物14：积雪草苷-B

【参考文献】

［1］广西壮族自治区食品药品监督管理局.广西壮族自治区壮药质量标准：第一卷（2008年版）［S］.南宁：广西科学技术出版社，2008.

［2］覃迅云，罗金裕，高志刚.中国瑶药学［M］.北京：民族出版社，2002.

［3］翁小香，黄文斌，孔德云.积雪草中三萜类成分及其药理活性研究进展［J］.中国医药工业杂志，2011，42（9）：709-714.

［4］张蕾磊，王海生，姚庆强，等.积雪草化学成分研究［J］.中草药，2005，36（12）：1761-1763.

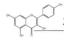

笔管草

【来源】本品为木贼科植物笔管草*Equisetum ramosissimum* subsp.*debile*（Roxb. ex Vauch.）Hauke 的干燥全草。

【壮药名】棵塔桐。

【分布】分布于我国华南、西南、长江中下游等地区，广西各地均有分布。

【功能与主治】

中医 疏散风热，明目退翳，止血。用于治疗风热目赤，目生云翳，迎风流泪，肠风下血，痔血，血痢，崩漏，脱肛。

壮医 清热毒，祛风毒，除湿毒，调龙路，通水道，止血，明目。用于治疗能蚌（黄疸），火眼（急性结膜炎），肉扭（淋证），幽嘞（尿血）。

【主要化学成分与药理作用】

笔管草全草含烟碱、犬问荆碱、山柰酚-3-槐糖苷-7-葡萄糖苷、山柰酚-3-槐糖苷等化学成分。现代研究表明，笔管草具有保肝、利尿、降血脂、降血糖、抗氧化、抑菌的药理作用。

【代表性化学成分的结构与性质】

名称	分子式	相对分子质量	熔点/℃	性状
blumenol A	$C_{13}H_{20}O_3$	224	—	无定形粉末
blumenol C	$C_{19}H_{30}O_8$	386	—	—

blumenol A化学结构式

blumenol C化学结构式

【主要化学成分的提取分离】

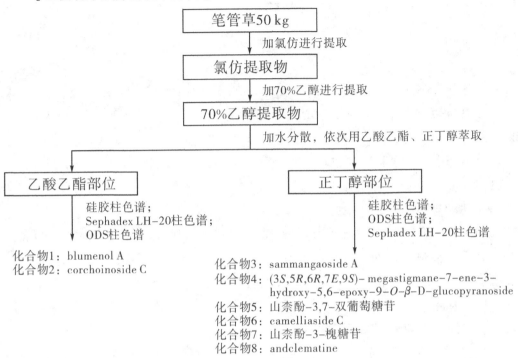

笔管草50 kg
↓ 加氯仿进行提取
氯仿提取物
↓ 加70%乙醇进行提取
70%乙醇提取物
↓ 加水分散，依次用乙酸乙酯、正丁醇萃取

乙酸乙酯部位
↓ 硅胶柱色谱；
Sephadex LH-20柱色谱；
ODS柱色谱

正丁醇部位
↓ 硅胶柱色谱；
ODS柱色谱；
Sephadex LH-20柱色谱

化合物1：blumenol A
化合物2：corchoinoside C

化合物3：sammangaoside A
化合物4：(3*S*,5*R*,6*R*,7*E*,9*S*)- megastigmane-7-ene-3-hydroxy-5,6-epoxy-9-*O*-β-D-glucopyranoside
化合物5：山奈酚-3,7-双葡萄糖苷
化合物6：camelliaside C
化合物7：山奈酚-3-槐糖苷
化合物8：andclematine

【参考文献】

[1]李国庆，艾尼娃尔·艾克木，李佳，等.节节草黄酮类化合物的提取及抑菌活性研究［J］.生物技术，2008，18（4）：43-45.

[2]王小雄，贾忠建.节节草化学成分研究［J］.西北植物学报，2005，25（12）：2524-2528.

[3]于红威，严铭铭，杨智，等.节节草化学成分的研究［J］.中草药，2011，42（3）：450-453.

[4]许小红，阮宝强，蒋山好，等.笔管草中Megastigmane及黄酮苷类化学成分［J］.中国天然药物，2005，3（2）：93-96.

倒扣草

【来源】本品为苋科植物土牛膝Achyranthes aspera L.的干燥全草。

【壮、瑶药名】壮药名：棵达刀 Godazdauq。瑶药名：牛膝风 Nqungh cietqv buerng。

【分布】分布于我国福建、广东、广西等地，广西分布于防城港、宁明、上林等县市。

【功能与主治】

中医 解表清热，利湿。用于治疗外感发热，咽喉肿痛，烦渴，风湿性关节痛。

壮医 清热毒，除湿毒，通水道，驱瘴毒。用于治疗贫痧（感冒），货烟妈（咽痛），胴尹（腹痛），丹毒，口舌生疮，阿意咪（痢疾），瘴毒（疟疾），发旺（风湿骨痛），林得叮相（跌打损伤），牙龈肿痛，脚气，产后腹痛，京瑟（闭经），笨浮（水肿），肉扭（淋证）。

瑶医 舒筋活络，强筋壮骨，活血散瘀，清热利湿。用于治疗月窖浆辣贝（尿路结石，膀胱结石，肾结石），布醒蕹（肾炎水肿），崩闭闷（风湿痛、类风湿性关节炎），播冲（跌打损伤），辣给昧对（月经不调），翁堵（癥瘕、积聚）及眸名肿毒（痈疮肿毒）。

【主要化学成分与药理作用】

倒扣草中含有黄酮苷、氨基酸、有机酸、酚类、挥发油及生物碱等成分，具有抗病毒、抗菌和抗炎的作用。

【代表性化学成分的结构与性质】

名称	分子式	相对分子质量	熔点/℃	性状
土牛膝酮 A	$C_{19}H_{18}O_6$	342	—	淡黄色针状结晶
3-吲哚甲酸	$C_9H_7NO_2$	161	232～234	无色结晶

土牛膝酮 A化学结构式

3-吲哚甲酸化学结构式

【主要化学成分的提取分离】

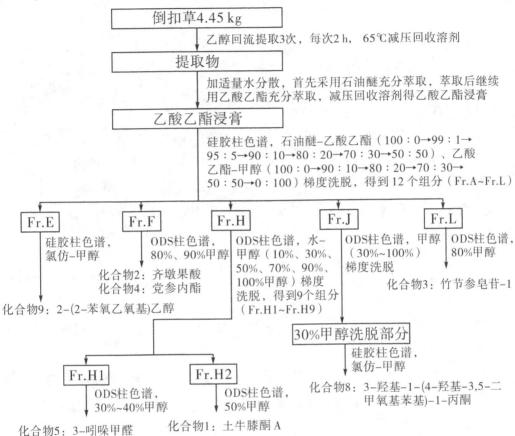

倒扣草 4.45 kg

↓ 乙醇回流提取3次，每次2 h，65℃减压回收溶剂

提取物

↓ 加适量水分散，首先采用石油醚充分萃取，萃取后继续
用乙酸乙酯充分萃取，减压回收溶剂得乙酸乙酯浸膏

乙酸乙酯浸膏

↓ 硅胶柱色谱，石油醚-乙酸乙酯（100∶0→99∶1→
95∶5→90∶10→80∶20→70∶30→50∶50）、乙酸
乙酯-甲醇（100∶0→90∶10→80∶20→70∶30→
50∶50→0∶100）梯度洗脱，得到12个组分（Fr.A~Fr.L）

Fr.E
硅胶柱色谱，
氯仿-甲醇
化合物9：2-(2-苯氧乙氧基)乙醇

Fr.F
ODS柱色谱，
80%、90%甲醇
化合物2：齐墩果酸
化合物4：党参内酯

Fr.H
ODS柱色谱，水-
甲醇（10%、30%、
50%、70%、90%、
100%甲醇）梯度
洗脱，得到9个组分
（Fr.H1~Fr.H9）

Fr.J
ODS柱色谱，甲醇
（30%~100%）
梯度洗脱

30%甲醇洗脱部分
↓ 硅胶柱色谱，
氯仿-甲醇
化合物8：3-羟基-1-(4-羟基-3,5-二
甲氧基苯基)-1-丙酮

Fr.L
ODS柱色谱，
80%甲醇
化合物3：竹节参皂苷-1

Fr.H1
ODS柱色谱，
30%~40%甲醇
化合物5：3-吲哚甲醛
化合物6：3-吲哚甲酸
化合物7：4-(2-甲酰基-5-甲氧基甲基-1-氢-吡咯-1-基)丁酸

Fr.H2
ODS柱色谱，
50%甲醇
化合物1：土牛膝酮 A

【参考文献】

［1］广西壮族自治区食品药品监督管理局.广西壮族自治区壮药质量标准：第一卷
（2008年版）［S］.南宁：广西科学技术出版社，2008.

［2］覃迅云，罗金裕，高志刚.中国瑶药学［M］.北京：民族出版社，2002.

［3］欧阳文，罗懿钒，程思佳，等.土牛膝中1种新异黄酮的分离与鉴定［J］.中草
药，2018，49（14）：3208-3212.

射干

【来源】本品为鸢尾科植物射干 *Belamcanda chinensis*（L.）DC的干燥根茎。

【壮、瑶药名】壮药名：棵射干。瑶药名：烈巧。

【分布】分布于我国吉林、辽宁、河北、山西、山东、河南、安徽、江苏、浙江、福建、台湾、湖北、湖南、江西、广东、广西、陕西、甘肃、四川、贵州、云南、西藏等地，广西分布于南宁、隆安、马山、宾阳、柳州、融水、三江、桂林、全州、兴安、灌阳、资源、恭城、蒙山、贵港、桂平、玉林、博白、百色、那坡、凌云、西林、贺州、昭平、钟山、富川、天峨、金秀、宁明、龙州等县市。

【功能与主治】

中医 清热解毒，消痰，利咽。用于治疗热毒痰火郁结，咽喉肿痛，痰涎壅盛，咳嗽气喘。

壮医 清热毒，调气道，化痰，止咳，利咽。用于治疗货烟妈（咽痛），埃病（咳嗽），墨病（哮喘）。

瑶医 清热解毒，化痰止咳，活血祛瘀，利尿消肿。用于治疗咽喉肿痛，扁桃体炎，支气管炎，急性黄疸型肝炎，便秘，闭经，胎盘滞留，鸡骨鲠喉，乳腺炎，跌打损伤。

【主要化学成分与药理作用】

射干主要含有异黄酮类、甾类、三萜类、核苷类等化合物。现代研究表明，射干具有抗炎、抗氧化、抗菌、抗病毒、清除自由基及抗癌等药理作用。

【代表性化学成分的结构与性质】

名称	分子式	相对分子质量	熔点/℃	性状
鸢尾苷元	$C_{16}H_{12}O_6$	300	231～232	浅黄色针晶
鸢尾苷	$C_{22}H_{22}O_{11}$	462	252～254	浅黄色结晶

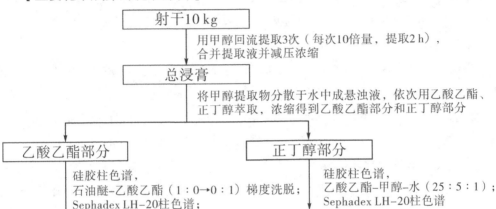

鸢尾苷元化学结构式　　　　　　　鸢尾苷化学结构式

【主要化学成分的提取分离】

射干10 kg

用甲醇回流提取3次（每次10倍量，提取2 h），
合并提取液并减压浓缩

总浸膏

将甲醇提取物分散于水中成悬浊液，依次用乙酸乙酯、
正丁醇萃取，浓缩得到乙酸乙酯部分和正丁醇部分

乙酸乙酯部分

硅胶柱色谱，
石油醚-乙酸乙酯（1：0→0：1）梯度洗脱；
Sephadex LH-20柱色谱；
重结晶

化合物1：鸢尾苷元
化合物2：鸢尾甲黄素A
化合物3：野鸢尾黄素
化合物4：鸢尾甲黄素B
化合物5：次野鸢尾黄素
化合物6：白射干素

正丁醇部分

硅胶柱色谱，
乙酸乙酯-甲醇-水（25：5：1）；
Sephadex LH-20柱色谱

化合物7：芒果苷
化合物8：鸢尾甲苷A
化合物9：鸢尾苷
化合物10：鸢尾甲苷B
化合物11：野鸢尾苷

【参考文献】

[1]赏后勤，秦民坚，吴靳荣.川射干的化学成分［J］.中国天然药物，2007，5
　　（4）：312-314.

[2]张良，张玉奎，陈艳，等.射干叶中异黄酮类化学成分的研究［J］.天然产物研
　　究与开发，2011，23（1）：69-71.

[3]文亮，秦民坚，王靖涛.中药射干的化学与药理研究进展［J］.国外医药·植物
　　药分册，2000，15（2）：57-58.

[4]张杰，曾铖，常义生，等.射干化学成分研究［J］.安徽农业科学，2015，43
　　（24）：57-59.

凉粉草

【来源】本品为唇形科植物凉粉草*Mesona chinensis* Benth.的干燥全草。

【壮药名】棵凉粉。

【分布】分布于我国台湾、浙江、江西、广东、广西等地，广西分布于苍梧、岑溪、容县、陆川、博白、贺州等县市。

【功能与主治】

中医 清热解暑，生津止渴。用于治疗中暑发热，消渴，黄疸，泄泻，全身疼痛，风火牙痛，烧烫伤，丹毒，梅毒，漆过敏。

壮医 清热毒，除湿毒，调谷道、水道，调龙路。用于治疗中暑，能蚌（黄疸），发旺（痹病），白冻（泄泻），笨浮（水肿），肉扭（淋证）。

【主要化学成分与药理作用】

凉粉草中含有三萜、甾体、黄酮、生物碱等类化合物，如熊果酸、齐墩果酸、2α,3α-二羟基-12-烯-28-齐墩果酸、2α-羟基乌苏酸、2α,3α,19α-三羟基-12-烯-28-乌苏酸、山柰酚、槲皮素、3-吲哚甲酸、橙黄胡椒酰胺乙酸酯等。现代研究表明，凉粉草具有抗缺氧、抗菌、抗氧化、降血糖、降血压等药理作用。

【代表性化学成分的结构与性质】

名称	分子式	相对分子质量	熔点/℃	性状
橙黄胡椒酰胺乙酸酯	$C_{27}H_{28}N_2O_4$	444	187～189	无色针晶
2α,3α,19α-三羟基-12-烯-28-乌苏酸	$C_{30}H_{48}O_5$	488	273～275	白色无定形粉末

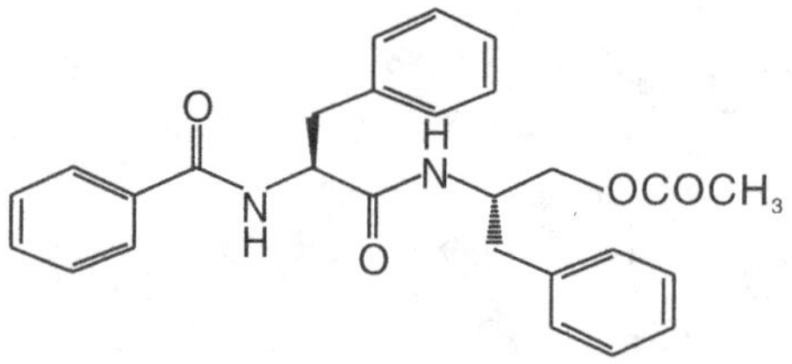

橙黄胡椒酰胺乙酸酯化学结构式

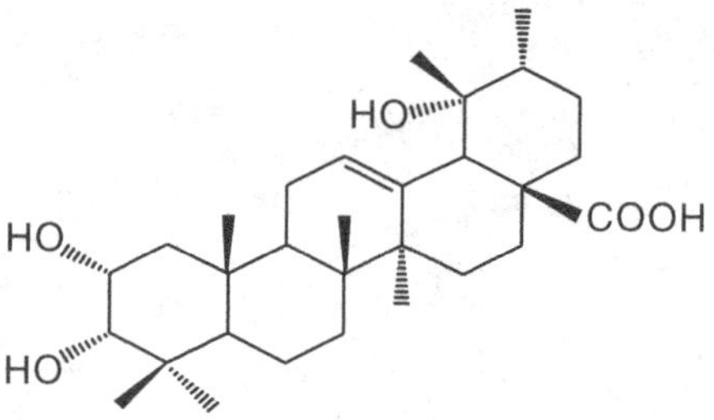

2α,3α,19α-三羟基-12-烯-28-乌苏酸化学结构式

【主要化学成分的提取分离】

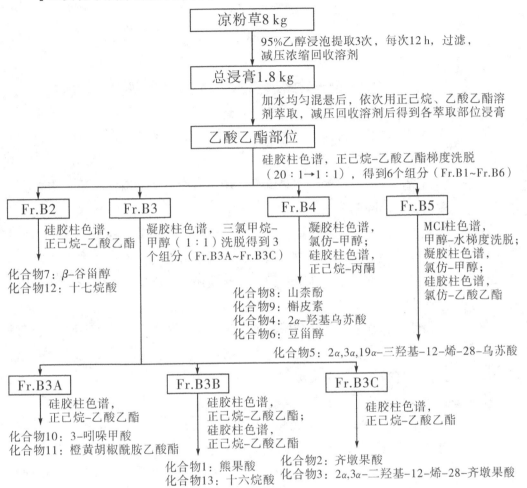

【参考文献】

［1］冯建东，陈梓铠，李汴生.凉粉草提取物的研究进展［J］.农产品加工（学刊），2013（9）：50-54，66.

［2］林丽华，黄莉鑫，谢建华.凉粉草功能活性成分及其生物活性研究进展［J］.食品工业科技，2016，37（20）：356-359.

［3］秦立红，郭晓宇，范明，等.凉粉草中抗缺氧化学成分［J］.沈阳药科大学学报，2006，23（10）：633-635.

［4］黄艳萍，宋家玲，吴继平，等.凉粉草化学成分分离鉴定［J］.中国实验方剂学杂志，2018，24（6）：77-81.

益母草

【来源】本品为唇形科植物益母草 *Leonurus japonicus* Houtt. 的干燥全草。

【壮、瑶药名】壮药名：挨闷。瑶药名：培碰嗳。

【分布】全国大部分地区均有分布，广西各地均有分布。

【功能与主治】

中医 活血调经，利水消肿，清热解毒。用于治疗月经不调，痛经闭经，恶露不尽，水肿尿少，疮疡肿毒。

壮医 清热毒，通龙路，利水道，调经。用于治疗约京乱（月经不调），经尹（痛经），京瑟（闭经），兵淋勒（崩漏），产后瘀血疼痛，隆白呆（带下），产呱忍勒卟叮（产后恶露不尽），林得叮相（跌打损伤），肉扭（淋证），笨浮（水肿），呗脓（痈疮）。

瑶医 活血调经，祛瘀生新，利尿消肿，降血压。用于治疗月经不调，月经过多，血崩，胎动不安，产后腹痛，产后贫血，头晕，附件炎，动脉硬化症，急性肾炎，肾炎水肿，跌打损伤，毒蛇咬伤。

【主要化学成分与药理作用】

益母草主要含有生物碱、二萜、黄酮、苯乙醇苷、苯丙素、香豆素、三萜、有机酸、挥发油等化学成分。益母草生物碱类成分是益母草的主要药效成分，如盐酸益母草碱具有利尿、抗血小板聚集、抑制肌酸激酶活性和抑制血管平滑肌对缩血管物质的收缩反应等药理作用；二萜类化合物galeopsin具有抗血小板聚集和抗炎作用。

【代表性化学成分的结构与性质】

名称	分子式	相对分子质量	熔点/℃	性状
galeopsin	$C_{22}H_{32}O_5$	376	—	白色无定形粉末

galeopsin化学结构式

【主要化学成分的提取分离】

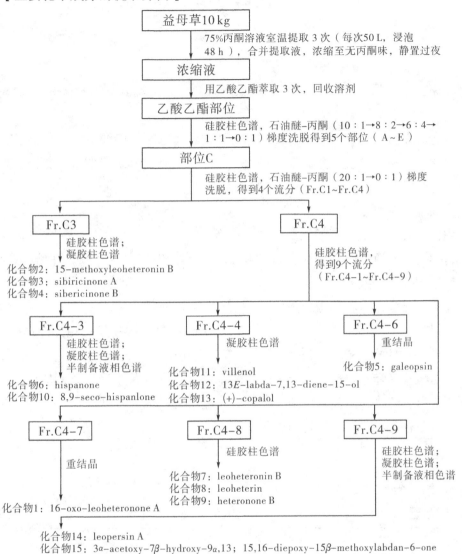

益母草10 kg

↓ 75%丙酮溶液室温提取 3 次（每次50 L，浸泡 48 h），合并提取液，浓缩至无丙酮味，静置过夜

浓缩液

↓ 用乙酸乙酯萃取 3 次，回收溶剂

乙酸乙酯部位

↓ 硅胶柱色谱，石油醚–丙酮（10：1→8：2→6：4→ 1：1→0：1）梯度洗脱得到5个部位（A~E）

部位C

↓ 硅胶柱色谱，石油醚–丙酮（20：1→0：1）梯度 洗脱，得到4个流分（Fr.C1~Fr.C4）

Fr.C3
↓ 硅胶柱色谱；凝胶柱色谱
化合物2：15-methoxyleoheteronin B
化合物3：sibiricinone A
化合物4：sibericinone B

Fr.C4
↓ 硅胶柱色谱，得到9个流分（Fr.C4–1~Fr.C4–9）

Fr.C4–3
↓ 硅胶柱色谱；凝胶柱色谱；半制备液相色谱
化合物6：hispanone
化合物10：8,9-seco-hispanlone

Fr.C4–4
↓ 凝胶柱色谱
化合物11：villenol
化合物12：13E–labda–7,13–diene–15–ol
化合物13：(+)–copalol

Fr.C4–6
↓ 重结晶
化合物5：galeopsin

Fr.C4–7
↓ 重结晶
化合物1：16–oxo–leoheteronone A

Fr.C4–8
↓ 硅胶柱色谱
化合物7：leoheteronin B
化合物8：leoheterin
化合物9：heteronone B

Fr.C4–9
↓ 硅胶柱色谱；凝胶柱色谱；半制备液相色谱
化合物14：leopersin A
化合物15：3α–acetoxy–7β–hydroxy–9α,13；15,16–diepoxy–15β–methoxylabdan–6–one
化合物16：3α–acetoxy–7β–hydroxy–9α,13；15,16–diepoxy–15α–methoxylabdan–6–one

【参考文献】

［1］乔晶晶，吴啟南，薛敏，等.益母草化学成分与药理作用研究进展［J］.中草药，2018，49（23）：5691–5704.

［2］周勤梅.益母草属二萜类化合物的研究进展［J］.中药材，2014，37（9）：1691–1695.

［3］李义秀.益母草化学成分及药理活性研究［D］.北京：北京协和医学院，2011.

［4］秦静，陈子豪，刘建昆，等.益母草中的二萜类化合物研究［J］.西北药学杂志，2018，33（4）：427–432.

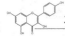

益母姜

【来源】本品为姜科植物闭鞘姜*Cheilocostus speciosus*（J.Koening）C.D.Specht的根茎。

【分布】分布于我国云南、广东、广西、台湾等地，广西主要分布于南宁、上林、梧州、苍梧、岑溪、防城港、平南、桂平、北流、田东、平果、凌云、贺州、钟山、龙州等县市。

【功能与主治】

中医 除风解毒，利咽化痰，活血止痛，利水消肿。用于治疗咽喉肿痛，咳喘痰多，疟腮，耳道溢脓，风湿痹痛，水肿，小便热涩疼痛，胆汁病（白疸病、黄疸病、黑疸病）。

【主要化学成分与药理作用】

闭鞘姜主要含有甾类化合物（异螺甾烷醇类和呋甾烷醇类型的甾体皂苷或苷元），此外还含有三萜、倍半萜、单萜等萜类化合物及黄酮类化合物、酮类化合物、脂肪酸及其酯等。现代研究表明，闭鞘姜具有雌激素样活性、促进子宫收缩、降糖、抗炎、解热、镇痛、抗菌、护肝等药理作用。

【代表性化学成分的结构与性质】

名称	分子式	相对分子质量	熔点/℃	性状
薯蓣皂苷元	$C_{27}H_{42}O_3$	414	207～209	白色针晶
环阿尔廷醇	$C_{30}H_{52}O$	428	178～180	白色针晶

薯蓣皂苷元化学结构式　　　　　环阿尔廷醇化学结构式

【主要化学成分的提取分离】

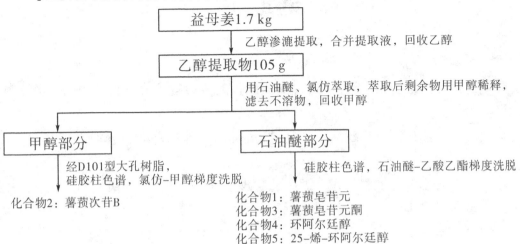

```
            益母姜1.7 kg
                │  乙醇渗漉提取，合并提取液，回收乙醇
                ▼
         乙醇提取物105 g
                │  用石油醚、氯仿萃取，萃取后剩余物用甲醇稀释，
                │  滤去不溶物，回收甲醇
        ┌───────┴────────────────┐
        ▼                        ▼
    甲醇部分                  石油醚部分
        │                        │
 经D101型大孔树脂，          硅胶柱色谱，石油醚-乙酸乙酯梯度洗脱
 硅胶柱色谱，氯仿-甲醇梯度洗脱
        │                        │
        ▼                        ▼
化合物2：薯蓣次苷B         化合物1：薯蓣皂苷元
                          化合物3：薯蓣皂苷元酮
                          化合物4：环阿尔廷醇
                          化合物5：25-烯-环阿尔廷醇
```

【参考文献】

［1］苏新民，钟敏.傣药材闭鞘姜药材质量研究［J］.中国民族民间医药，2010，19（7）：19-20.

［2］胡琳，陈娜娜，贺正山.闭鞘姜化学成分及药理作用研究进展［J］.云南民族大学学报：自然科学版，2014，23（1）：18-23.

［3］乔春峰，李秋文，董辉，等.闭鞘姜属两种植物的化学成分研究［J］.中国中药杂志，2002，27（2）：123-125.

宽筋藤

【来源】本品为防己科植物中华青牛胆*Tinospora sinensis*（Lour.）Merr.的干燥根茎。

【壮、瑶药名】壮药名：勾丛 Ganeusongx。瑶药名：青九牛 Cing iuov nqungh。

【分布】分布于我国广东、湖南、广西等地，广西分布于南宁、防城港、象州、金秀等县市。

【功能与主治】

中医 舒经活络，祛风止痛。用于治疗风湿痹痛，腰肌劳损，坐骨神经痛，跌打损伤。

壮医 通火路、龙路，祛风毒，除湿毒，舒筋活血。用于治疗林得叮相（跌打损伤），发旺（风湿骨痛），麻邦（半身不遂），水蛊（肝硬化腹水）。

瑶医 舒筋活络，祛风除湿，消肿止痛，用于治疗崩闭闷（风湿痹痛），改闷（腰痛、腰肌劳损），锥碰江闷（坐骨神经痛），播冲（跌打损伤），扁免崩（中风偏瘫），碰脑（骨折），眸名肿毒（无名肿毒），疟椎闷（乳腺炎）。

【主要化学成分与药理作用】

宽筋藤具有抗炎镇痛、抗菌、抗溃疡、抗肿瘤等药理活性，从宽筋藤中分离鉴定的化合物类型有二萜、木脂素、生物碱等。

【代表性化学成分的结构与性质】

名称	分子式	相对分子质量	熔点/℃	性状
中华青牛胆木脂苷C	$C_{36}H_{44}O_{14}$	700	—	浅黄色油状物
中华青牛胆木脂苷D	$C_{36}H_{44}O_{14}$	700	—	浅黄色油状物

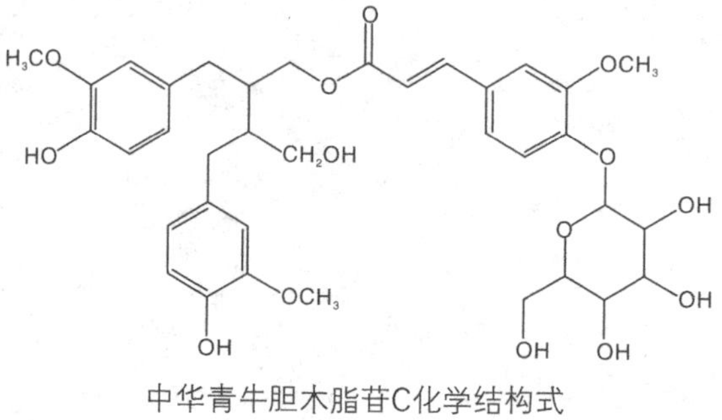

中华青牛胆木脂苷C化学结构式

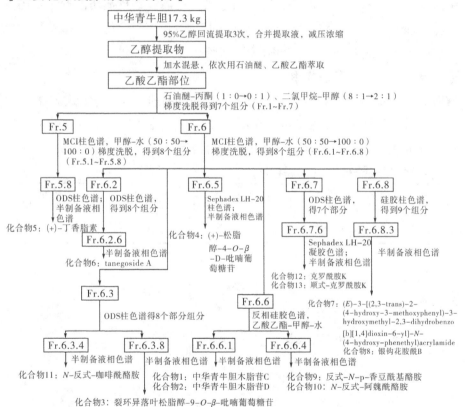

中华青牛胆木脂苷D化学结构式

【主要化学成分的提取分离】

中华青牛胆17.3 kg

↓ 95%乙醇回流提取3次，合并提取液，减压浓缩

乙醇提取物

↓ 加水混悬，依次用石油醚、乙酸乙酯萃取

乙酸乙酯部位

↓ 石油醚-丙酮（1：0→0：1）、二氯甲烷-甲醇（8：1→2：1）
↓ 梯度洗脱得到7个组分（Fr.1~Fr.7）

Fr.5
MCI柱色谱，甲醇-水（50：50→100：0）梯度洗脱，得到8个组分（Fr.5.1~Fr.5.8）

Fr.6
MCI柱色谱，甲醇-水（50：50→100：0）梯度洗脱，得到8个组分（Fr.6.1~Fr.6.8）

Fr.5.8
ODS柱色谱；半制备液相色谱
化合物5：(+)-丁香脂素

Fr.6.2
ODS柱色谱，得到8个组分

Fr.6.2.6
半制备液相色谱
化合物6：tanegoside A

Fr.6.5
Sephadex LH-20柱色谱；半制备液相色谱
化合物4：(+)-松脂醇-4-O-β-D-吡喃葡萄糖苷

Fr.6.7
ODS柱色谱，得到7个部分

Fr.6.7.6
Sephadex LH-20凝胶色谱；半制备液相色谱
化合物12：克罗酰胺K
化合物13：顺式-克罗酰胺K

Fr.6.8
硅胶柱色谱，得到9个组分

Fr.6.8.3
半制备液相色谱
化合物7：(E)-3-[(2,3-trans)-2-(4-hydroxy-3-methoxyphenyl)-3-hydroxymethyl-2,3-dihydrobenzo[b][1,4]dioxin-6-yl]-N-(4-hydroxy-phenethyl)acrylamide
化合物8：银钩花胺酰B

Fr.6.3
ODS柱色谱得8个部分组分

Fr.6.6
反相硅胶色谱，乙酸乙酯-甲醇-水

Fr.6.3.4
半制备液相色谱
化合物11：N-反式-咖啡酰酪胺

Fr.6.3.8
半制备液相色谱
化合物1：中华青牛胆木脂苷C
化合物2：中华青牛胆木脂苷D
化合物3：裂环异落叶松脂醇-9-O-β-吡喃葡萄糖苷

Fr.6.6.1
半制备液相色谱
化合物9：反式-N-p-香豆酰基酪胺

Fr.6.6.4
半制备液相色谱
化合物10：N-反式-阿魏酰酪胺

【参考文献】

［1］广西壮族自治区食品药品监督管理局.广西壮族自治区壮药质量标准：第一卷（2008年版）［S］.南宁：广西科学技术出版社，2008.

［2］覃迅云，罗金裕，高志刚.中国瑶药学［M］.北京：民族出版社，2002.

［3］蒋欢，黄诚伟，廖海兵，等.中华青牛胆中2个新的木脂素葡萄糖苷［J］.中草药，2018，49（10）：2336-2344.

通城虎

【来源】本品为马兜铃科植物通城虎*Aristolochia fordiana* Hemsl. 的干燥全株。

【壮药名】卡邱 Gaekgeuh。

【分布】分布于我国广西、广东、江西、浙江、福建等地，广西主要分布于南宁、马山、上林、苍梧、岑溪等县市。

【功能与主治】

中医 祛风止痛，解毒消肿。用于治疗风湿骨痛，跌打损伤，毒蛇咬伤。

壮医 通调龙路、火路，祛风毒，清热毒，消肿止痛。用于治疗发旺（风湿骨痛）、林得叮相（跌打损伤）、额哈（毒蛇咬伤）。

【主要化学成分与药理作用】

通城虎中含有马兜铃酸类、木脂素、生物碱和有机酸等化学成分。通城虎的主要药效成分为马兜铃酸类，如马兜铃酸、7-羟基马兜铃酸A、木兰花碱等。现代研究表明，通城虎具有抗炎镇痛、活血散瘀、解毒等药理作用。

【代表性化学成分的结构与性质】

名称	分子式	相对分子质量	熔点/℃	性状
fordianoside	$C_{24}H_{32}NO_8$	462	—	黄色无定形固体

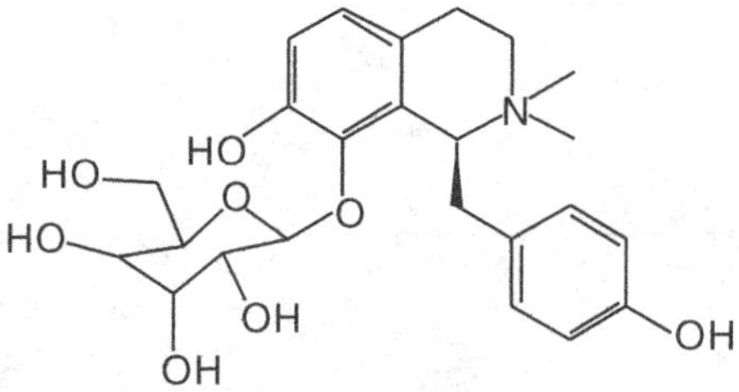

fordianoside化学结构式

【主要化学成分的提取分离】

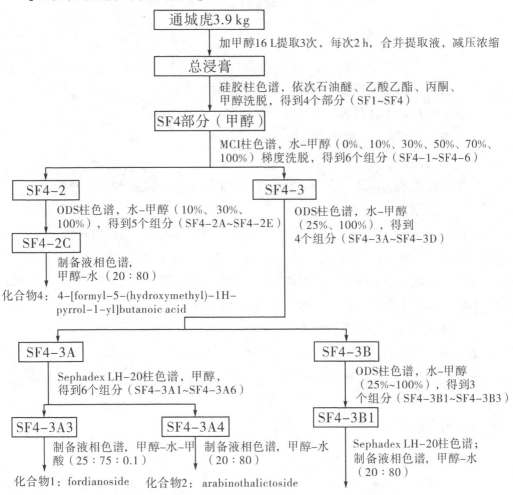

化合物3：6-*O*-p-coumaroyl-*α*-fructofuranosyl-(2→1)-*β*-D-glucopyranoside

【参考文献】

[1] 昌水平，李华，蒋三元，等.通城虎的生药鉴定［J］.中药材，2016，39（3）：523-526.

[2] 韦健全，罗莹，黄健.通城虎镇痛抗炎作用及急性毒性的实验研究［J］.中国老年学杂志，2011，31（20）：3960-3962.

[3] 丁林生，曾诠，楼凤昌.通城虎根有效成分的研究［J］.中草药，1981，10：4-6.

[4] Zhou Z B, Luo J G, Pan K, et al. A new alkaloid glycoside from the rhizomes of Aristolochia fordiana［J］.Natural Product Research, 2014, 28, (14): 1065-1069.

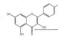

桑叶

【来源】本品为桑科植物桑*Morus alba* L. 的干燥叶。

【壮、瑶药名】壮药名：茶思现。瑶药名：双亮。

【分布】全国各地均有栽培。

【功能与主治】

中医　疏散风热，清肺润燥，清肝明目。用于治疗风热感冒，肺热燥咳，头晕头痛，目赤昏花。

壮医　祛风毒，解痧毒，清热毒，明目，调气道。用于治疗痧病，埃病（咳嗽），兰唪（眩晕），火眼（急性结膜炎），年闹诺（失眠）。

瑶医　祛风，清肝明目，凉血止血。用于治疗感冒发热，咳嗽，头痛，头晕目眩，咽喉肿痛，牙痛，吐血，头面浮肿，脚气病，摇头风。

【主要化学成分与药理作用】

桑叶中含有黄酮类、生物碱类、多糖类、甾醇类、多酚类、挥发油、氨基酸、维生素等成分，具有降血糖、降血脂、降血压、抗氧化、抗肿瘤、抗病毒和增强机体免疫力等药理作用。

【代表性化学成分的结构与性质】

名称	分子式	相对分子质量	熔点/℃	性状
槲皮素	$C_{15}H_{10}O_7$	302	314～317	黄色粉末
槲皮素-3-*O*-β-D-葡萄糖苷	$C_{21}H_{20}O_{12}$	464	226	黄色粉末

槲皮素化学结构式

槲皮素-3-*O*-β-D-葡萄糖苷化学结构式

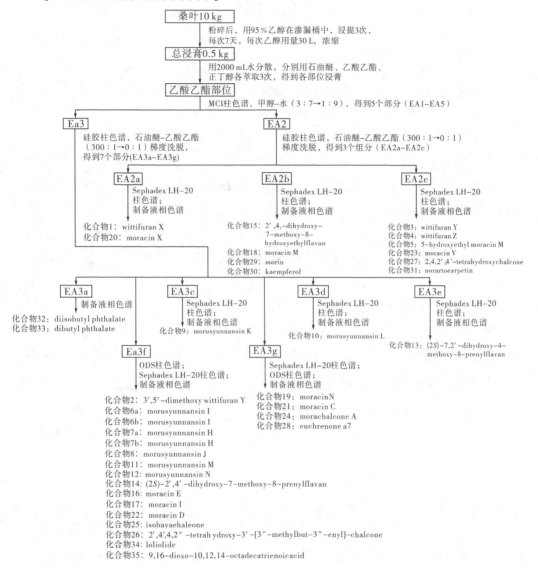

【主要化学成分的提取分离】

桑叶10 kg

粉碎后，用95％乙醇在渗漏桶中，浸提3次，每次7天，每次乙醇用量30 L，浓缩

总浸膏0.5 kg

用2000 mL水分散，分别用石油醚、乙酸乙酯、正丁醇各萃取3次，得到各部位浸膏

乙酸乙酯部位

MCI柱色谱，甲醇-水（3：7→1：9），得到5个部分（EA1~EA5）

Ea3
硅胶柱色谱，石油醚-乙酸乙酯（300：1→0：1）梯度洗脱，得到7个部分(EA3a~EA3g)

EA2
硅胶柱色谱，石油醚-乙酸乙酯（300：1→0：1）梯度洗脱，得到3个组分（EA2a~EA2c）

EA2a
Sephadex LH–20柱色谱；制备液相色谱

化合物1：wittifuran X
化合物20：moracin X

EA2b
Sephadex LH–20柱色谱；制备液相色谱

化合物15：2′,4,–dihydroxy–7–methoxy–8–hydroxyethylflavan
化合物18：moracin M
化合物29：morin
化合物30：kaempferol

EA2c
Sephadex LH–20柱色谱；制备液相色谱

化合物3：wittifuran Y
化合物4：wittifuran Z
化合物5：5–hydroxyethyl moracin M
化合物23：moracin V
化合物27：2,4,2′,4′–tetrahydroxychalcone
化合物31：norartoearpetin

EA3a
制备液相色谱

化合物32：diisobutyl phthalate
化合物33：dibutyl phthalate

EA3c
Sephadex LH–20柱色谱；制备液相色谱

化合物9：morusyunnansin K

EA3d
Sephadex LH–20柱色谱；制备液相色谱

化合物10：morusyunnansin L

EA3e
Sephadex LH–20柱色谱；制备液相色谱

化合物13：(2S)–7,2′–dihydroxy–4–methoxy–8–prenylflavan

Ea3f
ODS柱色谱；Sephadex LH–20柱色谱；制备液相色谱

化合物2：3′,5′–dimethoxy wittifuran Y
化合物6a：morusyunnansin I
化合物6b：morusyunnansin I
化合物7a：morusyunnansin H
化合物7b：morusyunnansin H
化合物8：morusyunnansin J
化合物11：morusyunnansin M
化合物12：morusyunnansin N
化合物14：(2S)–2′,4′–dihydroxy–7–methoxy–8–prenylflavan
化合物16：moracin E
化合物17：moracin I
化合物22：moracin D
化合物25：isobavaehaleone
化合物26：2′,4′,4,2″–tetrahydroxy–3′–[3″–methylbut–3″–enyl]–chalcone
化合物34：loliolide
化合物35：9,16–dioxo–10,12,14–octadecatrienoicacid

EA3g
Sephadex LH–20柱色谱；ODS柱色谱；制备液相色谱

化合物19：moracinN
化合物21：moracin C
化合物24：morachalcone A
化合物28：euchrenone a7

【参考文献】

［1］李智辉.桑叶的药用价值及临床运用［J］.亚太传统医药，2010，6（8）：161–162.

［2］李飞鸣，张国平，邹湘月，等.桑叶黄酮类化合物研究进展［J］.中国蚕业，2015，36（2）：1–4.

［3］姜玉兰，朴惠善，李镐.桑叶抗氧化活性成分的研究［J］.中药材，2008，31（4）：519–522.

［4］李明.桑叶和桑枝的化学成分及生物活性研究［D］.济南：山东大学，2017.

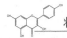
桑葚

【来源】本品为桑科植物桑 *Morus alba* L. 的成熟果实。

【壮药名】冷娘侬。

【分布】全国各地均有栽培。

【功能与主治】

中医　滋阴补血，生津润燥。用于治疗肝肾阴虚，眩晕耳鸣，心悸失眠，须发早白，津伤口渴，内热消渴，肠燥便秘。

壮医　补血虚，补阴虚。用于治疗勒内（血虚），兰喷（眩晕），年闹诺（失眠），毛发早白，口渴，屙幽脘（糖尿病），阿意囊（便秘），答网（视力下降）。

【主要化学成分与药理作用】

桑葚主要含有氨基酸、维生素、微量元素及矿物质、黄酮等成分，具有增强机体免疫力、促进造血干细胞生长、降血糖、降血脂、抗氧化及延缓衰老等药理作用。

【代表性化学成分的结构与性质】

名称	分子式	相对分子质量	熔点/℃	性状
aurantiamide	$C_{25}H_{26}N_2O_3$	402	—	无定形粉末

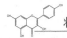

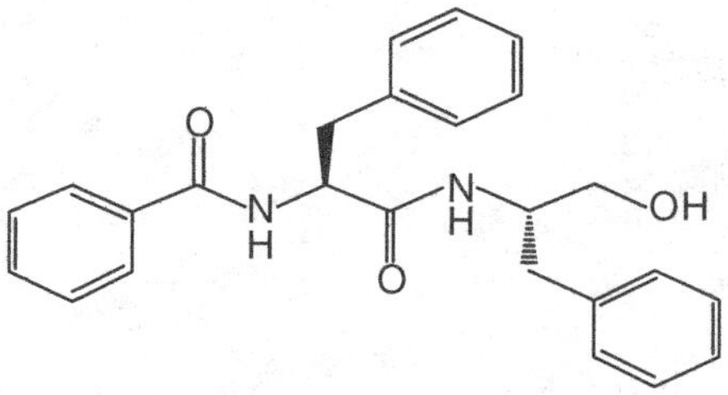

aurantiamide化学结构式

【主要化学成分的提取分离】

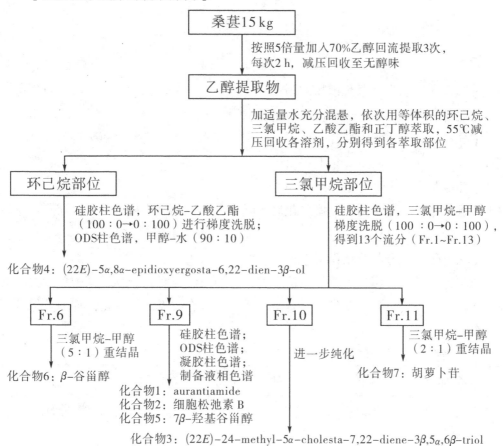

桑葚15 kg

按照5倍量加入70%乙醇回流提取3次，每次2 h，减压回收至无醇味

乙醇提取物

加适量水充分混悬，依次用等体积的环己烷、三氯甲烷、乙酸乙酯和正丁醇萃取，55℃减压回收各溶剂，分别得到各萃取部位

环己烷部位

硅胶柱色谱，环己烷-乙酸乙酯（100：0→0：100）进行梯度洗脱；ODS柱色谱，甲醇-水（90：10）

化合物4：(22E)-5α,8α-epidioxyergosta-6,22-dien-3β-ol

三氯甲烷部位

硅胶柱色谱，三氯甲烷-甲醇梯度洗脱（100：0→0：100），得到13个流分（Fr.1~Fr.13）

Fr.6

三氯甲烷-甲醇（5：1）重结晶

化合物6：β-谷甾醇

Fr.9

硅胶柱色谱；ODS柱色谱；凝胶柱色谱；制备液相色谱

化合物1：aurantiamide
化合物2：细胞松弛素 B
化合物5：7β-羟基谷甾醇

Fr.10

进一步纯化

化合物3：(22E)-24-methyl-5α-cholesta-7,22-diene-3β,5α,6β-triol

Fr.11

三氯甲烷-甲醇（2：1）重结晶

化合物7：胡萝卜苷

【参考文献】

［1］李银，滕永慧，陈艺红，等.桑椹的化学成分［J］.沈阳药科大学学报，2003，20（6）：422-424.

［2］段泾云.桑椹对小鼠免疫功能的影响［J］.西北药学杂志，1991，6（3）：9-10.

［3］张晓云，杨小兰.桑椹果汁延缓衰老作用的研究［J］.中华预防医学杂，1998，32（6）：395.

［4］王宜海，易晓敏，梁立青，等.桑椹的化学成分研究［J］.广东药科大学学报，2017，33（3）：310-313.

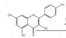

绣花针

【来源】本品为茜草科植物虎刺 *Damnacanthus indicus*（L.）Gaertn.f.的全草。

【瑶药名】铜毛紧 Domh maauh nqimv。

【分布】分布于我国浙江、江西、广东、湖南等地，广西分布于柳州、桂林、阳朔、全州、资源、钦州等县市。

【功能与主治】

中医 祛风利湿，活血化瘀，化痰止咳，利尿，消肿止痛。用于治疗肝炎、风湿痹痛、黄疸水肿等病症。

【主要化学成分与药理作用】

绣花针化学成分包括蒽醌类、黄酮类、多糖及萜类等化合物，其中蒽醌类和黄酮类是其主要药效成分。现代研究表明，绣花针具有抗炎、抗氧化、抑菌及保肝等药理作用。

【代表性化学成分的结构与性质】

名称	分子式	相对分子质量	熔点/℃	性状
甲基异茜草素	$C_{15}H_{10}O_4$	254	280~283	橙色针晶
1,4-二甲氧基-2-羟基蒽醌	$C_{16}H_{12}O_5$	284	210~213	黄色无定形粉末

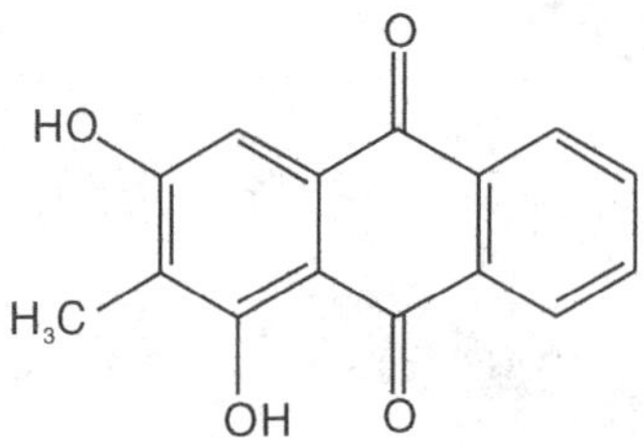

甲基异茜草素化学结构式 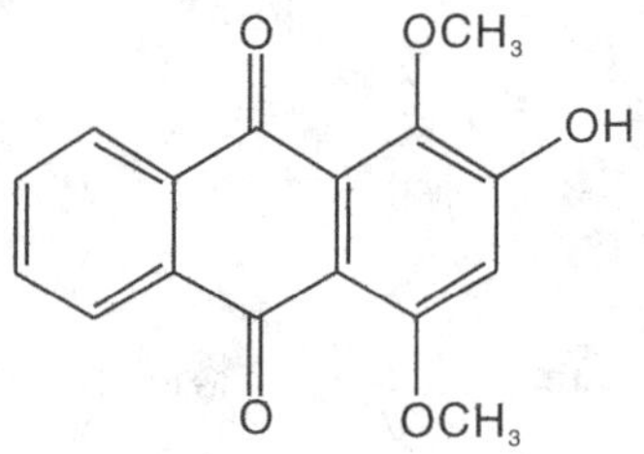　　1,4-二甲氧基-2-羟基蒽醌化学结构式

【主要化学成分的提取分离】

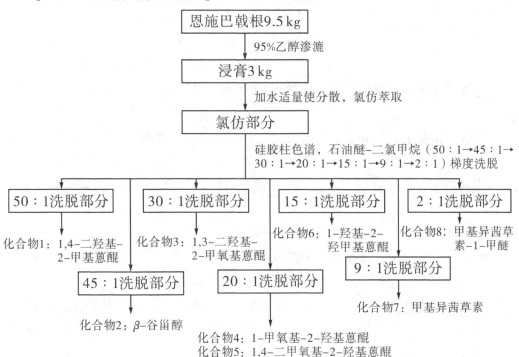

【参考文献】

[1] 吴增艳, 马哲龙, 谢晨琼, 等. 虎刺提取物抗炎作用的初步研究 [J]. 中国中医药科技, 2019, 26 (1): 36-39.

[2] 杨燕军, 舒惠一, 闵知大. 巴戟天和恩施巴戟的蒽醌化合物 [J]. 药学学报, 1992, 27 (5): 358-364.

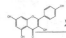

排钱草

【来源】本品为豆科植物排钱树*Phyllodium pulchellum*（L.）Desv.的干燥根和根茎。

【壮、瑶药名】壮药名：壤等线 Gaeumuengxbya。瑶药名：金钱风 Jomh zinh buerng。

【分布】分布于我国广西、广东、福建、台湾、云南等地，广西各地均有分布。

【功能与主治】

中医　用于治疗感冒发热，痢疾，月经不调，闭经，带下，子宫脱垂，肝炎，肝脾肿大，肝硬化腹水，风湿骨痛，关节炎，跌打损伤，骨折。

壮医　通龙路、火路，通谷道，利水道，清热毒，除湿毒。用于治疗能蚌（黄疸），�寸（子宫脱垂），肝脾肿大，贫痧（感冒），发旺（风湿骨痛），林得叮相（跌打损伤）。

【主要化学成分与药理作用】

排钱草全草含有生物碱、有机酸和氨基酸等成分，排钱草生物碱成分具有抑制肝内纤维增生及免疫性损伤肝纤维化等作用。

【代表性化学成分的结构与性质】

名称	分子式	相对分子质量	熔点/℃	性状
异柠檬酚	$C_{20}H_{18}O_6$	354.3	—	黄色针状结晶

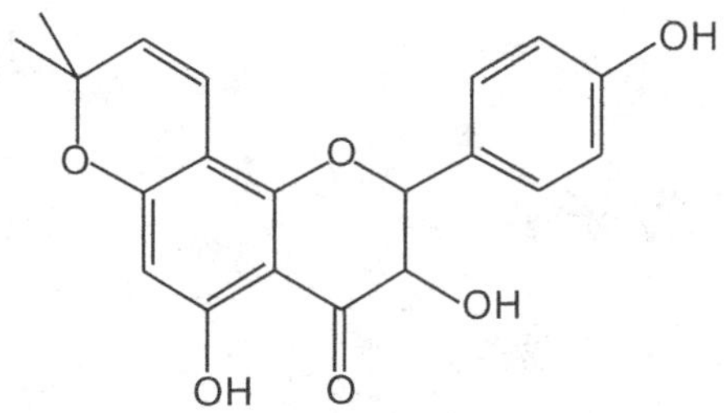

异柠檬酚

【主要化学成分的提取分离】

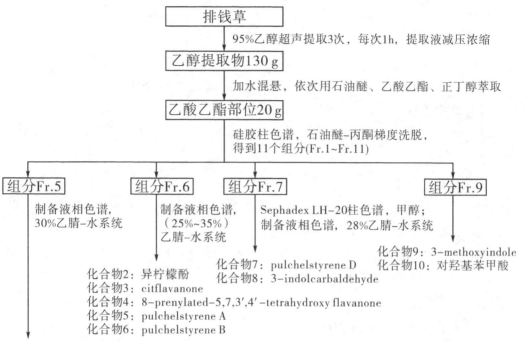

排钱草

↓ 95%乙醇超声提取3次，每次1h，提取液减压浓缩

乙醇提取物130 g

↓ 加水混悬，依次用石油醚、乙酸乙酯、正丁醇萃取

乙酸乙酯部位20 g

↓ 硅胶柱色谱，石油醚–丙酮梯度洗脱，
得到11个组分(Fr.1~Fr.11)

组分Fr.5 —— 制备液相色谱，30%乙腈–水系统

组分Fr.6 —— 制备液相色谱，（25%~35%）乙腈–水系统

组分Fr.7 —— Sephadex LH–20柱色谱，甲醇；制备液相色谱，28%乙腈–水系统

组分Fr.9

化合物9：3-methoxyindole
化合物10：对羟基苯甲酸

化合物7：pulchelstyrene D
化合物8：3-indolcarbaldehyde

化合物2：异柠檬酚
化合物3：citflavanone
化合物4：8-prenylated-5,7,3′,4′-tetrahydroxy flavanone
化合物5：pulchelstyrene A
化合物6：pulchelstyrene B

化合物1：3,5,2′,4′-tetrahydroxy-2″,2″-dimethylpyrano-(5″,6″,7,8)-flavanone

【参考文献】

［1］广西壮族自治区食品药品监督管理局.广西壮族自治区壮药质量标准：第一卷（2008年版）［S］.南宁：广西科学技术出版社，2008.

［2］覃迅云，罗金裕，高志刚.中国瑶药学［M］.北京：民族出版社，2002.

［3］罗崇念，王硕.排钱草的研究进展［J］.现代中药研究与实践，2008，22（6）：74-76.

［4］王超，钟鸣，张宝璟，等.壮药排钱草根的抗纤维化成分研究［J］.中药材，2014，37（3）：424-427.

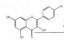

菥蓂

【来源】本品为十字花科植物菥蓂 *Thlaspi arvense* L.的全草。

【壮药名】棵习明。

【分布】分布于全国各地，主产于江苏、浙江、湖北、安徽，广西主要分布于桂林市。

【功能与主治】

中医 清肝明目，和中利湿，解毒消肿。用于治疗目赤肿痛，脘腹胀痛，胁痛，肠痈，水肿，带下，疮疖痈肿。

壮医 清热毒，除湿毒，调谷道、水道，明目。用于治疗火眼（急性结膜炎），东郎（食滞），兵西弓（肠痈），笨浮（水肿），隆白呆（带下），呗脓（痈疮），呗叮（疔）。

【主要化学成分与药理作用】

菥蓂化学成分主要为黄酮类、黑芥子苷，包括木犀草素、芹菜素、香叶木素、新橙皮苷、木犀草素-7-*O*-β-D-葡萄糖苷、异牡荆苷、蒙花苷等。现代研究表明，菥蓂主要具有抗菌、抗病毒、清热利湿的药理作用。

【代表性化学成分的结构与性质】

名称	分子式	相对分子质量	熔点/℃	性状
木犀草素-7-*O*-β-D-葡萄糖苷	$C_{21}H_{20}O_{10}$	432	230	黄色粉末
新橙皮苷	$C_{28}H_{34}O_{15}$	610	236～237	白色粉末

木犀草素-7-*O*-β-D-葡萄糖苷化学结构式　　　　　新橙皮苷化学结构式

【主要化学成分的提取分离】

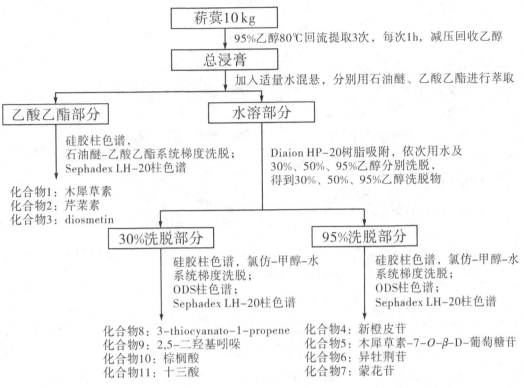

菥蓂10kg

↓ 95%乙醇80℃回流提取3次，每次1h，减压回收乙醇

总浸膏

↓ 加入适量水混悬，分别用石油醚、乙酸乙酯进行萃取

乙酸乙酯部分 ／ 水溶部分

乙酸乙酯部分：
硅胶柱色谱，
石油醚-乙酸乙酯系统梯度洗脱；
Sephadex LH-20柱色谱

化合物1：木犀草素
化合物2：芹菜素
化合物3：diosmetin

水溶部分：
Diaion HP-20树脂吸附，依次用水及
30%、50%、95%乙醇分别洗脱，
得到30%、50%、95%乙醇洗脱物

30%洗脱部分 ／ 95%洗脱部分

30%洗脱部分：
硅胶柱色谱，氯仿-甲醇-水
系统梯度洗脱；
ODS柱色谱；
Sephadex LH-20柱色谱

化合物8：3-thiocyanato-1-propene
化合物9：2,5-二羟基吲哚
化合物10：棕榈酸
化合物11：十三酸

95%洗脱部分：
硅胶柱色谱，氯仿-甲醇-水
系统梯度洗脱；
ODS柱色谱；
Sephadex LH-20柱色谱

化合物4：新橙皮苷
化合物5：木犀草素-7-O-β-D-葡萄糖苷
化合物6：异牡荆苷
化合物7：蒙花苷

【参考文献】

［1］潘正，高运玲，刘毅，等.菥蓂的化学成分研究［J］.中成药，2013，35
（5）：995-997.

［2］段曼，周中杰，王立升，等.菥蓂总黄酮提取工艺的优化［J］.食品工业科技，
2012，33（6）：317-319，323.

［3］庞塞，王立升，史新，等.菥蓂药材中异牡荆苷的分离鉴定及指纹图谱研究
［J］.广东农业科学，2012，（1）：105-106.

［4］潘正，高运玲，刘毅，等.菥蓂的化学成分研究［J］.中成药，2013，35
（5）：995-997.

黄独

【来源】本品为薯蓣科植物黄独*Dioscorea bulbifera* L. 的干燥块茎。

【壮药名】门蒙 Maenzmumh。

【分布】分布于我国西南、华中、华东、台湾、陕西等地，广西各地均有分布。

【功能与主治】

中医 化痰消瘿，止咳，止血。用于治疗瘿瘤，痈疮，百日咳，地方性甲状腺肿，疝气，毒蛇咬伤，肿瘤。

壮医 清热毒，凉血，止血，止咳。用于治疗肿瘤，唭鹿勒（呕血），唉嘞（咯血），唭唉（咳嗽），百日咳。

【主要化学成分与药理作用】

黄独中主要含有甾类、二萜内酯类、黄酮类、酚类、有机酸类、生物碱类等化合物。甾类化合物和二萜内酯类是黄独药理作用的主要化学物质基础，如薯蓣皂苷元、豆甾醇、黄独素等。现代研究表明，黄独具有抗肿瘤、抑菌消炎、止痛、抗病毒、止血等药理作用。

【代表性化学成分的结构与性质】

名称	分子式	相对分子质量	熔点/℃	性状
6-羟基-2,10,10-三甲氧基-9-蒽酮	$C_{17}H_{16}O_5$	300	—	淡黄色粉末

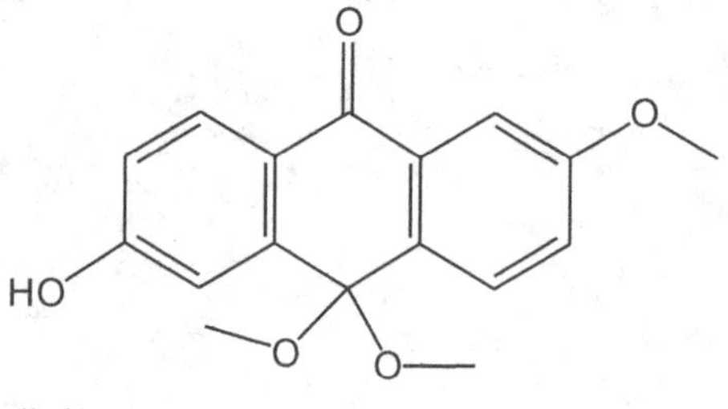

6-羟基-2,10,10-三甲氧基-9-蒽酮化学结构式

【主要化学成分的提取分离】

```
                    ┌──────┐
                    │ 黄独 │
                    └──────┘
                       │ 10倍量95%乙醇加热回流提取3次，每次2 h，
                       │ 合并滤液，回收乙醇至无醇味
                  ┌────────┐
                  │ 总提取物 │
                  └────────┘
                       │ 加水混悬，依次用石油醚、乙酸乙酯、正丁醇
                       │ 萃取，分别回收溶剂，得到各部位萃取物
          ┌─────────────┐           ┌─────────────┐
          │ 乙酸乙酯部位 │           │ 石油醚部位   │
          └─────────────┘           └─────────────┘
```

乙酸乙酯部位：硅胶柱色谱，石油醚-丙酮（100:1→50:1→40:1→30:1→20:1→10:1→8:1→5:1→2:1→1:1→0:1）梯度洗脱，得到11个组分（Fr.1~Fr.11）

石油醚部位：硅胶柱色谱，石油醚-乙酸乙酯（100:1→50:1→40:1→30:1→20:1→10:1→5:1→2:1→1:1）梯度洗脱，得到11个组分（A.1~A.11）

A.8
硅胶柱色谱；Sephadex LH-20柱色谱
化合物2：薯蓣皂苷元

A.9
硅胶柱色谱；Sephadex LH-20柱色谱
化合物3：豆甾醇

Fr.7
硅胶柱色谱；Sephadex LH-20柱色谱
化合物16：6-乙氧基-1H-嘧啶-2,4-二酮

Fr.8
硅胶柱色谱，石油醚-丙酮（20:1→1:1）梯度洗脱，得到3个组分（Fr.8.1~Fr.8.3）

Fr.9
硅胶柱色谱，石油醚-丙酮（20:1→1:1）梯度洗脱，得到4个组分（Fr.9.1~Fr.9.4）

Fr.10
重结晶
化合物13：二十五烷酸-α-单甘油酯

Fr.8.2
硅胶柱色谱；Sephadex LH-20柱色谱
化合物8：2,7-二羟基-3,4-二甲氧基-9,10-二氢菲

Fr.8.3
硅胶柱色谱；Sephadex LH-20柱色谱
化合物5：2,7-二羟基-3,4-二甲氧基菲
化合物9：壬二酸

Fr.9.1
硅胶柱色谱；ODS柱色谱；Sephadex LH-20柱色谱

Fr.9.3
硅胶柱色谱；ODS柱色谱；Sephadex LH-20柱色谱
化合物15：1,7-双-(4-羟基苯基)-1E,4E,6E-庚三烯-3-酮
化合物17：3,5,4′-三羟基联苄

Fr.9.4
硅胶柱色谱；Sephadex LH-20柱色谱
化合物4：3,7-二甲氧基-5,3,4-三羟基黄酮
化合物12：黄独素B
化合物18：黄独素F

化合物1：6-羟基-2,10,10-三甲氧基-9-蒽酮
化合物6：3,7-二羟基-2,4-二甲氧基菲
化合物7：2,7-二羟基-4-甲氧基菲
化合物8：2,7-二羟基-3,4-二甲氧基-9,10-二氢菲
化合物10：8-表黄独素E
化合物11：1,7-双-(4-羟基苯基)-4E,6E-庚二烯-3-酮
化合物14：2,7-二羟基-4-甲氧基-9,10-二氢菲
化合物17：3,5,4′-三羟基联苄

【参考文献】

[1] 张骥鹏，高旺，高慧媛.中药黄独的研究进展［J］.中国现代中药，2008，10（2）：34-37.

[2] 刘劲松，高卫娜，郑娟，等.黄独鲜块根化学成分研究［J］.中国中药杂志，2017，4（3）：510-516.

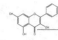

黄根

【来源】本品为茜草科植物四蕊三角瓣花*Prismatomeris tetrandra*（Roxb.）K. Schum. 的干燥根。

【壮药名】壤现。

【分布】分布于我国广西、广东、海南、云南等地，广西主要分布于横州、防城港、上思、博白等县市。

【功能与主治】

中医 祛瘀生新，强壮筋骨，利湿退黄。用于治疗风湿骨痛，跌打损伤，肝炎，白血病，地中海贫血，再生障碍性贫血，硅肺。

壮医 调龙路，除湿毒，强筋骨。用于治疗再生障碍性贫血，地中海贫血，白血病，硅肺，肝炎，发旺（痹病），林得叮相（跌打损伤）。

【主要化学成分与药理作用】

黄根中含有蒽醌类、有机铝盐、萜类和微量元素等化学成分，其中以蒽醌类化合物为主要成分。现代研究表明，黄根具有抗乙型肝炎病毒、抗肝纤维化、保护肝损伤、治疗硅肺等作用。

【代表性化学成分的结构与性质】

名称	分子式	相对分子质量	性状
3-羟基-1-甲氧基-2-羟甲基蒽醌	$C_{16}H_{12}O_5$	284	黄色粉末
7-羟基-1,2-二甲氧基-6-甲基蒽醌	$C_{17}H_{14}O_5$	298	红色粉末

3-羟基-1-甲氧基-2-羟甲基蒽醌化学结构式

7-羟基-1,2-二甲氧基-6-甲基蒽醌化学结构式

【主要化学成分的提取分离】

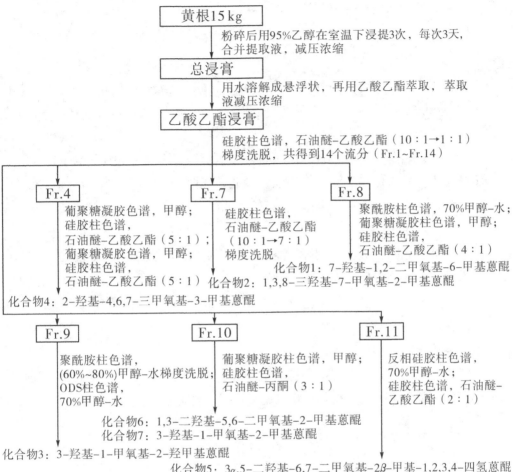

黄根15 kg

粉碎后用95%乙醇在室温下浸提3次，每次3天，合并提取液，减压浓缩

总浸膏

用水溶解成悬浮状，再用乙酸乙酯萃取，萃取液减压浓缩

乙酸乙酯浸膏

硅胶柱色谱，石油醚-乙酸乙酯（10∶1→1∶1）梯度洗脱，共得到14个流分（Fr.1~Fr.14）

Fr.4
葡聚糖凝胶色谱，甲醇；
硅胶柱色谱，
石油醚-乙酸乙酯（5∶1）；
葡聚糖凝胶色谱，甲醇；
硅胶柱色谱，
石油醚-乙酸乙酯（5∶1）

化合物4：2-羟基-4,6,7-三甲氧基-3-甲基蒽醌

Fr.7
硅胶柱色谱，
石油醚-乙酸乙酯
（10∶1~7∶1）
梯度洗脱

化合物2：1,3,8-三羟基-7-甲氧基-2-甲基蒽醌

Fr.8
聚酰胺柱色谱，70%甲醇-水；
葡聚糖凝胶柱色谱，甲醇；
硅胶柱色谱，
石油醚-乙酸乙酯（4∶1）

化合物1：7-羟基-1,2-二甲氧基-6-甲基蒽醌

Fr.9
聚酰胺柱色谱，
(60%~80%)甲醇-水梯度洗脱；
ODS柱色谱，
70%甲醇-水

化合物3：3-羟基-1-甲氧基-2-羟甲基蒽醌

Fr.10
葡聚糖凝胶柱色谱，甲醇；
硅胶柱色谱，
石油醚-丙酮（3∶1）

化合物6：1,3-二羟基-5,6-二甲氧基-2-甲基蒽醌
化合物7：3-羟基-1-甲氧基-2-甲基蒽醌

化合物5：$3\alpha,5$-二羟基-6,7-二甲氧基-2β-甲基-1,2,3,4-四氢蒽醌
化合物8：3α-羟基-5,6-二甲氧基-2β-甲基-1,2,3,4-四氢蒽醌

Fr.11
反相硅胶柱色谱，
70%甲醇-水；
硅胶柱色谱，石油醚-乙酸乙酯（2∶1）

【参考文献】

［1］梁启成，钟鸣.中国壮药学［M］.南宁：广西民族出版社，2005：382.

［2］Hao J, Feng S X, Sheng X, et al. Anthraquinone glycosides from the roots of Prismatomeris Connata ［J］.Chin J Nat Med, 2011, 9（1）：42-45.

［3］屠殿君，庞祖焕，闭宁基.黄根化学成分的研究［J］.药学学报，1981，16（8）：631-633.

［4］赵飒娜，王春香，张小平，等.黄根蒽醌类化学成分的研究［J］.中成药，2016，38（10）：2200-2203.

［5］彭政.广西壮药黄根抗乙肝病毒活性成分筛选及作用机制研究［D］.南宁：广西医科大学，2017.

黄精

【来源】本品为百合科植物滇黄精*Polygonatum kingianum* Coll.et Hemsl.、黄精*Polygonatum sibiricum* Delar. ex Red.或多花黄精*Polygonatum cyrtonema* Hua的干燥根茎。

【壮、瑶药名】壮药名：京四 Ginghsw。瑶药名：铜毛双 Ndomh maauh sung。

【分布】分布于山东、江苏、安徽、湖北、江西、湖南、广东、河南等地，广西分布于隆林、乐业、南丹、金秀、融安等县市。

【功能与主治】

中医　补气养阴，健脾，润肺，益肾。用于治疗脾胃虚弱，体倦乏力，口干食少，肺虚燥咳，精血不足，内热消渴。

壮医　补虚，强筋骨。用于治疗肺痨咳血，病后体弱，阴虚内热，发旺（风湿骨痛），屙幽脘（消渴），高血压。

【主要化学成分与药理作用】

黄精中的主要成分包括黄精多糖、甾体皂苷类、木脂素类、黄酮类、蒽醌类等化合物。现代研究表明，黄精具有良好的心血管活性。

【代表性化学成分的结构与性质】

名称	分子式	相对分子质量	熔点/℃	性状
(6*R*,9*R*)–长寿花糖苷	$C_{19}H_{30}O_8$	386	93～95	白色无定形粉末

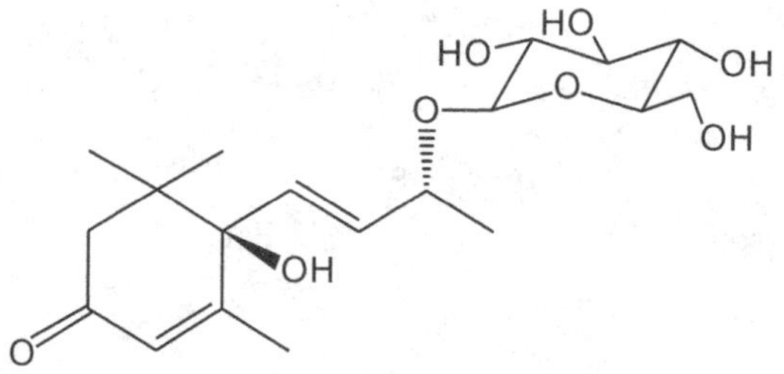

(6*R*,9*R*)–长寿花糖苷

【主要化学成分的提取分离】

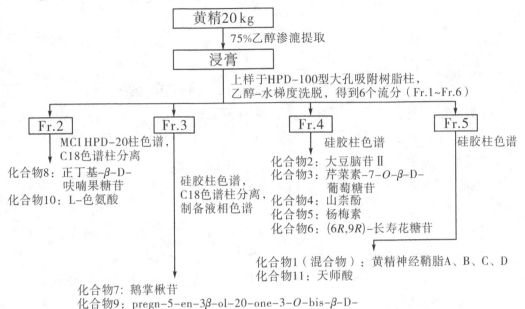

黄精20 kg

→ 75%乙醇渗漉提取

浸膏

→ 上样于HPD-100型大孔吸附树脂柱，乙醇-水梯度洗脱，得到6个流分（Fr.1~Fr.6）

Fr.2
MCI HPD-20柱色谱，C18色谱柱分离
化合物8：正丁基-β-D-呋喃果糖苷
化合物10：L-色氨酸

Fr.3
硅胶柱色谱，C18色谱柱分离，制备液相色谱
化合物7：鹅掌楸苷
化合物9：pregn-5-en-3β-ol-20-one-3-O-bis-β-D-glucopyranosyl-(1→2,1→6)-β-D-glucopyranoside

Fr.4
硅胶柱色谱
化合物2：大豆脑苷Ⅱ
化合物3：芹菜素-7-O-β-D-葡萄糖苷
化合物4：山奈酚
化合物5：杨梅素
化合物6：(6R,9R)-长寿花糖苷

Fr.5
硅胶柱色谱
化合物1（混合物）：黄精神经鞘脂A、B、C、D
化合物11：天师酸

【参考文献】

[1] 广西壮族自治区食品药品监督管理局.广西壮族自治区壮药质量标准：第一卷（2008年版）[S].南宁：广西科学技术出版社，2008.

[2] 覃迅云，罗金裕，高志刚.中国瑶药学[M].北京：民族出版社，2002.

[3] 高颖，戚楚露，张磊，等.黄精新鲜药材的化学成分[J].药学与临床研究，2015，23（4）：365-367.

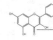

黄藤

【来源】本品为防己科植物天仙藤*Fibraurea recisa* Pierre的藤茎。

【壮、瑶药名】壮药名：勾现。瑶药名：麻丢铃美。

【分布】分布于云南东南部、广西南部和广东西南部地区。

【功能与主治】

中医 清热解毒，泻火通便。用于治疗热毒内盛，便秘，泻痢，咽喉肿痛，目赤红肿，痈肿疮毒。

壮医 清热毒，除湿毒。用于治疗阿意咪（痢疾），肉扭（淋证），阿意囊（便秘），货烟妈（咽痛），火眼（急性结膜炎），呗脓（痈疮）。

瑶医 行气止痛，活血祛瘀，祛风除湿。用于治疗胃痛，风湿痛，疝气痛，产后腹痛，蛇虫咬伤，痔疮肿痛，乳腺炎。

【主要化学成分与药理作用】

黄藤的化学成分主要为生物碱类、甾体类、二萜类等化合物。其中生物碱类和二萜类为主要有效成分，如掌叶防己碱、黄藤内酯具有明显的抗菌和抗炎活性。

【代表性化学成分的结构与性质】

名称	分子式	相对分子质量	熔点/℃	性状
巴马汀	$C_{21}H_{22}NO_4$	352	205	黄色粉末
药根碱	$C_{20}H_{20}NO_4$	338	208～210	红黄色针晶

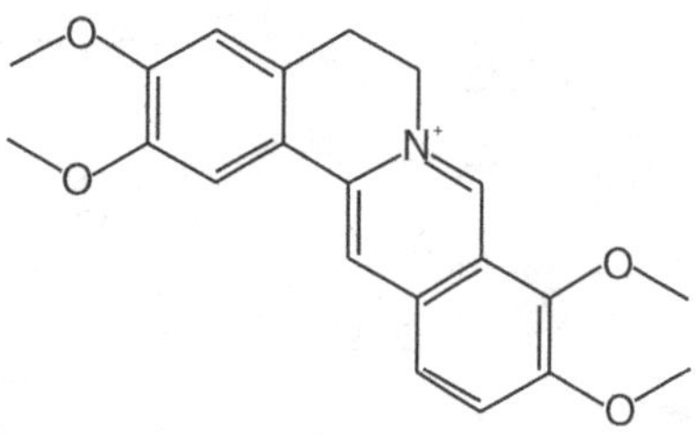

巴马汀化学结构式

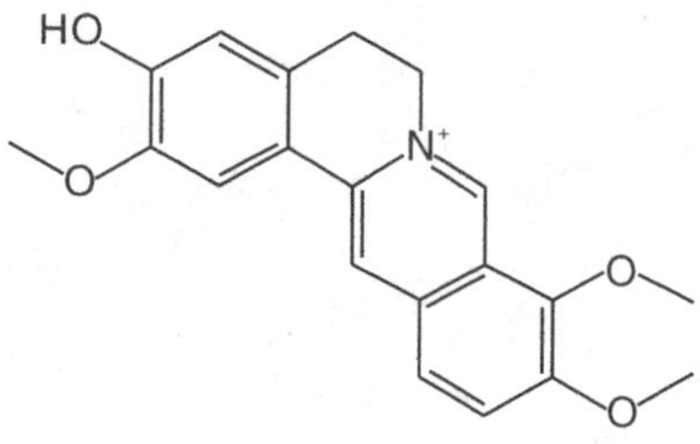

药根碱化学结构式

【主要化学成分的提取分离】

```
                        ┌──────────────┐
                        │   黄藤19 kg   │
                        └──────────────┘
                            │   用2倍量的95%乙醇于30℃中渗漉提取3次，每次40 L，
                            │   提取时间分别为5天、4天和4天，滤液减压浓缩
                        ┌──────────────┐
                        │    总浸膏     │
                        └──────────────┘
                            │   悬浮于4 L水中，依次用石油醚、氯仿、乙酸乙酯、
                            │   正丁醇萃取，各萃取3次，减压浓缩，得到各部位萃取物
            ┌───────────────┴─────────────────┐
    ┌──────────────┐                  ┌──────────────────┐
    │   氯仿部位    │                  │    乙酸乙酯部位    │
    └──────────────┘                  └──────────────────┘
```

氯仿部位：硅胶柱色谱，氯仿–甲醇；硅胶柱色谱；凝胶柱色谱

乙酸乙酯部位：硅胶柱色谱，氯仿–甲醇；硅胶柱色谱；凝胶柱色谱

化合物1：番荔枝宁
化合物2：紫堇单酚碱
化合物3：二十二烷酸
化合物9：芥子醛
化合物10：ligballinol
化合物11：(+)–松脂醇
化合物12：(+)–1–羟基松脂醇
化合物13：3-O-Syringyl-taraxerol
化合物14：去氧黄藤苦素
化合物15：黄藤内酯
化合物16：β–谷甾醇
化合物17：蒲公英赛醇
化合物18：松柏醛

化合物4：巴马汀
化合物5：药根碱
化合物6：小檗碱
化合物7：四氢巴马汀
化合物8：β–胡萝卜苷

【参考文献】

［1］刘润民，赵守训，朱任宏.中药黄藤根中黄藤内酯的鉴定［J］.药学学报，1981，16（6）：479–480.

［2］丛克家，信天成，郭尔玲，等.黄藤生物碱的抗霉菌实验及临床观察［J］.中草药，1980，11（12）：558–559.

［3］扶教龙，刘佳，吴晨奇，等.天仙藤化学成分分离纯化研究［J］.上海农业学报，2014，30（6）：116–119.

黄皮叶

【来源】本品为芸香科植物黄皮 *Clausena lansium*（Lour.）Skeels 的干燥叶。

【壮、瑶药名】壮药名：伯棵闷Mbawgomaed。瑶药名：元培表Wianghbeihbiouv。

【分布】分布于我国南部各地区，广西各地均有栽培。

【功能与主治】

中医 疏风解表，除痰行气。用于治疗感冒发热，咳嗽哮喘，气胀腹痛，疟疾，小便不利，热毒疥癣。

壮医 调气道，祛风毒，清热毒。用于治疗胴尹（腹痛），能蚌（黄疸），肉扭（淋证），瘴毒（疟疾），贫痧（感冒），埃病（咳嗽），墨病（哮喘），疥疮。

【主要化学成分与药理作用】

黄皮叶的化学成分有香豆素类、卡巴唑和酰胺生物碱类、挥发油类及萜类。现代研究表明，黄皮叶的提取物有治疗哮喘、抗炎免疫、保肝的药理作用。

【代表性化学成分的结构与性质】

名称	分子式	相对分子质量	熔点/℃	性状
corchoionoside C	$C_{19}H_{30}O_8$	386	—	白色粉末

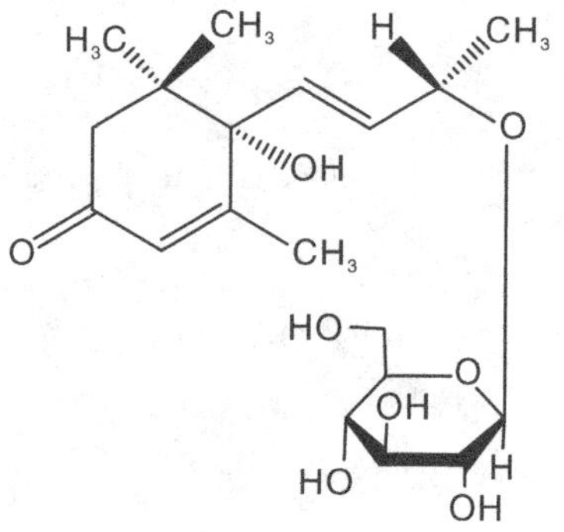

corchoionoside C化学结构式

【主要化学成分的提取分离】

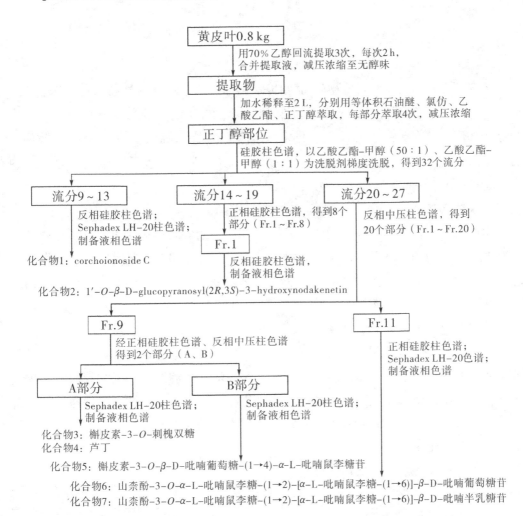

黄皮叶0.8 kg
用70%乙醇回流提取3次，每次2 h，合并提取液，减压浓缩至无醇味

提取物
加水稀释至2 L，分别用等体积石油醚、氯仿、乙酸乙酯、正丁醇萃取，每部分萃取4次，减压浓缩

正丁醇部位
硅胶柱色谱，以乙酸乙酯-甲醇（50:1）、乙酸乙酯-甲醇（1:1）为洗脱剂梯度洗脱，得到32个流分

流分9~13
反相硅胶柱色谱；Sephadex LH-20柱色谱；制备液相色谱
化合物1：corchoionoside C

流分14~19
正相硅胶柱色谱，得到8个部分（Fr.1~Fr.8）
Fr.1
反相硅胶柱色谱，制备液相色谱
化合物2：1′-O-β-D-glucopyranosyl(2R,3S)-3-hydroxynodakenetin

流分20~27
反相中压柱色谱，得到20个部分（Fr.1~Fr.20）

Fr.9
经正相硅胶柱色谱、反相中压柱色谱得到2个部分（A、B）
A部分
Sephadex LH-20柱色谱；制备液相色谱
B部分
Sephadex LH-20柱色谱；制备液相色谱

Fr.11
正相硅胶柱色谱；Sephadex LH-20色谱；制备液相色谱

化合物3：槲皮素-3-O-刺槐双糖
化合物4：芦丁
化合物5：槲皮素-3-O-β-D-吡喃葡萄糖-（1→4）-α-L-吡喃鼠李糖苷
化合物6：山柰酚-3-O-α-L-吡喃鼠李糖-（1→2）-[α-L-吡喃鼠李糖-（1→6）]-β-D-吡喃葡萄糖苷
化合物7：山柰酚-3-O-α-L-吡喃鼠李糖-（1→2）-[α-L-吡喃鼠李糖-（1→6）]-β-D-吡喃半乳糖苷

【参考文献】

［1］广西壮族自治区食品药品监督管理局.广西壮族自治区壮药质量标准：第一卷（2008年版）［S］.南宁：广西科学技术出版社，2008.

［2］覃迅云，罗金裕，高志刚.中国瑶药学［M］.北京：民族出版社，2002.

［3］赵青，李创军，杨敬芝，等.黄皮叶的化学成分研究［J］.中国中药杂志，2010，35（8）：997-1000.

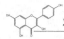

黄蜀葵

【来源】本品为锦葵科植物黄蜀葵*Abelmoschus manihot*（L.）Medicus的全株。

【分布】分布于我国中南、西南及河北、陕西、山东、浙江、江西、福建、广西等地，广西分布于南宁、马山、上林、桂林、全州、龙胜、荔浦、苍梧、藤县、防城港、平南、博白、百色、田东、平果、靖西、那坡、凌云、乐业、隆林、钟山、南丹、东兰、都安、金秀、龙州等县市。

【功能与主治】

中医　全草清热、凉血、解毒。花清热利湿，消肿解毒；用于治疗湿热壅遏，淋浊水肿；外治痈疽肿毒，烧烫伤。种子补脾健胃，生肌；用于治疗消化不良，不思饮食。叶清热解毒，接骨生肌；用于治疗热毒疮痈，尿路感染，烧烫伤，外伤出血。茎清热消肿，滑肠润燥。

【主要化学成分与药理作用】

黄蜀葵花中的主要化学成分为黄酮类、苷类、有机酸类、鞣酸类及长链烃类等，如银椴苷、柚皮素、茴香酸、肉桂酸、香豆酸、阿魏酸、水杨酸等成分。现代研究表明，黄蜀葵具有预防骨质疏松、抑制乙型肝炎病毒、保护心脑缺血性损伤及心肌缺血再灌注损伤、修复肾小球及肾小管损伤、镇痛、改善卒中后抑郁大鼠的抑郁行为等药理作用。

【代表性化学成分的结构与性质】

名称	分子式	相对分子质量	熔点/℃	性状
银椴苷	$C_{30}H_{26}O_{13}$	594	246～248	黄色粉末
异甘草苷	$C_{21}H_{22}O_9$	418	143～145	黄色针状结晶

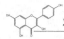

银椴苷化学结构式

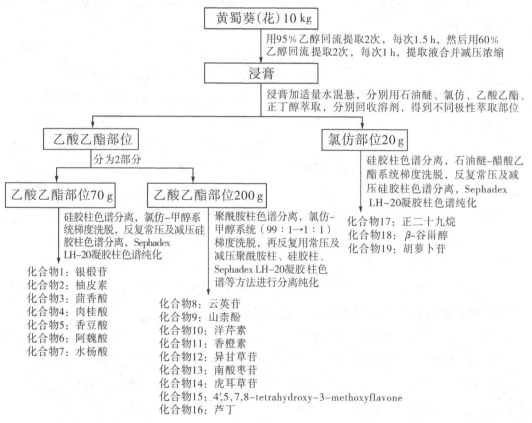

异甘草苷化学结构式

【主要化学成分的提取分离】

黄蜀葵(花)10 kg

用95%乙醇回流提取2次，每次1.5 h，然后用60%乙醇回流提取2次，每次1 h，提取液合并减压浓缩

浸膏

浸膏加适量水混悬，分别用石油醚、氯仿、乙酸乙酯、正丁醇萃取，分别回收溶剂，得到不同极性萃取部位

乙酸乙酯部位

分为2部分

氯仿部位20 g

硅胶柱色谱分离，石油醚-醋酸乙酯系统梯度洗脱，反复常压及减压硅胶柱色谱分离，Sephadex LH-20凝胶柱色谱纯化

化合物17：正二十九烷
化合物18：β-谷甾醇
化合物19：胡萝卜苷

乙酸乙酯部位70 g

硅胶柱色谱分离，氯仿-甲醇系统梯度洗脱，反复常压及减压硅胶柱色谱分离，Sephadex LH-20凝胶柱色谱纯化

化合物1：银椴苷
化合物2：柚皮素
化合物3：茴香酸
化合物4：肉桂酸
化合物5：香豆酸
化合物6：阿魏酸
化合物7：水杨酸

乙酸乙酯部位200 g

聚酰胺柱色谱分离，氯仿-甲醇系统（99：1→1：1）梯度洗脱，再反复用常压及减压聚酰胺柱、硅胶柱、Sephadex LH-20凝胶柱色谱等方法进行分离纯化

化合物8：云英苷
化合物9：山柰酚
化合物10：洋芹素
化合物11：香橙素
化合物12：异甘草苷
化合物13：南酸枣苷
化合物14：虎耳草苷
化合物15：4′,5,7,8-tetrahydroxy-3-methoxyflavone
化合物16：芦丁

【参考文献】

[1]刘爽，江蔚新，吴斌等.黄蜀葵化学成分及药理活性研究进展［J］.中国现代中药，2010，12（8）：5-9.

[2]冯育林，徐丽珍，杨世林，等.蜀葵花的化学成分研究（Ⅰ）［J］.2005，36（11）：1610-1612.

[3]冯育林，李云秋，徐丽珍，等.蜀葵花的化学成分研究Ⅱ-黄酮类成分研究［J］.2006，37（11）：1622-1624.

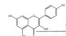

黄花倒水莲

【来源】本品为远志科植物黄花倒水莲*Polygala fallax* Hemsl.的干燥根。

【壮、瑶药名】壮药名：棵华现Govahenj。瑶药名：结端傍Jaihdornbiangh。

【分布】分布于我国广西、广东、湖南、江西等地，广西主要分布于南宁、马山、上林、融水、桂林、阳朔、灵川、兴安、永福、龙胜、恭城、苍梧、上思、浦北、平南、玉林、容县、凌云、隆林、贺州、昭平、钟山、富川、凤山、罗城、环江、金秀等县市。

【功能与主治】

中医 补益，强壮，祛湿，散瘀。用于治疗产后或病后体虚，急慢性肝炎，腰腿酸痛，子宫脱垂，脱肛，神经衰弱，月经不调，尿路感染，风湿骨痛，跌打损伤。

壮医 补气虚，通调气道、谷道、水道。用于治疗体虚，能蚌（黄疸），蛊病，喯疳（疳积），钵痨（肺痨），喯唉（咳嗽），发旺（痹病），肉扭（淋证），笨浮（水肿），年闹诺（失眠），经尹（痛经），月经不调，奔寸（子宫脱垂）。

瑶医 滋补肝肾，养血调经，健脾利湿。用于治疗荣古瓦流心黑（产后体虚），本藏伯公梦（贫血头晕），篮虷（急慢性肝炎），哈路怒哈（肺痨咳嗽），布醒蕹（肾炎水肿），辣给昧对（月经不调），辣给闷（痛经），别带病（带下），尼椎改闷（肾虚腰痛），篮榜垂翁撸（肝脾肿大），谷瓦卜断（子宫脱垂），港脱（脱肛）和桨蛾（乳蛾、扁桃体炎）。

【主要化学成分与药理作用】

黄花倒水莲中的化学成分主要有皂苷类、苯骈色原酮、寡糖酯类、酚类等。黄花倒水莲的主要药效成分为皂苷类，根据结构可分为：金皂苷类、黄花倒水莲皂苷类及其他类。现代研究表明，黄花倒水莲具有降血脂、抗凝血、抗衰老、抗病毒、保肝、抗应激、增强免疫等药理作用。

【代表性化学成分的结构与性质】

名称	分子式	相对分子质量	熔点/℃	性状
远志皂苷	$C_{30}H_{45}ClO_6$	537	290～292	白色结晶粉末

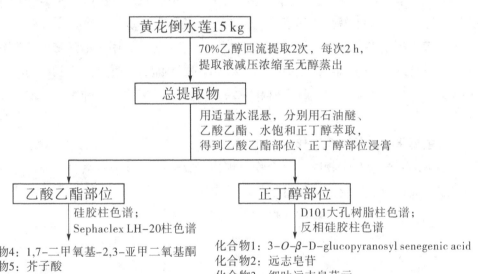

远志皂苷化学结构式

【主要化学成分的提取分离】

```
┌─────────────────────┐
│   黄花倒水莲15 kg    │
└─────────────────────┘
          │ 70%乙醇回流提取2次，每次2 h，
          │ 提取液减压浓缩至无醇蒸出
     ┌─────────┐
     │ 总提取物 │
     └─────────┘
          │ 用适量水混悬，分别用石油醚、
          │ 乙酸乙酯、水饱和正丁醇萃取，
          │ 得到乙酸乙酯部位、正丁醇部位浸膏
```

乙酸乙酯部位	正丁醇部位
硅胶柱色谱；Sephaclex LH-20柱色谱	D101大孔树脂柱色谱；反相硅胶柱色谱

化合物1：3-*O*-β-D-glucopyranosyl senegenic acid
化合物2：远志皂苷
化合物3：细叶远志皂苷元

化合物4：1,7-二甲氧基-2,3-亚甲二氧基酮
化合物5：芥子酸
化合物6：阿魏酸

【参考文献】

［1］张嫦丽，张可锋，许有瑞，等.黄花倒水莲的化学成分与药理活性研究进展［J］.中国药房，2017，28（19）：2724-2728.

［2］钟吉强，狄斌，冯锋.黄花倒水莲的化学成分［J］.中草药，2009，40（6）：844-846.

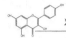

萝芙木

【来源】本品为夹竹桃科植物萝芙木*Rauvolfia verticillata*（Lour.）Baill.的干燥全株。

【壮、瑶药名】壮药名：美老崩Meizleluxbaeg。瑶药名：刨胆亮Mbauhdaamvndiangx。

【分布】分布于我国西南、华南地区及台湾等，广西各地均有分布。

【功能与主治】

中医 清热毒，降肝火，消肿毒。用于治疗感冒发热，咽喉肿痛，高血压头痛眩晕，痧证，腹痛吐泻，风痒疮疖，肝炎，肾炎腹水，跌打损伤，毒蛇咬伤。

壮医 通龙路、火路，清热毒，解瘴毒，凉血止血。用于治疗贫痧（感冒），瘴毒（疟疾），兰唭（眩晕），货烟妈（咽痛），呗脓（痈疮），呗叮（疔），陆裂（咳血），幽嘞（尿血），林得叮相（跌打损伤），笨浮（水肿），额哈（毒蛇咬伤）。

【主要化学成分与药理作用】

萝芙木主要含有生物碱类化合物。现代研究表明，萝芙木具有降血压、镇静、抗病毒、抗肿瘤、降血糖、降血脂等药理作用。

【代表性化学成分的结构与性质】

名称	分子式	相对分子质量	熔点/℃	性状
利血平	$C_{33}H_{40}N_2O_9$	582	—	无色粒晶
萝芙木碱	$C_{20}H_{26}N_2O_2$	326	—	白色无定形粉末

利血平化学结构式

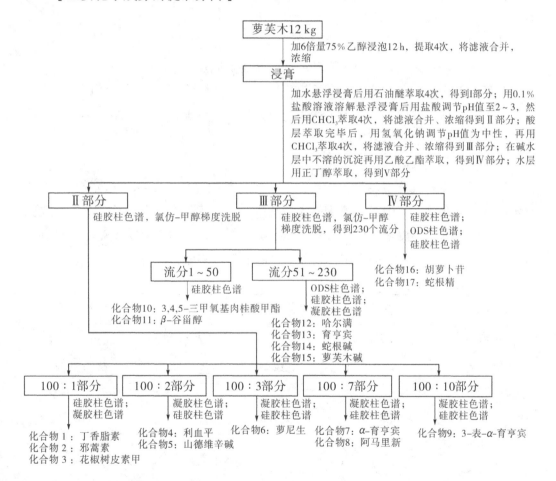

萝芙木碱化学结构式

【主要化学成分的提取分离】

萝芙木12 kg

加6倍量75%乙醇浸泡12 h，提取4次，将滤液合并，浓缩

浸膏

加水悬浮浸膏后用石油醚萃取4次，得到Ⅰ部分；用0.1%盐酸溶液溶解悬浮浸膏后用盐酸调节pH值至2~3，然后用CHCl₃萃取4次，将滤液合并、浓缩得到Ⅱ部分；酸层萃取完毕后，用氢氧化钠调节pH值为中性，再用CHCl₃萃取4次，将滤液合并、浓缩得到Ⅲ部分；在碱水层中不溶的沉淀再用乙酸乙酯萃取，得到Ⅳ部分；水层用正丁醇萃取，得到Ⅴ部分

Ⅱ部分 — 硅胶柱色谱，氯仿-甲醇梯度洗脱

Ⅲ部分 — 硅胶柱色谱，氯仿-甲醇梯度洗脱，得到230个流分

Ⅳ部分 — 硅胶柱色谱；ODS柱色谱；硅胶柱色谱

化合物16：胡萝卜苷
化合物17：蛇根精

流分1~50 — 硅胶柱色谱
化合物10：3,4,5-三甲氧基肉桂酸甲酯
化合物11：β-谷甾醇

流分51~230 — ODS柱色谱；硅胶柱色谱；凝胶柱色谱
化合物12：哈尔满
化合物13：育亨宾
化合物14：蛇根碱
化合物15：萝芙木碱

100:1部分 — 硅胶柱色谱；凝胶柱色谱
化合物1：丁香脂素
化合物2：邪蒿素
化合物3：花椒树皮素甲

100:2部分 — 凝胶柱色谱；硅胶柱色谱
化合物4：利血平
化合物5：山德维辛碱

100:3部分 — 凝胶柱色谱；硅胶柱色谱
化合物6：萝尼生

100:7部分 — 凝胶柱色谱；硅胶柱色谱
化合物7：α-育亨宾
化合物8：阿马里新

100:10部分 — 凝胶柱色谱；硅胶柱色谱
化合物9：3-表-α-育亨宾

【参考文献】

［1］广西壮族自治区食品药品监督管理局.广西壮族自治区壮药质量标准：第一卷（2008年版）［S］.南宁：广西科学技术出版社，2008.

［2］覃迅云，罗金裕，高志刚.中国瑶药学［M］.北京：民族出版社，2002.

［3］李文静，野津，杨德柱，等.萝芙木中的化学成分与结构鉴定研究［J］.中国当代医药，2016，23（25）：4015.

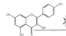

菟丝子

【来源】本品为旋花科植物南方菟丝子*Cuscuta australis* R.Br.或菟丝子*Cuscuta chinensis* Lam.的干燥成熟种子。

【壮药名】粉迁伐。

【分布】分布于广西、山东、河北、山西、陕西、辽宁等地。广西全区各地均有分布。

【功能与主治】

中医　补肝肾，益精明目，固精缩尿，止泻安胎。

壮医　补虚，安胎，明目，调谷道。用于核尹（腰痛），兵哟（痿证），委哟（阳痿），漏精（遗精），濑幽（遗尿），肉赖（尿频），呋偻（胎动不安），耳鸣，白冻（泄泻），嘀能白（白癜风）。

【主要化学成分与药理作用】

菟丝子的化学成分主要为黄酮类、多糖类、生物碱类、萜类、甾体类、挥发油及木质素等化合物，其中，总黄酮的含量约为3.0%。黄酮类为菟丝子的主要有效成分，包括山柰酚、槲皮素、金丝桃苷、紫云英苷等。现代研究表明，菟丝子具有抗衰老、抗氧化、调节免疫的作用，还可以预防和治疗心血管疾病。

【代表性化学成分的结构与性质】

名称	分子式	相对分子质量	熔点/℃	性状
金丝桃苷	$C_{21}H_{20}O_{12}$	464	227～230	浅黄色针晶
紫云英苷	$C_{21}H_{20}O_{11}$	448	223～229	黄色针晶

金丝桃苷化学结构式　　　　　　紫云英苷化学结构式

【主要化学成分的提取分离】

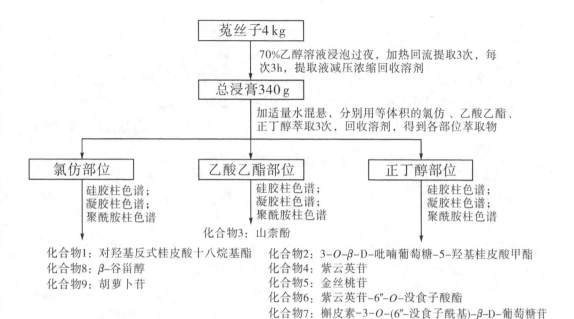

菟丝子4kg

70%乙醇溶液浸泡过夜，加热回流提取3次，每次3h，提取液减压浓缩回收溶剂

总浸膏340g

加适量水混悬，分别用等体积的氯仿、乙酸乙酯、正丁醇萃取3次，回收溶剂，得到各部位萃取物

氯仿部位

硅胶柱色谱；
凝胶柱色谱；
聚酰胺柱色谱

乙酸乙酯部位

硅胶柱色谱；
凝胶柱色谱；
聚酰胺柱色谱

化合物3：山柰酚

正丁醇部位

硅胶柱色谱；
凝胶柱色谱；
聚酰胺柱色谱

化合物1：对羟基反式桂皮酸十八烷基酯
化合物8：β-谷甾醇
化合物9：胡萝卜苷

化合物2：3-O-β-D-吡喃葡萄糖-5-羟基桂皮酸甲酯
化合物4：紫云英苷
化合物5：金丝桃苷
化合物6：紫云英苷-6″-O-没食子酸酯
化合物7：槲皮素-3-O-(6″-没食子酰基)-β-D-葡萄糖苷

【参考文献】

［1］郭澄，翰公羽，苏中武.南方菟丝子化学成分的研究［J］.中国药学，1997，32（1）：8-11.

［2］张庆平，石森林.菟丝子对小鼠免疫功能影响的实验研究［J］.浙江临床医学，2006，8（6）：568-569.

［3］郭军，马宏岩.菟丝子对糖尿病患者抗氧化能力的影响［J］.佳木斯医学院学报，1997，20（1）：40-41.

［4］林倩，贾凌云，孙启时.菟丝子的化学成分［J］.沈阳药科大学学报，2009，26（12）：968-971.

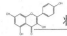

救必应

【来源】本品为冬青科植物铁冬青*Ilex rotunda* Thunb.的干燥树皮。

【壮、瑶药名】壮药名：美内妹。瑶药名：林寨亮。

【分布】分布于江苏、安徽、福建、台湾、广东、广西、云南等地，广西各地均有分布。

【功能与主治】

中医 清热解毒，利湿止痛。用于治疗暑湿发热，咽喉肿痛，湿热泻痢，脘腹胀痛，风湿痹痛，湿疹、疮疖，跌打损伤。

壮医 调谷道，清热毒，除湿毒。用于治疗货烟妈（咽痛），痧病，胴尹（腹痛），白冻（泄泻），阿意咪（痢疾），渗裆相（烧烫伤）。

瑶医 清热解毒，消肿止痛，消肿生肌。用于治疗感冒发热，咽喉肿痛，扁桃体炎，急性胃肠炎，痢疾，胃十二指肠溃疡，肾炎水肿，盆腔炎，附件炎，急慢性肝炎，风湿关节痛，湿疹，皮炎，烧烫伤，毒蛇咬伤。

【主要化学成分与药理作用】

救必应化学成分主要为三萜类、黄酮类、酚类、鞣质类等。现代研究表明，救必应具有降低冠脉流量、抗心律失常、降压减慢心率、提高耐缺氧能力、抗肿瘤及抑菌、抗炎、止血等作用。

【代表性化学成分的结构与性质】

名称	分子式	相对分子质量	熔点/℃	性状
铁冬青酸	$C_{30}H_{48}O_5$	488	206～207	白色粉末
齐墩果酸	$C_{30}H_{48}O_3$	456	308～310	白色粉末

铁冬青酸化学结构式　　　　　　　　齐墩果酸化学结构式

【主要化学成分的提取分离】

```
┌─────────────────┐
│   救必应12 kg    │
└─────────────────┘
       │ 甲醇（120 L）室温下渗漉提取，减压回收溶剂得到总浸膏
┌─────────────────┐
│    总浸膏        │
└─────────────────┘
       │ 用水（6 L）悬浮，依次用石油醚、乙酸乙酯、正丁醇萃取，
       │ 将萃取液分别进行减压浓缩得到相应部位
┌─────────────────┐
│  乙酸乙酯部位    │
└─────────────────┘
       │ 硅胶柱色谱；
       │ 反相硅胶柱色谱
       │ Sephadex LH-20柱色谱
```

化合物1：铁冬青酸
化合物2：具栖冬青苷
化合物3：苦丁冬青苷H
化合物4：3-乙酰基熊果酸

化合物5：苦丁茶冬青苷D
化合物6：3-O-α-L-阿拉伯糖基-19α-羟基-熊果酸
化合物7：28-O-β-D-葡萄糖基-齐墩果酸
化合物8：齐墩果酸

【参考文献】

[1] 孙辉，张晓琪，蔡艳，等.救必应的化学成分研究 [J].林产化学与工业，2009，29（1）：111-114.

[2] 谢郁峰，孙琦.冬青属植物成分及活性研究进展 [J].中药材，1997，20（5）：260-264.

[3] 何冰，陈小夏，李娟，等.救必应提取物心血管药理作用 [J].中药材，1997，20（6）：303.

[4] 罗华锋，林朝展，赵钟祥，等.铁冬青茎皮五环三萜类化学成分的研究（Ⅰ）[J].中草药，2011，42（10）：1945-1947.

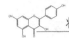

雀梅藤

【来源】本品为鼠李科植物毛叶雀梅藤*Sageretia thea* var. *tomentosasa*（Schneid.）Y.L.Chen et P.K.或雀梅藤*Sageretia thea*（Osbeck）Johnst.的地上部分。

【瑶药名】打拱崩Dahgonghbuerng。

【分布】分布于我国江苏、浙江、江西、广东、广西、湖南等地，广西分布于南宁、兴安、北海、防城港、贵港、玉林、宁明、龙州、大新等县市。

【功能与主治】

中医　清热解毒。用于治疗疮痈肿毒，烧烫伤，疥疮，漆疮。

瑶医　宣肺化痰，祛风利湿，拔毒生肌。用于治疗泵虷怒哈（肺炎、肺热咳嗽），哈鲁（哮喘），崩闭闷（风湿痛、类风湿性关节炎），波罗盖闷（鹤膝风），布醒蕹（肾炎水肿），别带病（带下）及眸名肿毒（疮疡肿毒）。

【主要化学成分与药理作用】

雀梅藤中包含氨基酸、多肽、糖类、酚类、鞣质、有机酸、黄酮、香豆素、内酯、萜类、植物甾醇等成分，目前已分离出大麦碱、木栓酮、表木栓酮、蒲公英萜醇、大黄素、大黄-6-甲醚、紫丁香酸等物质。现代研究表明，雀梅藤具有护肝、抗菌等作用，临床上用于治疗甲状腺囊肿、乳腺癌等疾病。

【代表性化学成分的结构与性质】

名称	分子式	相对分子质量	熔点/℃	性状
大黄素	$C_{15}H_{10}O_5$	270	248～249	褐色针晶

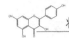

大黄素化学结构式

【主要化学成分的提取分离】

```
                    ┌─────────────────┐
                    │  雀梅藤7.5 kg   │
                    └─────────────────┘
                             │ 95%乙醇加热回流提取，
                             │ 乙醇提取液减压浓缩至少量
                    ┌─────────────────┐
                    │     浓缩液       │
                    └─────────────────┘
                             │ 拌入黄沙，减压抽干，置索氏提取器，
                             │ 分别用石油醚、乙醚、乙酸乙酯、甲
                             │ 醇和水加热回热提取，分别浓缩成
                             │ 5个部分
```

石油醚部分	乙醚部分
硅胶柱色谱，以石油醚–乙醚（10：1→9：1→8：2→7：3→6：4→5：5→4：6→3：7→2：8→1：9）、乙醚、乙醚–甲醇（9：1→8：2→6：4→5：5）、甲醇依次洗脱，经薄层层析检验后，合并，浓缩，重结晶	硅胶柱色谱，以石油醚–乙醚（8：2→7：3→6：4→5：5→4：6→3：7→2：8→1：9）、乙醚、乙醚–甲醇（9：1→8：2→6：4→5：5）、甲醇依次洗脱，经薄层层析检验后，合并，浓缩，重结晶

化合物1：木栓酮
化合物2：表木栓醇
化合物6：3-乙酰基-ocotillol

化合物3：大黄素-6-甲醚
化合物4：大黄素
化合物5：β-谷甾醇-β-D-葡萄糖苷

【参考文献】

［1］马雯芳.瑶药倒丁风化学成分及质量控制研究［D］.成都：成都中医药大学，2014.

［2］巢琪，刘星堦.雀梅藤的化学成分——3-乙酰基Ocotillol的分离鉴定［J］.上海医科大学学报，1987，14（5）：393-395.

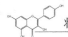

常山

【来源】本品为虎耳草植物常山*Dichroa febrifuga* Lour.的干燥根。

【瑶药名】别迸崩Bieqcmbungvbuerng。

【分布】分布于我国贵州、云南、湖北、湖南、广东、广西、四川等地,广西各地均有分布。

【功能与主治】

中医　涌吐痰涎,截疟。用于治疗痰饮停聚,胸膈痞塞,疟疾。

瑶医　抗疟,祛痰,散瘀消肿。用于治疗布种(疟疾),哈紧(支气管炎),谷阿惊崩(小儿惊风),努哈虷(淋巴结炎),更喉闷(咽喉肿痛、咽炎),眸名肿毒(痈疮肿毒)及播冲(跌打损伤)。

【主要化学成分与药理作用】

常山主要含有喹诺酮类生物碱、香豆素、多酚类等化学成分,以喹诺酮类生物碱为主要药效成分,主要包括常山碱甲、常山碱乙、异常山碱和常山酮等。现代研究表明,常山具有抗疟疾、抗癌、促进伤口愈合等生物活性。

【代表性化学成分的结构与性质】

名称	分子式	相对分子质量	熔点/℃	性状
常山碱甲	$C_{16}H_{19}N_3O_3$	300	132	浅黄色针状结晶
常山碱乙	$C_{16}H_{19}N_3O_3$	300	139～140	浅黄色针状结晶

常山碱甲化学结构式　　　　　　　常山碱乙化学结构式

【主要化学成分的提取分离】

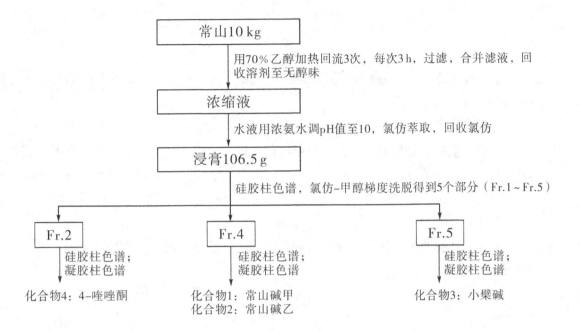

常山10 kg

　　用70%乙醇加热回流3次，每次3 h，过滤，合并滤液，回收溶剂至无醇味

浓缩液

　　水液用浓氨水调pH值至10，氯仿萃取，回收氯仿

浸膏106.5 g

　　硅胶柱色谱，氯仿–甲醇梯度洗脱得到5个部分（Fr.1～Fr.5）

Fr.2	Fr.4	Fr.5
硅胶柱色谱； 凝胶柱色谱	硅胶柱色谱； 凝胶柱色谱	硅胶柱色谱； 凝胶柱色谱
化合物4：4-喹唑酮	化合物1：常山碱甲 化合物2：常山碱乙	化合物3：小檗碱

【参考文献】

［1］张雅，李春，雷国莲.常山化学成分研究［J］.中国实验方剂学杂志，2010，16（5）：40-41.

［2］李燕，刘明川，金林红，等.常山化学成分及生物活性研究进展［J］.广州化工，2011，39（9）：7-9.

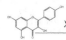

常春藤

【来源】本品为五加科植物常春藤*Hedera nepalensis var. sinensis*（Tobler.）Rehd.的干燥全株。

【瑶药名】反各崩Faamhgorqvbuerng。

【分布】分布于甘肃东南部、陕西南部、河南、山东、广西、广东、江西、福建、江苏、浙江等地，广西主要分布于桂林、融水、灵川、兴安、龙胜、凌云、隆林、环江、金秀等县市。

【功能与主治】

中医 舒筋散风，清热解毒，消肿止痛，强健腰膝。用于治疗感冒咳嗽，胃脘痛，风湿痹痛，跌打损伤。

瑶医 清热解毒，活血祛风，消肿止痛，强健腰膝。用于治疗哈轮怒哈（感冒咳嗽），卡西闷（胃脘痛），崩闭闷（风湿痛、类风湿性关节炎）及播冲（跌打损伤）。

【主要化学成分与药理作用】

常春藤植物茎叶中含三萜皂苷、黄酮、氨基酸、酚酸、挥发油等化合物，其中皂苷类化合物是常春藤的主要药效成分，主要包括α-常春藤素、常春藤苷C、常春藤皂苷B、常春藤萜苷D等。常春藤皂苷具有显著的生物活性，能够促进新陈代谢，调节免疫系统，有一定的抗炎、抗菌、抗病毒、抗肿瘤等作用，目前常春藤制剂在临床上被用于治疗哮喘及支气管炎等。

【代表性化学成分的结构与性质】

名称	分子式	相对分子质量	熔点/℃	性状
hederagenin3-*O*-α-L-arabinopyranoside	$C_{35}H_{56}O_8$	604	267～269	白色粉末
pulsatillasaponin A	$C_{41}H_{66}O_{12}$	750	—	白色粉末

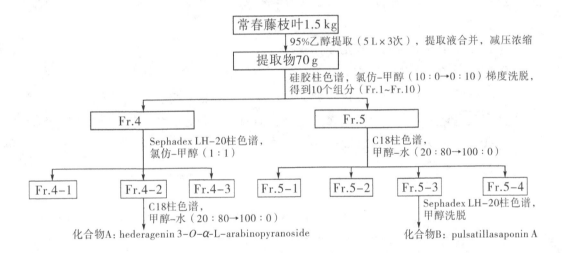

hederagenin3-*O*-α-L-arabinopyranoside化学结构式   pulsatillasaponin A化学结构式

【主要化学成分的提取分离】

常春藤枝叶1.5 kg

↓ 95%乙醇提取（5 L×3次），提取液合并，减压浓缩

提取物70 g

↓ 硅胶柱色谱，氯仿-甲醇（10∶0→0∶10）梯度洗脱，
得到10个组分（Fr.1~Fr.10）

Fr.4 ──── Fr.5

Fr.4：
Sephadex LH-20柱色谱，
氯仿-甲醇（1∶1）

Fr.5：
C18柱色谱，
甲醇-水（20∶80→100∶0）

Fr.4-1 Fr.4-2 Fr.4-3   Fr.5-1 Fr.5-2 Fr.5-3 Fr.5-4

Fr.4-2：
C18柱色谱，
甲醇-水（20∶80→100∶0）

Fr.5-3：
Sephadex LH-20柱色谱，
甲醇洗脱

化合物A：hederagenin 3-*O*-α-L-arabinopyranoside   化合物B：pulsatillasaponin A

【参考文献】

［1］Committee on Herbal Medicinal Products. Assessment report on Hedera helix L. folium［M］. Europe：European Medicines Agency, 2011：4.

［2］童星.中华常春藤中皂苷类成分和挥发油分离分析研究［D］.长沙：中南大学，2007.

［3］Chew Y L, Lim Y Y, Stanslas J, et al. Bioactivity-Guided Isolation of Anticancer Agents from Bauhinia Kockiana Korth［J］.African Journal of Traditional, Complementary and Alternative Medicines, 2014, 11（3）：291-299.

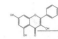

常春卫矛

【来源】本品为卫矛科植物常春卫矛*Euonymus hederaceus* Champ. ex Benth. 的干燥地上部分。

【壮药名】勾咬Gaeundaux。

【分布】分布于福建、广东、香港、广西、海南等地。

【功能与主治】

中医 补肝肾，强筋骨，活血调经，补肾安胎。用于治疗肾虚腰痛，久泻，风湿痹痛，月经不调，胎漏、胎动不安，跌打损伤。

壮医 祛风毒，除湿毒，安胎。用于治疗发旺（痹病），核尹（腰痛），肝肾虚损，胎动不安。

【主要化学成分与药理作用】

常春卫矛中含有生物碱类、萜类、黄酮类、甾体和强心苷等化学成分。常春卫矛的主要药效成分为萜类，如倍半萜类、三萜类及其衍生物。现代研究表明，常春卫矛具有活血化瘀、抗凝血、镇痛、抗炎、抑菌、抗疲劳、增强免疫等药理作用。

【代表性化学成分的结构与性质】

名称	分子式	相对分子质量	熔点/℃	性状
3β-甲氧基-齐墩果-11-酮-18-烯	$C_{31}H_{50}O_2$	454	279～280	无色针状晶体

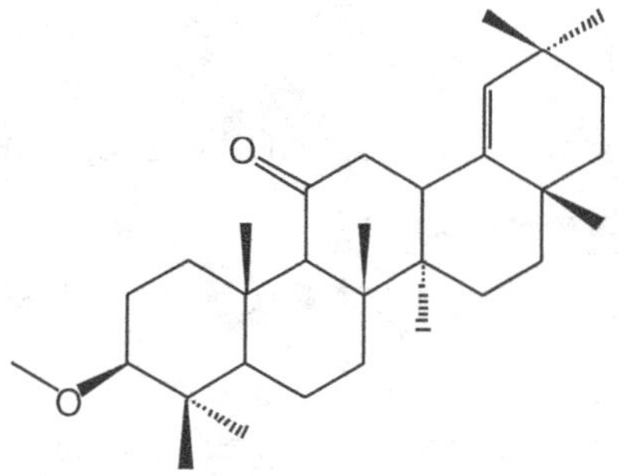

3β-甲氧基-齐墩果-11-酮-18-烯化学结构式

【主要化学成分的提取分离】

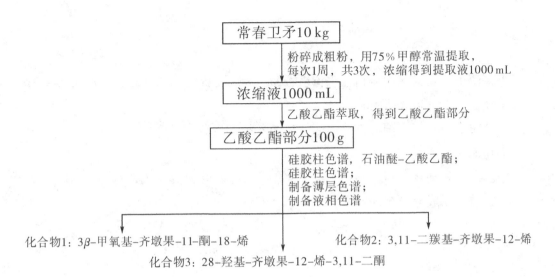

常春卫矛10 kg

粉碎成粗粉，用75%甲醇常温提取，每次1周，共3次，浓缩得到提取液1000 mL

浓缩液1000 mL

乙酸乙酯萃取，得到乙酸乙酯部分

乙酸乙酯部分100 g

硅胶柱色谱，石油醚-乙酸乙酯；
硅胶柱色谱；
制备薄层色谱；
制备液相色谱

化合物1：3β-甲氧基-齐墩果-11-酮-18-烯　　化合物2：3,11-二羰基-齐墩果-12-烯

化合物3：28-羟基-齐墩果-12-烯-3,11-二酮

【参考文献】

[1] 罗宇东，张强，蒋林，等.常春卫矛提取物体外及体内抑菌作用的试验研究 [J].中国当代医药，2014，21（18）：9-11.

[2] 吴玉强，蒋林，钟正贤，等.常春卫矛及爬行卫矛提取物止血消瘀药效研究 [J].中国实验方剂学杂志，2011，17（12）：132-134.

[3] 农毅清，蒋林，吴玉强，等.常春卫矛与爬行卫矛的镇痛抗炎作用及急性毒性研究 [J].时珍国医国药，2012，23（6）：1384-1385.

[4] 吴玉强，蒋林，钟正贤.常春卫矛与爬行卫矛提取物免疫调节抗疲劳作用对比研究 [J].时珍国医国药，2011，22（8）：1842-1843.

[5] 任宛莉，胡合娇，潘远江.常春卫矛中五环三萜成分的研究 [J].浙江大学学报（理学版），2006，33（2）：196-199.

野六谷

【来源】本品为禾本科植物薏苡*Coix lacryma-jobi* L. 的根、种仁。

【瑶药名】灭鲁Maeqcluc。

【分布】分布于全国大部分地区，广西各地均有分布。

【功能与主治】

中医　健脾利肺，清热利湿，祛风除湿。用于治疗脾虚腹泻，水肿。

【主要化学成分与药理作用】

薏苡仁中包含脂肪酸类、三萜类、甾醇类、生物碱类、多糖类等，其中薏苡仁油、薏苡仁酯及脂肪酸被认为具有抗癌和免疫调节的活性。现代研究表明，野六谷具有降血糖的作用。

【代表性化学成分的结构与性质】

名称	分子式	相对分子质量	熔点/℃	性状
6-甲氧基-苯并噁唑啉酮	$C_8H_7NO_3$	165	155～156	无色针状结晶

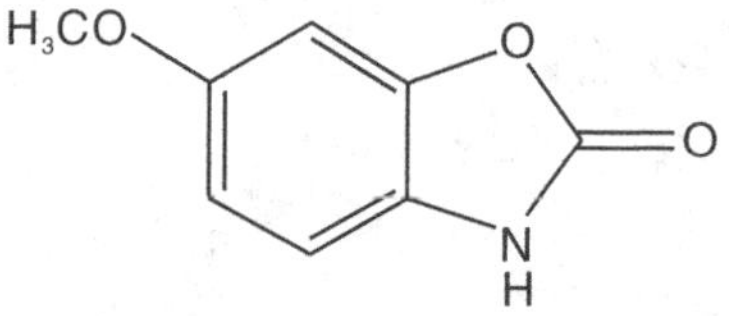

6-甲氧基-苯并噁唑啉酮化学结构式

【主要化学成分的提取分离】

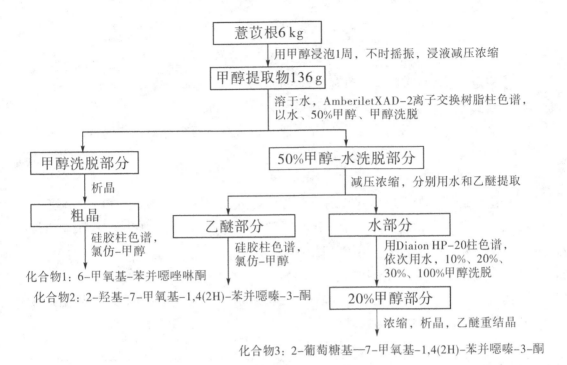

薏苡根6 kg

用甲醇浸泡1周，不时摇振，浸液减压浓缩

甲醇提取物136 g

溶于水，AmberiletXAD-2离子交换树脂柱色谱，以水、50%甲醇、甲醇洗脱

甲醇洗脱部分 / 50%甲醇-水洗脱部分

甲醇洗脱部分 —— 析晶 —— 粗晶

50%甲醇-水洗脱部分 —— 减压浓缩，分别用水和乙醚提取 —— 乙醚部分、水部分

粗晶 —— 硅胶柱色谱，氯仿-甲醇

化合物1：6-甲氧基-苯并噁唑啉酮

化合物2：2-羟基-7-甲氧基-1,4(2H)-苯并噁嗪-3-酮

乙醚部分 —— 硅胶柱色谱，氯仿-甲醇

水部分 —— 用Diaion HP-20柱色谱，依次用水，10%、20%、30%、100%甲醇洗脱 —— 20%甲醇部分 —— 浓缩，析晶，乙醚重结晶

化合物3：2-葡萄糖基—7-甲氧基-1,4(2H)-苯并噁嗪-3-酮

【参考文献】

［1］陈燕.薏苡仁有效成分的提取及分离分析［D］.贵阳：贵州大学，2010.

［2］邓时俊.薏苡根的成分［J］.国外医药：植物药分册，1982，3（5）：27-28.

野菊花

【来源】本品为菊科植物野菊*Chrysanthemum indicum* L. 的头状花序。

【壮药名】华库农。

【分布】分布于我国东北、华北、西北、华东、西南等地，广西各地均有分布。

【功能与主治】

中医 疏风清热，消肿解毒。用于治疗风热感冒，肺炎，高血压，口疮，丹毒。

壮医 清热毒，通火路。用于治疗呗脓（痈疮），呗叮（疗），火眼（急性结膜炎），巧尹（头痛），兰喯（眩晕）。

【主要化学成分与药理作用】

野菊花主要成分为萜类、挥发油、黄酮类等化合物。现代研究表明，野菊花具有抗病原微生物、降压、抑制血小板聚集、抗氧化、抗炎等药理作用。

【代表性化学成分的结构与性质】

名称	分子式	相对分子质量	熔点/℃	性状
木犀草素	$C_{15}H_{10}O_6$	286	330	黄色粉末
刺槐素	$C_{33}H_{40}O_{19}$	740	194～195	黄色粉末

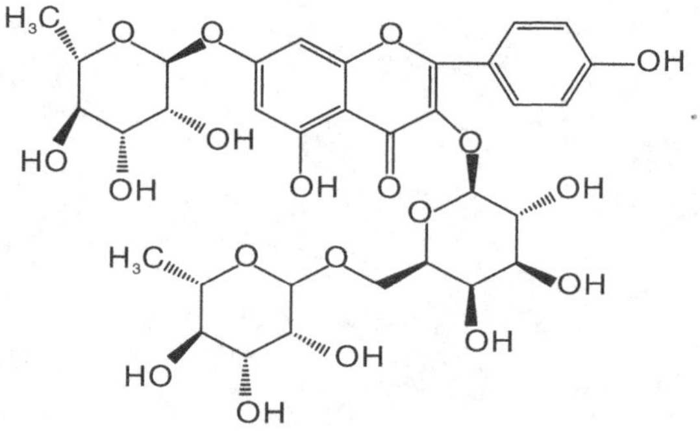

刺槐素化学结构式

【主要化学成分的提取分离】

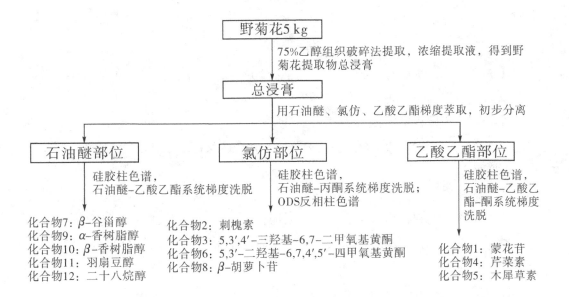

野菊花5 kg

75%乙醇组织破碎法提取，浓缩提取液，得到野菊花提取物总浸膏

总浸膏

用石油醚、氯仿、乙酸乙酯梯度萃取，初步分离

石油醚部位

硅胶柱色谱，石油醚-乙酸乙酯系统梯度洗脱

化合物7：β-谷甾醇
化合物9：α-香树脂醇
化合物10：β-香树脂醇
化合物11：羽扇豆醇
化合物12：二十八烷醇

氯仿部位

硅胶柱色谱，石油醚-丙酮系统梯度洗脱；ODS反相柱色谱

化合物2：刺槐素
化合物3：5,3',4'-三羟基-6,7-二甲氧基黄酮
化合物6：5,3'-二羟基-6,7,4',5'-四甲氧基黄酮
化合物8：β-胡萝卜苷

乙酸乙酯部位

硅胶柱色谱，石油醚-乙酸乙酯-酮系统梯度洗脱

化合物1：蒙花苷
化合物4：芹菜素
化合物5：木犀草素

【参考文献】

［1］高致明，喜进安，宋鸿雁.野菊挥发油成分研究［J］.河南农业大学学报，1997，31（4）：391-393.

［2］任爱农，王志刚，卢振初等.野菊花抑菌和抗病毒作用实验研究［J］.药物生物技术，1996，6（4）：241-244.

［3］李贵荣.野菊花多糖的提取及其对活性氧自由基的清除作用［J］.中国公共卫生，2002，18（3）：269-270.

［4］毕跃峰，潘成学，王普菊，等.野菊花化学成分的研究［J］.中国药学杂志，2009，44（12）：894-897.

蛇尾草

【来源】本品为唇形科植物水珍珠菜*Pogostemon auricularius*（L.）Hassk.的干燥全草。

【壮药名】棵良堂Goriengdangh。

【分布】分布于江西、福建、台湾、广东、广西及云南等地，除桂林外，广西其他各地均有产。

【功能与主治】

中医　解毒消肿，活血止痛。用于疮疡肿痛，湿疹，毒蛇咬伤，跌打损伤。

壮医　调气机，止疼痛，通龙路，消肿痛。用于额哈（毒蛇咬伤），呗脓（痈疽），能啥能累（湿疹），林得叮相（跌打损伤）。

【主要化学成分与药理作用】

蛇尾草中主要含有pogostemins A、pogostemins B、pogostemins C等成分。现代研究表明，蛇尾草具有镇痛、凝血、抗应激等药理活性。

【代表性化学成分的结构与性质】

名称	分子式	相对分子质量	熔点/℃	性状
pogostemins A	$C_{25}H_{36}O_3$	384	—	淡黄色无定形粉末
pogostemins B	$C_{25}H_{36}O_3$	384	—	淡黄色无定形粉末

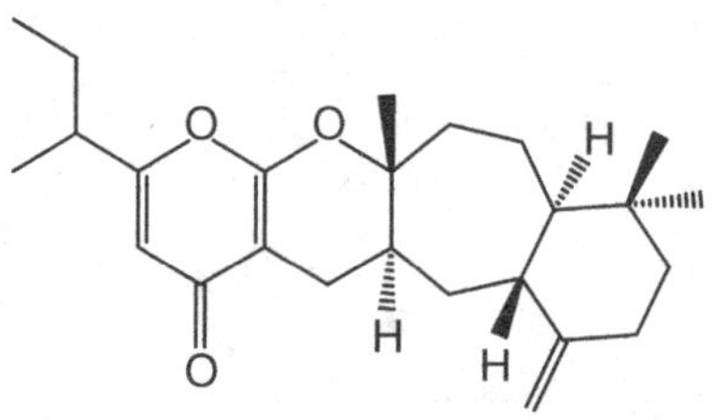

pogostemins A化学结构式

【主要化学成分的提取分离】

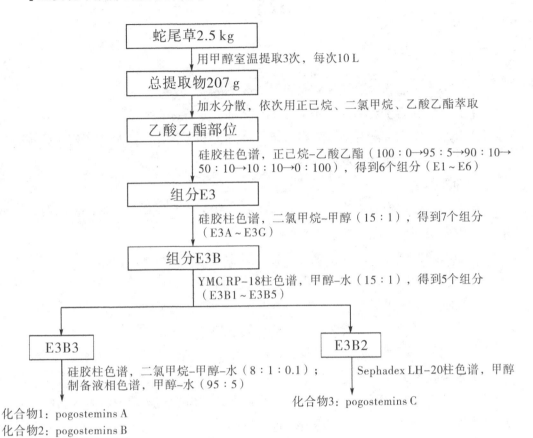

蛇尾草2.5 kg
↓ 用甲醇室温提取3次，每次10 L
总提取物207 g
↓ 加水分散，依次用正己烷、二氯甲烷、乙酸乙酯萃取
乙酸乙酯部位
↓ 硅胶柱色谱，正己烷-乙酸乙酯（100:0→95:5→90:10→50:10→10:10→0:100），得到6个组分（E1～E6）
组分E3
↓ 硅胶柱色谱，二氯甲烷-甲醇（15:1），得到7个组分（E3A～E3G）
组分E3B
↓ YMC RP-18柱色谱，甲醇-水（15:1），得到5个组分（E3B1～E3B5）

E3B3
↓ 硅胶柱色谱，二氯甲烷-甲醇-水（8:1:0.1）；制备液相色谱，甲醇-水（95:5）
化合物1：pogostemins A
化合物2：pogostemins B

E3B2
↓ Sephadex LH-20柱色谱，甲醇
化合物3：pogostemins C

【参考文献】

[1] 廖昌能.蛇尾草醇提取物对小鼠抗应激作用的实验研究 [J].右江民族医学院学报，2014，36（1）：16-18.

[2] 廖昌能.蛇尾草醇提取物镇痛及凝血作用的实验研究 [J]. 临床合理用药，2014，7（10）：53-54.

[3] 钱进.从水珍珠菜中分得有解痉作用的二萜类成分 [J].国外医药（植物药分册），1991，6（2）：77.

[4] Nguyen H T, Tran L T T, Ho D V, et al.Pogostemins A-C, three new cytotoxic meroterpenoids from Pogostemon auricularius [J].Fitoterapia, 2018（130）：100-104.

银杏叶

【来源】本品为银杏科植物银杏*Ginkgo biloba* L.的叶。

【壮、瑶药名】壮药名：盟银杏。瑶药名：别表。

【分布】全国大部分地区均有栽培，广西分布于三江、桂林、阳朔、临川、兴安、龙胜、梧州、隆林、罗城等县市。

【功能与主治】

中医 活血化瘀，通络止痛，敛肺平喘，化浊降脂。用于治疗瘀血阻络，胸痹心痛，中风偏瘫，肺虚咳喘，高脂血症。

壮医 通龙路、火路，调气道，化浊降脂。用于治疗阿闷（胸痛），心跳（心悸），麻邦（中风），埃病（咳嗽），墨病（哮喘），血压嗓（高血压病），高脂血症，屙幽脘（糖尿病）。

瑶医 益肾滋阴，涩精止带，化痰止咳，平喘，祛瘀生肌，杀虫。用于治疗支气管哮喘，慢性气管炎，肺结核，遗尿，遗精，带下，疥疮，癣症，酒渣鼻，乳痈溃烂。

【主要化学成分与药理作用】

银杏叶中含有黄酮、萜内酯、酚酸、聚异戊烯醇等化学成分，其中黄酮、萜内酯和聚异戊烯醇是银杏叶发挥独特药理活性的有效成分，用于治疗心脑血管和神经系统疾病。

【代表性化学成分的结构与性质】

名称	分子式	相对分子质量	熔点/℃	性状
银杏内酯A	$C_{20}H_{24}O_9$	408	330～332	白色针晶
白果内酯	$C_{15}H_{18}O_8$	326	300	白色粉末

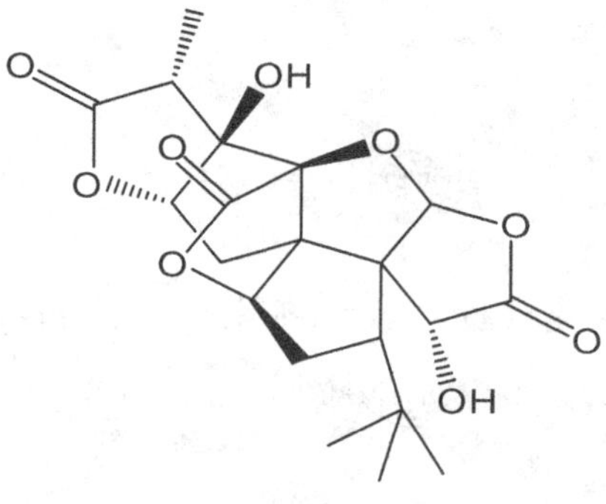

银杏内酯A化学结构式

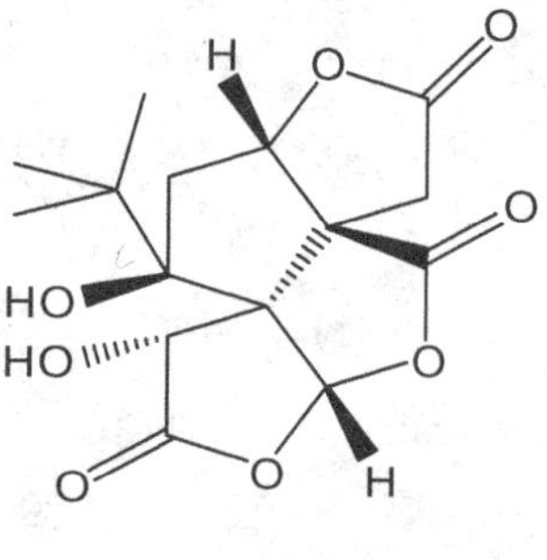

白果内酯化学结构式

【主要化学成分的提取分离】

（一）内酯类成分的提取分离

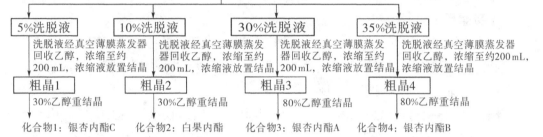

银杏叶提取物

取银杏叶提取物（萜内酯含量>6%）525 g，加乙醇1000 mL溶解，再加入水2000 mL，旋转蒸发浓缩至无乙醇味，体积约1000 mL，冷却滤过

滤液

滤液上DA201柱（柱体积为2000 mL），过柱流速应控制在每秒2～3滴，至棕色液离柱下出口约15 cm，用水洗至流出液清亮为止。分别用2000 mL 5%、10%、30%、35%的乙醇溶液梯度洗脱，分别收集其单一内酯组份洗脱液

5%洗脱液	10%洗脱液	30%洗脱液	35%洗脱液
洗脱液经真空薄膜蒸发器回收乙醇，浓缩至约200 mL，浓缩液放置结晶	洗脱液经真空薄膜蒸发器回收乙醇，浓缩至约200 mL，浓缩液放置结晶	洗脱液经真空薄膜蒸发器回收乙醇，浓缩至约200 mL，浓缩液放置结晶	洗脱液经真空薄膜蒸发器回收乙醇，浓缩至约200 mL，浓缩液放置结晶
粗晶1	粗晶2	粗晶3	粗晶4
30%乙醇重结晶	30%乙醇重结晶	80%乙醇重结晶	80%乙醇重结晶
化合物1：银杏内酯C	化合物2：白果内酯	化合物3：银杏内酯A	化合物4：银杏内酯B

（二）黄酮类成分的提取分离

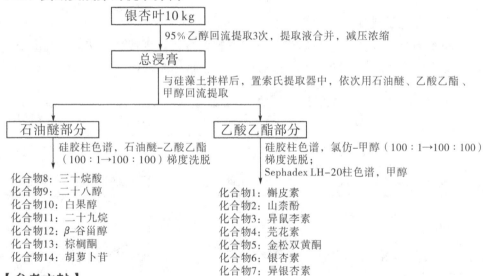

银杏叶10 kg

95%乙醇回流提取3次，提取液合并，减压浓缩

总浸膏

与硅藻土拌样后，置索氏提取器中，依次用石油醚、乙酸乙酯、甲醇回流提取

石油醚部分

硅胶柱色谱，石油醚-乙酸乙酯（100：1→100：100）梯度洗脱

化合物8：三十烷酸
化合物9：二十八醇
化合物10：白果醇
化合物11：二十九烷
化合物12：β-谷甾醇
化合物13：棕榈酮
化合物14：胡萝卜苷

乙酸乙酯部分

硅胶柱色谱，氯仿-甲醇（100：1→100：100）梯度洗脱；
Sephadex LH-20柱色谱，甲醇

化合物1：槲皮素
化合物2：山柰酚
化合物3：异鼠李素
化合物4：芫花素
化合物5：金松双黄酮
化合物6：银杏素
化合物7：异银杏素

【参考文献】

［1］楼凤昌，凌娅，唐于平.银杏萜内酯的分离、纯化和结构鉴定［J］.中国天然药物，2004，2（1）：11-15.

［2］孙磊，李春斌，范圣第.银杏叶聚异戊烯醇类化合物的制备于分析［J］.时珍国医国药，2006，17（12）：2528-2529.

［3］何珺，何照范，张勇民，等.DA201型大孔吸附树脂分离银杏叶提取物中银杏内酯A、B、C和白果内酯的研究［J］.中草药，2004，35（12）：1359-1360.

［4］唐于平，楼凤昌，王景华，等.银杏叶中黄酮类成分的研究［J］.中国药学杂志，2001，36（4）：15-17.

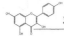

甜茶

【来源】本品为蔷薇科植物甜茶*Rubus chingii var.suavissimus*（S.Lee）L.T.Lu 的叶。

【壮、瑶药名】壮药名：茶完。瑶药名：甘茶。

【分布】分布于广西、广东北部连州地区。

【功能与主治】

中医 清热，润肺，祛痰，止咳。用于治疗痰多咳嗽，或作甜味剂。

壮医 解热毒，通龙路，调气道、水道。用于治疗瘴病，屙幽脘（糖尿病），血压嗓（高血压病），肉扭（淋证）。

瑶医 清热解毒，清肺，补益，利尿消肿，止痛，收敛，活血疏风。用于发热咳嗽，咽喉肿痛，小儿消化不良，无名肿毒，毒蛇咬伤，糖尿病，肾炎，小便不利，风湿骨痛，肠胃炎，痢疾，高血压病，酒精中毒。

【主要化学成分与药理作用】

甜茶中含有甜茶苷、二萜苷、黄酮类等化合物。现代研究表明，甜茶具有抗氧化、抗过敏、抗肿瘤、降血糖、降血压、降血脂等药理作用。

【代表性化学成分的结构与性质】

名称	分子式	相对分子质量	熔点/℃	性状
甜茶苷	$C_{32}H_{50}O_{13}$	642	176～179	白色柱晶
金丝桃苷	$C_{21}H_{20}O_{12}$	464	227～230	浅黄色针晶

甜茶苷化学结构式

金丝桃苷化学结构式

【主要化学成分的提取分离】

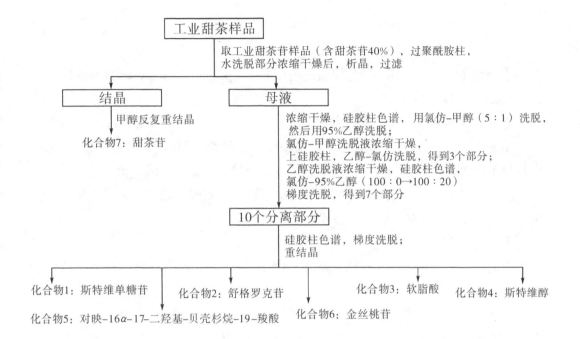

【参考文献】

[1] 吴金娇, 陈全斌. 甜茶甙甜味特性的研究 [J]. 饮料工业, 2008, 11 (9): 14-15.

[2] 滕昭玉, 崔紫姣, 杜莹, 等. 甜茶总多酚的纯化及其抗氧化活性 [J]. 安徽农业科学, 2016, 44 (1): 36-39.

[3] 杜晋伟, 杨敬芝, 张东明. 甜茶叶的化学成分研究 [J]. 中草药, 2007, 38 (3): 346-348.

[4] 陈全斌, 马俊飞, 薛茗月. 甜茶叶化学成分研究 [J]. 林业科技, 2012, 37 (2): 43-46.

甜茶藤

【来源】本品为葡萄科植物显齿蛇葡萄*Ampelopsis grossedentata*（Hand.–Mazz.）W.T.Wang的干燥地上部分。

【壮、瑶药名】壮药名：茶完Cazvan。瑶药名：甘茶美Gaamhzahhmei。

【分布】分布于广西、云南、广东、福建、江西、湖南、贵州、湖北等地，广西分布于南宁、全州、兴安、永福、龙胜、资源、平乐、荔浦、梧州、岑溪、上思、东兴、灵山、贵港、平南、靖西、田林、隆林、贺州、昭平、富川、南丹、天峨、巴马、宜州、金秀、宁明、龙州等县市。

【功能与主治】

中医 清热解毒用于治疗感冒发热，咽喉肿痛，黄疸型肝炎，痈疮疖肿，皮肤过敏，疥疮癣症。

壮医 清热毒，除湿毒，调气道、谷道。用于治疗能蚌（黄疸），贫痧（感冒），货烟妈（咽痛），火眼（急性结膜炎），呗脓（痈疮），狠尹（疮疖）。

【主要化学成分与药理作用】

显齿蛇葡萄含有黄酮类、酚类、甾体类、多糖类、挥发油类等多种化学成分，其中二氢杨梅素为主要的有效成分，且含量高。现代研究表明，显齿蛇葡萄药理作用广泛，包括抗氧化、抑菌、抗炎镇痛、抗癌、抗病毒、降血脂、降血糖、保肝以及增强免疫等作用。

【代表性化学成分的结构与性质】

名称	分子式	相对分子质量	熔点/℃	性状
二氢杨梅素	$C_{15}H_{12}O_8$	320	237～239	白色粉末
杨梅素	$C_{15}H_{10}O_8$	318	>300	淡黄色粉末

二氢杨梅素化学结构式

杨梅素化学结构式

【主要化学成分的提取分离】

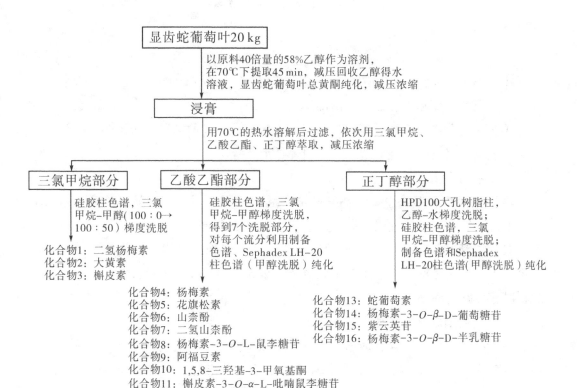

显齿蛇葡萄叶20 kg

以原料40倍量的58%乙醇作为溶剂，
在70℃下提取45 min，减压回收乙醇得水
溶液，显齿蛇葡萄叶总黄酮纯化，减压浓缩

浸膏

用70℃的热水溶解后过滤，依次用三氯甲烷、
乙酸乙酯、正丁醇萃取，减压浓缩

三氯甲烷部分

硅胶柱色谱，三氯
甲烷-甲醇(100:0→
100:50) 梯度洗脱

化合物1：二氢杨梅素
化合物2：大黄素
化合物3：槲皮素

乙酸乙酯部分

硅胶柱色谱，三氯
甲烷-甲醇梯度洗脱，
得到7个洗脱部分，
对每个流分利用制备
色谱、Sephadex LH-20
柱色谱（甲醇洗脱）纯化

化合物4：杨梅素
化合物5：花旗松素
化合物6：山柰酚
化合物7：二氢山柰酚
化合物8：杨梅素-3-O-L-鼠李糖苷
化合物9：阿福豆素
化合物10：1,5,8-三羟基-3-甲氧基酮
化合物11：槲皮素-3-O-α-L-吡喃鼠李糖苷
化合物12：杨梅素-3'-O-β-D-吡喃木糖苷

正丁醇部分

HPD100大孔树脂柱，
乙醇-水梯度洗脱；
硅胶柱色谱，三氯
甲烷-甲醇梯度洗脱；
制备色谱和Sephadex
LH-20柱色谱（甲醇洗脱）纯化

化合物13：蛇葡萄素
化合物14：杨梅素-3-O-β-D-葡萄糖苷
化合物15：紫云英苷
化合物16：杨梅素-3-O-β-D-半乳糖苷

【参考文献】

［1］广西壮族自治区食品药品监督管理局.广西壮族自治区壮药质量标准：第一卷
（2008年版）［S］.南宁：广西科学技术出版社，2008.

［2］覃迅云，罗金裕，高志刚.中国瑶药学［M］.北京：民族出版社，2002.

［3］刘慧颖，崔秀明，刘迪秋，等.显齿蛇葡萄的化学成分及药理作用研究进展
［J］.安徽农业科学，2016，44（27）：135-138.

［4］付明，黎晓英，王登宇，等.显齿蛇葡萄叶中黄酮类化合物的研究［J］.中国药
学杂志，2015，50（7）：574-578.

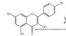

甜叶冷水花

【来源】本品为荨麻科植物粗齿冷水花*Pilea sinofasciata* C.J.Chen的干燥全草。

【壮药名】盟耐忍Mbawndaijraemx。

【分布】分布于广西、贵州、四川、云南等地，广西主要分布于柳城、融水、桂林、全州、兴安、龙胜、贺州、龙州等县市。

【功能与主治】

中医 清热利湿，退黄，消肿散结，健脾和胃。用于治疗湿热黄疸，赤白带下，淋浊，尿血，小儿发热，疟疾，消化不良，跌打损伤，外伤。

壮医 清热毒，除湿毒，消肿痛，调谷道。用于治疗能蚌（黄疸），隆白呆（带下），肉扭（淋证），幽嘞（尿血），小儿发热，瘴病（疟疾），消化不良，林得叮相（跌打损伤）。

【主要化学成分与药理作用】

甜叶冷水花中主要含有多糖、皂苷、多肽、鞣质、有机酸、香豆素、黄酮类、挥发油等多种化学成分，其中倍半萜烯是甜叶冷水花的指标性成分。现代研究表明，甜叶冷水花具有抗炎、镇痛等药理活性。

【代表性化学成分的结构与性质】

名称	分子式	相对分子质量	熔点/℃	性状
3-*O*-β-D-吡喃木糖基(1→2)-β-D-吡喃葡萄糖-齐墩果酸-28-*O*-β-D-吡喃葡萄糖酯苷	$C_{46}H_{70}O_{10}$	782	—	白色粉末

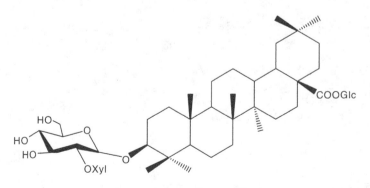

3-*O*-β-D-吡喃木糖基(1→2)-β-D-吡喃葡萄糖-齐墩果酸-28-*O*-β-D-吡喃葡萄糖酯苷

化学结构式

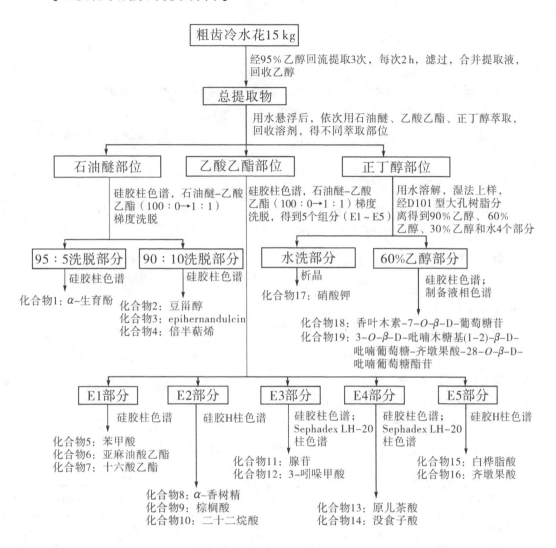

【主要化学成分的提取分离】

粗齿冷水花15 kg

经95%乙醇回流提取3次，每次2 h，滤过，合并提取液，回收乙醇

总提取物

用水悬浮后，依次用石油醚、乙酸乙酯、正丁醇萃取，回收溶剂，得不同萃取部位

石油醚部位 / 乙酸乙酯部位 / 正丁醇部位

石油醚部位：硅胶柱色谱，石油醚-乙酸乙酯（100:0→1:1）梯度洗脱

乙酸乙酯部位：硅胶柱色谱，石油醚-乙酸乙酯（100:0→1:1）梯度洗脱，得到5个组分（E1~E5）

正丁醇部位：用水溶解，湿法上样，经D101型大孔树脂分离得到90%乙醇、60%乙醇、30%乙醇和水4个部分

95:5洗脱部分 / 90:10洗脱部分 / 水洗部分 / 60%乙醇部分

95:5洗脱部分：硅胶柱色谱
化合物1：α-生育酚

90:10洗脱部分：硅胶柱色谱
化合物2：豆甾醇
化合物3：epihernandulcin
化合物4：倍半萜烯

水洗部分：析晶
化合物17：硝酸钾

60%乙醇部分：硅胶柱色谱；制备液相色谱
化合物18：香叶木素-7-O-β-D-葡萄糖苷
化合物19：3-O-β-D-吡喃木糖基(1-2)-β-D-吡喃葡萄糖-齐墩果酸-28-O-β-D-吡喃葡萄糖酯苷

E1部分 / E2部分 / E3部分 / E4部分 / E5部分

E1部分：硅胶柱色谱
化合物5：苯甲酸
化合物6：亚麻油酸乙酯
化合物7：十六酸乙酯

E2部分：硅胶H柱色谱
化合物8：α-香树精
化合物9：棕榈酸
化合物10：二十二烷酸

E3部分：硅胶柱色谱；Sephadex LH-20柱色谱
化合物11：腺苷
化合物12：3-吲哚甲酸
化合物13：原儿茶酸
化合物14：没食子酸

E4部分：硅胶柱色谱；Sephadex LH-20柱色谱

E5部分：硅胶H柱色谱
化合物15：白桦脂酸
化合物16：齐墩果酸

【参考文献】

[1] 牛延慧，梁志远，甘秀海.贵州三种冷水花化学成分预实验研究 [J].贵州师范学院学报，2010，26（3）：26-28.

[2] 黄艳，武旭，陈明生，等.粗齿冷水花乙酸乙酯部位的抗炎镇痛作用研究 [J].中医药导报，2017，23（22）：29-32.

[3] 武旭，柴玲，黄艳，等.粗齿冷水花药材的薄层鉴别研究 [J].现代中药研究与实践，2016，30（1）：17-20.

[4] 黄艳，武旭，文建文，等.粗齿冷水花的化学成分研究 [J].中草药，2016，47（18）：3159-3163.

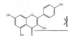

假蒟

【**来源**】本品为胡椒科植物假蒟*Piper sarmentosum* Roxb.的干燥地上部分。

【**壮、瑶药名**】壮药名：碰办。瑶药名：丢棒咪。

【**分布**】分布于福建、广东、海南、广西、贵州及西藏南部等地，广西各地均有分布。

【**功能与主治**】

中医　温中散寒，祛风利湿，消肿止痛。用于治疗胃腹寒痛，风寒咳嗽，水肿，痢疾，牙痛，风湿骨痛，跌打损伤。

壮医　散寒毒，消肿痛，调谷道、气道。用于治疗胴尹（腹痛），埃病（咳嗽），笨浮（水肿），阿意咪（痢疾），诺嚎哒（牙周炎），发旺（痹病），林得叮相（跌打损伤）。

瑶医　行气止痛，祛风除湿，活血消肿，化痰止咳，食滞。用于治疗产后肾炎水肿，脚气浮肿，胃寒腹痛，风寒咳嗽，疝气痛，牙痛，食欲不振，产后风寒，风湿性关节炎，风湿骨痛。

【**主要化学成分与药理作用**】

假蒟主要含有木质素类、黄酮类、酚类、核苷类等化合物。现代研究表明，假蒟具有抗菌、抗病毒、抗肿瘤、抗炎、抗疟、抗结核等药理作用。

【**代表性化学成分的结构与性质**】

名称	分子式	相对分子质量	熔点/℃	性状
胡椒碱	$C_{17}H_{19}NO_3$	285	131～135	淡黄色粉末

胡椒碱化学结构式

【主要化学成分的提取分离】

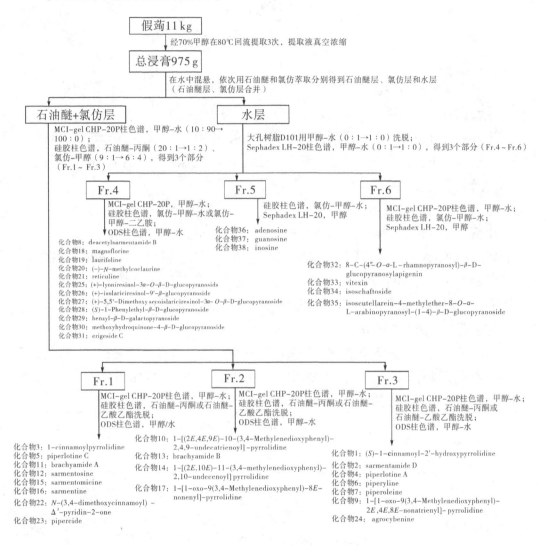

假蒟11kg
↓ 经70%甲醇在80℃回流提取3次，提取液真空浓缩
总浸膏975g
↓ 在水中混悬，依次用石油醚和氯仿萃取分别得到石油醚层、氯仿层和水层
（石油醚层、氯仿层合并）

石油醚+氯仿层
MCI-gel CHP-20P柱色谱，甲醇-水（10:90→100:0）；
硅胶柱色谱，石油醚-丙酮（20:1→1:2）、氯仿-甲醇（9:1→6:4），得到3个部分（Fr.1～Fr.3）

水层
大孔树脂D101用甲醇-水（0:1→1:0）洗脱；
Sephadex LH-20柱色谱，甲醇-水（0:1→1:0），得到3个部分（Fr.4～Fr.6）

Fr.4
MCI-gel CHP-20P，甲醇-水；
硅胶柱色谱，氯仿-甲醇-水或氯仿-甲醇-二乙胺；
ODS柱色谱，甲醇-水

化合物8: deacetylsarmentamide B
化合物18: magnoflorine
化合物19: laurifoline
化合物20: (-)-N-methylcoclaurine
化合物21: reticuline
化合物25: (+)-lyoniresinol-3α-O-β-D-glucopyranosids
化合物26: (+)-isolariciresinol-9'-β-glucopyranoside
化合物27: (+)-5,5'-Dimethoxy secoisolariciresinol-3α-O-β-D-glucopyranoside
化合物28: (S)-1-Phenylethyl-β-D-glucopyranoside
化合物29: benzyl-β-D-galactopyranoside
化合物30: methoxyhydroquinone-4-β-D-glucopyranoside
化合物31: erigeside C

Fr.5
硅胶柱色谱，氯仿-甲醇-水；
Sephadex LH-20，甲醇

化合物36: adenosine
化合物37: guanosine
化合物38: inosine

Fr.6
MCI-gel CHP-20P柱色谱，甲醇-水；
硅胶柱色谱，氯仿-甲醇-水；
Sephadex LH-20，甲醇

化合物32: 8-C-(4″-O-α-L-rhamnopyranosyl)-β-D-glucopyranosylapigenin
化合物33: vitexin
化合物34: isoschaftoside
化合物35: isoscutellarein-4-methylether-8-O-α-L-arabinopyranosyl-(1-4)-β-D-glucopyranoside

Fr.1
MCI-gel CHP-20P柱色谱，甲醇-水；
硅胶柱色谱，石油醚-丙酮或石油醚-乙酸乙酯洗脱；
ODS柱色谱，甲醇/水

化合物3: 1-cinnamoylpyrrolidine
化合物5: piperlotine C
化合物11: brachyamide A
化合物12: sarmentosine
化合物15: sarmentomicine
化合物16: sarmentine
化合物22: N-(3,4-dimethoxycinnamoyl)-Δ³-pyridin-2-one
化合物23: pipercide

Fr.2
MCI-gel CHP-20P柱色谱，甲醇-水；
硅胶柱色谱，石油醚-丙酮或石油醚-乙酸乙酯洗脱；
ODS柱色谱，甲醇-水

化合物10: 1-[(2E,4E,9E)-10-(3,4-Methylenedioxyphenyl)-2,4,9-undecatrienoyl]-pyrrolidine
化合物13: brachyamide B
化合物14: 1-[(2E,10E)-11-(3,4-methylenedioxyphenyl)-2,10-undecenoyl] pyrrolidine
化合物17: 1-[1-oxo-9(3,4-Methylenedioxyphenyl)-8E-nonenyl]-pyrrolidine

Fr.3
MCI-gel CHP-20P柱色谱，甲醇-水；
硅胶柱色谱，石油醚-丙酮或石油醚-乙酸乙酯洗脱；
ODS柱色谱，甲醇-水

化合物1: (S)-1-cinnamoyl-2'-hydroxypyrrolidine
化合物2: sarmentamide D
化合物4: piperlotine A
化合物6: piperyline
化合物7: piperoleine
化合物9: 1-[1-oxo-9(3,4-Methylenedioxyphenyl)-2E,4E,8E-nonatrienyl]-pyrrolidine
化合物24: agrocybenine

【参考文献】

[1] Rukachaisirikul T, Siriwattanakit P, Sukcharoenphol K, et al. Chemical constituents and bioactivity of Piper sarmentosum [J]. Journal of Ethnopharmacology, 2004, 93: 173-176.

[2] 冯岗，袁恩林，张静. 假蒟中胡椒碱的分离鉴定及杀虫活性研究 [J]. 热带作物学报，2013, 34（11）：2246-2250.

[3] 刘方芳. 假蒟的化学成分及抗真菌活性研究 [D]. 昆明：云南中医学院，2015.

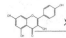

假鹰爪

【来源】本品为番荔枝科植物假鹰爪*Desmos chinensis* Lour.的干燥全株。

【壮药名】棵漏挪。

【分布】分布于广东、广西、四川和云南等地，广西主要分布于南宁、柳州、桂林、梧州、藤县、钦州、贵港、平南、桂平、玉林、陆川、博白、北流、百色、西林、河池、扶绥、龙州、大新、天等等县市。

【功能与主治】

中医　祛风利湿，化瘀止痛，健脾和胃，截疟杀虫。用于治疗风湿痹痛，产后瘀滞腹痛，水肿，泄泻，完谷不化，脘腹胀痛，疟疾，风疹，跌打损伤，疥癣，烂脚。

壮医　祛风毒，除湿毒，消肿痛，杀虫止痒。用于治疗发旺（痹病），笨浮（水肿），产后腹痛，林得叮相（跌打损伤），麦蛮（风疹），痂（癣）。

【主要化学成分与药理作用】

假鹰爪主要含有黄酮类成分，如假鹰爪黄酮、假鹰爪双氢黄酮Ⅱ等。现代研究表明，假鹰爪具有抗疟、杀菌、抗风湿、抗癫痫、镇痛等药理作用。

【代表性化学成分的结构与性质】

名称	分子式	相对分子质量	熔点/℃	性状
黄芩素–7–甲醚	$C_{16}H_{12}O_5$	284	218～220	淡黄色针晶

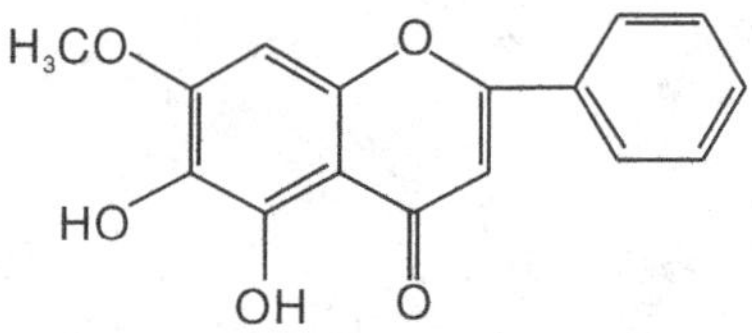

黄芩素–7–甲醚化学结构式

【主要化学成分的提取分离】

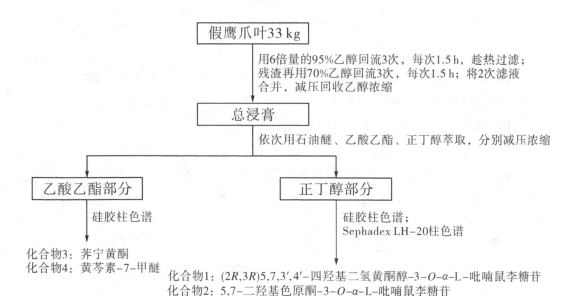

假鹰爪叶33 kg

用6倍量的95%乙醇回流3次，每次1.5 h，趁热过滤；
残渣再用70%乙醇回流3次，每次1.5 h；将2次滤液
合并，减压回收乙醇浓缩

总浸膏

依次用石油醚、乙酸乙酯、正丁醇萃取，分别减压浓缩

乙酸乙酯部分

硅胶柱色谱

化合物3：荞宁黄酮
化合物4：黄芩素-7-甲醚

正丁醇部分

硅胶柱色谱；
Sephadex LH-20柱色谱

化合物1：(2R,3R)5,7,3′,4′-四羟基二氢黄酮醇-3-O-α-L-吡喃鼠李糖苷
化合物2：5,7-二羟基色原酮-3-O-α-L-吡喃鼠李糖苷

【参考文献】

[1] 吴征镒.新华本草纲要 [M].上海：上海科技出版社，1988：97-98.

[2] 廖时萱，韩公羽，张蕴茹，等.假鹰爪根化学成分的研究 [J].药学学报，
    1989，24（2）：110-113.

[3] 郝小燕，商立坚，郝小江.假鹰爪的黄酮成分研究 [J].云南植物研究，1993，
    15（3）：295-298.

[4] 施敏锋，潘勤，闵知大.假鹰爪叶的化学成分研究 [J].中国药科大学学报，
    2003，34（6）：503-505.

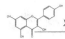
盘龙参

【来源】本品为兰科植物绶草*Spiranthes sinensis*（Pers.）Ames的干燥全草。

【壮、瑶药名】壮药名：哈参Hazcinh。瑶药名：切乱咪 Ciehnzunxmiev。

【分布】分布于全国各地，广西各地均有分布。

【功能与主治】

中医 益气养阴，清热解毒，润肺止咳。用于治疗病后虚弱，阴虚内热，咳嗽吐血，头晕，腰痛酸软，糖尿病，遗精，淋浊带下，咽喉肿痛，毒蛇咬伤，烧烫伤，疮疡痈肿。

壮医 通气道，清热毒，止咳化痰，消肿散结。用于治疗埃病（咳嗽），陆裂（咳血），钵农（肺结核），唪疳（疳积），额哈（毒蛇咬伤），呗脓（痈疮），货烟妈（咽痛），小儿夏季发热。

【主要化学成分与药理作用】

绶草中含有黄酮类、鞣质、有机酸类和酚类化合物，以二氢菲类和黄酮类化合物为主。现代研究表明，盘龙参具有控制糖尿病、治疗呼吸系统疾病、抗病毒以及抗肿瘤的药理作用。

【代表性化学成分的结构与性质】

名称	分子式	相对分子质量	熔点/℃	性状
spiranthesphenanthrene A	$C_{20}H_{22}O_3$	310	—	紫红色无定形固体
spiranthesphenanthrene B	$C_{21}H_{22}O_3$	322	—	黄色无定形粉末

spiranthesphenanthrene A 化学结构式

spiranthesphenanthrene B 化学结构式

【主要化学成分的提取分离】

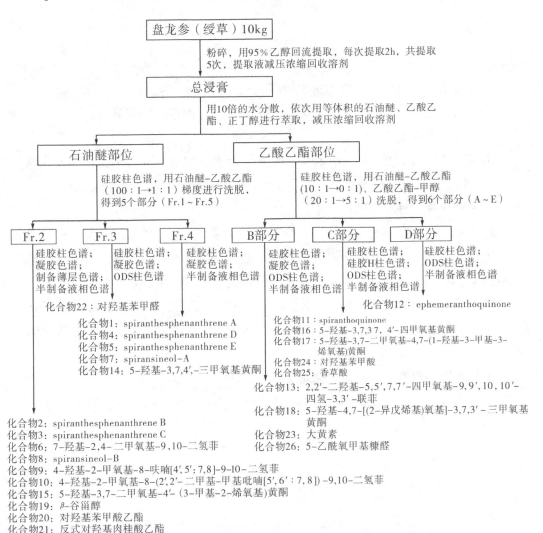

盘龙参（绶草）10kg

粉碎，用95％乙醇回流提取，每次提取2h，共提取5次，提取液减压浓缩回收溶剂

总浸膏

用10倍的水分散，依次用等体积的石油醚、乙酸乙酯、正丁醇进行萃取，减压浓缩回收溶剂

石油醚部位

硅胶柱色谱，用石油醚-乙酸乙酯（100：1→1：1）梯度进行洗脱，得到5个部分（Fr.1~Fr.5）

乙酸乙酯部位

硅胶柱色谱，用石油醚-乙酸乙酯（10：1→0：1）、乙酸乙酯-甲醇（20：1→5：1）洗脱，得到6个部分（A~E）

Fr.2

硅胶柱色谱；凝胶色谱；制备薄层色谱；半制备液相色谱

Fr.3

硅胶柱色谱；凝胶色谱；ODS柱色谱

Fr.4

硅胶柱色谱；凝胶色谱；半制备液相色谱

B部分

硅胶柱色谱；凝胶色谱；ODS柱色谱；半制备液相色谱

C部分

硅胶柱色谱；硅胶H柱色谱；ODS柱色谱；半制备液相色谱

D部分

硅胶柱色谱；ODS柱色谱；半制备液相色谱

化合物22：对羟基苯甲醛

化合物12：ephemeranthoquinone

化合物1：spiranthesphenanthrene A
化合物4：spiranthesphenanthrene D
化合物5：spiranthesphenanthrene E
化合物7：spiransineol-A
化合物14：5-羟基-3,7,4'-三甲氧基黄酮

化合物11：spiranthoquinone
化合物16：5-羟基-3,7,37,4'-四甲氧基黄酮
化合物17：5-羟基-3,7-二甲氧基-4,7-(1-羟基-3-甲基-3-烯氧基)黄酮
化合物24：对羟基苯甲酸
化合物25：香草酸

化合物13：2,2'-二羟基-5,5',7,7'-四甲氧基-9,9',10,10'-四氢-3,3'-联菲
化合物18：5-羟基-4,7-[(2-异戊烯基)氧基]-3,7,3'-三甲氧基黄酮
化合物23：大黄素
化合物26：5-乙酰氧基甲基糠醛

化合物2：spiranthesphenanthrene B
化合物3：spiranthesphenanthrene C
化合物6：7-羟基-2,4-二甲氧基-9,10-二氢菲
化合物8：spiransineol-B
化合物9：4-羟基-2-甲氧基-8-呋喃[4',5'：7,8]-9-10-二氢菲
化合物10：4-羟基-2-甲氧基-8-(2',2'-二甲基-甲基吡喃[5',6'：7,8])-9,10-二氢菲
化合物15：5-羟基-3,7-二甲氧基-4'-（3-甲基-2-烯氧基)黄酮
化合物19：β-谷甾醇
化合物20：对羟基苯甲酸乙酯
化合物21：反式对羟基肉桂酸乙酯

【参考文献】

［1］广西壮族自治区食品药品监督管理局.广西壮族自治区壮药质量标准：第一卷（2008年版）［S］.南宁：广西科学技术出版社，2008.

［2］覃迅云，罗金裕，高志刚.中国瑶药学［M］.北京：民族出版社，2002.

［3］严鑫.绶草石油醚和乙酸乙酯部位化学成分及肿瘤细胞毒活性研究［D］.扬州：扬州大学，2018.

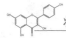

猪殃殃

【来源】本品为茜草科植物猪殃殃*Galium spurium* L.的全草。

【分布】我国除海南及南海诸岛外均有分布，广西各地均有分布。

【功能与主治】

中医 清热，消炎，解毒，利胆。用于治疗感冒发热，牙龈出血，伤口化脓，疥癣，风湿跌打疼痛，伤风发热，尿路感染，慢性白血病等。

【主要化学成分与药理作用】

猪殃殃含有挥发油类、黄酮类、酚酸类、蒽醌类、生物碱类、萜类、甾体类等化合物，其中酚酸类成分有对羟基苯乙酮、香草酸、对羟基桂皮酸、3,4-二羟基苯甲酸、没食子酸、4-羟基古柯间二酸等，黄酮类成分有柯伊利素、芹菜素、木犀草素、槲皮素、芹菜素-7-*O*-β-D-葡萄糖苷、柯伊利素-7-*O*-β-D-吡喃葡萄糖苷、木樨草素-4′-*O*-β-D-葡萄糖苷等。现代研究表明，猪殃殃具有抗氧化、抗肿瘤、抗菌、抗病毒等药理作用。

【代表性化学成分的结构与性质】

名称	分子式	相对分子质量	熔点/℃	性状
柯伊利素-7-*O*-β-D-吡喃葡萄糖苷	$C_{22}H_{22}O_{11}$	462	—	黄色粉末

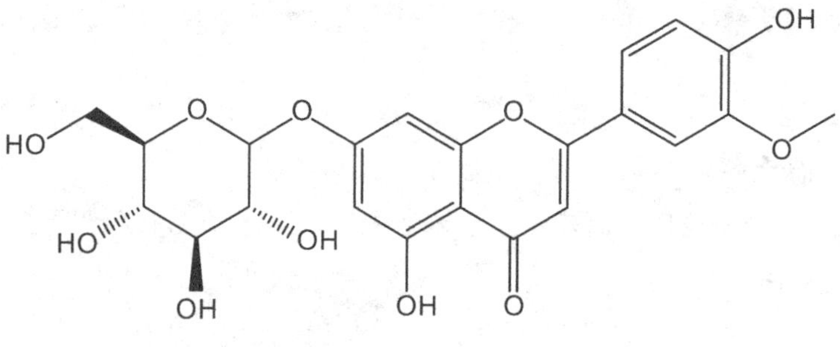

柯伊利素-7-*O*-β-D-吡喃葡萄糖苷的化学结构

【主要化学成分的提取分离】

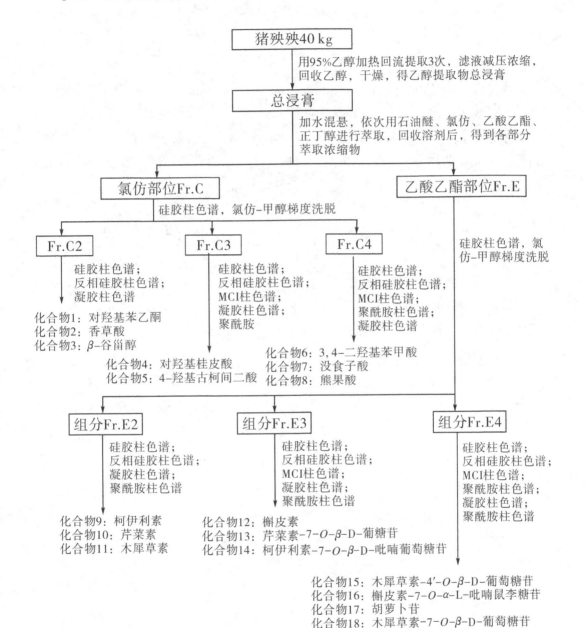

猪殃殃40 kg

用95%乙醇加热回流提取3次，滤液减压浓缩，回收乙醇，干燥，得乙醇提取物总浸膏

总浸膏

加水混悬，依次用石油醚、氯仿、乙酸乙酯、正丁醇进行萃取，回收溶剂后，得到各部分萃取浓缩物

氯仿部位Fr.C ｜ **乙酸乙酯部位Fr.E**

硅胶柱色谱，氯仿-甲醇梯度洗脱

Fr.C2 ｜ **Fr.C3** ｜ **Fr.C4**

硅胶柱色谱，氯仿-甲醇梯度洗脱

Fr.C2：
硅胶柱色谱；
反相硅胶柱色谱；
凝胶柱色谱

化合物1：对羟基苯乙酮
化合物2：香草酸
化合物3：β-谷甾醇

Fr.C3：
硅胶柱色谱；
反相硅胶柱色谱；
MCI柱色谱；
凝胶柱色谱；
聚酰胺

化合物4：对羟基桂皮酸
化合物5：4-羟基古柯间二酸

Fr.C4：
硅胶柱色谱；
反相硅胶柱色谱；
MCI柱色谱；
聚酰胺柱色谱；
凝胶柱色谱

化合物6：3,4-二羟基苯甲酸
化合物7：没食子酸
化合物8：熊果酸

组分Fr.E2 ｜ **组分Fr.E3** ｜ **组分Fr.E4**

组分Fr.E2：
硅胶柱色谱；
反相硅胶柱色谱；
凝胶柱色谱；
聚酰胺柱色谱

化合物9：柯伊利素
化合物10：芹菜素
化合物11：木犀草素

组分Fr.E3：
硅胶柱色谱；
反相硅胶柱色谱；
MCI柱色谱；
凝胶柱色谱；
聚酰胺柱色谱

化合物12：槲皮素
化合物13：芹菜素-7-O-β-D-葡糖苷
化合物14：柯伊利素-7-O-β-D-吡喃葡萄糖苷

组分Fr.E4：
硅胶柱色谱；
反相硅胶柱色谱；
MCI柱色谱；
聚酰胺柱色谱；
凝胶柱色谱；
聚酰胺柱色谱

化合物15：木犀草素-4'-O-β-D-葡萄糖苷
化合物16：槲皮素-7-O-α-L-吡喃鼠李糖苷
化合物17：胡萝卜苷
化合物18：木犀草素-7-O-β-D-葡萄糖苷

【参考文献】

［1］张小慧，刘亚君，刘文文，等.猪殃殃的研究进展［J］.江西科技师范大学学报，2016（6）：70-75.

［2］蔡小梅.猪殃殃化学成分的研究［D］.贵阳：贵州大学，2009.

猪屎豆

【来源】本品为豆科植物大猪屎豆*Crotalaria assamica* Benth.的根、茎、叶。

【瑶药名】铜麻铃咪Domhmahlinghmiev。

【分布】分布于广东、云南、贵州等地，广西主要分布于南宁、平乐、苍梧、藤县、岑溪、防城港、上思、平南、博白、北流、百色、平果、德保、靖西、那坡、凌云、隆林、天峨、金秀、龙州、天等等县市。

【功能与主治】

中医 清热解毒，止血消肿，凉血降压，利水。用于治疗风湿性骨痛，黄疸型肝炎等。

【主要化学成分与药理作用】

大猪屎豆含有生物碱、鞣质、有机酸类、黄酮类、酚类、香豆素类、三萜类、植物甾醇类等，其中黄酮类成分具有明显的抗炎作用。

【代表性化学成分的结构与性质】

名称	分子式	相对分子质量	熔点/℃	性状
花旗松素	$C_{15}H_{12}O_7$	304	239～240	淡黄色粉末
柚皮素	$C_{15}H_{12}O_5$	272	247～250	淡黄色粉末

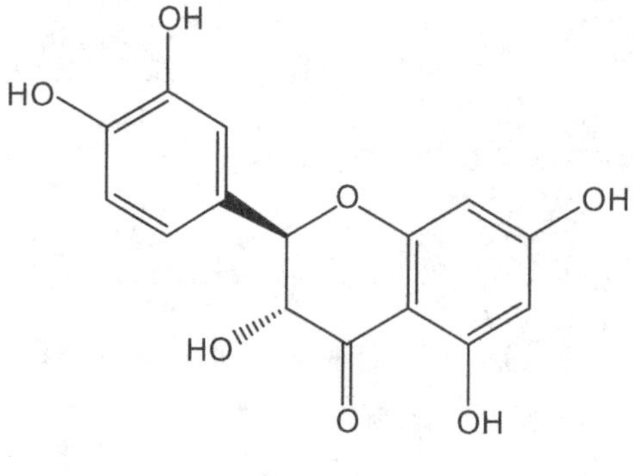

花旗松素化学结构式

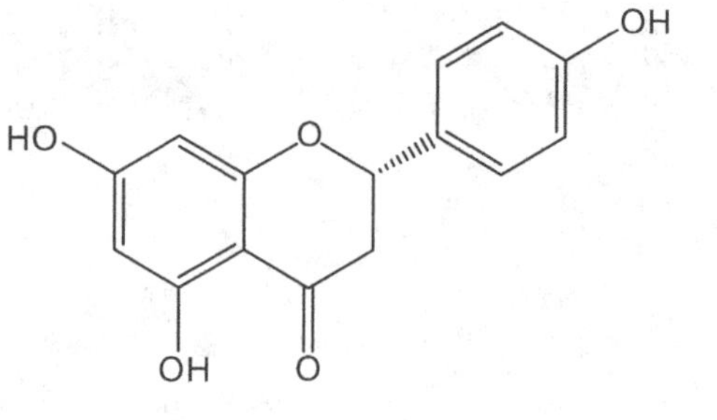

柚皮素化学结构式

【主要化学成分的提取分离】

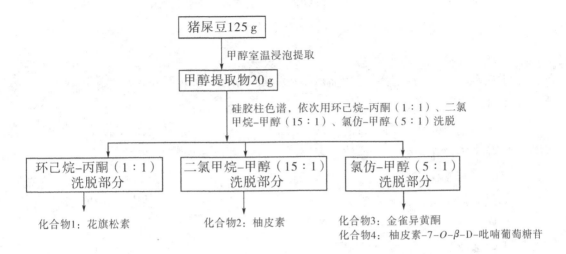

【参考文献】

[1] 潘东来, 陆海琳, 银胜高, 等. 大猪屎豆化学成分系统预试及TCL测定研究 [J]. 医学信息, 2014, 27 (17): 139-140.

[2] Ko H H, Weng J R, Tsao L T, et al. Anti-inflammatory flavonoids and pterocarpanoid from Crotalaria pallida and C. assamica [J]. Bioorganic and Medicinal Chemistry Letters, 2004, 14 (4): 1011-1014.

猫爪草

【来源】本品为毛茛科植物猫爪草 *Ranunculus ternatus* Thunb.的干燥块根。

【壮药名】牙要秒。

【分布】分布于广西、台湾、江苏、浙江、江西、湖南、安徽、湖北、河南等地，广西主要分布于融安、桂林、阳朔、灵川、兴安、恭城等县市。

【功能与主治】

中医　化痰散结，解毒消肿。用于治疗瘰疬，痰核，疔疮肿毒，蛇虫咬伤。

壮医　通火路，散肿结。用于治疗呗奴（瘰疬），癌症。

【主要化学成分与药理作用】

猫爪草主要含有黄酮类、生物碱类等化合物，如粗贝壳杉黄酮–4′–甲醚、榧双黄酮、罗汉松双黄酮A、白果素、异银杏素、穗花杉双黄酮、4–氧代–5–(O–β–D–吡喃葡萄糖基)–戊酸–正丁基酯、4–氧代–5–(O–β–D–吡喃葡萄糖基)–戊酸甲酯、苯甲醇–O–β–D–吡喃葡萄糖苷等。现代研究表明，猫爪草具有杀菌、诱生肿瘤坏死因子的作用。

【代表性化学成分的结构与性质】

名称	分子式	相对分子质量	熔点/℃	性状
罗汉松双黄酮A	$C_{31}H_{20}O_{10}$	552	—	淡黄色粉末

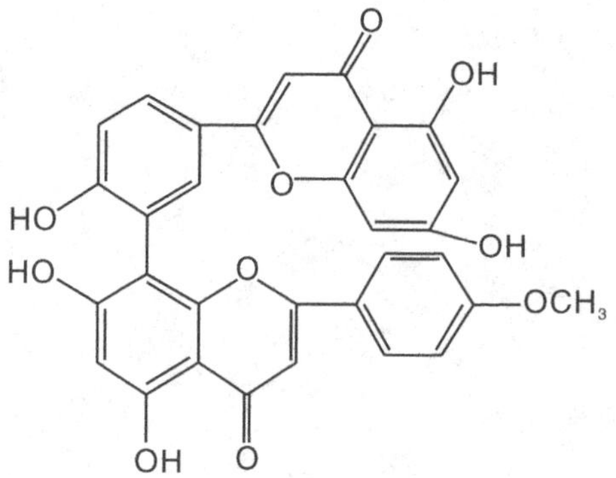

罗汉松双黄酮A化学结构式

【主要化学成分的提取分离】

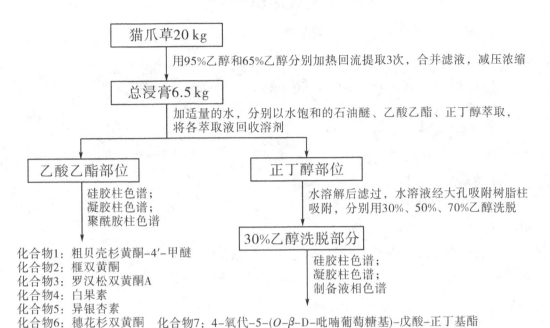

猫爪草20 kg

用95%乙醇和65%乙醇分别加热回流提取3次，合并滤液，减压浓缩

总浸膏6.5 kg

加适量的水，分别以水饱和的石油醚、乙酸乙酯、正丁醇萃取，将各萃取液回收溶剂

乙酸乙酯部位

硅胶柱色谱；
凝胶柱色谱；
聚酰胺柱色谱

化合物1：粗贝壳杉黄酮–4′–甲醚
化合物2：榧双黄酮
化合物3：罗汉松双黄酮A
化合物4：白果素
化合物5：异银杏素
化合物6：穗花杉双黄酮

正丁醇部位

水溶解后滤过，水溶液经大孔吸附树脂柱吸附，分别用30%、50%、70%乙醇洗脱

30%乙醇洗脱部分

硅胶柱色谱；
凝胶柱色谱；
制备液相色谱

化合物7：4–氧代–5–(O–β–D–吡喃葡萄糖基)–戊酸–正丁基酯
化合物8：4–氧代–5–(O–β–D–吡喃葡萄糖基)–戊酸甲酯
化合物9：苯甲醇–O–β–D–吡喃葡萄糖苷

【参考文献】

[1] 王爱武，田景奎，袁久荣，等.中药猫爪草的研究概况与展望 [J].中国药业，2005，14（1）：25–27.

[2] 郭学敏，周卓轮，洪永福.猫爪草化学成分的研究 [J].药学学报，1995，30（12）：931–934.

[3] Tian J K, Sun F, Cheng Y Y. Two new glycosides from the roots of Ranuncul us ternat us [J].Chin Chem Lett, 2005, 16(7)：928–930.

[4] 熊英，邓可众，郭远强，等.猫爪草中黄酮类与苷类化学成分的研究 [J].中草药，2018，3（10）：1449–1451.

麻风树

【来源】本品为大戟科植物麻风树*Jatropha curcas* L.的干燥树皮。

【壮药名】棵汤登Godangdwngh。

【分布】分布于云南、贵州、四川、广西、广东等地，广西分布于南宁、北海、钦州、百色、田阳、凌云、乐业、隆林、都安、宁明、龙州等县市。

【功能与主治】

中医 凉血止血，散瘀消肿，敛疮止痒。用于治疗跌打肿痛，骨折，皮肤瘙痒，湿疹，顽癣，呕吐，腹泻。

壮医 清热毒，祛风毒，止吐，止血，排脓。用于治疗白冻（泄泻），皮肤瘙痒，林得叮相（跌打损伤），创伤出血，麻风，阴道滴虫，能啥能累（湿疹），痂（癣）。

【主要化学成分与药理作用】

麻风树中主要含有萜类、木脂素类、黄酮类、香豆素类、甾醇类、生物碱类等化学成分。二萜类化合物是麻风树药理作用的化学物质基础，如麻风树酚酮A、麻风树酚酮B、麻风树醇等。现代研究表明，麻风树具有抗肿瘤、抗HIV病毒、抑菌、杀虫等药理活性。

【代表性化学成分的结构与性质】

名称	分子式	相对分子质量	熔点/℃	性状
升麻素	$C_{16}H_{18}O_6$	306	107～109	无色胶状物

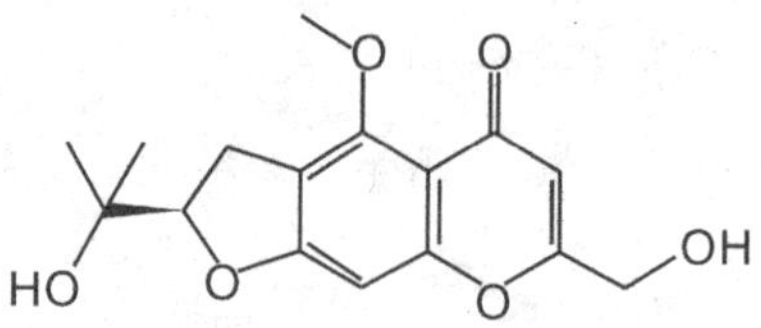

升麻素化学结构式

【主要化学成分的提取分离】

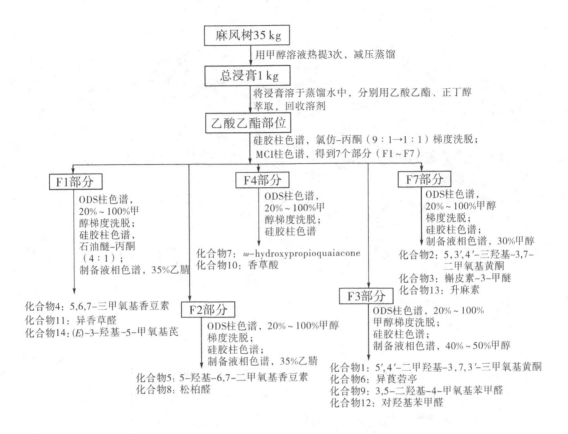

麻风树35 kg
↓ 用甲醇溶液热提3次，减压蒸馏

总浸膏1 kg
↓ 将浸膏溶于蒸馏水中，分别用乙酸乙酯、正丁醇萃取，回收溶剂

乙酸乙酯部位
↓ 硅胶柱色谱，氯仿-丙酮（9∶1→1∶1）梯度洗脱；MCI柱色谱，得到7个部分（F1～F7）

F1部分
ODS柱色谱，20%～100%甲醇梯度洗脱；硅胶柱色谱，石油醚-丙酮（4∶1）；制备液相色谱，35%乙腈

化合物4：5,6,7-三甲氧基香豆素
化合物11：异香草醛
化合物14：(E)-3-羟基-5-甲氧基芪

F4部分
ODS柱色谱，20%～100%甲醇梯度洗脱；硅胶柱色谱

化合物7：ω-hydroxypropioquaiacone
化合物10：香草酸

F2部分
ODS柱色谱，20%～100%甲醇梯度洗脱；硅胶柱色谱；制备液相色谱，35%乙腈

化合物5：5-羟基-6,7-二甲氧基香豆素
化合物8：松柏醛

F7部分
ODS柱色谱，20%～100%甲醇梯度洗脱；硅胶柱色谱；制备液相色谱，30%甲醇

化合物2：5,3',4'-三羟基-3,7-二甲氧基黄酮
化合物3：槲皮素-3-甲醚
化合物13：升麻素

F3部分
ODS柱色谱，20%～100%甲醇梯度洗脱；硅胶柱色谱；制备液相色谱，40%～50%甲醇

化合物1：5',4'-二甲羟基-3,7,3'-三甲氧基黄酮
化合物6：异莨苦亭
化合物9：3,5-二羟基-4-甲氧基苯甲醛
化合物12：对羟基苯甲醛

【参考文献】

［1］李维莉，杨辉，谢金伦.麻风树属植物化学成分及其生物活性研究进展［J］.中药材，2006，29（5）：500-506.

［2］郑科，郎南军，彭明俊，等.麻疯树化学成分及利用研究进展［J］.西北林学院学报，2007，22（5）：140-144.

［3］廖毅，周黎军，周锦霞，等.麻疯树毒蛋白（curcin）的抗真菌活性研究［J］.中国油料作物学报，2004，26（3）：71-75.

［4］曾礼华，严钫，陈放.麻疯树叶提取物对鸡大肠杆菌、金黄色葡萄球菌的体外抑菌作用［J］.中国家禽学报，2004，8（1）：35-37.

［5］徐俊驹，谭宁华.麻疯树酚性成分研究［J］.中国中药杂志，2012，37（20）：3074-3077.

商陆

【来源】本品为商陆科植物商陆*Phytolacca acinosa* Roxb.或垂序商陆*Phytolacca americana* L.的干燥根。

【壮、瑶药名】壮药名：冷朋岜。瑶药名：钳辣八。

【分布】分布于河南、湖北、山东、浙江、江西等地，广西各地均有分布。

【功能与主治】

中医 逐水消肿，通利二便，解毒散结。用于治疗水肿胀满，二便不利，臃肿，疮毒等。

壮医 除湿毒，清热毒，散结肿，调谷道、水道。用于治疗笨浮（水肿）；外治呗脓（痈疮）。

瑶医 利水消肿，解毒，通便。用于治疗腹水，脚气，小便不利，便秘，痈疮肿毒，淋巴结核，带下，紫癜。

【主要化学成分与药理作用】

商陆中主要含有多糖、氨基酸和三萜皂苷类成分。现代研究表明，商陆具有抗炎、抗肿瘤、抗生育、抗菌、抗病毒、提高免疫力、利尿等药理作用。

【代表性化学成分的结构与性质】

名称	分子式	相对分子质量	熔点/℃	性状
商陆皂苷U	$C_{42}H_{64}O_{16}$	824	201～203	白色粉末

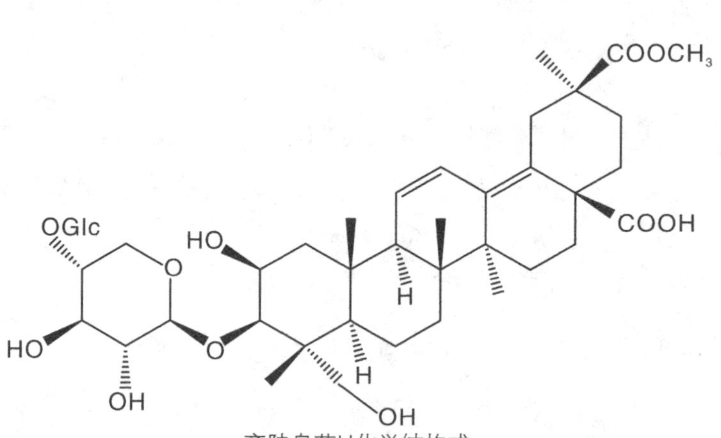

商陆皂苷U化学结构式

【主要化学成分的提取分离】

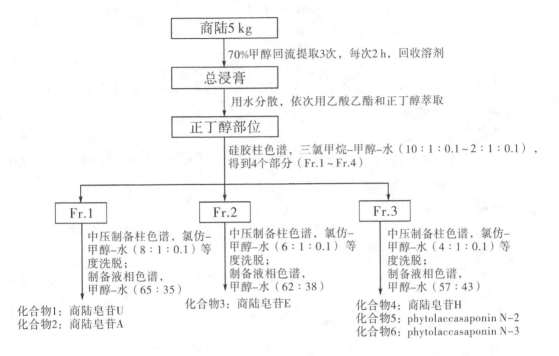

商陆5 kg

↓ 70%甲醇回流提取3次，每次2 h，回收溶剂

总浸膏

↓ 用水分散，依次用乙酸乙酯和正丁醇萃取

正丁醇部位

↓ 硅胶柱色谱，三氯甲烷-甲醇-水（10：1：0.1～2：1：0.1），
得到4个部分（Fr.1～Fr.4）

Fr.1
中压制备柱色谱，氯仿-甲醇-水（8：1：0.1）等度洗脱；
制备液相色谱，甲醇-水（65：35）
化合物1：商陆皂苷U
化合物2：商陆皂苷A

Fr.2
中压制备柱色谱，氯仿-甲醇-水（6：1：0.1）等度洗脱；
制备液相色谱，甲醇-水（62：38）
化合物3：商陆皂苷E

Fr.3
中压制备柱色谱，氯仿-甲醇-水（4：1：0.1）等度洗脱；
制备液相色谱，甲醇-水（57：43）
化合物4：商陆皂苷H
化合物5：phytolaccasaponin N-2
化合物6：phytolaccasaponin N-3

【参考文献】

[1] Takahashi H, Namikawa Y, Tanaka M, etal.Triterpene Glycosides from the cultures of phytolacca Americana [J].Chem pharm Bull, 2001, 49（2）: 246-248.

[2] 张俊平，钱定华，郑钦岳.商陆多糖Ⅰ对小鼠腹腔巨噬细胞细胞毒作用及诱生肿瘤坏死因子和白细胞介素1的影响 [J].中国药理学报，1990, 11（4）: 375-377.

[3] 肖振宇，张俊平，陆峰，等.商陆皂苷甲对细胞间黏附的影响 [J].药学学报，2003, 38（10）: 728-730.

[4] 杜琳，王洁雪，陈聪地，等.商陆中皂苷类化学成分研究 [J].中国中药杂志，2018, 43（12）: 2552-2556.

旋覆花

【来源】本品为菊科植物旋覆花*Inula japonica* Thunb.或欧亚旋覆花*Inula britannica* L.的干燥花。

【壮药名】库华牛。

【分布】分布于东北、华北、华东、华中及广西等地，广西分布于桂林、全州、兴安、钟山、富川等县市。

【功能与主治】

中医 降气，消痰，行水，止呕。用于治疗风寒咳嗽，痰饮蓄结，胸膈痞闷，喘咳痰多，呕吐噫气，心下痞硬。

壮医 调气道、水道、谷道。用于治疗埃病（咳嗽），墨病（哮喘），鹿（呕吐）。

【主要化学成分与药理作用】

旋覆花中含有黄酮类、挥发油类、多糖类、甾醇类、三萜类和倍半萜类等化合物。现代研究表明，旋覆花具有抗氧化、抗肿瘤、抗炎、抗真菌、预防肝炎等药理作用。

【代表性化学成分的结构与性质】

名称	分子式	相对分子质量	熔点/℃	性状
槲皮素	$C_{15}H_{10}O_7$	302	314～317	黄色粉末
木犀草素	$C_{15}H_{10}O_6$	286	330	黄色粉末

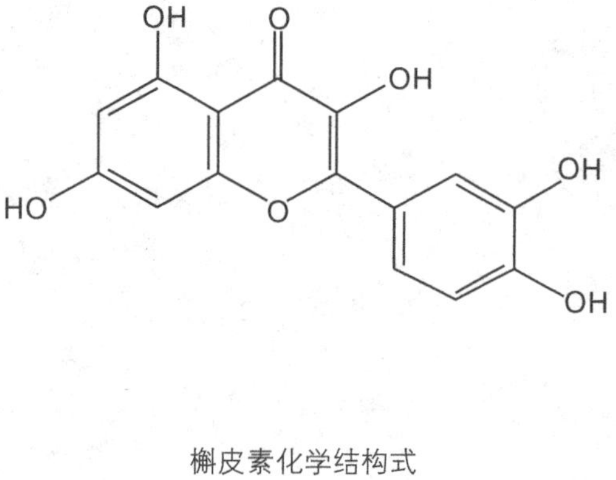

槲皮素化学结构式

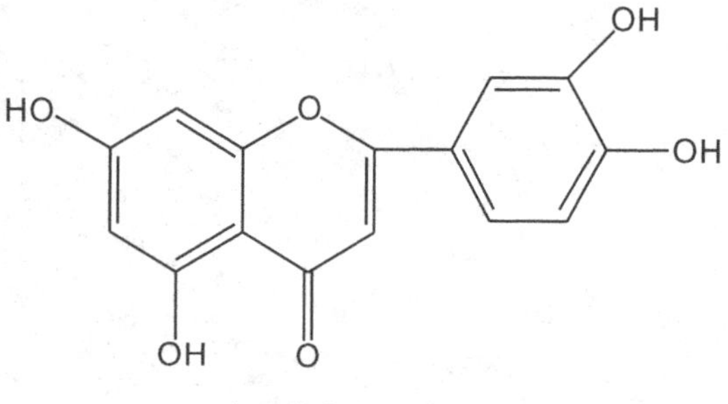

木犀草素化学结构式

【主要化学成分的提取分离】

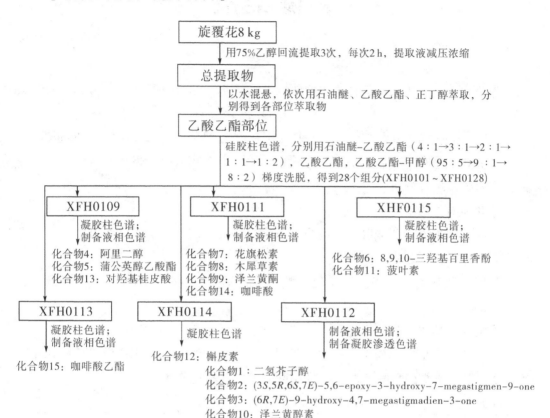

旋覆花8 kg

用75%乙醇回流提取3次，每次2 h，提取液减压浓缩

总提取物

以水混悬，依次用石油醚、乙酸乙酯、正丁醇萃取，分别得到各部位萃取物

乙酸乙酯部位

硅胶柱色谱，分别用石油醚-乙酸乙酯（4:1→3:1→2:1→1:1→1:2），乙酸乙酯，乙酸乙酯-甲醇（95:5→9:1→8:2）梯度洗脱，得到28个组分(XFH0101~XFH0128)

XFH0109

凝胶柱色谱；制备液相色谱

化合物4：阿里二醇
化合物5：蒲公英醇乙酸酯
化合物13：对羟基桂皮酸

XFH0111

凝胶柱色谱；制备液相色谱

化合物7：花旗松素
化合物8：木犀草素
化合物9：泽兰黄酮
化合物14：咖啡酸

XHF0115

凝胶柱色谱；制备液相色谱

化合物6：8,9,10-三羟基百里香酚
化合物11：菠叶素

XFH0113

凝胶柱色谱；制备液相色谱

化合物15：咖啡酸乙酯

XFH0114

凝胶柱色谱

化合物12：槲皮素

XFH0112

制备液相色谱；制备凝胶渗透色谱

化合物1：二氢芥子醇
化合物2：(3S,5R,6S,7E)-5,6-epoxy-3-hydroxy-7-megastigmen-9-one
化合物3：(6R,7E)-9-hydroxy-4,7-megastigmadien-3-one
化合物10：泽兰黄醇素

【参考文献】

［1］魏海青，李军霞，王永利.旋覆花素体外抗肿瘤作用研究［J］.河北医药，2011，33（13）：20-22.

［2］单俊杰，张馨予，武春密，等.旋覆花多糖抗便秘作用的研究［D］.中国药学会全国多糖类药物研究与应用研讨会论文集，2008.

［3］邓双炳，菅晓勇，任启生，等.旋覆花化学成分研究［J］.中国现代应用药学，2011，28（4）：330-334.

［4］朱虹，唐生安，秦楠，等.旋覆花中化学成分及其活性研究［J］.中国中药杂志，2014，39（1）：83-88.

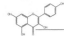

粗糠柴根

【来源】本品为大戟科植物粗糠柴*Mallotus philippensis*（Lam.）Muell.Arg.的干燥根。

【壮、瑶药名】壮药名：壤楔佬Raggo'gyauz。瑶药名：柳亮Nzlouhndiangx。

【分布】分布于广西、浙江、福建、台湾、广东、云南、贵州、四川、湖南等地，广西各地均有分布。

【功能与主治】

中医 用于治疗咽喉肿痛，肠炎，痢疾，跌打损伤，骨折，外伤出血，疮疡溃烂。

壮医 通谷道，止痛。用于治疗胴尹（腹痛），白冻（泄泻），货烟妈（咽痛）。

【主要化学成分与药理作用】

粗糠柴毒素是从粗糠柴中提取分离得到的一种天然的多酚化合物，其具有抗过敏、诱导肿瘤干细胞自噬及凋亡、抑制肿瘤细胞转移等作用。

【代表性化学成分的结构与性质】

名称	分子式	相对分子质量	熔点/℃	性状
粗糠柴毒素	$C_{30}H_{28}O_8$	516	200	暗红色粉末

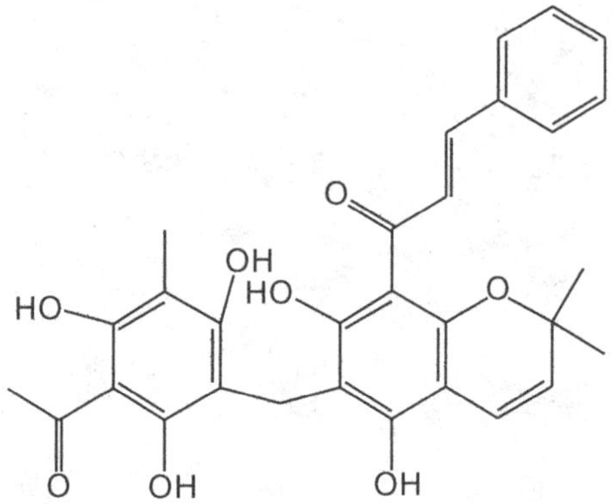

粗糠柴毒素化学结构式

【主要化学成分的提取分离】

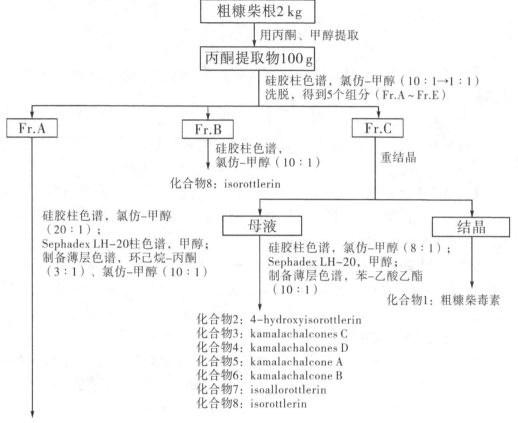

化合物9：5,7-dihydroxy-8-methyl-6-prenylflavanone
化合物10：6,6-dimethylpyrano(2,3：7,6)-5-hydroxy-8-methylflavanone

【参考文献】

［1］广西壮族自治区食品药品监督管理局.广西壮族自治区壮药质量标准：第一卷
（2008年版）［S］.南宁：广西科学技术出版社，2008.

［2］覃迅云，罗金裕，高志刚.中国瑶药学［M］.北京：民族出版社，2002.

［3］Raphael J, Rivo J, Gozal Y. Isoflurane-induced myocardial preconditioning
is dependent on phosphatidylinositol-3-kinase/Akt signaling［J］.Br J
Anaesth, 2005, 95（6）：756-763.

［4］Chan T K, Ng D S W, Cheng C, et al. Anti-allergic actions of rottlerin from
Mallotus philippinensis in experimental mast cell-mediated anaphylactic
models［J］.Phytomedicine, 2013, 20（10）：853-860.

［5］Singh B N, Kumar D, Shankar S, et al. Rottlerin induces autophagy which
leads to apoptotic cell death through inhibition of PI3K/Akt/mTOR pathway
in human pancreatic cancer stem cells［J］.Biochem Pharmacol, 2012, 84
（9）：1154-1163.

［6］Furusawa M, Ido Y, Tanaka T, et al. Novel, complex flavonoids from
Mallotus philippensis（Kamala tree）［J］.Helvetica Chimica Acta, 2005, 88
（5）：1048-1058.

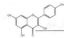

断肠草

【来源】本品为钩吻科植物钩吻*Gelsemium elegans*（Gardn.et Champ.）Benth.的干燥根和茎。

【壮药名】勾吻Gaeunguenx。

【分布】分布于江西、福建、台湾、湖南、广东、海南、广西、贵州、云南等地，广西各地均有分布。

【功能与主治】

中医 祛风，攻毒，止痛。外用治疗疥癣，瘰疬，痈肿，疔疮，跌打损伤，风湿痹痛，神经痛，陈旧性骨折。

壮医 通龙路、火路，祛风毒，消肿止痛。用于治疗发旺（风湿骨痛），林得叮相（跌打损伤），疥癣，呗奴（瘰疬），能啥能累（湿疹），呗脓（痈疮），呗叮（疔）。

【主要化学成分与药理作用】

断肠草中含有多种次级代谢产物，如生物碱、环烯醚萜类、三萜类、酚酸类、甾体类、香豆素类等，其中生物碱主要为吲哚类生物碱。断肠草具有抗肿瘤、调节免疫、镇痛、抗焦虑等作用。

【代表性化学成分的结构与性质】

名称	分子式	相对分子质量	熔点/℃	性状
钩吻素甲	$C_{20}H_{22}N_2O_2$	322	220～222	无色针状结晶
钩吻素子	$C_{20}H_{22}N_2O$	306	167～169	无色柱状结晶

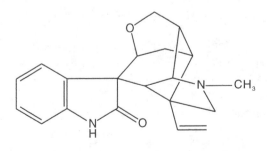

钩吻素甲化学结构式　　　　　　　　钩吻素子化学结构式

【主要化学成分的提取分离】

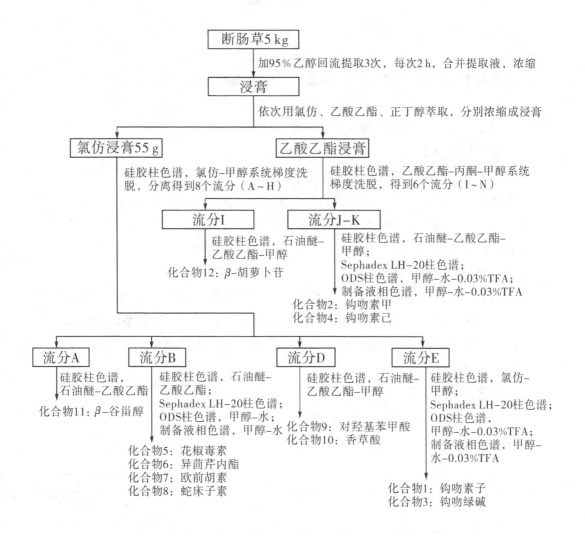

【参考文献】

[1] 广西壮族自治区食品药品监督管理局.广西壮族自治区壮药质量标准：第一卷（2008年版）[S].南宁：广西科学技术出版社，2008.

[2] 覃迅云，罗金裕，高志刚.中国瑶药学[M].北京：民族出版社，2002.

[3] 赵雅婷，武淑鹏，胡春丽，等.钩吻的化学成分及药理作用研究进展[J].中国实验方剂学杂志，2019，25（3）：200-210.

[4] 刘慧颖.钩吻的化学成分研究[D].沈阳：中国医科大学，2014.

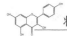

清香藤

【来源】本品为木犀科植物清香藤*Jasminum lanceolaria* Roxb.的全株。

【瑶药名】排进崩Paaixmbungvbuerng。

【分布】分布于印度、缅甸和我国长江流域以南各地。

【功能与主治】

中医 活血破瘀，理气止痛。用于治疗风湿痹痛，跌打骨折，外伤出血。

瑶医 祛风除湿，活血散瘀，消肿止痛。用于治疗崩闭闷（风湿痛、类风湿性关节炎），改布闷（腰腿痛），播冲（跌打损伤），眸名肿毒（无名肿毒）及布锥累（疮疖痈肿）。

【主要化学成分与药理作用】

清香藤主要含有环烯醚萜类、木脂素类、黄酮类、有机酸类以及甾醇类化合物，具有祛风除湿、活血止痛的功效，常用于治疗风湿腰腿骨关节疼痛、跌打损伤、疮毒、痈疽等症。在我国民间，常用清香藤的根茎来治疗发热及风湿疼痛，也用于消炎、治疗眼部疼痛。

【代表性化学成分的结构与性质】

名称	分子式	相对分子质量	熔点/℃	性状
反式肉桂酸	$C_9H_8O_2$	148	130～132	无色针晶
(*E*)-松柏苷	$C_{16}H_{22}O_8$	342	—	白色粉末

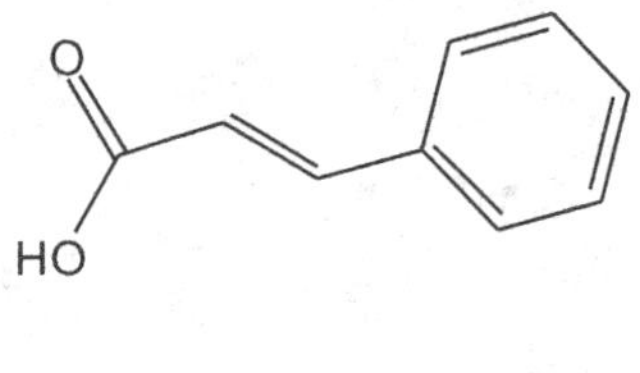

反式肉桂酸化学结构式 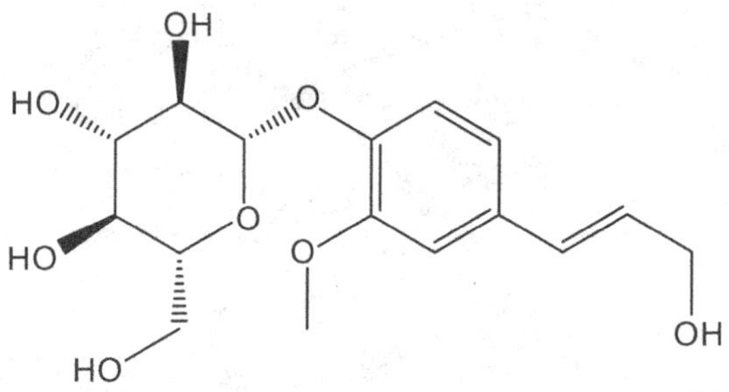　　　　　　　　(*E*)-松柏苷化学结构式

【主要化学成分的提取分离】

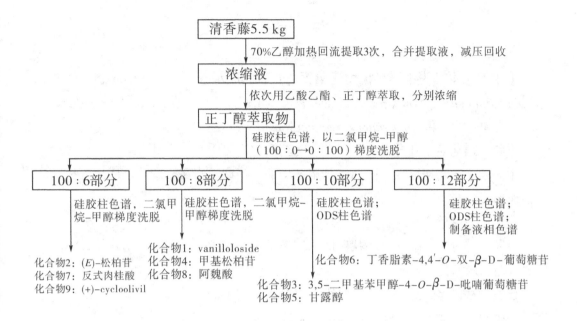

清香藤5.5 kg

↓ 70%乙醇加热回流提取3次，合并提取液，减压回收

浓缩液

↓ 依次用乙酸乙酯、正丁醇萃取，分别浓缩

正丁醇萃取物

↓ 硅胶柱色谱，以二氯甲烷-甲醇（100：0→0：100）梯度洗脱

100：6部分
硅胶柱色谱，二氯甲烷-甲醇梯度洗脱
化合物2：(E)-松柏苷
化合物7：反式肉桂酸
化合物9：(+)-cycloolivil

100：8部分
硅胶柱色谱，二氯甲烷-甲醇梯度洗脱
化合物1：vanilloloside
化合物4：甲基松柏苷
化合物8：阿魏酸

100：10部分
硅胶柱色谱；ODS柱色谱
化合物6：丁香脂素-4,4′-O-双-β-D-葡萄糖苷
化合物3：3,5-二甲基苯甲醇-4-O-β-D-吡喃葡萄糖苷
化合物5：甘露醇

100：12部分
硅胶柱色谱；ODS柱色谱；制备液相色谱

【参考文献】

[1] 江苏新医学院.中药大辞典：下册 [M].上海：上海科学技术出版社，2006：2566.

[2] 张毅，梁旭，张正锋，等.清香藤茎化学成分的分离与鉴定 [J].沈阳药科大学学报，2014，31（8）：610-668.

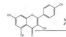

淫羊藿

【来源】本品为小檗科植物淫羊藿*Epimedium brevicornu* Maxim.、三枝九叶草*Epimedium sagittatum*（Sieb.et Zucc.）Maxim.、柔毛淫羊藿*Epimedium pubescens* Maxim.或朝鲜淫羊藿*Epimedium koreanum* Nakai的干燥叶。

【壮、瑶药名】壮药名：盟国羊。瑶药名：荣可咪。

【分布】分布于广西、陕西、甘肃、山西、河南、青海、湖北、四川等地，广西各地均有分布。

【功能与主治】

中医　补肾阳，强筋骨，祛风湿。用于治疗肾阳虚衰，阳痿遗精，筋骨痿软，风湿痹痛，麻木拘挛。

壮医　祛风毒，除湿毒，补肾阳，强筋骨。用于治疗委哟（阳痿），漏精（遗精），兵哟（痿证），发旺（痹病），麻扶（肢体麻木）。

瑶医　补肾壮阳，祛风除湿。用于阳痿，小便淋沥，小便失禁，筋骨拘挛，半身不遂，腰膝无力，风湿痹痛，四肢麻木，更年期高血压，慢性气管炎，虚淋，带下，白浊，月经不调，小儿夜盲，头眩，痈疽成脓不溃。

【主要化学成分与药理作用】

淫羊藿中含有淫羊藿总黄酮、淫羊藿苷和淫羊藿多糖等成分。淫羊藿为常用的补肾壮阳药物，具有极高的药用价值。现代研究表明，淫羊藿在改善生殖系统、抑制肿瘤转移、调节免疫、改善记忆和抗衰老等方面均有药理作用。

【代表性化学成分的结构与性质】

名称	分子式	相对分子质量	熔点/℃	性状
淫羊藿苷	$C_{33}H_4O_{15}$	676	231～232	棕黄色粉末
朝藿定B	$C_{38}H_{48}O_{19}$	808	162～164	黄色粉末

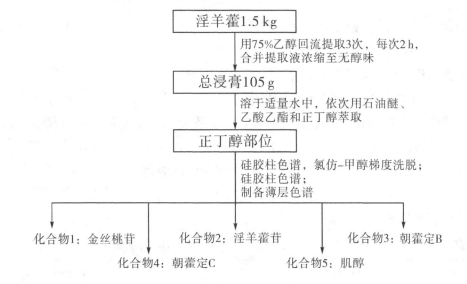

淫羊藿苷化学结构式　　　　　　　　　　朝藿定B化学结构式

【主要化学成分的提取分离】

```
┌─────────────────┐
│  淫羊藿1.5 kg    │
└─────────────────┘
        │ 用75%乙醇回流提取3次，每次2 h，
        │ 合并提取液浓缩至无醇味
┌─────────────────┐
│  总浸膏105 g     │
└─────────────────┘
        │ 溶于适量水中，依次用石油醚、
        │ 乙酸乙酯和正丁醇萃取
┌─────────────────┐
│  正丁醇部位      │
└─────────────────┘
        │ 硅胶柱色谱，氯仿-甲醇梯度洗脱；
        │ 硅胶柱色谱；
        │ 制备薄层色谱
```

化合物1：金丝桃苷　　　化合物2：淫羊藿苷　　　化合物3：朝藿定B

化合物4：朝藿定C　　　　化合物5：肌醇

【参考文献】

[1] 刘姬艳，胡定慧，胡芳华，等.淫羊藿总黄酮对血管生成抑制作用的初步研究 [J].杭州师范大学学报：自然科学版，2014，13（3）：304-306.

[2] 董娜，李倩，张贵强.淫羊藿多糖对甲型H1N1流感病毒裂解疫苗的免疫佐剂作用 [J].国际药学研究杂志，2013，40（1）：63-68.

[3] Mizuno M, Sakakibara N, Hanioka S, et al.Flavonol glycosides from Epimedium sagittatum [J].Phytochemistry, 1988, 27（11）: 3641.

[4] 李遇伯，孟繁浩，鹿秀梅，等.淫羊藿化学成分的研究 [J].中国中药杂志，2005，30（8）：586-588.

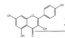

淡竹叶

【来源】本品为禾本科植物淡竹叶*Lophatherum gracile* Brongn.的干燥茎叶。

【壮药名】棵坑补Gogaekboux。

【分布】分布于长江流域和华南、西南等地，广西分布于天等、田阳、乐业、凤山、东兰、金秀、富川、苍梧、藤县、平南、容县、桂平、贵港、玉林、博白等县市。

【功能与主治】

中医 清热泻火，除烦止渴，利尿通淋。用于治疗热病烦渴，小便短赤涩痛，口舌生疮。

壮医 清热毒，通水道。用于治疗发得（发热），肉扭（淋证），呗叮（疗）。

【主要化学成分与药理作用】

淡竹叶中主要含有黄酮类、多糖类、三萜类、酚酸类成分，如白茅素、苜蓿素、荭草苷、异荭草苷、牡荆苷、异牡荆苷、香草酸、香豆酸、月桂酸、羊齿烯醇、木犀草素、salcolin A、salcolin B、阿福豆苷、苜蓿素-7-*O*-β-D-葡萄糖苷、日当药黄素、苜蓿素-7-*O*-新橙皮糖苷、对甲氧基肉桂酸等。现代研究表明，淡竹叶具有抗病原微生物、解热、抗炎、抗病毒、调节机体免疫功能、利尿等活性。

【代表性化学成分的结构与性质】

名称	分子式	相对分子质量	熔点/℃	性状
白茅素	$C_{31}H_{52}O$	440	—	白色针状结晶
苜蓿素	$C_{17}H_{14}O_7$	330	—	浅黄色针晶

白茅素化学结构式

苜蓿素化学结构式

【主要化学成分的提取分离】

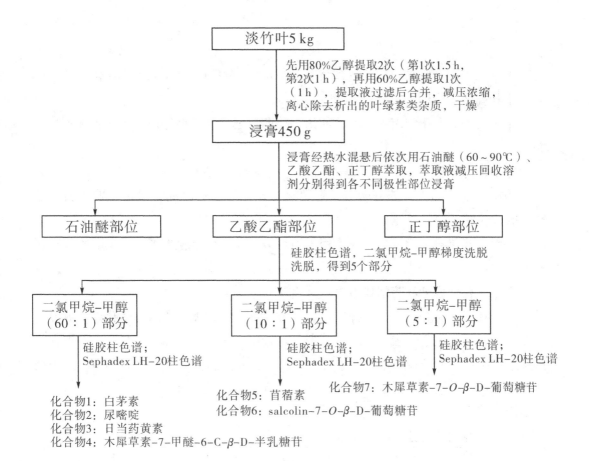

淡竹叶5 kg

先用80%乙醇提取2次（第1次1.5 h，第2次1 h），再用60%乙醇提取1次（1 h），提取液过滤后合并，减压浓缩，离心除去析出的叶绿素类杂质，干燥

浸膏450 g

浸膏经热水混悬后依次用石油醚（60~90℃）、乙酸乙酯、正丁醇萃取，萃取液减压回收溶剂分别得到各不同极性部位浸膏

石油醚部位　　乙酸乙酯部位　　正丁醇部位

硅胶柱色谱，二氯甲烷-甲醇梯度洗脱洗脱，得到5个部分

二氯甲烷-甲醇（60:1）部分　　二氯甲烷-甲醇（10:1）部分　　二氯甲烷-甲醇（5:1）部分

硅胶柱色谱；Sephadex LH-20柱色谱　　硅胶柱色谱；Sephadex LH-20柱色谱　　硅胶柱色谱；Sephadex LH-20柱色谱

化合物7：木犀草素-7-O-β-D-葡萄糖苷

化合物1：白茅素　　化合物5：荭草素
化合物2：尿嘧啶　　化合物6：salcolin-7-O-β-D-葡萄糖苷
化合物3：日当药黄素
化合物4：木犀草素-7-甲醚-6-C-β-D-半乳糖苷

【参考文献】

［1］史洋，刘峰，杨东花，等.淡竹叶药效物质基础研究进展［J］.中国现代中药，2014，16（7）：597-600.

［2］张慧艳，汤锋，王春梅，等.淡竹叶化学成分研究［J］.安徽农业大学学报，2011，38（4）：540-542.

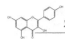

密蒙花

【来源】本品为马钱科植物密蒙花*Buddleja officinalis* Maxim.干燥花蕾和花序。

【壮药名】华埋Vamia。

【分布】分布于湖南、湖北、四川、陕西、云南、广西等地，广西各地均有分布。

【功能与主治】

中医　清热泻火，养肝明目，退翳。用于治疗目赤肿痛，多泪羞明，目生翳膜，肝虚目暗，视物昏花。

壮医　清热毒，明目，退翳。用于治疗火眼（急性结膜炎），眼生翳膜，视物昏花。

【主要化学成分与药理作用】

密蒙花主要含有黄酮类、挥发油类、黄色素、三萜类、环烯醚萜苷类等成分，如蒙花苷、毛蕊花苷、密蒙花苷A、密蒙花苷B、芹菜素、刺槐素、异洋丁香苷、芹菜素-7-*O*-芸香糖苷、木犀草素-7-*O*-芸香糖苷、秋英苷、芹菜素-7-*O*-芦丁糖苷等。现代研究表明，密蒙花具有抗炎、调节免疫、降血糖、抗氧化、抗血管内皮细胞增生等作用。

【代表性化学成分的结构与性质】

名称	分子式	相对分子质量	熔点/℃	性状
蒙花苷	$C_{28}H_{32}O_{14}$	592	258～260	淡黄色无定形粉末
毛蕊花苷	$C_{29}H_{36}O_{15}$	624	—	淡黄色无定形粉末

蒙花苷化学结构式　　　　　　　　毛蕊花苷化学结构式

【主要化学成分的提取分离】

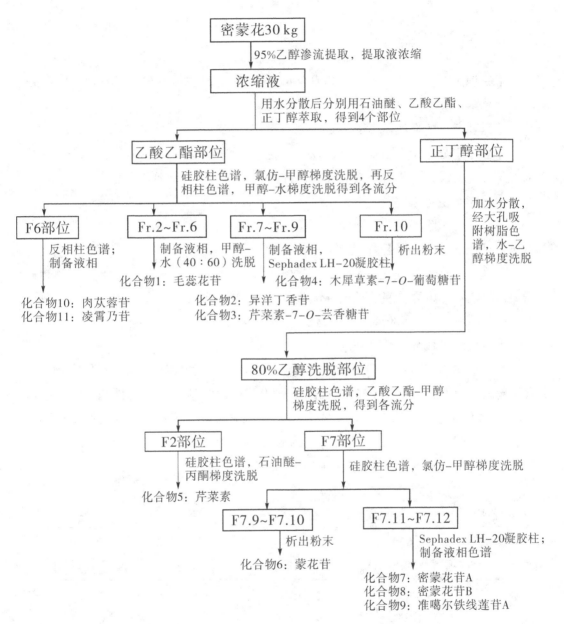

密蒙花30 kg
↓ 95%乙醇渗流提取，提取液浓缩
浓缩液
↓ 用水分散后分别用石油醚、乙酸乙酯、正丁醇萃取，得到4个部位

乙酸乙酯部位 —— 正丁醇部位

乙酸乙酯部位：硅胶柱色谱，氯仿–甲醇梯度洗脱，再反相柱色谱，甲醇–水梯度洗脱得到各流分

F6部位
反相柱色谱；制备液相
化合物10：肉苁蓉苷
化合物11：凌霄乃苷

Fr.2~Fr.6
制备液相，甲醇–水（40∶60）洗脱
化合物1：毛蕊花苷
化合物2：异洋丁香苷
化合物3：芹菜素–7–O–芸香糖苷

Fr.7~Fr.9
制备液相，Sephadex LH–20凝胶柱
化合物4：木犀草素–7–O–葡萄糖苷

Fr.10
析出粉末

正丁醇部位：加水分散，经大孔吸附树脂色谱，水–乙醇梯度洗脱

80%乙醇洗脱部位
↓ 硅胶柱色谱，乙酸乙酯–甲醇梯度洗脱，得到各流分

F2部位
硅胶柱色谱，石油醚–丙酮梯度洗脱
化合物5：芹菜素

F7部位
硅胶柱色谱，氯仿–甲醇梯度洗脱

F7.9~F7.10
析出粉末
化合物6：蒙花苷

F7.11~F7.12
Sephadex LH–20凝胶柱；制备液相色谱
化合物7：密蒙花苷A
化合物8：密蒙花苷B
化合物9：准噶尔铁线莲苷A

【参考文献】

［1］韩澎，崔亚君，郭洪祝，等.密蒙花化学成分及其活性研究［J］.中草药，2004，35（10）：1086-1090.

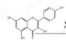
绿野麻

【来源】本品为荨麻科植物珠芽艾麻*Laportea bulbifera*（Sieb. et Zucc.）Wedd. 的干燥全草。

【瑶药名】拨播崩Baqvbuozbuerng。

【分布】分布于广西、贵州、辽宁、吉林、黑龙江、河南等地，广西分布于融水、龙胜、德保、靖西、那坡、隆林、钟山、富川、金秀、龙州等县市。

【功能与主治】

中医　祛风除湿，活血止痛。用于治疗风湿痹痛，肢体麻木，跌打损伤，骨折疼痛，月经不调，劳伤乏力，肾炎水肿。

瑶医　祛风除湿，健胃镇静，活血调经，利水化石。用于治疗卡西闷（胃脘痛），崩闭闷（风湿骨痛、类风湿性关节炎），月窖浆辣贝（尿路结石），谷阿强拱（小儿疳积），辣给昧对（月经不调）及身谢（皮肤瘙痒、湿疹）。

【主要化学成分与药理作用】

绿野麻含有黄酮类、黄酮醇类、生物碱类、皂苷类和挥发油类等化合物，包含金丝桃苷、染料木苷等成分。民间常用于治疗风湿麻木、跌打损伤、骨折、脾虚、消化不良等。近几年有研究显示，绿野麻中的黄酮醇类化合物具有良好的抗N1神经氨酸酶活性，其中的药效物质为槲皮素–3–O–β–D–葡萄糖苷、山奈酚–3，7–O–α–L–二鼠李糖苷、山奈酚–3–O–β–D–葡萄糖苷等。

【代表性化学成分的结构与性质】

名称	分子式	相对分子质量	熔点/℃	性状
金丝桃苷	$C_{21}H_{20}O_{12}$	464	225～226	黄色粉末
染料木苷	$C_{21}H_{20}O_{10}$	432	254	白色粉末

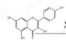

金丝桃苷化学结构式　　　　　　　染料木苷化学结构式

【主要化学成分的提取分离】

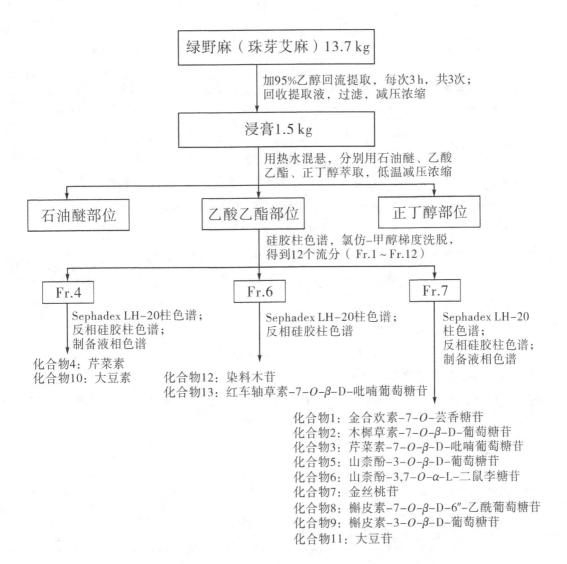

绿野麻（珠芽艾麻）13.7 kg

加95%乙醇回流提取，每次3 h，共3次；
回收提取液，过滤，减压浓缩

浸膏1.5 kg

用热水混悬，分别用石油醚、乙酸
乙酯、正丁醇萃取，低温减压浓缩

| 石油醚部位 | 乙酸乙酯部位 | 正丁醇部位 |

硅胶柱色谱，氯仿–甲醇梯度洗脱，
得到12个流分（Fr.1～Fr.12）

Fr.4　　　　Fr.6　　　　Fr.7

Sephadex LH–20柱色谱；
反相硅胶柱色谱；
制备液相色谱

Sephadex LH–20柱色谱；
反相硅胶柱色谱

Sephadex LH–20
柱色谱；
反相硅胶柱色谱；
制备液相色谱

化合物4：芹菜素
化合物10：大豆素

化合物12：染料木苷
化合物13：红车轴草素–7–O–β–D–吡喃葡萄糖苷

化合物1：金合欢素–7–O–芸香糖苷
化合物2：木樨草素–7–O–β–D–葡萄糖苷
化合物3：芹菜素–7–O–β–D–吡喃葡萄糖苷
化合物5：山奈酚–3–O–β–D–葡萄糖苷
化合物6：山奈酚–3,7–O–α–L–二鼠李糖苷
化合物7：金丝桃苷
化合物8：槲皮素–7–O–β–D–6″–乙酰葡萄糖苷
化合物9：槲皮素–3–O–β–D–葡萄糖苷
化合物11：大豆苷

【参考文献】

［1］中华草本编委会.中华草本：第2卷［M］.上海：上海科学技术出版社，1999：
　　548-560.

［2］张杨，卢轩，李博，等.珠芽艾麻中黄酮及其抗N1神经氨酸酶的活性［J］.沈阳
　　药科大学学报.2018, 35（11）：931-935, 942.

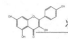

博落回

【**来源**】本品为罂粟科植物博落回*Macleaya cordata*（Willd.）R.Br.的干燥全草。

【**瑶药名**】户桐管Huxdouhndongh。

【**分布**】分布于安徽、江西、福建、湖北、湖南、广西、贵州、浙江等地，广西的桂东、桂东北、桂中、桂西北地区均有分布。

【**功能与主治**】

中医　清热解毒，活血散瘀，杀虫止痒。用于治疗痈肿疮毒，下肢溃疡，烧烫伤，湿疹，顽癣，跌扑损伤，风湿痹痛，阴痒。

瑶医　散瘀消肿，祛风镇痛，麻醉，杀虫止痒。用于治疗崩闭闷（风湿痛、类风湿性关节炎），挣硬搏闷（膝关节痛），播冲（跌打损伤），身谢（皮肤瘙痒），布库（疥疮）及蜂蜇伤。

【**主要化学成分与药理作用**】

博落回含有多种化学成分，主要活性成分为生物碱类，主要包括血根碱、白屈菜红碱、二氢白屈菜红碱、小檗红碱、原阿片碱、别隐品碱、去甲血根碱、6-丙酮基二氢白屈菜红碱、博落回根碱、二氢血根碱等成分。现代研究表明，博落回具有杀虫杀蛆、止咳平喘、抗菌、消肿、抗肿瘤、改善肝功能等药理作用。

【**代表性化学成分的结构与性质**】

名称	分子式	相对分子质量	熔点/℃	性状
小檗红碱	$C_{19}H_{16}O_4N$	322	278～282	红色针状结晶
二氢白屈菜红碱	$C_{21}H_{19}O_4N$	349	164～165	黄色方晶

小檗红碱化学结构式　　　　二氢白屈菜红碱化学结构式

【主要化学成分的提取分离】

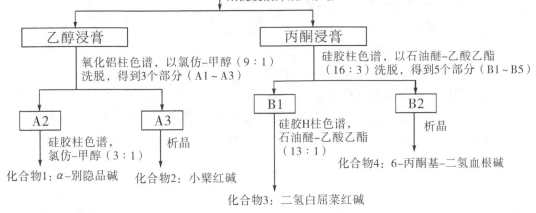

博落回2.5 kg

以工业乙醇为溶剂，按料液比（W/V=1:9）进行超声提取，超声功率为1600 W，提取温度为30℃，时间为45 min，提取液减压浓缩，回收工业乙醇

粗提浸膏

用蒸馏水浸泡（1 g生药用1 mL蒸馏水），用稀盐酸调节pH值为2~3，浸泡过夜，过滤，收集酸水液，并将滤渣再次用上法浸泡约4 h，过滤，合并两次所得酸水液，每毫升酸液相当于0.5 g生药

酸液

上D101大孔树脂（树脂用量和药材用量=1:0.6），上样完毕后用蒸馏水冲至流出液为中性，然后分别用50%乙醇和丙酮洗脱，并用试管法和TLC法随时检测流出液中是否含有生物碱，收集乙醇洗脱液和丙酮洗脱液并减压浓缩

乙醇浸膏

氧化铝柱色谱，以氯仿-甲醇（9:1）洗脱，得到3个部分（A1~A3）

丙酮浸膏

硅胶柱色谱，以石油醚-乙酸乙酯（16:3）洗脱，得到5个部分（B1~B5）

A2
硅胶柱色谱，氯仿-甲醇（3:1）

A3
析晶

B1
硅胶H柱色谱，石油醚-乙酸乙酯（13:1）

B2
析晶

化合物1：α-别隐品碱

化合物2：小檗红碱

化合物3：二氢白屈菜红碱

化合物4：6-丙酮基-二氢血根碱

【参考文献】

[1] 吴茂望，朱建华.博落回药理研究与应用概况［J］.基层中药杂志，2002，16（3）：46-48.

[2] 郭小清，唐莉苹，聂建超，等.博落回的药理作用及其在动物保健中的作用［J］.中国动物保健，2005，7（5）：34-35.

[3] 林启寿.中草药成分化学［M］.北京：北京科学出版社，1977：721.

[4] Eun J P, Koh G Y.Suppression of angiogenesis by the plant alkaloid, sanguinarine［J］.Biochem Biophy Res Commun, 2004, 317（2）：618-624.

[5] 王欣.博落回中生物碱成分的研究Ⅱ［D］.咸阳：西北农林科技大学，2005.

喜树果

【来源】本品为珙桐科植物喜树*Camptotheca acuminata* Decne.的干燥成熟果实。

【壮药名】芒美扨Makmeizraek。

【分布】分布于江苏南部、浙江、福建、江西、湖北、湖南、四川、贵州、广东、广西、云南等地，广西分布于金秀及桂西南、桂北、桂东北地区。

【功能与主治】

中医 抗癌，散结，破血化瘀。用于治疗各种肿瘤，如胃癌，肠癌，慢性粒细胞白血病，绒毛膜上皮癌，恶性葡萄胎，淋巴肉瘤，血吸虫病引起的肝脾肿大。

壮医 通调龙路、火路，清热毒，化瘀散结。用于治疗胃癌、食道癌、肠癌、膀胱癌、急慢性白血病、淋巴肉瘤等各种肿瘤，血吸虫病引起的肝脾肿大，痂怀（牛皮癣）。

瑶医 抗癌散结。用于治疗胃癌，食道癌，直肠癌，膀胱癌，慢性白血病。

【主要化学成分与药理作用】

喜树全株都含有抗肿瘤作用的生物碱，喜树碱抗癌药物对胰腺癌、乳腺癌、肺癌、胃癌、肠癌、前列腺癌、卵巢癌、宫颈癌等多种癌症具有良好的治疗效果。

【代表性化学成分的结构与性质】

名称	分子式	相对分子质量	熔点/℃	性状
喜树碱	$C_{20}H_{16}N_2O_4$	348	264~266	淡黄色片状结晶
10-羟喜树碱	$C_{20}H_{16}N_2O_5$	364	266~267	黄色柱状结晶

喜树碱化学结构式

10-羟喜树碱化学结构式

【主要化学成分的提取分离】

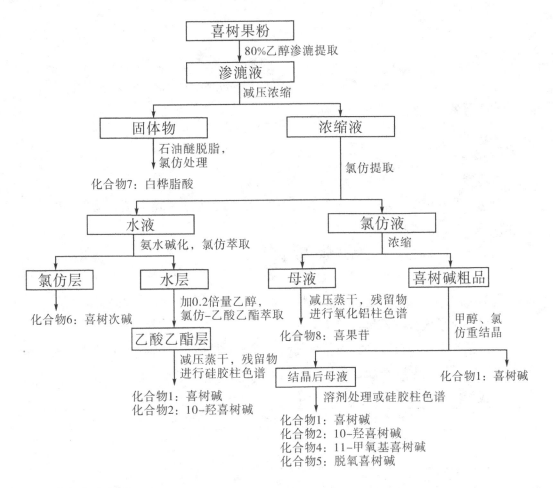

【参考文献】

［1］广西壮族自治区食品药品监督管理局.广西壮族自治区壮药质量标准：第一卷（2008年版）［S］.南宁：广西科学技术出版社，2008.

［2］覃迅云，罗金裕，高志刚.中国瑶药学［M］.北京：民族出版社，2002.

［3］刘德曼，李春英，李朝，等.喜树的化学成分研究进展［J］.黑龙江医药，2014，27（2）：254-257.

［4］徐任生，赵志远，林隆泽，等.抗癌植物喜树化学成分的研究Ⅱ.喜树果中的化学成分［J］.化学学报，1977，35（3，4）：193-200.

葫芦茶

【来源】本品为豆科植物葫芦茶*Tadehagi triquetrum*（L.）Ohashi的干燥全株。

【壮药名】茶煲Cazbou。

【分布】分布于福建、江西、广东、海南、广西、贵州及云南等地，广西各地均有分布。

【功能与主治】

中医　清热解毒，利湿。用于治疗中暑，感冒发热，咽喉肿痛，肠炎，痢疾，急性肾炎水肿，小儿疳积。

壮医　通谷道、水道，解热毒，除湿毒。用于治疗贫痧（感冒），货烟妈（咽痛），阿意咪（痢疾），笨浮（水肿），能蚌（黄疸），发旺（风湿骨痛），唪疳（疳积），尿毒症，妊娠呕吐，滴虫性阴道炎，月经不调，皮肤溃烂，痛风。

【主要化学成分与药理作用】

葫芦茶苷是从葫芦茶中分离得到的特征性及活性成分。现代研究表明，葫芦茶苷具有保肝、抗乙型肝炎病毒等作用。

【代表性化学成分的结构与性质】

名称	分子式	相对分子质量	熔点/℃	性状
葫芦茶苷	$C_{21}H_{23}O_{10}$	435	121～123	白色针晶

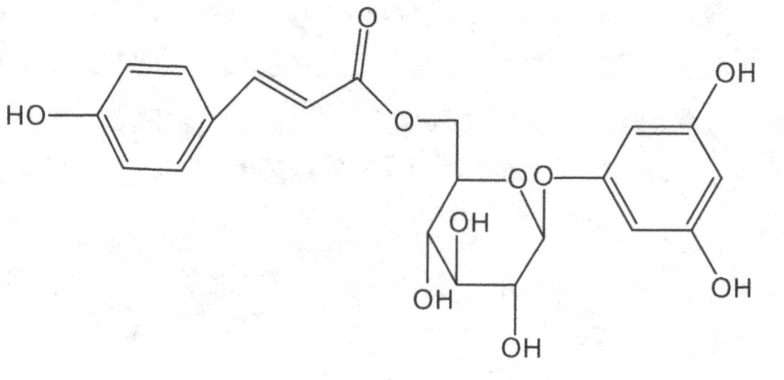

葫芦茶苷化学结构式

【主要化学成分的提取分离】

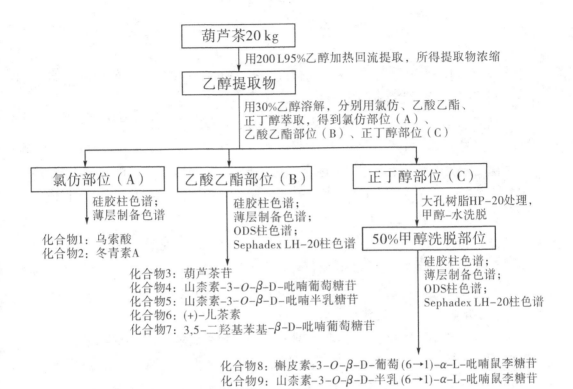

葡萄茶20 kg

用200 L95%乙醇加热回流提取，所得提取物浓缩

乙醇提取物

用30%乙醇溶解，分别用氯仿、乙酸乙酯、
正丁醇萃取，得到氯仿部位（A）、
乙酸乙酯部位（B）、正丁醇部位（C）

氯仿部位（A）

硅胶柱色谱；
薄层制备色谱

化合物1：乌素酸
化合物2：冬青素A

乙酸乙酯部位（B）

硅胶柱色谱；
薄层制备色谱；
ODS柱色谱；
Sephadex LH-20柱色谱

化合物3：葫芦茶苷
化合物4：山奈素-3-O-β-D-吡喃葡萄糖苷
化合物5：山奈素-3-O-β-D-吡喃半乳糖苷
化合物6：(+)-儿茶素
化合物7：3,5-二羟基苯基-β-D-吡喃葡萄糖苷

正丁醇部位（C）

大孔树脂HP-20处理，
甲醇-水洗脱

50%甲醇洗脱部位

硅胶柱色谱；
薄层制备色谱；
ODS柱色谱；
Sephadex LH-20柱色谱

化合物8：槲皮素-3-O-β-D-葡萄(6→1)-α-L-吡喃鼠李糖苷
化合物9：山奈素-3-O-β-D-半乳(6→1)-α-L-吡喃鼠李糖苷

【参考文献】

[1]广西壮族自治区食品药品监督管理局.广西壮族自治区壮药质量标准：第一卷
（2008年版）[S].南宁：广西科学技术出版社，2008.

[2]覃迅云，罗金裕，高志刚.中国瑶药学[M].北京：民族出版社，2002.

[3]唐爱存，陈兆霓，卢秋玉，等.葫芦茶苷对肝损伤大鼠肝组织Caspase-3与
Caspase-8活性的影响及保肝作用研究[J].中华中医药学刊，2017，35
（3）：689-691.

[4]唐爱寸，王明刚，卢秋玉，等.葫芦茶苷调控JAK/STAT信号通路抗乙肝病毒作用
及其机制研究[J].中药药理与临床，2017，33（1）：74-77.

[5]文东旭，陆敏仪，唐人九，等.葫芦茶化学成分的研究（Ⅱ）[J].中草药，
2000，31（1）：3-5.

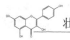

葛根

【来源】本品为豆科植物葛*Pueraria montana*（Lour.）Merr.的干燥根。

【瑶药名】巴掌崩Banzanghbuerng。

【分布】分布于湖南、河南、广东、浙江、四川等地，广西各地均有分布。

【功能与主治】

中医　解肌退热，生津止渴，透疹，升阳止泻，通经活络，解酒毒。用于治疗外感发热头痛，项背强痛，消渴，麻疹不透，热痢，泄泻，眩晕头痛，中风偏瘫，胸痹心痛，酒毒伤中。

瑶医　解表清热，生津止渴，透疹，止泻。用于治疗标蛇痧（感冒发热），伯公闷（头痛），泵卡西（腹泻），碰累（痢疾），白灸闷（心绞痛），样琅病（高血压病），泵烈竟（尿路感染），港脱（脱肛）及麻疹不透。

【主要化学成分与药理作用】

葛根中含有黄酮类（异黄酮类、其他黄酮类）、香豆素类、三萜类等化合物。异黄酮类成分主要包括葛根素、大豆苷元、大豆苷、葛根素木糖苷、染料木素、染料木苷、芒柄花素等。葛根总黄酮为其治疗心脑血管疾病的主要有效成分，近年来以葛根为主要原料开发的中药复方制剂广泛用于临床治疗心脑血管疾病。

【代表性化学成分的结构与性质】

名称	分子式	相对分子质量	熔点/℃	性状
葛根素	$C_{21}H_{20}O_{10}$	432	204～205	白色无定形粉末
大豆苷元	$C_{15}H_{10}O_4$	254	315～323	无色针晶

葛根素化学结构式　　　　　　　　大豆苷元化学结构式

【主要化学成分的提取分离】

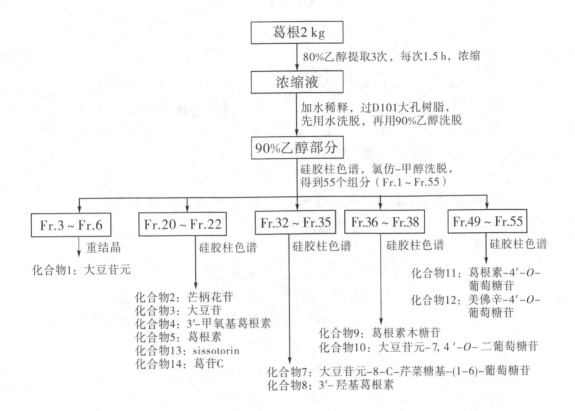

葛根2 kg

↓ 80%乙醇提取3次，每次1.5 h，浓缩

浓缩液

↓ 加水稀释，过D101大孔树脂，先用水洗脱，再用90%乙醇洗脱

90%乙醇部分

↓ 硅胶柱色谱，氯仿-甲醇洗脱，得到55个组分（Fr.1～Fr.55）

| Fr.3～Fr.6 | Fr.20～Fr.22 | Fr.32～Fr.35 | Fr.36～Fr.38 | Fr.49～Fr.55 |
| 重结晶 | 硅胶柱色谱 | 硅胶柱色谱 | 硅胶柱色谱 | 硅胶柱色谱 |

化合物1：大豆苷元

化合物2：芒柄花苷
化合物3：大豆苷
化合物4：3'-甲氧基葛根素
化合物5：葛根素
化合物13：sissotorin
化合物14：葛苷C

化合物7：大豆苷元-8-C-芹菜糖基-(1-6)-葡萄糖苷
化合物8：3'-羟基葛根素

化合物9：葛根素木糖苷
化合物10：大豆苷元-7, 4'-O-二葡萄糖苷

化合物11：葛根素-4'-O-葡萄糖苷
化合物12：美佛辛-4'-O-葡萄糖苷

【参考文献】

［1］陈荔炟.葛根黄酮类成分的提取分离及其质量分析研究［D］.武汉：湖北中医学院，2007.

［2］斯建勇，常琪，沈连钢，等.野葛化学成分研究［J］.中国药学（英文版），2006，15（4）：248-250.

葎草

【来源】本品为桑科植物葎草 *Humulus scandens*（Lour.）Merr.的地上部分。

【分布】我国除新疆、青海外，南北各省区均有分布，广西分布于南宁、马山、桂林、全州、平乐、恭城、百色、凌云、乐业、隆林、贺州、钟山、富川、河池、天峨、凤山、忻城、金秀、扶绥、宁明、龙州等县市。

【功能与主治】

中医　清热解毒，利尿通淋。用于治疗肺热咳嗽，肺痈，虚热烦渴，热淋，水肿，小便不利，湿热泻痢，热毒疮疡，皮肤瘙痒。

【主要化学成分与药理作用】

葎草含有黄酮类、生物碱类、挥发油类、鞣质类、香豆素类、甾体类、萜类、氨基酸、维生素类、脂类等化合物，如乌苏酸、对香豆酸、白桦脂酸、香草酸、山奈酚、山奈酚-4′-甲醚、二氢山奈酚、金丝桃苷等。现代研究表明，葎草具有抗菌、抗炎、抗结核、抗氧化、止泻等药理作用。

【代表性化学成分的结构与性质】

名称	分子式	相对分子质量	熔点/℃	性状
山奈酚-4′-甲醚	$C_{16}H_{12}O_6$	300	228～230	淡黄色无定形粉末

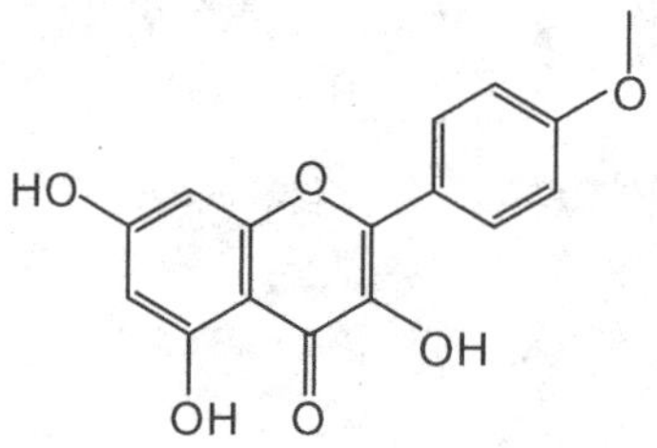

山奈酚-4′-甲醚化学结构式

【主要化学成分的提取分离】

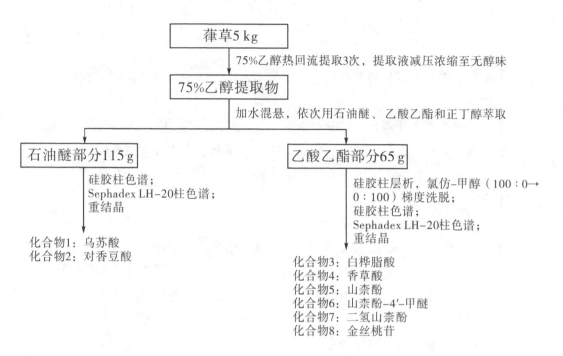

葎草5 kg

↓ 75%乙醇热回流提取3次，提取液减压浓缩至无醇味

75%乙醇提取物

↓ 加水混悬，依次用石油醚、乙酸乙酯和正丁醇萃取

石油醚部分115 g

硅胶柱色谱；
Sephadex LH-20柱色谱；
重结晶

化合物1：乌苏酸
化合物2：对香豆酸

乙酸乙酯部分65 g

硅胶柱层析，氯仿-甲醇（100：0→
0：100）梯度洗脱；
硅胶柱色谱；
Sephadex LH-20柱色谱；
重结晶

化合物3：白桦脂酸
化合物4：香草酸
化合物5：山柰酚
化合物6：山柰酚-4'-甲醚
化合物7：二氢山柰酚
化合物8：金丝桃苷

【参考文献】

[1] 马奋刚，张永萍.中药葎草药理作用与化学成分的研究进展 [J].世界最新医学信息文摘，2017, 17（14）：46-48, 52.

[2] 芦雪霞，蒋建勤.葎草的化学成分研究 [J].药学与临床研究，2013, 21（3）：230-232.

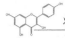

朝天罐

【来源】本品为野牡丹科植物星毛金锦香*Osbeckia stellata* Ham. ex D. Don：C. B. Clarke的干燥根。

【壮、瑶药名】壮药名：损巧闲Swnjgyaeujhen。瑶药名：懂烈桑Domhndiehsang。

【分布】分布于湖北、湖南、广西、四川、贵州、云南及西藏。广西分布于融水、灌阳、龙胜、恭城、德保、凌云、隆林等县市。

【功能与主治】

中医 清肠，收敛止血。用于治疗痢疾，肠炎。

壮医 清热毒，祛风毒，除湿毒。用于治疗淋病，阿意咪（痢疾），发旺（痹病）。

瑶医 健脾利湿，活血解毒，收敛止血，调经。用于哈路怒哈（肺痨咳嗽），怒藏（咯血），改窟藏（痔疮出血），藏紧邦（崩漏），辣给昧对（月经不调），别带病（带下）、碰累（痢疾），港虷（肠炎）和哈紧（慢性气管炎）。

【主要化学成分与药理作用】

朝天罐中的化学成分主要有熊果酸、槲皮素-3-鼠李糖苷、槲皮素-3-葡萄糖苷、槲皮素等。现代研究表明，熊果酸有抗癌活性，槲皮素能止咳、化痰、降压降脂、扩张冠状动脉，槲皮素-3-鼠李糖苷能抗病毒、治流感，槲皮素-3-葡萄糖苷有提高毛细血管通透性的作用。

【代表性化学成分的结构与性质】

名称	分子式	相对分子质量	熔点/℃	性状
槲皮素-3-鼠李糖苷	$C_{21}H_{20}O_{11}$	448	179～181	浅黄色片状物
槲皮素-3-葡萄糖苷	$C_{21}H_{20}O_{12}$	464	229～231	黄色颗粒状物

槲皮素-3-鼠李糖苷化学结构式　　　　槲皮素-3-葡萄糖苷的化学结构式

【主要化学成分的提取分离】

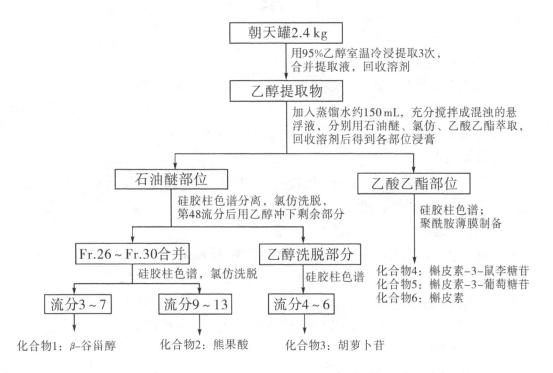

【参考文献】

[1] 汪波, 王皓, 温远影, 等. 假朝天罐的化学成分研究 [J]. 天然产物研究与开发, 2000, 12 (2) : 45-49.

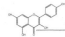

酢浆草

【来源】本品为酢浆草科植物酢浆草*Oxalis corniculata* L.的全草。

【壮药名】棵送梅Gosoemjmeiq。

【分布】全国各地均有分布，广西各地均有分布。

【功能与主治】

中医 清热利湿，凉血散瘀，解毒消肿。用于治疗湿热泄泻，痢疾，黄疸，淋证，带下，吐血，衄血，尿血，月经不调，跌打损伤，咽喉肿痛，痈肿，疔疮，丹毒，湿疹，疥癣，痔疮，麻疹，火伤，蛇虫咬伤。

壮医 清热毒，除湿毒，调谷道、水道，调龙路，散瘀肿。用于治疗白冻（泄泻）、阿意咪（痢疾），能蚌（黄疸），肉扭（淋证），隆白呆（带下），渗裂（吐血、衄血），货烟妈（咽痛），呗脓（痈疮），呗叮（疔），能啥能累（湿疹），仲嘿唷尹（痔疮），驾麻（麻疹），痂（癣），渗裆相（烫伤），林得叮相（跌打损伤）。

【主要化学成分与药理作用】

酢浆草主要含有黄酮类、有机酸类等化学成分，如corniculatin A、草酸、酒石酸、苹果酸、柠檬酸等。现代研究表明，酢浆草具有抗炎、抗病毒和抑菌作用。

【代表性化学成分的结构与性质】

名称	分子式	相对分子质量	熔点/℃	性状
corniculatin A	$C_{30}H_{26}O_{13}$	594	—	浅黄胶状固体

corniculatin A 化学结构式

【主要化学成分的提取分离】

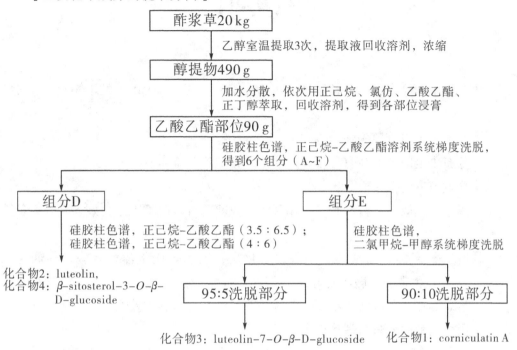

酢浆草20 kg

乙醇室温提取3次，提取液回收溶剂，浓缩

醇提物490 g

加水分散，依次用正己烷、氯仿、乙酸乙酯、
正丁醇萃取，回收溶剂，得到各部位浸膏

乙酸乙酯部位90 g

硅胶柱色谱，正己烷-乙酸乙酯溶剂系统梯度洗脱，
得到6个组分（A~F）

组分D

硅胶柱色谱，正己烷-乙酸乙酯（3.5∶6.5）；
硅胶柱色谱，正己烷-乙酸乙酯（4∶6）

化合物2: luteolin,
化合物4: β-sitosterol-3-O-β-
D-glucoside

组分E

硅胶柱色谱，
二氯甲烷-甲醇系统梯度洗脱

95:5洗脱部分

化合物3: luteolin-7-O-β-D-glucoside

90:10洗脱部分

化合物1: corniculatin A

【参考文献】

[1] Ibrahim M, Hussain I, Imran M, et al. Corniculatin A, a new flavonoidal glucoside from Oxalis corniculata [J]. Revista Brasileira de Farmacognosia, 2013, 23（4）: 630-634.

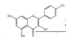

紫苏叶

【**来源**】本品为唇形科植物紫苏*Perilla frutescens*（L.）Britt.的干燥叶（或带嫩枝）。

【**壮药名**】盟紫苏 Mbawswjsuh。

【**分布**】全国各地亦有分布，广西全区各地均有分布。

【**功能与主治**】

中医　解表散寒，行气和胃。用于治疗风寒感冒，咳嗽呕恶，妊娠呕吐，鱼蟹中毒。

壮医　祛寒毒，通气道，调谷道，化痰，安胎。用于治疗疹病，埃病（咳嗽），东郎（食滞），鹿（呕吐），胴尹（腹痛），白冻（泄泻），阿意咪（痢疾），胎动不安，产呱忍勒卟叮（产后恶露不尽），北嘻（乳痈）。

【**主要化学成分与药理作用**】

紫苏叶中主要含有黄酮类、脂肪酸类、萜类、酚类、色素类等化学成分，如迷迭香酸、咖啡酸、木犀草酸、芹菜素、芦丁、α-亚麻酸、亚油酸、油酸、紫苏醛、柠檬烯、丙二酰基紫苏宁、紫苏宁、天竺葵苷等。现代研究表明，紫苏叶具有抑菌、抗氧化、抗炎、解热、理气止痛等药理作用。

【**代表性化学成分的结构与性质**】

名称	分子式	相对分子质量	熔点/℃	性状
迷迭香酸	$C_{18}H_{16}O_8$	360	171～175	淡黄色粉末
咖啡酸	$C_9H_8O_4$	180	211～213	白色结晶

迷迭香酸化学结构式　　　　　　　　咖啡酸化学结构式

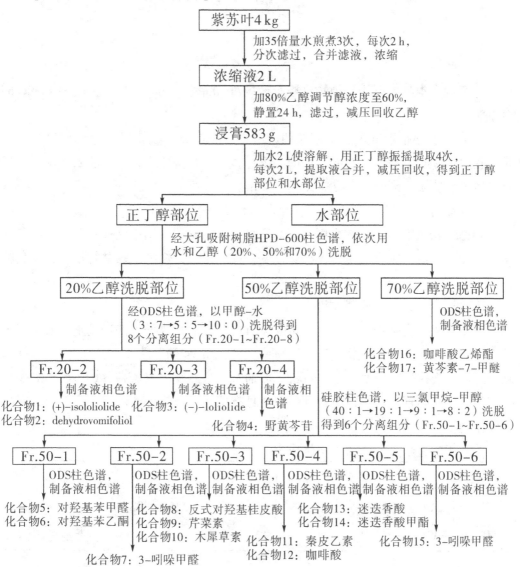

【主要化学成分的提取分离】

紫苏叶4 kg
→ 加35倍量水煎煮3次，每次2 h，分次滤过，合并滤液，浓缩

浓缩液2 L
→ 加80%乙醇调节醇浓度至60%，静置24 h，滤过，减压回收乙醇

浸膏583 g
→ 加水2 L使溶解，用正丁醇振摇提取4次，每次2 L，提取液合并，减压回收，得到正丁醇部位和水部位

正丁醇部位 ｜ 水部位
→ 经大孔吸附树脂HPD-600柱色谱，依次用水和乙醇（20%、50%和70%）洗脱

20%乙醇洗脱部位 ｜ 50%乙醇洗脱部位 ｜ 70%乙醇洗脱部位

20%乙醇洗脱部位 → 经ODS柱色谱，以甲醇-水（3∶7→5∶5→10∶0）洗脱得到8个分离组分（Fr.20-1~Fr.20-8）

70%乙醇洗脱部位 → ODS柱色谱，制备液相色谱
化合物16：咖啡酸乙烯酯
化合物17：黄芩素-7-甲醚

Fr.20-2 → 制备液相色谱
Fr.20-3 → 制备液相色谱
Fr.20-4 → 制备液相色谱

化合物1：(+)-isololiolide
化合物2：dehydrovomifoliol
化合物3：(-)-loliolide
化合物4：野黄芩苷

50%乙醇洗脱部位 → 硅胶柱色谱，以三氯甲烷-甲醇（40∶1→19∶1→9∶1→8∶2）洗脱得到6个分离组分（Fr.50-1~Fr.50-6）

Fr.50-1 → ODS柱色谱，制备液相色谱
Fr.50-2 → ODS柱色谱，制备液相色谱
Fr.50-3 → ODS柱色谱，制备液相色谱
Fr.50-4 → ODS柱色谱，制备液相色谱
Fr.50-5 → ODS柱色谱，制备液相色谱
Fr.50-6 → ODS柱色谱，制备液相色谱

化合物5：对羟基苯甲醛
化合物6：对羟基苯乙酮
化合物7：3-吲哚甲醛
化合物8：反式对羟基桂皮酸
化合物9：芹菜素
化合物10：木犀草素
化合物11：秦皮乙素
化合物12：咖啡酸
化合物13：迷迭香酸
化合物14：迷迭香酸甲酯
化合物15：3-吲哚甲醛

【参考文献】

［1］何育佩，郝二伟，谢金玲，等.紫苏药理作用及其化学物质基础研究进展［J］.中草药，2018，49（16）：3957-3968.

［2］霍立娜，王威，刘洋，等.紫苏叶化学成分研究［J］.中草药，2016，47（1）：26-31.

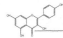

蛤蚂草

【来源】本品为石松科植物垂穗石松*Palhinhaea cernua*（L.）Vasc.et Franco的全草。

【分布】分布于华东、华南、西南等地，广西分布于南宁、上林、融安、平乐、苍梧、藤县、岑溪、贵港、平南、玉林、陆川、博白、百色、凌云、乐业、贺州、凤山、罗城、都安、金秀、龙州等县市。

【功能与主治】

中医 祛风解毒，收敛止血，舒筋通络，镇咳利尿。用于治疗关节痛，四肢麻木，肝炎，痢疾，风疹，便血，小儿惊厥，夜间盗汗，烧烫伤，跌打损伤，无名肿毒。

【主要化学成分与药理作用】

垂穗石松含有生物碱、三萜、黄酮、有机酸等活性成分，如羟基垂石松碱、千层塔萜烯二醇、21-表千层塔萜三醇、垂石松酸甲、伸筋草萜三醇、16-氧代伸筋草萜三醇等。现代研究表明，垂穗石松水煎剂对实验性发热家兔有解热作用，对大鼠及家兔的离体肠管有兴奋作用；其提取物具有抗幽门螺旋杆菌作用；注射液具有抗硅肺作用。

【代表性化学成分的结构与性质】

名称	分子式	相对分子质量	熔点/℃	性状
羟基垂石松碱	$C_{16}H_{26}N_2O_2$	278	225.5～227	无色结晶
垂石松酸A	$C_{30}H_{48}O_4$	472	348～350	无定形固体

羟基垂石松碱化学结构式　　　　　　垂石松酸A化学结构式

【主要化学成分的提取分离】

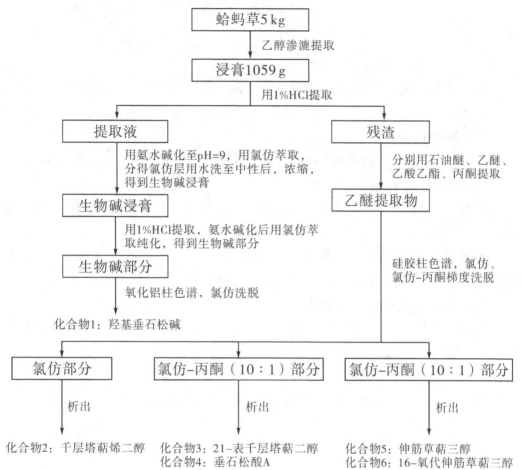

【参考文献】

[1] 杨舜伊，蒋金和，刘莹，等.垂穗石松化学成分的研究［J］.云南师范大学学报，2010，30（3）：55-58.

[2] 张娟娟，郭志坚，潘德济，等.垂穗石松的化学成分研究［J］.中草药，1997，（3）：139-140.

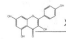

黑风吹

【来源】本品为莲叶桐科植物香青藤 *Illigera aromatica* S.Z.Huang et S.L.Mo的干燥根茎。

【壮药名】勾令 Gaeuling。

【分布】分布于我国贵州、广西、云南等地，广西分布于宁明、龙州等县市。

【功能与主治】

中医 祛风除湿，行气止痛，舒筋活络。用于治疗风湿骨痛，关节痛，半边瘫痪，咳嗽痰多，消化不良，骨折，跌打损伤，肥大性脊椎炎。

壮医 通火路、龙路，散瘀消肿，调气止痛。用于治疗发旺（风湿骨痛），麻邦（偏瘫），心头痛，经尹（痛经），林得叮相（跌打损伤），夺扼（骨折）。

【主要化学成分与药理作用】

香青藤中主要有生物碱类、黄酮类、苯丙素类等化学成分，具有抑制肿瘤细胞增殖及抗氧化等活性。

【代表性化学成分的结构与性质】

名称	分子式	相对分子质量	熔点/℃	性状
illigerine	$C_{22}H_{30}O$	310	—	无色油状物

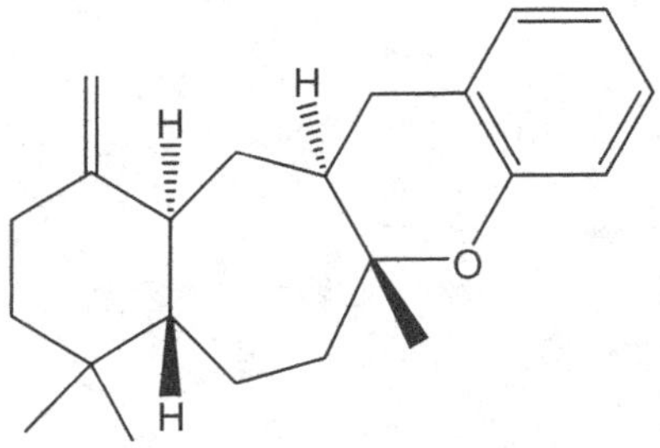

illigerine 化学结构式

【主要化学成分的提取分离】

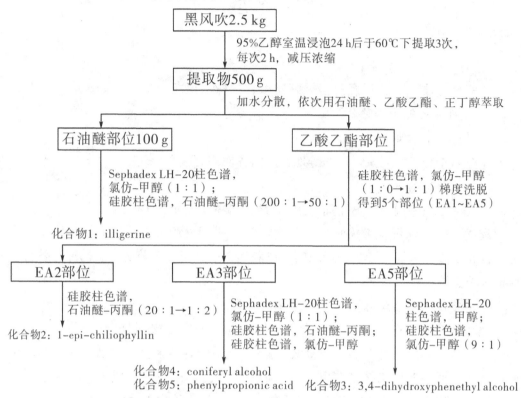

黑风吹2.5 kg

95%乙醇室温浸泡24 h后于60℃下提取3次，
每次2 h，减压浓缩

提取物500 g

加水分散，依次用石油醚、乙酸乙酯、正丁醇萃取

石油醚部位100 g

Sephadex LH-20柱色谱，
氯仿-甲醇（1:1）；
硅胶柱色谱，石油醚-丙酮（200:1→50:1）

化合物1：illigerine

乙酸乙酯部位

硅胶柱色谱，氯仿-甲醇
（1:0→1:1）梯度洗脱
得到5个部位（EA1~EA5）

EA2部位

硅胶柱色谱，
石油醚-丙酮（20:1→1:2）

化合物2：1-epi-chiliophyllin

EA3部位

Sephadex LH-20柱色谱，
氯仿-甲醇（1:1）；
硅胶柱色谱，石油醚-丙酮；
硅胶柱色谱，氯仿-甲醇

化合物4：coniferyl alcohol
化合物5：phenylpropionic acid

EA5部位

Sephadex LH-20
柱色谱，甲醇；
硅胶柱色谱，
氯仿-甲醇（9:1）

化合物3：3,4-dihydroxyphenethyl alcohol

【参考文献】

［1］广西壮族自治区食品药品监督管理局.广西壮族自治区壮药质量标准：第一卷
（2008年版）［S］.南宁：广西科学技术出版社，2008.

［2］覃迅云，罗金裕，高志刚.中国瑶药学［M］.北京：民族出版社，2002.

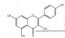

黑风藤

【来源】本品为清风藤科清风藤属植物柠檬清风藤*Sabia limoniacea* Wall. ex Hook. f. et Thoms. 的干燥藤茎。

【瑶药名】解准 Dieqv nzunx。

【分布】分布于云南、广西等地，广西各地均有分布。

【功能与主治】

中医　祛风除湿，散瘀止痛。用于治疗风湿痹痛，产后腹痛。

瑶医　祛风除湿，散瘀止痛，利湿消肿。用于治疗荣古瓦泵闷（产后瘀血腹痛），布醒蕹（肾炎水肿），崩闭闷（风湿痛、类风湿性关节炎），播冲（跌打损肿痛）及碰脑（骨折）。

【主要化学成分与药理作用】

黑风藤含有三萜、皂苷、黄酮、生物碱等多种化合物，目前已经鉴定出桦木醇、豆甾烷、5-氧阿朴菲碱、香草酸、3,5-二甲氧基-4-羟基苯甲酸、对羟基苯甲酸、清风藤酸、3,4-二羟基苯甲酸、对羟基苯甲醛、槲皮素等成分。现代研究表明，黑风藤防治甲、乙肝病毒感染效果较好，具有一定的民间用药基础。

【代表性化学成分的结构与性质】

名称	分子式	相对分子质量	熔点/℃	性状
清风藤酸	$C_{12}H_{12}O_5$	236	180～182	白色固体
5-氧阿朴菲碱	$C_{17}H_{13}NO_3$	279	—	黄色针晶

清风藤酸化学结构式　　　　　　5-氧阿朴菲碱化学结构式

【主要化学成分的提取分离】

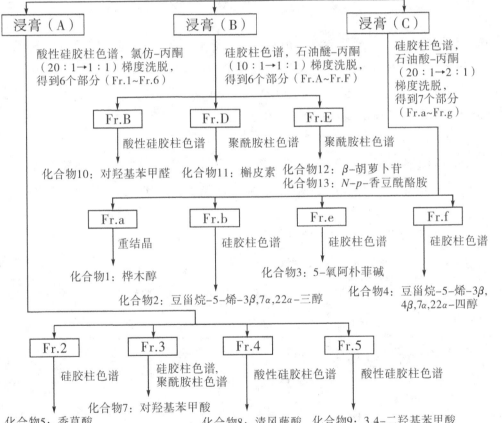

【参考文献】

[1] 唐天君. 四种药用植物化学成分的研究 [D]. 成都：中国科学院成都有机化学研究所，2004.

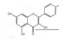

黑血藤

【来源】本品为豆科植物大果油麻藤 *Mucuna macrocarpa* Wall.的干燥藤茎。

【瑶药名】安瑞蹦 Apc dorn buerng。

【分布】分布于云南、贵州、广东、海南、广西等地，广西分布于南宁、梧州、防城港、上思、田阳、隆林、宁明、龙州等县市。

【功能与主治】

中医　祛风除湿，舒筋活络，清肺止咳，调经补血，止痛。用于治疗腰膝酸痛，风湿痹痛，肺热咳嗽、咯血，产后血虚贫血、头晕，月经不调，坐骨神经痛，头痛。

瑶医　祛风除湿，舒筋活络，清肺止咳，活血补血，止痛。用于治疗改布闷（腰腿痛），崩闭闷（风湿痛、类风湿性关节炎），伯公闷（头痛），泵虷怒哈（肺热咳嗽），怒藏（咳血），荣古瓦本藏（产后贫血），伯公梦（头晕），辣给昧对（月经不调），辣给闷（痛经）及锥碰江闷（坐骨神经痛）。

【主要化学成分与药理作用】

黑血藤经鉴定的成分主要有染料木苷、大豆苷、表木栓醇、β-胡萝卜苷、豆甾醇、芒柄花素等。临床和动物试验初步证明，黑血藤有升高白细胞水平和提高免疫活性的作用，还可以解除肿瘤放化疗所致的关节骨髓抑制，促进骨髓造血。

【代表性化学成分的结构与性质】

名称	分子式	相对分子质量	熔点/℃	性状
染料木苷	$C_{21}H_{20}O_{10}$	432	250～253	白色粉末
芒柄花素	$C_{16}H_{12}O_4$	268	252～255	白色针晶

染料木苷化学结构式　　　　　　　芒柄花素化学结构式

【主要化学成分的提取分离】

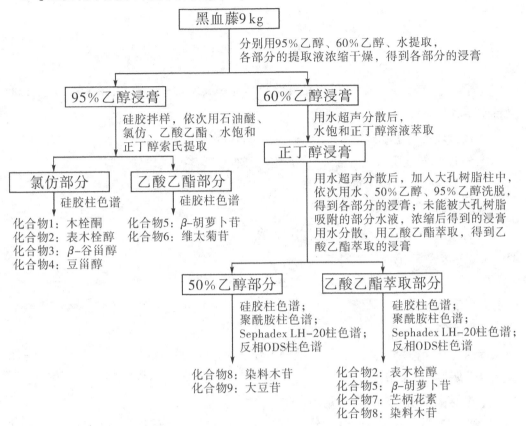

【参考文献】

[1] 董玲，朱静，王彦峰，等.血藤的化学成分 [J].北京中医药大学学报，2009，32（12）：846-855.

[2] 石颖，刘颖，赵常国，等.李斯文教授运用云南道地药材治癌经验浅析 [J].云南中医中药杂志，2015，36（2）：1-2.

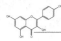

黑紫藜芦

【来源】 本品为百合科植物牯岭藜芦*Veratrum schindleri*（Baker）Loes.F的干燥带鳞茎或鳞茎盘的根。

【壮、瑶药名】壮药名：棵呙额Gongoxoq。瑶药名：痰火草。

【分布】分布于台湾、浙江、福建、江西、安徽、湖北（罗田）、广东、广西、云南（南部）和贵州等地。

【功能与主治】

中医 涌吐风痰，杀虫疗疮。用于治疗中风痰涌，癫痫，风痫癫痰，喉痹不通，疟疾，疥癣恶疮。

壮医 除湿毒，通调火路，杀虫。用于治疗中风痰涌，癫痫，能蚌（黄疸），瘴病（疟疾），阿意咪（痢疾），巧尹（头痛），喉痹，唛冉（疥疮），痂（癣），恶疮。

瑶医 化痰散结，止咳，清热通淋。用于治疗努脑痨（瘰疬），泵烈竞（尿路感染），怒藏（咳血）。

【主要化学成分与药理作用】

黑紫藜芦含二十八烷醇、表红介藜芦碱、胡萝卜苷、介藜芦碱等化学成分，其中介藜芦碱的还原产物（环巴胺）是抗肿瘤活性物质。

【代表性化学成分的结构与性质】

名称	分子式	相对分子质量	熔点/℃	性状
表红介藜芦碱	$C_{27}H_{43}NO_2$	413	216.2～218.5	无色针状结晶
介藜芦碱	$C_{27}H_{39}NO_3$	425	236.2～238.0	无色针状结晶

介藜芦碱化学结构式

【主要化学成分的提取分离】

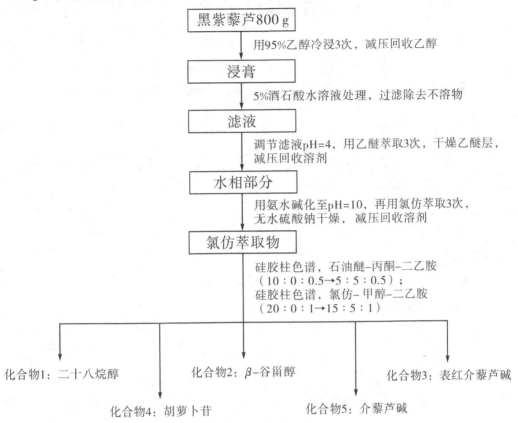

黑紫藜芦800 g

用95%乙醇冷浸3次，减压回收乙醇

浸膏

5%酒石酸水溶液处理，过滤除去不溶物

滤液

调节滤液pH=4，用乙醚萃取3次，干燥乙醚层，
减压回收溶剂

水相部分

用氨水碱化至pH=10，再用氯仿萃取3次，
无水硫酸钠干燥，减压回收溶剂

氯仿萃取物

硅胶柱色谱，石油醚-丙酮-二乙胺
（10：0：0.5→5：5：0.5）；
硅胶柱色谱，氯仿-甲醇-二乙胺
（20：0：1→15：5：1）

化合物1：二十八烷醇　　　化合物2：β-谷甾醇　　　化合物3：表红介藜芦碱

化合物4：胡萝卜苷　　　化合物5：介藜芦碱

【参考文献】

[1] 周剑侠，康露，沈征武.黑紫藜芦化学成分研究 [J].中国药物化学，2006，16
（5）：303-305.

鹅不食草

【来源】 本品为菊科植物石胡荽 *Centipeda minima*（L.）A. Br. et Aschers.的干燥全草。

【壮药名】 牙卡个 Nyagajgoep。

【分布】 分布于我国浙江、湖北、江苏、广东、河南、江西、福建、安徽等地，广西分布于陆川、龙州等县市。

【功能与主治】

中医 发散风寒，通鼻窍，止咳。用于治疗风寒头痛，咳嗽痰多，鼻塞不通，鼻渊流涕。

壮医 除寒毒，通火路，消肿。用于治疗痧病，邦印（痛证），楞涩（鼻炎），埃病（咳嗽）。

【主要化学成分与药理作用】

鹅不食草中主要含有黄酮、三萜、挥发油、氨基酸、豆甾醇、有机酸等成分，如鸢尾甲苷A、槲皮素、芹菜素、粗毛豚草素、表松脂醇、槲皮素-2-甲酯、槲皮素-3,3′-二甲酯、槲皮素-3,7,3′-三甲酯、槲皮素-3,7,3′,4′-四甲酯、山金车内酯C、千里光酰二氢堆心菊灵、山金车内酯D、短叶老鹳草素、堆心菊灵、异丁酸堆心菊灵内酯、异戊酸堆心菊灵内酯、当归酸堆心菊灵内酯、四氢堆心菊灵、川陈皮素、α-莎草酮、石楠藤酰胺乙酯等。现代研究表明，鹅不食草具有抗菌、抗过敏、抗炎、抗肿瘤等作用。

【代表性化学成分的结构与性质】

名称	分子式	相对分子质量	熔点/℃	性状
鸢尾甲苷A	$C_{23}H_{24}O_{12}$	492	—	黄色无定形粉末

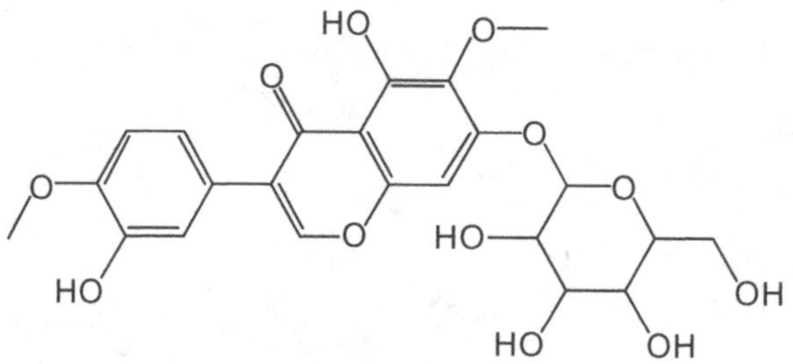

鸢尾甲苷A化学结构式

【主要化学成分的提取分离】

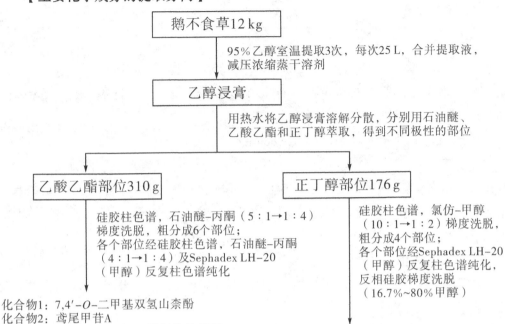

鹅不食草12 kg

↓ 95％乙醇室温提取3次，每次25 L，合并提取液，减压浓缩蒸干溶剂

乙醇浸膏

↓ 用热水将乙醇浸膏溶解分散，分别用石油醚、乙酸乙酯和正丁醇萃取，得到不同极性的部位

乙酸乙酯部位310 g

硅胶柱色谱，石油醚-丙酮（5：1→1：4）梯度洗脱，粗分成6个部位；各个部位经硅胶柱色谱，石油醚-丙酮（4：1→1：4）及Sephadex LH-20（甲醇）反复柱色谱纯化

化合物1：7,4′-O-二甲基双氢山柰酚
化合物2：鸢尾甲苷A
化合物3：5,8,4′-三羟基-7-甲氧基异黄酮
化合物4：3-甲氧基槲皮素

正丁醇部位176 g

硅胶柱色谱，氯仿-甲醇（10：1→1：2）梯度洗脱，粗分成4个部位；各个部位经Sephadex LH-20（甲醇）反复柱色谱纯化，反相硅胶梯度洗脱（16.7%~80%甲醇）

化合物5：3-O-咖啡酸-β-葡萄糖酯
化合物6：3-O-咖啡酸-β-葡萄糖酯
化合物7：槲皮素
化合物8：表松脂醇
化合物9：粗毛豚草素

【参考文献】

［1］曹俊岭，李国辉.鹅不食草化学成分研究［J］.中国中药杂志，2012，37（15）：2301-2303.

［2］刘宇，杨艳芳，刘红兵，等.鹅不食草的化学成分及生物活性研究进展［J］.湖北中药杂志，2005，27（5）：52-53.

舒筋草

【来源】本品为石松科植物藤石松*Lycopodiastrum casuarinoides* （Spring）Holub ex Dixit的干燥地上部分。

【瑶药名】浸进崩 Ziemx mbungv buerng。

【分布】分布于我国湖北、贵州、云南、广西、福建等地，广西分布于南宁、马山、上林、宾阳、融安、融水、桂林、灵川、全州、龙胜、藤县、蒙山、岑溪、上思、桂平、玉林、北流、百色、田阳、德保、靖西、凌云、乐业、田林、隆林、贺州、钟山、南丹、罗城、金秀、崇左、龙州等县市。

【功能与主治】

中医 舒筋活血，祛风湿。用于治疗风湿关节痛，跌打损伤，月经不调，盗汗，夜盲症。

瑶医 祛风活血，消肿镇痛，舒筋活络。用于治疗崩闭闷（风湿痛、类风湿性关节炎），锥碰江闷（坐骨神经痛），播冲（跌打损伤），改闷（腰痛、腰肌劳损），辣给昧对（月经不调），眸名肿毒（疮疡肿毒）及汪逗卜冲（水火烫伤）。

【主要化学成分与药理作用】

舒筋草化学成分主要为生物碱、三萜类等，其中生物碱是其主要药效物质。目前，舒筋草生物碱已分离鉴定出十几种，包括石杉碱B、石杉碱C、casuarinine B等。现代研究表明，舒筋草具有很好的抗乙酰胆碱酯酶活性和抗菌作用。

【代表性化学成分的结构与性质】

名称	分子式	相对分子质量	熔点/℃	性状
石杉碱B	$C_{16}H_{20}N_2O$	256	—	白色粉末
石杉碱C	$C_{15}H_{18}N_2O$	242	0	透明胶状物

石杉碱B化学结构式　　　　石杉碱C化学结构式

【主要化学成分的提取分离】

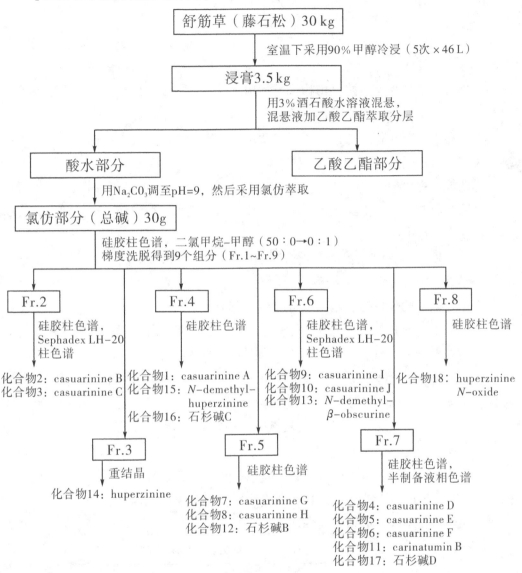

【参考文献】

[1] 吴继春.五种石松类植物生物碱成分的研究 [D].延吉：延边大学，2015.

[2] 唐宇.藤石松生物碱成分及其生物活性的研究 [D].上海：复旦大学，2013.

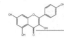

番石榴叶

【来源】本品为桃金娘科植物番石榴*Psidium guajava* L.的干燥叶及带叶嫩茎。

【壮药名】盟您现 Mbawnimhenj。

【分布】分布于我国广东、福建、四川、云南、广西等地，广西主要分布于南部和西部。

【功能与主治】

中医 收敛止泻，消炎止血。用于治疗久痢，泄泻，糖尿病，创伤出血，皮肤湿疹，癌症，热痱，牙痛。

壮医 调谷道，收敛止泻，止血。 用于治疗阿意咪（痢疾），屙幽脘（糖尿病），能啥能累（湿疹），诺嚎哒（牙周炎）。

【主要化学成分与药理作用】

番石榴主要含有黄酮、皂苷、三萜酸、单宁、油脂、花青素、甾醇、糖类等成分，如番石榴苷、金丝桃苷、槲皮素、槲皮素-3-*O*-β-D-木糖苷、异槲皮苷、广寄生苷、没食子酸乙酯、齐墩果酸、儿茶素、瑞诺苷、芦丁、山奈酚、萹蓄苷、杨梅酮、芹黄素、乌苏酸、桉树素、白桦脂酸、鼠尾草酚、异植物醇、怪柳黄素、棉花素、β-谷甾醇、木麻黄鞣宁、桑黄素阿拉伯糖苷、桑黄素来苏糖苷、globulusin A、isocaryolan-9-one、(–)-epiglobulol、t-cadinol、(+)-globulol、ent-T-muurolol、guajaverin、avicularin、guavinoside A、guavinoside B等。番石榴具有抗腹泻、抗菌、抗疟、镇咳、护肝、抗氧化、抗高血糖等药理作用。

【代表性化学成分的结构与性质】

名称	分子式	相对分子质量	熔点/℃	性状
番石榴苷	$C_{20}H_{18}O_{11}$	434	—	黄色针状结晶
金丝桃苷	$C_{21}H_{20}O_{12}$	464	225~226	黄色粉末

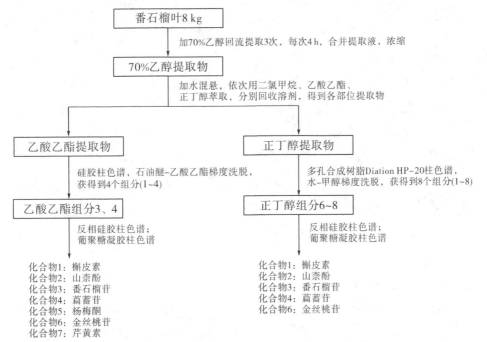

番石榴苷化学结构式　　　　　　金丝桃苷化学结构式

【主要化学成分的提取分离】

番石榴叶8 kg
↓ 加70%乙醇回流提取3次，每次4 h，合并提取液，浓缩

70%乙醇提取物
↓ 加水混悬，依次用二氯甲烷、乙酸乙酯、
正丁醇萃取，分别回收溶剂，得到各部位提取物

乙酸乙酯提取物
↓ 硅胶柱色谱，石油醚-乙酸乙酯梯度洗脱，
获得到4个组分(1~4)

乙酸乙酯组分3、4
↓ 反相硅胶柱色谱；
葡聚糖凝胶柱色谱

化合物1：槲皮素
化合物2：山柰酚
化合物3：番石榴苷
化合物4：蒿蓄苷
化合物5：杨梅酮
化合物6：金丝桃苷
化合物7：芹黄素

正丁醇提取物
↓ 多孔合成树脂Diation HP-20柱色谱，
水-甲醇梯度洗脱，获得8个组分(1~8)

正丁醇组分6~8
↓ 反相硅胶柱色谱；
葡聚糖凝胶柱色谱

化合物1：槲皮素
化合物2：山柰酚
化合物3：番石榴苷
化合物4：蒿蓄苷
化合物6：金丝桃苷

【参考文献】

［1］欧阳文，朱晓艾，邵祥辉，等.番石榴叶乙酸乙酯萃取物化学成分研究［J］.食品科学，2014，35（15）：30-37.

［2］陈冈，万凯化，付辉政，等.番石榴叶正丁醇部位化学成分研究［J］.中药材，2015，38（3）：521-523.

［3］付辉政，罗永明，张东明，等.番石榴叶化学成分研究［J］.中国中药杂志，2009，34（5）：577-579.

［4］邵萌，王英，蒯雨青，等.番石榴叶乙醇提取物的化学成分研究［J］.2014，39（6）：1024-1029.

［5］王辉.香豆素衍生物及番石榴叶化学成分的生物活性研究［D］.广州：中山大学，2010.

番石榴根

【来源】本品为桃金娘科植物番石榴*Psidium guajava* L.的干燥根。

【壮、瑶药名】壮药名：壤您洪 Ragnimhung。瑶药名：结解表 Jiaih nqaiv biouv。

【分布】分布于我国广东、福建、四川、云南、广西等地，广西主要分布于南部和西部。

【功能与主治】

中医 收敛止泻，止痛敛疮。用于治疗泻痢，脘腹疼痛，脱肛，牙痛，糖尿病，疮疡，毒蛇咬伤。

壮医 收敛止泻，止血。用于治疗白冻（泄泻），阿意咪（痢疾），东郎（食滞），优平（盗汗），中耳炎，能啥能累（湿疹），外伤出血，肾结石。

【主要化学成分与药理作用】

番石榴根主要含有萜类及酚酸类化合物。现代研究表明，番石榴根具有抗生育、抗早孕和中期引产等作用。

【代表性化学成分的结构与性质】

名称	分子式	相对分子质量	熔点/℃	性状
2α,3β,6β,23-四羟基乌苏酸-12,20(30)-双烯-28-*O*-β-D-葡萄糖苷	$C_{36}H_{56}O_{11}$	664	—	白色无定形粉末
nigaichigoside F1	$C_{36}H_{58}O_{11}$	666	—	白色粉末

2α,3β,6β,23-四羟基乌苏酸-12,20(30)-双烯-28-*O*-β-D-葡萄糖苷化学结构式

nigaichigoside F1化学结构式

【主要化学成分的提取分离】

番石榴根10.2 kg

↓ 90%乙醇加热回流3次，每次1 h，提取液减压回收

流浸膏980 g

↓ 用适量的水分散，依次用石油醚、乙酸乙酯萃取，剩余部分旋干溶剂后，甲醇溶解。回收溶剂得到各极性部位

乙酸乙酯部位145 g

↓ 进行硅胶柱色谱分离，以二氯甲烷-甲醇（100：0→50：1→25：1→10：1→5：1→1：1→0：100）梯度洗脱得到9个部分（Fr.1～Fr.9）

Fr.3	Fr.4	Fr.5	Fr.6
硅胶柱色谱，二氯甲烷-甲醇；Sephadex LH-20柱色谱，甲醇	硅胶柱色谱，二氯甲烷-甲醇；Sephadex LH-20柱色谱，甲醇	硅胶柱色谱，二氯甲烷-甲醇；半制备柱色谱，甲醇-水	硅胶柱色谱，二氯甲烷-甲醇；半制备柱色谱，甲醇-水

化合物7：$2\alpha,3\beta,19\alpha,23$-四羟基乌苏酸

化合物3：$2\alpha,3\beta,23$-三羟基乌苏酸-12,18-双烯-28-O-β-D-葡萄糖苷

化合物1：$2\alpha,3\beta,6\beta,23$-四羟基乌苏酸-12,20(30)-双烯-28-O-β-D-葡萄糖苷

化合物2：$2\alpha,3\beta,6\beta,23$-四羟基乌苏酸-12,18-双烯-28-O-β-D-葡萄糖苷

化合物4：nigaichigoside F1
化合物5：积雪草苷C
化合物6：$2\alpha,3\beta,6\beta,19\alpha,23$-五羟基乌苏酸-12,18-双烯-28-$O$-$\beta$-D-葡萄糖苷

【参考文献】

[1]广西壮族自治区食品药品监督管理局.广西壮族自治区壮药质量标准：第一卷（2008年版）[S].南宁：广西科学技术出版社，2008.

[2]覃迅云，罗金裕，高志刚.中国瑶药学[M].北京：民族出版社，2002.

[3]陈圣加，黄应正，卢健，等.番石榴根中酚酸类化学成分分离鉴定[J].中国实验方剂学杂志，2019，25（2）：169-174.

[4]彭财英，黄应正，刘建群，等.番石榴根中一个新的三萜类成分[J].药学学报，2017，52（11）：1731-1736.

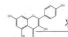

粪箕笃

【来源】本品为防己科植物粪箕笃*Stephania longa* Lour.的茎叶。

【壮药名】勾弯 Gaeuvad。

【分布】分布于我国福建、台湾、广东、云南等地，广西主要分布于灵山、马山、龙州、靖西、那坡、河池、环江、宜山、来宾等县市。

【功能与主治】

中医 清热解毒，利湿消肿，祛风活络。用于治疗热病发狂，泄泻，痢疾，小便淋涩，水肿，黄疸，风湿痹痛，喉痹，疮痈肿毒，毒蛇咬伤。

壮医 清热毒，泄风毒，调龙路、火路，通谷道。用于治疗能蚌（黄疸），阿意咪（痢疾），阿意囊（便秘），呗脓（痈疮），额哈（毒蛇咬伤）。

【主要化学成分】

粪箕笃主要含有生物碱、有机酸、皂苷、甾醇类、酯类、糖类等成分，如粪箕笃碱、粪箕笃酮碱、stephaboline、stephabyssine、prostephabyssine、小檗碱、千金藤素、肉桂酸、β-谷甾醇-3-O-β-D-葡萄糖苷等。

【代表性化学成分的结构与性质】

名称	分子式	相对分子质量	熔点/℃	性状
粪箕笃碱	$C_{20}H_{25}NO_6$	375	161～163	结晶

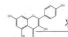

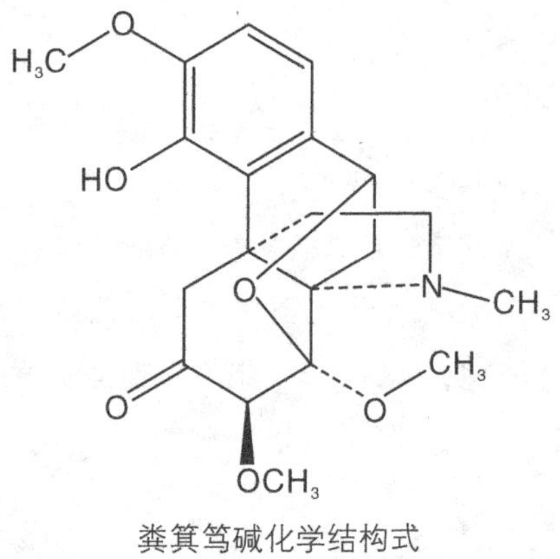

粪箕笃碱化学结构式

【主要化学成分的提取分离】

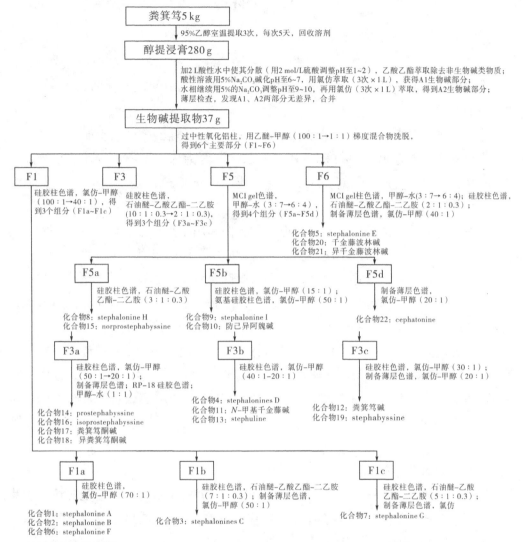

【参考文献】

[1] 劳爱娜, 高耀良, 唐宗俭, 等.防己科植物粪箕笃化学成分研究 [J].药学学报, 1980, 15 (11): 696-698.

[2] 劳爱娜, 唐宗俭, 徐任生.防己科植物粪箕笃化学成分研究 (Ⅱ) [J].药学学报, 1981, 16 (12): 940-942.

[3] 劳爱娜, 高耀良, 唐宗俭, 等.粪箕笃生物碱化学成分的研究 [J].化学学报, 1982, 40 (11): 1038-1043.

[4] Zhang H, Yue J M.Hasubanan Type Alkaloids from Stephania longa [J].American Chemical Society and American Society of Pharmacognosy, 2005, 68 (8), 1201-1207.

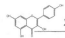

赪桐

【来源】本品为马鞭草科植物赪桐 *Clerodendrum japonicum* （Thumb.） Sweet 的干燥地上部分。

【壮、瑶药名】壮药名：棵赪桐 Godoengzhoengz。瑶药名：红宁崩。

【分布】分布于我国的江苏、浙江南部、江西南部、湖南、福建、台湾、广东、广西、四川、贵州、云南等地，广西各地均有分布。

【功能与主治】

中医 清肺热，散瘀肿，凉血止血，利小便。用于治疗偏头痛，跌打瘀肿，痈肿疮毒，肺热咳嗽，热淋，小便不利，咳血，尿血，痔疮出血，风湿骨痛。

壮医 清热毒，除湿毒，通气道、谷道，调龙路，消瘀肿。用于治疗呗脓（痈疮），呗叮（疔），林得叮相（跌打损伤），埃病（咳嗽），仲嘿嗼尹（痔疮），阿意咪（痢疾），发旺（痹病）。

瑶医 清热解毒，祛风除湿，排脓消肿，除湿降逆。用于治疗哈轮（感冒），哈路努哈（肺痨咳嗽），怒藏（咯血），月藏（尿血），碰累（痢疾），改闷（腰痛、腰肌劳损），崩闭闷（风湿、类风湿性关节炎），辣给昧对（月经不调、闭经），谷瓦卜断（子宫脱垂），娄精（遗精），眸名肿毒（无名肿毒、痈疮肿毒）。

【主要化学成分】

赪桐中主要含有黄酮、酚类、三萜、皂苷、甾醇等类成分，如粗毛豚草素、芹菜素、马蒂罗苷、单乙酰马蒂罗苷、贞桐苷A、阿克苷、22,23-二氢菠甾醇、豆甾醇、25,26-去氢豆甾醇、乌索酸、丁二酸酐、小麦黄素、7α-hydroxy syringaresinol、(-)-medioresinol、martinoside、monoacetyl martinoside、cytochalasin O、9-epi-blumenol B、(-)-loliolide等。

【代表性化学成分的结构与性质】

名称	分子式	相对分子质量	熔点/℃	性状
粗毛豚草素	$C_{16}H_{12}O_6$	300	290～291	浅黄色针晶
芹菜素	$C_{15}H_{10}O_5$	270	＞300	黄色粉末

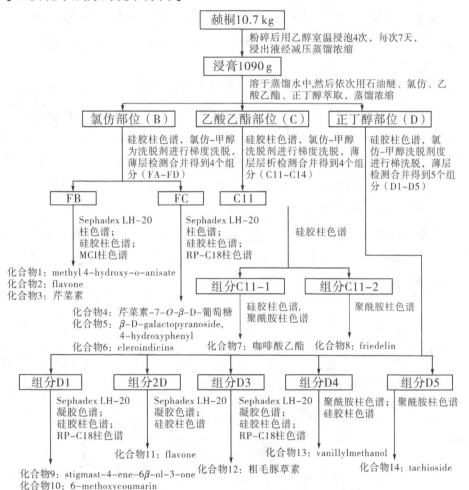

粗毛豚草素化学结构式　　　　　　芹菜素化学结构式

【主要化学成分的提取分离】

赪桐10.7 kg

↓ 粉碎后用乙醇室温浸泡4次，每次7天，浸出液经减压蒸馏浓缩

浸膏1090 g

↓ 溶于蒸馏水中，然后依次用石油醚、氯仿、乙酸乙酯、正丁醇萃取，蒸馏浓缩

氯仿部位（B）　　　乙酸乙酯部位（C）　　　正丁醇部位（D）

氯仿部位（B）：硅胶柱色谱，氯仿–甲醇为洗脱剂进行梯度洗脱，薄层检测合并得到4个组分（FA~FD）

乙酸乙酯部位（C）：硅胶柱色谱，氯仿–甲醇洗脱剂进行梯度洗脱，薄层层析检测合并得到4个组分（C11~C14）

正丁醇部位（D）：硅胶柱色谱，氯仿–甲醇洗脱剂度进行梯洗脱，薄层检测合并得到5个组分（D1~D5）

FB　　　FC　　　C11

FB：Sephadex LH–20柱色谱；硅胶柱色谱；MCI柱色谱

FC：Sephadex LH–20柱色谱；硅胶柱色谱；RP–C18柱色谱

C11：硅胶柱色谱

化合物1：methyl 4–hydroxy–o–anisate
化合物2：flavone
化合物3：芹菜素

化合物4：芹菜素–7–O–β–D–葡萄糖
化合物5：β–D–galactopyranoside, 4–hydroxyphenyl
化合物6：cleroindicins

组分C11–1　　　组分C11–2

组分C11–1：硅胶柱色谱，聚酰胺柱色谱
组分C11–2：聚酰胺柱色谱

化合物7：咖啡酸乙酯　　　化合物8：friedelin

组分D1　　　组分2D　　　组分D3　　　组分D4　　　组分D5

组分D1：Sephadex LH–20凝胶色谱；硅胶柱色谱；RP–C18柱色谱
组分2D：Sephadex LH–20凝胶色谱；硅胶柱色谱
组分D3：Sephadex LH–20凝胶色谱；硅胶柱色谱；RP–C18柱色谱
组分D4：聚酰胺柱色谱；硅胶柱色谱
组分D5：聚酰胺柱色谱

化合物11：flavone
化合物13：vanillylmethanol
化合物9：stigmast–4–ene–6β–ol–3–one
化合物10：6–methoxycoumarin
化合物12：粗毛豚草素
化合物14：tachioside

【参考文献】

[1] 田军，孙汉董. 赪桐的化学成分 [J]. 云南植物研究，1995，17（1）：103–108.

[2] 张树林，廖海兵，梁东. 壮药赪桐的化学成分研究 [J]. 中国中药杂志，2018，43（13）：2732–2739.

[3] 尚冀宁. 黄缨菊和赪桐化学成分研究 [D]. 兰州：兰州大学，2010.

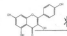

蓝花柴胡

【来源】本品为唇形科植物溪黄草 *Isodon serra*（Maxim.）Kudo 的干燥地上部分。

【壮药名】棵来落 Golailoj。

【分布】分布于陕西、河南、湖北、江苏、浙江、安徽、江西、广东、广西、贵州及四川等地，广西分布于灵山、隆林、罗城等县市。

【功能与主治】

中医　清热解毒，除湿消肿。用于治疗急慢性肝炎，肝肿大，阑尾炎，胆囊炎，跌打肿痛，刀伤出血，毒蛇咬伤，口腔溃疡，脓疱疮，湿疹，皮肤瘙痒。

壮医　通谷道、水道，清热毒，除湿毒。用于治疗能蚌（黄疸），贫痧（感冒），瘴毒（疟疾），林得叮相（跌打肿痛），渗裆相（烧烫伤），刀伤出血，额哈（毒蛇咬伤），呗脓（痈疮），能啥能累（湿疹）。

【主要化学成分与药理作用】

蓝花柴胡中的化学成分有二萜、三萜、黄酮、苯丙素、有机酸、甾醇等。现代研究表明，蓝花柴胡具有抗体外细胞毒、抗氧化和抗菌活性。

【代表性化学成分的结构与性质】

名称	分子式	相对分子质量	熔点/℃	性状
3,3′-双(3,4-二氢-4-羟基-6,8-二甲氧基-2H-1-苯并吡喃)	$C_{22}H_{26}O_8$	418	—	淡黄色粉末
7-大柱香波龙烯-3,5,6,9-四醇-9-O-β-D-葡萄糖苷	$C_{20}H_{34}O_8$	402	—	无色粉末

3,3′-双(3,4-二氢-4-羟基-6,8-二甲氧基-2H-1-苯并吡喃)化学结构式

7-大柱香波龙烯-3,5,6,9-四醇-9-O-β-D-葡萄糖苷化学结构式

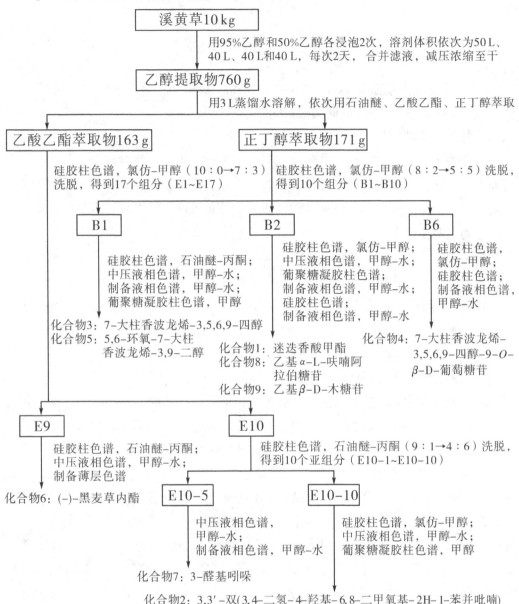

【主要化学成分的提取分离】

```
                    ┌─────────────────┐
                    │   溪黄草10 kg    │
                    └─────────────────┘
                            │ 用95%乙醇和50%乙醇各浸泡2次，溶剂体积依次为50 L、
                            │ 40 L、40 L和40 L，每次2天，合并滤液，减压浓缩至干
                    ┌─────────────────┐
                    │   乙醇提取物760 g │
                    └─────────────────┘
                            │ 用3 L蒸馏水溶解，依次用石油醚、乙酸乙酯、正丁醇萃取
          ┌─────────────────────┐         ┌─────────────────────┐
          │ 乙酸乙酯萃取物163 g  │         │ 正丁醇萃取物171 g    │
          └─────────────────────┘         └─────────────────────┘
```

乙酸乙酯萃取物163 g：硅胶柱色谱，氯仿–甲醇（10：0→7：3）洗脱，得到17个组分（E1~E17）

正丁醇萃取物171 g：硅胶柱色谱，氯仿–甲醇（8：2→5：5）洗脱，得到10个组分（B1~B10）

B1
硅胶柱色谱，石油醚–丙酮；
中压液相色谱，甲醇–水；
制备液相色谱，甲醇–水；
葡聚糖凝胶柱色谱，甲醇

化合物3：7–大柱香波龙烯–3,5,6,9–四醇
化合物5：5,6–环氧–7–大柱香波龙烯–3,9–二醇

B2
硅胶柱色谱，氯仿–甲醇；
中压液相色谱，甲醇–水；
葡聚糖凝胶柱色谱；
制备液相色谱，甲醇–水；
硅胶柱色谱；
制备液相色谱，甲醇–水

化合物1：迷迭香酸甲酯
化合物8：乙基 α–L–呋喃阿拉伯糖苷
化合物9：乙基 β–D–木糖苷

B6
硅胶柱色谱，氯仿–甲醇；
硅胶柱色谱；
制备液相色谱，甲醇–水

化合物4：7–大柱香波龙烯–3,5,6,9–四醇–9–O–β–D–葡萄糖苷

E9
硅胶柱色谱，石油醚–丙酮；
中压液相色谱，甲醇–水；
制备薄层色谱

化合物6：(–)-黑麦草内酯

E10：硅胶柱色谱，石油醚–丙酮（9：1→4：6）洗脱，得到10个亚组分（E10-1~E10-10）

E10-5
中压液相色谱，甲醇–水；
制备液相色谱，甲醇–水

化合物7：3–醛基吲哚

E10-10
硅胶柱色谱，氯仿–甲醇；
中压液相色谱，甲醇–水；
葡聚糖凝胶柱色谱，甲醇

化合物2：3,3′–双(3,4–二氢–4–羟基–6,8–二甲氧基–2H–1–苯并吡喃)

【参考文献】

[1]广西壮族自治区食品药品监督管理局.广西壮族自治区壮药质量标准：第一卷（2008年版）[S].南宁：广西科学技术出版社，2008.

[2]覃迅云，罗金裕，高志刚.中国瑶药学[M].北京：民族出版社，2002.

[3]周文婷，谢海辉.溪黄草的苯丙素、大柱香波龙烷、生物碱和烷基糖苷类成分[J].热带亚热带植物学报，2018，26（2）：185-190.

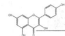

蒲公英

【来源】本品为菊科植物蒲公英*Taraxacum mongolicum* Hand.–Mazz.、华蒲公英*Taraxacum sinicum* Kitag.或同属数种植物的干燥全草。

【壮药名】棵凛给 Golinzgaeq。

【分布】分布于我国江苏、湖北、河南、安徽、浙江、黑龙江、吉林、辽宁、内蒙古、河北、山西、陕西、甘肃、青海、山东、浙江、福建北部、台湾、湖南、广东北部、四川、贵州、云南等地，广西主要分布于那坡、隆林、南丹等县市。

【功能与主治】

中医 清热解毒，消肿散结，利尿通淋。用于治疗疗疮肿毒，乳痈，瘰疬，目赤，咽痛，肺痈，肠痈，湿热黄疸，热淋涩痛。

壮医 清热毒，除湿毒，调谷道。用于治疗货烟妈（咽痛），钵农（肺痈），兵西弓（肠痈），能蚌（黄疸），肉扭（淋证），火眼（急性结膜炎），胴尹（胃痛），呗叮（疗），北嘻（乳痈），呗奴（瘰疬）。

【主要化学成分与药理作用】

蒲公英主要含有胡萝卜素类、三萜类、甾醇类、黄酮类、倍半萜内脂类、挥发油类、有机酸类、香豆素类、酚酸类、脂肪类、胆碱类、果糖等成分，如咖啡酸、绿原酸、蒙古蒲公英素 B、槲皮素、槲皮素–3–*O*–β–葡萄糖苷、槲皮素–3–*O*–β–galactoside–半乳糖苷、阿魏酸、木犀草素、香叶木素、橙皮素、橙皮苷、芫花素、香豆酸、丁香酸、没食子酸、没食子酸甲酯、七叶内酯、β–谷甾醇、豆甾醇、芹菜素、芸香苷、胡萝卜苷、芹菜素–7–*O*–葡萄糖苷、木犀草素–7–*O*–葡萄糖苷、对羟基苯乙酸、对羟基苯乙酸甲酯、对羟基苯乙酸乙酯、咖啡酸甲酯、咖啡酸乙酯、(+)–丁香树脂酚、蒲公英甾醇醋酸酯、伪蒲公英甾醇醋酸酯、羽扇豆醇乙酸酯、棕榈酸、taraxinic acid、sonchuside A、arsanin、desacetylmatricarin、isoetin、rufescidride、isodonsesquitin A、taraxacin、sesquiterpene ketolactone等。蒲公英具有抗菌、抗病毒、抗胃损伤、抗肿瘤、抗氧化、增强免疫力的作用。

【代表性化学成分的结构与性质】

名称	分子式	相对分子质量	熔点/℃	性状
咖啡酸	$C_9H_8O_4$	180	211～213	淡黄色块状粉末
绿原酸	$C_{16}H_{18}O_9$	354	210	白色粉末

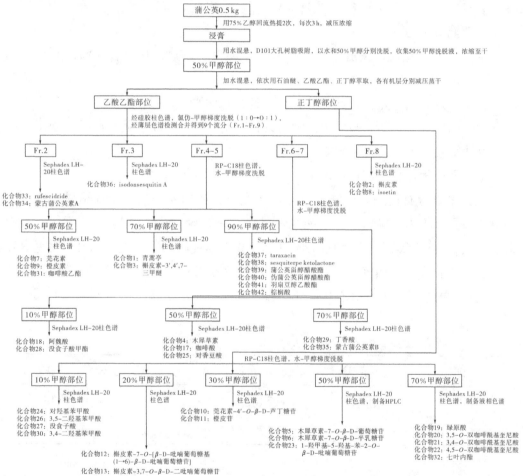

咖啡酸化学结构式　　　　　　　绿原酸化学结构式

【主要化学成分的提取分离】

蒲公英0.5 kg

用75%乙醇回流热提2次，每次3 h，减压浓缩

浸膏

用水混悬，D101大孔树脂吸附，以水和50%甲醇分别洗脱，收集50%甲醇洗脱液，浓缩至于

50%甲醇部位

加水混悬，依次用石油醚、乙酸乙酯、正丁醇萃取，各有机层分别减压蒸干

乙酸乙酯部位　　　　　　　　　　　　　　　正丁醇部位

经硅胶柱色谱，氯仿-甲醇梯度洗脱（1：0→0：1），
经薄层色谱检测合并得到9个流分（Fr.1-Fr.9）

Fr.2	Fr.3	Fr.4-5	Fr.6-7	Fr.8

Fr.2：Sephadex LH-20柱色谱
化合物33：rufescidride
化合物34：蒙古蒲公英素A

Fr.3：Sephadex LH-20柱色谱
化合物36：isodonsesquitin A

Fr.4-5：RP-C18柱色谱，水-甲醇梯度洗脱

Fr.6-7：RP-C18柱色谱，水-甲醇梯度洗脱

Fr.8：Sephadex LH-20柱色谱
化合物2：槲皮素
化合物8：isoetin

50%甲醇部位
Sephadex LH-20柱色谱
化合物7：芫花素
化合物9：橙皮素
化合物31：咖啡酸乙酯

70%甲醇部位
Sephadex LH-20柱色谱
化合物1：青蒿亭
化合物3：槲皮素-3',4',7-三甲醚

90%甲醇部位
Sephadex LH-20柱色谱
化合物37：taraxacin
化合物38：sesquiterpe ketolactone
化合物39：蒲公英甾醇醋酸酯
化合物40：伪蒲公英甾醇醋酸酯
化合物41：羽扇豆醇乙酸酯
化合物42：棕榈酸

10%甲醇部位
Sephadex LH-20柱色谱
化合物18：阿魏酸
化合物28：没食子酸甲酯

50%甲醇部位
Sephadex LH-20柱色谱
化合物4：木犀草素
化合物17：咖啡酸
化合物25：对香豆酸

70%甲醇部位
Sephadex LH-20柱色谱
化合物29：丁香素
化合物35：蒙古蒲公英素B

RP-C18柱色谱，水-甲醇梯度洗脱

10%甲醇部位	20%甲醇部位	30%甲醇部位	50%甲醇部位	70%甲醇部位

10%甲醇部位
Sephadex LH-20柱色谱
化合物24：对羟基苯甲酸
化合物26：3,5-二羟基苯甲酸
化合物27：没食子酸
化合物30：3,4-二羟基苯甲酸

20%甲醇部位
Sephadex LH-20柱色谱
化合物12：槲皮素-7-O-β-D-吡喃葡萄糖基
〔(1→6)-β-D-吡喃葡萄糖苷〕
化合物13：槲皮素-3,7-O-β-D-二吡喃葡萄糖苷

30%甲醇部位
Sephadex LH-20柱色谱
化合物10：芫花素-4'-O-β-D-芦丁糖苷
化合物11：橙皮苷

50%甲醇部位
Sephadex LH-20柱色谱，制备HPLC
化合物5：木犀草素-7-O-β-D-葡萄糖苷
化合物6：木犀草素-7-O-β-D-半乳糖苷
化合物23：1-羟基苯-5-羟基-苯-2-O-β-D-吡喃葡萄糖苷

70%甲醇部位
Sephadex LH-20柱色谱，制备液相色谱
化合物19：绿原酸
化合物20：3,5-O-双咖啡酰基奎尼酸
化合物21：3,4-O-双咖啡酰基奎尼酸
化合物22：4,5-O-双咖啡酰基奎尼酸
化合物32：七叶内酯

【参考文献】

［1］彭德乾，高娟，郭秀梅，等.蒙古蒲公英根化学成分研究［J］.2014，36（7）：1462-1466.

［2］张幻诗，杨建宇.蒲公英药用研究进展［J］.云南中医中药杂志，2013，34（9）：69-71.

［3］施树云，周长新，徐艳，等.蒙古蒲公英的化学成分研究［J］.中国中药杂志，2008，33（10）：1147-1156.

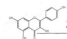

槐花

【来源】本品为豆科植物槐*styphnolobium japonicum*（L.）Schott的干燥花及花蕾。

【壮药名】华槐 Vavaiz。

【分布】原产我国北部，尤以黄土高原及东北、华北平原最为常见，我国南北各地普遍栽培，广西分布于南宁、桂林、百色、河池等市。

【功能与主治】

中医 凉血止血，清肝泻火。用于治疗便血，痔血，血痢，崩漏、吐血、出血，肝热目赤，头痛，眩晕。

壮医 调龙路，止血，通谷道，清热毒，除湿毒。用于治疗阿意嘞（便血），兵淋勒（崩漏），陆裂（咳血），衄血，仲嘿喯尹（痔疮），阿意咪（痢疾），火眼（急性结膜炎），兰喯（眩晕）。

【主要化学成分与药理作用】

槐花主要含有黄酮、皂苷、甾醇等类成分，如枸橼苦素、没食子酸、原儿茶酸甲酯、异鼠李素、染料木素、槐花米甲素、山柰酚、异鼠李素-3-芸香糖苷、山柰酚-3-芸香糖苷等；赤豆皂苷I、赤豆皂苷Ⅱ、赤豆皂苷V、大豆皂苷I、大豆皂苷Ⅲ、槐花皂苷I、槐花皂苷Ⅱ、槐花皂苷Ⅲ、白桦脂醇、槐花二醇、甾醇槐花米乙素、槐花米丙素等。槐花具有抗氧化、抗肿瘤、抗菌、抗病毒、镇痛、抗抑郁的作用。

【代表性化学成分的结构与性质】

名称	分子式	相对分子质量	熔点/℃	性状
枸橼苦素	$C_{19}H_{22}O_5$	330	—	白色粉末
没食子酸	$C_7H_6O_5$	170	251～252	白色粉末

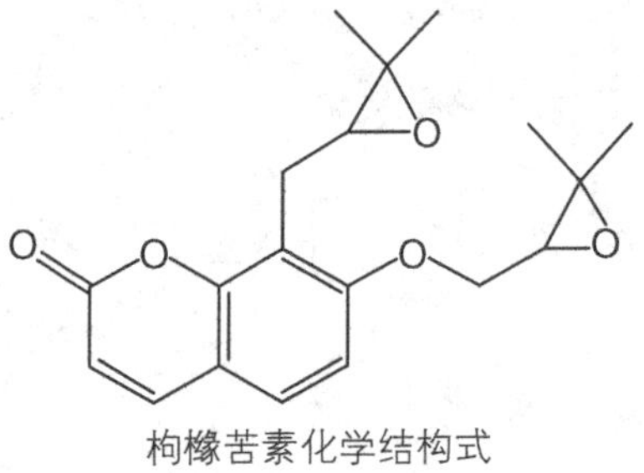

枸橼苦素化学结构式

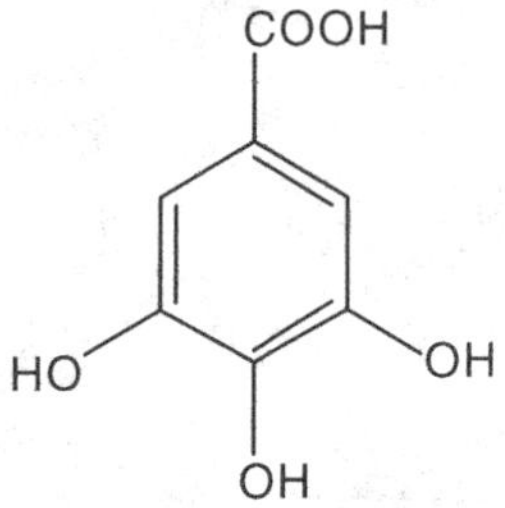

没食子酸化学结构式

【主要化学成分的提取分离】

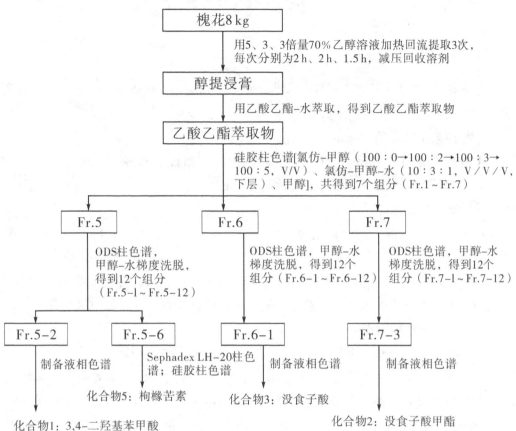

【参考文献】

[1] 李秋红、栾仲秋，王继坤，等.中药槐米的化学成分、炮制研究及药理作用研究进展［J］.中医药学报，2017，45（3）：112-116.

[2] 刘丽丽，李晓霞，陈玥，等.槐米中酚酸类化学成分的研究［J］.天津中医药大学学报，2014，33（1）：39-41.

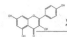

路边青

【来源】 本品为马鞭草科植物大青 *Clerodendrum cyrtophyllum* Turcz.的干燥全株。

【壮药名】 棵胎晴 Godaihcing。

【分布】 分布于广西、江苏、安徽、江西、浙江、福建、台湾、湖北、湖南、广东、贵州、云南等地，广西各地均有分布。

【功能与主治】

中医 清热解毒，凉血，利湿。用于治疗感冒高热，头痛，热痢，痄腮，喉痹，丹毒，黄疸。

壮医 调气道、谷道，清热毒，除湿毒。用于治疗痧病，发得（发热），货烟妈（咽痛），巧尹（头痛），阿意咪（痢疾），能蚌（黄疸），航靠谋（痄腮），丹毒，火眼（急性结膜炎）。

【主要化学成分与药理作用】

路边青主要含有黄酮类、二萜类、三萜类、甾醇类、糖苷类等成分，如琥珀酸、香草酸、没食子酸、甘露醇、对羟基苯乙醇-8-O-D-葡萄糖苷、 苯乙醇-8-O-D-吡喃葡萄糖苷等。现代研究表明，路边青具有抗炎、抗菌、抗病毒、抗肿瘤的作用。

【代表性化学成分的结构与性质】

名称	分子式	相对分子质量	熔点/℃	性状
类叶升麻苷	$C_{29}H_{36}O_{15}$	624	145～147	白色粉末
连翘苷	$C_{27}H_{34}O_{11}$	534	155～156	白色粉末

类叶升麻苷化学结构式   连翘苷化学结构式

【主要化学成分的提取分离】

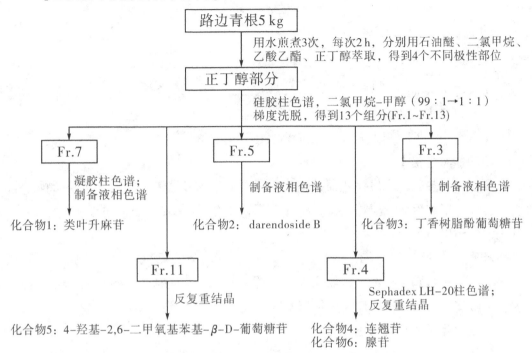

路边青根5 kg

用水煎煮3次，每次2 h，分别用石油醚、二氯甲烷、
乙酸乙酯、正丁醇萃取，得到4个不同极性部位

正丁醇部分

硅胶柱色谱，二氯甲烷–甲醇（99∶1→1∶1）
梯度洗脱，得到13个组分(Fr.1~Fr.13)

Fr.7

凝胶柱色谱；
制备液相色谱

化合物1：类叶升麻苷

Fr.5

制备液相色谱

化合物2：darendoside B

Fr.3

制备液相色谱

化合物3：丁香树脂酚葡萄糖苷

Fr.11

反复重结晶

化合物5：4–羟基–2,6–二甲氧基苯基–β–D–葡萄糖苷

Fr.4

Sephadex LH–20柱色谱；
反复重结晶

化合物4：连翘苷
化合物6：腺苷

【参考文献】

[1]李艳.大青根化学成分的研究［D］.沈阳：沈阳药科大学，2008.

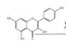

路边菊

【来源】 本品为菊科植物马兰*Aster indicus* L. 的干燥全草。

【壮药名】 棵怀航Govaihag。

【分布】 全国各地均有分布，广西各地均有分布。

【功能与主治】

中医 清热解毒，散瘀止血，消积。用于治疗感冒发热，咳嗽，咽喉疼痛，疟腮，黄疸，胃脘疼痛，泄泻痢疾，小儿疳积，吐血，崩漏，月经不调，疮疖肿痛，乳痈，外伤出血。

壮医 清热毒，除湿毒，调龙路，消食积。用于治疗痧病（感冒发热），埃病（咳嗽），货烟妈（咽炎），航靠谋（疟腮），能蚌（黄疸），胴尹（胃痛），腊胴尹（腹痛），渗裂（血症），约京乱（月经不调），呗叮（疔）。

【主要化学成分与药理作用】

路边菊主要含有蒽醌类、酯类、酚类、有机酸、甾醇、倍半萜醇和倍半萜烯等成分，如大黄素、大黄酚、大黄素甲醚、香草醛、齐墩果酸、松柏醇、伞形花内酯、丁香脂素、落叶松脂素、亚油酸、hexadecanol、neoechinulin等。现代研究表明，路边菊具有镇咳、抗惊厥、催眠、镇痛等作用。

【代表性化学成分的结构与性质】

名称	分子式	相对分子质量	熔点/℃	性状
松柏醇	$C_{10}H_{12}O_3$	180	—	黄色针晶

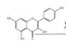

松柏醇化学结构式

【主要化学成分的提取分离】

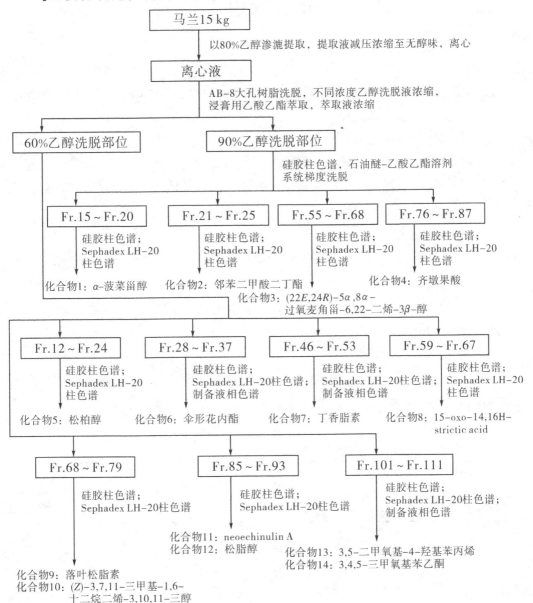

马兰15 kg

↓ 以80%乙醇渗漉提取，提取液减压浓缩至无醇味，离心

离心液

↓ AB-8大孔树脂洗脱，不同浓度乙醇洗脱液浓缩，
浸膏用乙酸乙酯萃取，萃取液浓缩

60%乙醇洗脱部位　　　90%乙醇洗脱部位

↓ 硅胶柱色谱，石油醚-乙酸乙酯溶剂
系统梯度洗脱

Fr.15～Fr.20　　Fr.21～Fr.25　　Fr.55～Fr.68　　Fr.76～Fr.87

硅胶柱色谱；　　硅胶柱色谱；　　硅胶柱色谱；　　硅胶柱色谱；
Sephadex LH-20　Sephadex LH-20　Sephadex LH-20　Sephadex LH-20
柱色谱　　　　　柱色谱　　　　　柱色谱　　　　　柱色谱

化合物1：α-菠菜甾醇　化合物2：邻苯二甲酸二丁酯　　　　化合物4：齐墩果酸
化合物3：(22E,24R)-5α,8α-
过氧麦角甾-6,22-二烯-3β-醇

Fr.12～Fr.24　　Fr.28～Fr.37　　Fr.46～Fr.53　　Fr.59～Fr.67

硅胶柱色谱；　　硅胶柱色谱；　　硅胶柱色谱；　　硅胶柱色谱；
Sephadex LH-20　Sephadex LH-20柱色谱；Sephadex LH-20柱色谱；Sephadex LH-20
柱色谱　　　　　制备液相色谱　　制备液相色谱　　柱色谱

化合物5：松柏醇　　化合物6：伞形花内酯　　化合物7：丁香脂素　化合物8：15-oxo-14,16H-
strictic acid

Fr.68～Fr.79　　Fr.85～Fr.93　　Fr.101～Fr.111

硅胶柱色谱；　　硅胶柱色谱；　　硅胶柱色谱；
Sephadex LH-20柱色谱　Sephadex LH-20柱色谱　Sephadex LH-20柱色谱；
制备液相色谱

化合物11：neoechinulin A
化合物12：松脂醇
化合物13：3,5-二甲氧基-4-羟基苯丙烯
化合物14：3,4,5-三甲氧基苯乙酮

化合物9：落叶松脂素
化合物10：(Z)-3,7,11-三甲基-1,6-
十二烷二烯-3,10,11-三醇

【参考文献】

［1］王刚，王国凯，刘劲松，等.马兰化学成分研究［J］.中药材，2010，33
（4）：551-554.

［2］王国凯，刘劲松，张聪伄，等.马兰化学成分研究［J］.中药材，2015，38
（1）：81-84.

路路通

【来源】本品为金缕梅科植物枫香树*Liquidambar formosana* Hance的干燥成熟果序。

【壮药名】芒柔Makraeu。

【分布】分布于广西、陕西、河南、湖北、安徽、江苏、浙江、福建、台湾、广东、江西、湖南、四川、云南、贵州、青海、西藏等地,广西主要分布于桂北地区。

【功能与主治】

中医　祛风活络,利水,通经。用于治疗关节痹痛,麻木拘挛,水肿胀满,乳少,闭经。

壮医　调火路,通水道,除湿毒。用于治疗发旺(痹病),笨浮(水肿),产呱嘻馁(产后缺乳),京瑟(闭经),巧尹(头痛)。

【主要化学成分与药理作用】

路路通主要含黄酮类、鞣质类、萜类、甾醇类、酚酸类、挥发油类等成分,如路路通酮A、路路通酸、古柯二醇、苏合香素、α-香树脂醇、齐墩果酮酸等。路路通具有抗菌、止血、抗炎、抗血栓和抗肿瘤的作用。

【代表性化学成分的结构与性质】

名称	分子式	相对分子质量	熔点/℃	性状
路路通酮 A	$C_{30}H_{48}O_2$	440	—	无色针状结晶

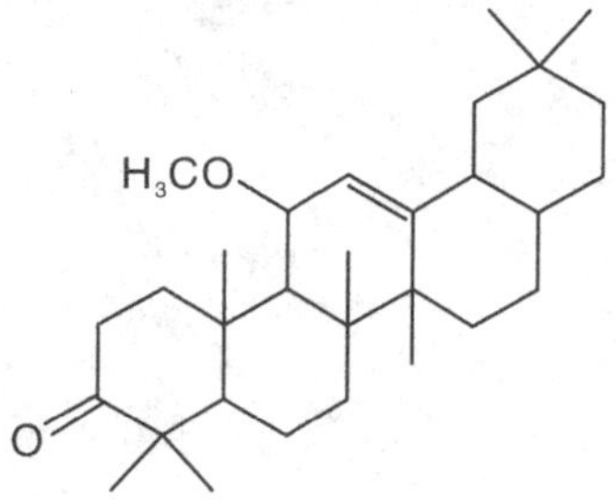

路路通酮 A化学结构式

【主要化学成分的提取分离】

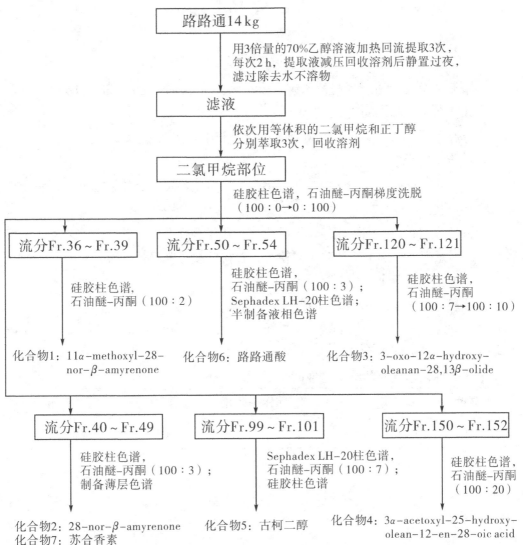

【参考文献】

[1] 廖圆月, 付辉政, 周国平, 等. 枫香树叶化学成分研究 [J]. 中药材, 2014, 37 (12): 2219-2221.

[2] 蔡亚玲, 阮金兰, 等. 枫叶化学成分的研究 [J]. 中药材, 2005, 28 (4): 294-295.

[3] 商洪杰, 王文静, 李丹毅, 等. 路路通中1个新的三萜类化合物 [J]. 中草药, 2014, 45, (9): 1207-1210.

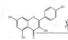

锡叶藤

【来源】本品为五桠果科植物锡叶藤*Tetracera sarmentosa* Vahl.的干燥根。

【壮药名】勾呀Gaeunyap。

【分布】分布于广东、广西等地，广西分布于桂南地区。

【功能与主治】

中医　收涩固脱，消肿止痛。用于治疗久泻久痢，便血，脱肛，遗精，带下，子宫脱垂，跌打肿痛。

壮医　收敛止泻，固脱止遗，消肿止痛。用于治疗尊寸（脱肛），奋寸（子宫脱垂），阿意咪（痢疾），漏精（遗精），林得叮相（跌打损伤）。

【主要化学成分】

锡叶藤主要含有酚酸类、糖苷类、三萜类、甾醇类、酯类成分，如香草酸、丁香酸、阿魏酸、原花色素A2、(+)-紫杉叶素、银锻苷、(+)-表儿茶素、槲皮素-3-*O*-α-L-鼠李糖苷等。

【代表性化学成分的结构与性质】

名称	分子式	相对分子质量	熔点/℃	性状
紫杉叶素	$C_{15}H_{12}O_7$	304	230～233	白色粉末

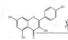

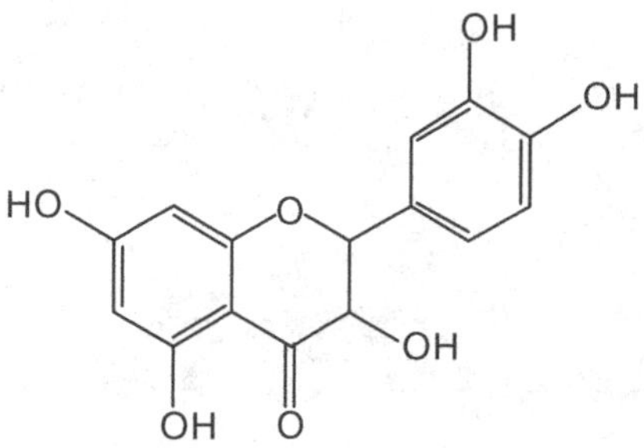

紫杉叶素化学结构式

【主要化学成分的提取分离】

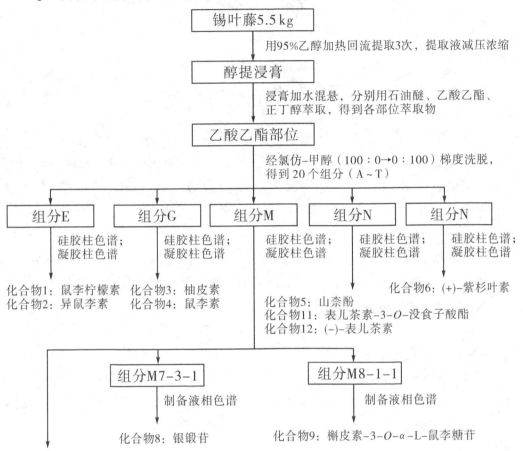

锡叶藤5.5 kg

用95%乙醇加热回流提取3次，提取液减压浓缩

醇提浸膏

浸膏加水混悬，分别用石油醚、乙酸乙酯、
正丁醇萃取，得到各部位萃取物

乙酸乙酯部位

经氯仿-甲醇（100：0→0：100）梯度洗脱，
得到20个组分（A~T）

| 组分E | 组分G | 组分M | 组分N | 组分N |

硅胶柱色谱；凝胶柱色谱（各组分下方）

化合物1：鼠李柠檬素
化合物2：异鼠李素

化合物3：柚皮素
化合物4：鼠李素

化合物5：山柰酚
化合物11：表儿茶素-3-O-没食子酸酯
化合物12：(-)-表儿茶素

化合物6：(+)-紫杉叶素

组分M7-3-1
制备液相色谱
化合物8：银锻苷

组分M8-1-1
制备液相色谱
化合物9：槲皮素-3-O-α-L-鼠李糖苷

化合物7：槲皮素
化合物10：(-)-表儿茶素-3-(3-O-甲基)-没食子酸酯

【参考文献】

［1］周兴栋，余绍福，程淼，等.锡叶藤的化学成分［J］.暨南大学学报，2015，36
（4）：302-306.

［2］周兴栋，程 淼，余绍福，等.锡叶藤的化学成分研究［J］.中草药，2015，46
（2）：185-188.

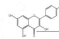

矮地茶

【**来源**】 本品为紫金牛科植物紫金牛*Ardisia japonica*（Thunb.）Blume的干燥全草。

【**壮、瑶药名**】 壮药名：茶堆Cazdeih。瑶药名：哈台剪Hah ndoih jiemh。

【**分布**】 分布于我国广西、陕西、江苏、安徽、浙江、江西、福建、台湾、湖北、湖南、广东、四川、贵州、云南等地，广西分布于南宁、融水、桂林、阳朔、兴安、永福、恭城、苍梧、藤县、岑溪、上思、灵山、浦北、平南、博白、昭平、凤山、金秀等县市。

【**功能与主治**】

中医 化痰止咳，清利湿热，活血化瘀。用于治疗新久咳嗽，喘满痰多，湿热黄疸，经闭瘀阻，风湿痹痛，跌打损伤。

壮医 通气道，清热毒，除湿毒。用于治疗埃病（咳嗽），比耐来（咳痰），能蚌（黄疸），发旺（痹病），京瑟（闭经），林得叮相（跌打损伤）。

瑶医 清热解毒，活血散结，止咳化痰，止血，通经。用于治疗哈路怒哈（肺痨咳嗽），哈紧（气管炎），努脑痨（瘰疬、淋巴结核），怒藏（咯血），崩闭闷（风湿、类风湿性关节炎），辣给昧对（月经不调、闭经），辣给闷（痛经），播冲（跌打损伤）。

【**主要化学成分与药理作用**】

矮地茶主要含有黄酮类、多酚类、香豆素类、三萜类、挥发油类成分，如岩白菜素、异岩白菜素、三甲氧基异岩白菜素、紫金牛素、紫金牛酚Ⅰ、紫金牛酚Ⅱ、ardisianosides A ~ K等。现代研究表明，矮地茶具有抗炎、抗肝损伤、抗菌、抗病毒、驱虫的作用。

【**代表性化学成分的结构与性质**】

名称	分子式	相对分子质量	熔点/℃	性状
ardisianosides A	$C_{70}H_{116}O_{36}$	1532	—	无定形粉末

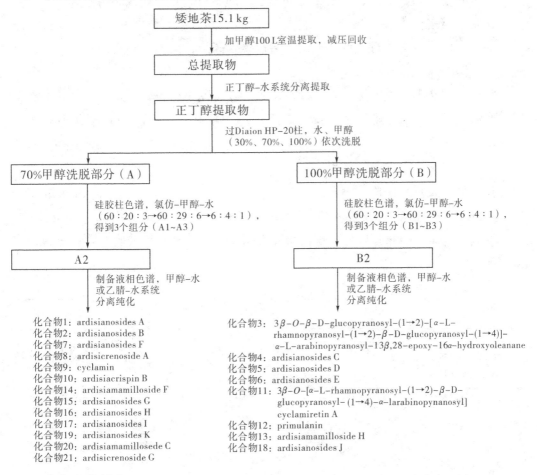

ardisianosides A化学结构式

【主要化学成分的提取分离】

矮地茶15.1 kg

↓ 加甲醇100 L室温提取，减压回收

总提取物

↓ 正丁醇-水系统分离提取

正丁醇提取物

↓ 过Diaion HP-20柱，水、甲醇
（30%、70%、100%）依次洗脱

70%甲醇洗脱部分（A） ———— 100%甲醇洗脱部分（B）

70%甲醇洗脱部分（A）：

↓ 硅胶柱色谱，氯仿-甲醇-水
（60∶20∶3→60∶29∶6→6∶4∶1），
得到3个组分（A1~A3）

A2

↓ 制备液相色谱，甲醇-水
或乙腈-水系统
分离纯化

化合物1：ardisianosides A
化合物2：ardisianosides B
化合物7：ardisianosides F
化合物8：ardisicrenoside A
化合物9：cyclamin
化合物10：ardisiacrispin B
化合物14：ardisiamamilloside F
化合物15：ardisianosides G
化合物16：ardisianosides H
化合物17：ardisianosides I
化合物19：ardisianosides K
化合物20：ardisiamamillosede C
化合物21：ardisicrenoside G

100%甲醇洗脱部分（B）：

↓ 硅胶柱色谱，氯仿-甲醇-水
（60∶20∶3→60∶29∶6→6∶4∶1），
得到3个组分（B1~B3）

B2

↓ 制备液相色谱，甲醇-水
或乙腈-水系统
分离纯化

化合物3：3β-O-β-D-glucopyranosyl-(1→2)-[α-L-
　　　rhamnopyranosyl-(1→2)-β-D-glucopyranosyl-(1→4)]-
　　　α-L-arabinopyranosyl-13β,28-epoxy-16α-hydroxyoleanane
化合物4：ardisianosides C
化合物5：ardisianosides D
化合物6：ardisianosides E
化合物11：3β-O-[α-L-rhamnopyranosyl-(1→2)-β-D-
　　　glucopyranosyl-(1→4)-α-larabinopynanosyl]
　　　cyclamiretin A
化合物12：primulanin
化合物13：ardisiamamilloside H
化合物18：ardisianosides J

【参考文献】

［1］陈晓文，宋良科，谢娟．矮地茶的研究进展［J］．贵州农业科学，2009，37
　　（11）：79-82.

［2］Chang X L, Li W, Jia Z H, et al.Biologically Active Triterpenoid Saponins
　　from Ardisia japonica［J］.Journal of Natural Products, 2007, 70（2）：
　　179-187.

矮陀陀

【来源】本品为楝科植物羽状地黄连*Munronia pinnata*（Wall.）W. Theobald的干燥全株。

【壮药名】棵医含Goywhaemz。

【分布】分布于广西、云南西北部和东北部（绥江）等地区。

【功能与主治】

中医　清热解毒，行气活血。用于治疗感冒高热，疟疾，肺炎，咳喘，吐血，胃痛，风湿痹痛，跌打损伤。

壮医　清热毒，通气道，消肿痛。用于治疗得凉（感冒），发得（发热），发旺（痹病），货烟妈（咽炎），呗脓（痈疽），额哈（毒蛇咬伤），林得叮相（跌打损伤）。

【主要化学成分与药理作用】

化学研究发现矮陀陀含有nymania、mulavanin A、mulavanin B、mulavanin C、mulavanin D、mulavanin E、mombasol、$2\alpha,3\alpha,15\beta$-trihydroxy-20(S)-tigloyl-pregnane、$14,15\beta$-epoxyprieurianin等成分。现代研究表明，矮陀陀具有抗肿瘤、消炎止痛、抗菌驱虫活性。

【代表性化学成分的结构与性质】

名称	分子式	相对分子质量	熔点/℃	性状
mulavanin A	$C_{34}H_{42}O_{12}$	642	—	白色无定形粉末
mulavanin B	$C_{34}H_{42}O_{12}$	642	—	白色无定形粉末

mulavanin A化学结构式　　　　mulavanin B化学结构式

【主要化学成分的提取分离】

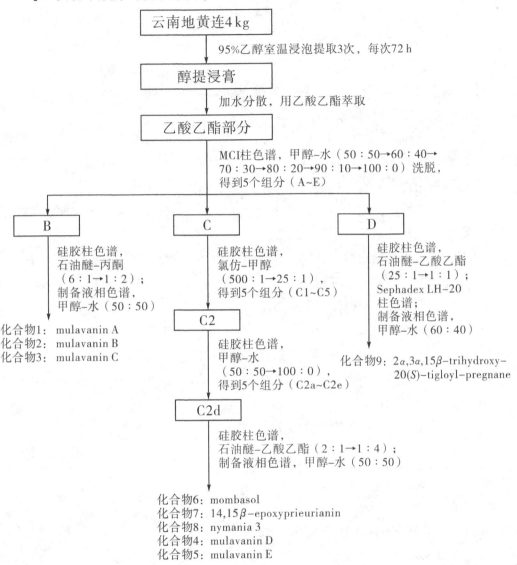

云南地黄连4kg

↓ 95%乙醇室温浸泡提取3次，每次72 h

醇提浸膏

↓ 加水分散，用乙酸乙酯萃取

乙酸乙酯部分

↓ MCI柱色谱，甲醇-水（50:50→60:40→70:30→80:20→90:10→100:0）洗脱，得到5个组分（A~E）

B

硅胶柱色谱，
石油醚-丙酮
（6:1→1:2）；
制备液相色谱，
甲醇-水（50:50）

化合物1：mulavanin A
化合物2：mulavanin B
化合物3：mulavanin C

C

硅胶柱色谱，
氯仿-甲醇
（500:1→25:1），
得到5个组分（C1~C5）

C2

硅胶柱色谱，
甲醇-水
（50:50→100:0），
得到5个组分（C2a~C2e）

C2d

硅胶柱色谱，
石油醚-乙酸乙酯（2:1→1:4）；
制备液相色谱，甲醇-水（50:50）

化合物6：mombasol
化合物7：14,15β-epoxyprieurianin
化合物8：nymania 3
化合物4：mulavanin D
化合物5：mulavanin E

D

硅胶柱色谱，
石油醚-乙酸乙酯
（25:1→1:1）；
Sephadex LH-20
柱色谱；
制备液相色谱，
甲醇-水（60:40）

化合物9：$2\alpha,3\alpha,15\beta$-trihydroxy-20(S)-tigloyl-pregnane

【参考文献】

[1] Lin B D, Chen H D, Liu J, et al.Mulavanins A-E: Limonoids from Munronia delavayi[J].Phytochemistry, 2010, 71（13）:1596-1601.

[2] 黄美华，张亚梅，李菁，等.地黄连属植物的化学成分及生物活性研究进展[J].中草药, 2017, 48（6）: 1240-1249.

满山红

【来源】本品为五福花科植物南方荚蒾 *Viburnum fordiae* Hance 的根。

【壮药名】棵强垠 Go'gyangngoenz。

【分布】分布于安徽、浙江、江西、福建、台湾、湖南、广东、广西、贵州及云南等地,广西各地均有分布。

【功能与主治】

中医 祛风清热,散瘀活血。用于治疗感冒发热,月经不调,风湿痹痛,跌打损伤,骨折,湿疹。

壮医 清热毒,除湿毒,通气道,散瘀血。用于治疗贫痧(感冒),发得(发热),能啥能累(湿疹),发旺(痹病),林得叮相(跌打损伤),夺扼(骨折)。

【主要化学成分与药理作用】

满山红主要含有萜类、木脂素类、苯丙素类、酚酸类、甾醇类等成分,如熊果醇、古柯二醇、齐墩果酸、羽扇豆醇、耳壳藻内酯、脱氢耳壳藻内酯、2α-羟基桉树脑、(+)-异落叶松脂素、伞形花内酯、松柏醛、fordianole A、fordianole B、fordianole C等。满山红具有抗氧化、抗炎作用。

【代表性化学成分的结构与性质】

名称	分子式	相对分子质量	熔点/℃	性状
(7′E)-9′-hydroxy-3′-methoxy-7-noraryl-4′,7-epoxy-8,5′-neolignan-7′-ene-9-O-α-L-rhamnopyranosyl-(1→6)-β-D-glucopyranoside	$C_{25}H_{34}O_{13}$	542	—	白色无定形粉末

(7′E)-9′-hydroxy-3′-methoxy-7-noraryl-4′,7-epoxy-8,5′-neolignan-7′-ene-9-O-α-L-rhamnopyranosyl-(1→6)-β-D-glucopyranoside化学结构式

【主要化学成分的提取分离】

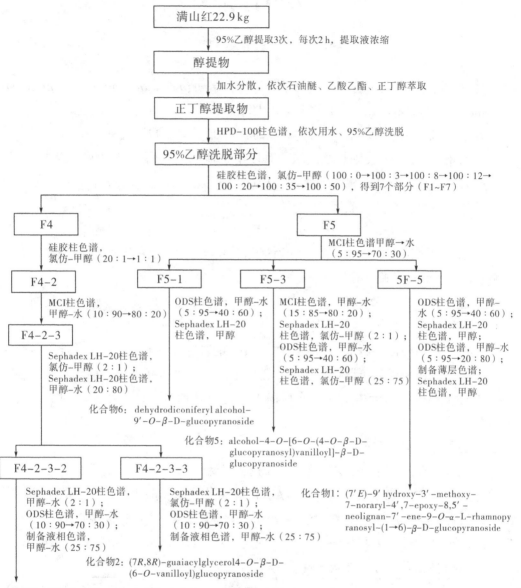

满山红22.9 kg

↓ 95%乙醇提取3次，每次2 h，提取液浓缩

醇提物

↓ 加水分散，依次石油醚、乙酸乙酯、正丁醇萃取

正丁醇提取物

↓ HPD-100柱色谱，依次用水、95%乙醇洗脱

95%乙醇洗脱部分

↓ 硅胶柱色谱，氯仿-甲醇（100:0→100:3→100:8→100:12→100:20→100:35→100:50），得到7个部分（F1~F7）

F4
硅胶柱色谱，氯仿-甲醇（20:1→1:1）

F5
MCI柱色谱甲醇→水（5:95→70:30）

F4-2
MCI柱色谱，甲醇-水（10:90→80:20）

F5-1
ODS柱色谱，甲醇-水（5:95→40:60）；Sephadex LH-20柱色谱，甲醇

F5-3
MCI柱色谱，甲醇-水（15:85→80:20）；Sephadex LH-20柱色谱，氯仿-甲醇（2:1）；ODS柱色谱，甲醇-水（5:95→40:60）；Sephadex LH-20柱色谱，氯仿-甲醇（25:75）

5F-5
ODS柱色谱，甲醇-水（5:95→40:60）；Sephadex LH-20柱色谱，甲醇；ODS柱色谱，甲醇-水（5:95→20:80）；制备薄层色谱；Sephadex LH-20柱色谱，甲醇

F4-2-3
Sephadex LH-20柱色谱，氯仿-甲醇（2:1）；Sephadex LH-20柱色谱，甲醇-水（20:80）

化合物6: dehydrodiconiferyl alcohol-9′-O-β-D-glucopyranoside

化合物5: alcohol-4-O-[6-O-(4-O-β-D-glucopyranosyl)vanilloyl]-β-D-glucopyranoside

F4-2-3-2
Sephadex LH-20柱色谱，甲醇-水（2:1）；ODS柱色谱，甲醇-水（10:90→70:30）；制备液相色谱甲醇-水（25:75）

F4-2-3-3
Sephadex LH-20柱色谱，氯仿-甲醇（2:1）；ODS柱色谱，甲醇-水（10:90→70:30）；制备液相色谱，甲醇-水（25:75）

化合物1: (7′E)-9′ hydroxy-3′-methoxy-7-noraryl-4′,7-epoxy-8,5′-neolignan-7′-ene-9-O-α-L-rhamnopyranosyl-(1→6)-β-D-glucopyranoside

化合物2: (7R,8R)-guaiacylglycerol4-O-β-D-(6-O-vanilloyl)glucopyranoside

化合物3: (7S,8S)-guaiacylglycerol-4-O-β-D-(6-O-vanilloyl)glucopyranoside
化合物4: (7S,8R)-guaiacylglycerol-4-O-β-D-(6-O-vanilloyl)glucopyranoside

【参考文献】

［1］陈佳.南方荚蒾石油醚部位化学成分及其生物活性研究［D］.扬州：扬州大学，2017.

［2］Chen J, Shao J H, Zhao C C, et al.A novel norneolignan glycoside and four new phenolic glycosides from the stems of Viburnum fordiae Hance ［J］. Holzforschung, 2018, 72（4）：259-266.

满山香

【来源】本品为杜鹃花科植物滇白珠 *Gaultheria leucocarpa* var.*yunnanensis*（Franch.）T.Z.Hsu et R.C.Fang 的干燥地上部分。

【壮、瑶药名】壮药名：棵函博 Gohombo。瑶药名：也更懂卯。

【分布】分布于我国长江流域及其以南各地区，广西分布于鹿寨、融安、三江、桂林、兴安、资源、蒙山、平南、德保、凌云、乐业、隆林、贺州、昭平、钟山、富川、罗城、金秀等县市。

【功能与主治】

中医 祛风除湿，散寒止痛，活血通络，化痰止咳。用于治疗风湿痹痛，胃寒疼痛，跌打损伤，咳嗽多痰。

壮医 祛风毒，散寒毒，调气道。用于治疗发旺（痹病），胴尹（腹痛），扭像（扭挫伤），埃病（咳嗽）。

瑶医 祛风除湿，舒筋活络，活血祛瘀，止痛，健胃消食。用于治疗泵卡西从（消化不良），卡西闷（胃痛、腹痛），就港虷（急性胃肠炎），崩闭闷（风湿、类风湿性关节炎），荣古瓦崩（产后风），也改昧通（大便、小便不通），播冲（跌打损伤）。

【主要化学成分与药理作用】

满山香主要含有黄酮、木脂素、水杨酸甲酯糖苷类、萜类、香豆素、有机酸、生物碱、甾体类等成分，如滇白珠素A、白珠树苷、水杨酸甲酯、龙胆酸甲酯、冬绿苷、长寿花糖苷、芍药苷香草酸、阿魏酸、绿原酸、槲皮素-3-*O*-β-D-葡萄糖醛酸苷、山柰酚-3-*O*-β-D-葡萄糖醛酸苷等。现代研究表明，满山香具有抗炎镇痛作用。

【代表性化学成分的结构与性质】

名称	分子式	相对分子质量	熔点/℃	性状
冬绿苷	$C_{19}H_{26}O_{12}$	446	180	针状晶体

冬绿苷化学结构式

【主要化学成分的提取分离】

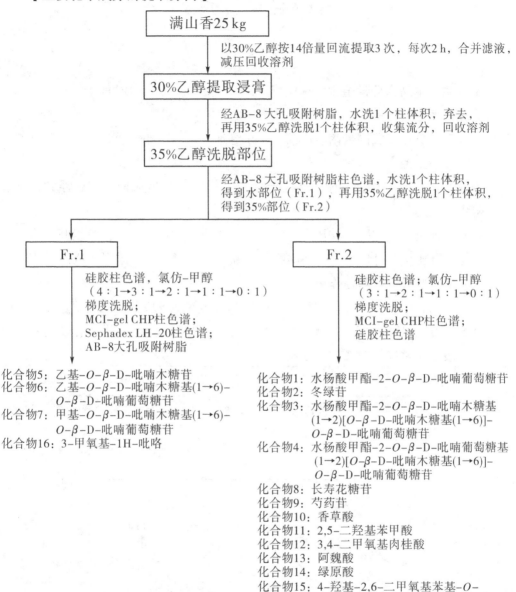

满山香25 kg

以30%乙醇按14倍量回流提取3次，每次2 h，合并滤液，减压回收溶剂

30%乙醇提取浸膏

经AB-8大孔吸附树脂，水洗1个柱体积，弃去，再用35%乙醇洗脱1个柱体积，收集流分，回收溶剂

35%乙醇洗脱部位

经AB-8大孔吸附树脂柱色谱，水洗1个柱体积，得到水部位（Fr.1），再用35%乙醇洗脱1个柱体积，得到35%部位（Fr.2）

Fr.1

硅胶柱色谱，氯仿-甲醇
（4∶1→3∶1→2∶1→1∶1→0∶1）
梯度洗脱；
MCI-gel CHP柱色谱；
Sephadex LH-20柱色谱；
AB-8大孔吸附树脂

化合物5：乙基-O-β-D-吡喃木糖苷
化合物6：乙基-O-β-D-吡喃木糖基(1→6)-O-β-D-吡喃葡萄糖苷
化合物7：甲基-O-β-D-吡喃木糖基(1→6)-O-β-D-吡喃葡萄糖苷
化合物16：3-甲氧基-1H-吡咯

Fr.2

硅胶柱色谱；氯仿-甲醇
（3∶1→2∶1→1∶1→0∶1）
梯度洗脱；
MCI-gel CHP柱色谱；
硅胶柱色谱

化合物1：水杨酸甲酯-2-O-β-D-吡喃葡萄糖苷
化合物2：冬绿苷
化合物3：水杨酸甲酯-2-O-β-D-吡喃木糖基(1→2)[O-β-D-吡喃木糖基(1→6)]-O-β-D-吡喃葡萄糖苷
化合物4：水杨酸甲酯-2-O-β-D-吡喃葡萄糖基(1→2)[O-β-D-吡喃木糖基(1→6)]-O-β-D-吡喃葡萄糖苷
化合物8：长寿花糖苷
化合物9：芍药苷
化合物10：香草酸
化合物11：2,5-二羟基苯甲酸
化合物12：3,4-二甲氧基肉桂酸
化合物13：阿魏酸
化合物14：绿原酸
化合物15：4-羟基-2,6-二甲氧基苯基-O-β-D-葡萄糖苷

【参考文献】

［1］广西壮族自治区食品药品监督管理局.广西壮族自治区壮药质量标准：第一卷（2008年版）［S］.南宁：广西科学技术出版社，2008.

［2］覃迅云，罗金裕，高志刚.中国瑶药学［M］.北京：民族出版社，2002.

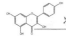

滇桂艾纳香

【来源】本品为菊科植物假东风草*Blumea riparia*（BL.）DC.的干燥全草。

【壮药名】管牙 Gonzya。

【分布】分布于我国云南、广西、广东等地，广西分布于百色、德保等县市。

【功能与主治】

中医　活血，止血，利水。用于治疗经期提前，产后血崩，产后浮肿，不孕症，阴疮。

壮医　通火路、龙路，祛风毒，除湿毒，止血，调经。用于治疗发旺（风湿骨痛），林得叮相（跌打损伤），兵淋勒（崩漏），月经不调，狠尹（疮疖）。

【主要化学成分与药理作用】

滇桂艾纳香中主要含有黄酮类、有机酸、甾体等多种成分。同属植物艾纳香中的二氢黄酮类有保肝作用，黄酮类也是滇桂艾纳香中发挥止血作用的有效成分。

【代表性化学成分的结构与性质】

名称	分子式	相对分子质量	熔点/℃	性状
原儿茶酸	$C_7H_6O_4$	154	204～206	无色针状结晶
3,5,3′-三羟基-7,4′-二甲氧基黄酮	$C_{17}H_{14}O_7$	330	233～235	黄色针状结晶

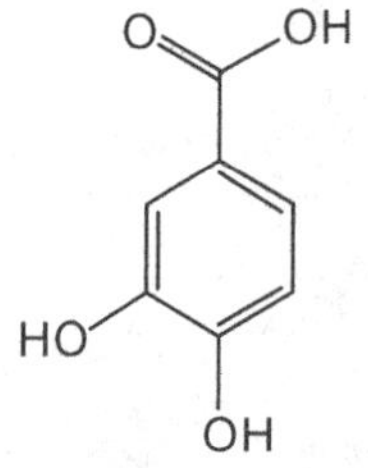

原儿茶酸化学结构式 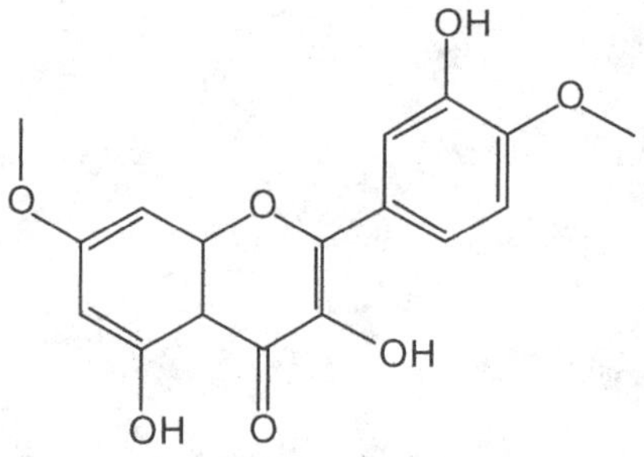　　　　3,5,3′-三羟基-7,4′-二甲氧基黄酮化学结构式

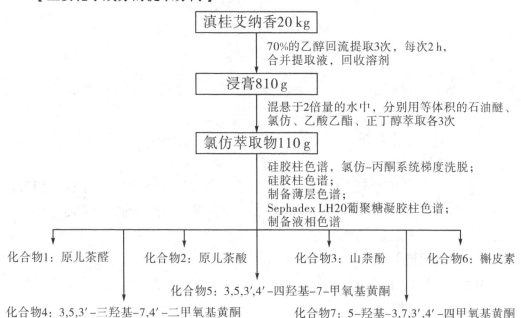

【主要化学成分的提取分离】

滇桂艾纳香20 kg

↓ 70%的乙醇回流提取3次，每次2 h，
合并提取液，回收溶剂

浸膏810 g

↓ 混悬于2倍量的水中，分别用等体积的石油醚、
氯仿、乙酸乙酯、正丁醇萃取各3次

氯仿萃取物110 g

↓ 硅胶柱色谱，氯仿-丙酮系统梯度洗脱；
硅胶柱色谱；
制备薄层色谱；
Sephadex LH20葡聚糖凝胶柱色谱；
制备液相色谱

化合物1：原儿茶醛　　化合物2：原儿茶酸　　化合物3：山柰酚　　化合物6：槲皮素

化合物5：3,5,3′,4′-四羟基-7-甲氧基黄酮

化合物4：3,5,3′-三羟基-7,4′-二甲氧基黄酮　　化合物7：5-羟基-3,7,3′,4′-四甲氧基黄酮

【参考文献】

［1］广西壮族自治区食品药品监督管理局.广西壮族自治区壮药质量标准：第一卷
（2008年版）［S］.南宁：广西科学技术出版社，2008.

［2］覃迅云，罗金裕，高志刚.中国瑶药学［M］.北京：民族出版社，2002.

［3］曹家庆，党权，付红伟，等.滇桂艾纳香化学成分的分离与鉴定［J］.沈阳药科
大学学报，2007，24（10）：615-618.

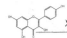

溪黄草

【来源】本品为唇形科植物线纹香茶菜*Isodon lophanthoides*（Buch.-Ham.ex D.Don）H. Hara 的干燥地上部分。

【壮、瑶药名】壮药名：棵芄趁 Goloedcaemj。瑶药名：接胆咪 Jiepv daamv miev。

【分布】分布于我国黑龙江、吉林、辽宁、山西、河南、陕西、甘肃、四川、贵州、广西、广东、湖南、江西、安徽、浙江、江苏及台湾等地，广西分布于平南等地。

【功能与主治】

中医 清热利湿，凉血散瘀。用于治疗黄疸，泄泻，急性肝炎，急性胆囊炎，痢疾，肠炎，跌打瘀肿。

壮医 通水道、谷道，清热毒，除湿毒，散瘀消肿。用于治疗能蚌（黄疸），胁痛，白冻（泄泻），狠尹（疮疖），林得叮相（跌打损伤），能啥能累（湿疹）。

瑶医 清热解毒，利湿退黄，凉血散瘀。用于治疗哈轮（感冒），更喉闷（咽喉炎），望胆篮幵（黄疸型肝炎），胆纲幵（胆囊炎），港幵（肠炎），碰累（痢疾），播冲（跌打损伤），囊暗（毒蛇咬伤）及身谢（湿疹、皮肤瘙痒）。

【主要化学成分与药理作用】

线纹香茶菜含有丰富的二萜类化合物，其结构类型以贝壳杉烷型及松香烷型为主，另外还含有其他萜类化合物（单萜、三萜）、黄酮类化合物、酚酸类化合物、木脂素类化合物等成分。现代研究表明，线纹香茶菜具有增强免疫力、抑菌、抗氧化、保肝利胆、抗肿瘤等药理作用。

【代表性化学成分的结构与性质】

名称	分子式	相对分子质量	熔点/℃	性状
线纹香茶菜酸	$C_{20}H_{32}O_3$	320	168～170	无色针状结晶

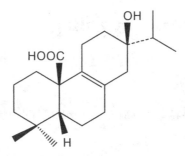

线纹香茶菜酸化学结构式

【主要化学成分的提取分离】

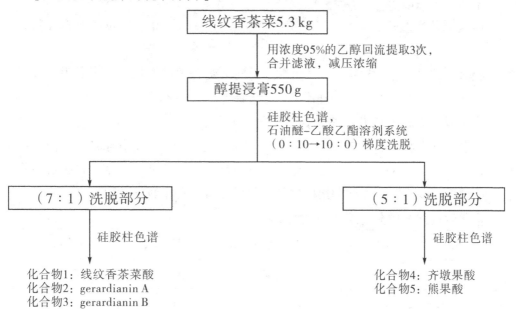

【参考文献】

[1] 广西壮族自治区食品药品监督管理局.广西壮族自治区壮药质量标准:第一卷
（2008年版）[S].南宁:广西科学技术出版社,2008.

[2] 覃迅云,罗金裕,高志刚.中国瑶药学[M].北京:民族出版社,2002.

[3] 罗迎春,李齐激,杨元凤,等.紫云产线纹香茶菜化学成分的研究[J].安徽农
业科学,2012,40（22）:11224-11235.

[4] 王兆全,许风鸣,董华章,等.线纹香茶菜酸的化学结构[J].天然产物研究与
开发,1995,7（4）:24-28.

[5] 冯秀丽.南药"溪黄草"化学成分研究—线纹香茶菜（Isodon lophanthoides）化
学成分研究[D].广州:广州中医药大学,2016.

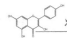

蔓荆叶

【**来源**】本品为唇形科植物蔓荆*Vitex trifolia* L.的干燥叶。

【**壮药名**】些榧瞒Chefaexman。

【**分布**】分布于我国福建、台湾、广东、广西、云南等地，广西分布于隆安、龙胜、岑溪、容县、北流、宁明、龙州等县市。

【**功能与主治**】

中医 祛风散热，消肿止痛。用于治疗跌打肿痛，痈疮肿毒，感冒发热，疟疾。

壮医 祛风毒，清热毒，活血止痛。用于治疗发旺（痹病），林得叮相（跌打损伤），巧尹（头痛），牙龈肿痛，兰嘚（眩晕），目赤多泪。

【**主要化学成分与药理作用**】

蔓荆叶含有萜类、黄酮类、蒽醌类、木脂素类、酚酸类等化学成分，其中萜类成分有乌苏酸、2α,3α-二羟基-12-烯-28-乌苏酸等。现代研究表明，蔓荆叶具有抗炎、抗氧化、解热镇痛、抑制组胺释放、抗肿瘤等多种生物活性。

【**代表性化学成分的结构与性质**】

名称	分子式	相对分子质量	熔点/℃	性状
乌苏酸	$C_{30}H_{48}O_3$	456	254～256	白色粉末

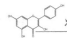

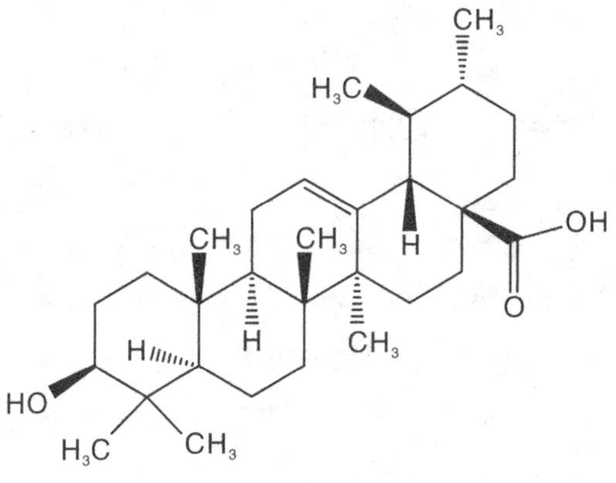

乌苏酸化学结构式

【主要化学成分的提取分离】

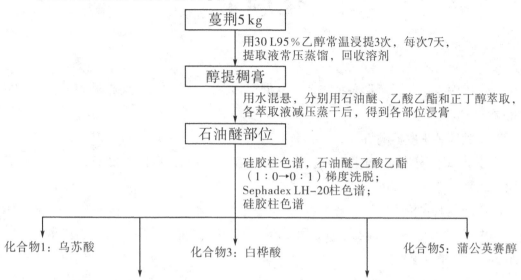

蔓荆5 kg

用30 L95％乙醇常温浸提3次，每次7天，
提取液常压蒸馏，回收溶剂

醇提稠膏

用水混悬，分别用石油醚、乙酸乙酯和正丁醇萃取，
各萃取液减压蒸干后，得到各部位浸膏

石油醚部位

硅胶柱色谱，石油醚-乙酸乙酯
（1：0→0：1）梯度洗脱；
Sephadex LH-20柱色谱；
硅胶柱色谱

化合物1：乌苏酸　　　　化合物3：白桦酸　　　　化合物5：蒲公英赛醇

化合物2：2α,3α-二羟基-12-烯-28-乌苏酸　　化合物4：2α,3β,19-三羟基-12-烯-28-乌苏酸

【参考文献】

［1］房士明，樊官伟，姚进龙，等.蔓荆的化学成分及药理活性研究进展［J］.中草药，2015，46（24）3757-3765.

［2］陈永胜，谢捷明，姚宏，等.蔓荆三萜类成分研究［J］.中药材，2010，3（6）908-910.

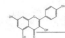

蔓荆子

【来源】本品为唇形科植物单叶蔓荆*Vitex rotundifolia* L. f. 或蔓荆*Vitex trifolia* L.的干燥成熟果实。

【壮药名】些框瞒Cehfaexman。

【分布】 分布于我国沿海各省，云南省亦有分布，广西主要分布于龙州、宁明、北流、岑溪等县市。

【功能与主治】

中医　疏散风热，清利头目。用于治疗风热感冒头痛，齿龈肿痛，目赤多泪，目暗不明，头晕目眩。

壮医　清热毒，祛风毒，调巧坞，止痛。用于治疗痧病，巧尹（头痛），豪尹（牙痛），火眼（急性结膜炎），白内障，发旺（痹病）。

【主要化学成分与药理作用】

蔓荆子主要含有萜类、黄酮类、蒽醌类、木脂素类、酚酸类、甾醇类、挥发油类等成分，如木犀草素、芹菜素、牡荆素、紫花牡荆素、蒿亭、槲皮素、山奈酚、碳苷牡荆素、异荭草素、大黄素、大黄酚、大黄素甲醚、泡桐素、黄荆胺A、齐墩果酸、夏枯草皂苷A、蒲公英赛醇、蒲公英赛酮、香草酸、咖啡酸、顺式对羟基肉桂酸乙酯、反式对羟基肉桂酸乙酯、扶桑甾醇棕榈酸酯、过氧麦角甾醇、vitrifol A等。现代研究表明，蔓荆子具有抗炎、抗氧化、解热镇痛、抗肿瘤的作用。

【代表性化学成分的结构与性质】

名称	分子式	相对分子质量	熔点/℃	性状
紫花牡荆素	$C_{19}H_{18}O_8$	374	—	淡黄色针状结晶

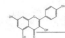

紫花牡荆素化学结构式

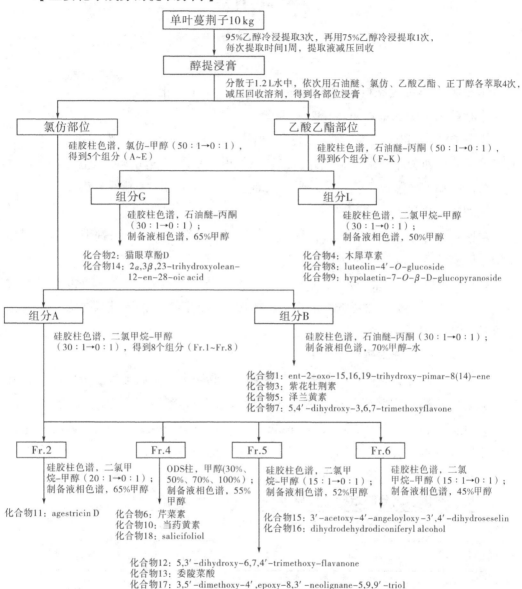

【主要化学成分的提取分离】

单叶蔓荆子10 kg

↓ 95%乙醇冷浸提取3次，再用75%乙醇冷浸提取1次，
每次提取时间1周，提取液减压回收

醇提浸膏

↓ 分散于1.2 L水中，依次用石油醚、氯仿、乙酸乙酯、正丁醇各萃取4次，
减压回收溶剂，得到各部位浸膏

氯仿部位

↓ 硅胶柱色谱，氯仿-甲醇（50：1→0：1），
得到5个组分（A~E）

乙酸乙酯部位

↓ 硅胶柱色谱，石油醚-丙酮（50：1→0：1），
得到6个组分（F~K）

组分G

↓ 硅胶柱色谱，石油醚-丙酮
（30：1→0：1）；
制备液相色谱，65%甲醇

化合物2：猫眼草酚D
化合物14：$2\alpha,3\beta,23$-trihydroxyolean-
12-en-28-oic acid

组分L

↓ 硅胶柱色谱，二氯甲烷-甲醇
（30：1→0：1）；
制备液相色谱，50%甲醇

化合物4：木犀草素
化合物8：luteolin-4′-O-glucoside
化合物9：hypolaetin-7-O-β-D-glucopyranoside

组分A

↓ 硅胶柱色谱，二氯甲烷-甲醇
（30：1→0：1），得到8个组分（Fr.1~Fr.8）

组分B

↓ 硅胶柱色谱，石油醚-丙酮（30：1→0：1）；
制备液相色谱，70%甲醇-水

化合物1：ent-2-oxo-15,16,19-trihydroxy-pimar-8(14)-ene
化合物3：紫花牡荆素
化合物5：泽兰黄素
化合物7：5,4′-dihydroxy-3,6,7-trimethoxyflavone

Fr.2

↓ 硅胶柱色谱，二氯甲
烷-甲醇（20：1→0：1）；
制备液相色谱，65%甲醇

化合物11：agestricin D

Fr.4

↓ ODS柱，甲醇（30%、
50%、70%、100%）；
制备液相色谱，55%
甲醇

化合物6：芹菜素
化合物10：当药黄素
化合物18：salicifoliol

Fr.5

↓ 硅胶柱色谱，二氯甲
烷-甲醇（15：1→0：1）；
制备液相色谱，52%甲醇

Fr.6

↓ 硅胶柱色谱，二氯
甲烷-甲醇（15：1→0：1）；
制备液相色谱，45%甲醇

化合物15：3′-acetoxy-4′-angeloyloxy-3′,4′-dihydroseselin
化合物16：dihydrodehydrodiconiferyl alcohol

化合物12：5,3′-dihydroxy-6,7,4′-trimethoxy-flavanone
化合物13：委陵菜酸
化合物17：3,5′-dimethoxy-4′,epoxy-8,3′-neolignane-5,9,9′-triol

【参考文献】

［1］陈怀远，涂林锋，肖春荣，等.单叶蔓荆子的化学成分研究［J］.中国中药杂
　　志，2018，43（18）：3694-3700.

［2］房士明，樊官伟，姚进龙，等.蔓荆的化学成分及药理活性研究进展［J］.中草
　　药，2015，46（24）：3757-3765.

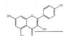

榕树叶

【来源】 本品为桑科植物榕树*Ficus microcarpa* L. f. 的叶。

【壮药名】盟楳垒Mbawgoreiz。

【分布】 分布于我国广西、浙江、福建、广东、江西、台湾、海南、贵州、云南等地，广西分布于南宁、上林、桂林、临川、平乐、梧州、防城港、容县、百色、靖西、那坡、隆林、贺州、昭平、天峨、都安、龙州、大新等县市。

【功能与主治】

中医 清热祛湿，化痰止咳，活血散瘀，祛风止痒。用于治疗感冒高热，湿热泻痢，痰多咳嗽，跌打瘀肿，湿疹，痔疮。

壮医 清热毒，除湿毒，调气道、谷道，通龙路。用于治疗痧病（感冒发热），埃病（咳嗽），阿意咪（痢疾），扭像（扭挫伤），能啥能累（湿疹），仲嘿唪尹（痔疮）。

【主要化学成分与药理作用】

榕树叶主要含黄酮类、三萜类、齐墩果酸、脂肪类、甾体类等成分，如蒲公英醇、羽扇烯乙酯、无羁萜、粘霉醇、表木栓醇、石竹素、β-香树素乙酯、β-香树素、2α-羟基熊果酸、石竹素、α-tocospiros A、β-tocospiros B等。现代研究表明，榕树叶具有镇咳、祛痰、平喘、抗肿瘤、抗癌、抗心脑血管疾病、抗炎、降血糖、调节免疫力、治疗骨质疏松、抑菌抗病毒、抗氧化、抗衰老、抗辐射等作用。

【代表性化学成分的结构与性质】

名称	分子式	相对分子质量	熔点/℃	性状
马斯里酸	$C_{30}H_{48}O_4$	472	267～269	白色粉末

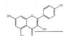

马斯里酸化学结构式

【主要化学成分的提取分离】

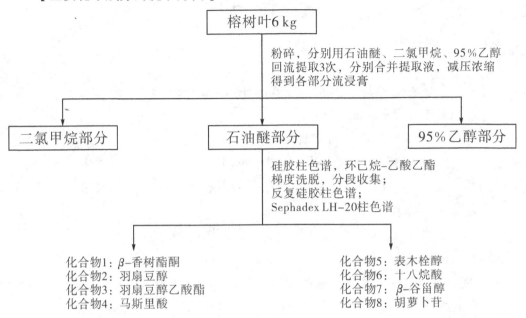

榕树叶6 kg

粉碎，分别用石油醚、二氯甲烷、95％乙醇
回流提取3次，分别合并提取液，减压浓缩
得到各部分流浸膏

二氯甲烷部分　　**石油醚部分**　　**95％乙醇部分**

硅胶柱色谱，环己烷-乙酸乙酯
梯度洗脱，分段收集；
反复硅胶柱色谱；
Sephadex LH-20柱色谱

化合物1：β-香树酯酮　　　　化合物5：表木栓醇
化合物2：羽扇豆醇　　　　　化合物6：十八烷酸
化合物3：羽扇豆醇乙酸酯　　化合物7：β-谷甾醇
化合物4：马斯里酸　　　　　化合物8：胡萝卜苷

【参考文献】

［1］李彦文，孙志蓉，李志勇，等.小叶榕化学成分研究［J］.中药材，2010，33
　　（6）：918-920.

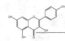

榕树须

【来源】本品为桑科植物榕树*Ficus microcarpa* L. f.的干燥气根。

【壮药名】蒙棵垒Mumhgoreiz。

【分布】分布于我国广西、浙江、福建、广东、江西、台湾、海南、贵州、云南等地，广西分布于南宁、上林、桂林、灵川、平乐、梧州、防城港、容县、百色、靖西、那坡、隆林、贺州、昭平、天峨、都安、龙州、大新等县市。

【功能与主治】

中医　清热解毒，祛风活血，发汗，透疹。用于治疗感冒，麻疹不透，风湿骨痛，跌打损伤。

壮医　清热毒，祛风毒，通龙路。用于治疗发旺（痹病），骨质增生，林得叮相（跌打损伤），流行性感冒，唉百银（百日咳），笃麻（麻疹不透），货烟妈（咽痛），火眼（急性结膜炎），腊胴尹（腹痛），鼻衄，肉扭（淋证）。

【主要化学成分与药理作用】

榕树须主要含三萜类、黄酮类、倍半萜类、香豆素类、生物碱类等成分，如榕树酰胺A、表木栓醇、α-香树醇乙酸酯等。现代研究表明，榕树须具有抗炎作用。

【代表性化学成分的结构与性质】

名称	分子式	相对分子质量	熔点/℃	性状
榕树酰胺A	$C_{42}H_{85}NO_5$	683	143～145	白色无定形粉末

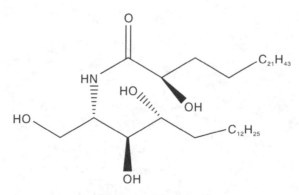

榕树酰胺A化学结构式

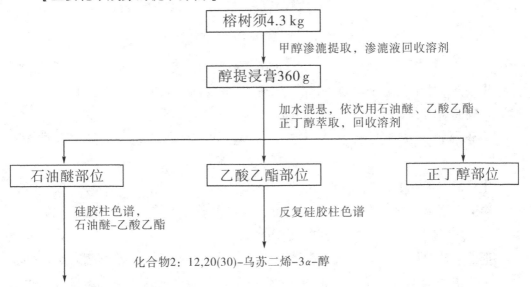

【主要化学成分的提取分离】

榕树须4.3 kg
↓ 甲醇渗漉提取，渗漉液回收溶剂
醇提浸膏360 g
↓ 加水混悬，依次用石油醚、乙酸乙酯、正丁醇萃取，回收溶剂

石油醚部位   乙酸乙酯部位   正丁醇部位

石油醚部位：硅胶柱色谱，石油醚-乙酸乙酯

乙酸乙酯部位：反复硅胶柱色谱

化合物2：12,20(30)-乌苏二烯-3α-醇

化合物1：榕树酰胺A
化合物3：表木栓醇
化合物4：α-香树醇乙酸酯
化合物5：β-谷甾醇
化合物6：β-胡萝卜苷
化合物7：二十六烷酸
化合物8：二十二烷酸

【参考文献】

[1] 王湘敏，刘珂，许卉. 榕须化学成分研究 [J]. 中国中药杂志，2009，34（2）：169-171.

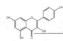

酸藤子

【来源】本品为紫金牛科植物酸藤子*Embelia laeta*（L.）Mez.的干燥根。

【瑶药名】表虽崩 Biouv sui buerng。

【分布】分布于我国云南、广西、广东、江西、福建等地，广西分布于桂南地区。

【功能与主治】

中医　清热解毒，散瘀止血。用于治疗咽喉红肿，齿龈出血，出血，痢疾，疮疖溃疡，皮肤瘙痒，痔疮肿痛，跌打损伤。

瑶医　清热解毒，活血散瘀，祛风收敛，健脾安胎。用于治疗嘴布瓢（口腔溃疡），更喉闷（咽喉炎），港虷（慢性肠炎），泵卡西众（消化不良），碰累（痢疾），辣给昧对（月经不调），藏紧邦（崩漏），别带病（带下），娄精（遗精），阴囊肿大，港脱（脱肛），谷瓦卜断（子宫脱垂），崩闭闷（风湿痛、类风湿性关节炎），播冲（跌打损伤），碰脑（骨折）及身谢（皮肤瘙痒、湿疹）。

【主要化学成分与药理作用】

酸藤子含有醌类、黄酮类等成分，如2,6-二甲氧基苯醌、柠檬酸单甲酯、柠檬酸二甲酯、柠檬酸三甲酯、没食子酸、β-胡萝卜素、香草酸、β-谷甾醇等。现代研究表明，酸藤子具有抗菌、消炎、驱虫、避孕、抗肿瘤等生物活性，民间常用于治疗跌打肿痛、肠炎腹泻、咽喉炎、胃酸少、闭经等病症。

【代表性化学成分的结构与性质】

名称	分子式	相对分子质量	熔点/℃	性状
酸藤子苷	$C_{23}H_{28}O_{13}$	512	217～218	白色粉末
2,6-二甲氧基苯醌	$C_8H_8O_4$	168	185～187	黄色针晶

酸藤子苷化学结构式

【主要化学成分的提取分离】

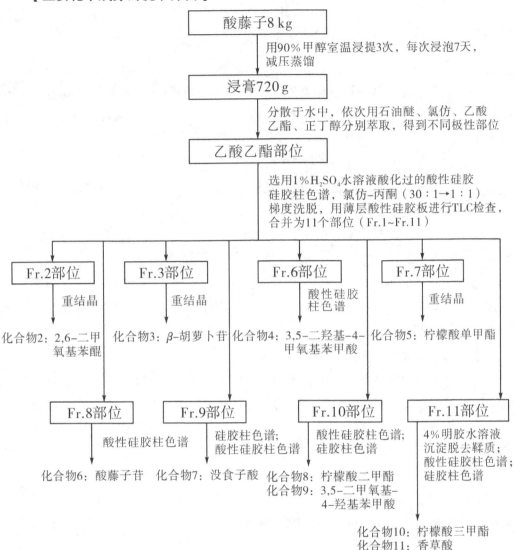

【参考文献】

[1] 唐天君, 吴凤锷. 酸藤子(Embelia laeta)化学成分的研究 [J]. 天然产物研究与开发, 2004, 16 (2): 129-131.

[2] 唐天君. 四种药用植物化学成分的研究 [D]. 成都: 中国科学院成都有机化学研究所, 2004.

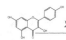 壮瑶药化学成分提取分离手册

豨莶草

【来源】本品为菊科植物豨莶 *Siegesbeckia orientalis* L.、腺梗豨莶 *Siegesbeckia pubescens*（Makino）Makino或毛梗豨莶 *Siegesbeckia glabrescens*（Makino）Makino的干燥地上部分。

【壮药名】壮药名：棵豨莶Gohihcenh。

【分布】分布于我国长江以南及西南各地区，广西各地均有分布。

【功能与主治】

中医　祛风湿，利关节，解毒。用于治疗风湿痹痛，筋骨无力，腰膝酸软，四肢麻痹，半身不遂，风疹湿疮。

壮医　除湿毒，祛风毒，清热毒，解瘴毒，通龙路。用于治疗发旺（痹病），麻邦（半身不遂），兵哟（痿证），血压嗓（高血压病），笨浮（慢性肾炎），瘴病，呗脓（痈疮），麦蛮（风疹），能啥能累（湿疹），额哈（毒蛇咬伤）。

【主要化学成分与药理作用】

豨莶草主要含有萜类、苷类、黄酮类、酯类等化合物，如豨莶精醇、豨莶醇、豨莶苷、豨莶新苷、奇任醇、异丙基奇任醇、豨莶甲素、豨莶乙素、腺梗豨莶苷、腺梗豨莶甲苷、腺梗豨莶乙苷、腺梗豨莶丙苷、腺梗豨莶丁苷、腺梗豨莶戊苷、7β-羟基豨莶精纯、9β-羟基豨莶精纯、16-乙酰基奇任醇、15,16-异亚丙基-豨莶苷、豨莶酸、豨莶酯酸、豨莶乙醚酸、大花酸、木犀草素、槲皮素、阿魏酸、琥珀酸、β-谷甾醇、花生酸甲酯、豆甾醇等。现代研究表明，豨莶草具有抗血栓、抗炎、镇痛、改善微循环、抗菌等作用。

【代表性化学成分的结构与性质】

名称	分子式	相对分子质量	熔点/℃	性状
豨莶酯酸	$C_{26}H_{40}O_6$	448	202～204	白色片状结晶

豨莶酯酸化学结构式

【主要化学成分的提取分离】

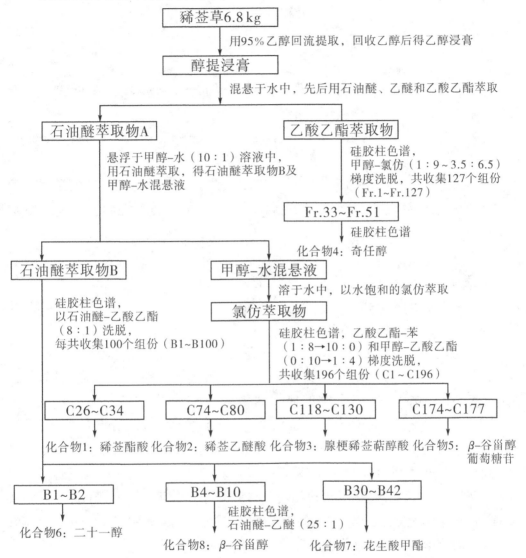

【参考文献】

[1] 滕天立，徐世芳，陈峰阳，等.中药豨莶草的化学成分及其药理作用研究进展[J].中国现代应用药学，2015，32（2）：250-260.

[2] 果德安，张正高，叶国庆，等.豨莶脂溶性成分的研究[J].药学学报，1997，32（4）：282-285.

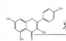

算盘子

【来源】本品为叶下珠科植物算盘子*Glochidion puberum*（L.）Hutch.的干燥全株。

【壮、瑶药名】壮药名：美恩投Maexandou。瑶药名：仅迸崩Jiemh mbungv buerng。

【分布】分布于我国陕西、甘肃、江苏、安徽、浙江、江西、福建、台湾、河南、湖北、湖南、广东、海南、广西、四川、贵州、云南和西藏等地，广西各地均有分布。

【功能与主治】

中医 清热利湿，消肿解毒。用于治疗痢疾，黄疸，疟疾，腹泻，感冒发热口渴，咽喉炎，淋巴结炎，带下，闭经，脱肛，大便下血，睾丸炎，瘰疬，跌打肿痛，蜈蚣咬伤，疮疖肿痛，外痔。

壮医 清热毒，除湿毒，调气机，通龙路，调经。用于治疗痎疭，发得（发热），货烟妈（咽炎），痎唉（咳嗽），牙痛，阿意咪（痢疾），白冻（泄泻），能蚌（黄疸），肉扭（淋证），隆白呆（带下），经尹（痛经），京瑟（闭经）。

瑶医 清热解毒，消滞止痛，祛风除湿，活血散瘀。用于治疗哈轮（感冒发热），泵卡西众（消化不良），港虷（肠炎），碰累（痢疾），望胆（黄疸），布种（疟疾），更喉闷（咽喉肿痛、咽炎），港脱（脱肛），辣给昧对（闭经），改对岩闷（睾丸炎），努哈虷（淋巴结炎），疟椎闷（乳痈、乳疮、乳腺炎、乳腺增生），身谢（皮炎、湿疹）及囊暗（毒蛇咬伤）。

【主要化学成分与药理作用】

算盘子中含有的化学成分有牡荆素、β-D-吡喃半乳糖-(3-3)-O-β-D-吡喃半乳糖、丁香脂素、(Z)-3-己烯-D-吡喃葡萄糖、(E)-2-己烯-D-吡喃葡萄糖、4-O-乙基没食子酸、没食子酸。现代研究表明，算盘子有抗菌、抗炎、清除自由基等药理作用。

【代表性化学成分的结构与性质】

名称	分子式	相对分子质量	熔点/℃	性状
牡荆素	$C_{21}H_{20}O_{10}$	432	263	黄色粉末
丁香脂素	$C_{22}H_{26}O_8$	418	198～199	白色固体

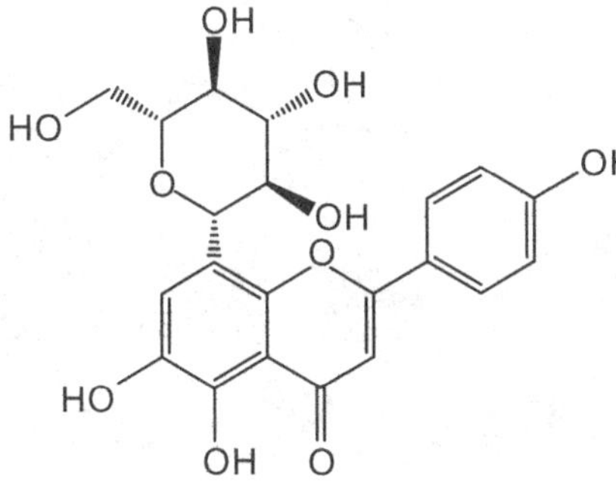

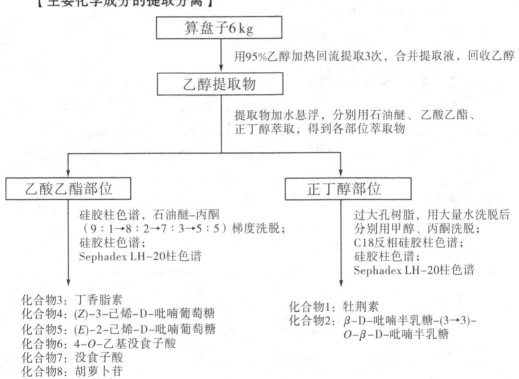

牡荆素化学结构式 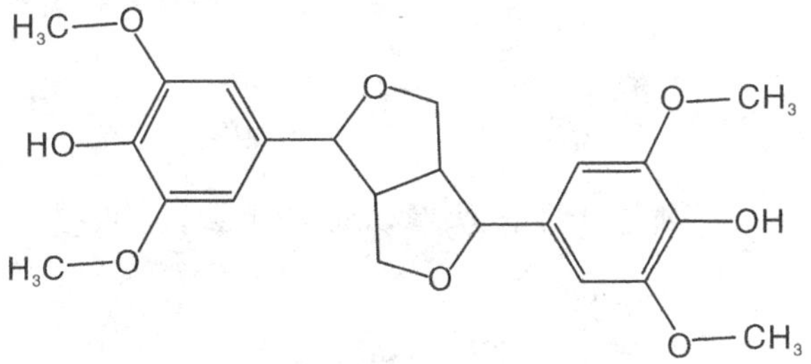   丁香脂素化学结构式

【主要化学成分的提取分离】

算盘子6 kg

用95%乙醇加热回流提取3次，合并提取液，回收乙醇

乙醇提取物

提取物加水悬浮，分别用石油醚、乙酸乙酯、
正丁醇萃取，得到各部位萃取物

乙酸乙酯部位

硅胶柱色谱，石油醚–丙酮
（9：1→8：2→7：3→5：5）梯度洗脱；
硅胶柱色谱；
Sephadex LH–20柱色谱

化合物3：丁香脂素
化合物4：(Z)-3-己烯-D-吡喃葡萄糖
化合物5：(E)-2-己烯-D-吡喃葡萄糖
化合物6：4-O-乙基没食子酸
化合物7：没食子酸
化合物8：胡萝卜苷
化合物9：β-谷甾醇

正丁醇部位

过大孔树脂，用大量水洗脱后
分别用甲醇、丙酮洗脱；
C18反相硅胶柱色谱；
硅胶柱色谱；
Sephadex LH–20柱色谱

化合物1：牡荆素
化合物2：β-D-吡喃半乳糖-(3→3)-
O-β-D-吡喃半乳糖

【参考文献】

[1] 张桢，刘光明，任艳丽，等.算盘子的化学成分研究［J］.天然产物研究与开
发，2008，20（3）：447–449.

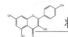

辣蓼

【来源】本品为蓼科植物水蓼*Polygonum hydropiper* L.或伏毛蓼*Polygonum pubescens* Blume的干燥全草。

【壮药名】棵菲Gofeq。

【分布】分布于我国南北各省，广西各地均有分布。

【功能与主治】

中医 除湿，化滞。用于治疗痢疾，肠炎，食滞；外治皮肤瘙痒，灭蛆。

壮医 除湿毒，调谷道。用于治疗阿意咪（痢疾），白冻（泄泻），东郎（食滞），唃疳（疳积），皮肤瘙痒。

【主要化学成分与药理作用】

辣蓼主要含有黄酮类、挥发油类、鞣质类、脂肪酸类、三萜类、蒽醌类、糖苷类、蓼酸类等成分，如金丝桃苷、蓼二醛、沃伯格醛、异水蓼醛内酯、缩蓼二醛、儿茶素、乌索酸、琥珀酸、富马酸、鞣花酸等。现代研究表明，辣蓼具有抗微生物、杀虫、抗氧化、抗肿瘤等作用。

【代表性化学成分的结构与性质】

名称	分子式	相对分子质量	熔点/℃	性状
鞣花酸	$C_{14}H_6O_8$	302	>360	黄色粉末

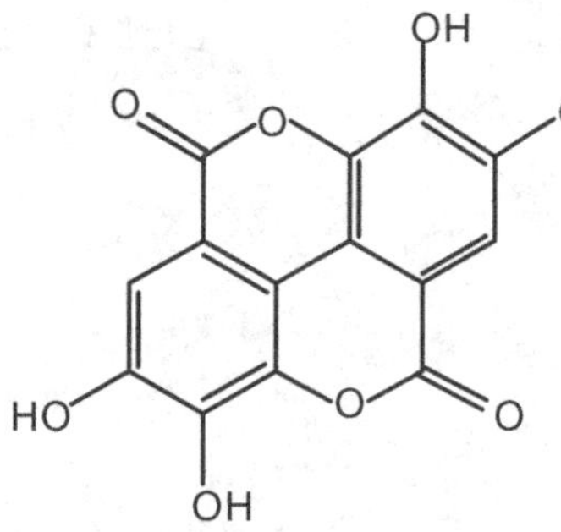

鞣花酸化学结构式

【主要化学成分的提取分离】

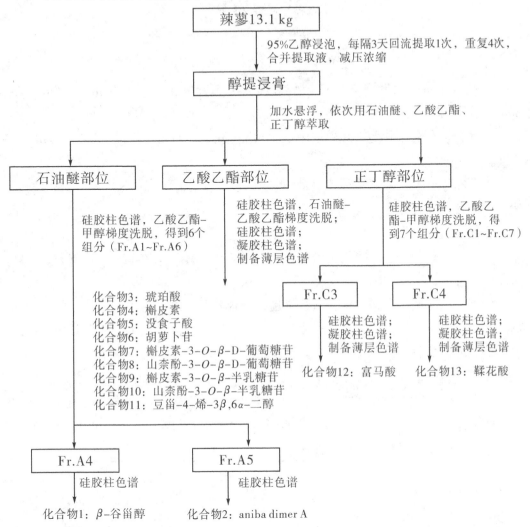

【参考文献】

[1]黄红泓，甄汉深.中草药辣蓼近年来的研究进展［J］.中国民族民间医药，2013，22（1）：38-40.

[2]李梦云，马养民，乔珂，等.水蓼化学成分的研究［J］.中成药，2017，39（4）：769-774.

漆大姑

【来源】本品为叶下珠科植物毛果算盘子*Glochidion eriocarpum* Champ.ex Benth.的干燥地上部分。

【壮、瑶药名】壮药名：恩摸昆 Aenmoedgunj。瑶药名：买背心盘亮 Maaih bei funh bienh ndiangx。

【分布】分布于江苏、福建、台湾、湖南、广东、海南、广西、贵州和云南等地，广西各地均有分布。

【功能与主治】

中医 清热利湿，散瘀消肿，解毒止痒。用于治疗生漆过敏，水田皮炎，皮肤瘙痒，荨麻疹，湿疹，脱落性皮炎，跌打损伤。

壮医 调龙路、火路，通谷道、水道，祛风毒，除湿毒，止血消肿。用于治疗胴因鹿西（急性胃肠炎），阿意咪（痢疾），发旺（风湿骨痛），林得叮相（跌打损伤），创伤出血，漆疮，能唅能累（湿疹）。

【主要化学成分与药理作用】

漆大姑主要含有酚类、鞣质类、三萜类等化合物以及微量元素，在三萜类化合物中主要是羽豆烷衍生物的三萜。现代研究表明，漆大姑具有抗炎、抗过敏和止痒作用。

【代表性化学成分的结构与性质】

名称	分子式	相对分子质量	熔点/℃	性状
算盘子酮	$C_{30}H_{46}O$	422	162～164	白色晶体
岩白菜宁（岩白菜素）	$C_{14}H_{16}O_9$	328	143～145	白色晶体

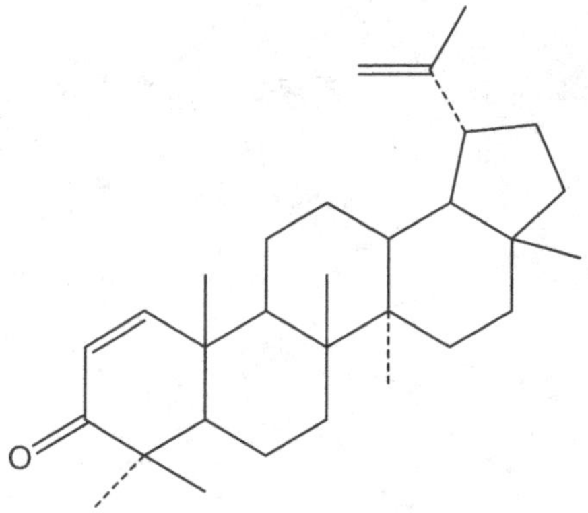

算盘子酮化学结构式

【主要化学成分的提取分离】

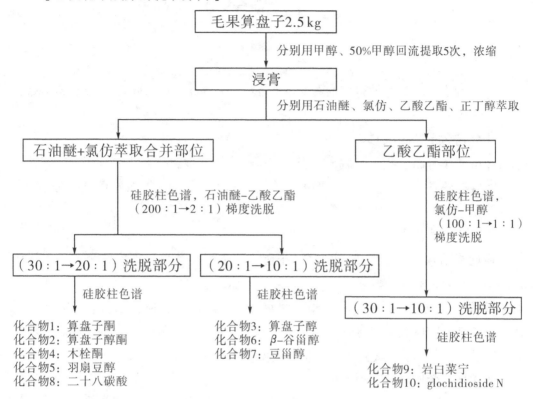

【参考文献】

[1] 广西壮族自治区食品药品监督管理局.广西壮族自治区壮药质量标准：第一卷
（2008年版）[S].南宁：广西科学技术出版社，2008.

[2] 覃迅云，罗金裕，高志刚.中国瑶药学 [M].北京：民族出版社，2002.

[3] 阮毅铭，彭伟文，梅全喜，等.漆大姑抗炎、抗过敏和止痒作用研究 [J].中药
药理与临床，2017，34（5）：108-111.

[4] 魏小梅.麻叶风轮菜、三对节和毛果算盘子化学成分研究 [D].兰州：兰州大
学，2001.

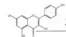

翠云草

【**来源**】本品为卷柏科植物翠云草*Selaginella uncinata*（Desv.）Spring的干燥全草。

【**壮药名**】棵归讥 Go'gveihgih。

【**分布**】分布于我国安徽、重庆、广东、广西等地，广西主要分布于柳江、桂林、龙胜、藤县、桂平、靖西、那坡、凌云、南丹、凤山、罗城、宜州、龙州、大新等县市。

【**功能与主治**】

中医　清热利湿，解毒，消瘀，止血。用于治疗黄疸，痢疾，水肿，风湿痹痛，咳嗽吐血，喉痛，痔漏，烧烫伤，外伤出血。

壮医　通龙路、火路，利水道，清热毒，除湿毒，止血止咳。用于能蚌（黄疸），陆裂（咳血），阿意咪（痢疾），笨浮（水肿），发旺（风湿骨痛），货烟妈（咽痛），仲嘿嗦尹（痔疮），肉扭（淋证），渗裆相（烧烫伤）。

【**主要化学成分与药理作用**】

翠云草中含有的化学成分有黄酮类、酚类、甾体皂苷类、酸酯类等。从翠云草分离得到的色原酮类化合物具有显著的抗呼吸道融合瘤病毒（RSV）的作用，也具有中等强度的抗3型副流感病毒（PIV 3）的作用。

【**代表性化学成分的结构与性质**】

名称	分子式	相对分子质量	熔点/℃	性状
穗花杉双黄酮	$C_{30}H_{18}O_{10}$	538	283～285	黄色粉末
罗波斯塔双黄酮	$C_{30}H_{18}O_{10}$	538	>300	黄色粉末

穗花杉双黄酮化学结构式　　　罗波斯塔双黄酮化学结构式

【主要化学成分的提取分离】

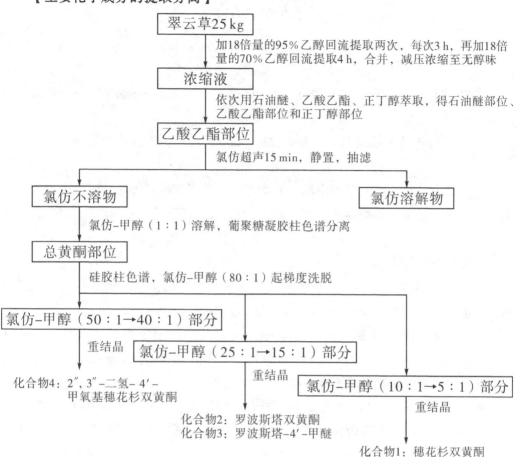

翠云草25 kg

加18倍量的95%乙醇回流提取两次，每次3 h，再加18倍量的70%乙醇回流提取4 h，合并，减压浓缩至无醇味

浓缩液

依次用石油醚、乙酸乙酯、正丁醇萃取，得石油醚部位、乙酸乙酯部位和正丁醇部位

乙酸乙酯部位

氯仿超声15 min，静置，抽滤

氯仿不溶物　　　　　　　　　　　　　　　氯仿溶解物

氯仿-甲醇（1:1）溶解，葡聚糖凝胶柱色谱分离

总黄酮部位

硅胶柱色谱，氯仿-甲醇（80:1）起梯度洗脱

氯仿-甲醇（50:1→40:1）部分

重结晶

氯仿-甲醇（25:1→15:1）部分

重结晶

氯仿-甲醇（10:1→5:1）部分

重结晶

化合物4：2″,3″-二氢-4′-甲氧基穗花杉双黄酮

化合物2：罗波斯塔双黄酮
化合物3：罗波斯塔-4′-甲醚

化合物1：穗花杉双黄酮

【参考文献】

［1］广西壮族自治区食品药品监督管理局.广西壮族自治区壮药质量标准：第一卷（2008年版）［S］.南宁：广西科学技术出版社，2008.

［2］覃迅云，罗金裕，高志刚.中国瑶药学［M］.北京：民族出版社，2002.

［3］MA L Y, Wei F, Ma S C, et al.Two new chromone glycosides from Selaginella uncinata［J］.Clain Chem Lett, 2002, 13（8）：748-751.

［4］范晓磊.翠云草生药学研究［D］.武汉：湖北中医学院，2007.

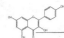

横经席

【来源】 本品为藤黄科植物薄叶红厚壳*Calophyllum membranaceum* Gardn. et Champ.的干燥全株。

【壮、瑶药名】壮药名：芒满岜 Makmanxbyaj。瑶药名：独脚风 Nduc zaux buerng。

【分布】分布于我国广东南部、海南、广西南部及沿海等地，广西主要分布于南宁、横县、梧州、防城港、上思、浦北、玉林、陆川、博白、德保、昭平、金秀等县市。

【功能与主治】

中医 祛风湿，壮筋骨，补肾强腰，活血止痛。用于治疗风湿骨痛，跌打损伤，肾虚腰痛，月经不调，痛经，黄疸，胁痛。

壮医 通龙路、火路，祛风毒，除湿毒，补肾。用于治疗林得叮相（跌打损伤），发旺（风湿骨痛），核尹（腰痛），勒爷狠风（小儿惊风），能蚌（黄疸），经尹（痛经），月经不调。

瑶医 祛风除湿，活血止痛，壮腰补肾，强筋骨。用于治疗崩闭闷（风湿痛、类风湿性关节炎），尼椎改闷（肾虚腰痛），望胆篮虷（黄疸型肝炎），荣古瓦崩（产后风），辣给闷（痛经），辣给昧对（月经不调，闭经），本藏（贫血），谷阿惊崩（小儿惊风），扁免崩（中风偏瘫），播冲（跌打损伤），碰脑（骨折）及起崩（破伤风）。

【主要化学成分与药理作用】

目前从红厚壳属植物中分离出了香豆素类、黄酮类、三萜类等具有生物活性的化合物。现代研究表明，红厚壳具有抗HIV-1、抗肿瘤、抗溃疡、抗炎等活性。

【代表性化学成分的结构与性质】

名称	分子式	相对分子质量	熔点/℃	性状
membrandione A	$C_{29}H_{38}O_7$	498	131～133	白色片状结晶
membrandione B	$C_{30}H_{36}O_7$	508	—	黄色油状物

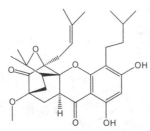

membrandione A化学结构式

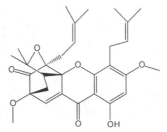

membrandione B化学结构式

【主要化学成分的提取分离】

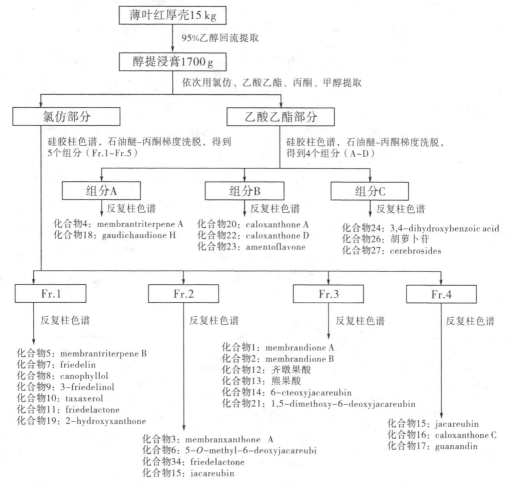

【参考文献】

［1］广西壮族自治区食品药品监督管理局.广西壮族自治区壮药质量标准：第一卷
（2008年版）［S］.南宁：广西科学技术出版社，2008.

［2］覃迅云，罗金裕，高志刚.中国瑶药学［M］.北京：民族出版社，2002.

［3］毋艳.红厚壳、薄叶红厚壳和泰山赤灵芝菌丝体化学成分及生物活性研究［D］.
北京：中国协和医科大学，2004.

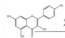

墨旱莲

【来源】本品为菊科植物鳢肠*Eclipta prostrata*（L.）L.的干燥地上部分。

【壮药名】黑么草Haekmaegcauj。

【分布】分布于我国辽宁、河北、陕西、华东、中南、西南等地区，广西各地均有分布。

【功能与主治】

中医 滋补肝肾，凉血止血。用于治疗肝肾阴虚，牙齿松动，须发早白，眩晕耳鸣，腰膝酸软，阴虚血热吐血、衄血、尿血，血痢，崩漏下血，外伤出血。

壮医 补阴虚，止血。用于治疗兰啼（眩晕），渗裂（吐血），衄血，幽嘞（尿血），兵淋勒（崩漏），阿意咪（痢疾），外伤出血，毛发早白，腰膝酸软。

【主要化学成分与药理作用】

鳢肠主要含有香豆草醚类、三萜类、黄酮类、噻吩类、挥发油、有机酸类等化学成分，如蟛蜞菊内酯、异去甲蟛蜞菊内酯、二氢猕猴桃内酯、黑麦草内酯、原儿茶酸乙酯、去甲蟛蜞菊内酯葡萄糖苷、旱莲苷A、旱莲苷B、旱莲苷C、旱莲苷D、槲皮素、木犀草素、芹菜素、蒙花苷、α-香树醇酯、β-香树醇酯、齐墩果酸、熊果酸、刺囊酸等。现代研究表明，墨旱莲具有调节免疫力、止血、酶激活、保肝、降血脂等作用。

【代表性化学成分的结构与性质】

名称	分子式	相对分子质量	熔点/℃	性状
蟛蜞菊内酯	$C_{16}H_{10}O_7$	314	>300	淡黄色粉末

蟛蜞菊内酯化学结构式

【主要化学成分的提取分离】

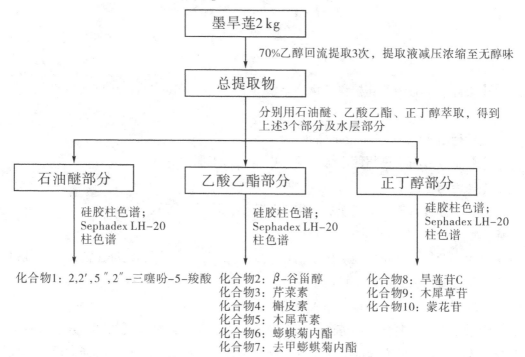

墨旱莲2 kg

↓ 70%乙醇回流提取3次，提取液减压浓缩至无醇味

总提取物

↓ 分别用石油醚、乙酸乙酯、正丁醇萃取，得到上述3个部分及水层部分

石油醚部分
硅胶柱色谱；
Sephadex LH-20
柱色谱

化合物1：2,2′,5″,2″-三噻吩-5-羧酸

乙酸乙酯部分
硅胶柱色谱；
Sephadex LH-20
柱色谱

化合物2：β-谷甾醇
化合物3：芹菜素
化合物4：槲皮素
化合物5：木犀草素
化合物6：蟛蜞菊内酯
化合物7：去甲蟛蜞菊内酯

正丁醇部分
硅胶柱色谱；
Sephadex LH-20
柱色谱

化合物8：旱莲苷C
化合物9：木犀草苷
化合物10：蒙花苷

【参考文献】

［1］吴疆，侯文彬，张铁军，等.墨旱莲的化学成分研究［J］.中草药，2008，39（6）：814-816.

［2］马迪，韩立峰，刘二伟，等.墨旱莲化学成分的分离鉴定［J］.天津中医药大学学报，2015，34（3）：169-172.

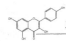

瘤果紫玉盘

【来源】本品为番荔枝科植物瘤果紫玉盘 *Uvaria kweichowensis* P.T.Li的干燥茎叶。

【壮药名】勾香突Gaeurangdoed。

【分布】分布于贵州西南部等地。广西分布于那坡等地。

【功能与主治】

中医　健胃行气，祛风止痛。用于治疗消化不良，腹胀腹泻，跌打损伤，风湿骨痛。

壮医　调气机，止疼痛。用于治疗东郎（食滞），腹胀，白冻（泄泻），林得叮相（跌打损伤），核尹（腰痛）。

【主要化学成分与药理作用】

瘤果紫玉盘主要含有乌苏酸、蒲公英赛醇、佛手苷内酯、延胡索乙素、大黄素等化学成分。现代研究表明，佛手苷内酯能破坏鼻咽癌细胞线粒体功能并诱导其发生凋亡，这一过程可能与下调BCL2基因、上调BAX基因及抑制STAT3磷酸化有关。

【代表性化学成分的结构与性质】

名称	分子式	相对分子质量	熔点/℃	性状
佛手苷内酯	$C_{12}H_8O_4$	216	170～180	白色粉末
延胡索乙素	$C_{21}H_{25}O_4N$	355	221～225	白色固体

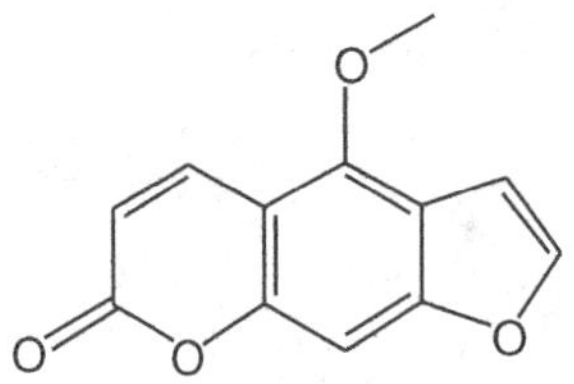

佛手苷内酯化学结构式

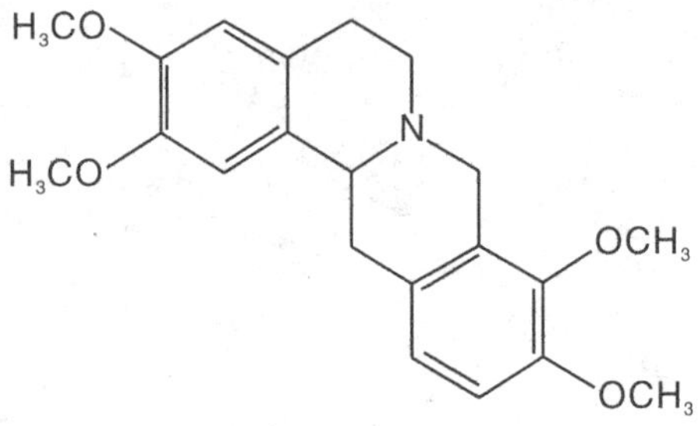

延胡索乙素的化学结构式

【主要化学成分的提取分离】

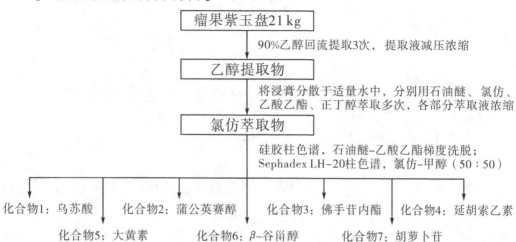

瘤果紫玉盘21 kg

↓ 90%乙醇回流提取3次，提取液减压浓缩

乙醇提取物

↓ 将浸膏分散于适量水中，分别用石油醚、氯仿、乙酸乙酯、正丁醇萃取多次，各部分萃取液浓缩

氯仿萃取物

↓ 硅胶柱色谱，石油醚-乙酸乙酯梯度洗脱；Sephadex LH-20柱色谱，氯仿-甲醇（50∶50）

化合物1：乌苏酸　　化合物2：蒲公英赛醇　　化合物3：佛手苷内酯　　化合物4：延胡索乙素

化合物5：大黄素　　化合物6：β-谷甾醇　　化合物7：胡萝卜苷

【参考文献】

［1］赵保华，许琼明，邹忠梅，等.瘤果紫玉盘地上部分化学成分研究［J］.中草药，2006，37（5）：676-677.

［2］林碧华，马晓娟，万树伟，等.佛手柑内酯对鼻咽癌细胞凋亡的影响［J］.肿瘤防治研究，2014，41（11）：1163-1170.

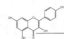

薄荷

【来源】本品为唇形科植物薄荷*Mentha canadensis* L.的干燥地上部分。

【壮药名】棵薄荷 Gobozhoz。

【分布】中国各地均有分布，广西各地均有分布。

【功能与主治】

中医 疏散风热，清利头目，利咽，疏肝行气。用于治疗风热感冒，风温初起，头痛，目赤，喉痹，口疮，风疹麻疹，胸胁胀闷。

壮医 祛风毒，清热毒。用于治疗痧病，邦印（痛证），货烟妈（咽痛），笃麻（麻疹），麦蛮（风疹）。

【主要化学成分与药理作用】

薄荷主要含有挥发油、黄酮类、三萜类、甾体类、有机酸类、氨基酸类等化合物，如左旋薄荷醇、左旋薄荷酮、异薄荷酮、乙酸薄荷酯、薄荷木酚素、香芹烃、异黄酮苷、异瑞福灵、木犀草素–7–葡萄糖苷、橙皮苷、刺槐素、椴树素、蒙花苷、香叶木苷、反式桂皮酸、咖啡酸、迷迭香酸、丹酚酸、紫草酸、紫草酸乙等。现代研究表明，薄荷具有祛痰、抗炎、祛风、镇痛、止痒、抗肿瘤等作用。

【代表性化学成分的结构与性质】

名称	分子式	相对分子质量	熔点/℃	性状
刺槐素	$C_{16}H_{12}O_5$	284	260~265	黄色粉末

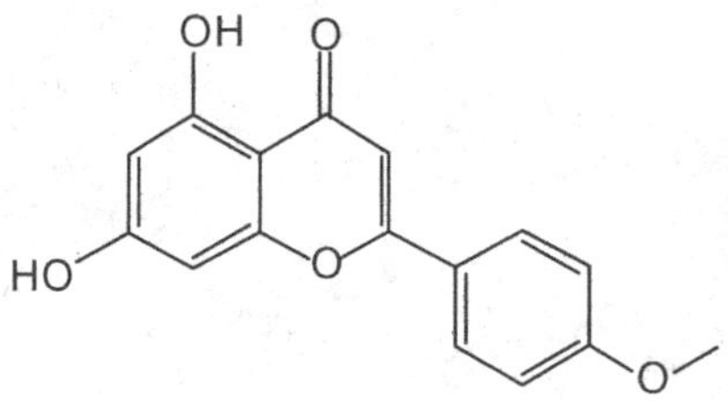

刺槐素化学结构式

【主要化学成分的提取分离】

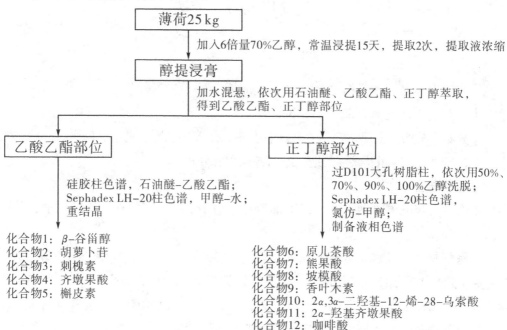

薄荷25 kg

↓ 加入6倍量70%乙醇，常温浸提15天，提取2次，提取液浓缩

醇提浸膏

↓ 加水混悬，依次用石油醚、乙酸乙酯、正丁醇萃取，
得到乙酸乙酯、正丁醇部位

乙酸乙酯部位

↓ 硅胶柱色谱，石油醚-乙酸乙酯；
Sephadex LH-20柱色谱，甲醇-水；
重结晶

化合物1：β-谷甾醇
化合物2：胡萝卜苷
化合物3：刺槐素
化合物4：齐墩果酸
化合物5：槲皮素

正丁醇部位

↓ 过D101大孔树脂柱，依次用50%、
70%、90%、100%乙醇洗脱；
Sephadex LH-20柱色谱，
氯仿-甲醇；
制备液相色谱

化合物6：原儿茶酸
化合物7：熊果酸
化合物8：坡模酸
化合物9：香叶木素
化合物10：2α,3α-二羟基-12-烯-28-乌索酸
化合物11：2α-羟基齐墩果酸
化合物12：咖啡酸
化合物13：迷迭香酸
化合物14：刺槐素-7-O-β-D-葡萄糖苷
化合物15：木犀草素
化合物16：木犀草素-7-O-β-D-葡萄糖苷

【参考文献】

[1] 李祥，邢文峰.薄荷的化学成分及临床应用研究进展［J］.中南药学，2011，9（5）：362-365.

[2] 徐凌玉，李振麟，蔡芷辰，等.薄荷化学成分的研究［J］.中草药，2013，44（20）：2798-2802.

[3] 陈智坤，梁呈元，任冰如，等.薄荷地上部分的非挥发性化学成分研究［J］.植物资源与环境学报，2016，25（3）：115-117.

薜荔

【来源】本品为桑科植物薜荔 *Ficus pumila* L.的干燥带叶茎枝。

【瑶药名】准进崩 Cui mbungv buerng。

【分布】分布于福建、江西、浙江、安徽、江苏、台湾、湖南、广东、广西、贵州、云南东南部、四川及陕西等地，广西各地均有分布。

【功能与主治】

中医 祛风除湿，活血通络，解毒消肿。用于治疗风湿痹痛，筋脉拘挛，跌打损伤，痈肿。

瑶医 祛风除湿，舒筋通络，活血消肿，通经行气。用于治疗伯公闷（头痛），伯公梦（眩晕），崩闭闷（风湿痛、类风湿性关节炎），锥碰江闷（坐骨神经痛），播冲（跌打损伤），荣古瓦崩（产后风），泵烈竞（尿路感染），碰累（痢疾），卡西闷（胃脘痛、胃寒痛、胃热痛）及龟斛亮（脉管炎、淋巴炎）。

【主要化学成分与药理作用】

薜荔主要含有三萜类、黄酮类、甾体类等化合物，其中黄酮类和三萜类化合物是薜荔的主要化学成分。经分离鉴定，薜荔含有 β-香树精乙酸酯、羽扇豆醇、桦木酸、槲皮苷、金圣草黄素、佛手苷内酯等成分。薜荔具有多种药理活性，主要包括抗炎、镇痛、抗菌、抗氧化、抗肿瘤、降血糖、降血脂、抗高催乳素血症、保肝作用等。

【代表性化学成分的结构与性质】

名称	分子式	相对分子质量	熔点/℃	性状
金圣草黄素	$C_{16}H_{12}O_6$	300	—	黄色颗粒结晶
佛手苷内酯	$C_{12}H_8O_4$	216	—	白色针晶

金圣草黄素化学结构式

佛手苷内酯化学结构式

【主要化学成分的提取分离】

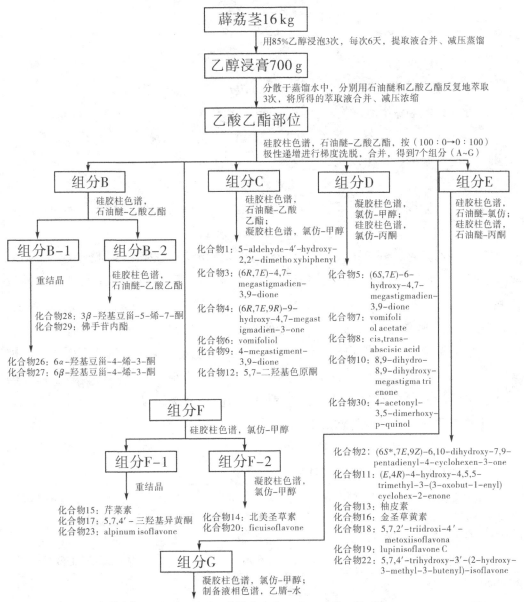

薛荔茎16 kg

用85%乙醇浸泡3次，每次6天，提取液合并、减压蒸馏

乙醇浸膏700 g

分散于蒸馏水中，分别用石油醚和乙酸乙酯反复地萃取
3次，将所得的萃取液合并、减压浓缩

乙酸乙酯部位

硅胶柱色谱，石油醚-乙酸乙酯，按（100：0→0：100）
极性递增进行梯度洗脱，合并，得到7个组分（A~G）

组分B

硅胶柱色谱，
石油醚-乙酸乙酯

组分B-1

重结晶

化合物26：6α-羟基豆甾-4-烯-3-酮
化合物27：6β-羟基豆甾-4-烯-3-酮

组分B-2

硅胶柱色谱，
石油醚-乙酸乙酯

化合物28：3β-羟基豆甾-5-烯-7-酮
化合物29：佛手苷内酯

组分C

硅胶柱色谱，
石油醚-乙酸
乙酯；
凝胶柱色谱，氯仿-甲醇

化合物1：5-aldehyde-4′-hydroxy-2,2′-dimetho xybiphenyl

化合物3：(6R,7E)-4,7-megastigmadien-3,9-dione

化合物4：(6R,7E,9R)-9-hydroxy-4,7-megast igmadien-3-one
化合物6：vomifoliol
化合物9：4-megastigment-3,9-dione
化合物12：5,7-二羟基色原酮

组分D

凝胶柱色谱，
氯仿-甲醇；
硅胶柱色谱，
氯仿-丙酮

化合物5：(6S,7E)-6-hydroxy-4,7-megastigmadien-3,9-dione
化合物7：vomifoli ol acetate
化合物8：cis,trans-abscisic acid
化合物10：8,9-dihydro-8,9-dihydroxy-megastigma tri enone
化合物30：4-acetonyl-3,5-dimerhoxy-p-quinol

组分E

硅胶柱色谱，
石油醚-氯仿；
硅胶柱色谱，
石油醚-丙酮

化合物2：(6S*,7E,9Z)-6,10-dihydroxy-7,9-pentadienyl-4-cyclohexen-3-one
化合物11：(E,4R)-4-hydroxy-4,5,5-trimethyl-3-(3-oxobut-1-enyl)cyclohex-2-enone
化合物13：柚皮素
化合物16：金圣草黄素
化合物18：5,7,2′-triidroxi-4′-metoxiisoflavona
化合物19：lupinisoflavone C
化合物22：5,7,4′-trihydroxy-3′-(2-hydroxy-3-methyl-3-butenyl)-isoflavone

组分F

硅胶柱色谱，氯仿-甲醇

组分F-1

重结晶

化合物15：芹菜素
化合物17：5,7,4′-三羟基异黄酮
化合物23：alpinum isoflavone

组分F-2

凝胶柱色谱，
氯仿-甲醇

化合物14：北美圣草素
化合物20：ficuisoflavone

组分G

凝胶柱色谱，氯仿-甲醇；
制备液相色谱，乙腈-水

化合物21：5,7,4′-trihydroxy-3′-(3-hydroxy-3-methylbutyl)isoflavone
化合物24：derrone
化合物25：(+)-catechin

【参考文献】

[1]吴文明，侯雄军，刘立民，等.薛荔的化学成分及药理活性研究进展［J］.现代
中药研究与实践，2015，31（5）：78-86.

[2]肖文琳.薛荔茎的化学成分及其药理活性研究［D］.海口：海南师范大学，
2015.

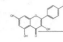

薜荔果

【来源】本品为桑科植物薜荔 *Ficus pumila* L.的干燥花序托。

【壮、瑶药名】壮药名：芒不 Makbup。瑶药名：追骨风 Cui mbungv buerng。

【分布】分布于福建、江西、浙江、安徽、江苏、台湾、湖南、广东、广西、贵州、云南东南部、四川及陕西等地，广西各地均有分布。

【功能与主治】

中医　壮阳固精，利湿通乳，活血，消肿。用于治疗久痢脱肛，月经不调，乳汁不通，睾丸炎，肠风下血，白疱疮，漆疮，痈肿。

壮医　通龙路，利水道，祛风毒，除湿毒。用于治疗发旺（风湿骨痛），阿意咪（痢疾），肉扭（淋证），林得叮相（跌打损伤），月经不调，乳汁不通，呗脓（痈疮）。

瑶医　祛风除湿，舒筋通络，活血消肿，通经行气。用于治疗伯公闷（头痛），伯公梦（眩晕），崩闭闷（风湿痛、类风湿性关节炎），锥碰江闷（坐骨神经痛），播冲（跌打损伤），荣古瓦崩（产后风），泵烈竟（淋证）、碰累（痢疾），卡西闷（胃脘痛、胃寒痛、胃热痛）及龟斛亮（脉管炎、淋巴炎）。

【主要化学成分与药理作用】

薜荔果含有的化学成分有甾醇、三萜及黄酮类等，具有抗肿瘤、抗炎和滋补作用。

【代表性化学成分的结构与性质】

名称	分子式	相对分子质量	熔点/℃	性状
pumilasides A	$C_{21}H_{38}O_8$	418	—	无定形粉末
pumilasides B	$C_{21}H_{36}O_7$	400	195～197	白色粉末

pumilasides A化学结构式　　　　　pumilasides B化学结构式

【主要化学成分的提取分离】

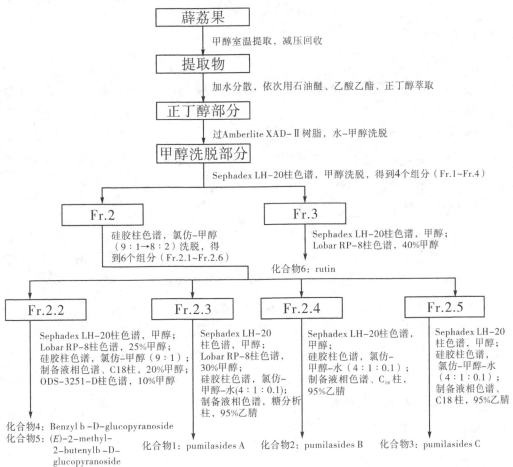

【参考文献】

[1] 广西壮族自治区食品药品监督管理局.广西壮族自治区壮药质量标准:第一卷（2008年版）[S].南宁:广西科学技术出版社,2008.

[2] 覃迅云,罗金裕,高志刚.中国瑶药学[M].北京:民族出版社,2002.

[3] Kitajima J, Kimizuka K, Tanaka Y.Three New Sesquiterpenoid Glucosides of Ficus pumila Fruit [J].Chem Pharm Bull , 2000, 48（1）: 77-80.

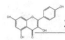

篱栏网

【来源】本品为旋花科植物篱栏网*Merremia hederacea*（Burm.f.）Hall.f.的干燥地上部分。

【壮药名】勾莽拔 Gaeumuengxbya。

【分布】分布于广东、海南、广西、江西、云南等地，广西分布于南宁、上林、桂林、平乐、梧州、百色、田东、田阳、宁明、龙州等县市。

【功能与主治】

中医　清热解毒，利咽喉。用于治疗外感发热，咽喉肿痛。

壮医　调龙路、火路，通气道、水道，清热毒，除湿毒。用于治疗贫疹（感冒），货烟妈（咽痛），火眼（急性结膜炎），肉扭（淋证），隆白呆（带下）。

【主要化学成分与药理作用】

国内外对篱栏网的化学成分研究较少，旋花科植物鱼黄草属植物含有多种类型的化学成分，主要有酚类、醇类、甾类、苷类、有机酸及其衍生物等。篱栏网具有镇痛抗炎作用。

【代表性化学成分的结构与性质】

名称	分子式	相对分子质量	熔点/℃	性状
merremin B	$C_{61}H_{104}O_{26}$	1252	—	白色无定形粉末

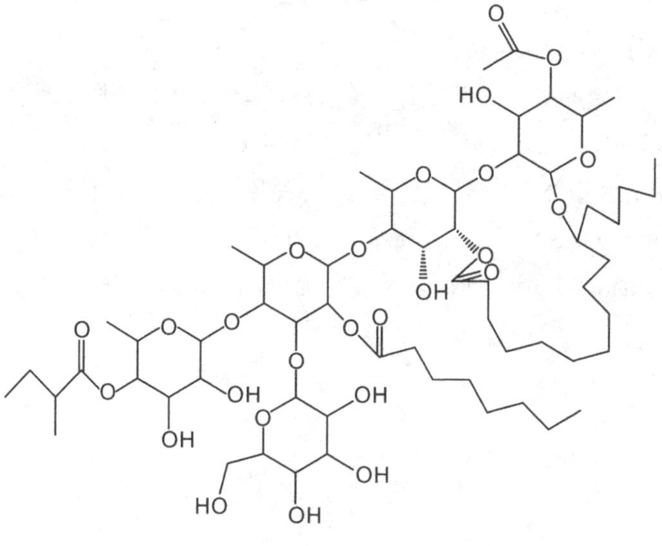

merremin B 化学结构式

【主要化学成分的提取分离】

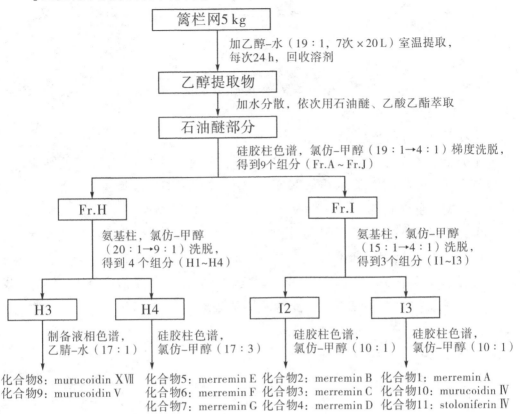

```
                    篱栏网5 kg
                         │
                         │ 加乙醇-水（19∶1，7次×20 L）室温提取，
                         │ 每次24 h，回收溶剂
                         ▼
                    乙醇提取物
                         │
                         │ 加水分散，依次用石油醚、乙酸乙酯萃取
                         ▼
                   石油醚部分
                         │
                         │ 硅胶柱色谱，氯仿-甲醇（19∶1→4∶1）梯度洗脱，
                         │ 得到9个组分（Fr.A～Fr.J）
         ┌───────────────┴───────────────┐
      Fr.H                             Fr.I
         │                                │
氨基柱，氯仿-甲醇                  氨基柱，氯仿-甲醇
（20∶1→9∶1）洗脱，                （15∶1→4∶1）洗脱，
得到4个组分（H1~H4）              得到3个组分（I1~I3）
    ┌────┴────┐                    ┌─────┴─────┐
   H3        H4                   I2          I3
```

H3	H4	I2	I3
制备液相色谱，乙腈-水（17∶1）	硅胶柱色谱，氯仿-甲醇（17∶3）	硅胶柱色谱，氯仿-甲醇（10∶1）	硅胶柱色谱，氯仿-甲醇（10∶1）
化合物8：murucoidin XⅦ 化合物9：murucoidin V	化合物5：merremin E 化合物6：merremin F 化合物7：merremin G	化合物2：merremin B 化合物3：merremin C 化合物4：merremin D	化合物1：merremin A 化合物10：murucoidin Ⅳ 化合物11：stoloniferin Ⅳ

【参考文献】

［1］广西壮族自治区食品药品监督管理局.广西壮族自治区壮药质量标准：第一卷（2008年版）［S］.南宁：广西科学技术出版社，2008.

［2］覃迅云，罗金裕，高志刚.中国瑶药学［M］.北京：民族出版社，2002.

［3］Wang W Q, Song W B, Lan X J, et al. Merremins A-G, Resin Glycosides from Merremia hederacea with Multidrug Resistance Reversal Activity［J］. Journal of Natural Products, 2014, 77（10）：2234-2240.

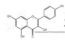

磨盘草

【来源】 本品为锦葵科植物磨盘草*Abutilon indicum*（Linn.）Sweet 的干燥地上部分。

【壮药名】棵芒牧 Gomakmuh。

【分布】 分布于我国福建、台湾、广东、海南、贵州、云南、广西等地，广西主要分布于东兰、凌云、龙州、隆安、上林、桂平、博白、岑溪等县市。

【功能与主治】

中医 疏风清热，益气通窍，祛痰利尿。用于治疗风热感冒，久热不退，疟腮，耳鸣，耳聋，肺痨，小便不利。

壮医 解痧毒，祛风毒，清热毒，通气道、水道。用于治疗痧病，发得（发热），勒爷埃病（小儿咳嗽），能啥能累（湿疹），麦蛮（风疹），肉扭（淋证），笨浮（水肿），航靠谋（疟腮）。

【主要化学成分与药理作用】

磨盘草主要含有黄酮苷类、酚类、挥发油类、氨基酸类、有机酸类、糖类等，如棉花皮苷、棉花皮次甙、土木香内酯、异土木香内酯、没食子酸、亮氨酸、组氨酸、苏氨酸、丝氨酸、天冬氨酸、香草酸、对香豆酸、对羟基苯甲酸、咖啡酸、延胡索酸、果糖、半乳糖、齐墩果酸、丁香烯、桉叶素、金合欢醇、龙脑、桉叶醇等。现代研究表明，磨盘草具有抗炎、利尿的作用。

【代表性化学成分的结构与性质】

名称	分子式	相对分子质量	熔点/℃	性状
香草酸	$C_8H_8O_4$	168	210～212	无色针晶

香草酸化学结构式

【主要化学成分的提取分离】

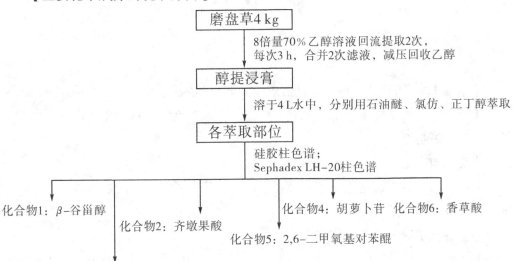

磨盘草4 kg

8倍量70%乙醇溶液回流提取2次，
每次3 h，合并2次滤液，减压回收乙醇

醇提浸膏

溶于4 L水中，分别用石油醚、氯仿、正丁醇萃取

各萃取部位

硅胶柱色谱；
Sephadex LH-20柱色谱

化合物1：β-谷甾醇

化合物2：齐墩果酸

化合物3：24R-5α豆甾烷-3,6-二酮(24R)-5α-stigmastane-3,6-dione.

化合物4：胡萝卜苷　化合物6：香草酸

化合物5：2,6-二甲氧基对苯醌

【参考文献】

［1］黄必奎.广西壮药磨盘草研究概况［J］.右江民族医学院学报，2013，35
　　（4）：541-542.

［2］刘娜，贾凌云，孙启时.中药磨盘草的化学成分［J］.沈阳药科大学学报，
　　2009，26（3）：196-197，221.

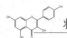

蟛蜞菊

【来源】本品为菊科植物蟛蜞菊*Sphagneticola calendulacea*（L.）Pruski的全株。

【分布】分布于中国南部的福建、广东、广西等地，广西分布于南宁、蒙山、玉林、东兰等县市。

【功能与主治】

中医 清热解毒，化痰止咳，凉血平肝，祛瘀消肿。用于治疗白喉，百日咳，痢疾，痔疮，跌打损伤。

【主要化学成分与药理作用】

蟛蜞菊主要活性成分为萜类、黄酮类、挥发油类，此外还包括少量有机酸类、甾醇类和香豆素类化合物。现代研究表明，蟛蜞菊具有保肝、抗病毒、抗肿瘤、消炎镇痛、促进创伤愈合、抗骨质疏松等药理作用。

【代表性化学成分的结构与性质】

名称	分子式	相对分子质量	熔点/℃	性状
ent-kaura-9(11),16-en-9-oic acid	$C_{20}H_{28}O_2$	300	—	白色粉末
ent-kaura-16-en-9-oic acid	$C_{20}H_{30}O_2$	302	—	白色粉末

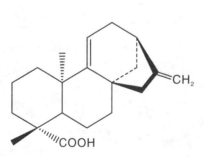

ent-kaura-9(11),16-en-9-oic acid化学结构式 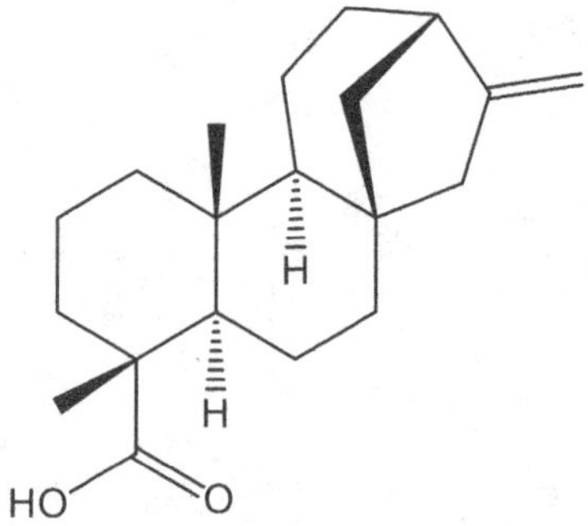　　ent-kaura-16-en-9-oic acid化学结构式

【主要化学成分的提取分离】

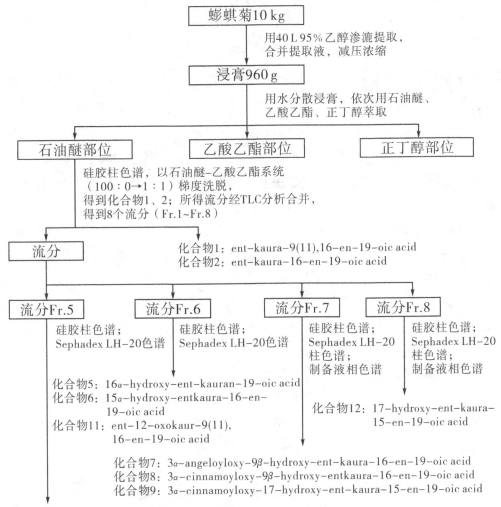

蟛蜞菊10 kg

用40 L 95%乙醇渗漉提取，
合并提取液，减压浓缩

浸膏960 g

用水分散浸膏，依次用石油醚、
乙酸乙酯、正丁醇萃取

石油醚部位　　乙酸乙酯部位　　正丁醇部位

硅胶柱色谱，以石油醚-乙酸乙酯系统
（100∶0→1∶1）梯度洗脱，
得到化合物1、2；所得流分经TLC分析合并，
得到8个流分（Fr.1~Fr.8）

流分

化合物1：ent-kaura-9(11),16-en-19-oic acid
化合物2：ent-kaura-16-en-19-oic acid

流分Fr.5　　流分Fr.6　　流分Fr.7　　流分Fr.8

硅胶柱色谱；
Sephadex LH-20色谱

硅胶柱色谱；
Sephadex LH-20色谱

硅胶柱色谱；
Sephadex LH-20
柱色谱；
制备液相色谱

硅胶柱色谱；
Sephadex LH-20
柱色谱；
制备液相色谱

化合物5：16α-hydroxy-ent-kauran-19-oic acid
化合物6：15α-hydroxy-entkaura-16-en-19-oic acid
化合物11：ent-12-oxokaur-9(11),16-en-19-oic acid

化合物12：17-hydroxy-ent-kaura-15-en-19-oic acid

化合物7：3α-angeloyloxy-9β-hydroxy-ent-kaura-16-en-19-oic acid
化合物8：3α-cinnamoyloxy-9β-hydroxy-entkaura-16-en-19-oic acid
化合物9：3α-cinnamoyloxy-17-hydroxy-ent-kaura-15-en-19-oic acid

化合物3：15β,16-epoxy-17-hydroxy-ent-kauran-19-oic acid
化合物4：16α,17-dihydroxy-ent-kauran-19-oic acid
化合物10：12α-methoxy-ent-kaura-9(11),16-en-19-oic acid

【参考文献】

［1］李兴.蟛蜞菊化学成分及抗肿瘤活性研究［D］.石家庄：河北医科大学，2008.

［2］刘漫宇，朱家勇，金小宝.蟛蜞菊活性成分的药理学研究进展［J］.中国药房，2011，22（11）：1048-1050.

［3］邱丘，吴霞，李国强，等.蟛蜞菊化学成分研究［J］.中成药，2014，36（5）：1001-1004.

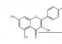

翻白叶树

【**来源**】本品为梧桐科植物翻白叶树*Pterospermum heterophyllum* Hance的干燥全株。

【**瑶药名**】扁面崩 Bienh maengx buerng。

【**分布**】分布于我国广东、福建、广西等地，广西分布于南宁、桂林、平乐、恭城、梧州、苍梧、藤县、平南、玉林、陆川、博白、百色、平果、贺州、昭平、都安、龙州等县市。

【**功能与主治**】

中医 祛风除湿，舒筋活络。用于治疗风湿骨痛，手足麻痹，产后风，跌打肿痛，外伤出血。

瑶医 祛风除湿，消肿止痛，舒筋活络，利关节。用于治疗崩闭闷（风湿骨痛、类风湿性关节炎），荣古瓦崩（产后风、产后风湿、产后骨痛），扁兔崩（中风偏瘫），播冲（跌打损伤）及碰脑（骨折）。

【**主要化学成分与药理作用**】

翻白叶树中含有三萜类、黄酮类、苯丙素类和大柱香波龙烷型苷类等化合物，经鉴定的成分有东莨菪苷、长寿花糖苷、白桦脂醇、木犀草素、蒲公英萜醇等。现代研究表明，翻白叶树具有抗炎镇痛、抗氧化的药理作用。

【**代表性化学成分的结构与性质**】

名称	分子式	相对分子质量	熔点/℃	性状
东莨菪苷	$C_{16}H_{18}O_9$	354	—	无色粉末
长寿花糖苷	$C_{19}H_{30}O_8$	386	—	无色粉末

东莨菪苷化学结构式　　　　　　　长寿花糖苷化学结构式

【主要化学成分的提取分离】

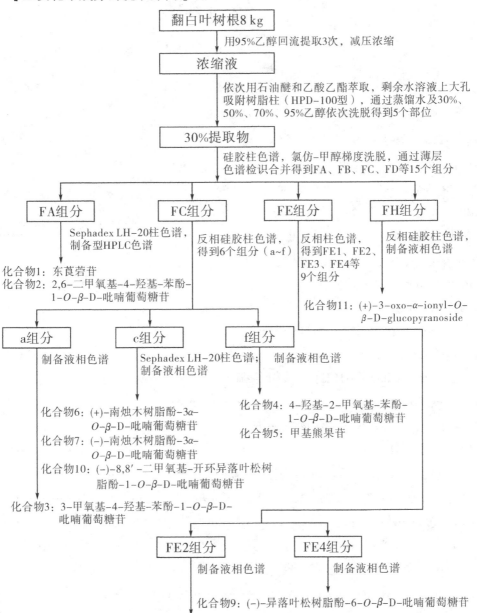

翻白叶树根8 kg

用95%乙醇回流提取3次，减压浓缩

浓缩液

依次用石油醚和乙酸乙酯萃取，剩余水溶液上大孔
吸附树脂柱（HPD-100型），通过蒸馏水及30%、
50%、70%、95%乙醇依次洗脱得到5个部位

30%提取物

硅胶柱色谱，氯仿-甲醇梯度洗脱，通过薄层
色谱检识合并得到FA、FB、FC、FD等15个组分

FA组分 — Sephadex LH-20柱色谱，制备型HPLC色谱

化合物1：东莨菪苷
化合物2：2,6-二甲氧基-4-羟基-苯酚-1-O-β-D-吡喃葡萄糖苷

FC组分 — 反相硅胶柱色谱，得到6个组分（a~f）

FE组分 — 反相柱色谱，得到FE1、FE2、FE3、FE4等9个组分

FH组分 — 反相硅胶柱色谱，制备液相色谱

化合物11：(+)-3-oxo-α-ionyl-O-β-D-glucopyranoside

a组分 — 制备液相色谱

c组分 — Sephadex LH-20柱色谱；制备液相色谱

f组分 — 制备液相色谱

化合物6：(+)-南烛木树脂酚-3α-O-β-D-吡喃葡萄糖苷
化合物7：(-)-南烛木树脂酚-3α-O-β-D-吡喃葡萄糖苷
化合物10：(-)-8,8′-二甲氧基-开环异落叶松树脂酚-1-O-β-D-吡喃葡萄糖苷

化合物4：4-羟基-2-甲氧基-苯酚-1-O-β-D-吡喃葡萄糖苷
化合物5：甲基熊果苷

化合物3：3-甲氧基-4-羟基-苯酚-1-O-β-D-吡喃葡萄糖苷

FE2组分 — 制备液相色谱

FE4组分 — 制备液相色谱

化合物9：(-)-异落叶松树脂酚-6-O-β-D-吡喃葡萄糖苷

化合物8：(-)-南烛木树脂酚-2α-O-β-D-吡喃葡萄糖苷
化合物12：长寿花糖苷

【参考文献】

[1] 杨丽，王雅琪，刘升长，等.三种常用半枫荷类药用植物的化学成分与生物活性研究概况 [J].中国实验方剂学杂志，2016，22（22）:191-196.

[2] 王蒙蒙，李帅，罗光明，等.翻白叶树根的化学成分研究 [J].中草药，2012，43（9）：1699-1703.

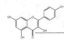

拉丁学名索引

A

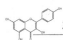

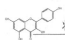

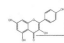

J

K

L

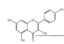

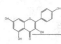

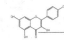

中文名索引
（按拼音顺序排列）

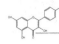

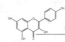

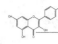